P. Schauder / H. Berthold / H. Eckel / G. Ollenschläger (Hrsg.)
Zukunft sichern: Senkung der Zahl chronisch Kranker

P. Schauder / H. Berthold / H. Eckel /
G. Ollenschläger (Hrsg.)

Zukunft sichern:
Senkung der Zahl
chronisch Kranker

Verwirklichung einer realistischen Utopie

Mit Beiträgen zahlreicher Autoren

Mit 61 Abbildungen und 118 Tabellen

Deutscher Ärzte-Verlag Köln

ISBN 3-7691-0457-9
ISBN 978-3-7691-0457-8

aerzteverlag.de

Bibliografische Information Der Deutschen Bibliothek
Die Deutsche Bibliothek verzeichnet diese Publikation in der
Deutschen Nationalbibliografie; detaillierte bibliografische
Daten sind im Internet über http://dnb.ddb.de abrufbar.

Die Wiedergabe von Gebrauchsnamen, Handelsnamen,
Warenbezeichnungen usw. in diesem Werk berechtigt auch
ohne besondere Kennzeichnung nicht zu der Annahme, dass
solche Namen im Sinne der Warenzeichen- oder
Markenschutz-Gesetzgebung als frei zu betrachten wären
und daher von jedermann benutzt werden dürfen.

Wichtiger Hinweis:
Die Medizin und das Gesundheitswesen unterliegen einem
fortwährenden Entwicklungsprozess, sodass alle Angaben
immer nur dem Wissensstand zum Zeitpunkt der Druck-
legung entsprechen können.
Die angegebenen Empfehlungen wurden von Verfassern und
Verlag mit größtmöglicher Sorgfalt erarbeitet und geprüft.
Trotz sorgfältiger Manuskripterstellung und Korrektur des
Satzes können Fehler nicht ausgeschlossen werden.
Der Benutzer ist aufgefordert, zur Auswahl sowie Dosierung
von Medikamenten die Beipackzettel und Fachinformatio-
nen der Hersteller zur Kontrolle heranzuziehen und im
Zweifelsfall einen Spezialisten zu konsultieren.
**Der Benutzer selbst bleibt verantwortlich für jede diagnosti-
sche und therapeutische Applikation, Medikation und Do-
sierung.**
Verfasser und Verlag übernehmen infolgedessen keine
Verantwortung und keine daraus folgende oder sonstige
Haftung für Schäden, die auf irgendeine Art aus der Be-
nutzung der in dem Werk enthaltenen Informationen oder
Teilen davon entstehen.
Das Werk ist urheberrechtlich geschützt. Jede Verwertung in
anderen als den gesetzlich zugelassenen Fällen bedarf des-
halb der vorherigen schriftlichen Genehmigung des Verlages.

Copyright © 2006 by
Deutscher Ärzte-Verlag GmbH
Dieselstraße 2, 50859 Köln

Umschlagkonzeption: Hans Peter Willberg und Ursula
Steinhoff
Titelgrafik: Eva Kroll
Titelabbildung: Peter Schauder

Satz: Deutscher Ärzte-Verlag, 50859 Köln
Druck/Bindung: Warlich-Druck, 53340 Meckenheim

5 4 3 2 1 0 / 614

Mit Beiträgen von

O. Adam
S. Andreas
U. Auerswald †
A. Berg
K. Berger
R. Bergmann
K. E. Bergmann
H. K. Berthold
C. Bongarth
H. Brenner
C.-P. Criée
J. W. Dudenhausen
H. Eckel
D. Felten
C. Fuchs
M. Gahr
C. Goesmann
R. W. Grunewald
K. Haas
A. Hahn
M. Halle
K. O. Haustein
G. Hein
H. Henrichs
H.-W. Hense
H. Heseker
J.-D. Hoppe
M. Hüfner
A. Icks

U. Keil
A. Klapsing-Hessenbruch
H. H. Koch
H. Koch
D. Köhler
J. Köhler
K.-D. Kolenda
C. Korsukéwitz
G. K. Kreymann
R. Krones
A. Kulschewski
H. Kunath
W. Kunstmann
M. Lakomek
C. Laske
B. Maurer
R. F. Mausberg
G. Müller
J. Müller-Nordhorn
T. Nikolaus
D. Nowak
G. Ollenschläger
K. H. R. Ott
A. Plagemann
A. F. H. Pfeiffer
J. Pfeilschifter
L. Pientka
H. Raspe
W. Rathmann

G. Richter
E. B. Ringelstein
M. Röbl
A. Römpler
U. Rothe
P. T. Sawicki
P. Schauder
C. Scheidt-Nave
H.-J. Schober-Halstenberg
J. Schrader
J. Schulze
P. Schwarz
S. Schwarz
H. K. Seitz
H. Siggelkow
J. Stein
J. Stork
J. Thiery
C. Trautner
U. Wahrburg
E. Wieland
S. Willich
A. Wirth
H. Henning Wormstall
R. Wrbitzky
C. Wulff
W. Zidek
H.-J.F. Zunft

Standpunkte

Soll die Medicin daher ihre große Aufgabe wirklich erfüllen, so muß sie in das große politische und soziale Leben eingreifen.

Rudolf Virchow

Physicians will find themselves in conflicting roles as advocates of patients and employees of cost-conscious provider organisations.

William B. Schwartz

Die Qualität unseres Gesundheitssystems bemisst sich nicht nach der Zahl behandelter, sondern gesunder und geheilter Bürger.

Peter Schauder

Virchow R (1849): Die Einheitsbestrebungen in der wissenschaftlichen Medicin. S. 48, G. Reimer, Berlin

Schwartz W B (1998): Life without disease. The Puirsuit of Medical Utopia, S. 59, University of California Press. Berkeley and Los Angeles

Schauder P (2003): Ernährungsmedizin. Prävention und Therapie, S. 964, Urban & Fischer, München-Jena

Hippokrates

Der Charakterkopf auf der Titelseite des Buches zeigt Hippokrates (etwa 460 v. Chr. bis 370 v.Chr.), so, wie ihn sich Paulus Pontius (1603 bis 1658) vorstellte (National Library of Medicine Bethesda, USA). Seine Darstellung basiert auf einer Zeichnung von Peter Paul Rubens (1577 bis 1640) nach einer antiken Marmorbüste (Lyon 1980).

Die Arbeiten des Hippokrates sind unter dem Titel „Hippokratische Sammlung" oder „Corpus Hippokratikum" zusammengefasst. Sie enthalten mit größter Wahrscheinlichkeit Schriften vieler Autoren. Da es nicht mehr möglich ist, festzustellen, welche Abhandlung von Hippokrates selbst stammt, bezeichnete man die Sammlung als Schriften der Hippokratiker. Wird Hippokrates zitiert, bedeutet dies letztlich nur, dass es sich um ein Zitat aus dem Corpus Hippokratikum handelt.

Nach Ansicht des Hippokrates sind „die Ursachen der Krankheit unmittelbar auf innere Schwierigkeiten oder mittelbar auf äußere Einflüsse, wie Klima, Hygiene, Ernährung, körperliche Aktivität und Umwelt zurückzuführen". Die hippokratische Methode, d.h., den gesamten Menschen in seiner Umgebung in Betracht zu ziehen, rational und vorurteilslos zu beobachten („werte ehrlich"; „ein großer Teil der Kunst ist die Fähigkeit zu beobachten"), eine ausführliche Anamnese zu erheben, unflexiblen Positionen zu entgehen, Arroganz abzulegen und simples Festhalten an Doktrinen zu vermeiden, führt uns eine Form ärztlicher Tätigkeit vor Augen, von der wir manches lernen können.

Lyon AS (1980). Hippokrates. In: Lyon AS, Petrucelli RJ (Hrsg): Die Geschichte der Medizin im Spiegel der Kunst. Du Mont Buch-Verlag, Köln. pp 206–217.

Vorwort

Unser Land befindet sich im Umbruch. Nahezu alle Lebensbereiche sind davon betroffen, darunter die Arbeitswelt und das so genannte soziale Netz einschließlich der medizinischen Versorgung.

Wir leben seit Jahren über unsere Verhältnisse. Infolgedessen steigt die Verschuldung des Staates und die vieler Privathaushalte. Der Anstieg hat inzwischen ein Ausmaß erreicht, das unsere Kinder zwingen wird, darüber nachzudenken, wie sie sich politisch organisieren, um dieses Erbe ausschlagen zu können. Die Politik vermied es ungebührlich lange, auf den Zusammenhang zwischen überhöhtem Lebensstilanspruch und Verschuldung hinzuweisen. Noch mehr scheute sie davor zurück, aus diesem Zusammenhang die notwendigen Konsequenzen zu ziehen. Wer leitet auch schon gern Reformen ein, die dazu führen, dass die Arbeitswelt härter, das soziale Netz weitmaschiger und die medizinische Versorgung teurer wird.

Im Prinzip sind die Voraussetzungen für erfolgreiche Reformen im Gesundheitssystem allerdings günstiger als in anderen Bereichen wie beispielsweise in der Arbeitswelt. Die meisten Ökonomen kommen nach sorgfältiger Analyse des globalen wirtschaftlichen Umfeldes zu dem Ergebnis, dass im Bereich der Arbeitswelt Verzicht geleistet werden muss. Davon betroffen sind u.a. Löhne, Weihnachtsgeld, Urlaubsgeld und Freizeit infolge längerer Arbeitszeiten. Damit sinkt der Lebensstandard deutlich. Hingegen steht die Notwendigkeit von Reformen in unserem Gesundheitssystem in keinem Zusammenhang mit irgendwelchen supra-

nationalen oder globalen Zwängen. Viele Ärzte sind der Ansicht, dass Reformen im Gesundheitswesen vor allem deswegen notwendig sind, weil die medizinische Versorgung verbessert werden muss. Die Qualität unseres Gesundheitssystems bemisst sich nämlich nicht nach der Zahl behandelter, sondern gesunder und geheilter Bürger. Es spricht vieles dafür, dass eine Reform, die das berücksichtigt, zumindest kostenneutral, d.h. ohne Belastung der Bürger, durchgeführt werden kann. Ob dies gelingt, hängt allerdings auch wesentlich vom Verhalten der Bevölkerung ab.

Inzwischen hat die normative Kraft des Faktischen die Politik gezwungen, unpopuläre Reformen einzuleiten, auch im Gesundheitssystem. Ein Gesetz zur Sicherung der Zahlungsfähigkeit der Gesetzlichen Krankenkasse (GKV) wurde verabschiedet („GKV-Modernisierungsgesetz"). Es belastet vorwiegend die Versicherten. Ein „Präventionsgesetz" beschäftigt inzwischen den Vermittlungsausschuss von Bundestag und Bundesrat. Es setzt einseitig auf Primärprävention. Ein Gesetz zur Reform der Gesetzlichen Pflegeversicherung ist in Planung. Wer die riesige Diskrepanz zwischen Anspruch und Wirklichkeit in der Pflege kennt, kann nachvollziehen, warum die Politik dieses heiße Eisen mit besonders großer Verzögerung anfasst.

Bereits jetzt lässt sich sagen, dass die schon realisierten und die noch geplanten Reformen nicht geeignet sind, das Gesundheitssystem nachhaltig zu reformieren. Um dies zu erläutern, ist ein Blick auf die wesentlichen medizinischen Probleme notwendig, mit denen unser Gesundheitssystem konfrontiert ist.

Seit Ende des Zweiten Weltkriegs ist aus einer kleinen Schar von Bürgern, die an lebensstilbedingten und damit prinzipiell vermeidbaren chronischen Krankheiten litten, ein Heer von mindestens 10 Millionen geworden. Viele dieser Patienten erleiden Komplikationen wie Schlaganfall, Herzinfarkt, Demenz, Hüftgelenksfraktur oder Ausfall der Nierenfunktion. Daraus resultiert oft Pflegebedürftigkeit. Im Jahre 2001 betrug der Anteil Pflegebedürftiger an der Gesamtbevölkerung etwa 2,5%. Die Zahl der Heimplätze wird bei gleich bleibender Inanspruchnahme aufgrund der demographischen Entwicklung bis 2012 auf nahezu eine Million ansteigen (Statistisches Bundesamt 2003). Viele Menschen sind nur deswegen in einem Pflegeheim, weil sie an Komplikationen lebensstilbedingter Krankheiten leiden, und nicht weil sie alt sind. Alter ist keine Krankheit.

Es gehört nicht viel Phantasie dazu sich vorzustellen, dass ein weiterer Anstieg der Zahl chronisch Kranker und Pflegebedürftiger die Gesellschaft irgendwann vor unlösbare Aufgaben stellt. Um es etwas überspitzt auszudrücken, spätestens wenn die eine Hälfte der Bevölkerung die andere Hälfte wegen lebensstilbedingter chronischer Krankheiten behandelt oder pflegt, ist unser Land im Wettstreit mit anderen Ländern nicht mehr konkurrenzfähig. Die Lösung des Problems der lebensstilbedingten Krankheiten und ihrer Komplikationen kann nicht darin liegen, immer neue Geldquellen zu erschließen, um die Gesetzliche Krankenversicherung und die Gesetzliche Pflegeversicherung möglichst lange zahlungsfähig zu halten. Unser Gesundheitssystem benötigt auch medizinische Reformen.

Am 5. Juli 2003 haben wir uns mit vielen Gleichgesinnten im Ärztehaus Hannover getroffen. Anlass war ein Symposium mit dem überaus optimistischen und etwas enigmatischen Titel: „Zukunft sichern. Senkung der Zahl chronisch Kranker. Verwirklichung einer realistischen Utopie". Der niedersächsische Ministerpräsident Christian Wulff und der Präsident der Bundesärztekammer Professor Dr. med. Dr. med. h.c. Jörg-Dietrich Hoppe haben nicht nur die Schirmherrschaft übernommen, sondern auch Beiträge zum gleichnamigen Buch verfasst. Für diese Unterstützung sind wir sehr dankbar. Zusammen mit unseren etwa 80 Koautoren haben wir an einem medizinischen Gesamtkonzept zur Prävention gearbeitet, mit dem es unserer Meinung nach gelingen kann, lebensstilbedingte Krankheiten effektiver als bisher zu vermeiden, in eine spätere Lebensphase zu verschieben, zu lindern oder gar zu beseitigen. Der Hans-Neuffert-Stiftung der deutschen Ärzteschaft danken wir für die Unterstützung des Symposiums und Frau Katrin Breitenborn sowie Frau Ute Blechschmidt vom Deutschen Ärzte-Verlag für ihre geduldige Hilfe bei der Herausgabe des Buches. Wir widmen dieses Buch den Bürgern unseres Landes. Sie sollen wissen, welchen wichtigen Beitrag sie leisten können, um für sich selbst chronische Krankheiten zu vermeiden und für die Gesellschaft unser Gesundheitssystem funktionstüchtig zu erhalten. Die kritische Ärzteschaft wird sie dabei unterstützen und den Bürgern auch zur Seite stehen, wenn sie ihren politischen Einfluss geltend machen für eine vernünftige medizinische Reform unseres Gesundheitssystems.

Im Herbst 2005

Peter Schauder   Heiner Berthold
Göttingen   Berlin

Heyo Eckel   Günter Ollenschläger
Hannover   Berlin

Inhaltsverzeichnis

I   Prolog

1 Medizinischer Reformbedarf im deutschen Gesundheitssystem und gesellschaftliches Umfeld

P. Schauder

Derzeit dominieren Ökonomen die Diskussion über den richtigen Weg zur Reform unseres Gesundheitswesens. Für einen nachhaltigen Erfolg sind dies keine guten Voraussetzungen. Ökonomen denken ökonomisch. Um Langzeiterfolge erzielen zu können, müssten Ökonomen auch medizinisch denken. Deswegen ist es wichtig, der Politik und der Bevölkerung aus ärztlicher Sicht darzulegen, warum eine Reform des Gesundheitswesens bei ausschließlicher Fixierung auf finanzielle Aspekte nicht nachhaltig erfolgreich sein kann. Um einen Langzeiterfolg zu erreichen, bedarf es auch medizinischer Reformen.

1.1 Ausgangslage

Unsere Sozialsysteme sind in die schwerste finanzielle Krise seit Bestehen der Bundesrepublik geraten, darunter die Gesetzliche Krankenversicherung (GKV) und die Gesetzliche Pflegeversicherung. Finanzielle Reformen waren also unumgänglich. Einige sind bereits erfolgt, beispielsweise bei der Gesetzlichen Krankenversicherung (GKV). Zu ihrer finanziellen Sanierung wurde das so genannte GKV-Modernisierungsgesetz verabschiedet. Es bescherte der GKV einen Anstieg der Einnahmen und eine Begrenzung der Ausgaben. Für die Versicherten kam es zu finanziellen Mehrbelastungen und zu einer Einschränkung medizinischer Leistungen. Die finanziellen Konsequenzen des Gesetzes für die Anbieter von medizinischen Leistungen sind unterschiedlich und im Einzelnen noch nicht klar überschaubar.

Weitere finanzielle Reformen stehen an. Zurzeit herrscht ein Richtungsstreit, wie weiteres Geld in das System infundiert werden kann, eher mit Hilfe einer **Bürgerversicherung** oder besser durch Einführung einer **Kopfpauschale.**

Warum die GKV durch bloße finanzielle Reformen nicht nachhaltig entlastet werden kann, ist in Tabelle 1 gezeigt. In Deutschland leiden inzwischen mindestens zehn Millionen Bundesbürger an so genannten nicht übertragbaren chronischen Krankheiten, darunter Typ-2-Diabetes und arterielle Hypertonie, und zwar mit steigender Tendenz. Diese Krankheiten und ihre Spätfolgen, darunter Herzinfarkt, Schlaganfall oder Demenz, verursachen immer höhere Kosten für die Sozialsysteme. Einfallsreichtum in der Erschließung immer neuer Geldquellen für die GKV bei gleichzeitiger Beschneidung ihres Leistungsangebotes ist keine angemessene Antwort auf dieses Problem. Um mit der Flut nicht übertragbarer chronischer Krankheiten besser fertig zu werden als in der Vergangenheit, sind medizinische Reformen notwendig. Es gehört zu den verantwortungsvollsten Aufgaben der Ärzteschaft, dies der Gesellschaft zu vermitteln. Dazu muss sie die Notwendigkeit medizinischer Reformen klar begründen und praktikable Lösungsvorschläge unterbreiten, wie sich die nicht übertragbaren chronischen Krankheiten effektiver als bisher vermeiden oder wieder beseitigen lassen.

Tab. I.1: Prävalenz und Inzidenz nicht übertragbarer chronischer Krankheiten und ihrer Spätfolgen in Deutschland

Krankheit/Spätfolge	Prävalenz[1] Anzahl[2]	Inzidenz[1] Anzahl/Jahr
Adipositas	> 20	
Arterielle Hypertonie	> 8	
Typ-2-Diabetes	> 4	
Fettstoffwechselstörungen	> 15	
COPD	> 4	
Demenzielle Erkrankungen	~ 1	
Osteoporose		
Alle Fragilitätsfrakturen	~1,74	
Schenkelhalsfrakturen		118.964
Krebs		394.680
Apoplex		200.000
Tödlicher Herzinfarkt		65.228
Dialysepflichtigkeit	56.881	14.538
Amputationen[3]		30.888
Erblindung		9.939

[1] 2003 oder früher bezogen auf die Gesamtbevölkerung
[2] Millionen außer bei Dialysepflichtigkeit
[3] Nicht traumatische Amputationen der unteren Extremität (hinsichtlich der Einzelheiten s. entsprechende Kapitel).

1.2 Wandel im Krankheitsspektrum der Bevölkerung

Über Jahrmillionen waren die gesundheitlichen Probleme der meisten Menschen durch Nahrungsmittelengpässe und Infektionskrankheiten geprägt [1]. Dies änderte sich erst seit etwa Mitte des vergangenen Jahrhunderts. Es kam zu einem dramatischen und immer noch anhaltenden Anstieg der Häufigkeit nicht übertragbarer chronischer Krankheiten. Ursache dieser Entwicklung ist ganz wesentlich das Zusammenspiel der Partner des tödlichen Quartetts Fehlernährung, Bewegungsmangel, Tabakkonsum und Alkoholabusus in einer Bevölkerung, deren Lebenserwartung in den letzten Jahrzehnten erheblich gestiegen ist. Alter ist keine Krankheit. Ein krankheitsfördernder Lebensstil führt jedoch dazu, dass die Zahl kranker Alter ständig steigt.

In ihrem kürzlichen Aufruf an die Regierungen zum verstärkten Kampf gegen nicht übertragbare chronische Krankheiten führt die Weltgesundheitsorganisation (WHO) die Adipositas, den Typ-2-Diabetes, kardiovaskuläre Erkrankungen, darunter Bluthochdruck und Schlaganfall, Krebs, Zahnerkrankungen und Osteoporose auf [2]. In diese Krankheitsgruppe gehören weitere Leiden, insbesondere die chronisch obstruktive Lungenerkrankung und demenzielle Erkrankungen wie der Morbus Alzheimer. Die Prävalenz und Inzidenz dieser Krankheiten steigt nicht nur in den westlichen Industrieländern, sondern auch in industriellen „Schwellenländern" sowie in der so genannten Dritten Welt [3].

Zahlenangaben zur Häufigkeit dieser Krankheiten in Deutschland beruhen meist auf unterschiedlich gut fundierten Schätzungen. In Deutschland leben derzeit vermutlich etwa je vier Millionen Patienten mit einem Diabetes mellitus Typ 2 oder einer chronisch obstruktiven Lungenerkrankung. Mindestens acht Millionen Menschen leiden an einer arteriellen Hypertonie und etwa eine Million an einer demenziellen Erkrankung (s. Tab. 1). Glaubt man den Prognosen wissenschaftlicher Experten, so steigt die Zahl chronisch Kranker in naher Zukunft noch erheblich an. Man geht davon aus, dass sich beispielsweise die Zahl der Patienten mit Diabetes mellitus Typ 2 bis zum Jahr 2010 auf acht Millionen verdoppeln wird [4]. Die Gesamtzahl der Krebserkrankungen in der Bevölkerung (Prävalenz) ist nicht bekannt, wohl aber die Zahl der jährlichen Neuerkrankungen (Inzidenz). Sie lag im Jahr 2000 bei 394.680 (s. Kap. III.1). Würde man sich in Deutschland dazu verstehen, die Adipositas als Krankheit anzuerkennen, müsste man wohl davon ausgehen, dass derzeit hierzulande über 20 Millionen Menschen an einer nicht übertragbaren, potenziell vermeidbaren, chronischen Krankheit leiden.

Wesentlich exakter lassen sich die Prävalenz und Inzidenz der Spätfolgen chronischer Krankheiten erfassen, darunter Schlaganfall, Herzinfarkt, Fragilitätsfrakturen, beispielsweise im Bereich des Oberschenkelhalses, Erblindung, Notwendigkeit zur Amputation, vorwiegend im Bereich des Unterschenkels, und Dialysepflichtigkeit. Im Jahr 2002 waren nach Angaben der Quasi-Niere gGmbH in Deutschland 56.881 Patienten dialysepflichtig. Bei 32% aller Patienten, die 2002 neu in das Dialyseprogramm aufgenommen werden mussten, war die terminale Niereninsuffizienz Folge eines Typ-2-Diabetes (s. Kap. IV.1) und damit im Prinzip vermeidbar. Die Zahl tödlicher Herzinfarkte lag 2001 bei 65.228 (s. Kap. IV.3). Im Jahr 1999 erlitten 118.964 Menschen eine Fraktur des Oberschenkelhalses und zwar vorwiegend auf der Basis einer Osteoporose (s. Kap. IV.7). Jährlich kommt es zu etwa 200.000 Schlaganfällen. Etwa 80% dieser Ereignisse sind Folge eines Bluthochdrucks (s. Kap. IV.2). Jedes Jahr muss bei mehr als 30.000 Menschen eine Unterschenkelamputation durchgeführt werden, meist wegen eines Diabetes mellitus Typ 2. Diese Erkrankung ist auch für etwa 1.400 der 10.000 Erblindungen verantwortlich, mit denen in Deutschland jährlich gerechnet werden muss (s. Kap. IV.4 u. 5).

1.3 Medizinische Fehlsteuerung des Gesundheitssystems

Unser Gesundheitssystem ist medizinisch fehlgesteuert. Die Fehlsteuerung besteht darin, dass es mehr darauf programmiert ist, Krankheitsfolgen zu reparieren, als Krankheiten zu verhindern oder zu beseitigen.

Wenn in Deutschland beispielsweise etwa vier Millionen Menschen an einem Typ-2-Diabetes und etwa acht Millionen an Bluthochdruck leiden (s. Tab. I.1), deswegen lebenslang behandelt werden und im Verlauf ihrer Erkrankung mit Komplikationen wie Schlaganfall oder Herzinfarkt rechnen müssen, ist dies kein Beleg für die Qualität unseres Gesundheitssystems. Es bestehen exzellente Möglichkeiten, den Typ-2-Diabetes, die arterielle Hypertonie und andere chronische Leiden zu verhindern bzw. in ihrem Schweregrad zu lindern. Die Qualität unseres Gesundheitssystems bemisst sich nicht nach der Zahl behandelter, sondern gesunder und geheilter Bürger [5].

Wir verfügen über ein enges Netzwerk von Reparatureinrichtungen auf höchstem technischem Niveau, darunter Dialysestationen, Intensivstationen für Schlaganfallopfer („stroke units") und für Patienten mit einem Herzinfarkt, sowie Einrichtungen zur Organtransplantation. Über ein ähnlich gut ausgestattetes Netzwerk zur Senkung der Häufigkeit nicht übertragbarer chronischer Krankheiten verfügt unser Gesundheitssystem hingegen nicht.

1.4 Reform des Gesundheitssystems durch Stärkung der Prävention

Der Schlüssel für eine erfolgreiche medizinische Reform unseres Gesundheitssystems liegt in der Stärkung der Prävention. Dies ist die einzige Möglichkeit, den prognostizierten weiteren Anstieg nicht übertragbarer chronischer Krankheiten zu stoppen oder gar umzukehren. Wenn der politische Wille dazu vorhanden wäre, könnte sofort damit begonnen werden zu verhindern, dass sich die düsteren Prognosen von Fachleuten bewahrheiten, beispielsweise ein Anstieg der Typ-2-Diabetiker von derzeit etwa vier Millionen auf etwa acht Millionen im Jahre 2010 [4]. Es sollte keine Zeit verloren werden, um geeignete Interventionsmaßnahmen zu entwickeln. Es reicht, vorhandene, nachweislich wirksame Verfahren konsequent und intelligent einzusetzen.

Die WHO äußert sich dazu folgendermaßen: „Shifting dietary patterns, a decline in energy expenditure with a sedentary lifestyle, an ageing population – together with tobacco use and alcohol consumption – are major risk factors for noncommunicable diseases and pose an increasing challenge to public health ..." [2]. „Um die Belastungen der Gesundheitssysteme durch chronische Krankheiten wie Adipositas, Typ-2-Diabetes, kardiovaskuläre Erkrankungen, darunter Bluthochdruck und Schlaganfall, Krebs, Zahnerkrankungen und Osteoporose zu senken, müssen Maßnahmen zur Förderung vernünftiger Ernährung, ausreichender körperlicher Bewegung sowie zur Eindämmung von Nikotin- und Alkoholabusus zum wichtigsten Bestandteil der Gesundheitspolitik werden" [2]. Diese Empfehlungen erweitern das Konzept einer Arbeitsgruppe von 1991, das auf die Bedeutung von Diät und Ernährung fokussiert war [6].

Manchen mag es überraschen, dass die WHO diesen wenig spektakulären, vergleichsweise preiswerten und nebenwirkungsarmen Maßnahmen etwas zutraut, was der modernen „High-Tech"-Medizin in den vergangenen Jahrzehnten nicht gelungen ist. Die Empfehlungen stehen jedoch auf einem soliden wissenschaftlichen Fundament. So beziffert der Sachverständigenrat für die Konzertierte Aktion im Gesundheitswesen das Potenzial beispielsweise zur Senkung der Zahl Hochdruckkranker auf größer als 20% [7]. Amerikanische Autoren schätzen das Potenzial auf etwa 50% [8]. Ernährungsassoziierte Faktoren sind für etwa 35% aller Krebserkrankungen mitverantwortlich [9]. Je entscheidender die Gesamtheit der aufgeführten Faktoren der Lebensführung für die Genese einer nicht übertragbaren chronischen Krankheit ist, umso größer ist das theoretische Präventionspotenzial.

In den Empfehlungen der WHO zur Prävention nicht übertragbarer chronischer Krankheiten bleibt der Faktor Stress unerwähnt [2]. Dies bedeutet nicht, dass der WHO die Rolle von Stress für die Entstehung und den Verlauf dieser Krankheiten, beispielsweise der arteriellen Hypertonie, nicht bekannt ist. Stress lässt sich jedoch vergleichsweise schlecht objektivieren und quantifizieren, und der Erfolg von Stressvermeidungsstrategien zur Prävention nicht übertragbarer chronischer Krankheiten ebenfalls. Was in einigen westlichen Gesellschaften alles als krankheitsrelevanter und damit behandlungswürdiger Stress akzeptiert wird, löst in der Mehrzahl der Länder dieser Welt eher Verwunderung aus. Von WHO-Empfehlungen wird erwartet, dass sie weltweit nutzen.

1.5 Facetten und Ziele der Prävention

Bei der Prävention unterscheidet man zwischen Primär-, Sekundär- und Tertiärprävention [10], eine Einteilung, die auf einen Vorschlag von Caplan zurückgeht [11]. Zu den Zielen der Prävention gehören die Vermeidung, die Beseitigung und die zeitliche Verschiebung der Manifestation („compression of morbidity") sowie die Linderung einer Krankheit (s. Kap. II.3). Angesichts der steigenden Lebenserwartung der Bevölkerung gewinnt das Präventionsziel „compression of morbidity" zunehmende Bedeutung. Der Begriff wurde von J. Fries geprägt. Er bedeutet, dass durch die Verschiebung der Manifestation chronischer Krankheiten ins höhere Lebensalter ihre Inzidenz („inflow") abnimmt und bei gleich bleibender Mortalität („outflow") die Prävalenz („stock") chronischer Krankheiten sinkt [12].

Primärprävention hat zum Ziel, beim Gesunden Krankheiten zu vermeiden. Da der Lebensstil, und damit potenziell krankheitsförderndes Verhalten, früh geprägt wird, gilt es rechtzeitig einzugreifen. Dieser Zeitpunkt liegt früher, als bisher gedacht. Seit kurzem weiß man, dass Schwangere durch ihre Lebensweise (z.B. Essgewohnheiten, Rauchen, Alkoholkonsum) im Organismus des ungeborenen Kindes Veränderungen auslösen können, durch die das Risiko der Kinder steigt, nach ihrer Geburt eine Adipositas, einen Diabetes mellitus Typ 2 oder andere nicht übertragbare chronische Krankheiten zu entwickeln. Die Primärprävention dieser Erkrankungen sollte also bereits in der Schwangerschaft beginnen (s. Kap. IX.2).

Sekundärprävention bedeutet: „Früherkennung und/oder Frühtherapie von Gesundheitsstörungen zum Erhöhen von Heilungschancen und/oder zur Verminderung der Krankheitslast" [10]. Von den Millionen Menschen, bei denen es nicht gelungen ist, durch Primärprävention den Ausbruch ihres chronischen Leidens zu verhindern, besitzen viele noch eine reelle Chance, durch rechtzeitig eingeleitete Maßnahmen der Sekundärprävention zu gesunden. Vielfach besteht die falsche Vorstellung, chronisch krank bedeute automatisch lebenslang

krank. Wer beispielsweise an einer arteriellen Hypertonie oder an einem Typ-2-Diabetes leidet, ist deswegen aber nicht automatisch lebenslang krank (s. Kap. II.3). Auf diese Tatsache kann beim Kampf gegen nicht übertragbare chronische Krankheiten gar nicht nachdrücklich genug hingewiesen werden. Es wäre fatal, unter Prävention nur die Primärprävention zu verstehen und quasi die Millionen Menschen zu vergessen, die durch Verbesserung der Sekundärprävention noch gesunden können.

Bei der Tertiärprävention geht es im Wesentlichen darum, den Verlauf einer nicht heilbaren Krankheit günstig zu beeinflussen. Auch hier lassen sich Verbesserungen erreichen, wenn der Stellenwert der Maßnahmen steigt, die in der Primär- und Sekundärprävention nicht übertragbarer chronischer Krankheiten von nachgewiesenem Nutzen sind.

Prävention, verstanden als die Gesamtheit von Primär-, Sekundär- und Tertiärprävention, beinhaltet also Vorbeugung und Heilung. Die klassischen Maßnahmen zur Prävention haben je nach gegebener Situation vorbeugenden oder therapeutischen Charakter (s. Kap. II.3 u. V.1).

1.6 Prävention und gesellschaftliches Umfeld

Obwohl eine gezielte Förderung der Prävention medizinisch und ökonomisch sinnvoll ist, kommt es fast einer Herkulesaufgabe gleich, dies durchzusetzen, denn die Prävention hat nicht nur Freunde. Das Gesundheitswesen ist ein wichtiger Wirtschaftszweig. Wer von der bisherigen Ausrichtung des Gesundheitssystems wirtschaftlich profitiert hat, wird Einbußen befürchten. Wie intensiv Krankenkassen und Kassenärztliche Vereinigungen die Prävention tatsächlich fördern, muss sich noch erweisen. Auch im traditionellen Selbstverständnis der Ärzteschaft steht Prävention nicht im Vordergrund ärztlicher Tätigkeit. Die Diskussion darüber, wie die Ärzteschaft auf die Herausforderung der nicht übertragbaren chronischen Krankheiten reagieren soll, ist noch in vollem Gang. Da Präventionserfolge die Übernahme von Eigenverantwortung für die Gesundheit voraussetzen, werden sich weite Teile der Bevölkerung in ihrem Verhalten umstellen müssen. Außerdem sind die finanziellen Auswirkungen der gezielten Förderung der Prävention umstritten. Nicht jeder Gesundheitsökonom teilt die Ansicht, dass sich Prävention auch wirtschaftlich auszahlt. Wenn sich diese Ansicht durchsetzt, würde der finanzielle Anreiz für eine medizinische Reform des Gesundheitssystems entfallen. Schließlich muss ein Problem gelöst werden, das der Aufgabe des Herkules gleicht, den Stall des Augias auszumisten. Die Politik steht unter dem Einfluss von Lobbyisten medizinisch-industrieller Verbände. Es ist die primäre Aufgabe von Lobbyisten, die wirtschaftlichen Interessen ihrer Verbände zu vertreten.

1.6.1 Gesundheit als Wirtschaftsfaktor

Gesundheit lässt sich gut vermarkten. Der Gesundheitssektor zählt zu den wichtigen und einflussreichen Wirtschaftszweigen. Derzeit sind rund 4,1 Millionen Menschen direkt oder indirekt im Gesundheitswesen beschäftigt. Dies entspricht etwa 10,3% aller Erwerbstätigen in Deutschland (s. http://www.aerzteblatt.de/plus1404) [13]. Darauf hat auch das „Bündnis Gesundheit 2000" hingewiesen, dem mehr als 30 Organisationen angehören. Das Bündnis forderte die Politik auf, bei ihren Reformbemühungen zu berücksichtigen, dass der Gesundheitsmarkt in einer Zeit wirtschaftlicher Stagnation zu den wenigen Wachstumsbranchen gehöre [12]. Inwieweit dadurch Bemühungen zur Stärkung der Prävention beeinflusst werden,

lässt sich schwer abschätzen. Berücksichtigung der Interessen des Gesundheitsmarktes bedeutet jedenfalls, darüber nachzudenken, ob Förderung der Prävention dem wirtschaftlichen Wohlergehen dieses Wirtschaftszweiges nutzt. Dabei können gesundheitliche Interessen der Bevölkerung zu kurz kommen.

Diese Tatsache wurde kürzlich am Beispiel des Umgangs mit dem Problem Adipositas in den Vereinigten Staaten von Amerika in einem Editorial mit dem Titel „The ironic politics of obesity" in der angesehenen Wissenschaftszeitschrift „Science" folgendermaßen kommentiert: „Gewichtsanstieg ist gut fürs Geschäft. Lebensmittel sind ein besonders gutes Geschäft, weil jeder isst. Es fällt in der Tat schwer, an große Wirtschaftszweige zu denken, für die es ein Vorteil wäre, wenn die Menschen weniger essen würden, sicherlich nicht die Agrarindustrie, Lebensmittelindustrie, Großhandelsketten, Restaurants, Hersteller von Diätprodukten oder die Pharmaindustrie. Allen geht es gut, wenn die Menschen mehr essen, und alle beschäftigen Armeen von Lobbyisten, um die Regierung davon abzuhalten, irgendetwas zu unternehmen, was die Menschen hindert, zu viel zu essen" [14].

Auch auf das Problem der Medikalisierung und der Krankheitsvermarktung haben Mediziner und andere Wissenschaftler bereits hingewiesen [15–17]. Im Jahr 2000 widmete das British Medical Journal dem Thema eine Sondernummer (2000, 13. April, Nr. 7342). In Deutschland wird diese Diskussion bereits in der Laienpresse geführt, beispielsweise im Buch „Die Krankheitserfinder – Wie wir zu Patienten gemacht werden" [18]. Dieses Buch hat so viel öffentliche Resonanz gefunden, dass die angesehene pharmakologische Zeitschrift **Der Arzneimittelbrief** dazu eine Stellungnahme verfasst hat, „obwohl Buchbesprechungen im Arzneimittelbrief eigentlich nicht (mehr) vorgesehen sind" [19].

Die Kernaussagen werden folgendermaßen zusammengefasst und kommentiert: „Die Industrie beschränkt sich nicht mehr darauf, Medikamente gegen Krankheiten zu entwickeln, sie erfindet nun auch Krankheiten, um mehr Arzneimittel verkaufen zu können. Und dazu führt sie erfolgreiche ‚Disease-Awareness'-Kampagnen, denen auch Ärzte zum Opfer fallen können, sofern sie nicht sogar als ‚Mietmäuler' aktiv mitmachen. Aber auch medizinische Fachgesellschaften tragen zur Überbewertung von Symptomen oder engeren Grenzen von Normwerten zur Ausweitung von Krankheitsbegriffen bei. Normale Lebensphasen, von der Schwangerschaft über die Geburt bis zum Altern und Sterben, werden für therapiebedürftig erklärt. Biologische Grenzwerte (Beispiel Cholesterin) setzt man willkürlich herab, um möglichst viele gesunde ‚Risikopersonen' lebenslang medikamentös behandeln zu können. Leichte Befindens- oder lästige Verhaltensstörungen werden zu Krankheiten hochstilisiert (so wird Schüchternheit zur ‚sozialen Phobie'). Indikationen weitet man ins Unendliche aus, wie etwa bei Depressionen oder Osteoporose, damit der Krankheitswert für die Interessen der Pharmaindustrie steigt. Das Buch wendet sich an ein großes Publikum und dürfte daher von Medizinern stellenweise als zu reißerisch empfunden werden. Aber der Autor belegt alle Aussagen minutiös und gibt als Quellen oft kontrollierte Studien an, die in renommierten internationalen Fachzeitschriften publiziert sind" [19].

Ob die Bevölkerung mit bloßer Kritik an der Medikalisierung und der Krankheitsvermarktung viel anfangen kann, ist fraglich. Möglicherweise steigen dadurch aber die Erfolgsaussichten derjenigen Ärzte, die sich darum bemühen, ihre Patienten und die Politik vom Nutzen einer wissenschaftlich fundierten Prävention zu überzeugen.

1.6.2 Krankenkassen und Kassenärztliche Vereinigungen

Besondere Bedeutung für den Erfolg der Prävention hat das Verhalten der Krankenkassen und Kassenärztlichen Vereinigungen. Schon wegen des demographischen Wandels in der Bevölkerung müssten Krankenkassen großes Interesse zeigen, Präventionsmaßnahmen zu unterstützen, die einen nachgewiesenen Beitrag zur Senkung der Morbidität bzw. zur „compression of morbidity" leisten können. Je mehr die Lebenserwartung steigt und sich die Altersstruktur der Bevölkerung zugunsten älterer Menschen verschiebt, um so wichtiger wird es, diese Präventionsziele zu erreichen. Derzeit verteilen die Krankenkassen die Beitragsgelder ihrer Mitglieder aber vorwiegend zur Reparatur von Krankheitsfolgen und nur zu einem verschwindend geringen Teil für Belange der Prävention. Dass sich die Gesetzlichen Krankenkassen im Bereich der Primärprävention überhaupt engagieren, ist ein relativ junges Phänomen. In den 70er und 80er Jahren des vergangenen Jahrhunderts haben Krankenkassen in Deutschland dieses Handlungsfeld erstmals in größerem Umfang besetzt, obwohl primärpräventive Leistungen noch nicht zu ihren eigentlichen Aufgaben gehörten. Auf der Grundlage der „Aktion Gesundheit" der AOK für den Kreis Mettmann ab 1977 wurden erste Präventionsmodelle realisiert, die über den im engeren Sinne medizinischen Bereich hinausgingen und umfassendere verhaltenspräventive Ansätze verfolgten. Mit In-Kraft-Treten des Gesundheitsreformgesetzes (GRG) am 01.01.1989 und der Einführung des § 20 SGB V wurden Maßnahmen der Primärprävention und der Gesundheitsförderung dann erstmals flächendeckend Kassenleistung. Die Haltung des Gesetzgebers zur Primärprävention durch Krankenkassen blieb ambivalent. Am 01.01.1997 wurde im Beitragsentlastungsgesetz der Präventionsauftrag der Krankenkassen wieder weitgehend zurückgenommen. Begründet wurde dies mit dem Vorwurf an die Kassen, sie hätten die Prävention zu Marketingzwecken missbraucht. Erst mit der Gesundheitsreform 2000 wurde der Auftrag an die Krankenkassen zur Primärprävention und zur betrieblichen Gesundheitsförderung wieder deutlich erweitert. Dabei hat der Gesetzgeber eine Begrenzung der Ausgaben auf 5,– DM/Versicherten und Jahr vorgesehen [20].

Unter dem Gesichtspunkt, dass unser Gesundheitssystem in die Lage versetzt werden muss, die Häufigkeit nicht übertragbarer chronischer Krankheiten zu senken, ist das Angebot von Präventionsleistungen der Gesetzlichen Krankenkassen derzeit auch konzeptionell nicht stimmig. So werden mit den wenigen zur Verfügung gestellten Mitteln Maßnahmen zur Früherkennung von Krankheiten (Sekundärprävention) mehr gefördert als Maßnahmen zu ihrer Primärprävention. Beispielsweise wurde Ende 2002 eine „präventive Koloskopie" eingeführt (ab dem 55. Lebensjahr, alle zehn Jahre), während Beratung zur Lebensführung im Budget „gedeckelt" ist. Da Aspekte der Lebensführung entscheidende Bedeutung für die Entwicklung von Kolonkarzinomen haben (s. Kap. III.1), wäre es doch sinnvoll, die Weichen so zu stellen, dass sich bei der „präventiven Koloskopie" möglichst häufig ein Gesundbefund ergibt (s. Kap. IX.4).

Inzwischen haben die Spitzenverbände der Gesetzlichen Krankenkassen einen wichtigen Schritt zur Verbesserung der Prävention getan. Die Gesetzlichen Krankenkassen beauftragten ihren Medizinischen Dienst (MDK), eine gutachterliche Stellungnahme zu ambulanten Gewichtsreduktions-Programmen zu erarbeiten (s. Kap. IX.3).

Dieser Schritt steht prinzipiell im Einklang mit der Empfehlung der WHO an die Regierungen, das Hauptziel der Gesundheitspolitik darauf zu richten, die Prävalenz und Inzidenz nicht übertragbarer chronischer Krankheiten zu senken, darunter die Adipositas [2].

1.6.3 Welche Ärzte braucht das Volk?

Im traditionellen Selbstverständnis der Ärzteschaft über die Schwerpunkte ihrer Tätigkeit spielt Prävention eine untergeordnete Rolle.

Vor etwa 2000 Jahren beschied Jesus den Pharisäern: „Nicht die Gesunden brauchen den Arzt, sondern die Kranken" (Matthäus 9,12). Geoffry Rose schreibt in seinem Buch „The Strategy of Preventive Medicine": „In allen Gesellschaften wird die primäre Aufgabe der Ärzte darin gesehen, Kranke zu versorgen. Junge Menschen, die sich für die Medizin entscheiden, tun dies unter dem Eindruck dieser Tatsache" [21]. In einem Beitrag zur Primärprävention der koronaren Herzerkrankung heißt es: „Prävention wird immer noch im Wesentlichen als administrative Aufgabe gesehen, die wenig klinische Fähigkeiten benötigt und die zu Lasten der eigentlichen Aufgaben geht, symptomatische Krankheiten zu behandeln" [22]. Offensichtlich hat sich die de facto in weiten Teilen der Ärzteschaft bestehende Vernachlässigung der Primärprävention aber auch auf die dazu etablierten Behandlungsmaßnahmen übertragen, darunter auf ernährungsmedizinische und sportmedizinische Verfahren. Möglicherweise werden sie deswegen auch nicht, oder nur ungenügend, im Rahmen der Sekundär- und Tertiärprävention eingesetzt, also zur Behandlung von Kranken in verschiedenen Stadien ihres Leidens.

Es gab allerdings schon immer Ärzte, die sich um Prävention bemühten, auch in Deutschland. Einer der bekanntesten ist Christoph Wilhelm Hufeland, der 1762 in Bad Langensalza geboren wurde und später Schiller, Goethe, Herder und Wieland zu seinen Patienten zählte. Er schrieb zur krankheitsrelevanten Bedeutung unvernünftiger Ernährung Folgendes: „Man kann die Einrichtungen der Natur nie ohne Schaden überspringen. Nicht ohne Ursache ist die Einrichtung getroffen, dass der Magen nur eine gewisse Menge fassen kann; ein Mehreres würde für das Ganze zu viel seyn. Jeder Körper kann nur eine verhältnismäßige Menge Nahrung fassen, und diese Capazität des Ganzen steht immer mit der Capazität des Magens im Verhältnis. Hierbey täuscht man nur die Natur; man umgeht, wenn ich so sagen darf, die erste Instanz, und führt, durch eine Art von Schleichhandel, drey-, viermal mehr Nahrung in den Körper, als er zu fassen im Stande ist. Die Folge davon ist, dass eine beständige Überfüllung aller Gefäße entsteht, und die stört immer das Gleichgewicht und also Gesundheit und Leben" [23].

Im Jahr 2000 stellte der Präsident der Bundesärztekammer und des Deutschen Ärztetages die Frage: „Welche Ärzte braucht das Volk?" [24]. Unter Berücksichtigung der hohen Prävalenz und Inzidenz nicht übertragbarer chronischer Krankheiten, und nachdem der außerordentliche Deutsche Ärztetag 2003 der Politik zugesagt hat, Maßnahmen zur Stärkung der Prävention zu unterstützen [25], bietet sich folgende Antwort an: „Das Volk benötigt präventivmedizinisch ausgebildete Ärzte" (s. Kap. VIII.2). Inzwischen erwarten Bevölkerung und Politik von der Ärzteschaft offensichtlich eine solche Erweiterung des bisherigen Selbstverständnisses ihrer Tätigkeit.

Es ist bemerkenswert, dass sich der Europarat – die älteste politische Organisation **aller** europäischer Staaten – zum Sachwalter dieser Erwartungen gemacht hat. Er empfahl in einer kürzlichen Resolution zur Prävention der krankheitsassoziierten Mangelernährung, die Ärzteschaft präventivmedizinisch, d.h. ernährungsmedizinisch, besser zu qualifizieren (s. https://wcm.coe.int/rsi/CM/index.jsp). Was Universitäten den Medizinstudenten derzeit an ernährungsmedizinischer Ausbildung anbieten, schwankt zwischen nichts und zu wenig [26]. Nicht alle Universitäten planen dies zu ändern (s. Tab. 2) (s. Kap. VIII.2.). Günstiger sieht es im Verantwortungsbereich der Ärztekammern aus

(s. Kap. VIII.2). Im Rahmen der Neugestaltung der Approbationsordnung für Ärzte und der Reform der ärztlichen Weiterbildungsordnung bietet sich den Universitäten und Ärztekammern die Chance, fachliche Defizite zu beseitigen und die präventivmedizinische Qualifizierung der Ärzte zu verbessern.

Tab. I.2: Ernährungsmedizin als integraler Bestandteil der ärztlichen Ausbildung

Angebote an Medizinischen Fakultäten	N	%
Kein Vorlesungsangebot	20[1]	59
Angebot geplant	8	40
Angebot nicht geplant	12	12

[1] An der Umfrage beteiligten sich 34 der 37 Medizinischen Fakultäten [26]

Zur Beseitigung fachlicher Defizite gehört es auch, veraltetes Lehrbuchwissen über Bord zu werfen. In den 50er Jahren des vergangenen Jahrhunderts litten etwa 95% aller Hochdruckkranken an einer primären (essenziellen) arteriellen Hypertonie, d.h. an einem Bluthochdruck unbekannter Genese, der definitionsgemäß nicht heilbar ist und lebenslang medikamentös behandelt werden muss. Nur bei etwa 5% der Patienten lag eine sekundäre, im Prinzip heilbare Form der Hochdruckkrankheit vor. Diese veralteten Zahlen werden immer noch in den heutigen Lehrbüchern publiziert [27]. Heutzutage ist die adipositasassoziierte Hypertonie die häufigste Hochdruckform. Sie lässt sich mit einer statistischen Wahrscheinlichkeit von etwa 70–80% durch nicht medikamentöse Verfahren beseitigen. Auch von den etwa vier Millionen Typ-2-Diabetikern, von denen etwa 90% eine Adipositas aufweisen, besitzen viele eine reelle Chance, alle diabetesassoziierten Stoffwechselstörungen zu verlieren, wenn es Ihnen gelingt, ihr Körpergewicht ausreichend zu senken (s. Kap. V.2).

Ärzte vieler Fachrichtungen könnten sich bei der Prävention nicht übertragbarer chronischer Krankheiten mehr als bisher engagieren. Inwieweit sie dabei ihre Beiträge im Rahmen der Primär-, Sekundär- oder Tertiärprävention leisten, wird u.a. davon beeinflusst, ob sie ihre Tätigkeit im ambulanten Bereich, in Betrieben, in Akutkrankenhäusern oder in Rehabilitationskliniken ausüben. In allen diesen Bereichen sind derzeit die Rahmenbedingungen für die vermehrte Übernahme präventivmedizinischer Tätigkeit aber unbefriedigend. Eine entsprechende Infrastruktur fehlt weitgehend (s. Kap. IX).

Es werden auch klinisch erfahrene Ärzte gebraucht, die bereit sind, sich in multidisziplinären „Public-Health"-Programmen zu engagieren. Das bisher umfangreichste interdisziplinäre Interventionsprogramm, das zum Ziel hatte, die Morbidität nicht übertragbarer chronischer Krankheiten durch Primär- und Sekundärprävention zu senken, startete 1985 in der baden-württembergischen Stadt Oestringen im Rahmen des CINDI-Programms der Weltgesundheitsorganisation (CINDI = Countrywide Integrated Non-Communicable Diseases Intervention programme of the WHO). Dafür wurde von niedergelassenen Ärzten zusammen mit der Stadtverwaltung auf der Basis des so genannten Dreiebenenmodells [28] ein langfristiges, interdisziplinäres, gemeinde- und verhaltensmedizinisch orientiertes Versorgungsnetz aufgebaut [29]. Die erste Ebene war die klinische Individualprävention, die zweite die Betreuung von Patientengruppen, während sich auf der dritten Ebene Ärzte an gemeindebezogenen Aktivitäten beteiligten. Das Programm war erfolgreich [30] und ruht derzeit wegen finanzieller Engpässe (s. Kap. IX.1).

1.6.4 Prävention und Bevölkerung

Erfolge der Prävention hängen wesentlich von der Bereitschaft der Bevölkerung ab, mehr Eigenverantwortung für die Gesundheit zu übernehmen. Diese Bereitschaft lässt sich nicht verordnen, sondern nur fördern. In der Vergangenheit begünstigte die Politik die in Teilen der Gesellschaft ohnehin vorhandenen Tendenzen, möglichst viele Aspekte der Eigenverantwortung in die Fürsorgepflicht des Staates zu verlagern. Gleichzeitig schürten Politik und medizinisch-industrielle Interessengruppen Anspruchsdenken und warben für eine reichliche Nutzung des medizinischen Leistungsangebotes. Wenn jetzt wegen Geldmangels Appelle an die Eigenverantwortung und zur verantwortungsvollen Nutzung des medizinischen Leistungsangebotes erfolgen, kann man nicht erwarten, dass sich ein jahrelang gefördertes bzw. geduldetes Sozialverhalten von heute auf morgen ändern lässt. Die Ärzteschaft ist mehr als jede andere Berufsgruppe qualifiziert, die Bevölkerung von den medizinischen Vorteilen der Übernahme von mehr Eigenverantwortung für ihre Gesundheit zu überzeugen.

Die Korrektur des Anspruchsdenkens bzw. das Schaffen von Anreizen für einen verantwortungsvollen Umgang mit medizinischen Leistungen ist hingegen in erster Linie Aufgabe der Politik. Wir leben in einer Gesellschaft, in der es immer mehr gang und gäbe ist, seinen individuellen Vorteil auch mit fraglichen Mitteln und ohne Rücksicht auf das Gemeinwohl zu suchen. Dies gilt für Teile der Bevölkerung als Nutzer und für manche medizinisch-industrielle Interessengruppen als Anbieter medizinischer Leistungen. In diesem Zusammenhang spricht der amerikanische Politikwissenschaftler David Callahan von Betrugskultur („cheating culture") [31]. Sie lässt sich allein durch moralische Appelle wohl kaum beseitigen. Die Politik wird im Interesse der Solidargemeinschaft und der Prävention klare Rahmenbedingungen für den Umgang mit medizinischen Leistungen schaffen müssen. Eine Aufgabe, die dabei unter Mithilfe der Ärzteschaft ebenfalls gelöst werden muss, ist die Abgrenzung zwischen den Begriffen „Präventionsleistung", „Gesundheitsfördernde Leistung" und „Wellness-Angebot". Die Beurteilung dieser Leistungen bzw. Angebote hängt wesentlich davon ab, wie man den Begriff „Gesundheit" definiert.

Gesundheit lässt sich positiv oder negativ interpretieren, wobei die negative Interpretation Gesundheit als Abwesenheit von Krankheit oder Leiden versteht [32]. Die weit verbreitete positive Interpretation bezeichnet Gesundheit als Zustand des Wohlbefindens, der in der Satzung der WHO 1946 als „Zustand des völligen körperlichen, geistigen und sozialen Wohlbefindens und nicht nur als die Abwesenheit von Krankheit" definiert wurde [33]. Das Gesundheitsverständnis des medizinisch-wissenschaftlichen Modells westlicher Prägung definiert Gesundheit nach wie vor als Abwesenheit von Krankheit oder Leiden und Krankheit als objektiven Zustand einer Erkrankung, der durch allgemein anerkannte Formen des Nachweises belegt werden kann [32]. Bekanntlich lässt sich Wohlbefinden (Wellness) schwer objektivieren und standardisieren. Maßnahmen zur Steigerung des Wohlbefindens stehen in nahezu beliebiger Anzahl zur Verfügung. Für die wenigsten von ihnen wurde bisher ein Nutzen für die Krankheitsprävention belegt. Würde Gesundheit mit individuellem Wohlbefinden (Wellness) gleichgesetzt und bei den Bürgern der Eindruck erweckt, dies sicherstellen zu können, wäre dies unbezahlbar.

In der Bevölkerung besitzt der Begriff „Prävention" einen guten Klang, ganz im Gegensatz zum Wort „Gesundheitsreform", das inzwischen negativ besetzt ist. Unter der Flagge der Prävention wird die Bevölkerung von der Wellness- und Gesundheitsindustrie mit „Gesundheitsangeboten" geradezu überflutet [34]. Einige von ihnen ähneln früheren Präventionsangeboten der Krankenkassen, die offensichtlich zur Ambivalenz der

Politik gegenüber der Prävention beigetragen haben [20]. Für die Bevölkerung lässt sich in diesem „Gesundheitsdschungel" oft schwer beurteilen, inwieweit Gesundheitsangebote sinnvoll, nutzlos oder gar schädlich sind. Krankenkassen und Kassenärztliche Vereinigungen haben eine besondere Verpflichtung und gute Möglichkeiten, der Bevölkerung dabei zu helfen, die unter der Flagge der Prävention von der Wellness- und Gesundheitsindustrie lancierten „Gesundheitsangebote" richtig einzuordnen.

1.6.5 Einsparungspotenzial durch Prävention

Es besteht weitgehende Einigkeit darüber, dass durch Intensivierung der Prävention die Gesundheit der Bevölkerung verbessert werden kann. Inwieweit sich das aber finanziell auszahlt, wird von Gesundheitsökonomen unterschiedlich beurteilt. Manche prognostizieren ein Einsparungspotenzial, andere nicht. Verlässliche Aussagen über ökonomische Konsequenzen der Prävention zu machen, ist allerdings außerordentlich schwierig.

Um zu vernünftigen Zahlen zu kommen, müssen die Gesamtausgaben für die Behandlung von nicht übertragbaren chronischen Krankheiten in Beziehung gesetzt werden zu den Kosten aller Maßnahmen für ihre erfolgreiche Primär-, Sekundär- und Tertiärprävention. Es gibt aber derzeit nicht einmal Studien, in denen der **medizinische Effekt** der Primär-, Sekundär- und Tertiärprävention auf die Prävalenz und Inzidenz von Erkrankungen und ihrer Komplikationen quantifiziert wurde, und zwar unter gleichzeitigem Einsatz **aller** wirksamen Präventionsstrategien. Infolgedessen existiert derzeit keine rationale Basis, um den finanziellen Nutzen „der Prävention" zu berechnen. Am Beispiel der chronisch obstruktiven Lungenerkrankung (COPD) lässt sich zeigen, welche komplexen medizinischen Zusammenhänge dabei berücksichtigt werden müssen (s. Kap. III.8). Wäre beispielsweise das Rauchen bei jedem zweiten Raucher alleinige Ursache der COPD, wären durch Primärprävention, d.h. durch einen generellen Tabakverzicht, 5,5 Mrd. EUR pro Jahr einzusparen. Wie verhält es sich aber, wenn man auch Essverhalten, Alkoholkonsum und körperliche Bewegung berücksichtigen würde? Bei der Sekundärprävention der COPD spielen neben dem Verzicht auf Tabakkonsum auch körperliches Training und angemessene Ernährung eine Rolle. Es gibt gute Hinweise dafür, dass körperliche Aktivität durch Verbesserung der Lungenfunktion den Krankheitsverlauf positiv beeinflusst. Veröffentlichungen, in denen der Versuch unternommen wurde, das dadurch erzielbare Einsparvolumen zu quantifizieren, liegen aber noch nicht vor (s. Kap. III.8).

Zur wirklichkeitsnahen Beurteilung des Einsparpotenzials muss also ökonomischer Sachverstand mit fundiertem medizinisch-klinischem Wissen gepaart sein. Wer sich zu den finanziellen Auswirkungen „der Prävention" äußert und nicht die Ätiologie und Pathogenese einer Krankheit, ihre Prävalenz und Inzidenz einschließlich ihrer Komplikationen sowie die verschiedenen Strategien zu ihrer Primär-, Sekundär- sowie ggf. Tertiärprävention angemessen berücksichtigt, der wandelt auf dünnem Eis. Exakte Zahlen lassen sich nur auf der Basis der medizinischen Erfolge bei Nutzung des Potenzials aller Facetten der Prävention erhalten, und zwar bei **gleichzeitigem Einsatz aller etablierten Präventionsstrategien**, d.h. besonders vernünftige Ernährung, ausreichende körperliche Bewegung, maßvoller Konsum von Alkohol und Verzicht auf Tabakkonsum. Am Beispiel der COPD lässt sich jedoch erahnen, welches enorme Einsparpotenzial durch konsequente Prävention chronischer nicht übertragbarer Krankheiten realisiert werden könnte. Unabhängig davon stehen zur Begründung der Notwendigkeit von Reformen im Gesundheitswesen aus ärztlicher Sicht medizinisch-ethische und nicht ökonomische Gesichtspunkte im Vordergrund. Wenn allerdings auch ökonomische Gründe für eine medizinische Reform sprechen, wird dadurch die Zustimmung der Gesellschaft für den Ausbau eines Netzwerkes zur Senkung der Häufigkeit nicht übertragbarer chronischer Krankheiten sicher gefördert.

1.6.6 Politik und Prävention

Inzwischen unternehmen viele Politiker erkennbare Anstrengungen, um den Stellenwert der Prävention im Gesundheitssystem aufzuwerten. Dazu gehören die auf Initiative der Bundesgesundheitsministerin erfolgte Gründung des **Forums für Prävention und Gesundheitsförderung** [35], die mit dem Segen der früheren Ministerin für Verbraucherschutz, Ernährung und Landwirtschaft erfolgte Gründung einer **Plattform Ernährung und Bewegung** sowie insbesondere die Arbeiten an einem **Präventionsgesetz**. Förderung der Prävention kommt auch von der füheren Bundesministerin für Bildung und Forschung. Sie startete 2001 ein Förderungsprogramm mit dem Titel „Netzwerk der molekularen Ernährungsforschung: Lebensmittel zur Gesunderhaltung des Menschen – Krankheitsprävention durch Ernährung". Bei aller Genugtuung über Aktivitäten dreier Bundesminis-terinnen zur Förderung der Prävention, ein schlüssiges Gesamtkonzept der Regierung ist noch nicht erkennbar. Wie sich am Beispiel der Adipositas zeigen lässt, gibt es Überschneidungen und Kompetenzgerangel. Primärprävention der Adipositas richtet sich an Gesunde, während Adipöse Therapie benötigen (Sekundärprävention oder Tertiärprävention). Daraus ergeben sich aus medizinischer Sicht unterschiedliche Zuständigkeiten. Bei der Vorbeugung von Krankheiten (Primärprävention), beispielsweise der Adipositas, kann das Bundesministerium für Verbraucherschutz, Ernährung und Landwirtschaft wichtige Beiträge leisten. Adipöse, d.h. Kranke, benötigen Therapie (Sekundär-, Tertiärprävention) und fallen in den Verantwortungsbereich der Bundesgesundheitsministerin.

Der Kampf gegen das tödliche Quartett – Fehlernährung, Bewegungsmangel, Tabakkonsum und Alkoholabusus – berührt viele politische Interessen. **Plattform** und besonders **Forum** sind heterogen zusammengesetzt. So gehören zu den etwa 70 Mitgliedern im Forum der Deutsche Gewerkschaftsbund, die pharmazeutische Industrie, die Krankenkassen, die Bundesärztekammer sowie nahezu alle Bundesministerien. Nicht alle dieser Mitglieder haben die gleichen Voraussetzungen und Interessen, sich wirkungsvoll für die Belange der Prävention einzusetzen. Dies lässt sich am Beispiel der vor kurzem erfolgten Erhöhung der Tabaksteuer zeigen. Die ursprünglich in einer Stufe geplante Anhebung wurde auf drei Stufen verteilt, und zwar mit der Begründung, dass ein abrupter, zu starker Anstieg zu viele Bürger veranlassen könnte, nicht mehr zu rauchen. Damit bestünde die Gefahr, weniger Steuern einzunehmen, als veranschlagt. Jährlich versterben in Deutschland zwischen 110.000 und 140.000 Menschen an den Folgen des Rauchens (s. Kap. V.3). Rauchen ist die wichtigste Einzelursache für die Entstehung des Lungenkarzinoms und der chronisch obstruktiven Lungenerkrankung, an der etwa vier Millionen Bundesbürger leiden (s. Kap. III.8). Im Prinzip ließen sich die gesundheitlichen Konsequenzen des Kompromisses bei der Erhöhung der Tabaksteuer hochrechnen, z.B. wie vielen Bundesbürgern dieser Kompromiss letztlich das Leben kostet.

Manch sinnvolle Maßnahme zur Förderung der Prävention kann auch dem Kompetenzgerangel zwischen Bund und Ländern zum Opfer fallen. Dazu gehört der Plan der Bundesministerin für Verbraucherschutz, Ernährung und Landwirtschaft, die Verankerung des Themas Ernährung im Schulunterricht zu fördern (Regierungserklärung im Deutschen Bundestag am 17. Juni 2004). Sollte die Umsetzung des Planes jedoch gelingen, wäre es wünschenswert, weitere Aspekte zu integrieren. Beim Kampf gegen Adipositas bzw. nicht übertragbare chronische Krankheiten sind auch Bewegungsmangel, Tabakrauchen und Alkoholabusus zu berücksichtigen. Eine unverhoffte Möglichkeit, Prävention im Unterricht zu verankern, bietet sich der Bundesministerin für Bildung und Forschung. Sie plant, deutsche Universitäten mit viel Geld international wettbewerbsfähig zu machen („Elite-Universitäten") [36]. Die Qualität US-amerikanischer Universitäten, die u.a. als Vorbilder für die geplanten deutschen Elite-Universitäten herangezogen werden, zeigt sich auch an permanenten Anstrengungen zur Verbesserung der ärztlichen Ausbildung. „Quality of Care and Quality of Training" hängen eng miteinander zusammen [37, 38]. Bezogen auf Deutschland gilt: Wie können Medizinstudenten als Ärzte erfolgreich präventivmedizinisch tätig sein, wenn sie dafür nicht ausgebildet sind? Wenn die Universitäten von der Ministerin Eliteförderung wünschen, sollte dies auch den Studenten zugute kommen, und ebenso den Patienten. Anstatt über die Einrichtung von Elite-Universitäten zu bramarbasieren, sollte versucht werden, einen politischen Konsens darüber zu erzielen – wenn die Förderung denn kommen sollte –, nur solche Universitäten zu fördern, die bereit sind, einen signifikanten Beitrag zur präventivmedizinischen Qualifizierung von Medizinstudenten zu leisten, verbunden mit einer Verbesserung der ernährungsmedizinischen Patientenversorgung und Forschung (s. Kap. VIII.2). Dies würde im Einklang mit der bereits erwähnten Resolution des Ministerrates des Europarats vom 12. November 2003 stehen (s. https://wcm.coe.int/rsi/CM/index.jsp) [39, 40]. (s. Kap. VIII.2.)

Ist es angesichts des schwierigen gesellschaftlichen Umfeldes und so vieler noch zu schaffender Voraussetzungen nicht geradezu eine Utopie, unser Gesundheitssystem in Richtung Prävention modernisieren zu wollen?

Literatur

[1] Phillipson C, Paleonutrition and modern nutrition. World Res Nutr Diet (1997), 98, 38–48

[2] WHO, Diet, Nutrition and the Prevention of Chronic Diseases. World Health Organ Tech Rep Ser (2003), 916 (i–viii), 1–149

[3] Reddy KS, Cardiovascular disease in non-western countries. N Engl J Med (2004), 350, 170–174

[4] Amos AF, McCarthy DJ, Zimmer PC, The rising global burden of diabetes and its complications: estimates and projections to the year 2010. Diabet Med (1997), 14 (Suppl. 5), 1–85

[5] Schauder P (2003) Zum Interesse der Gesellschaft an besserer ernährungsmedizinischer Versorgung. In: Schauder P, Ollenschläger G (Hrsg), Ernährungsmedizin. Prävention und Therapie. 2. Aufl., 957–965. Urban & Fischer, München, Jena

[6] Diet, Nutrition and the Prevention of Chronic Diseases. A Report of the WHO Study Group on Diet, Nutrition and Prevention of Noncommunicable Diseases. Nutrition Reviews (1991), 49, 291–301

[7] Sachverständigenrat für die Konzertierte Aktion im Gesundheitswesen/SVR (2000/2001) Ausgewählte Erkrankungen: ischämische Herzkrankheiten, Schlaganfall und chronische, obstruktive Lungenkrankheiten. In: SVR, Gutachten 2000/2001. Bedarfsgerechtigkeit und Wirtschaftlichkeit, Bd. III.2. Baden-Baden

[8] Hames CG, Heyden S, Tyroler HA (1975) Weight and Hypertension. Evans County study of blacks and whites. In: Paul O (Ed.), Epidemiology and Control of Hypertension, 177–202. Stratton Intercontinental, New York

[9] Doll R, Peto R, The causes of cancer: quantitative estimates of avoidable risks of cancer in the United States today. J Natl Cancer Inst (1981), 66, 1191–1308

[10] Gesundheitsförderung als Aufgabe der Heilberufe. Stellungnahme der Bundesärztekammer. Dtsch Ärztebl (1993), 90 (Heft 47), C 2129–2139

[11] Caplan G. (1964) Principles of preventive psychiatry. Basic Books, New York

[12] Fries J, Ageing, natural death and the compression of morbidity. N Engl J Med (1980), 303 (3), 130–135

[13] Sabbata S, Bündnis Gesundheit 2000. Wachstumsmarkt Gesundheitswesen. Dtsch Ärztebl (2004), 101 (Heft 14), B 747–748

[14] Nestle M, Editorial. The ironic politics of obesity. Science (2003), 299, 781

[15] Callahan D (1998) False Hopes. Why America's Quest for perfect Health is a Recipe for Failure. Simon and Schuster, New York

[16] Schwartz WB (1998) Life without Disease. The Pursuit of Medical Utopia. University of California Press, Berkeley, Los Angelos, London

[17] Malleson A (2004) Whiplash and other usefull illnesses. McGill-Queen's University Press, Montreal

[18] Blech J (2003) Die Krankheitserfinder. Wie wir zu Patienten gemacht werden. S. Fischer Verlag, Frankfurt am Main

[19] Wie man Krankheiten passend zu Präparaten konstruiert. Buchbesprechung. Der Arzneimittelbrief (2004), 36, 8

[20] Egger B, Primat der Prävention: Wie passt Screening dazu? Med Klin (2003), 98, 170–174

[21] Rose G (1992) The Strategy of Preventive Medicine. Oxford University Press, Oxford, New York, Tokio

[22] Hart JT, Prevention of coronary heart disease in primary care: seven lessons from three decades. Fam Practice (1990), 7, 288–294

[23] Hufeland CW (1810) Makrobiotik oder die Kunst das menschliche Leben zu verlängern. Zweyter Theil. Vierte vermehrte wohlfeilere Ausgabe, 40–41. Reutlingen, in der J.J. Maecken'schen Buchhandlung

[24] Hoppe JD, Welche Ärzte braucht das Volk? Der Internist (2000), 9, M 206–211

[25] Resolution des außerordentlichen Deutschen Ärztetages 2003. Für eine soziale Krankenversicherung – Individuelle Gesundheitsversorgung für alle. Dtsch Ärztebl (2003), 100, B 388–389

[26] Schauder P (2001) European Forum. Food and Nutritional Care in Hospitals: Acting together to prevent undernutrition. Proceedings, 109–114. Council of Europe, Strasbourg

[27] Ganten D, Kreutz R, Paul M (2000) Hypertonie. In: Gerok W et al. (Hrsg.), Die Innere Medizin, 377–399. Schattauer, Stuttgart, New York

[28] Nüssel E (1985) Community-based prevention: The Eberbach-Wiesloch Study. In: Hofmann H (Ed.), Primary and secondary prevention of coronary heart disease, 50–69. Springer, Heidelberg, New York

[29] Nuessel E, Scheuermann W, Wiesemann A, Health status models as tools to translate research results into policy: The Prevention Model of Oestringen. Can J Cardiol (1993), 9 S, 130–132

[30] Wiesemann A et al., Four years of practice-based and exercise-supported behavioural medicine in one community of the German CINDI area. Int J Sport Med (1997), 18, 308–315

[31] Callahan D (2004) The cheating culture. Why More Americans Are Doing Wrong to Get Ahead. Harcourt, Orlando, Austin, New York, San Diego, Toronto, London

[32] Naidoo J, Wills J (2003) Lehrbuch der Gesundheitsförderung. Bundeszentrale für gesundheitliche Aufklärung (Hrsg.), Köln

[33] The World Health Organization, Definition of Health (1999). http://www.int/aboutwho/en/definition.html

[34] Von Laffert S, Schiffer M (2003) Vorsicht gesund! Orientierung im Gesundheitsdschungel. Pieper-Verlag, München, Zürich

[35] Rühmkorf D, Prävention – Gesamtgesellschaftliche Aufgabe. Dtsch Ärztebl (2003), 100 (Heft 23), B 1309

[36] Richter-Kuhlmann EA, Rabbata S, Hochschulen. Die Politik entdeckt die Elite. Dtsch Ärztebl (2004), 101 (Heft 7), B 323–324

[37] Cassel CK, Editorial. Quality of Care and Quality of Training. A Shared Vision for Internal Medicine? Ann Int Med (2004), 140, 927–928

[38] Holmboe ES, Hawkins MD, Huot SJ, Effect of training in direct observations of medical residents' clinical competence. Ann Intern Med (2004), 140, 902–909

[39] Beck AM et al., Food and nutritional care in hospitals: how to prevent undernutrition – report and guidelines from the Council of Europe. Clin Nutr (2001), 20 (5), 455–460

[40] Food And Nutritional Care In Hospitals: How To Prevent Undernutrition (2002) Council of Europe Publishing, Strasbourg, Cedex

II Grundlagen

1 Gesundheitspolitik und Prävention

Ch. Wulff

Trotz zum Teil großer Fortschritte bei der Behandlung (chronisch) kranker Menschen sind die erzielten Ergebnisse in diesem Bereich leider noch nicht zufrieden stellend. Das hat der Sachverständigenrat für die konzertierte Aktion im Gesundheitswesen bereits in seinem Gutachten 2000/2001 festgestellt. Zugleich hat er vorgerechnet, dass sich durch verstärkte Investitionen in lang- und mittelfristige Prävention 25–30% unserer jetzigen Gesundheitsausgaben einsparen ließen.

Es ist mein erklärtes politisches Ziel, der Verbesserung und dem Ausbau von Prävention und Gesundheitsvorsorge Vorrang einzuräumen. Denn ich sehe vor allem darin den schlüssigen Ansatz, die großen Volkskrankheiten einzugrenzen, Lebensqualität und Gesundheit der Bevölkerung zu steigern und letztlich auch die immensen Ausgaben im Gesundheitsbereich zu senken. Deshalb müssen Qualitätskriterien in der Leistungserbringung auch auf die vorsorgende Medizin angewandt werden.

Prävention ist wesentlicher Teil der Gesundheitsförderung. Zu Recht enthält das Fünfte Sozialgesetzbuch in einer Reihe von Vorschriften Maßnahmen zur Krankheitsverhütung und zu Vorsorgeleistungen. Das sind insbesondere Leistungen im Bereich der Zahnprophylaxe, medizinische Vorsorgeleistungen und auf verschiedene Altersgruppen bezogene Gesundheitsleistungen zur Früherkennung von Krankheiten. Besonders hervorzuheben sind die Früherkennungs- bzw. Vorsorgeuntersuchungen für Kinder und Jugendliche (U1–U9; J1), die sich vom Zeitpunkt nach der Geburt über die gesamte Kindheit erstrecken.

Darüber hinaus sollen die Krankenkassen Leistungen zur Primärprävention erbringen, um den allgemeinen Gesundheitszustand der Menschen zu verbessern und zugleich einen Beitrag zur Verminderung sozial bedingter Ungleichheiten auf diesem Gebiet zu leisten.

Im Zusammenhang mit der Modernisierung und zukünftigen Gestaltung unserer Gesundheitssysteme wird immer wieder die Forderung nach umfassender Gesundheitsversorgung, nach Prävention, erhoben. Dies ist der richtige Weg. Prävention ist eine Investition in die Zukunft unseres Gesundheitssystems.

Wer Überlegungen aufgreift, kurative Leistungen auf das Notwendige zu begrenzen oder zunehmend in die Selbstverantwortung der Versicherten zu verlagern, kommt an einem umfassenden Umbau der Rahmenbedingungen von Prävention nicht vorbei. Dabei müssen die Bedürfnisse von Randgruppen unserer Gesellschaft besonders berücksichtigt werden, also von Mitbürgerinnen und Mitbürgern, die aus sprachlichen, religiösen oder sonstigen weltanschaulichen Gründen unserer Unterstützung und unserer besonderen Sorge bedürfen.

Der Katalog präventiver Leistungen in der Gesetzlichen Krankenversicherung ist zu erweitern. Den Krankenkassen müssen auch Instrumente an die Hand gegeben werden, womit sie im Rahmen ihrer Erkenntnisse präventive Leistungsangebote vorhalten können.

Wir müssen den Weg vom Reparaturbetrieb Gesundheitswesen zu einer klugen Gesundheitsvorsorge konsequent einschlagen, denn die jetzt vorhandenen Präventionspotenziale werden noch viel zu wenig genutzt. Der gesundheitspolitische Grundkonsens in unserer Gesellschaft muss lauten: Jeder trägt im Rahmen seiner Möglichkeiten selbst Verantwortung für seine Gesundheit. Nur dann ist es gerecht, dass jemand, der vorsorgt und regelmäßig an ärztlichen Maßnahmen teilnimmt, auch z.B. bei den Kassenleistungen bzw. bei der Selbstbeteiligung durch ein Bonussystem Entlastung erfährt.

Als gutes Beispiel für erfolgreiche Prävention bietet sich heute die Kariesprophylaxe insbesondere bei Kindern und Jugendlichen an. Allein die Gruppenprophylaxe in Kindergärten und Schulen hat dazu geführt, dass bei zwölfjährigen Kindern die Zahl der kariös gefüllten und bereits gezogenen Zähne seit 1980 um 80% zurückgegangen ist. Zahnersatz fällt in diesem Bereich so gut wie nicht an.

Dieser Erfolg muss auf andere Bereiche übertragen werden. Prävention führt mittel- und langfristig zu erheblichen Kosteneinsparungen und ist damit eine sinnvolle und auch notwendige Investition in die Zukunft unseres Gesundheitswesens. Bei allen Überlegungen muss auch Verhaltensprävention eine Rolle spielen. Rauchen, ungesunde Essgewohnheiten und Bewegungsmangel sind vielfach Gründe für kostspielig zu behandelnde und auch chronische Erkrankungen. Diese müssen ebenso im Zusammenhang mit der Gesundheitsreform und der Entwicklung eines Präventionsgesetzes diskutiert werden wie die Begrenzung gesundheitsschädigender Einflüsse in der Arbeitswelt oder in der Umwelt. Wir wissen aus den Erfahrungen der Suchtprävention, dass politische Maßnahmen nicht einseitig auf Suchtkranke und Suchtgefährdete ausgerichtet sein dürfen. Nur ein bevölkerungsbezogener Ansatz, wie er sich auch in den Konzepten der Weltgesundheitsorganisation wiederfindet, ist Erfolg versprechend.

Man kann beim Thema Prävention nicht allein auf den Bereich der Gesetzlichen Krankenversicherung oder auf die Zuständigkeit des Bundesgesundheitsministeriums verweisen. Es handelt sich vielmehr um eine gesamtgesellschaftliche Aufgabe, der wir uns trotz kritischer Haushaltslage stellen müssen und wollen. Politik und Verwaltung auf allen Ebenen – Bund, Ländern und Gemeinden – ebenso wie nicht staatliche Organisationen müssen sich dieses Thema zu Eigen machen und der Prävention einen neuen Stellenwert verschaffen.

Es gibt in der modernen Medizin nicht den „Königsweg". Oft genug können Patienten und Behandelnde nur noch zwischen unerwünschten Wirkungen und Nebenwirkungen die am wenigsten belastenden wählen. Dies ist bei der Prävention anders. Vorbeugen ist bekanntlich besser als Heilen. Deshalb muss Prävention eine tragende Säule im Gesundheitswesen sein – neben Behandlung, Rehabilitation und Pflege.

2 Resolution des außerordentlichen Deutschen Ärztetages 2003 und Prävention

J.-D. Hoppe, W. Kunstmann

2.1 Stärkung der Prävention als ärztliche Forderung

In der Entschließung des außerordentlichen Deutschen Ärztetages vom 18. Februar 2003, „Für eine neue soziale Krankenversicherung – individuelle Gesundheitsversorgung für alle", hat sich die deutsche Ärzteschaft für eine Stärkung der Prävention und Eigenvorsorge sowie für eine finanzielle Förderung des „Deutschen Forums Prävention und Gesundheitsförderung" ausgesprochen [1].[1]

Mit dieser Forderung werden drei zentrale Fragen provoziert:

◢ Ist es wirklich notwendig, den Präventionsgedanken weiter zu stärken, obwohl er mittlerweile fast überall gegenwärtig zu sein scheint?

◢ Lässt sich mit verstärkten Anstrengungen in der Prävention tatsächlich ein Beitrag zur Lösung zentraler Probleme unseres Gesundheitswesens leisten?

◢ In welchem Maße kann der Einzelne durch präventives Verhalten Eigenvorsorge betreiben und seine Gesundheit positiv beeinflussen?

---

[1] Resolution des außerordentlichen Ärztetages 2003: Für eine neue soziale Krankenversicherung – Individuelle Gesundheitsversorgung für alle (Auszug): „**Prävention stärkt Lebensqualität.** Steigende Lebenserwartungen bei schwindenden Finanzressourcen machen Prävention und Eigenvorsorge zunehmend wichtiger. Dabei sollten die Menschen verstehen lernen, dass sich gesundheitsbewusstes Verhalten für sie persönlich lohnt, wie auch für die Versichertengemeinschaft insgesamt. Die Ärzteschaft unterstützt deshalb nachhaltig nationale Präventionskampagnen wie auch das vom Bundesgesundheitsministerium geplante und ausreichend zu finanzierende ,Forum Prävention und Gesundheitsförderung'."

2.2 Die Allgegenwärtigkeit gesunden Lebens

Schaut man sich in unserem Alltag um, scheint es keiner besonderen Hervorhebung der Prävention mehr zu bedürfen. Die Medien sind mit Ratschlägen zu einem gesunden Lebensstil und mit Angeboten zur Steigerung des körperlichen Wohlbefindens gefüllt, Jogger sind inzwischen zu einem integralen Bestandteil urbanen Lebens geworden und Fitness-Studios entstehen allerorten. Nach Auskunft des Deutschen Sportstudioverbandes hat sich allein die Zahl der Studiomitglieder zwischen 1990 und 2002 verdreifacht und liegt mittlerweile bei über fünf Millionen [11].

Auch das Ernährungsbewusstsein scheint sich in unserer Gesellschaft in den letzten Jahren deutlich verbessert zu haben: Lebensmittel mit dem Präfix „Bio" sind längst zum festen Inventar von Supermarktketten geworden, kaum einer, der zum Tischgespräch nicht Informationen zu „ungesättigten Fettsäuren", „links- und rechtsdrehenden Bakterien" und „Vitaminen" beizusteuern weiß.

Nicht nur im Alltagsleben, sondern auch in den gesundheitspolitischen Diskussionen ist das Thema Prävention zunehmend präsent. Politisch erklärter Wille fast aller im Bundestag vertretenen Parteien ist es, die Prävention zur vierten Säule des Gesundheitswesens neben der Kuration, Rehabilitation und Pflege auszubauen [10]. Der 1996 gestrichene § 20 wurde mit dem Gesundheitsreformgesetz des Jahres 2000 wieder neu in das SGB V aufgenommen, ein „Deut-

sches Forum Prävention und Gesundheitsförderung" wurde im vergangenen Jahr
gegründet, ein Präventionsgesetz befindet
sich in Planung, und im Rahmen der Reform
des Gesundheitswesens werden Beitrags-
Bonus-Systeme für solche Patienten diskutiert, die regelmäßig Leistungen zur primären und sekundären Prävention wahrnehmen [6]. Erwartungen werden geäußert,
dass sich mit einer konsequenten Prävention
als Antwort auf eine steigende Zahl chronisch
Kranker und wachsende Kosten im Gesundheitssystem 25–30% der derzeitigen Gesundheitsausgaben einsparen ließen [22, 2].

2.3 Zur Beeinflussbarkeit chronischer Krankheiten durch Veränderung des Lebensstils

Den gesundheitsbezogenen Aktivitäten steht
die Tatsache gegenüber, dass in Deutschland
immer noch die meisten Menschen an Herz-
Kreislauf-Erkrankungen sterben, die sich
nach gegenwärtigem Stand des medizinischen Wissens über Veränderungen des
Lebensstils, insbesondere des Bewegungs-
und Ernährungsverhaltens, positiv beeinflussen ließen. Auch viele andere heute vor-
herrschende chronische Erkrankungen wie
Diabetes mellitus, Erkrankungen des Stütz-
und Bewegungsapparates und selbst einige
Krebserkrankungen könnten durch eine
gesunde Ernährung und mehr Bewegung
vermieden werden. Schwartz und Walter
rechnen in einem Gutachten zur Prävention
im deutschen Gesundheitswesen vor, dass
sich die kardiovaskuläre Mortalität durch
einen bewegungsorientierten Lebensstil um
etwa die Hälfte reduzieren ließe [24]. Eine
Metaanalyse von über 50 Studien zum
Zusammenhang von körperlicher Aktivität
und kardiovaskulärer Mortalität ergab, dass
das Mortalitätsrisiko bei regelmäßiger Bewegung deutlich abnimmt [19].

Der zweite relevante Gesundheitsfaktor ist
die Ernährung. Über sie lassen sich u.a. der
Blutdruck und der Cholesterinspiegel beeinflussen, die ihrerseits wiederum zentrale Risikofaktoren für die Entstehung von Herz-Kreislauf-Erkrankungen sind. Es kann begründet
davon ausgegangen werden, dass sich über
eine Senkung des Risikofaktors Bluthochdruck bevölkerungsweit die Inzidenz koronarer Herzerkrankungen um 15% und die der
Schlaganfälle um 27% reduzieren lässt. Die
Herzinfarkt-Mortalität könnte allein durch
eine Reduktion der Hypercholesterinämien
um 20–40% gesenkt werden [22].

Aber auch für verschiedene Karzinome
ist inzwischen ein enger Zusammenhang zur
Ernährung und zur körperlichen Aktivität
nachgewiesen. Besonders gut erforscht ist
dies für das kolorektale Karzinom. In einer
von Heitkamp und Bott durchgeführten
Metaanalyse von 39 Studien zu möglichen
Entstehungsfaktoren [18] zeigten 41% einen
signifikanten und weitere 41% einen ten-
denziellen Zusammenhang zwischen körperlicher Aktivität und dem Risiko, an einem
Kolonkarzinom zu erkranken.

Zur Senkung des Darmkrebsrisikos werden heute insbesondere eine faserreiche,
fleisch- und fettarme Kost empfohlen.
Obwohl der Nutzen ballastreicher Kost bislang als nicht hinreichend nachgewiesen
galt, haben die erst kürzlich veröffentlichten
Ergebnisse der EPIC-Studie (European Prospective Investigation into Cancer and Nutrition) ihre Risiko senkende Wirkung gegenüber dem Dickdarmkrebs belegen können
[3]. Zusammen mit einer breiten Nutzung der
seit letztem Jahr im Rahmen der Gesetzlichen
Krankenversicherung (GKV) aufgenommenen Früherkennungsuntersuchung für das
Kolonkarzinom ließe sich durch eine Veränderung des Gesundheitsverhaltens die derzeitige Zahl von 30.000 Todesfällen jährlich
deutlich reduzieren (s. Tab. 2.1).

Tab. II.2.1: Auswirkungen von Lifestyle-Faktoren auf das relative Risiko, an einem kolorektalen Karzinom zu erkranken [17]

Lifestyle-Faktoren	Relatives Risiko
körperliche Aktivität (> 3 h/Woche vs. keine Aktivität)	0,6
Ernährung: rotes Fleisch (> 7 x/Woche vs. < 1 x/Monat)	1,5
Ernährung: Obst/Gemüse (> 5 x/Tag vs. < 3 x/Tag)	0,7
Übergewicht (BMI > 27 vs. BMI < 21)	1,5
Alkohol (> 4 x/Woche vs. nie) und Rauchen (Raucher vs. Nicht-Raucher)	1,4

Weitgehend vermeidbar wären zudem die über 100.000 tabakbedingten Todesfälle pro Jahr. Spätestens seit den 1950er Jahren ist der Zusammenhang zwischen Rauchen und Entstehung des Bronchialkarzinoms bekannt [15]. Berechnungen haben ergeben, dass sich bei einem regelmäßigen Konsum von zehn Zigaretten pro Tag das relative Risiko, an einem Bronchialkarzinom zu erkranken, um das Achtfache erhöht, bei 20 Zigaretten pro Tag ist es bereits das 20fache [9]. Immer noch erkranken in Deutschland pro Jahr 30.000 Menschen neu an einem Bronchialkarzinom. Auch für viele andere Krebsarten stellt das Rauchen einen der Hauptrisikofaktoren dar (s. Tab. 2.2).

Wie wirkungsvoll Prävention sein kann, zeigt sich gerade am Beispiel Tabakkonsum: 15 Jahre nach Beendigung des Rauchens entspricht das Risiko für Herz-Kreislauf-Erkrankungen dem lebenslanger Nichtraucher [14, 7]. Selbst das Karzinomrisiko von Rauchern lässt sich mit dem Rauchstopp deutlich reduzieren, wie eine Auswertung der Daten der British Doctors Study belegt [20].

Ein weiteres Beispiel für die Beeinflussbarkeit chronischer Erkrankungen durch eine Veränderung des Lebensstils stellt der Diabetes mellitus Typ 2 dar, an dem inzwischen etwa 5% der Bevölkerung leiden [12, 21]. Auch hier haben randomisierte Studien den Nachweis erbracht, dass durch eine Umstellung der Ernährung, eine Gewichtsabnahme und verstärkte körperliche Aktivität das Diabetes-Risiko um über 50% gesenkt werden könnte [22]. Umso mehr geben Studienergebnisse Anlass zur Besorgnis, die eine drastische Zunahme des Körpergewichts und eine deutliche Abnahme des Bewegungsverhaltens bei Kindern und Jugendlichen beobachten. Je nach Definition gelten laut Deutscher Adipositas Gesellschaft schon heute 10–20% aller Schulkin-

Tab. II.2.2: Tumorerkrankungen als Folge des Rauchens [16]

Lokalisation	Geschlecht/ Rel. Risiko erhöht um das -Fache		Raucheranteil an Mortalität in %
Lunge	♂	22,4	90
	♀	11,9	79
Kehlkopf	♂	10,5	81
	♀	17,8	87
Mundhöhle	♂	27,5	92
	♀	5,6	61
Speiseröhre	♂	7,6	78
	♀	10,3	75
Magen	♂	1,5	17
	♀	1,5	25
Pankreas	♂	2,1	29
	♀	2,3	34
Kolon	♂	1,3	12
	♀	1,4	12
Harnblase	♂	2,9	47
	♀	2,6	37
Nieren	♂	3,0	48
	♀	1,4	12
Leukämie	♂	2,0	20
	♀	2,0	20

der und Jugendlichen als übergewichtig – Tendenz steigend [8]. Eine Studie des WIAD hat zudem herausgefunden, dass die körperliche Leistungsfähigkeit der 10- bis 14-Jährigen heute bereits 20% unter der der gleichen Altersgruppe des Jahres 1995 liegt [25]. Hier besteht also ein enormer Handlungsbedarf, wenn wir nicht in einigen Jahren eine deutliche Zunahme und nicht Abnahme chronischer Erkrankungen in unserer Bevölkerung beobachten wollen.

2.4 Der Beitrag der Ärzteschaft zur Stärkung von Prävention und Gesundheitsförderung

Mit dem Wissen um die Kausalzusammenhänge der Entstehung chronischer Krankheiten ist aber noch längst keine Veränderung des Verhaltens oder der entsprechenden Lebensumstände erreicht. Deshalb bedarf es gemeinsamer Anstrengungen auf unterschiedlichen Ebenen:

◢ Aufklärung über die Zusammenhänge von Gesundheitsverhalten und Krankheit
◢ Beeinflussung von Rahmenbedingungen
◢ Bessere Identifikation und Beratung Betroffener
◢ Schaffung von Anreizen und Möglichkeiten für ein gesundheitsbewusstes Verhalten

Nicht zu unterschätzen ist die Bedeutung, die dem Arzt-Patienten-Gespräch für die Prävention zukommt. Insbesondere der Hausarzt erlebt seine Patienten in unterschiedlichen Lebens-, aber auch Gesundheitsphasen, und besitzt insofern vielfältige Möglichkeiten, seine Patienten auf vorhandene Gesundheitsrisiken und verhaltensbezogene Krankheitssymptome anzusprechen und zur Stärkung seiner Gesundheit beizutragen. Ärzte sind zudem für alle Schichten der Gesellschaft ein erster Ansprechpartner in gesundheitlichen Belangen. Sie erreichen den Patienten dann, wenn er auf Grund gesundheitlicher Sorgen besonders für eine Veränderung seines Verhaltens motiviert ist.

Darüber hinaus haben Ärzte die Möglichkeit, ihre Patienten im Rahmen von Vorsorge- und Krankheits-Früherkennungsuntersuchungen auf Aspekte des Bewegungs- und Ernährungsverhaltens, des Suchtmittelkonsums, aber auch auf die Bewältigung von Stress und problematischen Lebenssituationen anzusprechen. Allerdings werden sie für primärpräventive Leistungen bislang kaum oder nur im Rahmen der IGeL-Leistungen vergütet. Im Rahmen des § 20 SGB V sollten daher in Zukunft auch vermehrt ärztliche Aktivitäten im Bereich der primären Prävention Berücksichtigung finden.

Die Bundesärztekammer und die Landesärztekammern stellen für den einzelnen Arzt vielfältige Möglichkeiten bereit, sich in der Prävention fortzubilden. Eine Möglichkeit stellt z.B. der Erwerb der Qualifikation „Ernährungsmedizin" dar. Dazu hat die Bundesärztekammer gemeinsam mit verschiedenen Fachverbänden[2] ein Curriculum „Ernährungsmedizin" erarbeitet, das 80 Unterrichtsstunden umfasst und Grundlagen und Methoden der Ernährungsmedizin, der speziellen Ernährungslehre und allgemeinen Diätetik, aber auch der künstlichen Ernährung vermittelt. Die Information über präventive Aspekte der Ernährung ist ein weiterer fester Bestandteil der Kurse. Die Theorieeinheiten werden durch eine 20-stündige Praxisphase ergänzt [4].

Darüber hinaus hat die Bundesärztekammer gemeinsam mit der Kassenärztlichen Bundesvereinigung und der Deutschen Gesellschaft für Ernährung e.V. einen Leitfaden „Gesund essen" erstellt, der den Arzt über die Bedeutung einer gesunden Ernäh-

---

[2] Unter Beteiligung der Akademie für Ernährungsmedizin Hannover, der Deutschen Akademie für Ernährungsmedizin, der Deutschen Gesellschaft für Allgemeinmedizin e.V., der Deutschen Gesellschaft für Ernährung e.V. und der Deutschen Gesellschaft für Ernährungsmedizin e.V.

rung im Kontext spezifischer Krankheitsbilder informiert und zielgruppenbezogene Empfehlungen, wie z.B. für Kleinkinder, Jugendliche, alte Menschen oder auch schwangere oder stillende Frauen, beinhaltet. Außerdem enthält er Hinweise zur Ansprache des Patienten auf Ernährungsaspekte sowie zur Motivierung für eine Ernährungsumstellung [5].

Der deutschen Ärzteschaft ist auch daran gelegen, die Prävention auf gesamtgesellschaftlicher Ebene zu fördern. Deshalb arbeitet die Bundesärztekammer aktiv im „Deutschen Forum Prävention und Gesundheitsförderung" mit. Das Forum hat sich zum Ziel gesetzt, „eine präventive Ausrichtung der Aktivitäten im deutschen Gesundheitswesen und allen Politik- und Lebensbereichen zu verankern und zu stärken" [13]. Dazu bedarf es allerdings auch einer Stärkung des Forums, damit es in die Lage versetzt wird, zukünftig zur Entwicklung und Förderung innovativer Konzepte im Bereich der Gesundheitsförderung und Prävention beizutragen. Deshalb fordert die Resolution des außerordentlichen Ärztetages 2003 eine ausreichende Förderung des „Deutschen Forums Prävention und Gesundheitsförderung".

2.5 Prävention: Eigenvorsorge und gesellschaftliche Rahmenbedingungen

Die Stärkung der Prävention muss sich sowohl auf den Einzelnen als auch auf die Rahmenbedingungen unseres Lebens beziehen. Eigenvorsorge heißt dabei, dass der Einzelne aktiv zu seiner Gesundheit beiträgt. Sie bedeutet aber auch, dass er die Ressourcen vorfindet, die ihn in die Lage versetzen, eigenverantwortlich zu handeln. Das Wissen stellt hierbei ein Element dar, hinzu kommt die Verfügbarkeit von Handlungsoptionen im Alltag, die Entscheidungen erlauben und auch praktisch möglich machen.

Dabei ist zu berücksichtigen, dass bei allen verhaltensbeeinflussten Krankheitsbildern die epidemiologische Forschung einen schichtenspezifischen Gradienten aufweist: Je geringer die soziale Schichtzugehörigkeit, umso höher das Erkrankungsrisiko. Risikofaktoren wie Bewegungsmangel, einseitige Ernährung, aber auch der Tabakkonsum sind in diesen Bevölkerungsgruppen ebenfalls gehäuft anzutreffen. Angebote zur Prävention sprechen häufig v.a. die sozial besser Gestellten, Gesundheitsbewussten an und können damit paradoxerweise dazu beitragen, dass die Diskrepanz zwischen Gesunden und Kranken weiter vergrößert wird.

Die Schaffung von Anreizsystemen für ein gesundheitsförderliches Verhalten innerhalb des Sozialversicherungssystems muss deshalb mit einer aktiven Ansprache derjenigen Bevölkerungsgruppen verbunden werden, die der Prävention bislang fern standen. Auch hier muss Information und Aufklärung mit der Schaffung von Ressourcen und Möglichkeiten einhergehen. Ein zentrales Ziel des § 20 SGB V ist es daher, über settingbezogene Maßnahmen insbesondere in Schulen, Kindergärten und Betrieben solche soziale Gruppen zu erreichen, die besonders von chronischen Erkrankungen bedroht sind und aus sich selbst heraus erfahrungsgemäß nur wenige Aktivitäten zur Gesundheitsvorsorge entwickeln [23].

2.6 Prävention stärkt Lebensqualität

Trotz aller Bemühungen um ein gesünderes Leben wird Krankheit immer ein fester Bestandteil des menschlichen Seins bleiben. Mit der Zurückdrängung des einen Krankheitsbildes müssen zwangsläufig andere stärker ins Blickfeld rücken. Auch sollte die Stärkung der Prävention nicht dazu benutzt werden, diejenigen zu sanktionieren, die aus wie auch immer definierten Gesundheitsnormen herausfallen. Prävention darf nicht dazu führen, die Unbeschwertheit unserem Körper und seiner Leistungsfähigkeit gegenüber zu verlieren.

Dennoch ist wohl unbestritten, dass sich durch Gesundheitsförderung und Prävention die Lebensqualität verbessern lässt. Unabhängig von Kosten- und Einsparerwägungen hat der Versicherte auch in der Prävention einen Anspruch darauf, dass ihm Maßnahmen, die nachgewiesenermaßen für den Erhalt und die Verbesserung seiner Gesundheit ausreichend, zweckmäßig und wirtschaftlich sind, zugänglich gemacht werden – ohne dass sie automatisch zu einer Reduktion von Kosten führen.

Es lässt sich daher ein ethisches Recht auf gesundheitsförderliche Maßnahmen formulieren. Auch wenn mit Prävention nicht zwangsläufig eine Steigerung der Lebenserwartung einhergeht, mag sie allemal zur Steigerung der Lebensqualität beizutragen.

Literatur

[1] Außerordentlicher Deutscher Ärztetag in Berlin (2003) Resolution: Für eine neue soziale Krankenversicherung – Individuelle Gesundheitsversorgung für alle. Berlin

[2] Beske F, Prävention – Vor Illusionen wird gewarnt. Dtsch Ärztebl (2002), 99 (18), A 1209–1210

[3] Bingham SA et al (2003) Dietary fibre in food and protection against colorectal cancer in the European Prospective Investigation into Cancer and Nutrition (EPIC): an observational study. The Lancet 361:1496–501

[4] Bundesärztekammer (1998) Curriculum Ernährungsmedizin. Dt. Ärzte-Verlag. Köln

[5] Bundesärztekammer (2002) Gesund essen – Empfehlungen für die ärztliche Ernährungsberatung und Ernährungstherapie. Dt. Ärzte-Verlag. Köln

[6] Bundesministerium für Gesundheit und Soziale Sicherung (BMGS) (2003) Gesundheitsmodernisierungsgesetz

[7] Capewell S, Critchley J, Mortality Risk Reduction Associated With Smoking Cessation in Patients With Coronary Heart Disease – A Systematic Review. JAMA (2003), 290 (1), 86–97

[8] Deutsche Adipositas Gesellschaft – Arbeitsgemeinschaft Adipositas im Kindes- und Jugendalter (2002), Leitlinien. http://www.a-g-a.de/Leitlinie.pdf (25.04.2005)

[9] Deutsche Krebshilfe e.V. (2000) Krebs – Wer ist gefährdet? Die blauen Ratgeber, Band 1. Bonn

[10] Deutscher Bundestag (2002) Öffentliche Anhörung des Gesundheitsausschusses zur Prävention und Gesundheitsförderung vom 26. Juni 2002. Berlin

[11] Deutscher Sportstudioverband (2002), Eckdaten. http://www.dssv.de/statistik/erstens.htm (01.08.2003)

[12] Deutsches Diabetes-Forschungsinstitut, Verbreitung des Diabetes mellitus in Deutschland. http://www.diabetes-deutschland.de

[13] Deutsches Forum Prävention und Gesundheitsförderung (2002) Rahmenvereinbarung. Bonn

[14] Deutsches Krebsforschungszentrum (DKFZ) (2002) Handlungsempfehlungen für eine wirksame Tabakkontrollpolitik in Deutschland. Heidelberg

[15] Hill AB, Doll R, Lung cancer and other causes of death in relation to smoking. A second report on the mortality of British doctors. BMJ (1956); 2, 1071–1076

[16] Drings P, Tumorerkrankungen als Folge des Rauchens. Z Arztl. Fortbild Qualitatssich (1995), 89, 447–458

[17] Eickhoff A et al., Kolorektalkarzinom. DMW Praxis (2002), 3, 101–103

[18] Bott M, Heitkamp HC, Kolorektalkarzinome und körperliche Aktivität. Dtsch Ärztebl (2001), 98(10), A 612–618

[19] Löllgen H, Primärprävention kardialer Erkrankungen – Stellenwert der körperlichen Aktivität. Dtsch Ärztebl (2003), 100 (15), C 773–779

[20] Peto R et al., Smoking, smoking cessation, and lung cancer in the UK since 1950. BMJ (2000), 321, 323–329

[21] Rathmann W et al. High prevalence of undiagnosed diabetes mellitus in Southern Germany: target populations for efficient screening. The KORA Survey 2000. Diabetologia (2003), 46(2): 182–9

[22] Sachverständigenrat für die Konzertierte Aktion im Gesundheitswesen (2002) Bedarfsgerechtigkeit und Wirtschaftlichkeit. Jahresgutachten 2000/2001. Nomos Verlag Baden-Baden

[23] Spitzenverbände der Krankenkassen (2001) Gemeinsame und einheitliche Handlungsfelder und Kriterien der Spitzenverbände der Krankenkassen zur Umsetzung von § 20 Abs. 1 und 2 SGB V vom 27. Juni 2001, Eigenverlag

[24] Schwartz FW, Walter U (2002) Gutachten zur Prävention im deutschen Gesundheitswesen. Verhaltenstherapie und psychosoziale Praxis. 34(2):351–363

[25] Klaus L, Rommel A, Cosler D, Zens YCK (2000). Bewegungsstatus von Kindern und Jugendlichen in Deutschland, WIAD-Studie, Forschungsbericht im Auftrag des Deutschen Sportbundes und des AOK-Bundesverbandes, Bonn

3 Facetten und Ziele der Prävention

P. Schauder, H. Koch

3.1 Hintergrund

Die Weltgesundheitsorganisation (WHO) misst der Prävention beim Kampf gegen die so genannten nicht übertragbaren chronischen Krankheiten eine entscheidende Rolle zu und empfiehlt dazu Maßnahmen gegen das tödliche Quartett Fehlernährung, Bewegungsmangel, Tabakrauchen und Alkoholabusus [1]. Trotz High-Tech-Medizin ist es in den vergangenen Jahrzehnten nicht gelungen, die „epidemieartige" Zunahme des Typ-2-Diabetes, der arteriellen Hypertonie, der Adipositas, der Krebserkrankungen und anderer nicht übertragbarer chronischer Krankheiten aufzuhalten. Die Tendenz ist weiterhin steigend. Während beispielsweise in Indien im Jahr 1995 etwa 20 Millionen Menschen an einem Typ-2-Diabetes litten, werden es im Jahr 2025 ohne geeignete Gegenmaßnahmen vermutlich mehr als 60 Millionen sein [2].

Wer sich, angeregt durch das offensichtliche Vertrauen der WHO in die Erfolgsaussichten der Prävention, näher damit beschäftigt, was sich hinter diesem Begriff verbirgt, erfährt, dass er mehr beinhaltet als das Vorbeugen von Krankheiten. Eine bloße Absichtserklärung bzw. gesundheitspolitische Entscheidung „zur Förderung der Prävention" erlaubt daher keine Rückschlüsse auf das, was genau gefördert werden soll.

3.2 Was ist Prävention?

Nach einer jahrhundertealten Volksmeinung gilt für den Umgang mit Krankheiten Fol-

gendes: „Vorbeugen ist besser als Heilen". Wäre dies wesentlicher Inhalt der derzeit gebräuchlichen Definition des Begriffs „Prävention", bestände Klarheit, dass Prävention vorwiegend darauf ausgerichtet ist, Krankheiten zu verhindern. Die moderne Definition des Begriffs „Prävention" bringt dies allerdings nicht zum Ausdruck.

3.2.1 Erweiterung des Begriffs Prävention

Prävention umfasst im Prinzip nach derzeitigem Verständnis nahezu das Gesamtspektrum medizinisch ärztlicher Maßnahmen. Dieser Verlust an konzeptioneller Klarheit wurde folgendermaßen charakterisiert: „Unter Verzicht auf eine genaue Spezifizierung (der Aufgaben) ist nahezu alles, was in der Medizin gemacht wird, Prävention. Entsprechend undifferenziert findet sich die Prävention als Aufgabe in nahezu sämtlichen relevanten Berufsordnungen" [3]. Ausdruck der Ausweitung des Begriffes „Prävention" und der fehlenden Fokussierung auf das Vorbeugen von Krankheiten ist die derzeit übliche Einteilung der Prävention in Primär-, Sekundär- und Tertiärprävention. Der Vorschlag zu dieser Einteilung geht auf Caplan zurück [4]. Er wurde auch in der Stellungnahme der Bundesärztekammer mit dem Titel „Gesundheitsförderung als Aufgabe der Heilberufe" übernommen [5].

Wie in Tabelle 3.1 gezeigt, richten sich die unter „**Primärprävention**" aufgeführten Maßnahmen an Gesunde. Das steht noch in voller Übereinstimmung mit dem alt herge-

Tab. II. 3.1: Gesundheitsförderung aus Sicht der Heilberufe [5]

A. Bewahrung und Verbesserung von Gesundheit (Prävention)	
Primärprävention	• Förderung des individuellen und allgemeinen Gesundheitsbewusstseins • Beeinflussung von Risiko- und/oder Schutzfaktoren zur Verhinderung von Krankheiten
Sekundärprävention	• Früherkennung und/oder Frühtherapie von Gesundheitsstörungen zum Erhöhen der Heilungschancen und/oder zum Vermindern der Krankheitslast
Tertiärprävention	• Vermeidung des Wiederauftretens einer erfolgreich behandelten Krankheit, Vorbeugung des Fortschreitens einer chronischen Krankheit
B. Wiederherstellen von Gesundheit	
Kuration	• Heilen von Krankheiten und/oder Linderung von Beschwerden
Rehabilitation	• Bestmögliche Wiederherstellung der Gesundheit bzw. Reduzierung von Krankheitsfolgen trotz irreversibler Gesundheitsschäden

brachten Verständnis des Begriffes „Prävention". Allerdings wird bereits eine Ausweitung der ursprünglichen Aufgaben der Prävention erkennbar. Es geht bei der Primärprävention nicht mehr allein um Verhinderung von Krankheiten, sondern auch um Gesundheitsförderung.

Zu den Aufgaben der **„Sekundärprävention"** zählen die „Früherkennung und/oder die Früh-Therapie von Gesundheitsstörungen zum Erhöhen der Heilungschancen und/oder zum Vermindern der Krankheitslast" [5]. Objekt der Sekundärprävention sind also Menschen mit „Gesundheitsstörungen" bzw. Kranke, deren Krankheitslast es zu vermindern gilt. Dies ist ein entscheidender Unterschied zur Primärprävention, die ausschließlich auf Gesunde abzielt. Da die Sekundärprävention Heilung anstrebt, kann sie allerdings wie die Primärprävention prinzipiell zur Senkung der Zahl chronisch Kranker beitragen.

Bei der „Tertiärprävention" geht es im Wesentlichen um „Vorbeugung des Fortschreitens einer chronischen Erkrankung", d.h. ein Heilungsanspruch besteht nicht. Allerdings gehört zu den definitionsgemäßen Aufgaben der Tertiärprävention auch „Vermeiden des Wiederauftretens einer erfolgreich behandelten Krankheit" [5].

Sofern man unter „erfolgreich behandelter Krankheit" Heilung versteht, beispielsweise durch kurative Operation eines Kolonkarzinoms, würde sich Tertiärprävention auch an Gesunde richten. Damit könnte selbst Tertiärprävention zur Senkung der Zahl chronisch Kranker beitragen.

Aus Tabelle 3.1 ergibt sich also, dass der Begriff Prävention sowohl Vermeidung als auch Heilung (Kuration) beinhaltet. Nur der Begriff Primärprävention bedeutet ausschließlich Vermeidung von Krankheit beim Gesunden. Inzwischen wird das Wort Primärprävention aber immer öfter sinnentstellt benutzt.

3.2.2 Umdeutung des Begriffs Primärprävention

Es bürgert sich zunehmend ein, das **Verhindern einer Krankheitskomplikation** als Primärprävention zu bezeichnen, obwohl darunter definitionsgemäß das **Verhindern der Entstehung einer Krankheit** zu verstehen ist. Objekt der Primärprävention sind damit nicht mehr Gesunde, sondern Kranke. Selbst Reviewer hoch angesehener Fachzeitschriften nehmen an diesem sinnentstellten Gebrauch des Begriffs Primärprävention keinen Anstoß. So heißt es beispielsweise in einem Artikel mit dem Titel „Aspirin and mortality from coronary bypass surgery" u.a.: „Obwohl eine gegen Thrombozyten gerichtete Behandlung ein Kernpunkt der Primär- und Sekundärprävention bei Patienten mit akuter und chronischer koronarer Herzerkrankung ist …" [6].

In dem Artikel wird u.a. darüber berichtet, dass sich weltweit etwa eine Million Patienten mit koronarer Herzerkrankung einer Bypassoperation (Revaskularisation verengter Herzkranzgefäße) unterziehen. Aspirin senkt das Risiko, dass sich verengte Herzkranzgefäße oder ein Bypass verschließen [6]. In diesem Zusammenhang von Primärprävention bei Patienten mit koronarer Herzerkrankung zu sprechen, ist jedoch irreführend.

Der ursprünglich eindeutige Bezug des Begriffes Prävention/Primärprävention auf den gesunden Menschen droht in der modernen High-Tech-Medizin zunehmend verloren zu gehen. Es wäre wünschenswert, in einer Zeit, in der es darum geht, die Flut nicht übertragbarer chronischer Krankheiten einzudämmen, nicht auch noch den Begriff Primärprävention zu verwässern [7–9].

3.2.3 Verhältnisprävention und Verhaltensprävention

Die beiden wesentlichen Strategien der Prävention zur Vermeidung von Krankheiten sind die Verhältnisprävention und die Verhaltensprävention. Der Vorteil der Verhältnisprävention gegenüber der Verhaltensprävention liegt darin, dass die Bevölkerung keinen bzw. nur einen geringen Eigenbeitrag im Sinne einer Verhaltensänderung leisten muss. Wenn beispielsweise keine Tabakwaren verfügbar sind, muss man sich nicht das Rauchen abgewöhnen.

Verhältnisprävention ist in erster Linie Aufgabe der Politik, und darin liegt ein Problem. Die Politik sieht sich nicht nur als Sachwalterin gesundheitlicher Interessen der Bevölkerung, sondern auch der wirtschaftlichen Interessen von Industriezweigen, die vom krankheitsfördernden Verhalten der Bevölkerung leben. Insofern ist beispielsweise der Hinweis, dass etwa 90% der Erkrankungen an Lungenkrebs sowie mindestens die Hälfte der Erkrankungen an chronisch obstruktiver Lungenerkrankung durch Rauchen von Tabak ausgelöst sind, keineswegs ausreichend, um die Politik dazu zu bewegen, konsequent eine entsprechende Verhältnisprävention zu betreiben. Beispielsweise hatte die Bundesregierung gegen die Entscheidung der Europäischen Union, die Werbung für Tabakwaren drastisch einzuschränken, Einspruch erhoben. Beim Streit um die Modalitäten der Erhöhung der Tabaksteuer in Deutschland wurde deutlich, dass gesundheitliche Interessen der Bevölkerung mitunter hinter finanziellen Interessen des Bundes zurückstehen müssen (s. Kap. I).

Was für den Tabakkonsum gilt, besitzt auch für den Umgang mit zwei weiteren Partnern des tödlichen Quartetts Gültigkeit. Auch Alkoholabusus und Fehlernährung tragen wesentlich zum rapiden Anstieg der Häufigkeit nicht übertragbarer chronischer Krankheiten bei. Zwischen 1977 und 1998 kam es beispielsweise in den USA zu einer deutlichen Zunahme der Portionsgrößen von Lebensmitteln, darunter Snacks, Soft Drinks wie Coca Cola, Pommes frites, Hamburger etc., die beispielsweise in Fastfood-Ketten angeboten werden. Auch die zu Hause verzehrten Portionsgrößen von Lebensmitteln stiegen an [10]. Etwa zeitgleich, d.h. zwischen 1971 und 1999, erhöhte sich die Prävalenz der Adipositas der erwachsenen Bevölkerung der Vereinigten Staaten von 14,5% auf 30,9% [11]. Die Autoren schlossen aus ihren Ergebnissen: „Es reicht nicht, der Bevölkerung bloß zu vermitteln, welche Lebensmittel sie essen sollen und welche nicht, weil ein genauso wichtiger Punkt die verzehrte Lebensmittelmenge ist." Erfolgversprechender wäre es vermutlich aber, die Lebensmittelindustrie mit intelligenten Maßnahmen zur Verhältnisprävention zu bewegen.

Verhaltensprävention ist in erster Linie Aufgabe der Heilberufe. Sie sind prinzipiell in der Lage, unter Berücksichtigung des jeweiligen Umfeldes individuelles, krankheitsförderndes Verhalten zu korrigieren. Für Maßnahmen zur Verhaltensprävention gibt es allerdings derzeit vergleichsweise wenig Unterstützung. Auch in der Ärzteschaft ist es derzeit noch weitaus populärer, für High-Tech-Maßnahmen zur Tertiärprävention, d.h. für die Behandlung von Komplikationen nicht übertragbarer chronischer Krankheiten, zu werben als für deren Primärprävention durch Maßnahmen zur Verhaltensprävention. Ein Beispiel ist der renommierten Fachzeitschrift „New England Journal of Medicine" entnommen [12–14].

Nahezu 500.000 Todesfälle jährlich lassen sich in den USA auf einen Herzstillstand zurückführen. Davon ereignen sich 47% außerhalb einer Klinik [12]. In diesem Zusammenhang wurde in zwei Studien untersucht, ob sich die Todesrate bei Herzstillstand außerhalb eines Krankenhauses durch den Einsatz von Defibrillatoren (Automated external defibrillators; AEDs) auf das derzeit in Kliniken übliche Maß senken lässt. Dazu wurden bestehende medizinische Notfalldienste personell und apparativ aufgerüstet. In das Programm waren u.a. Hotels, Kasinos, Einkaufszentren und Wohnanlagen einbezogen. An der größeren der beiden Studien nahmen 993 Gemeinden in 24 nordamerikanischen Regionen sowie über 19.000 Freiwillige teil, die trainiert und mit entsprechenden Rettungsgeräten ausgerüstet wurden. Bei Einsatz von AEDs konnten 30 von 128 Patienten erfolgreich wiederbelebt werden, ohne AEDs 15 von 107 [13]. In der zweiten Studie wurde nicht die Zahl der Überlebenden miteinander verglichen, sondern nur die Chancen für das Überleben „Odds ratio" [12]. Die Schlussfolgerungen aus den beiden Studien waren folgende: „Die Studie unterstützt das Konzept, dass Freiwillige dazu ausgebildet werden können, in verschiedenen öffentlichen Bereichen AEDs wirksam zu nutzen" [14]. Um Leben zu retten, sollten „Public Health Planer der kardiopulmonalen Wiederbelebung durch Laien und der schnellen Defibrillation eine große Priorität bei der Bereitstellung von Finanzmitteln einräumen" [12]. Im Kommentar zu diesen beiden Studien heißt es im letzten Satz: Die flächendeckende Implementierung dieser Initiativen bedarf zwar einer nachhaltigen politischen Durchsetzungskraft, würde aber erheblich dazu beitragen, „to the rescue of hearts too good to lose" [14].

Wenn es darum geht, „Herzen zu retten, die zu gut sind, verloren zu gehen", gibt es dazu einen effektiveren Weg als weiteres Aufrüsten der High-Tech-Medizin im ambulanten Bereich zur Behandlung einer Spätkomplikation der koronaren Herzerkrankung [14]. Die Prävalenz der koronaren Herzerkrankung lässt sich durch nicht medikamentöse Verfahren im Rahmen der Primär- und Sekundärprävention drastisch senken, und damit auch die nahezu 500.000 Todesfälle, die sich in den USA auf einen Herzstillstand zurückführen lassen (s. auch Kapitel V).

3.2.4 Prävention und Eigenverantwortung

Nicht übertragbare chronische Krankheiten sind – wenn auch in unterschiedlichem Ausmaß – Folge eines krankheitsfördernden Lebensstils. Insofern hängt der Erfolg präventiver Maßnahmen zur Eindämmung dieser Krankheiten entscheidend von der Bereitschaft der Bevölkerung ab, vermehrt Eigenverantwortung für ihre Gesundheit zu übernehmen. Bisher ist die Bevölkerung daran gewöhnt, dass nur von Patientenrechten, aber nicht von Patientenpflichten gesprochen wird. Auch in der modernen Definition des Begriffs Gesundheit findet sich viel darüber, was alles zur Gesundheit gehört. Dass die Übernahme von Eigenverantwortung für die Gesundheit ein wesentlicher Garant ist, frei von Krankheiten zu bleiben, wird hingegen nicht erwähnt.

3.3 Was ist Gesundheit?

Nach dem Gesundheitsverständnis des medizinisch-wissenschaftlichen Modells westlicher Prägung versteht man unter Gesundheit die Abwesenheit von Krankheit (so genannte negative Interpretation von Gesundheit). Nach dem Zweiten Weltkrieg wurde dem eine „positive" Interpretation von Gesundheit gegenübergestellt [15]. Sie versteht Gesundheit als einen Zustand des Wohlbefindens, der 1946 in der Satzung der

WHO als „Zustand des völligen körperlichen, geistigen und sozialen Wohlbefindens und nicht nur als die Abwesenheit von Krankheit" definiert wurde [15, 16]. In der Folgezeit kam es zu einer weiteren Psychologisierung und Soziologisierung des Begriffs „Gesundheit". Gesundheit wurde als etwas bezeichnet, das unterschiedliche „Dimensionen" umfasst. Der Begriff „ganzheitliches Verständnis von Gesundheit" gewann geradezu mythisches Ansehen.

Ganzheitliches Verständnis von Gesundheit bedeutet, dass die unterschiedlichen Einflüsse aller Dimensionen und ihrer Wechselwirkungen untereinander berücksichtigt werden müssen [15]. Ein Beispiel dieser Dimensionen zeigt die Abbildung 3.1 [17, 18].

Der innere Kreis in der Abbildung 3.1 bezieht sich auf die Gesundheitsdimensionen des Einzelnen:

◢ Die physische Gesundheit betrifft den Körper, z.B. Fitness, nicht krank zu sein.

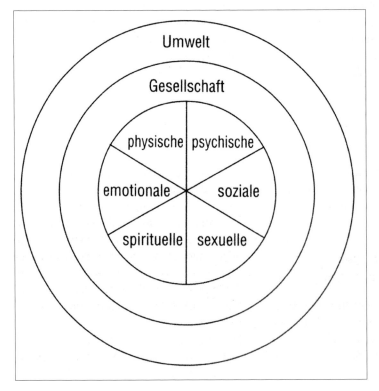

Abb. 3.1: Dimensionen der Gesundheit [17; 18]

◢ Die psychische Gesundheit bezieht sich auf ein positives Lebens- und Selbstwertgefühl, z.B. „gut drauf zu sein", „die Sache im Griff zu haben".

◢ Die emotionale Gesundheit bezieht sich auf die Fähigkeit, Gefühle auszudrücken und Beziehungen zu entwickeln und aufrechterhalten zu können, z.B. das Gefühl, geliebt zu werden.

◢ Die soziale Gesundheit bezieht sich auf das Gefühl der sozialen Unterstützung durch die Familie und Freunde, z.B. Freunde zu haben, mit denen man sich aussprechen kann, oder das Gefühl, nicht abseits zu stehen.

◢ Die spirituelle Gesundheit ist das Erkennen und die Fähigkeit, moralische oder religiöse Grundsätze und Überzeugungen in die Praxis umsetzen zu können.

◢ Die sexuelle Gesundheit betrifft die Bereitschaft und Fähigkeit, seine eigene Sexualität befriedigend ausdrücken zu können.

Die beiden äußeren Kreise stellen die Einflüsse des weiteren Umfeldes auf die Gesundheit des Einzelnen dar. Die gesellschaftliche Dimension betrifft den Zusammenhang zwischen Gesundheit und den Strukturen einer Gesellschaft. Sie umfasst die grundlegenden Infrastrukturen für Gesundheit (wie z.B. Unterkunft, Frieden, Nahrung, Einkommen) und den Grad der gesellschaftlichen Integration oder Ausgrenzung [17, 18]. Der Siegeszug der „positiven" Interpretation von Gesundheit hatte natürlich Einfluss auf die Konzepte, die zur Gesundheitsförderung entwickelt wurden.

3.4 Ottawa-Charta der Gesundheitsförderung

In der Stellungnahme der Bundesärztekammer „Gesundheitsförderung als Aufgabe der Heilberufe" ist ein Auszug aus der Ottawa-Charta zur Gesundheitsförderung der WHO aufgeführt:

„Gesundheitsförderung zielt auf einen Prozess, allen Menschen ein höheres Maß an Selbstbestimmung über ihre Gesundheit zu ermöglichen und sie damit zur Stärkung ihrer Gesundheit zu bewegen. Um ein umfassendes körperliches, seelisches und soziales Wohlbefinden zu erlangen, ist es notwendig, dass sowohl Einzelne als auch Gruppen ihre Wünsche und Hoffnungen wahrnehmen und verwirklichen sowie ihre Umwelt meistern bzw. sie verändern können. In diesem Sinn ist die Gesundheit als ein wesentlicher Bestandteil des alltäglichen Lebens zu verstehen und nicht als vorrangiges Lebensziel. Gesundheit steht für ein positives Konzept, das die Bedeutung sozialer und individueller Ressourcen für die Gesundheit ebenso betont wie die körperlichen Fähigkeiten. Die Verantwortung für Gesundheitsförderung liegt deshalb nicht nur bei dem Gesundheitssektor, sondern bei allen Politik-Bereichen, und zielt über die Entwicklung gesünderer Lebensweise hinaus auf die Förderung von umfassendem Wohlbefinden"[5].

Förderung von umfassendem Wohlbefinden unter Berücksichtigung der verschiedenen Dimensionen von Gesundheit (s. Abb. 3.1) ist etwas gänzlich anderes als Krankheitsbekämpfung. Viele Angebote zur Förderung des Wohlbefindens („Wellness") besitzen keinen erkennbaren Nutzen beim Kampf gegen nicht übertragbare chronische Krankheiten. Als Beispiel sei das vorübergehende Angebot von „Bauchtanzgruppen" im Rahmen der Gesetzlichen Krankenversicherung genannt [19]. Inwieweit Bauchtanz dem „Zustand des völligen körperlichen, geistigen und sozialen Wohlbefindens" [15, 16] oder einer der in Abb. 3.1 gezeigten Dimensionen von Gesundheit dienlich ist, sei dahingestellt. Mit Sicherheit besitzt Bauchtanz jedoch keinen herausragenden Stellenwert zur Senkung der Inzidenz und Prävalenz chronischer Krankheiten.

Inzwischen hat sich eine Wellness-Industrie entwickelt, die unter der Flagge der

Gesundheitsförderung oder der Prävention eine Fülle von „Leistungen" anbietet. Angesichts der fast poetisch-mystischen Definition der Begriffe Gesundheit und Gesundheitsförderung sind dem Einfallsreichtum für die Gestaltung entsprechender Angebote nahezu keine Grenzen gesetzt.

3.5 Prävention und Gesundheitsförderung

Prävention und Gesundheitsförderung sind nicht das Gleiche [3]. Bei den mindestens zehn Millionen Menschen, die in Deutschland u.a. an Typ-2-Diabetes, Krebs, arterieller Hypertonie, chronisch obstruktiver Lungenerkrankung, Schlaganfall, Demenz, Adipositas oder koronarer Herzerkrankung leiden (s. Kap. I, Tab. 1), geht es um Krankheitsbekämpfung und nicht um Gesundheitsförderung. In diesem Zusammenhang ist es interessant, dass die Weltgesundheitsorganisation (WHO) in ihrem kürzlichen Aufruf zum Kampf gegen die Flut dieser Krankheiten nicht von Gesundheitsförderung (Health Promotion), sondern von Prävention spricht [1].

Deswegen ist es bedauerlich, dass im Konzept der Heilberufe zur Gesundheitsförderung das Wort „Vorbeugung" nur einmal auftaucht, und zwar unter den Aufgaben der Tertiärprävention („Vorbeugung des Fortschreitens einer chronischen Erkrankung") (s. Tab. 3.1). Um die Häufigkeit nicht übertragbarer chronischer Krankheiten zu senken, sind auch Maßnahmen zur Vorbeugung von Krankheiten und nicht nur zur Vorbeugung des **Fortschreitens** von Krankheit gefragt. Möglicherweise wurde das Wort Vorbeugung deswegen weitgehend vermieden, weil es sich nicht sinnvoll mit dem Wort „Gesundheit" verbinden lässt. Vorbeugung von Krankheiten, natürlich. Aber Vorbeugung von Gesundheit?

Angesichts der wachsenden Zahl chronisch kranker Menschen bedarf es eines klaren Konzeptes zur Krankheitsbekämpfung. Die alte Volksweisheit „Vorbeugen ist besser als Heilen" wurde dem eher gerecht als moderne Konzepte zur Förderung von Gesundheit in allen ihren Dimensionen. Das Problem lässt sich auch anders ausdrücken: „Prävention und Gesundheitsförderung werden häufig in einem Atemzug genannt. Die Selbstverständlichkeit, mit der dies geschieht, unterstreicht einerseits die Bedeutung dieser Konzepte im Rahmen von Public Health, lässt jedoch andererseits auf einen häufig unreflektierten Gebrauch der Termini schließen, der dem potenziellen Nutzen dieser Schlüsselkonzepte gelegentlich sogar schadet" [3]. Jedenfalls kam es zeitgleich mit dem Siegeszug der „positiven" Interpretation von Gesundheit und des darauf basierenden Konzeptes der Gesundheitsförderung zu einer Ausweitung des Begriffes Prävention in einem Umfang, dass nun nahezu alles, was in der Medizin gemacht wird, Prävention genannt werden kann. Es gilt also, aus den verfügbaren Maßnahmen diejenigen auszuwählen, die am ehesten geeignet sind, die Ziele der Prävention zu erreichen.

3.6 Ziel der Prävention

Ziel der Prävention ist es, dafür zu sorgen, dass möglichst viele Bürger möglichst lange frei von Krankheit sind. Nach der Erweiterung des Begriffs Prävention gibt es zwei wesentliche Strategien, die genannten Präventionsziele zu erreichen: die Vorbeugung von Krankheiten (Primärprävention) und die Heilung von Krankheiten (Sekundärprävention). Die altehrwürdige Volksweisheit ist also folgendermaßen zu ergänzen: „Vorbeugen ist besser als Heilen, und Heilen ist besser als (lebenslang) behandeln."

Gemäß der Devise „Vorbeugen ist besser als Heilen" gebührt der Primärprävention nicht übertragbarer chronischer Krankheiten absolute Priorität. Das Problem besteht allerdings darin, die von der WHO empfohlenen Maßnahmen intelligent zu nutzen. Angesichts der Psychologisierung, Soziologisierung und letztlich Politisierung der Begriffe Gesundheit und Gesundheitsförderung ist dies ein Problem. Wie die Tabelle 1 im Prolog zeigt, eignen sich die Ergebnisse der bisherigen „Präventionsprojekte" jedenfalls nicht als Erfolgsgeschichte. Es muss ein Gremium geschaffen werden, in dem unabhängige und anerkannte Wissenschaftler die mit öffentlichen Geldern geförderten „Präventionsprojekte" daraufhin überprüfen, ob sie einen klaren Bezug zur Senkung der Zahl chronisch Kranker aufweisen. Wegen der vergleichsweise langen Zeit, die vergehen muss, um Erfolge der Primärprävention dokumentieren zu können, ist dies besonders notwendig, um die Verschwendung öffentlicher Mittel soweit als möglich zu begrenzen.

Chronisch krank bedeutet nicht automatisch lebenslang krank. Diese Einsicht muss wachsen und in praktisches Handeln umgesetzt werden, damit das enorme Potenzial der Sekundärprävention zur Senkung der Zahl chronisch Kranker genutzt werden kann. So entwickelt sich beispielsweise ein Typ-2-Diabetes meistens als Komplikation einer Adipositas. Etwa 90% aller Typ-2-Diabetiker sind adipös. Wenn es gelingt, die Adipositas durch ernährungsmedizinische und sportmedizinische Maßnahmen zu beseitigen, normalisiert sich in einem hohen Prozentsatz die diabetische Stoffwechsellage. Niemand wird so vermessen sein, der Gesellschaft vorzugaukeln, dieses Potenzial ließe sich jemals vollständig abrufen. Wenn man aber beispielsweise davon ausgeht, dass sich bei nur 4% der Typ-2-Diabetiker durch die von der WHO empfohlenen Maßnahmen zur Änderung des Lebensstils sämtliche Krankheitssymptome wieder beseitigen lassen, entspricht das einer Zahl von etwa 200.000 Patienten.

Wir verfügen zwar über Disease-Management-Programme, aber nicht über Disease-Prevention-Programme. Es ist für die medizinische Fehlsteuerung unseres Gesundheitssystems symptomatisch, dass klinische Forschung und Programme zur Sekundärprä-

vention nicht übertragbarer chronischer Krankheiten nie konsequent durchgeführt und gefördert wurden [20, 21]. Dabei haben solche Programme im Vergleich zur Primärprävention den großen Vorteil, dass ihre Erfolge kurzfristig überprüfbar sind. Wer kann ein Interesse daran haben, dass dieser Vorteil nicht konsequent genutzt wird?

Auf die Ärzteschaft kommt jedenfalls eine neue verantwortungsvolle und faszinierende Aufgabe zu. Sie müssen entscheiden, wer von ihren Patienten mit einer nicht übertragbaren chronischen Krankheit bei Änderung seines Lebensstils noch eine Chance besitzt, sämtliche Krankheitssymptome zu verlieren. Selbst ein Teilerfolg wäre für die Patienten attraktiv, beispielsweise wenn es gelingt, bei einem Typ-2-Diabetiker die Krankheitssymptome so zu lindern, dass die Behandlung mit Insulin durch Tablettengabe ersetzt werden kann. Natürlich wird sich so mancher Diabetiker oder Hypertoniker wundern, wenn er von seinem Arzt mit der Frage konfrontiert wird: „Wollen Sie geheilt oder lebenslang behandelt werden?" Das Potenzial der Sekundärprävention zur Senkung der Häufigkeiten nicht übertragbarer chronischer Krankheiten ist in Kapitel V quantifiziert.

Vielen ist es nicht vergönnt, zeit ihres Lebens frei von Krankheit zu sein. Deswegen besteht ein wichtiges Ziel der Primär- und Sekundärprävention auch darin, die Zahl krankheitsfreier Jahre im Leben jedes Einzelnen möglichst zu erhöhen. In einer Gesellschaft, deren Durchschnittsalter ständig steigt, ist diese „compression of morbidity" ein höchst attraktives Ziel. Der Begriff wurde von J. Fries geprägt und bedeutet aus Sicht der Primärprävention Verschiebung der Manifestation chronischer Krankheiten in ein höheres Lebensalter [22].

3.7 Zusammenfassung

Die nicht übertragbaren „chronischen" Krankheiten sind potenziell vermeidbar (durch Primärprävention) und potenziell wieder zu beseitigen (durch Sekundärprävention). Bei den mindestens zehn Millionen Menschen, die derzeit in Deutschland an solchen Krankheiten leiden, geht es um Krankheitsbekämpfung und nicht um Gesundheitsförderung. Dazu muss die Sekundärprävention gefördert werden. Damit weniger Menschen als derzeit eine nicht übertragbare chronische Krankheit entwickeln, muss die Gesundheitsförderung, d.h. die Primärprävention verbessert werden. Um das Potenzial der Primär- und Sekundärprävention zur Senkung der Zahl chronisch Kranker zu nutzen, sind konsequente Maßnahmen gegen das tödliche Quartett Fehlernährung, Bewegungsmangel, Tabakrauchen und Alkoholabusus notwendig.

Literatur

[1] WHO, Diet, Nutrition and the Prevention of Chronic diseases. World Health Organ Tech Rep Ser (2003), 916 (I–viii), 1–149

[2] Reddy KS, Cardiovascular disease in nonwestern countries. N Engl J Med (2004), 350, 2438–2440

[3] Manz R, Konzeptionelle Überlegungen zur Prävention. Public Health Forum (2000), 28, 7–8

[4] Caplan G (1964) Principles of preventive psychiatry. Basic Books, New York

[5] Gesundheitsförderung als Aufgabe der Heilberufe. Stellungnahme der Bundesärztekammer. Dtsch Ärztebl (1993), 90 (Heft 47), C 2129–2139

[6] Mangano DT, For The Multicentre Study Of Perioperative Ischemia Research Group. Aspirin and mortality from coronary bypass surgery. N Engl J Med (2002), 347, 1309–1317

[7] Charlson ME, Isom OW, Care after coronary-artery bypass surgery. N Engl J Med (2003), 348, 1456–1463

[8] Pearson T et al., Optimal risk factor management in the patient after coronary revascularisation: a statement for health care professionals from an American Heart Association Writing Group. Circulation (1994), 90, 3125–3133

[9] Eagle KA et al., ACC/AHA guidelines for coronary artery bypass graft surgery: a report of the American College of Cardiology/American Heart Association Task Force on Practice Guidelines Committee to Revise the 1991 Guidelines for Coronary Artery Bypass Graft Surgery. J Am Coll Cardiol (1999), 34, 1262–1347

[10] Nielson KM, Popkin BM, Patterns and trends in food portion sizes 1977–1998. JAMA (2003), 289, 450–453

[11] Flegal KM et al., Prevalence and trends in obesity among US adults 1979–2000. JAMA (2002), 288, 1723–1727

[12] The public acces defibrillation trial investigators, Public-acces defibrillation and survival after out-of-hospital cardiac arrest. N Engl J Med (2004), 351, 637–646

[13] Stiell IG et al., Advanced cardiac life support in out-of-hospital cardiac arrest. N Engl J Med (2004), 351, 647–656

[14] Callans DJ, Out-of-hospital cardiac arrest – the solution is shocking. N Engl J Med (2004), 351, 632–633

[15] Naidoo J, Wills J (2003) Lehrbuch der Gesundheitsförderung. Herausgegeben von der Bundeszentrale für Gesundheitliche Aufklärung, Köln. Im Auftrag des Bundesministerium für Gesundheit und soziale Sicherung.

[16] The World Health Organisation, Definition of Health (1999). http://www.int/aboutwho/en/definition.html

[17] Aggleton P, Homans H (1987) Educating about AIDS. NHS Training Authority. Bristol

[18] Ewles L, Simnett I Promoting health: a practical guide to health education, 4. Aufl. 1999, Harcourt, Edinburgh

[19] Egger G, Primat der Prävention: Wie passt Screening dazu? Med Klin (2003), 98, 170–174

[20] Nüssel E (1985) Community-based prevention: The Eberbach-Wiesloch Study. In: Hofmann H (Ed.), Primary and secondary prevention of coronary heart disease, 50–69. Springer, Heidelberg, New York

[21] Wiesemann A et al., Four years of practice-based and exercise-supported behavioural medicine in one community of the German CINDI area. Int J Sport Med (1997), 18, 308–315

[22] Fries J, Ageing, natural death and the compression of morbidity. N Engl J Med (1980), 303 (3), 130–135

4 Grundbegriffe der Epidemiologie

U. Keil

4.1 Hintergrund

Epidemiologische Studien haben klar belegt, dass innerhalb weniger Generationen ein Wandel im Krankheitsspektrum der Bevölkerung eingetreten ist (s. Prolog). Heutzutage sind in nahezu allen Gesellschaften die so genannten nicht übertragbaren chronischen Krankheiten, darunter die arterielle Hypertonie, der Typ-2-Diabetes, die COPD, demenzielle Erkrankungen sowie die Adipositas, das medizinische Hauptproblem der Gesundheitssysteme [1].

Eine besondere Herausforderung an die Epidemiologie stellt sich, wenn es gilt, die Gründe für den Wandel im Krankheitsspektrum zu analysieren, ihre jeweiligen Wechselwirkungen aufzudecken und insbesondere den Erfolg von Interventionsmaßnahmen zur Bekämpfung der Flut nicht übertragbarer chronischer Krankheiten zu bewerten. Vieles gilt inzwischen als so gut belegt, dass sich fundierte Handlungsempfehlungen formulieren lassen. Über manches gibt es allerdings noch keinen wissenschaftlichen Konsens. Wer in der Lage sein will, die vorliegenden Fakten und Empfehlungen angemessen zu bewerten, muss die Grundlagen der epidemiologischen „Fachsprache" beherrschen.

4.2 Definition

Epidemiologie bedeutet wörtlich übersetzt: „Die Lehre von dem, was über das Volk gekommen ist". Eine prägnante Definition stammt von MacMahon. Demnach ist Epidemiologie „die Untersuchung der Determinanten der Krankheitshäufigkeit in menschlichen Bevölkerungsgruppen". Mit dieser Definition sind die wichtigsten Stichworte gegeben: Verteilung, Häufigkeit, Determinanten. Kenntnisse der Verteilung und der Häufigkeit einer Krankheit gehören zu den Voraussetzungen, um ihren Ursachen auf die Spur zu kommen [2].

4.3 Glossar wichtiger epidemiologischer Begriffe

Absolutes Risiko

Die Wahrscheinlichkeit, dass ein tödliches oder nicht-tödliches Krankheitsereignis in einer Studienpopulation (Kohortenstudie) in einem bestimmten Zeitraum von 1, 5 oder 10 und mehr Jahren auftritt. Mortalitäts- oder Inzidenzraten sind Absolute Risiken. Die SCORE Deutschland Risiko Tabellen geben z. B. das 10-Jahres-Risiko für tödliche Herz-Kreislauf-Erkrankungen in der deutschen Bevölkerung wider. Es handelt sich hierbei um Absolute Risiken. Manche Autoren sprechen auch von globalem Risiko.

Aggregatdaten

Aggregatdaten sind Daten, die durch Zusammenfassung (Aggregierung) von Individualdaten entstehen, z.B. durch Summierung oder Bildung von Durchschnittswerten. **Beispiel:** Durchschnittlicher Alkoholkonsum pro Kopf und Jahr in Deutschland.

Analytische Epidemiologie

Teil der Epidemiologie, der versucht, durch Hypothesentestung Hinweise auf Krankheitsursachen zu erhalten.

Attributables Risiko

Differenz der Inzidenzraten von Exponierten und Nicht-Exponierten. Es handelt sich um ein Maß für die Häufigkeit der Erkrankung unter den Exponierten, die auf die Exposition zurückzuführen ist. Die Formel lautet: AR = Inzidenzrate Exponierter minus Inzidenzrate Nicht-Exponierter. Mit dem attributablen Risiko kann man zeigen, wie viele Fälle einer Erkrankung verhindert werden könnten, wenn die entsprechende Exposition eliminiert würde.

Bias

Systematische, unbewusste Verzerrung. Das Wort Bias hat sich im Deutschen eingebürgert. Je nach Ursprung der Verzerrung werden verschiedene Arten unterschieden; die wichtigsten sind:

▲ Systematische Verzerrung
▲ Selektionsbias
▲ Recall-Bias (Erinnerungs-Bias)
▲ Messverzerrung
▲ Confounding

Confounding

Der Begriff kommt vom lateinischen Verb confundere = vermischen. Unter Confounding versteht man eine Verzerrung, die dadurch hervorgerufen wird, dass das Maß (z.B. Relatives Risiko) des Effekts einer Exposition auf ein Krankheitsrisiko verfälscht wird, weil ein Zusammenhang zwischen der Exposition und einem (oder mehreren) anderen Faktor(en) vorliegt, der das Krankheitsrisiko beeinflusst bzw. stört. Ein solcher Störfaktor (Confounder) wird im Deutschen als Störvariable bezeichnet. Ein Confounder steht also in Beziehung zur Exposition und zur abhängigen Variable.

Beispiel: Wenn man den Zusammenhang zwischen Rauchen und Herzinfarkt untersucht, muss u.a. Alkoholkonsum als Confounder berücksichtigt werden, denn Alkoholkonsum steht sowohl in Beziehung zur Exposition (Rauchen) als auch zur abhängigen Variable (Herzinfarkt).

Deskriptive Epidemiologie

Teil der Epidemiologie, der sich mit der Beschreibung der Häufigkeit von Erkrankungen oder Gesundheitsstörungen und deren Verteilung in der Bevölkerung befasst.

Experimentelle Epidemiologie

Teil der Epidemiologie, der sich mit der Testung eines experimentellen, kontrollierbaren Faktors befasst: Intervention im Rahmen kontrollierter Studien, randomisierte klinische Studien, bevölkerungsbezogene Interventionsstudien.

Fall-Kontroll-Studie

Studie, die definierte Fälle mit möglichst strukturgleichen Kontrollen bezüglich Expositionen in der Vergangenheit vergleicht und daraus Hinweise auf Entstehung und Ursachen einer Krankheit gewinnen möchte.

Fehler 1. Art (α-Fehler)

Ein statistischer Test entdeckt einen Unterschied, obwohl er in der Realität nicht vorhanden ist (Rückweisung der Nullhypothese zu Unrecht).

Fehler 2. Art (β-Fehler)

Ein statistischer Test entdeckt keinen Unterschied, obwohl in der Realität ein Unterschied vorhanden ist (die Nullhypothese wird zu Unrecht nicht zurückgewiesen).

Fehlerquellen

In der Epidemiologie können verschiedene Arten von Fehlern vorkommen: Eine häufige Fehlerquelle ist die Verzerrung (s. Bias). **Zufällig verteilte Fehler** kommen z.B. durch die Streuung beim Messen zustande. **Systematische Fehler** beruhen nicht auf Zufall, sondern z.B. auf falsch eingestellten Messinstrumenten.

Häufigkeit

In der Epidemiologie ein allgemeiner Begriff, der das Vorkommen von Ereignissen, bestimmten Merkmalen, aber auch von Krankheiten in einer Bevölkerung beschreibt, ohne zwischen Inzidenz und Prävalenz zu unterscheiden.

Interventionsstudien

Studien der experimentellen Epidemiologie, die sich durch Testung eines oder mehrerer experimenteller Faktoren (Interventionen) auszeichnen.

Inzidenz (Neuerkrankungsziffer)

Zahl neu auftretender Fälle in einer definierten Bevölkerung pro Zeiteinheit (meist pro Jahr), bezogen auf die definierte Bevölkerung (meist pro 1.000 oder pro 100.000).

Kausalität (Ursächlichkeit)

Die Suche nach Krankheitsursachen ist eines der Hauptanliegen der Epidemiologie. Aussagen zur Kausalität unterliegen strengen Kriterien, die z.B. von Evans und von Bradford Hill aufgestellt wurden.

Kohorte

Eine Bevölkerungsgruppe, die durch eine gemeinsame Erfahrung oder Exposition gekennzeichnet ist.

Konfidenzintervall

Aus den erhobenen Daten berechnetes Intervall, das mit einer bestimmten Wahrscheinlichkeit (i.d.R. 95%) den tatsächlichen Wert einer Zielgröße, wie etwa einer Prävalenz, einer Krankheitsrate oder eines Relativen Risikos beinhaltet bzw. umfasst.

Konsistenz

Hohe Übereinstimmung bei wiederholten Messungen.

Kontrollen

Probanden oder Patienten, die bei analytischen Studien in möglichst allen Kriterien mit den Fällen oder bei experimentellen Studien mit der Interventionsgruppe übereinstimmen, bei denen aber nichts unternommen wird.

Korrelationskoeffizient

Mathematisches Maß für den linearen Zusammenhang zweier Variablen. Der Korrelationskoeffizient wird mit dem Buchstaben r bezeichnet und kann Werte von +1 bis −1 annehmen, wobei r = +1 einen gänzlich positiven und r = −1 einen gänzlich negativen linearen Zusammenhang zweier Variablen anzeigt.

Metaanalyse

Quantitatives Verfahren, mit dem Ergebnisse verschiedener Einzeluntersuchungen mit gleicher Thematik zusammengefasst werden.

Ziel der Metaanalyse ist es, einen Überblick über den aktuellen Stand der Forschung zu erhalten und einen übergreifenden Trend der Ergebnisse zu identifizieren.

Migrationsstudie

Studie, die sich die Migration von Bevölkerungsgruppen zwischen (2) Ländern mit unterschiedlichen Umwelt- und Lebensbedingungen zu Nutze macht. Die Morbidität und Mortalität von Migranten bezüglich definierter Erkrankungen kann mit der entsprechenden Mortalität und Morbidität der Bevölkerung ihres Herkunftslandes sowie derjenigen ihres neuen Heimatlandes verglichen werden. Auf diese Weise können Faktoren entdeckt werden, die mit der Entwicklung einer Krankheit assoziiert sind.

Monitoring

Regelmäßige Durchführung und Analyse von Messungen zur Entdeckung von Veränderungen in der Umwelt und im Gesundheitszustand der Bevölkerung (s. auch Surveillance = Überwachung).

Morbidität

Maß für die Häufigkeit von Krankheit in der Bevölkerung ohne Unterschied zwischen Inzidenz und Prävalenz.

Odds ratio

Der Begriff stammt aus dem Englischen. Dort spricht man bei einer Erfolgschance von einem Treffer bei zehn Versuchen nicht von einer Wahrscheinlichkeit von 10%, sondern man sagt die „Odds" für einen Treffer liegen bei 1 : 9 oder 1/9. Die Odds ratio wird meistens im Rahmen von Fall-Kontroll-Studien berechnet und ist ein Maß für die Assoziation zwischen Exposition und Erkrankung. Es werden die „Odds" für eine Exposition zwischen erkrankten Fällen (A/B) und nicht erkrankten Kontrollen (C/D) verglichen. Aus deren Quotient (Ratio) errechnet sich die Odds ratio wie folgt:

Odds ratio = (A/B) / (C/D)

$\qquad\qquad$ = (A x D) / (B x C)

Tab. II.4.1: Vier-Felder-Tafel zur Berechnung der Odds ratio in einer Fall-Kontroll-Studie

Exposition		
	Ja	Nein
Fälle	A	B
Kontrollen	C	D

Ökologische Studie (Korrelationsstudie)

Studie, bei der die Untersuchungseinheiten nicht Individuen, sondern Aggregationen (Zusammenfassungen) von Individuen sind. Gängige Aggregationen sind im geographischen Sinne administrative Einheiten (Landkreise, Länder etc.) und im zeitlichen Sinne Jahreszusammenfassungen.

Beispiel: Assoziation von durchschnittlichem Pro-Kopf-Verbrauch von Fleisch und Sterblichkeit an Dickdarmkrebs in verschiedenen Ländern.

Power

Die statistische Power (deutsch = Macht) bezeichnet die Wahrscheinlichkeit einer Studie, einen tatsächlich vorhandenen Zusammenhang oder Unterschied zu entdecken. Die Power einer Studie hängt von der Stichprobengröße, dem Studiendesign, der Häufigkeit der untersuchten Endpunkte (z.B. Auftreten einer Erkrankung, Tod) und der Größe des Effekts ab.

Prävalenz

Bestand an Fällen einer bestimmten Krankheit zu einem bestimmten Zeitpunkt, bezogen auf die Gesamtstichprobe oder Bevölkerung (auch Punktprävalenz genannt). Wird eine längere Zeiteinheit gewählt, so kann z.B. über eine Wochen- oder auch Zwölfmonatsprävalenz gesprochen werden (Periodenprävalenz).

Prävention

Verhütung von Krankheit. Hinsichtlich von Details, z.B. zur Definition der Begriffe Primär-, Sekundär- und Tertiärprävention, siehe Kapitel II.3.

Prospektive Kohortenstudie

Studie, in der eine (Studien-)Population über einen vorgegebenen Zeitraum hinsichtlich des Eintretens interessierender Ereignisse (Erkrankung, Tod) beobachtet wird. Zu Beginn der Studie wird jeder Person ein Expositionsstatus bezüglich eines Faktors oder mehrerer Faktoren, von dem/denen eine Assoziation mit der zu untersuchenden Erkrankung vermutet wird, zugeordnet. Alle Studienteilnehmer müssen zu Beginn der Studie frei von der zu untersuchenden Erkrankung sein. Während des Beobachtungszeitraums werden Erkrankungsfälle (und/oder Todesfälle) registriert, so dass sich (kumulative) Inzidenz- und Mortalitätsraten je nach Expositionsstatus berechnen und miteinander vergleichen lassen. Prospektiv bedeutet, dass die relevanten Krankheitsereignisse zu Beginn der Studie noch nicht aufgetreten sind, sondern sich erst zukünftig ereignen werden. Prospektive Kohortenstudien verkörpern eine wichtige Methode der analytischen Epidemiologie.

Querschnittsstudie

Studie, bei der alle Beobachtungen in einer definierten Population zu einem bestimmten Zeitpunkt gewonnen werden. Zu diesem Zeitpunkt wird bei allen Studienteilnehmern das Vorhandensein oder die Abwesenheit von Krankheit und anderen interessierenden Variablen (z.B. Risikofaktoren, Exposition) erhoben. Auf Grund des gleichzeitigen Erhebungszeitpunkts des Krankheitsstatus und der möglicherweise mit der Krankheit assoziierten Faktoren (Risikofaktoren, Exposition) eignet sich die Querschnittsstudie nur bedingt dazu, Kausalität nachzuweisen. Ihre Anwendung liegt hauptsächlich in der deskriptiven Epidemiologie, besonders zur Beschreibung der „Krankheitslage" (Prävalenzen) und zur Formulierung von Forschungshypothesen.

Randomisierung

Zuordnung nach Zufallsprinzip (Zufallszahlentabelle; Random-Number-Table) zu Untersuchungs- oder Kontrollgruppe in experimentellen kontrollierten Studien.

Randomisierte klinische Studie (RKS oder RCT = Randomised Controlled Trial)
Ein sorgfältig geplantes, in Übereinstimmung mit ethischen Richtlinien durchgeführtes Experiment zur Überprüfung von Hypothesen mittels einer Zufallszuteilung der Studienteilnehmer in mindestens zwei Gruppen.

Registerstudie
Studie, die auf den Daten eines oder mehrerer Register (z.B. Krebsregister, Herzinfarktregister, Schlaganfallregister) basiert. In einem Register werden alle Fälle einer oder mehrerer Erkrankungen oder anderer gesundheitsrelevanter Faktoren, die innerhalb einer meist geographisch definierten Population auftreten, erfasst. Somit können bevölkerungsbezogene Inzidenzen berechnet werden. Bei regelmäßigem Follow-up der Krankheitsfälle können auch Informationen zu Remissionen und Krankheitsrückfällen, zu Prävalenzen und zur Sterblichkeit gewonnen werden.

Relatives Risiko
Verhältnis der kumulativen Inzidenz exponierter Individuen gegenüber derjenigen nichtexponierter Individuen.
- RR = I_E/I_N
- RR = Relatives Risiko
- I_E = Inzidenzrate Exponierter
- I_N = Inzidenzrate Nicht-Exponierter

Residual Confounding
Verzerrung, die auch nach (missglückten) Versuchen, Störfaktoren bei der statistischen Analyse zu kontrollieren, weiter besteht. Residual Confounding entsteht, wenn unzureichende Informationen über die Störfaktoren vorhanden sind oder diese falsch kategorisiert oder missklassifiziert werden.

Risiko
Die Wahrscheinlichkeit, dass ein Ereignis eintritt, z.B. dass ein Individuum in einer bestimmten Zeitperiode oder einem bestimmten Alter krank wird oder stirbt.

Risikofaktor
Faktor der Person oder Umwelt oder Umstand, dessen Vorhandensein mit einer erhöhten Wahrscheinlichkeit einhergeht, eine bestimmte Krankheit oder Gesundheitsstörung zu entwickeln, nicht aber unmittelbare Ursache der Gesundheitsstörung zu sein braucht.

Säkularer Trend
Veränderung über eine lange Zeitperiode (Jahre bis Jahrzehnte).
Beispiele: Rückgang der Tuberkulose im 20. Jahrhundert, Zunahme der KHK in den ersten beiden Dritteln und Abnahme im letzten Drittel des 20. Jahrhunderts in den westlichen Industrieländern.

Selektionsbias
Eine systematische Verzerrung, die durch mangelnde Berücksichtigung einer das Resultat einer Studie beeinflussenden Größe bei der Auswahl einer Stichprobe zustande kommt; kann auch durch systematischen Ausfall bestimmter Personengruppen zustande kommen.

Sterblichkeit = Mortalität
In einer Bevölkerung verstorbene Personen, bezogen auf diese Bevölkerung. Ausgedrückt als rohe Sterbeziffer
Gleichung:

$$\text{Rohe Sterbeziffer} = \frac{\text{in einem Jahr verstorbene Einwohner eines Gebiets}}{\text{durchschnittliche Bevölkerung in demselben Gebiet und Jahr}} \times 1000$$

Surveillance (Überwachung)
Methoden zur Überwachung von Erkrankungen und Risikofaktoren im Gesundheitssystem durch Meldepflicht und ähnliche Aktivitäten (z.B. Sentinel-Projekte).

Survey – nationaler Gesundheitssurvey
Ein Survey ist eine nichtexperimentelle Erhebung/Untersuchung zu einem ganzen Komplex von interessierenden Merkmalen in einer Bevölkerung. Ein Bevölkerungssur-

vey kann z.B. als Interview, als schriftliche Befragung, als medizinische Untersuchung oder auch als Kombination der genannten Formen durchgeführt werden. Nationale Gesundheitssurveys (z.B. der Bundesgesundheitssurvey) sollen vielfältige Informationen über den Zustand und die Entwicklung der gesundheitlichen Lage der entsprechenden Bevölkerung liefern.

4.4 Studienformen in der Epidemiologie

In der Epidemiologie bedient man sich, je nach Fragestellung, verschiedener Studien-

formen. Diese Formen lassen sich in deskriptive, analytische und experimentelle Studien einteilen.

◢ **Deskriptive Studien** beschreiben z.B. das Ernährungsverhalten sowie die Häufigkeit und Verteilung einer oder mehrerer Krankheiten oder Risikofaktoren in einer definierten Population. In diesen Bereich fallen Querschnittsstudien (s. Abb. 4.1)

◢ **Analytische Studien** haben zum Ziel, herauszufinden, welche Faktoren dafür verantwortlich sind, dass eine Gruppe von Personen erkrankt und eine andere nicht. Die Fragestellungen, die in analytischen Studien untersucht werden, ergeben sich

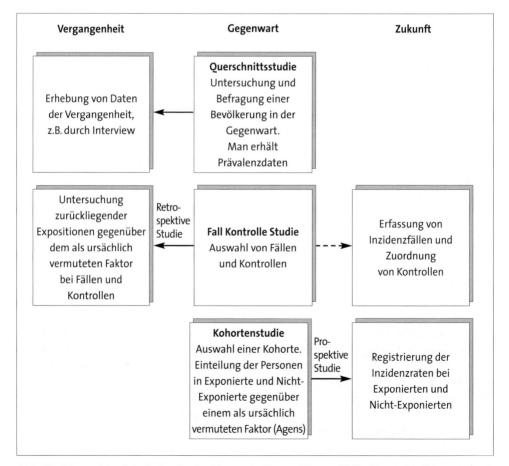

Abb. 4.1: Pläne epidemiologischer Beobachtungsstudien und ihre zeitliche Dimension [Mausner und Kramer]

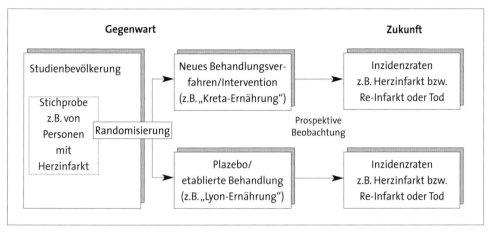

Abb. 4.2: Plan und zeitliche Dimension einer Interventionsstudie (randomisierte kontrollierte Studie) am Beispiel der Lyon Diet Heart Study

aus Beobachtungen an Patienten, an speziell exponierten Gruppen, aus deskriptiven Untersuchungen und aus Ergebnissen der Grundlagenforschung. Fall-Kontroll-Studien und besonders prospektive Kohortenstudien sind die wichtigsten analytischen Studien (s. Abb. 4.1).

◢ Mit **randomisierten klinischen Studien** (Randomized Controlled Trials), auch **experimentelle oder Interventionsstudien** genannt, werden Hypothesen geprüft, indem untersucht wird, ob sich die Häufigkeit einer Krankheit in einer Population oder Patientengruppe verändert, wenn sich die Exposition gegenüber der als ursächlich angesehenen Noxe ändert (s. Abb. 4.2).

4.5 Beispiel einer randomisierten klinischen Studie

Randomisierte kontrollierte klinische Studien (Clinical Trials) haben seit den Arbeiten von A. L. Cochrane in der Medizin und Epidemiologie eine enorme Bedeutung gewonnen [3]. Für die kausale Beweisführung sind experimentelle Studien am wichtigsten. Bei der Bewertung und Beurteilung neuer Thera-

pieverfahren sind sie heute unentbehrlich geworden. Der Vorteil dieser Studienform liegt darin, dass durch das Randomisierungsverfahren erreicht wird, dass Therapie- und Kontrollgruppe strukturgleich sind, d.h., dass bei richtiger Durchführung der Studie potenzielle Confounder auf Interventions- und Kontrollgruppe gleich verteilt werden. So kann – wie in einem Experiment – der Effekt einer Intervention auf das Risiko, einen Herzinfarkt oder Schlaganfall zu erleiden, ohne den Einfluss von Störvariablen gemessen und quantifiziert werden. Bei der blutdruck- und lipidsenkenden Therapie wissen wir z.B. auf Grund von vielen Clinical Trials und entsprechenden Metaanalysen, dass eine Senkung des diastolischen Blutdrucks um 1 mmHg zu einer durchschnittlichen Senkung des Schlaganfallrisikos von 6–7% und des KHK-Risikos von 2–3% führt und eine 1%ige Senkung des Gesamtcholesterins zu einer 2–3%igen Senkung von Morbidität und Mortalität an KHK führt [4].

In randomisierten kontrollierten Studien werden relative Risiken und Überlebenszeiten berechnet. Randomisierte kontrollierte Studien müssen so angelegt werden, dass ihre Durchführungszeit genügend lang ist, um einen Effekt zeigen zu können. Genauso wichtig ist es, eine genügend große Stichprobe zu wählen. Stichprobengröße und geplante Studiendauer gehen in die Powerberechnung eines Clinical Trials ein. Der bekannte Statistiker Richard Peto hat wiederholt davor gewarnt, bei Clinical Trials zu kleine Stichproben und zu kurze Studienzeiten zu veranschlagen, weil beides dazu führen kann, dass die Power einer solchen Studie zu klein ist und z.B. zu der irrtümlichen Aussage führen kann, dass ein bestimmtes Ernährungsverhalten keinen Einfluss auf eine bestimmte Erkrankung hat.

Clinical Trials, lösen – wenn richtig durchgeführt – durch das Randomisierungsverfahren das Confounding-Problem. Wegen zu geringer Stichprobenzahlen und zu kurzer Studiendauer haben sie aber oft Powerprobleme. Hinzu kommen oft praktische und ethische Probleme. Es ist z.B. leicht einsehbar, dass aus ethischen Gründen bisher kein Clinical Trial zur Testung der Frage, ob leichter bis mäßiger Alkoholkonsum protektiv auf die koronare Herzkrankheit (KHK) wirkt, durchgeführt wurde. Auf diesem Sektor und übrigens auch beim Rauchen werden wir auch in Zukunft auf die Ergebnisse von Beobachtungsstudien angewiesen sein.

Als Beispiel für einen Clinical Trial soll die oft zitierte Lyon Diet Heart Study besprochen werden. Ziel der Studie war die Testung der Hypothese, ob eine besondere Form der mediterranen Ernährungsweise, nämlich die Kreta-Kost (reich an Gemüse, Obst, Fisch, Olivenöl und besonders α-Linolensäure), einen positiven Einfluss auf das Überleben von Herzinfarktpatienten hat. Die positiven Aspekte der Kreta-Kost sind seit geraumer Zeit aus der Siebenländer-Studie von Ancel Keys bekannt [5].

Bei der Lyon Diet Heart Study [6, 7] handelt es sich, bezogen auf die KHK, um eine Maßnahme der Tertiärprävention, bezogen auf die Verhinderung eines Reinfarkts hingegen, um eine Maßnahme der Sekundärprävention (s. auch Kap. II.3). Insgesamt 605 Patienten, die einen ersten Herzinfarkt über-

lebt hatten, wurden in zwei Gruppen randomisiert, 302 in die experimentelle Gruppe und 303 in die Kontrollgruppe. Die Interventionsgruppe konsumierte signifikant weniger Fette, gesättigte Fette, Cholesterin und Linolsäure, aber wesentlich mehr Ölsäure und α-Linolensäure. In der Interventionsgruppe nahmen die Vitamin-E-, Vitamin-C- und die Albuminspiegel im Plasma zu. Serumlipide, Blutdruck und BMI blieben aber in beiden Gruppen gleich. Nach nur 27 Monaten zeigte sich bereits ein großer Unterschied in der KHK-Mortalität und Morbidität zwischen Interventions- und Kontrollgruppe, nämlich nur drei KHK-Todesfälle in der Interventions-, aber 16 in der Kontrollgruppe, und nur fünf nicht tödliche Reinfarkte in der Interventions-, aber 17 in der Kontrollgruppe. Dies ergab bei der gemeinsamen Auswertung von tödlichen und nicht tödlichen Infarkten ein Relatives Risiko von 0,27 (95%-Konfidenzintervall 0,12–0,59), d.h. eine klare Aussage für den positiven Effekt der Kreta-Kost zur Verhinderung von Reinfarkten bei Patienten, die einen Herzinfarkt überlebt hatten. Die Gesamtmortalität lag bei 20 Todesfällen in der Kontrollgruppe und nur acht Todesfällen in der Interventionsgruppe. Dies ergab ein Relatives Risiko von 0,30 (95%-Konfidenzintervall 0,11–0,82) ebenfalls eine klare Aussage für die gesundheitlichen Vorteile der Kreta-Kost. Im Lancet-Artikel von 1994 [6] kommen die Autoren zu dem Schluss, dass eine α-linolensäurereiche mediterrane Kost zur Verhinderung von Reinfarkten bei Patienten nach Erstinfarkt wesentlich besser ist als die herkömmliche Ernährungsweise in Lyon.

Auch die Experten waren über den schnellen Erfolg der Kreta-Kost bei der sekundären Prävention der KHK überrascht. Sie führen den Erfolg besonders auf die antithrombotischen und antiarrhythmischen Eigenschaften der α-Linolensäure und die Antioxidantien in der Kreta-Kost zurück. Da ein großer Teil der „scientific community" den Ergebnissen der Lyon Diet Heart Study aber noch immer skeptisch gegenübersteht und der Meinung ist, dass die Ergebnisse dieses Clinical Trials „zu schön sind, um wahr zu sein", ist es dringend angezeigt, eine Replikation der Lyon Diet Heart Study auf europäischer Ebene durchzuführen.

Randomisierte klinische Studien (Randomized Controlled Trials) sind zwar im Zeitalter der evidenzbasierten Medizin die am höchsten zu bewertenden Informationsquellen für ärztlich-medizinische Entscheidungen, dennoch behalten auch andere Studienformen ihre Bedeutung, insbesondere die prospektiven Kohortenstudien. Prospektive Kohortenstudien und Clinical Trials sollten bei der Aufdeckung der Ernährungsursachen chronischer Krankheiten Hand in Hand arbeiten. Bei prospektiven Kohortenstudien mit ihren oft riesigen Stichproben und langen Beobachtungszeiten gibt es meistens keine Powerprobleme. Das Problem bei diesem Studientyp ist, dass es oft schwer ist, Störvariablen (Confounder) hinreichend gut zu kontrollieren und das Ernährungsverhalten über lange Zeiträume genau zu messen. Bei den in Ernährungsstudien zu erwartenden kleinen Relativen Risiken können letztendlich kleine Verzerrungen (Bias) und/oder „residual confounding" für ein Ergebnis verantwortlich sein. Aus kleinen relativen Risiken können allerdings große attributable Risiken entstehen. Hinsichtlich weiterer Einzelheiten zum Gebiet der Epidemiologie sei auf umfassendere Darstellungen verwiesen [8, 9].

4.6 Ausblick

Trotz High-Tech-Medizin steigt seit Jahrzehnten die Flut nicht übertragbarer chronischer Krankheiten. Deswegen empfiehlt die WHO den Regierungen nun, vorrangig solche Maßnahmen einzusetzen, von denen bekannt ist, dass sie die Inzidenz und Prävalenz dieser Krankheiten senken können. Dazu gehören in erster Linie Maßnahmen gegen Fehlernährung, Bewegungsmangel, Tabakrauchen und Alkoholabusus [1]. Um dieses Potenzial optimal zu nutzen, ist Versorgungsforschung notwendig. Dazu gehören lege artis durchgeführte randomisierte klinische Studien, die zum Ziel haben, mit „nicht medikamentösen Maßnahmen" die Häufigkeit chronischer Krankheiten wie arterielle Hypertonie oder Typ-2-Diabetes und ihre Komplikationen, darunter Apoplex und Herzinfarkt, einzudämmen. Da der Erfolg solcher Studien nicht den wirtschaftlichen Interessen der pharmazeutischen Industrie dient, müssen sie wohl mit öffentlichen Geldern finanziert werden.

Literatur

[1] WHO, Diet, nutrition and the prevention of chronic diseases. World Health Organ Techn Rep Ser (2003), 916 (i-viii), 1–149

[2] Keil U (1998) Klinische Epidemiologie. In: Classen M, Diel V, Kochsiek K (Hrsg.), Innere Medizin, 3–7. Urban und Schwarzenberg, München

[3] Cochrane AL (1989) Effectiveness and Efficiency. Random reflections on Health Services. The Nuffield Provincial Hospitals Trust

[4] Manson JE et al., The primary prevention of myocardial infarction. N Engl J Med (1992), 326, 1406–1416

[5] Keys A (1980) Seven Countries. A multivariate analysis of death and coronary heart disease. Harvard University Press, Cambridge, Massachusetts

[6] De Lorgeril M et al., Mediterranean alpha-linolenic acid rich diet in secondary prevention of coronary heart disease. Lancet (1994), 343, 1454–1459

[7] Renaud SC, Dietary management of cardiovascular diseases. Prostaglandins Leukot Essent Fatty Acids. (1997), 57, 423–427

[8] Keil U (2003) Ernährungsepidemiologie. In: Schauder P, Ollenschläger G (Hrsg.), Ernährungsmedizin. Prävention und Therapie, 14–30. Urban und Fischer Verlag, München, Jena

[9] Willett W (1998) Nutritional Epidemiology, 2. Aufl., 3–17. Oxford University Press, Oxford

5 Evidenzbasierte präventive Maßnahmen zur Senkung der Zahl chronisch Kranker

G. Ollenschläger

5.1 Einleitung

Die Prävention der bedeutendsten chronischen Erkrankungen in den industrialisierten Staaten beruht nach allgemeiner Übereinkunft im Wesentlichen auf der Berücksichtigung von gesunder Ernährung, ausreichender körperlicher Bewegung und der Vermeidung des Tabakkonsums. Vor diesem Hintergrund wird der ernährungsmedizinischen Betreuung von Risikopersonen und chronisch Kranken eine wesentliche Rolle für die Realisierung einer gesunden Ernährungsweise zugesprochen. Dabei beruht diese Einschätzung – wie das nachstehende Kapitel darlegen wird – im Wesentlichen nicht auf den Ergebnissen wissenschaftlicher Studien, sondern auf konsentiertem Erfahrungswissen.

Ernährungsmedizinische Interventionen sind das typische Beispiel für komplexe medizinische Maßnahmen, deren Wirksamkeit in randomisierten kontrollierten Studien bisher nur unzureichend analysiert wurde. Sie gehören zu den „Versorgungsmaßnahmen mit relevanten Anteilen von Zuwendungsmedizin sowie Interventionen, hinter deren Anwendung keine formierten kommerziellen Interessen stehen und für die keine aufwendigen Studien durchgeführt werden, die Gefahr laufen, durch das Raster der EbM-Prüfkriterien zu fallen" [1].

Entsprechende Befürchtungen, nach denen die Nutzung von Kriterien der EbM zur Bevorzugung besser untersuchter, in der Regel weniger komplexer Interventionen führen könnten [2], haben sich kürzlich bewahrheitet: Bei der Formulierung der Anforderungen an strukturierte Behandlungsprogramme für Diabetes mellitus Typ 2 nach § 137f SGB V [3] suchten interessierte Kreise zunächst die Aufnahme der Vorgabe „Patienten mit Diabetes mellitus Typ 2 erhalten im Rahmen des strukturierten Schulungs- und Behandlungsprogramms eine qualifizierte krankheitsspezifische Ernährungsberatung" [3] mit dem Argument zu verhindern, es existiere keine „Evidenz" zur Wirksamkeit der Ernährungsberatung.

Ein falsch verstandener, da auf die Existenz randomisierter kontrollierter Studien verengter Begriff von „wissenschaftlicher Evidenz" kann zur formellen Ausgrenzung relevanter Leistungen aus dem Katalog der Gesetzlichen Krankenversicherung führen. Dieser Tendenz muss vorgebeugt werden, unter anderem durch ärztliche Fortbildung über die Strategien und Techniken der EbM. Aus diesem Grund werden den nachstehenden Ausführungen über **evidenzbasierte präventive Maßnahmen zur Senkung der Zahl chronisch Kranker** einige propädeutische Erläuterungen zur EbM vorgestellt.

5.2 Evidenzbasierte Medizin – Aktuelle Entwicklungen in Deutschland

Der entscheidende Fortschritt, der sich zur Zeit (auch) im deutschen Gesundheitswesen vollzieht, ist der konzeptionelle Wechsel von einer allein an Wirksamkeit orientierten zu einer vermehrt an Zweckmäßigkeit und Nutzen orientierten Medizin. In diesem Zusammenhang kommt den Methoden und Strategien der Evidenzbasierten Medizin (EbM) (s. Tab. 5.1) eine zentrale Rolle zu, da mit ihrer Hilfe medizinisches Wissen bezüglich seiner Zuverlässigkeit, Praktikabilität und Anwendbarkeit auf den individuellen Patienten überprüft werden kann [4].

> **EbM ist der gewissenhafte, ausdrückliche und vernünftige Gebrauch der gegenwärtig besten externen wissenschaftlichen Evidenz** für Entscheidungen in der medizinischen Versorgung individueller Patienten. EbM beinhaltet die Integration individueller klinischer Expertise mit der bestmöglichen externen Evidenz aus systematischer Forschung.
>
> **Beste verfügbare externe Evidenz beinhaltet klinisch relevante Forschung**, oft medizinische Grundlagenforschung, aber insbesondere patientenorientierte Forschung zur Genauigkeit diagnostischer Verfahren (einschließlich der körperlichen Untersuchung), zur Aussagekraft prognostischer Faktoren und zur Wirksamkeit und Sicherheit therapeutischer, rehabilitativer und präventiver Maßnahmen. Externe klinische Evidenz führt zur Neubewertung bisher akzeptierter diagnostischer Tests und therapeutischer Verfahren und ersetzt sie durch solche, die wirksamer, genauer, effektiver und sicherer sind.
>
> **Gute Ärzte nutzen sowohl die klinische Expertise als auch die beste verfügbare externe Evidenz**, da keiner der beiden Faktoren allein ausreicht: Ohne klinische Erfahrung riskiert die ärztliche Praxis, durch den bloßen Rückgriff auf die Evidenz „tyrannisiert" zu werden, da selbst exzellente Forschungsergebnisse für den individuellen Patienten nicht anwendbar oder unpassend sein können. Andererseits kann die ärztliche

Praxis ohne das Einbeziehen aktueller externer Evidenz leicht veraltetem Wissen – zum Nachteil des Patienten – folgen.

Praxis der EbM

- ◢ Ableitung einer relevanten, beantwortbaren Frage aus dem klinischen Fall
- ◢ Planung und Durchführung einer Recherche der klinischen Literatur
- ◢ Kritische Bewertung der recherchierten Literatur (Evidenz) bezüglich Validität und Brauchbarkeit
- ◢ Anwendung der ausgewählten und bewerteten Evidenz beim individuellen Fall
- ◢ Bewertung der eigenen Leistung

Vor diesem Hintergrund hat EbM in den letzten Jahren in der deutschen Gesundheitspolitik einen besonderen Stellenwert erlangt. Deutschland ist seit Einführung des Begriffs „evidenzbasierte Leitlinien" in das Sozialgesetzbuch (SGB V) im Jahre 1999 unseres Wissens der einzige Staat, in dem das Gesundheitswesen zur Anwendung der Strategien der Evidenzbasierten Medizin landesweit gesetzlich verpflichtet ist. Demnach stellt sich heute nicht mehr die Frage, **ob, sondern wie** die Umsetzung von EbM in den Alltag der Krankenversorgung in Klinik und Praxis realisiert werden kann. Grundvoraussetzungen sind Motivation und Entscheidung zur Ergänzung der erfahrungsgestützten Kompetenz durch evidenzgestützte Kompetenz im beruflichen Alltag. Hierfür notwendig sind:

- ◢ Erwerb einer Basiskompetenz zu Strategien und Methoden der EbM
- ◢ Verfügbarkeit und Nutzung praxistauglicher, evidenzbasierter Informationen am Arbeitsplatz (Leitlinien, Übersichtsarbeiten, Patienteninformationen)
- ◢ Realisierung eines systematischen Qualitätsmanagements unter Berücksichtigung evidenzbasierter Informationen [4]

5.3 Praxis der Evidenzbasierten Medizin – eine kurze Einführung

Praxis der EbM bedeutet die systematische Kombination von individueller klinischer Expertise und bestmöglicher externer Evidenz (Information über den gegenwärtigen Stand der medizinischen Wissenschaft). Die Bemühungen, den aktuellen Wissensstand zu erfassen, werden durch verschiedene Entwicklungen erschwert [6]:

◢ immer schneller zunehmende Menge an medizinischer Information

◢ rascher Verfall des medizinischen Wissens

◢ langsame Umsetzung von Forschungsergebnissen in die Praxis

◢ zunehmender ärztlicher Zeitmangel

Informationsrecherche

Vor diesem Hintergrund kommt der strukturierten Informationsbeschaffung (Informationssuche mittels systematischer, meist elektronischer **Literaturrecherche**, das Bewerten der Information nach **Evidenzstufen** und die anschließende **Selektion** der Information mit der höchsten Evidenzstufe) eine Schlüsselrolle zu.

Prinzipiell stehen drei verschiedene Lösungsansätze für eine Literaturrecherche zur Verfügung:

◢ Der Rückgriff auf Primärliteratur

◢ Der Rückgriff auf Sekundärliteratur

◢ Der Rückgriff auf Zusammenfassungen

Zur Recherche der **Primärliteratur** empfiehlt sich eine Suche in den umfangreichen internationalen Datenbanken – wie z.B. Medline (s. http://www.dimdi.de). Für den Rückgriff auf **Sekundärliteratur** stehen zur Verfügung:

◢ Datenbanken zu medizinischen **Leitlinien** (s. http://www.leitlinien.de)

◢ Datenbanken zu Bewertungen medizinischer Technologien – so genannter **HTA-Reports** (s. http://www.dimdi.de)

◢ Evidenzberichte ausgewiesener Organisationen (s. http://www.g-i-n.net)

◢ Spezielle **Periodica**, deren Zielsetzung die nutzerfreundliche Präsentation von Originalliteratur in gekürzter und strukturierter Form ist (z.B. Clinical Evidence/Kompendium evidenzbasierte Medizin) (s. http://www.clinicalevidence.com)

Zum Rückgriff auf **Zusammenfassungen der Primärliteratur** empfiehlt sich eine Suche in der Cochrane Library, die u.a. in systematischen Übersichtsarbeiten quantitative Zusammenfassungen von Einzelstudienergebnissen (Metaanalysen) enthält (s. http://www.cochrane.de).

Das Deutsche Netzwerk für Evidenzbasierte Medizin (DNEbM) unterhält ein Internet-Portal mit Zugang zu den genannten Datenbanken und Quellen (s. http://www.ebm-netzwerk.de). Voraussetzung für eine systematische Informationsbeschaffung ist die Recherche auf der Grundlage einer dokumentierten Suchstrategie (Beispiel s. Tab. 5.2).

Tab. II.5.1: Praxis der Informationsbeschaffung (Bassler 2000) [6]

Klassischer Weg	Strukturierter Weg
Kollegengespräche	Literaturrecherche
Lehrbücher	Sortieren nach Evidenzstufen
Zeitschriften	Bewusste Selektion der Information mit der höchsten Evidenzstufe
Fortbildungsveranstaltungen	

Tab. II.5.2: Beispiel einer dokumentierten Suchstrategie (Medline-Recherche zum Thema „Routine Vitamin Supplementation to Prevent Cancer: Update of the Evidence from Randomized Controlled Trials, 1999–2002" [7]

#18	Search #17 AND #14 Limits: Publication Date from 1999 to 2002, English, Human
#17	Search #16 AND #15 Limits: Publication Date from 1999 to 2002, English, Human
#16	Search randomized or Controlled or clinical Limits: Publication Date from 1999 to 2002, English, Human
#15	Search trial Limits: Publication Date from 1999 to 2002, English, Human
#14	Search #8 AND #9 Field: All Fields, Limits: Publication Date from 1999 to 2002, English, Human
#13	Search #8 AND #9 Field: All Fields. Limits: Publication Date from 1999 to 2002, English, Randomized Controlled Trial, Human
#12	Search #8 AND #9 Field: All Fields, Limits: English, Randomized Controlled Trial, Human
#11	Search #8 AND #9 Field: All Fields. Limits: English, Human
#10	Search #8 AND #9
#9	Search #6 OR #7
#8	Search #4 OR #5
#7	Search „precancerous conditions"[MESH]
#6	Search „neoplasms"[MESH]
#5	Search „antioxidants"[MESH]
#4	Search „fVitamins/administration and dosage"[MESH] OR „Vitaminsftherapeutic use"[MESH])

Informationsbewertung und Selektion

Die bei der Literaturrecherche gefundene Information soll den aktuellen Stand der Wissenschaft möglichst zuverlässig wiedergeben. Um systematische Verzerrungen (Bias) im Wissenstransfer zu vermeiden, müssen bestimmte Forderungen erfüllt werden: Aufbauend auf einer möglichst umfassenden, auch neueste Ergebnisse berücksichtigenden Wissensbasis, muss die Erkenntnis auf transparente und nachvollziehbare Weise gewonnen worden sein, um dem Leser eine eigene kritische Bewertung zu gestatten. Daraus resultiert eine hierarchische Einteilung der gefundenen Evidenz, deren Stufenleiter (!) auf der Suche nach verwertbaren Erkenntnissen von oben nach unten durchlaufen werden sollten (s. Tab. 5.3).

Dabei muss festgehalten werden, dass die niedrigste Evidenzstufe nicht gleichbedeutend mit unzutreffendem Inhalt der Information ist, sondern dass es bei der hierarchischen Einteilung der Evidenz um formale Kriterien geht, die eine verzerrungsfreie Wiedergabe wissenschaftlicher Ergebnisse gewährleisten sollen. Außerdem besteht nicht immer ein direkter Zusammenhang zwischen Evidenzstärke und Empfehlungsklasse (s. Abb. 5.1). Wenn Studien beispielsweise an einer hochselektierten Patientenpopulation durchgeführt wurden, kann die Evidenz für die Anwendung der Ergebnisse auf eine allgemeine Population unter Umständen schwächer als sonst üblich eingestuft werden.

Tab. II.5.3: Hierarchie der wissenschaftlichen Evidenz – Einteilung in Evidenzstärken bzw. Empfehlungsklassen. Beispiel: AHCPR-Verfahren [8]

Evidenz-Stärke	Evidenz-Typ
Ia	Evidenz aufgrund von Metaanalysen randomisierter, kontrollierter Studien
Ib	Evidenz aufgrund mindestens einer randomisierten, kontrollierten Studie
IIa	Evidenz aufgrund mindestens einer gut angelegten, kontrollierten Studie ohne Randomisierung
IIb	Evidenz aufgrund einer gut angelegten, quasi-experimentellen Studie
III	Evidenz aufgrund gut angelegter, nicht experimenteller deskriptiver Studien (z.B. Vergleichsstudien, Korrelationsstudien, Fall-Kontrollstudien)
IV	Evidenz aufgrund von Berichten/Meinungen von Expertengremien, Konsensuskonferenzen und/oder klinischer Erfahrung anerkannter Autoritäten
Empfehlungs-Klasse	
A	ist belegt durch schlüssige Literatur von insgesamt guter Qualität, die mindestens eine RCT enthält **(Evidenzklassen Ia, Ib)**.
B	ist belegt durch gut durchgeführte nicht randomisierte klinische Studien **(Evidenzklassen IIa, IIb, III)**.
C	ist belegt durch Berichte/Meinungen von Expertengremien, Konsensuskonferenzen und/oder klinische Erfahrung anerkannter Autoritäten; weist auf das Fehlen direkt anwendbarer klinischer Studien guter Qualität hin **(Evidenzklasse IV)**.

Anmerkung: Das AHCPR-Schema wurde wegen seiner Übersichtlichkeit aus der Fülle der existierenden, z.T. inkongruenten Bewertungsschemata ausgewählt.

Klassifizierung von wissenschaftlicher Evidenz und Leitlinien-Empfehlungen

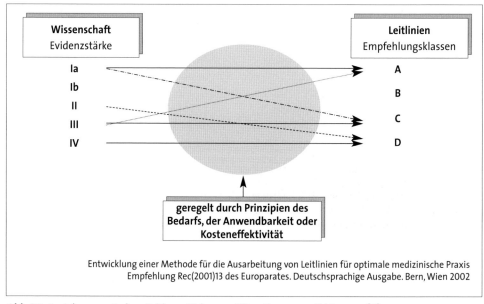

Entwicklung einer Methode für die Ausarbeitung von Leitlinien für optimale medizinische Praxis Empfehlung Rec(2001)13 des Europarates. Deutschsprachige Ausgabe. Bern, Wien 2002

Abb. 5.1: Beziehung zwischen Evidenzstärken und Handlungsempfehlungen [8]

Ärztliche Leitlinien werden von vielen Autoren als das bedeutsamste Instrument zur Implementierung von EbM in der Routineversorgung angesehen. Leitlinien unterscheiden sich von systematischen Übersichtsarbeiten durch ihre primäre Zielsetzung, klinisch tätigen Ärzten explizit ausformulierte und konkrete Handlungsanweisungen und Entscheidungshilfen bereitzustellen. Leitlinien haben dabei die Aufgabe, das umfangreiche Wissen (wissenschaftliche Evidenz und Praxiserfahrung) zu speziellen Versorgungsproblemen zu werten und gegensätzliche Standpunkte zu klären. Leitlinien definieren unter Abwägung von Nutzen und Schaden das derzeitige Vorgehen der Wahl, wobei als relevante Zielgrößen (Outcome) nicht nur Morbidität und Mortalität, sondern auch Patientenzufriedenheit und Lebensqualität zu berücksichtigen sind. In diesem Sinne sind Leitlinien praktikable Werkzeuge, um wissenschaftliche Erkenntnisse in praxisrelevante Handlungsempfehlungen zu übersetzen (s. hierzu Kap. VIII.4).

Literatur

[1] Urban HJ (2001) Wettbewerbskorporatistische Regulierung im Politikfeld Gesundheit. Der Bundesausschuss der Ärzte und Krankenkassen und die gesundheitspolitische Wende. Veröffentlichungsreihe der Arbeitsgruppe Public Health, Wissenschaftszentrum Berlin für Sozialforschung. Berlin – http://skylla.wz-berlin.de/pdf2001/p01-206.pdf

[2] Sachverständigenrat für die Konzertierte Aktion im Gesundheitswesen/SVR (2001) Zielbildung, Prävention, Nutzerorientierung und Partizipation. In: SVR, Gutachten 2000/2001. Bedarfsgerechtigkeit und Wirtschaftlichkeit, Bd. I, Abs. 250. Nomos Verlagsgesellschaft, Baden-Baden

[3] BMGS, Anforderungen an strukturierte Behandlungsprogramme für Diabetes mellitus Typ 2 nach § 137f SGB V. Anlage l zu §§ 28 b bis g der RSA-VO (2003). http://www.bmgs-bund.de (15.08.03)

[4] Ollenschläger G et al. (2003) Über die Umsetzung von „Evidenzbasierter Medizin (EbM)" in den Alltag einer Allgemeinpraxis. Internistische Praxis, 44: 817–28

[5] Sackett DL et al. (2000) Evidence-based Medicine: How to Practice and Teach EBM. 2. Aufl. London, Churchill-Livingstone (Ders. (1999) Evidenzbasierte Medizin. EBM-Umsetzung und -Vermittlung, 1. Aufl. Zuckschwerdt, Germering)

[6] Bassler D, Antes G (2000) Wie erhalte ich Antwort auf meine Fragen. In: Kunz R et al. (Hrsg.), Lehrbuch Evidenzbasierte Medizin in Klinik und Praxis. Deutscher Ärzteverlag, Köln

[7] Shetty P, Atkins D. Update of the Evidence From Randomized Controlled Trials, 1999–2002. Routine Vitamin Supplementation to Prevent Cancer. Agency for Healthcare Research and Quality, Rockville, MD. http://www.ahrg.gov/cJinic/3rduspstf/vitamins/vitupdate.htm (15.08.03)

[8] Europarat (Hrsg.), Entwicklung einer Methodik für die Ausarbeitung von Leitlinien für optimale medizinische Praxis. Empfehlung des Europarates und Erläuterndes Memorandum. Z Arztl Fortbild Qualitatssich 2002, 96 (Suppl. III), 12 – http://www.azq.de

6 Zur Hierarchie ärztlicher Erfolge

G. Richter

6.1 Einführung

Trotz vielfältiger Erfolge sieht sich die Medizin des 21. Jahrhunderts mit Veränderungen konfrontiert, die ihr Vertrauensverhältnis zur Bevölkerung in Frage stellen. Auf der Makroebene sind die Ausweitungen der medizinischen Versorgung und ihrer Kontrolle von immer mehr Lebensbereichen sowie die Kostenexplosion im Gesundheitswesen die einschneidensten Veränderungen der Medizin der Gegenwart. Die Medizin hat ihre ursprüngliche Zuständigkeit über den klassischen Bereich der Diagnostik und Therapie manifester Krankheiten hinaus erheblich erweitert. Heute stehen alle Lebensabschnitte von der Geburt bis zum Sterben unter medizinischer Kontrolle, ja selbst Zeugung und Schwangerschaft sind in die Versorgungsstruktur des Medizinsystems integriert.

Die Ausweitung der medizinischen Versorgung und damit die Kontrolle vieler Lebensbereiche, die als Medikalisierung der Gesellschaft definiert worden ist, erzeugt trotz unzweifelhafter ärztlicher Erfolge zunehmend Unbehagen in der Bevölkerung. Am Anfang des 21. Jahrhunderts ist die Gesellschaft durch ökonomische, soziale und naturwissenschaftliche Erfordernisse gezwungen, Reformen in der Medizin und in der Gesundheitsversorgung anzustreben, die sowohl in den Industrienationen als auch in den Entwicklungsländern ein Ausbalancieren der Vor- und Nachteile einer fortschrittlichen medizinischen Technologie zum Inhalt haben. In diesem Zusammenhang muss über die zentralen Ziele der Medizin Einvernehmen erzielt werden. Auf der Basis der definierten Ziele kann man sich die Frage stellen, ob es eine Hierarchie ärztlicher Erfolge gibt.

Zu den traditionellen Zielen der Medizin bzw. des Gesundheitswesens, die es mit Hilfe entsprechender Leistungs- und Erstattungsverfahren zu erreichen gilt, gehören Gesundheitsschutz, Vorsorge, Früherkennung sowie ambulante und stationäre Krankheits- und Gesundheitsversorgung. Allerdings ist zu fragen, wie angesichts tief greifender demographischer und gesellschaftlicher Herausforderungen sowie des unaufhaltsamen Fortschritts der technologischen Medizin und der sie begleitenden Probleme auf dem Hintergrund zunehmend beschränkter Ressourcen Ziele so formuliert werden können, dass sie zum einen zukunftsweisend und zum anderen konsensfähig sind. Nur so lassen sich Ziele sowohl innerhalb der Medizin als auch innerhalb des jeweiligen gesellschaftlichen Kontextes umsetzen.

Dieser Aufgabe hat sich ein internationales Forschungsprojekt am Hastings Center, New York, gewidmet, welches von 1992–1996 unter dem Titel „THE GOALS OF MEDICINE – Setting New Priorities" die Ziele der Medizin vor dem Hintergrund ihrer gegenwärtigen Möglichkeiten und Probleme untersucht und übergeordnete Ziele der Medizin herausgearbeitet hat [1]. Unter Beteiligung von Arbeitsgruppen aus 14 Nationen war die Prämisse dieses Forschungsunternehmens, dass sich weitere Diskussionen über die Reform des Gesundheitssystems nicht allein in Debatten über Organisation und Finanzierung der Gesundheitssysteme erschöpfen sollten. Es war nach

Überzeugung aller Beteiligten darüber hinaus notwendig, neu über die grundlegenden Ziele der Medizin nachzudenken, damit die Medizin in der Lage bleibt, ihre Integrität zu wahren angesichts von politischem und sozialem Druck, der sie anachronistischen oder fremden Zwecken dienstbar machen möchte. Die deutsche Projektgruppe stand unter Leitung von PD Dr. med. Gebhardt Aller, Universität Ulm [2]. Im Folgenden sind die Ergebnisse dieses internationalen Forschungsprojektes zitiert und mit Bezug auf das oben genannte Thema dargestellt.

Angesichts des ökonomischen, sozialen und naturwissenschaftlichen Druckes auf die Medizin stellt sich die Frage, was das legitime Territorium der Medizin ist und wo die Grenzen einer legitimen Medikalisierung verlaufen. Gerade weil die Medizin im 20. Jahrhundert große Fortschritte und Erfolge erzielt hat, stellt sich nun die Frage, was für das 21. Jahrhundert angestrebt werden soll. Die technologischen Entwicklungen im Gesundheitssystem haben die Kosten der Medizin und der Gesundheitsversorgung stark ansteigen lassen. Es ist allgemein zu konstatieren, dass es einen Trend hin zu teuren Behandlungen von Krankheiten gibt. Dies kommt letztlich lediglich einer kleinen Gruppe von Menschen zugute. Viele Verbesserungen im Rahmen des technologischen Fortschritts stoßen an finanzielle Grenzen. Die erwarteten positiven Wirkungen sind vergleichsweise sehr teuer. Zahlreichen neuen diagnostischen Technologien folgen keine entsprechenden therapeutischen Möglichkeiten. Die in der aktuellen Zielsetzung der Medizin bestehende Überbetonung der Kuration zu Lasten der Prävention ist kritisch zu hinterfragen. Es gilt, die Folgen der demographischen Entwicklung für das Gesundheitssystem mehr als bisher zu berücksichtigen und die Frage nach einer angemessenen Medikalisierung des Lebens zu stellen. Die Neuformulierung gegenwärtiger Ziele der Medizin hat entsprechend dem internationalen Forschungsprojekt des Hastings Centers folgende Gründe:

◢ Die wirtschaftlichen und ethischen Probleme der gegenwärtigen Medizin werfen fundamentale und neue Fragen über die Natur und die Ziele der Medizin auf.

◢ Die ökonomischen Probleme der gegenwärtigen Medizin können nicht ohne ein grundlegendes Verständnis der für die Medizin eigenen Ziele gelöst werden.

◢ Die alternde Gesellschaft, der immer teurere technologische Fortschritt und die scheinbar unersättliche öffentliche Nachfrage verlangen nach einer Reformulierung bzw. Neubetrachtung der Ziele der Medizin.

Für die Reformulierung der Ziele einer Medizin im 21. Jahrhundert war es notwendig, von einem gemeinsamen Gesundheitsbegriff auszugehen. Die internationale Projektgruppe einigte sich auf folgende Definition von Gesundheit: „Gesundheit ist die Erfahrung des Wohlbefindens und die Integrität von Seele und Körper. Gesundheit ist durch die angenehme Abwesenheit von nennenswerten Erkrankungen und infolgedessen durch die Fähigkeit der jeweiligen Person, ihre Lebensinteressen zu verfolgen und im gewöhnlichen sozialen, beruflichen Umfeld zu funktionieren, charakterisiert". Damit hat die Projektgruppe, im Gegensatz zur Gesundheitsdefinition der WHO, in Betracht gezogen, dass ein gewisses Maß an Krankheit, zu der einen oder anderen Zeit, Teil des Lebens eines jeden Menschen ist und dass ebenso ein gewisses Maß an Gesundheit im Leben der meisten Menschen vorkommt und daher die Aufrechterhaltung der Gesundheit ein so großes Gewicht in den Zielen der Medizin einnimmt. Gesundheit und Krankheit sind keineswegs eine scharf zu trennende Dichotomie in dem Sinne, dass Gesundheit Krankheit und Krankheit Gesundheit ausschließt. Beide Begrifflichkeiten bezeichnen jeweils Endpunkte auf einem Kontinuum, auf dem sich jeder Mensch während seines Lebens hin und her bewegt. Ausgehend von diesem Verständnis von Gesundheit wurden vier übergeordnete Ziele der Medizin definiert, die der Medizin helfen sollen, ihre Integrität angesichts von politischem, sozialem, ökonomischem und naturwissenschaftlichem Druck zu bewahren:

- ◢ Prävention von Krankheiten und Verletzungen sowie die Förderung und Erhaltung der Gesundheit
- ◢ Linderung von durch Krankheiten verursachten Schmerzen und Leiden
- ◢ Pflege und Heilung von erkrankten Menschen sowie die Pflege von Kranken, die nicht geheilt werden können
- ◢ Verhinderung eines vorzeitigen Todes und das Streben nach einem friedvollen Tod

6.2 Die 4 übergeordneten Ziele einer zukünftigen Medizin

6.2.1 Die Krankheits- und Unfallprävention sowie die Förderung und Erhaltung der Gesundheit

Gesundheitsförderung und Krankheitsprävention sind aus drei Gründen zentrale Werte der Medizin. Zum Ersten ist es schon immer evident gewesen, dass es besser ist, eine Krankheit oder einen Unfall zu vermeiden, wann immer dies möglich erscheint, als diese behandeln zu müssen. Zweitens haben Anstrengungen auf dem Gebiet der Gesundheitsförderung und der Krankheitsprävention positive wirtschaftliche Auswirkungen. Zusätzlich kann die stärkere Betonung der Gesundheitsförderung und der Krankheitsprävention die einseitige Betonung der High-Tech- und Notfallmedizin innerhalb der medizinischen Versorgung in eine sinnvollere Balance setzen. Drittens ist es wichtig, den medizinischen Professionen und der Öffentlichkeit zu vermitteln, dass die Medizin nicht nur von der Codierung krank/nicht

krank im Sinne eines pathogenetischen Systems gesteuert wird, sondern auch die Codierung gesund/nicht gesund im Sinne einer salutogenetischen Begrifflichkeit von großer Relevanz ist.

Mit der Realisierung der Gesundheitsförderung und Krankheitsprävention als grundlegendes Ziel zukünftiger Medizin müssen allerdings auch Hemmnisse der Gesundheitsförderung und Krankheitsprävention beseitigt werden, die vor allem in der Herstellung fundierter Daten über die Kosten von Gesundheitsförderungs-Programmen und ihrer Kosten-Nutzen-Analyse bestehen. Des Weiteren zeichnet es sich ab, dass mit diesem Ziel der Medizin die beiden entscheidenden Gebiete der Gesundheitsversorgung, d.h. die Medizin und das öffentliche Gesundheitswesen, nicht mehr länger nebeneinander her oder sogar in Konkurrenz zueinander arbeiten können, sondern dass eine intensive Zusammenarbeit zwischen diesen beiden Gebieten der Gesundheitsversorgung als unverzichtbar anerkannt wird und geboten ist.

6.2.2 Linderung von krankheitsbedingten Schmerzen und Leiden

Die Linderung von Schmerz und Leiden ist ein traditionelles Ziel der Medizin. Aus einer Reihe von Gründen jedoch wird die moderne Medizin weltweit diesem Ziel nicht gerecht [3]. Zum einen wird vergessen, dass Schmerzen und Leiden nicht notwendigerweise identisch sind, zum anderen ist die Schmerztherapie ein gegenwärtig noch zu oft vernachlässigtes Gebiet der Medizin. Sowohl in Industrieländern als auch in den Entwicklungsländern gibt es noch immer große Unzulänglichkeiten im Kenntnisstand zur Schmerztherapie, in der Anwendung des verfügbaren Wissens und in der medizinischen und kulturellen Unterstützung, die notwendig ist, um eine vernünftige Schmerzlinderung routinemäßig verfügbar zu machen. Hier gilt es, das Gebiet der Palliativmedizin nachdrücklich zu fördern. Die Linderung von Leiden befindet sich in keinem besseren Zustand. Leiden bezieht sich auf seelische Last oder Bedrückung. Es ist typischerweise durch Furcht oder Ängstlichkeit gekennzeichnet. Solches Leiden, das eine Krankheit begleiten kann, wird oft nicht bemerkt oder nur unzureichend behandelt. Bei Problemen, die eigentlich besser durch interdisziplinäre Beratung und Zuwendung gelöst werden könnten, werden viel zu oft Medikamente eingesetzt, die einer grenzenlosen Medikalisierung des Lebens Vorschub leisten. Im Hinblick auf dieses zweite übergeordnete Ziel einer zukünftigen Medizin ist auch die Haltung zu problematisieren, die der körperlichen Erkrankung anscheinend immer noch Vorrang vor der seelischen Krankheit einräumt.

6.2.3 Die Pflege und Heilung der Kranken sowie die Pflege der Unheilbaren

Der kranke Mensch sucht den Arzt auf, und die Medizin antwortet darauf mit ihrer binären Codierung von krank/nicht krank. Sie fahndet nach Krankheitsursachen, wobei im Rahmen des pathogenetischen Konzeptes die Ursache im Körperlichen gesucht wird. Wenn eine solche Ursache gefunden ist, versucht die Medizin die Krankheit zu heilen und den Patienten wieder in einen Zustand des normalen Wohlbefindens und Funktionierens zu führen. Allerdings vergisst die so ausgerichtete Medizin, den Patienten als Menschen in seiner Ganzheit zu sehen. Patienten streben in der Regel nach mehr als nur der Behandlung. Sie suchen Empathie und Verständnis. Bei ihren großartigen Erfolgen und in ihrem Eifer, die Patienten zu heilen, hat die moderne Medizin in manchen Fällen ihre fürsorgende Rolle vernachlässigt. Der Auftrag der Medizin bezieht sich neben

Heilung auf Behandlung, Pflege und Versorgung von Menschen mit einer andauernden Krankheit oder Behinderung, damit sie möglichst in die Lage versetzt werden, weit gehend eigenständig ihre Lebensinteressen zu verfolgen und sich im sozialen und beruflichen Umfeld wieder gut zu integrieren. Die in der modernen Medizin zunehmend wichtige Rehabilitation kann auch zur Heilung führen, wenn man davon ausgeht, dass dazu der Organismus nicht vollständig in seinen früheren Funktionszustand zurückversetzt werden muss.

In der gegenwärtigen und zukünftigen Gesellschaft, die durch eine demographische Entwicklung hin zu höherem Lebensalter gekennzeichnet ist, finden sich als häufigste Ursache für Schmerzen und Leiden chronische Erkrankungen, die trotz aller medizinisch-therapeutischen Möglichkeiten nur unzulänglich zu meistern sind. In einer solchen Situation wird Fürsorge um so wichtiger. Dieser Aspekt der Medizin muss nach einer Zeit der Vernachlässigung wieder seiner ursprünglichen Bedeutung zugeführt werden. Als Ziel einer fürsorglichen Medizin kann daher nur beschrieben werden, es dem Einzelnen zu ermöglichen, das Leben entsprechend seiner Lebensinteressen zu leben und zu beschließen.

6.2.4 Das Verhindern eines vorzeitigen Todes und das Streben nach einem friedvollen Tod

Die Verhinderung eines frühzeitigen Todes ist traditionell ein mit großem Wert besetztes Ziel der Medizin. Hier hat die High-Tech-Medizin große Erfolge aufzuweisen, und erfolgreiche Intensivmedizin wird von den Betroffenen als zutiefst humane Medizin erlebt.

Aus diesen Erfolgen erwachsen einer verantwortungsvollen Medizin im 21. Jahrhundert weitere wichtige Aufgabenfelder. Zum einen gilt es für eine moderne und humane High-Tech-Medizin, die Balance in Diagnostik und Therapie bei denjenigen Patienten zu finden, deren Tod nicht mehr als vorzeitig angesehen werden kann, die aber dennoch aus einer weiterführenden Behandlung oder gar intensivmedizinischen Therapie Nutzen ziehen können. Hierzu ist der Verweis notwendig, dass eine Palliativmedizin, die dem „state of the art" entspricht, die Möglichkeiten der High-Tech-Medizin durchaus in Anspruch nimmt. Allerdings sollte dies auf der Basis von Zielvorgaben erfolgen, die gemeinsam von der Medizin (Behandlungsteam) und den betroffenen Patienten unter besonderer Beachtung der ethischen Prinzipien von Patientenautonomie und Fürsorge erarbeitet wurden.

Das Vermeiden eines vorzeitigen Todes wird weiterhin als hohes Ziel der Medizin angesehen werden. Es wäre jedoch ein Fehler, so zu handeln, als ob jeder Tod vorzeitig sei und die Beseitigung des Todes zu Lasten anderer wichtiger Lebensinteressen erfolgen könnte. Zu diesen Interessen zählt auch das Streben nach einem friedvollen Tod. Als einen friedvollen Tod definieren die Autoren der Projektgruppe „THE GOALS OF MEDICINE – Setting New Priorities" einen Tod, bei dem Schmerzen und Leiden durch eine entsprechende Schmerztherapie und mitmenschliche Begleitung auf ein Minimum reduziert sind, bei dem die Patienten niemals aufgegeben oder vernachlässigt werden, und bei dem die Versorgung derjenigen, die nicht überleben, als genauso wichtig erachtet wird wie die Versorgung derjenigen, die überleben werden. Aus diesem Grunde ist die humane Gestaltung des Todes die letzte und menschlich herausforderndste Verantwortung der Medizin. Allerdings hat die moderne Medizin das Sterben zu einem undurchsichtigen und hoch komplexen Vorgang gemacht. Wenngleich es einfach ist, den Tod im intensivmedizinischen Kontext zu bestimmen, so ist es heutzutage außerordentlich schwierig,

den Beginn des Sterbens im Rahmen der High-Tech-Medizin zu erkennen und zu erfassen. Nur zu oft schlägt bei den medizinischen Bemühungen der High-Tech-Medizin die vermeintliche **Lebensverlängerung** in **Leidensverlängerung** um. Hier hat sich eine zukünftige Medizin wieder der vergessenen Aufgabe der wissenschaftlichen Prognostik zu widmen, um medizinische Standards für die angemessene Beendigung einer lebenserhaltenden medizinischen Behandlung bei Sterbenden zu finden, die in der Lage sind, ein friedvolles Sterben als letzten Lebensabschnitt zu realisieren. In diesem Rahmen ist es die vortrefflichste Aufgabe, die Bedürfnisse der Patienten und die Integrität des Medizinsystems so auszubalancieren, dass diesen Kranken ein friedvoller Tod ermöglicht wird. Unverzichtbar erscheint dabei auch eine Reflexion auf die moralischen und ethischen Grundlagen der modernen Medizin, die ihre technologische und menschliche Kompetenz zum Besten für ihre Patienten einzusetzen hat. Dabei ist allerdings von besonderer Bedeutung, dass im 21. Jahrhundert nicht mehr das Medizinsystem allein und einseitig in der Lage ist, das Beste für jeden einzelnen Patienten zu bestimmen. Dies lässt sich nur in der Begegnung mit den Einzelnen und in Reflexion auf die gesellschaftlichen Gegebenheiten bewerkstelligen.

6.3 Fazit

Mit der Formulierung von vier übergeordneten Zielen einer zukünftigen Medizin des 21. Jahrhunderts, die in der Interpretation des gegenwärtigen Handelns immer wieder überprüft werden müssen, stellt sich die Frage nach der Hierarchie dieser Ziele und ihrer Priorität. In Übereinstimmung mit der internationalen Projektgruppe lässt sich feststellen, dass für keines der vorgestellten vier übergeordneten Ziele der Medizin eine bestimmte Priorität festgelegt werden kann.

Vielmehr ist es so, dass jedes Ziel unter jeweils verschiedenen Umständen eine größere und geringere Bedeutung und Gewichtung erlangt.

Dies gilt in der individuellen Arzt-Patient-Beziehung wie auch im gesamtgesellschaftlichen Kontext. Begründet wird die Unmöglichkeit der Prioritätensetzung hinsichtlich dieser vier übergeordneten Ziele der Medizin damit, dass unterschiedliche Menschen unterschiedliche Gesundheitsbedürfnisse haben und auch ein und dieselbe Person zu verschiedenen Zeitpunkten ihres Lebens unterschiedliche Erwartungen an die Medizin heranträgt.

Wir bewegen uns alle im Laufe unseres Lebens auf einem Kontinuum zwischen Gesundheit und Krankheit, sodass zu unterschiedlichen Zeiten unterschiedliche Bedürfnisse entstehen und bestehen. Aus diesem Grunde ist es wenig hilfreich und auch nicht möglich, eindeutige Prioritäten hinsichtlich der Ziele in der Medizin zu setzen, vielmehr wird jedes Ziel unter jeweils verschiedenen (individuellen) Umständen eine größere oder kleinere Bedeutung haben. Wenn aber eine Prioritätensetzung medizinischer Ziele aus den genannten Gründen nicht wünschenswert und auch nicht möglich ist, so erscheint auch eine Hierarchisierung ärztlicher Erfolge unmöglich.

Es gilt vielmehr, die für entsprechende Situationen definierten übergeordneten Ziele, wie sie von der internationalen Projektgruppe des Hastings Centers erarbeitet und formuliert worden sind, individuell und gesamtgesellschaftlich entsprechend der Möglichkeiten der modernen Medizin in die Praxis umzusetzen. An der Bewältigung dieser bedeutenden Aufgabe wird sich entscheiden, ob die Medizin in ihrer Integrität erhalten werden kann oder ob sie sich dem vielfältigen politischen, ökonomischen, sozialen und naturwissenschaftlichen Druck beugt mit der Gefahr, sich dann möglicherweise anachronistischen und/oder fremden Zwecken dienstbar zu machen.

6.4 Zusammenfassung

Unter Berücksichtigung naturwissenschaftlicher, ökonomischer, sozialer und politischer Bedingungen wurden im Rahmen eines internationalen Forschungsprojekts am Hastings Center in New York vier übergeordnete Ziele für die Medizin des 21. Jahrhunderts formuliert. Bei der Umsetzung dieser Ziele in die Praxis kommt keinem der genannten Ziele Priorität zu, d.h., sie sind gleichwertig. Es gilt, die formulierten Ziele gemeinsam mit den Betroffenen im individuellen und gesellschaftlichen Kontext zu erarbeiten und festzulegen. Angesichts der Gleichwertigkeit der vier übergeordneten Ziele gibt es auch keine Hierarchie ärztlicher Erfolge. Allerdings besteht die Möglichkeit, eines der Ziele zu verfehlen, indem es nicht in den Blick genommen oder anderen Zwecken untergeordnet wird.

Literatur

[1] An International Project of the Hastings Center, THE GOALS OF MEDICINE – Setting New Priorities. Special supplement, Hastings Center Report (1996), Vol. 26 (6), S1–S27
[2] Allert G (2002) Ziele der Medizin. Schattauer, Stuttgart
[3] Huseboe S, Klaschik E (2003) Palliativmedizin, 3. Aufl. Springer, Berlin

7 Bevölkerung und Prävention

P. Schauder

7.1 Prävention als Recht und Pflicht

Prävention spielte bisher im deutschen Gesundheitswesen eine allenfalls untergeordnete Rolle. Insofern ist es erfreulich, dass die rot-grüne Bundesregierung zu ihrer zweiten Amtszeit (2002–2005) mit dem Ziel angetreten ist, die Prävention zu stärken und als vierte Säule im Gesundheitswesen zu etablieren. Diese Entscheidung war überfällig. Wenn bei einer Bevölkerungszahl von etwa 82,5 Millionen mindestens zehn Millionen Menschen an potenziell vermeidbaren chronischen Krankheiten leiden, darunter Adipositas, Typ-2-Diabetes, kardiovaskuläre Erkrankungen einschließlich Bluthochdruck und Schlaganfall, Krebs, Zahnerkrankungen, chronisch ob-struktive Lungenerkrankungen, Osteoporose oder demenzielle Erkrankungen wie die Alzheimer-Krankheit, ist dies ein untrüglicher Beleg dafür, dass die drei etablierten Säulen unseres Gesundheitswesens Verstärkung benötigen (s. Prolog, Tab. 1). Experten wissen, dass Präventionserfolge von der Unterstützung der Bevölkerung abhängig sind. Deswegen ist es notwendig, die Bürger für die Ziele der Prävention zu gewinnen.

Bei der Etablierung der vierten Säule gilt es, ein vernünftiges Gleichgewicht zwischen Rechten und Pflichten der Bürger einzuhalten. So hat die Bevölkerung ein Recht darauf, dass der Staat wirkungsvolle Maßnahmen zur Verhältnisprävention ergreift. Dazu gehören beispielsweise wirksame Schritte zur Eindämmung des Tabakkonsums, an dessen Folgen in Deutschland Jahr für Jahr über 100.000 Menschen versterben (s. Kap. V.3).

Andererseits haben die Bürger gegenüber der Solidargemeinschaft der Versicherten die Pflicht, die Möglichkeiten der Prävention zu nutzen. Es muss deutlicher als bisher darauf hingewiesen werden, dass derjenige, der sich weigert, vermehrt Eigenverantwortung für seine persönliche Gesundheit zu übernehmen, das Prinzip der Solidarität im Gesundheitswesen verletzt. Die Menschen empfinden es als zunehmend ungerecht, dass derjenige, der Eigenverantwortung für seine Gesundheit übernimmt, die gleichen Lasten zu tragen hat wie derjenige, der sich dieser Mühe entzieht und der die daraus resultierenden Konsequenzen auf die Solidargemeinschaft abwälzt. Was hat sich die Bevölkerung darunter vorzustellen, dass Prävention als vierte Säule des Gesundheitsspektrums etabliert werden soll?

7.2 Gesundheitspolitik in Deutschland: Einschätzung der Bundesbürger

Vor der Bundestagswahl im Jahr 2005 fragte das Bundesministerium für Gesundheit und Soziale Sicherung (BMGS) die Bevölkerung nach ihren Ansichten über Reformen im Bereich der Gesundheitsversorgung. Das Wort „Prävention" fiel zwar nicht, doch viele Fragen berührten verschiedene Facetten der Prävention sowie die wichtigsten präventiven Maßnahmen (s. Kap. II.3). Mit der Durchführung der Umfrage war die Gesellschaft für Sozialforschung und statistische Analysen (Forsa) beauftragt. Das Ergebnis der Umfrage wurde auch der Ärzteschaft unter dem Titel „Gesundheitspolitik in Deutschland: Einschätzung der Bundesbürger" in verschiedenen Fachzeitschriften mitgeteilt, u.a. 2002 im „Internist" [1, 2]. Die Umfrage richtete sich an Gesunde und chronisch Kranke. Sie betraf fünf thematische Schwerpunkte:

◢ Gesundheitspolitik: Interesse und Wahrnehmung

◢ Erfahrungen mit dem Gesundheitswesen

◢ Zufriedenheit mit dem Gesundheitswesen

◢ Versorgung chronisch Kranker

◢ Erwartungen an eine Gesundheitsreform

Die Mehrzahl der in der Umfrage erwähnten Krankheiten, d.h. „Herz-, Kreislauf-, Zucker- und Nierenkrankheiten, sowie Krebs" [2], gehört zu den potenziell vermeidbaren so genannten nicht übertragbaren chronischen Krankheiten. Von der Weltgesundheitsorganisation (WHO) wird seit Jahren immer wieder darauf hingewiesen, dass zur Entlastung der Gesundheitssysteme vorrangig präventive Maßnahmen gegen diese Krankheitsgruppe notwendig sind [3].

7.2.1 Gesundheitspolitik als Mehrheitsthema

Die Umfrage belegt ein hohes Interesse der Bevölkerung an der Gesundheitspolitik. Etwa 31% der Bundesbürger verfolgen regelmäßig, weitere 46% gelegentlich die Berichterstattung zur Gesundheitspolitik, was immer auch unter „gelegentlich" zu verstehen ist. Das Interesse steigt mit dem Lebensalter. Wenn man noch das wachsende Durchschnittsalter unserer Bevölkerung berücksichtigt, gewinnen gesundheitspolitische Themen wohl immer mehr den Rang von „Mehrheitsthemen". Gesundheitspolitische Entscheidungen können damit großen Einfluss auf die politische Kräfteverteilung im Lande haben.

7.2.2 Lebensstil und Vorsorgemaßnahmen

Folgende Lebensstilfaktoren wurden angesprochen: Ernährung, körperliche Bewegung, sowie Alkohol- und Tabakkonsum.

Eine „Gesundheitsabgabe" auf Zigaretten in Höhe von einer Mark wurde von 71% und die höhere Besteuerung des Alkohols von 68% der Befragten begrüßt. Auf „gesunde Ernährung" sowie „das Einhalten des Körpergewichts" achteten 68% der Befragten „immer oder meistens", und 63% betrieben mindestens einmal pro Woche Ausdauersport, Kraftsport oder Gymnastik.

Über zwei Drittel der Deutschen hatten innerhalb der letzten sechs Monate ihren Blutdruck messen lassen. „Die allgemeine Vorsorgeuntersuchung zur Früherkennung von Herz-, Kreislauf-, Zucker und Nierenkrankheiten haben 67% aller Bundesbürger, eine Krebsvorsorge-Untersuchung 66% schon einmal in Anspruch genommen" [2].

7.2.3 Versorgung chronisch Kranker

Auf dem Hintergrund von mindestens zehn Millionen chronisch Kranker, die an potenziell vermeidbaren und ggf. wieder zu beseitigenden Krankheiten leiden, waren die Antworten auf die Fragen zur „Versorgung chronisch Kranker" von besonderem Interesse.

Von den chronisch Kranken fühlten sich 81% gut und 19% weniger gut versorgt. Die Mehrzahl chronisch Kranker (88%) war bereit, an so genannten **Disease-Management-Programmen** teilzunehmen und die Teilnahme an dem Behandlungsprogramm schriftlich durch eine Einschreibung bei der Krankenkasse zu bestätigen (76%). Im Rahmen dieser Behandlungsprogramme würden 74% der chronisch Kranken an Schulungskursen teilnehmen, in denen sie lernen können, wie sich ihr Gesundheitszustand verbessern lässt. An Behandlungsprogrammen, die eine Veränderung des Alltags der chronisch Kranken bedeuten würde – z.B. ein regelmäßiges Bewegungstraining oder eine Umstellung der Ernährungsgewohnheiten –, würden ebenfalls die meisten Betroffenen teilnehmen (73%).

7.2.4 Bewertung der bisherigen Gesundheitsversorgung durch die Bundesbürger und Zukunftserwartungen

Mit der bundesdeutschen Gesundheitsversorgung waren 66% der Befragten zufrieden, und zwar besonders mit der Versorgung beim Zahnarzt (82%), gefolgt vom Hausarzt (68%) und dem Facharzt (67%). Mit der Behandlung im Krankenhaus waren hingegen weniger Bürger zufrieden, d.h. 48% („oft, weil sie wegen mangelnder Erfahrung kein Urteil dazu abgeben konnten") [2].

Die Erwartungen an die zukünftige Entwicklung waren deprimierend. Immerhin 69% der Bürger rechneten mit einer Verschlechterung der Gesundheitsversorgung und 91% mit steigenden Kosten für die Gesundheitsversorgung innerhalb der nächsten fünf Jahre.

7.3 Zum Nutzen der Umfrage des Bundesgesundheitsministeriums zur Gesundheitspolitik

Die Umfrage des Bundesministeriums für Gesundheit enthielt eine Mischung aus Fragen und in Fragen versteckten Informationen über ihre Präventionspläne. Dadurch erfuhr die Bevölkerung, dass Pläne zur Steuererhöhung für Tabakprodukte und Alkohol bestanden. Die positive Antwort der Befragten hat wohl den Entschluss der Bundesregierung erleichtert, die Tabaksteuer zu erhöhen.

Aus der Frage über die Beteiligung an Vorsorgeuntersuchungen, darunter zur Früherkennung von Herz-Kreislauf-Erkrankungen, Diabetes oder Krebs, konnte auf Pläne geschlossen werden, diesem Aspekt der Prävention mehr Aufmerksamkeit zu widmen. Frühdiagnostik ist ein wichtiger Teil der Sekundärprävention nicht übertragbarer chronischer Krankheiten (s. Kap. II.3) [4]. Die Fragen zur Ernährung und Bewegung erfolgten wohl auf dem Hintergrund von Plänen, entsprechende „Präventionskurse" zu etablieren. Manche Fragen dienten de facto auch Lobbyzwecken, beispielsweise die Frage, ob chronisch Kranke bereit wären, an Disease-Management-Programmen teilzunehmen und sich für Präventionskurse „bei der Kasse einzuschreiben" [2].

Mit einigen Fragen waren die Bundesbürger offensichtlich überfordert. Laien wissen beispielsweise meist nicht, dass „chronisch krank" keineswegs immer „lebenslang krank" bedeutet, und dass viele chronisch Kranke noch eine reelle Chance besitzen, die Symptome ihrer Krankheit wieder zu verlieren. Wenn sich dennoch 81% chronisch Kranker gut versorgt und die restlichen 19% immerhin noch weniger gut versorgt fühlen, ist das genauso verwunderlich wie ihr schlechtes Urteil über die medizinische Versorgung im Krankenhaus. Wer sehr komplexe Fragen beantworten soll, hat ein Anrecht auf angemessene Informationen.

Die Klinische Ethik kennt die Begriffe „Informed Consent" und „Patientenautonomie" [6]. Patientenautonomie gehört zu den unverrückbaren Rechten jedes Kranken, um deren Einhaltung immer wieder gerungen werden muss. Die Achtung der Patientenautonomie gebietet, dass sämtliche medizinische Entscheidungen, die ein Patient treffen soll – beispielsweise Zustimmung zu einem operativen Eingriff – nur unter den Bedingungen des „Informed Consent" erfolgen. Der Arzt ist also verpflichtet, den Patienten sein gesamtes Fachwissen zur Verfügung zu stellen, damit dieser eine angemessene Entscheidung treffen kann. Die Beantwortung einiger Fragen der Forsa-Umfrage erfolgte sicher nicht unter Bedingungen des „Informed Consent" und lieferte infolgedessen viele nicht verwertbare Informationen, sodass sich aus Sicht der notwendigen Förderung der Prävention die Frage stellt, ob das BMGS seinen Etat nicht sinnvoller verwenden kann.. Dafür 3 Beispiele:

Beispiel 1: Schlechtes Urteil über die medizinische Versorgung im Krankenhaus

Das verblüffende Urteil der Bevölkerung, mit der Versorgung im Krankenhaus weitaus weniger zufrieden zu sein als mit der beim Zahnarzt, Hausarzt oder Facharzt, war der Gesellschaft für Sozialforschung und statistische Analysen offensichtlich selbst unangenehm. Sie kommentierte die Antwort der Bundesbürger deswegen folgendermaßen: „Oft, weil sie wegen mangelnder Erfahrung kein Urteil dazu abgeben können" [1, 2]. Da fragt man sich natürlich, warum die Frage überhaupt gestellt wurde.

Beispiel 2: Qualität der Versorgung chronisch Kranker

Wenn sich 81% der chronisch Kranken gut und die verbleibenden 19% immerhin noch „weniger gut" versorgt fühlen, entspricht dies nicht der medizinischen Realität, d.h. den objektiven Tatsachen. Das wissen auch die Initiatoren der Umfrage.

Aus ärztlicher Sicht ist unstrittig, dass beispielsweise die medikamentöse Behandlung des Bluthochdrucks nicht die Qualität besitzt, die sie haben könnte, ganz zu schweigen von den Defiziten bei der so genannten nicht medikamentösen Behandlung dieser chronischen „Volkskrankheit" (s. Kap. III.5.4). Diese Möglichkeit, die Zahl der Hypertoniker im Rahmen der Sekundärprävention drastisch zu senken, wurde bisher nicht genutzt. Gleiches gilt für weitere chronische Krankheiten, darunter der Typ-2-Diabetes.

Nach Ansicht aller zuständigen wissenschaftlichen Fachgesellschaften sowie nach dem Urteil wissenschaftlicher Expertengremien, darunter der Sachverständigenrat für die Konzertierte Aktion im Gesundheitswesen, könnte bei angemessener Versorgung beispielsweise die Zahl der Hochdruckkranken um mindestens 30% gesenkt werden [8]. Diese Erkenntnis ist im Übrigen schon etwa 40 Jahre alt [9]. Das Gutachten des inzwischen aufgelösten Sachverständigenrates war dem Bundesministerium für Gesundheit bekannt. Inzwischen gehört es auch zu den evidenzbasierten Fakten in der Medizin, dass sich chronische nicht übertragbare Krankheiten, beispielsweise der Typ-2-Diabetes (mindestens vier Millionen Betroffene) oder die arterielle Hypertonie (mindestens zehn Millionen Betroffene), im Prinzip wieder beseitigen lassen (s. Kap. V). Es werden also Heilungschancen nicht genutzt.

Die Gefahr, dass Menschen nicht ihre wahre Meinung zum Ausdruck bringen können, ist besonders gegeben, wenn manipulative Fragestellungen mit einer hohen Komplexität des Inhalts der Fragen Hand in Hand gehen.

Beispiel 3: Bereitschaft chronisch Kranker, sich für die Teilnahme an Disease-Management-Programmen bei einer Kasse einschreiben zu lassen.

Wenn 88% chronisch Kranker bereit sind, an so genannten Disease-Management-Programmen teilzunehmen und sogar schriftlich die Teilnahme durch Einschreibung bei einer Krankenkasse zu bestätigen (76%), muss man besonders danach fragen, welche Zusatzinformationen ihnen zur Verfügung gestellt wurden. Wussten die chronisch Kranken beispielsweise von Plänen über die Durchführung der „Präventionskurse" im Verantwortungsbereich der Krankenkassen, d.h. ohne ärztliche Indikationsstellung, Überwachung und Dokumentation des Präventionserfolges?

Erhebungen von Meinungsumfragen zum Gesundheitswesen sollten nicht manipulieren und nicht vor allem Lobbyzwecken dienen (s. http://www.zes.uni-bremen.de und http://www.aerzteblatt.de/plus1.904). Dass man durch die Art der Fragestellung die Antwort beeinflussen kann, lernt jeder, der sich mit den Grundlagen empirischer Sozialforschung befasst. Die Chance, auf eine Frage eine zustimmende Antwort zu erhalten, hängt beispielsweise davon ab, wie konkret sie gestellt wird. Bei allgemein gehaltenen Fragen, vor allem, wenn sie den Eindruck erwecken, dass man von offensichtlich geplanten Maßnahmen persönlich wenig oder gar nicht betroffen wird, ist die Zustimmungswahrscheinlichkeit vergleichsweise hoch. Solche Manipulationen können jedoch unerwartete Folgen haben. Beispielsweise wird hinter den politischen Kulissen hartnäckig kolportiert, bei den parteiübergreifenden Konsensgesprächen zur Gesundheitsreform im Sommer 2003 habe man sich deshalb auf die Einführung der Praxisgebühr verständigt, weil Umfragen signalisiert hätten, die Bevölkerung werde diese akzeptieren [7].

7.4 Gesetz zur Stärkung der gesundheitlichen Prävention

Angesichts der wachsenden Flut chronischer Krankheiten empfiehlt die WHO seit Jahren den Regierungen geeignete Gegenmaßnahmen in die Wege zu leiten (3). Insofern ist die Absicht der Bundesregierung, die Prävention zur vierten Säule des Gesundheitswesens auszubauen, begrüßenswert. Erfolgreiche Prävention der nicht übertragbaren chronischen Krankheiten, an denen derzeit mindestens 10 Millionen Bundesbürger leiden, setzt u.a. die Übernahme von mehr Eigenverantwortung für die Gesundheit voraus, als es in der Vergangenheit der Fall war. Um dies zu erreichen, gilt es die Bevölkerung von den Vorteilen der Prävention zu überzeugen und geeignete gesetzliche Rahmenbedingungen zur Förderung der Prävention zu schaffen.

Die Gesellschaft kann das lang erwartete „Präventionsgesetz", das von der Regierungskoalition im Deutschen Bundestag unter dem Titel „Gesetz zur Stärkung der Gesundheitlichen Prävention" verabschiedet wurde, nur dann angemessen beurteilen, wenn sie versteht, wie der Begriff Prävention wissenschaftlich definiert ist.

7.5 Was die Bevölkerung über Prävention wissen sollte

Bisher wurde der Bevölkerung von Seiten der Politik nicht unmißverständlich vermittelt, dass es zur Senkung der Zahl chronisch Kranker nur eine vernünftige Strategie gibt, d.h. Maßnahmen zur Förderung der Prävention. Um dies nachvollziehen zu können, muss die Gesellschaft u.a. möglichst genau über die Bedeutung des Begriffs „Prävention" informiert sein, und damit über ihre Möglichkeiten und Grenzen.

Bei der Prävention unterscheidet man zwischen primärer, sekundärer und tertiärer Prävention. Primärprävention bedeutet Vorbeugung einer Krankheit am Gesunden. Unter Sekundärprävention versteht man Maßnahmen zur Früherkennung von Krankheiten in der Absicht, durch sofortige therapeutische Interventionen die Krankheit möglichst wieder zu beseitigen. Tertiärprävention bedeutet Vorbeugung von Komplikationen einer Krankheit, beispielsweise die Verhinderung einer so starken Schädigung der Nierenfunktion („terminale Niereninsuffizienz"), dass Dialysebehandlung notwendig wird. Unter den chronischen Krankheiten, die häufig zu einer terminalen Niereninsuffizienz führen, steht der Typ-2-Diabetes an erster Stelle (Kapitel IV.1). Gemäß o.g. Definitionen lässt sich die Zahl chronisch Kranker sowohl durch Primärprävention als auch durch Sekundärprävention senken (Kapitel II.3).

Zu den nicht übertragbaren chronischen Krankheiten gehören ausser dem Typ-2-Diabetes u.a. die Adipositas, kardiovaskuläre Erkrankungen einschließlich Bluthochdruck und Schlaganfall, Krebs, Zahnerkrankungen, chronisch obstruktive Lungenerkrankungen, Osteoporose oder demenzielle Erkrankungen wie die Alzheimer-Krankheit. Alle diese Krankheiten lassen sich im Prinzip sowohl vermeiden (Primärprävention) als auch unter bestimmten Umständen wieder beseitigen, wenn auch in sehr unterschiedlichem Ausmaß (Sekundärprävention). Daraus resultiert für chronisch Kranke folgende wichtige Konsequenz: Chronisch krank bedeutet nicht automatisch lebenslang krank.

Die Vermeidung oder ggf. Beseitigung von nicht übertragbaren chronischen Krankheiten gelingt nachweislich mit Hilfe eines bestimmten Lebensstils, bei dem besonders folgende Risiken vermieden werden: Überernährung, Bewegungsmangel, Tabakrauchen und Alkoholabusus, d.h. das so genannte tödliche Quartett" [3].

Hierbei wird die Bevölkerung allerdings oft mit einer verwirrenden Vielzahl von „Empfehlungen" konfrontiert, die sich teilweise widersprechen, d.h. es besteht für den Einzelnen das Problem, Falsches von Richtigem zu unterscheiden. Die Wahrscheinlichkeit von Falschmeldungen zu den genannten vier Lebensstilfaktoren, die für die Vermeidung chronischer Krankheiten besondere Bedeutung besitzen, ist unterschiedlich groß. Am wenigsten wahrscheinlich sind Fehlinformationen bezüglich des Tabakkonsums. Es gibt wohl kaum noch jemanden, der bestreitet, dass Tabakrauchen gesundheitsschädlich ist. Die größten Informationsprobleme betreffen die so genannte „gesunde Ernährung". Wer sich kompetent informieren möchte, sollte sich an die Deutsche Gesellschaft für Ernährung wenden. Sie steht in ständigem Kontakt mit wissenschaftlichen Fachgesellschaften anderer Länder. Kürzlich wurden die Empfehlungen über „gesunde Ernährung" entsprechend dem aktuellen Wissensstand überarbeitet [10].

7.5.1 Primärprävention

Primärprävention soll möglichst früh einsetzen, wie man heute weiß, bereits beim ungeborenen Kind. Wenn Schwangere das „tödliche Quartett" vermeiden, sinkt das Risiko ihrer ungeborenen Kinder, in ihrem späteren Leben eine nicht übertragbare chronische Krankheit zu entwickeln, beispielsweise eine koronare Herzkrankheit. Dieser Aspekt spielt bei der Schwangerenberatung eine immer wichtigere Rolle.

Primärprävention muss in den Familien beginnen. Auch Kindergärten oder Schulen bieten im Prinzip beste Voraussetzungen zur Primärprävention bei Kindern und Jugendlichen („Gesundheitsunterricht"). Viele andere Institutionen und Berufsgruppen können und sollten sich an der Primärprävention beteiligen, besonders die Medien.

7.5.2 Sekundärprävention

Auch **Sekundärprävention** sollte möglichst früh einsetzen, d.h. bevor bleibende Gesundheitsschäden aufgetreten sind. Dies ist die Begründung, warum aus wissenschaftlicher Sicht **Frühdiagnostik** und **Frühtherapie** zusammengehören. Wird eine der so genannten nicht übertragbaren chronischen Krankheiten entdeckt, erwartet der Betroffene kompetente Antworten auf u.a. folgende Fragen:

- ◢ Welche Therapie ist angezeigt?
- ◢ Besteht (noch) die Möglichkeit zur Heilung?
- ◢ Wenn dies nicht mehr der Fall ist, was kann getan werden, um den **Verlauf** der chronischen Krankheit durch Tertiärprävention günstig zu beeinflussen?

Die Antwort hängt von vielen Fakten ab, unter anderem von der Anamnese und vom ärztlichen Untersuchungsbefund. Die Behandlung besteht in einer von Fall zu Fall unterschiedlichen Kombination von Maßnahmen zur Änderung des Lebensstils („nicht medikamentöse Verfahren"), und zwar unter Berücksichtigung der bisherigen medikamentösen Therapie. Es handelt sich um die gleichen Maßnahmen, die auch zur Primärprävention chronischer Krankheiten von nachgewiesenem Nutzen sind.

◢ Aus der Warnung vor dem Tabakrauchen wird die Raucherentwöhnung.

◢ Aus der Warnung vor Alkoholabusus wird ggf. eine Alkoholentzugsbehandlung.

◢ Aus der „Ernährungsberatung über Prinzipien gesunder Ernährung" (z.B. in Ernährungskursen) wird die Einleitung einer Diät, z.B. einer Reduktionskost zur Therapie der Adipositas und die Überwachung des Erfolges.

◢ Aus dem Rat, sich ausreichend körperlich zu bewegen (z.B. in Bewegungskursen), wird z.B. die Einleitung und Überwachung eines strukturierten Bewegungsprogramms.

Bürger, die sich über die Absichten der Bundesregierung zur Förderung der Prävention genauer informieren wollen, und sich dazu der Mühe unterziehen, den Gesetzestext durchzulesen, werden Überraschungen überleben. Im Gesetz sind gesundheitsrelevante, wissenschaftlich etablierte Begriffe manipuliert. Vor allem enthält es aber kein Gesamtkonzept zur Senkung der Zahl chronisch Kranker. Zu den Schwächen des Präventionsgesetzes gehört, dass die Sekundärprävention weitgehend unberücksichtigt bleibt. Damit erhalten viele der mindestens 10 Millionen chronisch kranker Bundesbürger keine zweite Chance das zu erreichen, was sie durch ungenügende Primärprävention versäumt

haben, d.h. Freiheit von nicht übertragbaren chronischen Krankheiten (Kapitel VIII.1). Auch der Sinn, die Ärzteschaft bei der Abfassung und Umsetzung des Gesetzes zur Förderung der gesundheitlichen Prävention weitgehend auszuschließen, gehört zu den Schwachpunkten des Präventionsgesetzes (Kapitel X.1).

7.6 Zusammenfassung

Nur eine informierte und nicht eine manipulierte Gesellschaft wird in der Lage sowie bereit sein, am Bau der vierten Säule des Gesundheitswesens mitzuarbeiten. Der Königsweg zur Senkung der Zahl chronisch Kranker ist zwar die Primärprävention, wer diese Möglichkeit jedoch nicht genutzt hat, dem stehen Alternativen offen. Jeder Patient mit einer nicht übertragbaren chronischen Krankheit sollte sich frühzeitig mit seinem Arzt darüber ins Benehmen setzen, ob für ihn (noch) die Chance auf Heilung besteht, oder ob bei ihm das Therapieziel darauf gerichtet sein muss, durch optimale Tertiärprävention den Verlauf seiner Erkrankung günstig zu beeinflussen. Die Qualität unseres Gesundheitssystems bemisst sich nicht nach der Zahl behandelter, sondern gesunder und geheilter Bürger.

Was die Bevölkerung von der bisherigen Gesundheitsversorgung in Zukunft erwartet, hat sich in der Forsa-Umfrage deutlich gezeigt, nämlich eine Verschlechterung bei erhöhten Kosten. Insofern liegt es im ureigensten Interesse jedes Einzelnen, gesund zu bleiben (durch Primärprävention) oder ggf. möglichst schnell wieder gesund zu werden (durch Sekundärprävention). Nur eine informierte, und nicht eine manipulierte Gesellschaft wird in der Lage und bereit sein, am Bau der vierten Säule des Gesundheitswesens mitzuarbeiten.

Literatur

[1] Gesundheitspolitik in Deutschland: Einschätzungen der Bundesbürger. Umfrage der Gesellschaft für Sozialforschung und statistische Analysen mBH, Berlin, 2001, im Auftrag des Bundesministeriums für Gesundheit und soziale Sicherung

[2] Gesundheitspolitik in Deutschland: Einschätzungen der Bundesbürger. Ergebnisse einer Umfrage im Auftrag des Bundesministeriums für Gesundheit. Internist (2002), 43, M94–99

[3] WHO, Diet, nutrition and the prevention of chronic diseases. World Health Organ Tech Rep Ser 2003, 916 (i–viii), 1–149

[4] Gesundheitsförderung als Aufgabe der Heilberufe. Stellungnahme der Bundesärztekammer. Dtsch Ärztebl (1993), 90 (Heft 47), C 2129–2139

[5] Hauner H (2003) Adipositas – Klinik und Ernährungstherapie. In: Schauder P, Ollenschläger G (Hrsg.), Ernährungsmedizin. Prävention und Therapie, 537–551. Urban und Fischer, München, Jena

[6] Richter G (2003) Ernährungs- und Flüssigkeitstherapie in der Terminalphase des Lebens: Ethische und medizinische Grundlagen. In: Schauder P, Ollenschläger G (Hrsg.), Ernährungsmedizin. Prävention und Therapie, 2. Aufl., 934–953. Urban und Fischer, München, Jena

[7] Riese G, Meinungsumfragen zum Gesundheitswesen. Viele Erhebungen dienen vor allem Lobbyzwecken. Dtsch Ärztebl (2004), 101 (Heft 19) B 1078–1079

[8] Sachverständigenrat für die Konzertierte Aktion im Gesundheitswesen/SVR (2000/2001) Ausgewählte Erkrankungen: ischämische Herzkrankheiten, Schlaganfall und chronische, obstruktive Lungenkrankheiten. In: SVR, Gutachten 2000/2001. Bedarfsgerechtigkeit und Wirtschaftlichkeit, Bd. III.2. Vorgelegt dem Bundesministerium für Gesundheit und soziale Sicherung

[9] Hames CG, Heyden S, Tyroler HA (1975). Weight and Hypertension. Evans Country study of blacks and whites. In: Paul O (Ed.), Epidemiology and Control of Hypertension, 177–202. Stratton Intercontinental, New York

[10] DGE, ÖGE, SGE, SVE (2000) Referenzwerte für die Nährstoffzufuhr, 1. Aufl. Umschau Braus Verlag, Frankfurt

[11] Schauder P (2003) Zum Interesse der Gesellschaft an besserer ernährungsmedizinischer Versorgung. In: Schauder P, Ollenschläger G (Hrsg.), Ernährungsmedizin. Prävention und Therapie, 958–965. Urban und Fischer, München, Jena

III Nicht übertragbare chronische Krankheiten

1 Prävalenz und Inzidenz von Krebserkrankungen und Adipositas

H.-J. F. Zunft

Weltweit nehmen Morbidität und Mortalität an chronischen nicht infektiösen Erkrankungen zu. Zahlreiche wissenschaftliche und populärwissenschaftliche Publikationen liefern dazu eine Fülle einzelner Informationen. Die Gesundheitspolitik fühlt sich in doppelter Hinsicht gefordert. Zum einen hat sie ihrer wesentlichen Verantwortung nachzukommen und den optimalen Gesundheitszustand der Bevölkerung abzusichern. Zum anderen droht der dazu nötige materielle und finanzielle Aufwand unkontrolliert in Größenordnungen hineinzuwachsen, die die Leistungsfähigkeit des Einzelnen und der Gesellschaft drastisch übersteigen. Aus diesem Dilemma bietet sich allein der Ausweg, die Ursachen dieser chronischen Erkrankungen zu erkennen, sie auszuräumen bzw. ihre Auswirkungen abzumildern.

Ein derartiges präventives Konzept ist nun keineswegs eine Neuentdeckung der vergangenen Dekade. Stets war es die Pflicht der Gesundheitspolitik und der ihr zuarbeitenden medizinischen und naturwissenschaftlichen Forschungszweige, nicht nur für die Heilung von Krankheiten, sondern auch für ihre Verhütung zu sorgen.

Allerdings hat sich die Wahrnehmung dieser Aufgabe zunehmend schwieriger gestaltet. Im Falle der uns bedrohenden chronischen Krankheiten sind dafür zwei wesentliche Gründe anzuführen. Zum einen entstehen sie innerhalb eines multikausalen Beziehungsgeflechts. Nicht eine einzelne Ursache, sondern erst das Zusammenspiel vieler mit- und teilverantwortlicher Faktoren führt zu metabolischem Syndrom, Krebs und Herz-Kreislauf-Erkrankungen. Den quantitativen Beitrag

eines Einzelfaktors abzuschätzen, gelingt nur näherungsweise. Dies erschwert die Formulierung klarer präventiver Botschaften. Dem Einzelnen kann nicht mehr demonstriert werden, dass das Meiden einer Noxe zwingend oder zumindest mit ziemlicher Sicherheit im Ausbleiben einer pathologischen Folge resultiert. Das Befolgen einer auf Prävention ausgerichteten Empfehlung verhindert vielmehr nur mit einer gewissen Wahrscheinlichkeit das Eintreten einer der aufgeführten chronischen Erkrankungen.

Zum anderen liegt die Inkubationszeit zwischen dem Wirkzeitpunkt einer Noxe und dem Auftreten der genannten Erkrankungen im Bereich von Jahren bis Jahrzehnten. Für den Betroffenen verschleiert sich dadurch die Wahrnehmung eines möglichen Kausalzusammenhangs.

Beide genannten Gründe erschweren es aber auch der wissenschaftlichen Forschung, qualitativ die Rolle und quantitativ den Beitrag auslösender Faktoren in der Genese chronischer Erkrankungen zu bestimmen. Zur Analyse dieser Zusammenhänge werden zunächst deskriptive Informationen benötigt, die über Häufigkeit und Verteilung der Erkrankungen sowie ihrer möglichen Ursachen Auskunft geben. Die Sammlung derartiger Informationen und nachfolgend ihre analytische Behandlung und Interpretation sowie öffentliche Bereitstellung gehören in das Aufgabengebiet der Epidemiologie.

Nur wenige der interessierenden Größen werden routinemäßig und weltweit erhoben, wie dies etwa für Daten zur krankheitsspezifischen Mortalität gilt. Zur Morbidität sind die vorhandenen Informationen weitaus dürftiger. Daten zur Inzidenz von Erkrankungen in einer Population werden zugänglich durch bevölkerungsbezogene Register, also Datensammlungen, in die alle ärztlicherseits gemeldeten (entweder auf freiwilliger oder gesetzlich vorgeschriebener Grundlage) Neuerkrankungsfälle in einem bestimmten Zeitraum aufgenommen werden. Zur Ermittlung der Prävalenz, also der Häufigkeit, mit der eine Erkrankung oder auch eine Exposition in der Bevölkerung vorliegt, sind repräsentativ angelegte Querschnittstudien nötig.

Nachfolgend wird dargelegt, welche dieser Informationen speziell für Krebserkrankungen sowie für Übergewicht und Adipositas vorliegen und welche wesentlichen Schlussfolgerungen sich daraus ziehen lassen. Grundsätzlich gilt, dass die vorliegenden Morbiditätsdaten in Quantität, Erhebungsweise und Repräsentativität erheblich differieren, was ihre Vergleichbarkeit zwischen verschiedenen Ländern, Regionen und Populationen erschwert. Für das vorliegende Buch ist dies unerheblich, will es doch nicht die gegenwärtige Krankheitssituation möglichst lückenlos und detailgetreu, sondern vielmehr im Überblick abbilden und dadurch ihre gewachsene Bedrohlichkeit aufzeigen.

1.1 Krebserkrankungen

1.1.1 Datenlage

Daten zur Krebsmortalität liegen aus der amtlichen Todesursachenstatistik vor [1]. Bei der Beurteilung des zeitlichen Trends sind geringfügige Änderungen im Ordnungsprinzip zu beachten, wie sie zuletzt 1998 mit der Einführung der zehnten revidierten Fassung der ICD (International Classification of Diseases) vorkamen.

Für die Krebsinzidenz in Deutschland sind keine exakten, über ein landesweites Register erhobenen Daten zugänglich. Vollzählige bevölkerungsbezogene Krebsregister, die in ihrem Einzugsbereich wenigstens 90% aller auftreten-

den Krebsfälle erfassen, bestehen nur regional, so etwa das Epidemiologische Krebsregister Saarland (seit 1967) [2] sowie das auf dem Nationalen Krebsregister der DDR (begründet 1952/53) fußende Gemeinsame Krebsregister der Länder Berlin, Brandenburg, Mecklenburg-Vorpommern, Sachsen-Anhalt und der Freistaaten Sachsen und Thüringen [3].

Die Datenlage dürfte sich zunehmend verbessern, da durch das Bundeskrebsregistergesetz (1995–1999) der Aufbau von Krebsregistern flächendeckend in allen Bundesländern angeregt worden ist. Diese Landeskrebsregister arbeiten in der Gesellschaft der Epidemiologischen Krebsregister in Deutschland e.V. (GEKID) zusammen.

Allerdings haben schon die bislang erhobenen Daten dazu gedient, kontinuierlich Schätzungen zu Inzidenz und Überlebensraten von Tumoren verschiedener Lokalisationen vorzunehmen. Diese Daten sind zugänglich über die Dachdokumentation Krebs im Robert-Koch-Institut Berlin [4].

1.1.2 Mortalität und Inzidenz

Die Mortalität an Krebs ist in Deutschland seit vielen Jahren hoch und rangiert nach der kardiovaskulären Mortalität unverändert an zweiter Stelle [1]. Unter den häufigsten Todesursachen dominieren Karzinome von Lunge, Kolon, Prostata und Mamma (s. Tab. 1.1). Allerdings sinkt die altersstandardisierte Mortalität bei Frauen seit etwa drei Dekaden, bei den Männern seit etwa einer Dekade [5]. Dennoch sind im Jahr 2000 108.835 Männer (davon 20.534 im Alter unter 60 Jahren) und 100.349 Frauen (davon 16.261 im Alter unter 60 Jahren) an Krebs verstorben. Der Anteil der verschiedenen Krebslokalisationen an der Zahl dieser Todesfälle ist in Tab. 1.2 wiedergegeben.

Im Gegensatz zur Mortalität ist die Inzidenz an Krebs bei beiden Geschlechtern weiterhin im Ansteigen [5]. Im Jahr 2000 sind in Deutschland 200.018 Männer (davon 50.517 im Alter unter 60 Jahren) und 194.662 Frau-

Tab. III.1.1: Sterbefälle in Deutschland 2002 nach den 10 häufigsten Todesursachen [1]

Gestorbene männlich			Gestorbene weiblich		
Todesursache	Anzahl	Anteil an insgesamt [%]	Todesursache	Anzahl	Anteil an insgesamt [%]
Chronische ischämische Herzkrankheit	38.637	9,9	Chronische ischämische Herzkrankheit	55.529	12,3
Akuter Myokardinfarkt	34.907	9,0	Herzinsuffizienz	39.143	8,6
Bronchial-/Lungenkarzinom	28.724	7,4	Akuter Myokardininfarkt	29.311	6,5
Herzinsuffizienz	17.812	4,6	Schlaganfall	25.746	5,7
Schlaganfall	13.687	3,5	Mammakarzinom	17.780	3,9
Prostatakarzinom	11.812	3,0	Kolonkarzinom	10.953	2,4
Chronische obstruktive Lungenkrankheit	11.422	2,9	Bronchial-/Lungenkarzinom	10.757	2,4
Kolonkarzinom	9.410	2,4	Hypertensive Herzkrankheit	10.707	2,4
Ungenau bezeichnete Todesursachen	7.936	2,0	Diabetes mellitus	10.503	2,3
Alkoholische Leberkrankheit	7.877	2,0	Pneumonie	10.381	2,3
Summe		**46,7**	**Summe**		**48,8**

Tab. III.1.2: Relative Mortalität an Krebs verschiedener Lokalisationen (Deutschland 2000) [5]

Anteil an allen Krebssterbefällen [%]			
der Männer		der Frauen	
Lunge	26,8	Mamma	17,8
Darm	12,5	Darm	15,3
Prostata	10,2	Lunge	9,8
Magen	6,3	Pankreas	6,3
Pankreas	5,3	Magen	6,2
Niere	3,6	Ovar	6,1
Harnblase	3,5	Leukämie	3,3
Mundhöhle/Rachen	3,3	Non-Hodgkin-Lymphom	2,7
Leukämie	3,2	Uterus	2,7
Speiseröhre	2,9	Niere	2,6

Tab. III.1.3: Geschätzte relative Inzidenz an Krebs verschiedener Lokalisationen (Deutschland 2000) [5]

Anteil an allen Krebsneuerkrankungen [%]			
der Männer		der Frauen	
Prostata	20,3	Mamma	24,4
Darm	16,3	Darm	17,6
Lunge	15,9	Lunge	5,4
Harnblase	8,9	Uterus	5,1
Magen	5,6	Magen	5,1
Niere	4,4	Ovar	5,0
Mundhöhle/Rachen	3,8	Pankreas	4,0
Non-Hodgkin-Lymphom	3,0	Harnblase	3,6
Pankreas	2,9	Cervix	3,4
Leukämie	2,8	Non-Hodgkin-Lymphom	3,4
Melanom	2,7	Niere	3,2
Hoden	2,1	Melanom	3,1
Speiseröhre	1,7	Leukämie	2,6

en (davon 56.730 im Alter unter 60 Jahren) an Krebs neu erkrankt. Bei beiden Geschlechtern rangiert eine hormonabhängige Krebsform an erster Stelle, bei den Männern das Prostata-, bei den Frauen das Mammakarzinom (s. Tab. 1.3).

Tab. III. 1.4: Altersabhängige Krebsinzidenz und -mortalität (Deutschland 2000) [5]

	Fälle pro 100.000 Personen der Bevölkerung			
	Männer		Frauen	
Alter [Jahre]	Inzidenz	Mortalität	Inzidenz	Mortalität
< 45	59	13	82	15
45 bis < 60	462	220	485	164
60 bis < 75	1611	832	959	464
≥ 75	2.864	2.115	1.700	1.243
insgesamt	**499**	**271**	**463**	**238**

Die Krebsinzidenz zeigt eine klare Altersabhängigkeit: Oberhalb des 50. Lebensjahres steigt das Erkrankungsrisiko deutlich an [5]. Dieser Anstieg ist bei Männern steiler als bei Frauen (s. Tab. 1.4).

Für den Vergleich mit anderen Ländern der Welt ist deshalb eine Altersstandardisierung von Inzidenz- und Mortalitätsangaben zwingend erforderlich. Stellt man derartige

Tab. III.1.5: Altersstandardisierte Inzidenz- und Mortalitätsraten in ausgewählten Regionen der Welt (Schätzung für das Jahr 2000) [6]

	Altersstandardisierte Rate pro 100.000 der Bevölkerung	
	Inzidenz	Mortalität
Welt	201,9	134,4
nördliches Afrika	124,5	85,8
südliches Afrika	217,5	159,0
Nordamerika	357,4	161,7
Südamerika	201,4	130,2
Ostasien	205,3	148,7
Südasien	106,6	77,4
Australien und Neuseeland	358,6	153,5
Nordeuropa	263,4	168,2
Osteuropa	290,0	199,9
Südeuropa	275,4	172,1
Westeuropa	318,7	185,2
Deutschland	312,3	176,6

Zahlen zusammen, so rangiert Deutschland im europäischen und weltweiten Rahmen an vorderer Stelle [6, 7]. Dies zeigt der Vergleich nicht nur der altersstandardisierten Raten für alle Krebsformen (s. Tab. 1.5), sondern auch für einzelne Krebslokalisationen. Besonders bei Darm-, Magen-, Pankreas-, Cervix-, Hoden-, Nieren- und Harnblasenkrebs nimmt Deutschland einen der führenden Plätze bei der Häufigkeit in Europa ein.

Die Abschätzung künftiger Trends lässt keinen grundlegenden Wandel der Situation erkennen. Positiv fällt wenigstens die Entwicklung der Fünf-Jahres-Überlebensraten auf. Zwar ist die Variation dieser Ziffern breit und reicht von günstigen Raten bei malignem Melanom der Haut und bei Hodenkrebs zu sehr ungünstigen Raten bei Speiseröhren-, Pankreas- und Lungenkrebs. Dennoch verbessern sie sich seit den 1970er Jahren langsam, aber beständig [5].

Für die Ursachenforschung zur Genese der Krebserkrankungen sind groß angelegte prospektive Studien unerlässlich. Hier eröffnen sich durch die in den 1990er Jahren begonnene EPIC-Studie (European Prospective Investigation into Cancer and Nutrition) mit über 500.000 Studienteilnehmern verbesserte Möglichkeiten des Erkenntnisgewinns [8]. Diese und andere Studien lassen eine Klarstellung darüber erhoffen, welche Ernährungs- und Lebensstilfaktoren wirklich ursächlich mit der Entstehung der ver-

Tab. III.1.6: Evidenz protektiver bzw. risikoerhöhender Effekte in der Kanzerogenese [9]

Evidenz	risikosenkend	für Lokalisation	risikoerhöhend	für Lokalisation
überzeugend	körperliche Aktivität	Kolon	Übergewicht und Adipositas	Ösophagus, Kolon und Rektum, Mamma (bei postmenopausalen Frauen), Endometrium, Niere
			Alkoholkonsum	Mundhöhle, Pharynx, Larynx, Ösophagus, Leber, Mamma
			Aflatoxinaufnahme	Leber
			gesalzener Fisch (China)	Nasen-Rachen-Raum
wahrscheinlich	Obst und Gemüse	Mundhöhle, Ösophagus, Magen, Kolon, Rektum	konserviertes Fleisch	Kolon, Rektum
	körperliche Aktivität	Mamma	Salz und eingesalzene Lebensmittel	Magen
			sehr heiße Getränke und Lebensmittel	Mundhöhle, Pharynx, Ösophagus
möglich bzw. unzureichend	Ballaststoffe Soja Fisch n3-Fettsäuren Karotinoide Vitamine B_2, B_6, B_{12}, C, D, E, Folat Calcium, Zink, Selen sekundäre Pflanzenstoffe		tierisches Fett heterozyklische Amine polyzyklische aromatische Kohlenwasserstoffe Nitrosamine	

schiedenen Krebsformen zusammenhängen. Die bisher vorliegenden Ergebnisse haben zwar schon überzeugende Belege für eine derartige Kausalkette geliefert (s. Tab. 1.6) und zu entsprechenden Empfehlungen für Lebensstiländerungen geführt [9, 10]. Dennoch ist die Datenlage häufig unklar oder gar widersprüchlich, so dass das attributable Risiko zahlreicher vermuteter Risikofaktoren derzeit allenfalls grob geschätzt, aber keineswegs präzise angegeben werden kann. Derartige Kenntnisse sind aber für die Umsetzung in praktisches Handeln, also für die Festlegung von Public-Health-Strategien zur Eindämmung des Krebsrisikos dringend erforderlich.

1.2 Übergewicht und Adipositas

1.2.1 Klassifizierung

Die Klassifizierung des Körpergewichts basiert seit längerem auf dem Body-Mass-Index (BMI), berechnet als Quotient aus dem Körpergewicht (in kg) und dem Quadrat der Körpergröße (in m) [11]. Der BMI stellt durchaus kein ideales Maß zur Typisierung von Übergewicht und Adipositas dar. Er hat sich aber, vor allem auf Grund seiner einfachen Bestimmbarkeit, als praktikable Größe durchgesetzt. Personen mit einem BMI ≥ 25 kg/m^2 werden als übergewichtig, solche mit einem BMI ≥ 30 kg/m^2 als adipös bezeichnet[1]. Eine Altersabhängigkeit dieser Schwellenwerte wird im Allgemeinen nicht berücksichtigt.

Bei Kindern und Jugendlichen allerdings erweist sich der BMI als wenig geeignet für eine Gewichtsklassifizierung. Hier definiert man deshalb Individuen mit einem Körpergewicht oberhalb der 95. Perzentile für das jeweilige Lebensalter als adipös, oberhalb der 85. Perzentile als übergewichtig. Es ist leicht ersichtlich, dass diese Perzentilen von der jeweiligen Lage der Körpergewichtsverteilung in einer Population abhängig sind. Deshalb ist es problematisch, Prävalenzangaben zwischen verschiedenen Ländern und Regionen der Erde miteinander zu vergleichen. Kürzlich hat die International Obesity Task Force (IOTF) ein anderes Verfahren vorgeschlagen. Auf der Basis verschiedener groß angelegter Surveys wurden altersgerechte BMI-Werte für Kinder ab dem zweiten Lebensjahr und Jugendliche berechnet, die als Schwellenwerte zur Diagnose eines Übergewichts bzw. einer Adipositas dienen können [12].

Die Vergleichbarkeit von Prävalenzangaben zu Übergewicht und Adipositas wird

Tab. III.1.7: Prävalenz von Übergewicht und Adipositas in Deutschland (Mikrozensus 1999) [1]

Geschlecht	Altersbereich [Jahre]	Prävalenz [%] eines leichten Übergewichts (25 ≤ BMI < 30)	Prävalenz [%] der Adipositas (BMI ≥ 30)	Summe: Prävalenz [%] von Übergewicht (BMI ≥ 25)
männlich	18–24	18,2	3,2	21,4
	25–34	25,8	7,0	32,8
	35–44	44,1	11,2	55,3
	45–54	50,1	15,9	66,0
	55–64	52,9	17,2	70,1
	65–79	53,9	16,9	70,8
	≥ 75	46,3	9,3	55,6
	insgesamt	**44,1**	**12,1**	**56,2**
weiblich	18–24	10,5	3,0	13,5
	25–34	17,1	6,1	23,1
	35–44	22,6	8,9	31,5
	45–54	31,6	12,8	44,4
	55–64	38,0	15,9	53,9
	65–79	40,9	17,5	58,4
	≥ 75	34,5	9,6	44,1
	insgesamt	**28,7**	**11,0**	**39,7**

---

[1] Im Folgenden wird auf die Dimensionsangabe zum BMI verzichtet.

Tab. III.1.8: Prävalenz von Übergewicht und Adipositas in Deutschland (Bundes-Gesundheitssurvey 1998) [13]

Geschlecht	Alters-bereich [Jahre]	Prävalenz [%] eines leichten Übergewichts (25 ≤ BMI < 30)		Prävalenz [%] der Adipositas (BMI ≥ 30)		Summe: Prävalenz [%] von Übergewicht (BMI ≥ 25)	
		Ost	West	Ost	West	Ost	West
männlich	18–24	17,9	25,1	4,4	8,89	22,3	34,0
	25–34	38,3	42,0	11,1	11,6	49,4	53,6
	35–44	50,3	49,2	23,5	17,7	73,8	67,1
	45–54	52,2	53,0	27,7	22,7	79,9	75,7
	55–64	51,0	57,1	27,9	25,9	78,9	83,0
	65–79	53,9	57,8	28,0	20,3	81,9	78,1
	insgesamt	**45,1**	**48,7**	**21,0**	**18,3**	**66,1**	**67,0**
weiblich	18–24	16,4	15,4	9,4	4,9	25,8	20,3
	25–34	23,0	20,9	9,1	11,2	32,1	32,1
	35–44	29,2	24,0	12,5	17,8	41,7	41,8
	45–54	36,3	34,5	32,2	23,0	68,5	57,5
	55–64	37,5	41,8	39,5	28,4	77,0	70,2
	65–79	44,7	42,3	36,8	32,6	81,5	74,9
	insgesamt	**32,4**	**31,0**	**24,5**	**21,1**	**56,9**	**52,1**

weiterhin dadurch eingeschränkt, dass besonders in repräsentativ angelegten Querschnittsstudien mit größerer Probandenzahl Körpergewicht und -höhe nicht gemessen, sondern lediglich erfragt werden. Dabei treten systematische Fehler auf. Die eigene Körperhöhe wird zumeist überschätzt, gelegentlich bis zu drei Zentimetern. Das Körpergewicht wird dagegen in Richtung zum wünschenswerten Normalgewicht hin fehlbeurteilt, also bei geringem BMI überschätzt, bei höherem BMI unterschätzt. Wegen des hohen Populationsanteils der Übergewichtigen tritt demzufolge eine Unterschätzung sehr häufig auf. Auch steigt das Ausmaß dieser Unterschätzung mit wachsendem BMI. Die genannten Fehlurteile führen dazu, dass die in Surveys durch Befragung ermittelten Prävalenzschätzungen deutlich unter denen liegen, die in Querschnittstudien durch Messungen gewonnen worden sind. Dies lässt sich für Deutschland an den erfragten Daten des Mikrozensus (s.Tab. 1.7) und den Messwerten des Gesundheitssurveys (s.Tab. 1.8) demonstrieren [1, 13].

1.2.2 Prävalenz

Die Prävalenz von Übergewicht und Adipositas hat ein erschreckendes Ausmaß angenommen. Dies gilt weltweit. Besonders drastische Dimensionen hat das Übergewicht in den Industrieländern, allen voran in den USA erreicht [14, 15]. Die Entwicklung der vergangenen 40 Jahre ist dort für alle Erwachsenen durch einen erheblichen Anstieg gekennzeichnet (s. Tab. 1.9). Derzeit übertrifft die Zahl der Übergewichtigen die der Normalgewichtigen deutlich (s. Tab. 1.10). Die Prävalenz innerhalb der verschiedenen ethnischen Gruppen variiert. Der afro-amerikanische und der hispanische Bevölkerungsanteil weisen eine höhere Prä-

Tab. III.1.9: Veränderung der Adipositasprävalenz in den USA von 1960 bis 2000 [14, 15]

Geschlecht	Altersbereich [Jahre]	Prävalenz [%] der Adipositas (BMI ≥ 30)				
		1960–1962	1971–1974	1976–1980	1988–1994	1999–2000
beide	20–74	13,4	14,5	15,0	23,3[1]	30,9[1]
Männer	20–39	9,8	10,2	9,8	14,9[1]	23,7[1]
	40–59	12,6	14,7	15,4	25,4[1]	28,8
	60–74	8,4	10,5	13,5	23,8[1]	35,8[1]
Frauen	20–39	9,3	11,2	12,3	20,6[1]	28,4[1]
	40–59	18,5	19,7	20,4	30,4[1]	37,8[1]
	60–74	26,2	23,4	21,3	28,6[1]	39,6[1]

[1]　signifikante (p < 0,05) Zunahme gegenüber dem vorhergehenden Erhebungszeitraum

Tab. III.1.10: Prävalenz von Übergewicht und Adipositas in ethnischen Gruppen der USA-Bevölkerung 1999–2000 [14]

Geschlecht	Altersbereich [Jahre]	Prävalenz [%] eines leichten Übergewichts (25 ≤ BMI < 30)				Prävalenz [%] der Adipositas (BMI ≥ 30)				Summe: Prävalenz [%] von Übergewicht (BMI ≥ 25)
		Gesamtbevölkerung	Kaukasier	Afro-Amerikaner	Mexikaner	Gesamtbevölkerung	Kaukasier	Afro-Amerikaner	Mexikaner	Gesamtbevölkerung
beide	≥ 20	34,0	33,6	29,7	39,0	30,5	28,7	39,9	34,4	64,5
männlich	20–39	36,8	39,0	25,2	37,1	23,7	22,0	27,4	30,4	60,5
	40–59	41,2	41,4	34,0	52,1	28,8	28,5	29,9	27,0	70,0
	≥ 60	42,3	40,0	42,7	49,9	31,8	34,3	26,4	29,7	74,1
weiblich	20–39	25,9	24,6	24,6	31,0	28,4	24,4	46,2	30,6	54,3
	40–59	28,3	26,8	28,3	30,8	37,8	34,2	53,2	48,5	66,1
	≥ 60	33,1	32,5	31,5	36,5	35,0	33,3	50,2	41,0	68,1

valenz der Adipositas auf. Im Bereich des leichten Übergewichts (25 ≤ BMI < 30) sind die ethnischen Differenzen weniger ausgeprägt.

Der rasche Anstieg der Übergewichtsprävalenz findet auch unter den US-amerikanischen Kindern und Jugendlichen statt (s. Tab. 1.11). Dabei zeigen sich ähnliche ethnische Unterschiede wie bei den Erwachsenen [16].

Vom Ausmaß der Körpergewichtsverteilung in den USA ist die deutsche Bevölke-

rung noch etwas entfernt (s. Tab. 1.7 und 1.8). Jedoch zeigt sich im kurzen Zeitraum von 1999 bis 2003 ein klarer Aufwärtstrend in allen Altersgruppen der Erwachsenen (s. Tab. 1.12). Der Anteil Adipöser hat um mehrere Prozent zugenommen [1]. Auch in Deutschland macht besorgt, dass der Anteil übergewichtiger Kinder und Jugendlicher beständig anwächst. Dies gilt für andere europäische Länder ebenfalls (s. Tab. 1.13) [17, 18].

Tab. III.1.11: Entwicklung der Prävalenz [%] von Übergewicht (definiert als Populationsanteil oberhalb der geschlechts- und altersspezifischen 95. Perzentile des BMI entsprechend den CDC Growth Charts 2002 für die USA) unter Kindern und Jugendlichen der USA [16]

Altersbereich [Jahre]	Geschlecht	ethnische Herkunft	1963–1970	1971–1974	1976–1980	1988–1994	1999–2000
6–11	männlich	Kaukasier	4,4	4,1	6,1	10,7	12,0
		Afro-Amerikaner	1,6	5,3	6,8	12,3	17,1
		Mexikaner	–	–	13,3	17,5	27,3
	weiblich	Kaukasier	4,5	3,7	5,2	9,8	keine Angabe
		Afro-Amerikaner	4,5	3,3	11,2	17,0	22,2
		Mexikaner	–	–	9,8	15,3	19,6
12–19	männlich	Kaukasier	4,7	6,3	3,8	11,6	12,8
		Afro-Amerikaner	3,1	5,3	6,1	10,7	20,7
		Mexikaner	–	–	7,7	14,1	27,5
	weiblich	Kaukasier	4,5	5,4	4,6	8,9	12,4
		Afro-Amerikaner	6,4	10,1	10,7	16,3	26,6
		Mexikaner	–	–	8,8	13,4	19,4

Tab. III.1.12: Entwicklung der altersabhängigen Adipositasprävalenz [%] in Deutschland nach dem Mikrozensus [1]

Altersbereich [Jahre]	Prävalenz [%] der Adipositas (BMI ≥ 30)			
	männlich		weiblich	
	1999	2003	1999	2003
18–19	2,6	2,9	1,9	2,3
20–24	3,5	4,2	3,4	3,7
25–29	5,9	7,1	5,6	6,2
30–34	7,9	9,0	6,5	7,1
35–39	9,8	11,2	7,8	8,3
40–44	12,9	13,2	10,1	10,1
45–49	15,3	16,0	11,8	13,0
50–54	16,7	17,5	14,1	15,1
55–59	16,5	18,5	14,7	16,1
60–64	18,0	19,1	17,2	17,6
65–69	18,7	20,4	19,1	19,9
70–74	14,7	18,7	15,9	19,6
> 75	9,3	11,1	9,6	12,4
insgesamt	12,1	13,6	11,0	12,3

Tab. III.1.13: Prävalenz von Übergewicht [%] unter europäischen Kindern und Jugendlichen, bestimmt als BMI oberhalb des altersgemäßen Schwellenwerts [18]

Land	Prävalenz [%]	
	Kinder 7–11 Jahre	Jugendliche 14–17 Jahre
Bulgarien	18	17
Dänemark	15	17
Deutschland	16	13
Griechenland	31	22
Großbritannien	20	21
Kroatien	26	20
Niederlande	12	11
Polen	18	12
Russland	10	9
Spanien	34	21
Zypern	27	23

Nicht nur in den Industrieländern, sondern auch in den Entwicklungsländern steigt die Prävalenz von Übergewicht und Adipositas beständig. Eine Analyse von Querschnittsstudien der 1990er Jahre [19] demonstrierte unter 15- bis 49-jährigen Frauen aus verschiedenen Regionen folgende Variationsbreite der Adipositasprävalenz:

◢ mittleres Afrika: 1,0–7,1%
◢ Lateinamerika: 2,6–12,1%
◢ Mittelasien: 5,4–18,6%
◢ Nordafrika: 10,5–23,5%

1.2.3 Ursachen der steigenden Prävalenz

Unbestritten ist, dass Übergewicht und Adipositas auf einer Imbalance zwischen Energieaufnahme und -abgabe beruhen. Offen bleibt, welche einzelnen Mechanismen diese Imbalance herbeiführen, aufrechterhalten und unterstützen. Zahlreiche Ursachen kommen in Betracht. Dabei spielen genetische Veranlagung, physiologische Regulation, psychologische Faktoren mit sozialökonomi-schen und kulturellen Bedingungen zusammen. Zweifellos kann eine genetische Komponente das individuelle Risiko erhöhen, ein übermäßiges Körpergewicht zu entwickeln. Eine Vielfalt von Genen ist dafür in der Diskussion [20, 21]. Diese hereditäre Komponente kann aber nur im Zusammenspiel mit anderen, vornehmlich umweltabhängigen Faktoren zu einem etablierten Übergewicht und weiter zu einem säkular steigenden Trend der Übergewichtsprävalenz führen.

Wie hoch die attributablen Risiken aller mit dem Übergewicht assoziierter Einflussfaktoren sind, lässt sich derzeit nicht angeben. Aus der vorliegenden Vielzahl von Studien kann man lediglich die Evidenz abschätzen, die für einen kausalen Einfluss der angegebenen Faktoren spricht (s. Tab. 1.14). Aus der Aufstellung ist erkennbar, dass es keineswegs Ernährungseinflüsse allein sind, die den Anstieg der Übergewichtsprävalenz verursachen. Selbstverständlich ist eine den Bedarf übersteigende Energieaufnahme Voraussetzung anwachsenden Körpergewichts [22]. Es ist auch klar zu belegen,

Tab. III.1.14: Evidenz protektiver bzw. risikoerhöhender Effekte in der Genese von Übergewicht und Adipositas [10]

Evidenz	risikosenkend	ohne Einfluss	risikoerhöhend
überzeugend	regelmäßige körperliche Aktivität; hoher Ballaststoffverzehr		bewegungsarmer Lebensstil; hohe Energiedichte der verzehrten Nahrung
wahrscheinlich	Erziehung von Kindern zu gesunder Kostwahl in Haus und Schule; Stillen		intensive Werbung für energiedichte Lebensmittel und Fast-Food-Ketten; reichlicher Konsum zuckerhaltiger Getränke und Fruchtsäfte; ungünstige sozialökonomische Bedingungen (bes. in Entwicklungsländern)
möglich	niedriger glykämischer Index in der Kost	Proteingehalt in der Nahrung	hohe Portionsgröße; hoher Anteil an Außer-Haus-Verpflegung (in Entwicklungsländern); Wechsel von gezügeltem und ungezügeltem Essverhalten
unzureichend	erhöhte Mahlzeiten-häufigkeit		hoher Alkoholkonsum

Tab. III.1.15: Beobachtete und erwartete Entwicklung des Pro-Kopf-Lebensmittelverbrauchs in verschiedenen Regionen (Angabe in kcal/d) [24]

Region	1964–1966	1974–1976	1984–1986	1997–1999	2015	2030
Entwicklungsländer	2054	2152	2450	2681	2850	2980
Lateinamerika	2393	2546	2689	2824	2980	3140
Ostasien	1957	2105	2559	2921	3060	3190
Industrieländer	2947	3065	3206	3380	3440	3500
Welt	2358	2435	2655	2803	2940	3050

Tab. III.1.16: Entwicklung des Fettkonsums in verschiedenen Regionen (Pro-Kopf-Verbrauch in g/d)

Region	1967–1969	1977–1979	1987–1989	1997–1999
Lateinamerika	54	65	73	79
Nordamerika	117	125	138	143
mittleres Afrika	41	43	41	45
China	24	27	48	79
EU	117	128	143	148
Welt	53	57	67	73

dass – obwohl noch immer Menschen auf der Welt verhungern[2] – die Energieaufnahme sowohl in Industrie- als auch in Entwicklungsländern einem beständigen Anstieg unterliegt (s. Tab. 1.15) [24].

---

[2] Um die Jahrtausendwende befand die FAO weltweit 842 Millionen Menschen als unterernährt, davon zehn Millionen in den Industrieländern, 34 Millionen in den Transformationsländern und 798 Millionen in den Entwicklungsländern [23].

Als dafür mitverantwortlich gilt der zunehmende Fettverzehr (s. Tab. 1.16), aber auch der überreichliche Konsum zuckerhaltiger Erfrischungsgetränke [25].

Die derzeit in Deutschland zu beobachtende Energie- und Nährstoffaufnahme ist ebenfalls als überhöht anzusehen (s. Tab. 1.17). Die Daten wurden im Rahmen des jüngsten Gesundheitssurveys erhoben und

Tab.III.1.17: Tägliche Energie- und Nährstoffaufnahme in Deutschland (Medianwerte aus dem Bundes-Gesundheitssurvey 1998) [13]

Geschlecht	Altersbereich [Jahre]	Energie kcal	Fett g	Fett Energie %	Alkohol g
männlich	18–24	3.279	121,2	33,6	8,2
	25–34	2.876	107,4	34,0	11,0
	35–44	2.589	100,1	35,2	11,3
	45–54	2.367	87,7	33,7	12,7
	55–64	2.162	79,6	33,5	12,1
	65–79	2.005	72,2	32,8	10,2
weiblich	18–24	2.010	74,3	33,6	1,7
	25–34	1.921	74,2	35,1	2,5
	35–44	1.928	74,8	35,3	3,2
	45–54	1.859	68,9	33,7	3,8
	55–64	1.783	66,0	33,7	2,2
	65–79	1.590	59,0	33,8	0,7

geben den durch Befragung einer repräsentativen Stichprobe ermittelten habituellen Verzehr wieder [13].

Zunächst fällt die bekannte Tatsache einer altersabhängig sinkenden Energieaufnahme auf. Der prozentuale Abfall dieser Größe von den 18- bis 24-jährigen zu den 25- bis 34-jährigen Frauen ist weniger ausgeprägt als zwischen den Gruppen gleichaltriger Männer. Hier tut sich ein teilweise übertriebenes und zu Essstörungen wie Bulimie, Anorexia und Orthorexia nervosa führendes Schlankheitsbewusstsein kund. Des Weiteren ist hinzuweisen auf die praktisch gleich bleibende absolute Fettaufnahme erwachsener Frauen unter 45 Jahren. Sie bedeutet dennoch mit 35% einen prozentual hohen Fettanteil an der Gesamtenergieaufnahme. Schließlich fallen die eigentlich moderaten Verzehrsangaben aller Befragten zur relativen Fettaufnahme (zwischen 33 und 36% der Nahrungsenergie) sowie die mäßige Alkoholaufnahme ins Auge. Letztere liegt damit im derzeit von der Deutschen Gesellschaft für Ernährung wenngleich nicht empfohlenen, aber zumindest tolerierten Bereich, Erstere ist nicht mehr so weit vom empfohlenen Wert von 30 Energie-Prozent entfernt wie noch eine Dekade zuvor.

Bei der Analyse dieser Zahlen sind jedoch zwei Gesichtspunkte zu berücksichtigen. Zum einen sind in der Tab. 1.17 Medianwerte angegeben, da die Mengenangaben schief verteilt sind. Die arithmetischen Mittelwerte übersteigen die Medianwerte teilweise deutlich. Dies zeigt an, dass ein Teil der Bevölkerung weitaus höhere Mengen von Energie, Fett und Alkohol aufnimmt, als der dargestellte Medianwert unmittelbar erkennen lässt.

Zum anderen ist das Phänomen des Underreporting zu berücksichtigen, also die bei einer Selbstdarstellung auftretende Verzerrung in die sozial erwünschte Richtung. Unter diesem systematischen Fehler leiden die zumeist auf Befragung beruhenden Ernährungserhebungen. Das Ausmaß der Unterschätzung lässt sich auf Bevölkerungsebene nur grob abschätzen. Zumindest eine Orientierung bieten die von der FAO gesammelten und bereitgestellten Daten zum Lebensmittelverbrauch (s. Tab. 1.15) [24]. Diese überschätzen allerdings die verzehrte Energiemenge, denn sie enthalten auch verworfene Speisen oder Zubereitungsverluste. Dennoch können sie als obere Grenze der Spannbreite gelten, innerhalb derer die wirkliche Nahrungsaufnahme liegt.

Das gerade in einigen Populationen (z.B. USA-Bevölkerung, Kinder und Jugendliche in Deutschland) besonders drastische Ansteigen der Übergewichtsprävalenz kann allerdings nicht allein durch Ernährungsfaktoren erklärt werden. Unter den Lebensstilfaktoren kommt der Ernährung eine zwar wesentliche, aber nicht die allein bestimmende Rolle zu. Gleichrangige Bedeutung besitzt das Ausmaß körperlicher Aktivität, offenbar für alle Abschnitte des Lebensalters [26, 27]. So wird nicht nur die immens gestiegene Prävalenz von Übergewicht und Adipositas im Kindes- und Jugendalter [28], sondern auch im Erwachsenenalter mit dem erheblichen Ausmaß an Bewegungsarmut in Verbindung gebracht. In die gleiche Richtung weist die Tatsache, dass eine dauerhafte Reduktion überhöhten Körpergewichts nur gelingt, wenn integrative Programme diätetische Strategien mit Maßnahmen zur Erhöhung der körperlichen Aktivität verknüpfen.

Offensichtlich ist, dass in den vergangenen Dekaden die Schwere der beruflichen Arbeit erheblich abgenommen hat. Im Freizeitbereich hat sich ein von Bewegungsarmut geprägter Lebensstil etabliert. Sitzende Beschäftigungen, sei es vor dem Fernsehapparat oder dem Computer, prägen weithin das Freizeitverhalten der Bevölkerung in den Industrieländern. In Studien an Kindern und Jugendlichen lässt sich zeigen, dass das Ausmaß des Fernsehkonsums mit dem Übergewicht assoziiert ist [27, 29], während ein hoher

Zeitaufwand für Videospiele sich geringfügiger auf das Körpergewicht auswirkt [30].

Zwar versucht ein Teil der Bevölkerung, dies durch individuelle Bewegungsprogramme zu kompensieren. Der Anteil dieser Personen in der Gesamtbevölkerung ist jedoch über die letzten Jahre hin konstant geblieben, wie Daten aus den USA zeigen (s. Tab. 1.18) [31].

Tab. III.1.18: Altersadjustierter Anteil der erwachsenen Bevölkerung (> 18 Jahre) in den USA, der regelmäßiger körperlicher Freizeitaktivität[1] nachgeht [31]

Jahr	Anteil [%]
1997	31,9
1998	29,7
1999	30,2
2000	31,9
2001	32,0
2002	32,0

[1] hier definiert entweder als leichte bis mittlere Freizeitaktivität von jeweils ≥ 30 min mindestens fünfmal wöchentlich oder als intensive Freizeitaktivität von jeweils ≥ 20 min mindestens dreimal wöchentlich

Hier können auch soziale Faktoren hineinspielen. Das Ausmaß sportlicher Freizeitaktivität ist in niedrigen sozialökonomischen Schichten geringer. Seit längerem ist bekannt, dass niedrigerer sozialökonomischer Status in allen Ländern der Welt einen Risikofaktor für überhöhtes Körpergewicht darstellt [27]. In jüngerer Zeit konnte dies neuerlich an einer Kohorte von Kindern in Deutschland bestätigt werden. Unter Fünf- bis Siebenjährigen betrug die Prävalenz in hoher bzw. niedriger sozialökonomischer Schicht 6% bzw. 16%, unter Neun- bis Elfjährigen 10 bzw. 19% [32].

Der Anstieg der Adipositasprävalenz ist deshalb so alarmierend, weil mit wachsendem BMI das Risiko für Typ-2-Diabetes, Bluthochdruck, Dyslipidämien, kardiovaskuläre Erkrankungen, bestimmte Krebserkrankungen und Osteoarthritis steigt. Damit sinkt zum einen die Lebensqualität der Betroffe-

nen. Zum anderen wächst das Risiko, an diesen assoziierten Erkrankungen zu versterben [26]. Für die USA ist veranschlagt worden, dass zwischen 280.000 und 325.000 Todesfälle (abhängig davon, ob Raucher berücksichtig werden oder nicht) jährlich den Folgen der Adipositas zuzuschreiben sind. Der Verlust an Lebensjahren ist für leicht übergewichtige (26 ≤ BMI ≤ 30) 40-jährige Frauen und Männer zu 3,3 bzw. 3,1 veranschlagt worden, für Adipöse gleichen Alters zu etwa 7 für Frauen und 5,8–6,7 für Männer, abhängig vom Raucherstatus [33]. Allerdings variieren diese Zahlen zwischen verschiedenen Veröffentlichungen, abhängig davon, auf welchen Modellen die jeweiligen Berechnungen fußen. Infolge der multikausalen Wechselbeziehungen ist es schwierig, die Beiträge der einzelnen Risikofaktoren separat aufzuschlüsseln. In einer umfangreichen systematischen Übersicht ist dies für den jeweils unabhängigen Einfluss von körperlicher Aktivität und Adipositas auf die Mortalität versucht worden. Dabei ergab sich eine signifikante Senkung des Gesamtmortalitätsrisikos auf etwa 0,8 durch erhöhte körperliche Aktivität, unabhängig vom Gewichtszustand. Ein erhöhter BMI wiederum steigerte – unabhängig vom Ausmaß körperlicher Aktivität – das Gesamtmortalitätsrisiko auf etwa 1,2 [26].

Eine ähnlich negative Bewertung erfährt die Bewegungsarmut in einer Analyse prospektiver Studien aus den 1990er Jahren. Sowohl die Gesamtmortalität als auch die Sterblichkeit an kardiovaskulären Ereignissen sinken dosisabhängig mit wachsender körperlicher Aktivität [34].

1.3 Ausblick

Trotz zahlreicher noch offener Fragen fehlt es nicht an Leitlinien, um die Häufigkeit und Schwere chronischer Erkrankungen, darunter Krebs und Adipositas, zurückzudrängen [11]. Verstärkt richtet sich dabei das Interesse auf die Zielgruppe adipöser Kinder und Jugendlicher. Sowohl ambulante als auch stationäre Programme streben an, die Ernährung, die körperliche Aktivität, andere Lebensstilfaktoren oder auch soziale Faktoren zu verändern und dadurch die Körpergewichtsentwicklung der Betroffenen langfristig günstig zu beeinflussen. Ihre Strategie setzt auf unterschiedliche Aspekte: Erziehung und Wissensvermittlung; Gesundheitsförderung; Intervention in psychologischer, verhaltensorientierter, familiärer, beratender und kontrollierender Hinsicht. Allerdings ist die Effizienz all dieser Strategien nur unzureichend belegt. In einer jüngsten Metaanalyse konnten Campbell et al. [35] lediglich zehn Studien identifizieren, die unter kontrollierten Bedingungen und über Zeiträume von mindestens drei Monaten abliefen. Eine fundierte und allgemein gültige Schlussfolgerung lässt sich aus den in Design und Interventionsstrategien höchst diversen Studien nicht ziehen. Lediglich deutet sich an,

dass ein Lebensstil mit höherer körperlicher Aktivität von vorrangiger Bedeutung für die Beherrschung des kindlichen Übergewichts ist.

Allein auf Seiten der Ernährung existiert eine kaum überschaubare Palette unterschiedlicher Programme und Empfehlungen. Dem Einzelnen fällt es häufig schwer, daraus die persönlich optimale Auswahl zu treffen. Für Strategien der Gesundheitspolitik hat die WHO jüngst die Maßnahmen zusammengestellt, die nach derzeitigem Wissensstand eine Gesunderhaltung der Bevölkerung gewährleisten (s. Tab. 1.19) [10]. Diese Ernährungsziele können die Basis auch für längerfristige Entscheidungen darstellen.

Literatur

[1] Statistisches Bundesamt Deutschland. http://www.destatis.de (04.06.2004)
[2] Epidemiologisches Krebsregister Saarland. http://www.krebsregister.saarland.de (04.06.2004)

Tab. III.1.19: Populationsbezogene Ernährungsziele der WHO [10]

Nahrungsfaktor	anzustrebender Verzehr
Gesamtfett	15–30 Energie-%
gesättigte Fettsäuren	< 10 Energie-%
mehrfach ungesättigte Fettsäuren	6–10 Energie-%
– n6-Fettsäuren	5–8 Energie-%
– n3-Fettsäuren	1–2 Energie-%
– trans-Fettsäuren	< 1 Energie-%
einfach ungesättigte Fettsäuren	verbleibende Differenz
Kohlenhydrat	55–75 Energie-%
freier Zucker[1]	< 10 Energie-%
Protein	10–15 Energie-%
Cholesterin	< 300 mg/d
Natriumchlorid	< 5 g/d
Obst und Gemüse	> 400 g/d
Ballaststoffe	> 25 g/d

[1] Summe aller natürlich vorkommenden sowie der technologisch und küchentechnisch zugesetzten Mono- und Disaccharide

[3] Gemeinsames Krebsregister der Länder Berlin, Brandenburg, Mecklenburg-Vorpommern, Sachsen-Anhalt sowie der Freistaaten Sachsen und Thüringen. http://www.krebsregister-berlin.de (04.06.2004)

[4] Robert-Koch-Institut, Dachdokumentation Krebs. http://www.rki.de/cln_006/nn_225668/DE/Content/GBE/DachdokKrebs/krebs__inhalt.html__nnn=true (28.04.2005)

[5] Krebs in Deutschland. 4. überarbeitete, aktualisierte Ausgabe. Arbeitsgemeinschaft bevölkerungsbezogener Krebsregister in Deutschland. Saarbrücken, 2004

[6] Ferlay J et al. (2001) Cancer Incidence, Mortality and Prevalence Worldwide. GLOBOCAN 2000. IARC Press, Lyon

[7] WHO Mortality Database, http://www3.who.int/whosis/menu.cfm?path=whosis,inds,mort&language=english (28.04.2005)

[8] EPIC. European Prospective Investigation Into Cancer and Nutrition. http://www.iarc.fr/epic (04.06.2004)

[9] Deutsche Krebsgesellschaft e. V., 5 am Tag. Die Gesundheitskampagne mit Biss. http://www.5amtag.de (04.06.2004)

[10] WHO, Diet, nutrition and the prevention of chronic diseases. World Health Organ Tech Rep Ser (2003), 916

[11] Hauner H et al. (2003), Prävention und Therapie der Adipositas: Evidenzbasierte Leitlinie Adipositas. Deutsche Adipositas-Gesellschaft, Deutsche Diabetes-Gesellschaft, Deutsche Gesellschaft für Ernährung (Hrsg.). http://www.adipositas-gesellschaft.de/daten/Evidenzbasierte-Leit-linien-Adipositas.pdf (28.04.2005)

[12] Cole TJ et al., Establishing a standard definition for child overweight and obesity worldwide: international survey. BMJ (2000), 320, 1240–1243

[13] Mensink G et al. (2002) Was essen wir heute? Ernährungsverhalten in Deutschland. Robert-Koch-Institut, Berlin

[14] Flegal KM et al., Prevalence and trends in obesity among US adults, 1999–2000. JAMA (2002), 288, 1723–1727

[15] Center of Disease Control, Overweight and Obesity. www.cdc.gov/nccdphp/dupa/obesity/index.htm (04.06.2004)

[16] Ogden CL et al., Prevalence and trends in overweight among US children and adolescents, 1999–2000. JAMA (2002), 288, 1728–1732

[17] Dietz WH, Overweight in childhood and adolescence. N Engl J Med (2004), 350, 855–857

[18] Lobstein T, Frelut ML, Prevalence of overweight among children in Europe. Obes Rev (2003), 4, 195–200

[19] Martorell R et al. (2000) Obesity in women from developing countries. Eur J Clin Nutr (2003), 54, 247–252

[20] Flier JS, Obesity wars: Molecular progress confronts an expanding epidemic. Cell (2004), 116, 337–350

[21] Ukkola O, Bouchard C, Role of candidate genes in the responses to long-term overfeeding: review of findings. Obes Rev (2004), 5, 3–12

[22] Institute of Medicine of The National Academies (2002) Dietary Reference Intakes for Energy, Carbohydrate, Fiber, Fat, Fatty Acids, Cholesterol, Protein, and Amino Acids. The National Academies Press, Washington

[23] BMVEL, FAO-Aktuell 11 (2003). http://www4.verbraucherministerium.de/index-00060E2028021FE0A1096521C0A8D816.html (04.06.2004)

[24] FAO of the UN (2002) World Agriculture: towards 2015/2030. Summary report. Rom http://www.fao.org/documents/show_cdr.asp?url_file=/docrep/004/y3557e/y3557e00.htm (28.04.2005)

[25] Ludwig DS, Peterson KE, Gortmaker SL, Relation between consumption of sugar-sweetened drinks and childhood obesity: a prospective, observational analysis. Lancet (2001), 357, 505–508

[26] Katzmarzyk PT, Janssen I, Ardern CI, Physical inactivity, excess adiposity and premature mortality. Obes Rev (2003), 4, 257–290

[27] Tremblay MS, Willms JD, Is the Canadian childhood obesity epidemic related to physical inactivity? Int J Obes (2003), 27, 1100–1105

[28] Dietz WH, The obesity epidemic in young children. Reduce television viewing and promote playing. BMJ (2001), 322, 313–314

[29] Gortmaker SL, Dietz WH Jr., Cheung LW, Inactivity, diet, and the fattening of America. J Am Diet Assoc (1990), 90, 1247–1252, 1255

[30] Hernandez B et al., Association of obesity with physical activity, television programs and other forms of video viewing among children in Mexico City. Int J Obes (1999), 23, 845–854

[31] Center of Disease Control, National Health Interview Survey. http://www.cdc.gov/nchs/nhis.html (04.06.2004)

[32] Czerwinsky-Mast M et al., Kieler Adipositas-Präventionsstudie (KOPS): Konzept und erste Ergebnisse der Vierjahres-Untersuchungen. Bundesgesundheitsbl – Gesundheitsforsch – Gesundheitsschutz (2003), 46, 727–731

[33] St Onge MP, Heymsfield SB, Overweight and obesity status are linked to lower life expectancy. Nutr Rev (2003), 61, 313–316

[34] Löllgen H, Primärprävention kardialer Erkrankungen. Dtsch Ärztebl (2003), 15, A 987–996

[35] Campbell K et al. (2004) Interventions for preventing obesity in children (Cochrane Review). The Cochrane Library. John Wiley and Sons, Chichester

2 Prävalenz chronischer Krankheiten bei Kindern und Jugendlichen

M. Röbl, M. Lakomek, M. Gahr

2.1 Einleitung

Chronische Krankheiten wie Typ-2-Diabetes, arterielle Hypertonie, Fettstoffwechselstörungen oder Adipositas, deren Prävalenz mit fortschreitendem Lebensalter ständig steigt, waren bei Kindern und Jugendlichen bis vor wenigen Jahrzehnten selten. Dies hat sich inzwischen grundlegend geändert. Als wesentliche Ursache für die steigende Zahl chronisch kranker Kinder und Jugendlicher gilt ein Lebensstil, der bis vor kurzem überwiegend auf Erwachsene beschränkt war. Dazu gehören Überernährung, Bewegungsmangel sowie Alkohol- und Nikotinabusus. Die Folgen dieses Lebensstils schon im Kindes- und Jugendalter zeigen sich am deutlichsten in der steigenden Prävalenz von Übergewicht. Damit ist auch eine weitere Zunahme der inakzeptabel hohen Zahl chronisch kranker Erwachsener vorprogrammiert.

Bis vor einigen Jahren wurde der Adipositas bei Kindern und Jugendlichen kein besonderes Interesse entgegengebracht. Es herrschte die Meinung vor, dass sich Überge-wicht mit zunehmendem Alter „auswächst", und daher wurde auch häufig die Ansicht vertreten, dass die Kinder durch eine Behandlung unnötig belastet würden. Erst die im letzten Jahrzehnt deutlich ansteigende Prävalenz der Adipositas in der Bevölkerung und insbesondere die Zunahme extrem adipöser Kinder und Jugendlicher bewirkten einen Sinneswandel. In der internationalen Literatur wird immer häufiger vor einer alarmierenden Endemie in den Industrienationen gewarnt [Ludwig 2001]. Inzwischen beschäftigen sich zahlreiche wissenschaftliche Arbeiten mit der Ursachenforschung und den Folgen der Adipositas im Kindes- und Jugendalter. Wurden 1965 lediglich 120 Artikel zum Thema Adipositas im Kindes- und Jugendalter publiziert, waren es im Jahr 2000 schon über 750 (s. Abb. 2.1).

2.2 Definition

Adipositas ist definiert als gesundheitsgefährdender Anstieg des Fettanteils an der Gesamtkörpermasse.

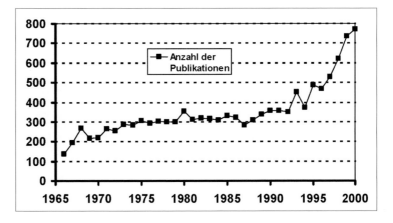

Abb. 2.1: Publikationen zum Thema Adipositas im Kindesalter [modifiziert nach Goran 2001]

2.3 Diagnose

Folgende, auch bei Erwachsenen erprobte und bewährte Methoden werden zur Bestimmung bzw. Schätzung der Körperfettmasse bei Kindern und Jugendlichen angewandt [modifiziert nach Goran 1998]:

◢ Body-Mass-Index (BMI)
◢ Hautfaltenbestimmung
◢ Sonographie
◢ Densitometrie
◢ Bioelektrische Impedanzanalyse
◢ Duale X-Ray-Absorptionsmetrie
◢ Computertomographie
◢ Kernspintomographie

Als vergleichsweise genaues, wenig aufwendiges und kostengünstiges Verfahren zur Bestimmung der Körperfettmasse hat sich auch bei Kindern und Jugendlichen, ebenso wie bei Erwachsenen, international der BMI (kg/m^2) durchgesetzt [Himes und Dietz 1994]. Während aber bei Erwachsenen die Diagnose bzw. das Ausmaß der Adipositas anhand von BMI-Bereichen erfasst wird [WHO 1997], erfolgt die Diagnose bei Kindern und Jugendlichen altersbezogen anhand von BMI-Perzentilen. Die in Abbildung 2.1 und 2.2 gezeigten Kurven basieren auf Daten von jeweils etwa 17.000 Mädchen und Jungen aus verschiedenen Regionen der Bundesrepublik [Kromeyer-Hauschild 2001]. In Anlehnung an Empfehlungen der European Children Obesity Group und der Arbeitsgemeinschaft Adipositas im Kindes- und Jugendalter besteht eine **Adipositas**, wenn der BMI auf oder oberhalb der 97. Perzentile liegt. Bei BMI-Werten oberhalb der 90. Perzentile spricht man von **Übergewicht** und von einer extremen **Adipositas**, wenn der BMI gleich ist bzw. oberhalb der 99,5 Perzentile liegt.

Liegt ein BMI-Wert auf oder über der 97. BMI-Perzentile, sollte eine weiterführende Diagnostik erfolgen. Dies gilt auch bei Überschreiten der 90. BMI-Perzentile, wenn ein zusätzlicher Risikofaktor vorliegt, z.B. eine starke Akzeleration des BMI oder eine positive Familienanamnese hinsichtlich Adipositas, Hypertonus oder Hypercholesterinämie.

2.4 Prävalenz

In den beiden letzten Jahrzehnten hat die Prävalenz der Adipositas im Kindes- und Jugendalter in den Industrienationen, darunter in Deutschland, deutlich zugenommen. Kromeyer-Hauschild und Mitarbeiter

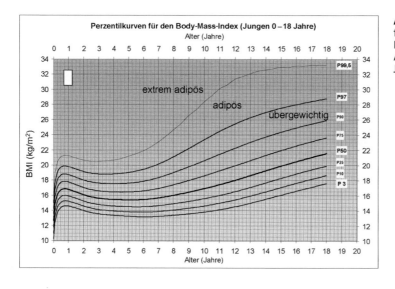

Abb. 2.2: Perzentile für den Body-Mass-Index von Jungen im Alter von 0 bis 18 Jahren

[1999], führten von 1975 bis 1995 eine Untersuchung zur Prävalenz von Übergewicht und Adipositas bei sieben- bis 14-jährigen Kindern und Jugendlichen aus Jena durch. Dabei fanden sie bei mehr als 24% der Jungen und bei mehr als 30% der Mädchen Übergewicht bzw. eine Adipositas (s. Tab. 2.1). In einer bayerischen Studie, in der fünf- bis sechsjährige Kinder von 1982 bis 1997 untersucht wurden, fand sich ein Anstieg der Prävalenz des Übergewichts von 8,5% auf 12,3% und der Adipositas von 1,8% auf 2,8%. Untersuchungen von Verwied-Jorkey und Mitarbeiter [2003] an sechs- bis siebenjährigen Mädchen und Jungen aus Erlangen bestätigen diese Entwicklung. So betrug bei der 90. BMI-Perzentile das mittlere Gewicht 37,8 kg bei einer mittleren Größe von 133 cm und lag damit 6,8 kg höher als bei einer Schweizer Studie aus den 1980er Jahren und 4,8 kg höher als in einer Studie aus Heidelberg Anfang der 1990er Jahren. Müller et al. [1999] beobachteten, dass von 1.468 5- bis 7-jährigen Kindern aus Kiel 23% übergewichtig oder adipös waren.

Vergleichbare Prävalenzen wurden aus vielen anderen Industrienationen, z.B. Australien, Frankreich, England und den USA sowie aus Norditalien, veröffentlicht. So waren 1995 in den USA 22% aller Kinder und Jugendlichen übergewichtig und 10,9% adipös [Troiano et al. 1995]. Freedmann und Mitarbeiter [1997] errechneten, dass bei nordamerikanischen Kindern und Jugendlichen das mittlere Gewicht von 1973 bis 1994 pro Jahr um 0,2 kg anstieg, d.h. innerhalb von 20 Jahren kam es zu einer Zunahme des durchschnittlichen Gewichtes um 4 kg.

Tab. III.2.1: Entwicklung der Prävalenz von Übergewicht und Adipositas bei 7- bis 14-Jährigen [Kromeyer-Hauschild et al. 1999]

	1975	1995
Übergewicht bei Jungen	10,0%	16,3%
Übergewicht bei Mädchen	11,7%	20,7%
Adipositas bei Jungen	5,3%	8,2%
Adipositas bei Mädchen	4,7%	9,9%

2.5 Risikofaktoren der Adipositas

Die steigende Prävalenz der Adipositas im Kindes- und Jugendalter ist auf viele Risikofaktoren zurückzuführen, von denen manche von den Kindern und Jugendlichen nicht oder kaum beeinflussbar sind.

Risikofaktoren für die Entstehung einer Adipositas im Kindes- und Jugendalter [modifiziert nach Kries 2003]:

Abb. 2.3: Perzentile für den Body-Mass-Index von Mädchen im Alter von 0 bis 18 Jahren

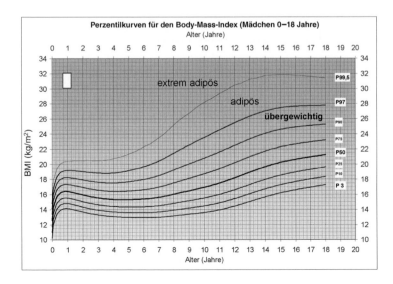

◢ Übergewicht beider Eltern
◢ Übergewicht bei einem der Eltern
◢ Hohes Geburtsgewicht
◢ Rauchen in der Schwangerschaft
◢ Nicht-Stillen
◢ Kalorienhaltige Einschlaf-Flaschen
◢ Schlaf < 10,5 h/Nacht
◢ Geringe elterliche Bildung
◢ Zugehörigkeit zu einer niedrigen sozialen Schicht
◢ Familiäre Deprivation
◢ Einnehmen der Hauptmahlzeiten allein
◢ Einzelkindstatus
◢ Allein erziehender Elternteil
◢ Fernsehen > 1 h/Tag
◢ Nicht-Teilnahme am Sportverein
◢ Snacks vor dem Fernseher
◢ Einfluss der Nahrungsmittelindustrie

Kinder adipöser Eltern sind häufig ebenfalls adipös [Whitaker et al. 1997, Sekine et al. 2002], und Danielzik et al. [2002] berichten, dass Kinder von übergewichtigen Eltern ein bis zu 7,6-mal höheres relatives Risiko aufweisen, übergewichtig zu sein, als Kinder normalgewichtiger Eltern.

Tab. III.2.2: Relatives Risiko für kindliches Übergewicht in Abhängigkeit vom Gewicht der Eltern

	Mädchen	Jungen
Übergewichtiger Vater	2,4	1,8
Übergewichtige Mutter	3,1	2,9
Beide Elternteile übergewichtig	6,3	7,6

Auch ein hohes Geburtsgewicht erhöht das Risiko zur Entwicklung einer Adipositas im Kindes- und Jugendalter [Gillman et al., 2003, Kries 2003]. Kinder von Müttern, die in der Schwangerschaft geraucht haben, entwickeln häufiger als Kinder von Nichtraucherinnen eine Adipositas [Toschke et al. 2002]. Das relative Risiko für Adipositas im Kindesalter steigt auf mehr als den Faktor 3, wenn die Mutter in der Schwangerschaft geraucht hat [Kries et al. 2002]. Dies kann dafür sprechen, dass durch äußere Faktoren

schon intrauterin eine Prädisposition für Übergewicht/Adipositas geschaffen wird. Neuere Studien zeigen eindeutig, dass Kinder, die nie oder nur kurz gestillt wurden, ein signifikant höheres Risiko besitzen, im Kindesalter eine Adipositas zu entwickeln [Bergmann et al. 2003]. Ergebnisse einer Schuleingangsuntersuchung aus einer ländlichen Region Bayerns zeigte, dass Kinder, die sechs bis zwölf Monate gestillt wurden, eine Prävalenz von insgesamt 8,5% für Übergewicht und Adipositas aufwiesen, die Kinder dagegen, die nie gestillt wurden, eine von 16,9% [Kries et al. 1999].

Ungünstige Lebensstilfaktoren

Während die bisher besprochenen Risikofaktoren durch Kinder und Jugendliche nicht beeinflussbar sind, gilt dies nicht, oder nicht in vollem Ausmaß, für ungünstige Lebensstilfaktoren.

Körperliche Inaktivität

Der Zusammenhang zwischen verminderter körperlicher Aktivität und Übergewicht bei Kindern gilt als eindeutig gesichert. Eine ausführliche Analyse des Bewegungsalltags von Kindern zwischen sechs und zehn Jahren ergab, dass Kinder durchschnittlich nur eine Stunde pro Tag körperlich aktiv sind [Bös 2001] (s. Abb. 2.4). Untersuchungen der körperlichen Aktivität mit einem Accelerometer ergaben, dass sich übergewichtige Kinder signifikant weniger bewegen als normalgewichtige Kinder [Trost et al. 2001]. Mit jeder Stunde Fernsehen pro Tag steigt das relative Risiko für Übergewicht um 12%, und es sinkt mit jeder Stunde körperlicher Aktivität um 10% [Hernandez et al. 1999]. Crespo und Mitarbeiter [2001] fanden die geringste Prävalenz an Übergewicht bei Kindern, die weniger als eine Stunde pro Tag fernsehen. Eine Einschränkung des täglichen Fernsehkonsums und eine Zunahme

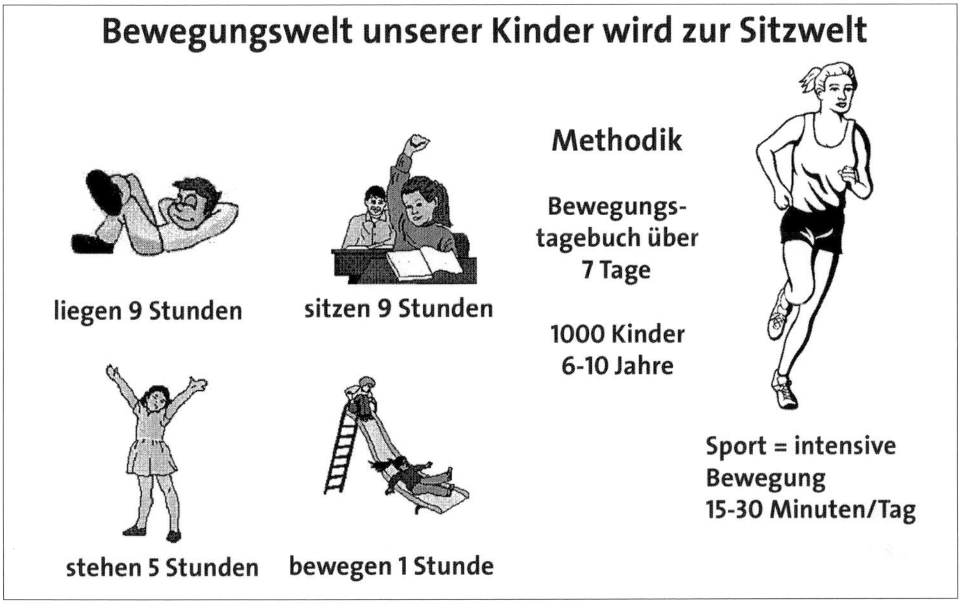

Bewegungswelt unserer Kinder wird zur Sitzwelt

Methodik

Bewegungs-
tagebuch über
7 Tage

1000 Kinder
6-10 Jahre

liegen 9 Stunden   sitzen 9 Stunden

Sport = intensive
Bewegung
15-30 Minuten/Tag

stehen 5 Stunden   bewegen 1 Stunde

Abb. 2.4: Bewegungswelt unserer Kinder wird zur Sitzwelt [Bös 2001]

körperlicher Aktivität führen zu einer signifikanten Abnahme des Körpergewichtes [Faith et al. 2001]. Weitere Studien belegen, dass auf Grund von Bewegungsmangel motorische Fertigkeiten verzögert erlernt werden und sportliche Ausdauerleistungen rückläufig sind [Obst, Bös 1997].

Überernährung – ungünstiges Essverhalten

Neben verminderter körperlicher Aktivität unterscheiden sich übergewichtige Kinder und Jugendliche auch im Essverhalten und in der Nahrungsauswahl von ihren normalgewichtigen Altersgenossen. Die Funktion der Nahrungsaufnahme zum Stillen des Hungers, d.h. zur Ernährung, ist in den Hintergrund getreten. Gegessen wird zum Zeitvertreib, zur jeder Tages- und Nachtzeit, zur Unterhaltung sowie im Kino, vor dem Fernseher oder Computer, aber auch zur Kompensation von Stress- und Angstsituationen.

Übergewichtige Kinder und Jugendliche essen morgens vergleichsweise wenig, mittags und abends jedoch viel [Bellisle et al. 1988]. Im Vergleich zu normalgewichtigen

Altersgenossen verzehren sie einen größeren Anteil energiereicher Lebensmittel. Sie essen mehr fettreiche Speisen und Süßspeisen [Crooks 2000, Troiano et al. 2000] und sie trinken mehr gesüßte Getränke [Ludwig et al. 2001]. Der Anteil von Fast Food wie Pizza, Gyros, Burger oder Fritten an der Ernährung wird mittlerweile auf 25% geschätzt.

Einfluss der Nahrungsmittelindustrie

Ein weiterer Risikofaktor für die Entstehung einer Adipositas im Kindes- und Jugendalter ist die aggressive Werbung der Nahrungsmittelindustrie für Nahrungsmittel mit hohem Energiewert und niedrigem Nährstoffgehalt [Nestle 2003].

Besonders Kinder werden immer häufiger Zielscheibe oder Opfer entsprechender Marketingoffensiven. Sie sind dagegen hilfloser als Erwachsene. Täglich preisen im Fernsehen etwa 200 Werbespots Lebensmittel speziell für Kinder an. Ob sich die Effekte der Risikofaktoren „Fernsehen >1 h/Tag" und „Einfluss der Nahrungsmittelindustrie" auf den Anstieg der Adipositas im Kindesalter nur addieren oder sogar potenzieren, bleibt zu untersuchen.

Allein 2001 hat McDonalds europaweit 100 Millionen Euro in die Werbung investiert. Offenbar macht sich dieser Aufwand aus Sicht des Unternehmens bezahlt: 250.000 Kindergeburtstagsparties 2001, 1,6 Millionen Mitglieder im Junior-Club, dem größten Kinderclub in Europa [McDonald 2001]. „Unilever Bestfoods Deutschland" vermeldete im August 2002 die größte Werbeoffensive in der Unternehmensgeschichte. Der Hersteller von Markenprodukten wie Knorr, Pizzasnacks und Pausenmahlzeiten berichtete, dass die Hälfte aller Konsumenten unter 30 ist [Unilever 2002]. Die Nahrungsmittelindustrie versucht erfolgreich, größere Bedürfnisse durch größere Packungsgrößen zu wecken. Immer häufiger gibt es zusätzlich zu den Standardprodukten Ausgaben mit den Vorsilben „Mega, Super, XXL, Kingsize", die dann in der Werbung besonders angepriesen werden. Leider scheint der Trend bei Gemüse gegenläufig. Hier war das Thema 2001 eindeutig die „Minis". Von Rahmspinat bis Rotkohl bietet Iglo inzwischen viele Produkte in Miniblocks an [Engel 2003]. Ebenso lukrativ ist diese Entwicklung für die Industriezweige, die mit so genannten gesunden Diäten Geld verdienen. Sie bringen Produkte auf den Markt, häufig ohne Studien zur Wirksamkeit oder Verträglichkeit.

2.6 Klassifizierung der Adipositas nach ätiologischen Gesichtspunkten

Zurzeit existiert noch keine allgemein akzeptierte ätiologische Einteilung der Adipositas. In der Mehrzahl der Fälle lässt sich als Ursache von Übergewicht/Adipositas keine organische Grunderkrankung finden (Adipositas Typ 1). In vergleichsweise seltenen Fällen sind Übergewicht/Adipositas Folgen einer organischen Grunderkrankung (Adipositas Typ 2), beispielsweise eines Hirntumors, eines Hyperkortizismus oder einer orthopädischen Erkrankung, die mit ausreichender körperlicher Aktivität interferiert. Schließlich können Übergewicht und Adipositas iatrogen bedingt sein, beispielsweise durch unerwünschte Arzneimittelwirkungen oder infolge chirurgischer Eingriffe am Gehirn (Adipositas Typ 3).

Die Einordnung unter ätiologischen Gesichtspunkten gelingt meist auf Grund einer ausführlichen Anamnese. In der Mehrzahl der Fälle (Adipositas Typ 1) ist ursächlich neben einer hyperkalorischen Nahrungszufuhr häufig auch der Konsum hochkalorischer bzw. alkoholischer Getränke zu nennen. Hinweise auf eine Adipositas als Folge einer angeborenen (Typ 2a) oder erworbenen (Typ 2b) organischen Grunderkrankung können sich ebenfalls aus der Anamnese ergeben, z.B. Angaben über Krampfanfälle oder primäre Adrenarche, sowie auf Grund der Inspektion (z.B. Dysmorphie, Hirsutismus) oder der klinischen Untersuchung, z.B. aus dem Nachweis von Hypothyreosezeichen oder von orthopädischen Auffälligkeiten, die zu einer Einschränkung der körperlichen Aktivität führen können. Adipositas im Kindesalter kann auch iatrogene Ursachen haben (Typ 3).

Klassifizierung von Übergewicht/Adipositas nach ätiologischen Gesichtspunkten [modifiziert nach AGA 2003]:

Typ 1: Lebensstilassoziierte Adipositas
◢ Bewegungsmangel
◢ Hochkalorische Ernährung
◢ Übermäßiger Konsum hochkalorischer gesüßter Getränke oder Alkohol

Typ 2a: Übergewicht/Adipositas bei angeborener organischer Grunderkrankung
◢ Bisher bekannte monogenetische Defekte, die mit einer frühkindlichen Adipositas assoziiert sind:
◢ Pre-pro-opiomelanocortin-Gen

⬛ Melanocortin-Rezeptor-Gen
⬛ Peroxisomaler Proliferations-Aktivierungs-Rezeptor-Gen (PPARγ2)
⬛ Leptin-Gen
⬛ Leptin-Rezeptor-Gen
⬛ Agouti-Gen-Defekt
⬛ Prohormon Convertase-1-Gen
⬛ Ghrelin-Gen
⬛ Angeborene Syndrome, die mit einer kindlichen Adipositas assoziiert sein können:
  ⬛ Prader-Willi-Syndrom
  ⬛ Down-Syndrom
  ⬛ Laurence-Moon-Biedl-Syndrom
  ⬛ Sotos-Syndrom
  ⬛ Weaver-Syndrom
  ⬛ Beckwith-Wiedemann-Syndrom
  ⬛ Simpson-Golabi-Behmel-Syndrom
  ⬛ Golabi-Rosen-Syndrom
⬛ Angeborene Erkrankungen, deren Folgen ursächlich für eine frühkindliche Adipositas sein können:
  ⬛ Wachstumshormon-Mangel
  ⬛ Wachstumshormon-Rezeptor-Mangel
  ⬛ Pseudohypoparathyreodismus
  ⬛ Angeborene Athyreose bzw. Hypothyreose
  ⬛ Achondroplasie
  ⬛ Spina bifida

Typ 2b: Sekundär erworbene Grunderkrankungen, die ursächlich zu einer Adipositas führen können

⬛ Erworbene Hypothyreose
⬛ Erworbener Wachstumshormon-Mangel
⬛ Cushing-Syndrom
⬛ Hypothalamische Störungen: Tumore der Hypophyse, z.B. Kraniopharyngeom
⬛ Zustand nach Trauma: z.B. Immobilität auf Grund einer sekundär erworbenen Querschnittssymptomatik oder einer Schädel-Hirn-Verletzung
⬛ Psychische Störungen

Typ 3: Iatrogene Ursachen, die mit einer kindlichen Adipositas assoziiert sein können:

⬛ Unerwünschte Arzneimittelwirkung (Glukokortikoide, Insulin, Valproinsäure, Phenothiazine, Trizyklische Antidepressiva, Lithium).

⬛ Folgen einer neurochirurgischen Intervention im Bereich des Hypothalamus (Nucleus paraventricularis)

Bei Hinweisen auf eine Adipositas Typ 2 muss eine weiterführende Diagnostik erfolgen.

2.7 Fahndung nach Folgen der Adipositas

Übergewichtige oder adipöse Kinder und Jugendliche müssen mit Symptomen und Krankheiten rechnen, von denen einige erst in den letzten Jahren klar zugeordnet werden konnten. Erste vorsichtige Kalkulationen gehen von einer acht bis zwölf Jahre verminderten Lebenserwartung bei sehr adipösen Jungen aus [Fontaine et al 2003].

Folgen der Adipositas bei Kindern und Jugendlichen [modifiziert nach WHO, 1998]:

⬛ Persistenz der Adipositas
⬛ Arterielle Hypertonie
⬛ Gestörte Glukosetoleranz/Typ-2-Diabetes
⬛ Fettstoffwechselstörungen
⬛ Obstruktive Lungenerkrankung
⬛ Hyperurikämie
⬛ Leberverfettung
⬛ Gallensteinleiden
⬛ Schlaf-Apnoe-Syndrom
⬛ Akzeleriertes Längenwachstum
⬛ Polyzystische Ovarien
⬛ Pseudotumor cerebri
⬛ Orthopädische Erkrankungen
⬛ Psychosoziale Probleme

Übergewichtige und adipöse Kinder besitzen ein erhöhtes Risiko, im Erwachsenenalter übergewichtig bzw. adipös zu bleiben ("Persistenz der Adipositas"). Wie in Tabelle 2.3 gezeigt, wächst dieses Risiko, je länger die Kinder übergewichtig sind [Whitaker et al. 1997].

Tab. III.2.3: Zusammenhang zwischen dem Alter übergewichtiger Kinder und ihrem relativen Risiko, im jungen Erwachsenenalter übergewichtig oder adipös zu sein [Whitaker et al. 1997]

Alter übergewichtiger Kinder (Jahre)	Relatives Risiko im jungen Erwachsenenalter für Übergewicht	Relatives Risiko im jungen Erwachsenenalter für Adipositas
1–2	1,3	2,0
3–5	4,1	7,9
6–9	10,3	18,5
10–14	28,3	44,3

Bei ein bis zwei Jahre alten übergewichtigen Kindern beträgt das relative Risiko, im jungen Erwachsenenalter übergewichtig bzw. adipös zu sein, 1,3 bzw. 2,0 und steigt danach kontinuierlich, d.h. bei zehn bis vierzehn Jahre alten übergewichtigen Kindern auf 28,3 für Übergewicht bzw. 44,3 für Adipositas. Ein adipöses siebenjähriges Kind mit einem übergewichtigen Elternteil besitzt eine Wahrscheinlichkeit von 70%, im Erwachsenenalter adipös zu sein.

2.8 Prävalenz einiger adipositasbedingter Folgeerkrankungen

Arterielle Hypertonie

Adipöse Kinder haben ein dreifach höheres Risiko, an einem arteriellen Hypertonus zu erkranken, als normalgewichtige [Sorof 2002]. Wie im Erwachsenenalter (s. Kap. VI.1) ist Adipositas auch im Kindes- und Adoleszentenalter der zahlenmäßig bedeutsamste Risikofaktor für die Entwicklung einer arteriellen Hypertonie [Nishina 2003]. Es besteht eine positive Korrelation zwischen BMI und systolischem sowie diastolischem Blutdruck im Kindes- und Jugendalter [Ribeiro et al. 2003], und Reinher et al. [2001] fanden bei 62% der von ihnen untersuchten adipösen Kinder und Jugendlichen eine Hypertonie. Als Folge des Hypertonus entwickeln adipöse Kinder nicht selten schon im jugendlichen Alter eine linksventrikuläre Hypertrophie mit verminderter diastolischer Funktion [Daniels 2002].

Diabetes mellitus Typ 2

Adipositas kann schon im Kindes- und Jugendalter zur Entstehung eines Diabetes mellitus Typ 2 führen [Kiess et al. 2003]. Bereits bei zwei- bis dreijährigen adipösen Kindern lassen sich erhöhte Nüchterninsulinspiegel nachweisen [Shea et al. 2003]. Kürzlich wurde anhand des Glukosetoleranztestes gezeigt, dass bei adipösen Kindern und Jugendlichen mit normalen Nüchternglukosewerten mit einer Wahrscheinlichkeit von 20% eine gestörte Glukosetoleranz vorliegt (Impaired Glucose Tolerance/IGT). Damit stellt sich die Frage nach dem vermehrten Einsatz dieses Testes, um diejenigen Kinder und Jugendlichen zu identifizieren, die besonders dringend in ein strukturiertes Programm zur Adipositastherapie aufgenommen werden müssen, um den Übergang von der gestörten Glukosetoleranz in die Phase des manifesten Diabetes mellitus zu verhindern [Shinha et al. 2002]. War bis vor kurzem der manifeste Typ-2-Diabetes in der Pädiatrie eine Rarität, so zeigt sich nun ein rapider Anstieg der Inzidenz. Untersuchungen aus Japan und den USA berichten über einen bis zu zehnfachen Anstieg der Neuerkrankungen [Pinhas-Hamiel et al. 1996, Owada et al. 1990]. Von den Neuerkrankungen an Diabetes bei Kindern und Jugendlichen in den USA entfallen inzwischen acht bis 45% auf den Typ-2-Diabetes [Fagot-Campagne 2000].

Eine in den USA als epidemieartig bezeichnete Zunahme des Typ-2-Diabetes bei adipösen Kindern und Jugendlichen wurde in Deutschland bisher nicht nachgewiesen [Hertrampf et al. 2001]. Allerdings konnten Reinher et al. [2003] bei 6,7% von 783 adipösen Kindern einer Rehabilitationseinrichtung eine gestörte Glukosetoleranz und bei 1,5% einen manifesten Diabetes mellitus Typ 2 feststellen. In der prospektiven deutschen Verlaufsdokumentation (DPV) sind nur 130 Typ-2-Diabetiker registriert (s. auch Kap. VI.2.3). Es bleibt zu befürchten, dass diese Zahlen bei flächendeckender Untersuchung der etwa eine Million adipösen Kinder erheblich steigt, sodass auch hierzulande von einer epidemieartigen Zunahme des Typ-2-Diabetes im Kindes- und Jugendalter gesprochen werden muss.

Fettstoffwechselstörungen

Bei Kindern und Jugendlichen mit Adipositas zeigen sich gehäuft Dyslipidämien im Sinne erhöhter Werte von Triglyzeriden, Apolipoprotein B, LDL-Cholesterin bzw. erniedrigter Werte des HDL-Cholesterins sowie des Apolipoproteins A [Després 1991, Geiss 2001, Glowinska 2003]. Reinher et al. [2001] fanden bei 38% aller adipösen Kinder und Jugendlichen eine Hypertriglyzeridämie. In einer Studie von Friedland et al. [2002] hatten 52% der übergewichtigen Kinder einen erhöhten Cholesterinspiegel gegenüber 16% in der normgewichtigen Kontrollgruppe. Bei 42% der adipösen Jungen und bei 36% der adipösen Mädchen wurde die Hypercholesterinämie bei Aufnahme in eine Fachklinik für Kinder- und Jugendmedizin festgestellt.

Chronisch obstruktive Lungenerkrankungen

Adipöse Kinder und Jugendliche erkranken häufiger als normalgewichtige an obstruktiven Lungenerkrankungen [Kries et al. 2001]. Übergewichtige Kinder entwickeln bei körperlicher Anstrengung signifikant häufiger als normalgewichtige einen Bronchospasmus [Kaplan et al. 1993]. Belamarich et al. [2000] beobachteten, dass übergewichtige Stadtkinder mit Asthma bronchiale signifikant häufiger Symptome zeigten als normalgewichtige Stadtkinder mit Asthma bronchiale.

Kardiovaskuläre Erkrankungen

Die koronare Herzerkrankung ist die häufigste Todesursache in der Bevölkerung. Die Risikofaktoren für die Entwicklung einer Arteriosklerose bzw. einer koronaren Herzerkrankung lassen sich schon im Kindes- und Jugendalter nachweisen, insbesondere bei ausgeprägt adipösen Kindern [Steinberger et al. 2003]. Zu diesen Risikofaktoren gehören u.a. die bereits besprochene arterielle Hypertonie sowie Störungen des Glukose- und Fettstoffwechsels. In einer Untersuchung von Csabi et al. [2000] waren lediglich 14% der adipösen Kinder und Jugendlichen frei von Risikofaktoren wie Hyperinsulinismus, gestörter Glukosetoleranz, Fettstoffwechselstörungen oder Hypertonie. Knapp 10% wiesen alle vier Risikofaktoren auf. Eine kürzlich von Katzmarzyk et al. [2003] erschienene Studie bestätigte diese Resultate. Adipöse Kinder waren bis zu neunmal häufiger gefährdet, schon im Kindes- und Jugendalter Risikofaktoren einer koronaren Herzerkrankung zu entwickeln. Die Arteriosklerose-Inzidenz korreliert bei Jugendlichen und jungen Erwachsenen positiv mit dem BMI [Berenson et al. 1998].

Sonstige Folgeerkrankungen

Das **Schlaf-Apnoe-Syndrom** ist in über 90% der Fälle Folge einer Adipositas [Laitinen 2003]. Inzwischen tritt das Schlaf-Apnoe-Syndrom auch gehäuft bei adipösen Kindern und Jugendlichen auf. Durch Hypoventilation und Hypoxämie kann es zu Störungen der neurokognitiven Entwicklung kommen [Rhodes et al. 1995].

Nicht alkoholische Leberverfettung findet sich bei adipösen Kindern und Jugendlichen zunehmend häufig. Die Ursachen sind multifaktoriell, wobei die Hauptursachen eine Insulinresistenz mit Lipolyse und Hyperinsulinismus und verstärkter oxidativer Stress durch freie Fettsäuren mit Lipidperoxidation und Zytokininduktion sind [Neuschwander-Tetri et al. 2003, Keller 2003]. Zwischen 22 und 53% aller adipösen Kinder weisen eine nicht alkoholische Leberverfettung auf, wobei diese auch schon präpubertär auftritt [Keller 2003, Farrell 2003]. In einer Untersuchung an 453 adipösen Kindern und Jugendlichen von Kratzer et al. [2003] zeigte sich bei 60% der Kinder mit Steatose Grad 2–3 und 30% der Kinder mit Steatose Grad 1 eine Transaminasenerhöhung. Hier lässt sich also eine entzündliche bzw. entzündlich-fibrotische Veränderung der Leber im Sinne einer Steatohepatitis vermuten. Auch die **Prävalenz für Gallensteine** ist bei übergewichtigen Kindern und Jugendlichen mit 2% höher, verglichen mit den 0,3–0,6% bei normalgewichtigen [Keller 2003].

An **dermatologischen Problemen** treten u.a. gehäuft Akne vulgaris auf und bei adipösen Mädchen Hirsutismus, vermutlich im Zusammenhang mit einem Hyperandrogenismus. Adipöse Kinder und Jugendliche leiden häufig an ausgeprägten Formen des Panniculus adiposus, an Striae distensae und intertriginösen Hautinfektionen [Wabitsch 2003].

Adipositas-assoziierte Erkrankungen des **Skelett- und Bandapparates** stellen ein zunehmendes Problem dar, besonders Zerrungen, Frakturen und – im späteren Verlauf – eine Gon- und/oder einer Koxarthrose.

Neben organischen Veränderungen kommt es bei vielen adipösen Kindern und Jugendlichen zu **psychosozialen Problemen**. Adipöse Kinder und Jugendliche werden häufiger gehänselt und missachtet. Hierdurch entwickeln sie oftmals Schuldgefühle, verbunden mit einem negativen Körperbild und einer gesteigerten Misserfolgserwartung [French et al. 1995]. Häufig verschlimmert sich diese psychosoziale Problematik im Erwachsenenalter und führt zu Problemen am Arbeitsplatz. Untersuchungen von Gortmaker et al. [1993] zeigten, dass adipöse Frauen einen niedrigeren sozioökonomischen Status haben.

Ein schon länger bekanntes Phänomen ist die Akzeleration des Knochenalters und des Längenwachstums, wobei dies bei den Mädchen häufiger mit einer frühzeitigeren Menarche einhergeht. Bei Jungen kommt es hingegen nicht selten zu einer verspäteten Pubertätsentwicklung, möglicherweise auf Grund einer verzögerten und verminderten Gonadotropinausschüttung [Wang 2002]. Häufig weisen adipöse Jungen auch eine Pseudogynäkomastie und einen Pseudohypogenitalismus auf. Das isolierte Auftreten dieser Besonderheiten bedarf keiner weiteren diagnostischen Abklärung.

2.9 Sonstige krankheitsrelevante Risikofaktoren im Kindes- und Jugendalter

Alkoholkonsum, Nikotinabusus und Drogenkonsum bei Kindern und vor allen Dingen bei Jugendlichen nehmen bedrohlich zu. Insbesondere durch Alkohol und Nikotin kann es bei vorliegender Adipositas zu einer Potenzierung der Folgeerkrankungen kommen. Erste Schritte gegen diese dramatische Entwicklung hat der Bundestag am 01.04.2004 mit der Verabschiedung des „Gesetzes zum Schutz junger Menschen vor Gefahren des Alkohol- und Tabakkonsums" auf den Weg gebracht. Hierbei wird der Verkauf von so genannten Alkopops an Jugendliche unter 18 Jahren ebenso untersagt wie die kostenlose Abgabe von Zigarettenprobepackungen.

2.10 Zusammenfassung

Lebensstilfaktoren wie Überernährung, zu geringe körperliche Bewegung, Alkohol- und Nikotinabusus sowie Drogenkonsum sind die häufigsten Gründe (Risikofaktoren) für die Entwicklung chronischer Krankheiten im Kindes- und Jugendalter. Damit ist ein Anstieg dieser Krankheiten, darunter die arterielle Hypertonie, Fettstoffwechselstörungen und Typ-2-Diabetes, in der Gesamtbevölkerung vorprogrammiert. Es liegt im höchsten Interesse der Gesellschaft, durch Maßnahmen der Primärprävention den Lebensstil von Kindern und Jugendlichen günstig zu beeinflussen. Bei vielen 100.000 Kindern und Jugendlichen hat die Primärprävention nachweislich versagt. Dieser Personenkreis ist auf eine kompetente und wirksame Sekundärprävention angewiesen, um ein Leben bei eingeschränkter Lebensqualität und verkürzter Lebenserwartung zu vermeiden. Die Voraussetzungen dazu müssen in Deutschland erst weitgehend geschaffen werden (s. auch Kap. IX.2).

Literatur

AGA/Arbeitsgemeinschaft Adipositas im Kindes- und Jugendalter (2003). http://www.a-g-a.de: Leitlinien

Belamarich PF et al., Do obese inner-city children with asthma have more symptoms than nonobese children with asthma? Pediatrics (2000), 106, 1436–1441

Bellisle F, Obesity and food intake in children: Evidence for a role of metabolic and/or behavioral daily rhythms. Appetite (1988), 11, 111–118

Berenson GS et al., Association between multiple cardiovascular risk factorsand atherosclerosis in children and young adults. N Engl J Med (1998), 338, 1650–1656

Bergmann KE et al., Early determinants of childhood overweight and adiposity in birth cohort study: role of breast-feeding. Int J Obes Relat Metab Disord (2003), 27 (2), 162–172

Booth ML et al., Change in the prevalence of overweight and obesity among young Australians, 1969–1997. Am J Clin Nutr (2003), 77 (1), 29–36

Bös K (2001) Bündnis „gesunde Kinder": Unsere Kinder brauchen mehr Bewegung, Spiel und Sport. Vortrag auf dem Stuttgarter Sportkongress am 9.11.2001. http://www.sport.uni-karlsruhe.de/ifss/seite_837.html

Crespo CJ et al., Television watching, energy intake, and obesity in US children: results from the third National Health and Nutrition Examination Survey, 1988–1994. Arch Pediatr Adolesc (2001), 155 (3), 360–365

Crooks DL, Food consumption, activity, and overweight among elementary school children in an Appalachian Kentucky community. Am J Phys Anthropol (2000), 112 (2), 159–170

Csabi G et al., Presence of metabolic cardiovascular syndrome in obese children. Eur J Pediatr (2000), 159, 91–94

Daniels SR et al., Left atrial size in children with hypertension: The influence of obesity, blood pressure, and left ventricular mass. J Pediatr (2002), 141 (2), 186–190

Danielzik S et al., Impact of parenteral BMI on the manifestation of overweight 5 year old children. EurJ Nutr (2002), 41 (3), 132–138

Després JP, Obsity and lipid metabolism: relevance of body fat distribution. Curr Opin Lipid (1991), 2, 5–15

Engel M (2003) „… mit der Extra-Portion Zucker und Fett". Dossier zu Fehlernährung bei Kindern und Jugendlichen in Deutschland. Verbraucherzentrale Bundesverband (vzbv) e.V., Berlin

Fagot-Campagne, Emergence of Type 2 Diabetes Mellitus in Children: Epidemiological Evidence. J Pediatr Endocrinol Metab (2000), 13, 1395–1402

Faith MS, Effects of contingent television on physical activity and television viewing in obese children. Pediatrics (2001), 107, 1043-1048

Farrell GC, Non-alcoholic steatohepatitis: what is it, and why is it important in the Asia-Pacific region? Gastroenterol Hepatol (2003), 18 (2), 124–38

Fontaine KR et al., Years of Live Lost Due Obesity. JAMA (2003), 289 (2), 187–193

Freedman DS et al., Secular increases in relative weihgt and adiposity among children over two decades: the Bogalusa Heart Study. Pediatrics (1997), 99, 420–26

French S, Story M, Perry C, Self-esteem and obesity in children and adolescents: a literature review. Obes Res (1995), 3, 479–490

Friedland O et al., Obesity and lipid profiles in children and adolescents. J Pediatr Endocrinol Metab (2002), 15 (7), 1011–6

Fuentes RM et al., Tracking of body mass index during childhood: a 15-year prospective population-based family study in eastern Finland. Int Obes Relat Metab Disord (2003), 27 (6), 716–21

Garn SM, Sulivan TV, Hawthorne VM, The juvenile-onset, adolescent-onset and adult-onset obese. Int J of oes (1991), 15, 105–110

Geiss HC, Parhofer KG, Schwandt P, Parameter of childhood obesity and their relationship to cardiovaskular risk factors in healthy prepubescent children. Int J Obes Relat Metab Disord (2001), 25 (6), 830–7

Gillman MW et al., Maternal gestational diabetes, birth weight, and adolescent obesity. Pediatrics (2003), 111 (3), e221–226

Glowinska B et al., New atherosclerosis risk factors in obese, hypertensive and diabetic children and adolescents. Atherosclerosis (2003), 167 (2), 275–86

Gnavi R et al., Socioeconomic status, overweight and obesity in prepubertal children: a study in an area of Nothern Italy. Eur J Epidemiol (2000), 16 (9), 797–803

Goran MI, Metabolic precursors and effects of obesity in children: a decade of progress, 1990–1994. Am J Clin Nutr (2001), 73, 158–171

Goran MI, Measurement issues related to studies of childhood obesity: Assesment of body composition, body fat distribution, physical acivity, and food intake. Pediatrics (2002), 101, 505–518

Gortmaker SL et al., Social and economic consequences of overweight in adolescence and young adulthood. N Engl J Med (1993), 329, 1008–1012

Hernandez B et al., association of obesity with physical activity, television programs and other forms of video viewing among children in Mexico City. Int J Obes Relat Metab Disord (1999), 23, 845–854

Hertrampf M et al., Glukosetoleranz und Insulinresistenz bei Kindern und Jugendlichen mit Adipositas. Aktuel Ernaehr Med (2001), 26, 225

Himes JH, Dietz WH, Guidelines for overweight in adolescent preventive services: recommendations from a expert committee. Am J Clin Nutr (1994), 59, 839–846

Kalies H, Lenz J, Kries R, Prevalence of overweight and obesity and trends in body mass index in German pre-school children, 1982–1987. Int J Obes Relat Metab Disord (2002), 26 (9), 1211–1217

Kaplan TA, Montano E, Exercise-inducesbronchospasm in nonasthmatic obese children. Clin Pediatr (Phila) (1993), 32, 220–225

Katzmazyk PT et al., The Utility of international child and adolescent overweight guidelines for predicting coronary heart disease risk factors. J Clin Epidemiol (2003), 56, 456–462

Keller KM (2003): Nicht-alkoholische Fettleberkrankheit (NAFLK). Vortrag anlässlich der 99. Jahrestagung der Deutschen Gesellschaft für Kinderheilkunde. Abstract KH 25.03, 35, www.kinderumweltgesundheit. de/KUG/index2/pdf/aktuelles/Abstractheft-Endversion.pdf

Kiess W et al., Type 2 Diabetes mellitus in Children and Adolescents: A Review from a European Perspective. Hormone Research (2003), 59 (Suppl. 1), 77–84

Klein-Platat C et al., Prevalence and sociodemographic determinants of overweight in young French adolescents. Diabetes Metab Res Rev (2003), 19 (2), 153–158

Kratzer et. Al (2003): Steatosis hepatis bei Kindern und Jugendlichen. Abstract KH 25.02, 35

Kries R et al., Breast feeding and obesity: cross sectional study. BMJ (1999), 319, 147–150

Kries R et al., Is obesity a risk factor for childhood asthma? Allergy (2001), 56, 318–322

Kries R, Toschke AM, Koletzko B, Slikker W Jr, Maternal smoking during pregnancy and childhood obesity. Am J Epidemiol (2002a), 156 (10), 954–61

Kries R, Toschke AM, Wurmser H, Sauerwald T, Koletzko B (2002b) Reduced risked for overweight and obesity in 5- and 6y-old children by duration of sleep- a cross sectional study, Int J Obes Relat Metab Disord. 2002 Mag; 26(5) 710–716

Kries R (2003) Kann der Kinderarzt Adipositasrisiken schon im Säuglingsalter erkennen? Vortrag beim Satellitensymposium anlässlich der 99. Jahrestagung der Deutschen Gesellschaft für Kinderheilkunde

Kromeyer-Hauschild K et al., Prevalence of overweight and obesity among school children in Jena (Germany). Int J Obes Relat Metab Disord (1999), 23 (11), 1143–50

Kromeyer-Hauschild K et al., Perzentile für den Body-Mass-Index für das Kinder- und Jugendalter unter Heranziehung verschiedener deutscher Stichproben. Monatschr Kinderheilkd (2001), 149, 807–818

Laitinen LA et al., Sleep Apnoe: Finish National guidelines for prevention and treatment 2002–2012. Respir Med. (2003), 97 (4), 337–365

Langnase K, Mast M, Muller MJ, Social class differences in overweight of prepubertal children northwest Germany. Int J Obes Relat Metab Disord (2002), 26 (4), 566–72

Ludwig DS, Peterson KE, Gortmaker SL, Relation between consumption of sugar-sweetened drinks and childhood obesity: a prospective, observational analysis. Lancet (2001), 357, 505–508

McCarthy HD, Ellis SM, Cole TJ, Central overweight and obesity in British youth ages 11–16 years: cross sectional surveys of waist circumference. BMJ (2003), 326, 624

McDonald, 30-Jahresbericht 2001 (2001). http://www.mcdonalds.de

Muller MJ et al., Physical activity and diet in 5 to 7 years old children. Public Health Nutr (1999), 2 (3A), 443–444

Nestle M, Thr ironic politics of obesity. Science magazine (2003), 299 (5608), 781

Neuschwander-Tetri BA, Caldwell SH, Nonalcoholic steatohepatitis: summary of an AASLD Single topic conference. Hepatology (2003), 37 (5), 1202–19

Nishina M et al., Relatonship among systolic blood pressure, serum insulin and leptin, and visceral fat accumulation in obese children. Hypertens Res. (2003), 26 (4), 281–288

Obst F, Bös K, Akzeptanz und Wirkung zusätzlicher Sportstunden in der Grundschule. Sport Praxis (1997), 2, 44–47

Owada M et al., Desciptive epidemiology of non-insulin-dependent diabetes mellitus detected by urine glucose screening in schoolchildren in Japan. Acta Paediatr Jpn (1990), 32, 716–724

Pinhas-Hamiel O et al., Oncreased incidence of non-insuline dependent diabetes mellitus among children and adolescents. J Pediatr (1996), 128, 608–615

Reinher T, Bürk G, Andler W, Häufigkeit von Primär- und Folgeerkrankungen bei der kindlichen Adipositas. Aktuel Ernaehr Med (2001), 26, 235

Reinher T et al., Ambulante Schulung „Obeldicks" für adipöse Kinder und Jugendliche. Kinder- und Jugendmedizin (2001), 1, 82–85

Reinher T, Wabitsch M (2003) Störungen des Glucosestoffwechsels bei adipösen Kindern und Jugendlichen. Vortrag anlässlich der 99. Jahrestagung der Deutschen Gesellschaft für Kinderheilkunde. Abstract KH 25.05, 36

Rhodes SK et al., Neurocognitive deficits in morbidly obese children with obstructure sleep apnea. J Pediatr (1995), 127, 741–744

Ribeiro J et al., Overweight and obesity in children and adolescents: relationship with blood pressure, and physical activity. Ann Hum Biol (2003), 30 (2), 203–13

Sekine M et al., A dose-response relationship between short sleeping hours and childhood obesity: results of the Toyama Birth Cohort Study. Child Care Health Dev (2002), 28 (2), 163–170

Shea S et al., Fasting plasma insulin modulates lipid levels and particle sizes in 2- to 3-year-old children. Obes Res. (2003), 11 (6), 709–21

Shinha R et al., Prevalence of impaired glucose tolerance among children and adolescents with marked obesity. N Engl J Med (2002), 346, 802–810

Sorof J, Daniels S, Obesity hypertension in children: a problem of epidemic proportions. Hypertension (2002), 40 (4), 441–447

Steinberger J, Daniels SR, Obesity, Insulin Resistance, Diabetes and Cardiovascular Risk in children. Circulation (2003), 107, 1448–1453

The Lancet, Childhood obesity: an emerging public-health problem. Lancet (2001), 357, 1989

Toschke et al., Childhood obesity is associated withmaternal smoking in pregnancy. Eur J Pediatr (2002), 161 (8), 445–448

Troiano RP et al., Overweight prevalence and trends for children and adolescents: The National Health and Nutrition Examination Surveys, 1963–1991. Arch Pediatr Adolesc Med (1995), 149, 1085–1901

Trost SG et al., Physical activity and determinants of physical activity in obese and non-obese chidren. Int J Obes Relat Metab Disord (2001), 25, 822–829

Unilever, Presseerklärung (2002). http://www.unilever.de

Verwied-Jorky S et al., Height and weight of German primary school children in the Family Intervention Trial (FIT) Erlangen. Eur J Nutr (2003), 42, 165–170

Wabitsch M (2003) Adipositas im Kindes- und Jugendalter. In: Lentze MJ et al. (Hrsg.), Pädiatrie: Grundlagen und Praxis, 2. Aufl., 212–218. Springer, Berlin

Wang Y, Is obesity associated with early sexual maturation? A Comparision of the association in American boys versus girls. Pediatrics (2002), 110 (5), 903–910

Whitaker RC et al., Predicting obesity in young adulthood from childhood and parental obesity. N Engl J Med (1997), 337, 869–873

Wirth A (1997) Adipositas. Springer, Berlin

WHO/World Health Organization (1997) Obesity preventing and managing the global epidemic. Report of a WHO Consultation on Obesity. Genf

WHO/World Health Organization (1998) Obesity preventing and managing the global epidemic. Report of a WHO Consultation on Obesity. Genf

3 Epidemiologie chronischer Erkrankungen im höheren Lebensalter

H. Brenner

3.1 Einführung

In diesem Kapitel soll ein Überblick über die Epidemiologie chronischer Erkrankungen im höheren Lebensalter gegeben werden. Dabei stellt sich zunächst die Frage, wie „höheres Lebensalter" in diesem Zusammenhang zu definieren ist. Die Inzidenz und Prävalenz vieler chronischer Erkrankungen nehmen mit dem Alter deutlich zu. Dabei gibt es zumeist keine definierte Altersschwelle, oberhalb derer es zu einem sprunghaften Anstieg der Inzidenzen und Prävalenzen kommt, sondern der Anstieg erfolgt vielmehr stetig und vielfach nahezu exponentiell. Wenn sich die folgenden Ausführungen daher auf die Altersgruppe der über 60-Jährigen konzentrieren, so basiert diese Eingrenzung primär aus pragmatischen Gründen, da demographische und epidemiologische Daten häufig auf diese Altersgrenze bezogen vorliegen. So ist beispielsweise der in der Demographie häufig verwendete „Altenquotient" definiert als Bevölkerung im Alter von 60 und mehr Jahren je 100 20- bis 59-jähriger Personen. In den vergangenen Jahren war dies auch in etwa die Altersgrenze, an der sich für viele Arbeitnehmer der Wechsel von der Erwerbstätigkeit in den Ruhestand vollzog (wobei es hier nach einem langjährigen Rückgang des Berentungsalters zu einer Trendumkehr kommen wird). Eine weitere, ebenso etwas willkürliche Altersgrenze wird in der gerontologischen Literatur häufig noch um das 80. Lebensjahr (mit einer Tendenz zu einer zunehmenden Verlagerung auf das 85. Lebensjahr) gemacht, oberhalb derer von „Hochaltrigkeit" bzw. dem „vierten Lebensalter" gesprochen wird.

3.2 Demographische Entwicklung

Tabelle 3.1 gibt einen Überblick über die Personenzahlen und Anteile der älteren Bevölkerung in Deutschland im Jahr 2000 und die nach der „9. koordinierten Bevölkerungsvorausberechnung" des Statistischen Bundes-

Tab. III.3.1: Entwicklung der Zahl und des Anteils älterer Menschen in Deutschland 2000–2050 (für die Jahre 2020 und 2050 Schätzwerte Variante 2) [Statistisches Bundesamt 2000]

Alter (in Jahren)	Kalenderjahr (Schätzwerte jeweils 1. Januar)			Veränderung 2000-2050
	2000	2020	2050	
Bevölkerungszahl				
Insgesamt	82.163.475	80.339.100	70.381.400	− 14,3%
60 und älter	18.881.148	22.886.300	25.199.500	+ 33,5%
80 und älter	2.934.837	5.068.300	7.922.200	+ 169,9%
Bevölkerungsanteil				
60 und älter	23,0%	28,5%	35,8%	+ 12,8%-Punkte
80 und älter	3,6%	6,3%	11,3%	+ 7,7%-Punkte
Altenquotient[1]	41,3	52,8	74,7	+ 33,4

[1] Bevölkerung im Alter von 60 und mehr Jahren je 100 20- bis 59-jähriger Personen

amts bis zum Jahr 2050 zu erwartenden Entwicklungen.

Aus diesen Daten wird deutlich: Einem Rückgang der Gesamtbevölkerungszahl, der in erster Linie aus den niedrigen Geburtenraten resultiert, wird ein deutlicher Anstieg der Zahl älterer Mitbürger entgegenstehen. Die Zunahme ist besonders ausgeprägt für die Gruppe der Hochaltrigen (80 Jahre und älter), deren Zahl sich binnen 50 Jahren mehr als verdoppeln und deren Anteil an der Gesamtbevölkerung sich mehr als verdreifachen wird. Im Jahr 2050 wird mehr als jeder elfte Einwohner Deutschlands 80 Jahre oder älter sein, auf 100 20- bis 59-Jährige werden fast 75 Personen im Alter von 60 oder mehr Jahren kommen (gegenüber 41,3 im Jahre 2000).

3.3 Spezifische Aspekte der Epidemiologie chronischer Erkrankungen im höheren Lebensalter

Multimorbidität

Neben der mit dem Alter zunehmenden Inzidenz und Prävalenz vieler chronischer Erkrankungen ist das gleichzeitige Auftreten verschiedener chronischer Erkrankungen, die Multimorbidität, ein wichtiges Charakteristikum des älteren Menschen, das im Rahmen der zumeist auf eine „Hauptdiagnose" fokussierten medizinischen Betreuung oft nicht ausreichend berücksichtigt wird (ein Problem, das sich durch die Einführung der Abrechnung von Krankenhausleistungen über Fallpauschalen nach den Diagnostic Related Groups noch verschärfen dürfte). In der Berliner Alternsstudie, in der 516 ältere Menschen ab dem 70. Lebensjahr eingehend untersucht wurden, fanden sich bei 96% aller Studienteilnehmer mindestens eine und bei 30% fünf oder mehr internistische, neurologische, orthopädische oder psychische Erkrankungen, die behandlungsbedürftig sind [Steinhagen-Thiessen, Borchelt 1996]. Im Häufigkeitsspektrum an erster Stelle stehen dabei Herz-Kreislauf-Erkrankungen und Erkrankungen des Bewegungsapparats (s. Tab. 3.2).

Subjektive versus objektive Erkrankungen

Ein weiteres Charakteristikum chronischer Erkrankungen im höheren Lebensalter ist jedoch die teilweise sehr starke Diskrepanz zwischen objektiver Diagnose und subjektivem Beschwerdegrad. Während unter den objektiven Diagnosen die Herz-Kreislauf-

Tab. III.3.2: Die zehn häufigsten, objektiv und subjektiv als mäßig bis schwer eingestuften Erkrankungen bei Teilnehmern der Berliner Alternsstudie [Steinhagen-Thiessen, Borchelt 1996]

	Objektiv		Subjektiv	
Rang	Diagnose	Prävalenz	Diagnose	Prävalenz
1	Hyperlipidämie	36,9%	Arthrose	32,1%
2	Varikose	36,2%	Herzinsuffizienz	25,1%
3	Arthrose	31,6%	Dorsopathie	20,4%
4	Herzinsuffizienz	24,1%	Osteoporose	12,3%
5	Arterielle Hypertonie	18,4%	Periphere Verschlusskrankheit	10,4%
6	Periphere Verschlusskrankheit	18,4%	Varikose	9,7%
7	Koronare Herzkrankheit	17,6%	Chronische Bronchitis	7,8%
8	Erregungsleitungsstörung	16,7%	Harninkontinenz	6,8%
9	Zerebrale Arteriosklerose	15,2%	Chronische Verstopfung	6,5%
10	Herzrhythmusstörung	13,4%	Zerebrale Arteriosklerose	6,1%

Erkrankungen und ihre Risikofaktoren im Vordergrund stehen, sind unter den Ursachen schwerer subjektiver Beeinträchtigungen Erkrankungen des Bewegungsapparates (insbesondere Arthrosen, Dorsopathie und Osteoporose) am häufigsten (s. Tab. 3.2).

Gleichzeitiges Auftreten körperlicher und psychischer Erkrankungen

Das häufig zu beobachtende gleichzeitige Auftreten körperlicher und psychischer Erkrankungen (hierbei insbesondere demenzieller und depressiver Erkrankungen) ist für die medizinische Versorgung älterer Menschen von größter Bedeutung. Es geht oft mit einer erschwerten Diagnosestellung somatischer Erkrankungen, einer verminderten Compliance im Rahmen der Therapie sowie beträchtlich erhöhtem Bedarf an medizinischen und pflegerischen Behandlungsressourcen einher.

Erkrankungen und funktionelle Beeinträchtigungen

Chronische Erkrankungen im höheren Lebensalter gehen häufig mit funktionellen Defiziten einher, deren Art und Ausprägung für die Lebensqualität der Betroffenen und die Inanspruchnahme von medizinischen und pflegerischen Leistungen vielfach sehr viel entscheidender ist als die genaue medizinische Diagnose. So kann die gesundheitliche Situation älterer Menschen durch die primär auf Krankheitsursachen und die Bedürfnisse der Akutmedizin zugeschnittene Diagnosenklassifikation mittels ICD (= International Classification of Diseases)-Schlüssel nur sehr bedingt abgebildet werden. Hier sind ergänzend andere Instrumente, die Funktionseinbußen und Hilfsbedürftigkeit bei den Verrichtungen des täglichen Lebens (ADL = activities of daily living, IADL = instrumental activities of daily living – Skalen) bzw. die Beschreibung der Beeinträchtigung gesundheitlicher Integrität auf verschiedenen Ebenen abbilden (z.B. ICIDH =

International Classification of Impairments, Disability and Handicaps), erforderlich, die jedoch bei der Ermittlung medizinischen und pflegerischen Versorgungsbedarfs vielfach keine adäquate Berücksichtigung finden [Brenner 1996, Kliebsch et al. 1998, 2000].

Selektives Überleben

Nicht bei allen chronischen Erkrankungen ist eine Zunahme der Prävalenz bis in die höchsten Altersstufen zu verzeichnen. So nimmt beispielsweise die Prävalenz der Hyperlipidämie oder der arteriellen Hypertonie in den höchsten Altersstufen wieder ab, was zumindest teilweise durch einen selektiven Überlebensvorteil von Personen ohne diese Erkrankungen zu erklären ist.

Mangel an Daten

Ein vor dem Hintergrund der demographischen Entwicklung besonders gravierendes Problem ist jedoch der generelle Mangel aussagekräftiger epidemiologischer Daten für die ältere Bevölkerung. So existieren in Deutschland, anders als in anderen Ländern, aussagekräftige epidemiologische (bevölkerungsbezogene) Krankheitsregister nur für einige wenige chronische Erkrankungen des höheren Lebensalters. Für den Schlaganfall wurde beispielsweise im Bereich der westlichen Bundesländer 1994 erstmals ein aussagekräftiges Schlaganfallregister für das Stadtgebiet Erlangen aufgebaut [Kolominsky-Rabas et al. 1998]. Selbst wo Krankheitsregister in größerem Umfang bestehen (wie z.B. für Krebserkrankungen), stehen vielfach die rechtlichen Rahmenbedingungen, insbesondere die im internationalen Vergleich sehr restriktiven Datenschutzbestimmungen einer für die Erfüllung der Registerfunktionen erforderlichen Vollständigkeit, der Registrierung entgegen, so dass aussagekräftige Analysen zu Inzidenz, Prävalenz und Prognose häufig nur für sehr eingeschränkte Regionen oder auf der Basis entsprechender Daten aus anderen Ländern möglich sind [z.B. Brenner et al. 1993, 1998, Brenner 2002]. Oft jedoch ist die ältere Bevölkerung aus epidemiologischen Erhebungen ganz ausgeschlossen. So sind die bestehenden im Kontext des WHO-MONICA-Projekts aufgebauten Herzinfarktregister auf die 25- bis 64-jährige bzw. die 25-bis 74-jährige Bevölkerung beschränkt [Barth et al. 1996, Loewel et al. 2002]. Nationale Gesundheitssurveys haben in der Vergangenheit die über 70-jährige Bevölkerung jeweils ganz ausgeschlossen, der Bundesgesundheitssurvey vom 1997/1998 hat erstmals wenigstens die Bevölkerung bis zum 79. Lebensjahr berücksichtigt [Bellach et al. 1998]. Auch bevölkerungsbezogene Daten zur Versorgungsqualität und zur gesundheitsbezogenen Lebensqualität der älteren Bevölkerung liegen nur sporadisch vor [z.B. Arndt et al. 2003].

3.4 Versorgungsepidemiologische Daten

Auf Grund des weit gehenden Fehlens epidemiologischer Primärdaten zur Inzidenz und Prävalenz chronischer Erkrankung des höheren Lebensalters sowie wegen ihres unmittelbaren Bezugs zu den derzeitigen und künftigen Herausforderungen der medizinischen Versorgung sind versorgungsepidemiologische Sekundärdaten für die Charakterisierung der epidemiologischen Situation älterer Menschen von nicht unerheblicher Bedeutung. Im Folgenden werden entsprechende Daten exemplarisch für je einen besonders wichtigen Sektor aus dem ambulanten und dem stationären Bereich der medizinischen Versorgung dargestellt.

Ambulante medizinische Versorgung

Exemplarisch für den ambulanten Bereich der medizinischen Versorgung seien im Folgenden Daten zum Arzneiverbrauch der Versicherten in der Gesetzlichen Krankenversicherung im Jahre 2001 dargestellt. Wie Abbildung 3.1 verdeutlicht, steigt der Arzneimittelverbrauch im höheren Lebensalter drastisch an und liegt bei den über 60-Jährigen ca. drei- bis zwölfmal so hoch wie bei den unter 45-Jährigen. Oberhalb des 75. Lebensjahrs liegt der durchschnittliche tägliche Arzneimittelverbrauch bei mehr als drei definierten Tagesdosen verschreibungspflichtiger Medikamente.

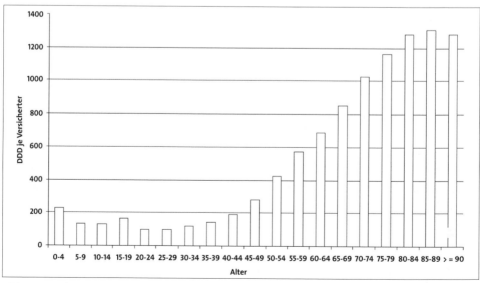

Abb. 3.1: Durchschnittlicher Arzneimittelverbrauch in definierten Tagesdosen (DDD) der Versicherten in der Gesetzlichen Krankenversicherung im Jahr 2001 nach Altersgruppe [Nink, Schröder 2002]

Schlüsselt man den Arzneimittelverbrauch der über 60-Jährigen nach den häufigsten Indikationsgruppen auf (s. Tab. 3.3), so findet man die höchsten Verordnungen für Herz-Kreislauf-Medikamente, insbesondere die Indikationsgruppen Betablocker/Calciumblocker/Angiotensin-Hemmstoffe und Antihypertonika; in den höchsten Altersgruppen nehmen darüber hinaus die Verordnung von Koronarmitteln und Diuretika stark zu. Eine stetige Zunahme der Verordnungshäufigkeit mit dem Alter findet sich auch für Analgetika/Antirheumatika, Hypnotika/Sedativa, Laxantia, Magen-Darm-Mitteln, Psychopharmaka und, mit Ausnahme der höchsten Altersgruppe, Antidementiva, Ophthalmika und Thrombozytenaggregationshemmer.

Stationäre medizinische Versorgung

Exemplarisch für den stationären Bereich der medizinischen Versorgung seien im Folgenden Daten zu den Krankenhaustagen der älteren Bevölkerung dargestellt. Wie Abbildung 3.2 zeigt, wäre (bei gleich bleibender Behandlungsdauer) im Zeitraum von 1998 bis 2050 mit einer Zunahme der Gesamtzahl der Krankenhaustage um etwa ein Drittel zu rechnen. Diese Zunahme geht fast ausschließlich auf die Altersgruppe der über 75-Jährigen zurück, für die auf Grund des starken Anwachsens dieser Bevölkerungsgruppe eine Zunahme der Krankenhaustage um fast das Dreifache zu erwarten ist. Betrug der Anteil der Krankenhaustage, der auf die über 75-Jährigen entfiel, im Jahr 1998 noch weniger als ein Viertel, so wird dieser Anteil im Jahr 2050 auf fast die Hälfte ansteigen.

Betrachtet man das Spektrum der für die stationäre Behandlung der älteren Bevölkerung primär verantwortlichen Diagnosehauptgruppen, so liegen sowohl bei den Frauen als auch (mit noch größerem Abstand) bei den Männern die Krankheiten

Tab. III.3.3: Arzneimittelverbrauch nach Alter und Indikationsgruppe in definierten Tagesdosen (DDD) je versicherte Person der Gesetzlichen Krankenversicherung im Jahr 2001 [Nink, Schröder 2002]

	Alter						
Indikationsgruppe	60–64	65–69	70–74	75–79	80–84	85–89	> = 90
Analgetika/Antirheumatika	35,0	41,4	50,0	58,8	68,5	77,4	80,5
Antidementiva	4,3	7,1	10,8	16,4	21,4	23,9	22,7
Antidiabetika	40,0	55,1	61,7	62,9	66,3	58,7	44,4
Antihypertonika	72,3	90,8	103,3	107,6	104,6	85,7	69,9
Beta-, Ca-Blocker, Angiotensin-Hemmstoffe	96,2	126,4	149,7	162,1	170,0	155,7	130,1
Broncholytika/Antiasthmatika	27,9	36,7	44,5	42,9	38,0	27,2	23,2
Diuretika	34,0	50,1	70,7	91,4	117,0	147,7	166,7
Hypnotika/Sedativa	4,5	5,7	8,0	10,5	13,9	18,0	19,4
Kardiaka	6,5	12,4	21,8	33,1	46,5	58,8	61,7
Koronarmittel	18,4	32,6	53,8	77,1	101	112,1	105,2
Laxantia	2,0	2,8	4,1	6,9	9,5	17,4	24,3
Lipidsenker	38,4	45,5	47,3	40,9	29,0	12,3	5,8
Magen-Darm-Mittel	20,7	23,6	26,6	31,1	34,0	37,5	42,0
Ophthalmika	27,0	35,9	48,3	60,7	71,1	77,1	70,7
Psychopharmaka	22,8	24,4	28,0	33,5	38,0	42,9	45,8
Thrombozytenaggr.hemmer	21,6	30,8	42,6	52,3	60,6	66,5	59,9

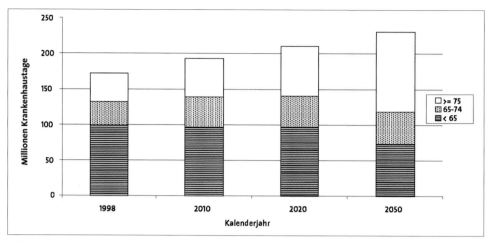

Abb. 3.2: Krankenhaustage 1998 bis 2050 für ausgewählte Altersgruppen; Berechnungen des DIW auf der Basis von Daten des Statistischen Bundesamts [Schulz et al. 2000]

des Kreislaufsystems an erster, die Neubildungen an zweiter Stelle (s. Tab. 3.4). Vergleichsweise hohe Anteile mit Werten um 10% entfallen bei den Frauen noch auf Krankheiten des Nervensystems und der Sinnesorgane, Krankheiten der Verdauungsorgane, Krankheiten des Skeletts, der Muskeln und des Bindegewebes sowie Verletzungen und Vergiftungen, bei Männern ebenfalls auf Krankheiten der Verdauungsorgane und, in der Altersgruppe ab 75 Jahren, auf Krankheiten der Atmungsorgane.

3.5 Zusammenfassung

In den kommenden Jahren und Jahrzehnten ist mit einer starken Zunahme der Zahl und des Anteils älterer Menschen in Deutschland zu rechnen. Insbesondere wird sich der Anteil der über 80-jährigen Mitbürger zwischen 2000 und 2050 mehr als verdreifachen und dann bei fast 12% der Bevölkerung liegen. Da die Prävalenzen der wichtigsten chronischen Erkrankungen und der Bedarf an medizinischen Leistungen mit dem Alter stark ansteigen, ist bei Ausbleiben entspre-

Tab. III.3.4: Anteil der häufigsten Diagnosehauptgruppen an den Krankenhaustagen der älteren Bevölkerung im Jahr 1998 nach Alter und Geschlecht; Berechnungen des DIW auf der Basis von Daten des Statistischen Bundesamts [Schulz et al. 2000]

Diagnosehauptgruppen	Frauen		Männer	
	65–74	**75 und älter**	**65–74**	**75 und älter**
Neubildungen	16,4%	9,5%	19,2%	14,2%
Krankheiten des Nervensystems und der Sinnesorgane	7,9%	9,3%	5,8%	7,5%
Krankheiten des Kreislaufsystems	25,0%	29,7%	32,6%	32,5%
Krankheiten der Atmungsorgane	3,5%	4,9%	5,7%	8,0%
Krankheiten der Verdauungsorgane	8,6%	8,6%	9,4%	9,2%
Krankheiten der Harn- und Geschlechtsorgane	5,8%	3,8%	6,1%	6,3%
Krankheiten des Skeletts, der Muskeln und des Bindegewebes	10,4%	5,9%	5,7%	3,7%
Verletzungen und Vergiftungen	8,1%	12,8%	4,7%	6,2%

chender Präventionserfolge trotz insgesamt rückläufiger Bevölkerungszahlen mit einer deutlichen Zunahme des Bedarfs an einschlägigen Versorgungsleistungen zu rechnen. So ist bis zum Jahr 2050 beispielsweise mit einer Zunahme der Krankenhaustage um ca. ein Drittel zu rechnen, die fast ausschließlich auf den stark steigenden Versorgungsbedarf für die Gruppe der über 75-Jährigen bedingt ist. Für eine adäquate medizinische Versorgung der älteren Bevölkerung sind darüber hinaus eine Reihe von Besonderheiten zu beachten, insbesondere die häufig anzutreffende Multimorbidität, das gleichzeitige Auftreten körperlicher und psychischer Erkrankungen, die häufig anzutreffende Diskrepanz zwischen subjektiver und objektiver Gesundheit, die herausragende Bedeutung des Erhalts funktioneller Fähigkeiten sowie die Notwendigkeit einer integrierten Betrachtung medizinischer und pflegerischer Versorgung. Für die wichtigsten Ursachen chronischer Erkrankungen im höheren Lebensalter sind die wesentlichen Risikofaktoren jedoch (vielfach schon seit langem) bekannt, und gezielte Prävention, die lange vor der Phase der Hochaltrigkeit einsetzen muss, ist prinzipiell möglich.

Literatur

Arndt V et al., Provider delay among patients with breast cancer in Germany: a population-based study. J Clin Oncol (2003), 21, 1440–1446

Barth W et al., Coronary Heart Disease Mortality, Morbidity, and Case Fatality in Five East and West German Cities 1985–1989. J Clin Epidemiol (1996), 49, 1277–1284

Bellach BM, Knopf H, Thefeld W, Der Bundesgesundheitssurvey 1997/98. Gesundheitswesen (1998), 60 (Sonderheft 2), S 59–68

Brenner H, Long-term survival rates of cancer patients achieved by the end of the 20th century: a period analysis. Lancet (2002), 360, 1131–1135

Brenner H, Kliebsch U, Siebert H, Empirische Analysen zur sozialmedizinischen Begutachtung von Pflegebedürftigkeit vor dem Hintergrund eines Urteils des Bundessozialgerichts. Gesundheitswesen (1996), 58, 272–276

Brenner H, Stegmaier C, Ziegler H, Projektion der Krebsneuerkrankungen bis zum Jahr 2002. Ein Beitrag zur Bedarfsplanung im Gesundheitswesen aus dem Saarländischen Krebsregister. Gesundheitswesen (1993), 55, 648–652

Brenner H, Stegmaier C, Ziegler H, Recent improvement in survival of breast cancer patients in Saarland/Germany. Brit J Cancer (1998), 78, 694–697

Kliebsch U et al., Risk factors for institutionalization in an elderly disabled population. Eur J Publ Health (1998), 8, 106–112

Kliebsch U, Siebert H, Brenner H, Extent and determinants of hospitalization in a cohort of older disabled people. J Am Geriatr Soc (2000), 48, 289–294

Kolominsky-Rabas P et al., A prospective community-based study of stroke in Germany – The Erlangen Stroke Project (ESPro). Stroke (1998), 29, 2501–2506

Loewel H, Geschlechtsspezifische Trends von plötzlichem Herztod und akutem Herzinfarkt. Dtsch Med Wochenschr (2002), 127, 2311–2316

Nink K, Schröder H (2002) Der Arzneimittelmarkt in der Bundesrepublik Deutschland. In: Schwabe U, Paffrath D (Hrsg.), Arzneiverordnungsreport 2002. Springer, Berlin, Heidelberg, New York

Schulz E, Leidl R, Koenig HH (2000) Auswirkungen der demographischen Alterung auf den Versorgungsbedarf im Krankenhausbereich. Modellrechnung bis zum Jahre 2050. In: Deutsches Institut für Wirtschaftsforschung, Wochenbericht 67 (5), 739–759. Berlin

Statistisches Bundesamt (2000): Bevölkerungsentwicklung Deutschlands bis zum Jahr 2000. Ergebnisse der 9. koordinierten Bevölkerungsvorausberechnung. Wiesbaden

Steinhagen-Thiessen E, Borchelt M (1996) Morbidität, Medikation und Funktionalität im Alter. In: Baltes PB, Mayer KU (Hrsg.), Die Berliner Altersstudie, 151–183. Akademie-Verlag, Berlin

4 Diabetes mellitus Typ 2

4.1 Definition und Ätiologie

A. F. H. Pfeiffer

4.1.1 Definition

Der Typ-2-Diabetes mellitus ist durch eine insgesamt unzureichende Insulinwirkung im Organismus gekennzeichnet. Sie beruht auf einer kombinierten Störung von verminderter Insulinwirkung, die als Insulinresistenz bezeichnet wird, und einer Störung der Insulinsekretion, zumeist verbunden mit einer verminderten Masse an Insulin produzierenden Zellen in den Langerhansschen Inseln des Pankreas [1]. Insulin reguliert die Umschaltung des Stoffwechsels vom nüchternen Zustand, in dem Glukose für Gehirn und Niere durch Glykogenolyse und Glukoneogenese bereitgestellt werden muss und überwiegend Fettsäuren als Energielieferanten oxidiert werden, in den prandialen Zustand, in dem Glukose aufgenommen und Fett gespeichert wird. Insulin reguliert deshalb nicht nur den Zuckerstoffwechsel in Muskel- und Fettgewebe sowie der Leber, sondern ist auch ein zentrales Hormon für den Fettstoffwechsel sowohl der Leber wie des Fettgewebes. Die unzureichende Insulinwirkung beim T2DM ist deshalb immer mit Störungen des Zucker- und Fettstoffwechsels verknüpft [2]. Insulin hat daneben ein weites Spektrum von Wirkungen, u.a. in der Appetitregulation, Proteinsynthese, der Endothelfunktion, der Zell-

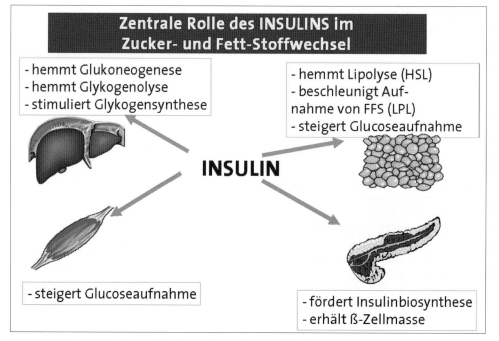

Abb. 4.1: Zentrale Rolle des Insulins im Zucker- und Fettstoffwechsel

differenzierung und Proliferation und der Regulation bioaktiver Hormone wie Ghrelin, Adiponectin, MCP-1, Glukagon und anderen. Insulinmangel führt deshalb zu einer umfassenden Stoffwechselstörung.

Der Typ-2-Diabetes ist bei 70–80% der Betroffenen mit weiteren Krankheitsphänomenen verbunden, die als „metabolisches Syndrom" bezeichnet werden: Adipositas, arterieller Hochdruck, Dyslipoproteinämie und Gerinnungsstörungen [3]. Das überdurchschnittlich häufige Zusammentreffen dieses „Clusters" wird auf gemeinsame Pathomechanismen oder gemeinsame genetische Faktoren zurückgeführt, die jedoch noch unklar sind.

4.1.2 Klassifikation nach Ätiologie

Weltweit wird seit 1997 eine Einteilung des Diabetes mellitus nach den Empfehlungen der amerikanischen Diabetesgesellschaft verwendet, die den Diabetes mellitus nach ätiologischen Aspekten einteilt [4]. Der wiederholte Nachweis einer Plasma-Glukose über 7 mmol/l (126 mg/dl) mit einer zertifizierten Messapparatur oder irgendeiner Plasma-Glukose über 11,8 mmol/l (200 mg/dl) definiert die Schwelle zum Diabetes. Unterschieden wird der Typ-1-Diabetes als immunologisch oder idiopathisch vermittelte Form, der durch Zerstörung der Betazellen durch eine Immundestruktion gekennzeichnet ist, einen absoluten Insulinbedarf aufweist und ohne Insulintherapie zu einer diabetischen Ketoazidose führt. Der idiopathische Typ bezieht sich auf Fälle absoluten Insulinmangels, bei denen immunologische Marker nicht nachweisbar sind.

Der Typ-2-Diabetes wird durch eine variable Kombination von Insulinmangel und Insulinresistenz charakterisiert [4].

Tab. III.4.1: Diabetes mellitus – Ätiologische Klassifizierung [Expert Committee on the Diagnosis and Classification of Diabetes Mellitus 1997]

Häufigkeit	
I Diabetes mellitus Typ 1	0,4% *
A. immunologisch	
B. idiopathisch	
II Diabetes mellitus Typ 2	4–8% *
III andere spezifische Diabetestypen	unter 1% *

A.   genetische Defekte der B-Zellfunktion
      1. Chromosom 12 (HNF-1α)
      2. Chromosom 7 (Glukokinase)
      3. Chromosom 20 (HNF-4α)
      4. mitochondriale DNA
      5. andere	

B.   genetische Defekte der Insulinwirkung
      1. Insulinresistenz Typ A
      2. Leprechaunismus
      3. Rabson-Mendenhall-Syndrom
      4. lipatrophischer Diabetes
      5. andere	

C   Erkrankungen des exokrinen Pankreas
      1. Pankreatitis
      2. Trauma, Pankreatektomie
      3. Neoplasma
      4. zystische Fibrose
      5. Hämochromatose
      6. fibrosierend verkalkende Pankreatitis
      7. andere	

Tab. III.4.1: (Fortsetzung]

D. Endokrinopathien
   1. Akromegalie
   2. Cushing-Syndrom
   3. Glukagonom
   4. Phäochromozytom
   5. Hyperthyreose
   6. Somatostatinom
   7. Aldosteronom
   8. andere
E. medikamenten- oder chemikalieninduziert
   1. Vacor
   2. Pentamidin
   3. Nicotinsäure
   4. Glukokortikoide
   5. Schilddrüsenhormone
   6. Diazoxid
   7. ß-adrenerge Agonisten
   8. Thiazide
   9. Phenytoin
   10. Interferon-α
   11. andere
F. Infektionen
   1. kongenitale Röteln
   2. Zytomegalie
   3. andere
G. seltene, immunologisch vermittelte Formen
   1. Stiff-Man-Syndrom
   2. Anti-Insulinrezeptor-Antikörper
   3. andere
H. andere genetische Syndrome
   1. Down-Syndrom
   2. Klinefelter-Syndrom
   3. Ullrich-Turner-Syndrom
   4. Wolfram-Syndrom
   5. Friedreich-Ataxie
   6. Chorea Huntington
   7. Laurence-Moon-Syndrom
   8. myotonische Dystrophie
   9. Porphyrie
   10. Prader-Labhart-Willi-Syndrom
   11. andere
IV Gestationsdiabetes – 4% der schwangeren Frauen

* geschätzter Anteil gemessen an der Gesamtbevölkerung
Relation der Diabetestypen zueinander: Typ I:Typ II – 1:10

Die dritte Hauptgruppe umfasst andere spezifische Typen des Diabetes mellitus und definiert die genetisch bedingten Formen nach dem jeweils mutierten Protein im Sinne einer ätiologischen Definition (s. Tab. 4.1). Die dominant erblichen Formen des Maturity-Onset-Diabetes-of-the-Young (MODY) Typ 1–6 werden als die jeweiligen spezifischen genetischen Defekte der Betazellen beschrieben (z.B. Mutationen der Glukokinase für MODY Typ 2 oder des Transkriptionsfaktors Hepatocyte Nuclear Factor-1α, HNF-1α, für MODY Typ 3), die seltenen Defekte der Insulinwirkung (z.B. Insulinrezeptor-Mutationen) in entsprechender Form [5]. In diese Gruppe gehören weiter die exokrinen Pankreaserkrankungen, Endokrinopathien mit Zunahme der diabetogenen, kontrainsulinären Hormone, Medikamente, bestimmte Infektionen sowie andere genetische Syndrome, die häufig mit Diabetes mellitus einhergehen. Als vierte Hauptgruppe wird der Gestationsdiabetes dargestellt [4].

Die parallele Definition der WHO verwendet den Blutzucker nach oraler Belastung mit 75 Gramm Glukose. Eine Plasma-Glukose über 200 mg/dl zwei Stunden nach dem Glukosetrunk definiert den Diabetes. Die beiden Klassifikationen sind in den initialen Diabetesstadien z.T. diskordant. Etwa ein Drittel der Patienten erfüllt die WHO-, nicht aber die ADA-Kriterien, ein weiteres Drittel erfüllt die ADA-, aber nicht die WHO-Kriterien. Beide Klassifikationen beschreiben einen bereits erheblich entgleisten Stoffwechsel, der mit einem erhöhten Risiko für Komplikationen der kleinen Gefäße in Augen, Nerven und Nieren verbunden ist. Deshalb definieren beide Klassifikationen Vorstadien des Diabetes, die ADA die gestörte Nüchternglukose (IFG) über 110 mg/dl, die WHO die gestörte Glukosetoleranz (IGT) als einen 2-Stunden-Wert der Plasma-Glukose im Zuckerbelastungstest von über 140 mg/dl, aber unter 200 mg/dl. Patienten mit IFG oder IGT haben bereits ein erheblich gesteigertes kardiovaskuläres Risiko. Im Vergleich scheinen Patienten mit IGT ein höheres kardiovaskuläres Risiko aufzuweisen als solche mit IFG [6, 7].

4.1.3 Lebensstilfaktoren

Die häufigste Form des Diabetes mellitus ist der Typ 2 (s. Tab. 4.1). Ätiologisch tritt dieser in etwa 90% der Fälle im Rahmen einer Adipositas auf. Das Risiko, einen Diabetes mellitus Typ 2 zu entwickeln, wird durch die Adipositas mehr erhöht, als es bei jeder anderen Adipositas-assoziierten Erkrankung der Fall ist. Eine Zunahme des Körpergewichts mit einem Anstieg des Body-Mass-Index (BMI) von 21 kg/m² auf einen BMI von 35 kg/m² ist mit einer 40fachen Zunahme des Diabetesrisikos in der Nurses-Health-Study assoziiert. Diese Zunahme ist tatsächlich exorbitant! Das Risiko, an einer KHK zu versterben, nimmt bei gleicher Gewichtszunahme etwa vierfach zu, das einer Neoplasie um das Zwei- bis Vierfache, je nach Art des Tumors.

Wodurch entsteht diese enge Verbindung mit dem Körpergewicht? Offensichtlich stören die mit Gewichtszunahme verbundenen Stoffwechselveränderungen besonders die Homöostase der insulinabhängigen Regulation zwischen nüchtern- und postprandialem Stoffwechsel. Die Energiespeicher des Körpers bestehen aus Fett, da weder Kohlenhydrate noch Protein in größerem Umfang gespeichert werden können. Und tatsächlich stellt sich heraus, dass Fettgewebe Mediatoren bildet, die den Stoffwechsel verschiedener Organe regulieren [8, 9]. Es lassen sich hierbei zwei Arten von Fettgewebsmediatoren unterscheiden: die freien Fettsäuren (FFS) einerseits und spezifische Signalmoleküle wie Hormone und Zytokine. Diese Faktoren beeinflussen die Insulinempfindlichkeit. Mit der Zunahme des Fettgewebes geht eine Abnahme der Insulinwirkung einher [10, 11].

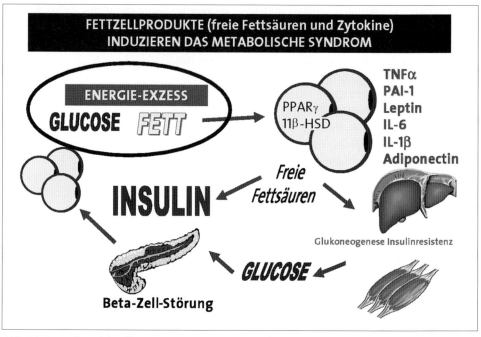

Abb. 4.2: Fettzellprodukte (freie Fettsäuren und Zytokine) induzieren das metabolische Syndrom

Eine zentrale Rolle spielen freie Fettsäuren, die von Fettzellen abgegeben werden. Eine Zunahme freier Fettsäuren führt innerhalb einiger Stunden zu einer erheblichen Abnahme der Insulinwirkung. Physiologischerweise wird Fett nach dem Essen außerordentlich schnell und effektiv in seine Speicher transportiert, sodass es nur zu einer mäßigen Zunahme der Lipoproteine und FFS im Serum kommt. Die Spiegel freier Fettsäuren sind bei Menschen mit Insulinresistenz und gestörter Glukosetoleranz deutlich erhöht und tragen unmittelbar zur Insulinresistenz und dem Diabetesrisiko bei [12]. Wenn die Konzentration der FFS durch Nikotinsäure kurzfristig gesenkt wird, führt dies kurzfristig zu einem Abfall der Insulinresistenz um 50% und zu einer Zunahme der Insulinsensitivität um 30–50% [13, 14]. Weiterhin korreliert der Fettgehalt von Muskelzellen, der beim Menschen in vivo durch Kernspinspektroskopie messbar ist, direkt mit der Insulinsensitivität. Trotzdem ist der genaue Mechanis-

mus, durch den Fett in Muskelzellen die Insulinempfindlichkeit stört, nicht ganz aufgeklärt. Wahrscheinlich sind es nicht Triglyzeride selbst in den Zellen, sondern biochemisch aktive Fettsäuren in der Zelle in Form langkettiger Azetyl-Coenzym-A-Ester.

Fettzellen produzieren eine Vielzahl weiterer Mediatoren. Eine wichtige Rolle scheint dem Adiponectin zuzukommen. Dieses nur in Fettzellen gebildete Hormon wirkt auf zwei Rezeptoren, die in Muskelzellen, Leber und anderen Organen vorkommen, und steuert dort die Insulinsensitivität. Der Mechanismus scheint auf der Oxidation von Fettsäuren in Mitochondrien durch Hemmung der Azetyl-CoA-Carboxylase 2 (ACC 2) [15] via 5'AMP-Kinase zu beruhen. Dieses Enzym reguliert den ersten Schritt in der Fettsäuresynthese und verhindert die Einschleusung von FFS in Mitochondrien. Damit verhindert es eine parallele Oxidation und Synthese von Fetten. Daneben aktiviert Adiponectin in der Leber den Transkriptionsfaktor PPARα, der ebenfalls die Fettoxidation steuert.

Tatsächlich erwies sich Adiponectin in der prospektiven EPIC-Potsdam-Studie als ein unabhängiger Schutzfaktor vor der Entwicklung eines Typ-2-Diabetes [10], besonders bei bestehender Adipositas. Daneben scheint es antiatherosklerotische Eigenschaften zu besitzen, was bisher allerdings nur in experimentellen Systemen belegt ist.

Wie wird Adiponectin reguliert? Bemerkenswerterweise korrelieren seine Spiegel invers mit dem BMI und besser noch mit dem Bauchumfang, also einem Maß intraabdominellen Fettes. Adiponectin wird, nach unserem gegenwärtigen Verständnis, nicht durch FFS oder andere Fette reguliert. Dagegen supprimiert Insulin akut die Adiponectinspiegel und reduziert auch die mRNA des Adiponectins in Fettzellen [16]. Die Korrelation mit dem Bauchumfang erklärt sich vermutlich dadurch, dass intraabdominelles Fett mit Insulinresistenz assoziiert ist und dadurch mit erhöhten Insulinspiegeln. Da erhöhte postprandiale Insulinspiegel mit dem glykämischen Index der Nahrung und ihrem Ballaststoffgehalt in direktem Zusammenhang stehen, ergibt sich ein Bezug zu Ernährungsgewohnheiten.

Weitere wichtige Produkte des Fettgewebes sind Zytokine wie IL-6 (Interleukin-6), IL-1 und Tumor-Nekrose-Faktor alpha (TNFα). Diese werden zu etwa einem Drittel in Fettgewebe produziert und korrelieren positiv mit dem BMI. Sie erzeugen eine subklinische inflammatorische Situation, die u.a. in erhöhten CRP-Spiegeln zum Ausdruck kommt. CRP wird zu einem erheblichen Teil durch IL-6 gesteuert und ist seinerseits sowohl mit dem Risiko einer Atherosklerose wie eines Typ-2-Diabetes verknüpft. In der Potsdamer prospektiven EPIC-Studie waren erhöhte IL-6-Spiegel mit einem knapp dreifachen Diabetesrisiko assoziiert. Dies war insbesondere der Fall, wenn gleichzeitig ein weiteres Zytokin, IL-1β, erhöht war [17]. Der-

artige Zytokinkombinationen sind für β-Zellen toxisch und können deren Apoptose beschleunigen, also deren Elimination, und damit die β-Zell-Masse verringern, ein Prozess, der im Rahmen der Diabetesentwicklung eine wichtige Rolle zu spielen scheint. Zytokinspiegel werden u.a. durch Ballaststoffe und evtl. den Konsum von Obst und Gemüse beeinflusst, obwohl hierzu die Datenlage noch sehr dünn ist.

Die entscheidende Bedeutung von Lebensstilfaktoren wie Bewegung, Ernährung und Kontrolle des Körpergewichtes wird durch zwei große Studien untermauert, die untersucht haben, ob sich die Entwicklung eines Diabetes im Vorstadium der gestörten Glukosetoleranz durch folgende Maßnahmen aufhalten lässt [18, 19]:

- regelmäßige körperliche Bewegung von etwa 30 Minuten/Tag
- eine ballaststoffreiche Ernährung mit niedrigem glykämischem Index
- eine Reduktion des Anteils an Fetten insgesamt unter 30% der Energiezufuhr, insbesondere aber der gesättigten und gehärteten Fette unter 10% der Energiezufuhr
- eine Gewichtsabnahme um ca 7–10% des Körpergewichtes

In beiden Studien wurde eine Reduktion neu manifestierter Diabetesfälle um 58% erreicht bei einer Gewichtsabnahme um 3,8 kg im Durchschnitt. Diese erstaunlich hohe Effizienz belegt die entscheidende Rolle von Verhaltensfaktoren für die Diabetesentstehung. Die Rolle der einzelnen Komponenten bleibt in diesen kombinierten Ansätzen unbekannt. Hierzu geben zwei ernährungsorientierte Studien allerdings Hinweise:

Der alpha-Glukosidasehemmer Acarbose wurde als Ansatz zur Diabetesprävention getestet. Dieses Medikament verzögert die Glukoseresorption und wirkt durch Senkung des glykämischen Index und damit des postprandialen Insulinanstiegs. Untersucht wurden etwa 1.300 Patienten mit IGT/IFG über drei Jahre. Es ergab sich eine Reduktion neu aufgetretener Diabetesfälle um 25% [20]. Dieser erstaunlich große Effekt einer verzögerten Kohlenhydratresorption unterstreicht die Bedeutung des postprandialen Stoffwechsels. In einer ähnlichen Studie wurde der Lipasehemmer Xenical getestet, und es ergab sich eine ähnliche Reduktion neuer Diabetesmanifestationen, was auf die Bedeutung des postprandialen Fettstoffwechsels hinweist.

Moderater Alkoholkonsum ist in der prospektiven Nurses-Health-Study wie auch in der U.S.-Male-Health-Professionals-Study mit einer deutlichen Reduktion des Diabetesrisikos verbunden, und zwar unabhängig von der Art des konsumierten Alkohols [21–24]. Die Reduktion des Diabetesrisikos war nachweisbar bei einem geringen Alkoholkonsum an mindestens fünf Tagen pro Woche. Eine Reihe weiterer Studien hat eine Reduktion kardiovaskulärer Ereignisse durch Alkohol gezeigt, die sich auch bei Typ-2-Diabetes findet [24, 25]. Dies ist insbesondere angesichts des stark erhöhten kardiovaskulären Risikos bei Typ-2-Diabetes bemerkenswert. Die Mechanismen sind nicht eindeutig geklärt. Alkohol verbessert langfristig die Insulinsensitivität moderat und beeinflusst den Fettstoffwechsel [26, 27], was zumindest einen Teil dieser Effekte erklären könnte. Weitere Untersuchungen wären angebracht mit dem Ziel, die Vorteile des Alkohols zu nutzen ohne die Problematik der erheblichen gesundheitlichen Risiken und Nachteile des exzessiven Gebrauchs. Alkohol erhöht die Hypoglykämieneigung bei Diabeteskranken durch Interferenz mit der Glukoneogenese.

4.1.4 Sonstige ätiologisch relevante Faktoren

Genetische Faktoren bestimmen nach aktuellem Kenntnisstand erheblich das Diabetesrisiko. Ein Nachfahre eines diabetischen Elternteils hat ein etwa 40%iges Risiko, im Lauf seines Lebens einen Diabetes zu entwickeln, bei zwei diabeteskranken Eltern etwa 70% . Eine Vielzahl genetischer Kopplungsanalysen in Diabetesfamilien hat gezeigt, dass keine Hauptgene darstellbar sind, die für einen wesentlichen Teil der Diabetesmanifestationen anzuschuldigen wären. Demgegenüber scheint eine Vielzahl von Genprodukten beteiligt zu sein, die intensiv mit den Umweltbedingungen, insbesondere Ernährung, Körpergewicht und körperlicher Aktivität, interagieren. Erst wenn mehrere dieser Anlagen vorhanden sind, liegt ein hohes Diabetesrisiko vor. Wir kennen eine Vielzahl von genetischen Polymorphismen, die eine gewisse Assoziation mit dem Diabetesrisiko zeigen, diese ist jedoch aktuell für einzelne Polymorphismen schwach. Deshalb ist gegenwärtig noch keine sinnvolle Gendiagnostik möglich. Allerdings wurde u.a durch tierexperimentelle Studien deutlich, dass die Anlagen für Insulinresistenz, Adipositas und eine geringe Betazellmasse bzw. den Untergang von Betazellen getrennt vererbt werden. Für die Progression des Diabetes ist der Verlust der Betazellfunktion und -zellmasse entscheidend [28].

Eine Vielzahl von Studien hat weiterhin belegt, dass die intrauterine Entwicklung, ebenso wie die Ernährung in den ersten Lebensjahren, für die Anlage der Betazellmasse und das nachfolgende Diabetesrisiko eine wichtige Rolle spielen. Kinder mit einem verminderten Geburtsgewicht legen offenbar eine verminderte Betazellmasse bei gleichzeitig verminderter Muskelmasse an. Dies begünstigt sowohl die Entwicklung einer Adipositas wie auch eines Typ-2-Diabetes im späteren Leben. Zudem scheint die Gewichtsentwicklung in den ersten Lebensjahren die spätere Entwicklung einer Adipositas wie eines Typ-2-Diabetes erheblich zu beeinflussen. Deshalb sind sowohl die mütterliche wie auch die frühkindliche Ernährung an der Diabetesentwicklung beteiligt [29].

4.1.5 Quantitative Bedeutung der verschiedenen ätiologischen Faktoren

Die Adipositas spielt für das Diabetesrisiko eine quantitativ überragende Rolle und steigert das Risiko eines Diabetes im Vergleich eines BMI von 21 kg/m² gegenüber 35 kg/m² etwa 40fach. Trotzdem sind genetische Faktoren, die die Betazellmasse und -funktion bestimmen, wahrscheinlich ausschlaggebend für das individuelle Risiko. Bei guter Betazellfunktion entwickelt sich zwar ein metabolisches Syndrom, aber kein Typ-2-Diabetes.

Lebensstilfaktoren, insbesondere Essensgewohnheiten und körperliche Aktivität, sind entscheidend für die individuelle Entwicklung des Körpergewichts. Die Zusammensetzung der Nahrung ist allerdings nicht nur für die Gewichtsentwicklung, sondern auch per se bedeutsam für das Diabetesrisiko. Dies zeigen eindrucksvoll die aktuellen Präventionsstudien (Diabetes Prevention Study – Finnland und DPP), in denen trotz nur moderater Gewichtsreduktion eine erhebliche Reduktion um 58% des Diabetesrisikos erreicht wurde. Dies hängt offensichtlich mit der Reduktion gesättigter Fette, der Gesamtfettmenge von unter 30% der Energieaufnahme sowie der Steigerung der Ballaststoffe zusammen, die in anderen Studien jeweils vor der Diabetesentwicklung geschützt haben [30–32]. Körperliche Aktivität bedarf als unabhängiger Präventivfaktor noch weiterer Untersuchungen, schützt aber ebenfalls deutlich vor Diabetes Typ 2 [21, 23], ähnlich wie vor kardiovaskulären Erkrankungen.

Das Geburtsgewicht und die Genetik sind nicht modifizierbare Risikofaktoren, deren genaueres Verständnis die Hoffnung auf effektivere Präventionsstrategien mit individuellen Empfehlungen eröffnet. Trotzdem verfügen wir mit dem aktuellen Wissen bereits über außerordentlich wirksame Strategien zur Prävention des Typ-2-Diabetes. Diese werden einer konzertierten, vernetzten Anstrengung auf vielen Ebenen bedürfen, um auf Bevölkerungsebene wirksam zu werden. Beginnend mit der Gesundheitserziehung in Schulen, über das Nahrungsangebot in Supermärkten und Geschäften, Sportinitiativen, öffentliche Information, Essverhaltensinformation und Anregung zu mehr Bewegung im Alltag, wird massive Aufmerksamkeit notwendig sein, um das Problem Adipositas und Typ-2-Diabetes zumindest einzudämmen.

4.1.6 Zusammenfassung

Der Typ-2-Diabetes-mellitus entsteht durch ein Zusammenspiel erblicher und epigenetischer, nicht beeinflussbarer und beeinflussbarer Umweltfaktoren. Erbliche Faktoren und Geburtsgewicht bestimmen einen erheblichen Teil des Erkrankungsrisikos, indem sie einerseits die Masse Insulin produzierender Zellen festlegen und andererseits die Insulinwirkung durch Muskelmasse und noch nicht genau bekannte Varianten im Insulinsignalweg und weitere Stoffwechselparameter festlegen. Die Letzteren betreffen die Handhabung freier Fettsäuren in Leber, Muskel und Betazellen und die Synthese von Fettzellsignalmolekülen.

Die beeinflussbaren Faktoren Ernährung und körperliche Aktivität, zusammen mit der daraus resultierenden Körpermasse, beeinflussen in entscheidender Weise das Diabetesrisiko, sodass die Inzidenz der Erkrankung eng mit der Inzidenz der Adipositas verknüpft ist. Daraus eröffnet sich die Möglichkeit einer weit gehenden Prävention des Typ-2-Diabetes durch eine gesunde Ernährung und körperliche Aktivität.

Das genauere Verständnis der nicht modifizierbaren Faktoren wird weitere, und vor allem individuellere, Möglichkeiten der Prävention erschließen. Das verfügbare und in prospektiven Studien belegte Wissen zu Präventionsstrategien erlaubt jedoch die Einleitung wirksamer Maßnahmen, die in der Praxis weiter evaluiert und weiterentwickelt werden müssen.

Literatur

[1] Matthaei S et al., Pathophysiology and pharmacological treatment of insulin resistance. Endocr Rev (2000), 21, 585–618

[2] Bergman RN, Ader M, Free Fatty Acids and Pathogenesis of Type 2 Diabetes Mellitus. Trends Endocrinol Metab (2000), 11, 351–356

[3] Kopf D, Lehnert H, Untersuchungen des metabolischen Syndroms. Dtsch Med Wschr (2001), 126, 235–40

[4] Expert committee on diagnosis and classification of diabetes mellitus. Classification of diabetes mellitus. Diabetes Care (1997), 20, 1183–1197

[5] Ziemssen F, Schnepf R, Pfeiffer A, SSCP (single strand conformation polymorphism] analysis for detection of point mutations. A technique and its limits exemplified by dominantly inherited forms of diabetes (MODY). Med Klin (2001), 96, 515–520

[6] The DECODE study group. Glucose tolerance and mortality: comparison of WHO and American Diabetes Association diagnostic criteria. European Diabetes Epidemiology Group. Diabetes Epidemiology: Collaborative analysis Of Diagnostic criteria in Europe. Lancet (1999), 354, 617–21

[7] Coutinho M et al., The relationship between glucose and incident cardiovascular events. A metaregression analysis of published data from 20 studies of 95,783 individuals followed for 12.4 years. Diabetes Care (1999), 22, 233–240

[8] Hotamisligil GS, The irresistible biology of resistin. J Clin Invest (2003), 111, 173–174

[9] Fisher RM et al., Effects of obesity and weight loss on the expression of proteins involved in fatty acid metabolism in human adipose tissue. Int J Obes Relat Metab Disord (2002), 26, 1379–1385

[10] Spranger J et al., Adiponectin and protection against type 2 diabetes mellitus. Lancet (2003), 361, 226–228

[11] Ravussin E, Adiponectin enhances insulin action by decreasing ectopic fat deposition. Pharmacogenomics J (2002), 2, 4–7

[12] Paolisso G et al., A high concentration of fasting plasma non-esterified fatty acids is a risk factor for the development of NIDDM. Diabetologia (1995), 38, 1213–1217

[13] Santomauro AT et al., Overnight lowering of free fatty acids with Acipimox improves insulin resistance and glucose tolerance in obese diabetic and nondiabetic subjects. Diabetes (1999), 48, 1836–1841

[14] Boden G, Effects of Free Fatty Acids (FFA) on Glucose Metabolism: Significance for Insulin Resistance and Type 2 Diabetes. Exp Clin Endocrinol Diabetes (2003), 111, 121–124

[15] Yamauchi T et al., Adiponectin stimulates glucose utilization and fatty-acid oxidation by activating AMP-activated protein kinase. Nat Med (2002), 8, 1288–1295

[16] Mohlig M et al., Insulin decreases human adiponectin plasma levels. Horm Metab Res (2002), 34, 655–658

[17] Spranger J et al., Inflammatory cytokines and the risk to develop type 2 diabetes: results of the prospective population-based European Prospective Investigation into Cancer and Nutrition (EPIC)-Potsdam Study. Diabetes (2003), 52, 812–817

[18] Knowler WC et al., Reduction in the incidence of type 2 diabetes with lifestyle intervention or metformin. N Engl J Med (2002), 346, 393–403

[19] Tuomilehto J et al., Prevention of type 2 diabetes mellitus by changes in lifestyle among subjects with impaired glucose tolerance. N Engl J Med (2001), 344, 1343–1350

[20] Chiasson JL et al., Acarbose for prevention of type 2 diabetes mellitus: the STOP-NIDDM randomised trial. Lancet (2002), 359, 2072–2077

[21] Hu FB et al., Diet, lifestyle, and the risk of type 2 diabetes mellitus in women. N Engl J Med (2001), 345, 790–797

[22] Conigrave KM et al., A prospective study of drinking patterns in relation to risk of type 2 diabetes among men. Diabetes (2001), 50, 2390–2395

[23] Tanasescu M, Hu FB, Alcohol consumption and risk of coronary heart disease among individuals with type 2 diabetes. Curr Diab Rep (2001), 1, 187–191

[24] Solomon CG et al., Moderate alcohol consumption and risk of coronary heart disease among women with type 2 diabetes mellitus. Circulation (2000), 102, 494–499

[25] Tanasescu M et al., Alcohol consumption and risk of coronary heart disease among men with type 2 diabetes mellitus. J Am Coll Cardiol (2001), 38, 1836–1842

[26] Zilkens RR et al., The Effect of Alcohol Intake on Insulin Sensitivity in Men: A randomized controlled trial. Diabetes Care (2003), 26, 608–612

[27] Zilkens RR, Puddey IB, Alcohol and cardio-vascular disease – more than one paradox to consider. Alcohol and type 2 diabetes – another paradox? J Cardiovasc Risk (2003), 10, 25–30

[28] Stern MP, Strategies and prospects for finding insulin resistance genes. J Clin Invest (2000), 106, 323–327

[29] Hattersley AT, Tooke JE, The fetal insulin hypothesis: an alternative explanation of the association of low birthweight with diabetes and vascular disease. Lancet (1999), 353, 1789–1792

[30] Jiang R et al., Nut and peanut butter consumption and risk of type 2 diabetes in women. JAMA (2002), 288, 2554–2560

[31] Fung TT et al., Whole-grain intake and the risk of type 2 diabetes: a prospective study in men. Am J Clin Nutr (2002), 76, 535–540

[32] Marshall JA, Bessesen DH, Hamman RF, High saturated fat and low starch and fibre are associated with hyperinsulinaemia in a non-diabetic population: the San Luis Valley Diabetes Study. Diabetologia (1997), 40, 430–438

[33] Hu FB et al., Walking compared with vigorous physical activity and risk of type 2 diabetes in women: a prospective study. JAMA (1999), 282, 1433–1439

4.2 Diagnostik – Intensivierung der Frühdiagnostik

H.R. Henrichs

Die Zahl der Diabetiker in der deutschen Bevölkerung sowie die Dunkelziffer der Erkrankten sind inakzetabel hoch. Auf diesem Hintergrund und angesichts neuerer Studien, aus denen hervorgeht, dass sich die Prävalenz des Diabetes mellitus Typ 2 durch Primär- und Sekundärprävention deutlich senken lässt, gewinnen Maßnahmen zur Diagnostik und Frühdiagnostik sowie zur Identifizierung von Risikopatienten wachsende Bedeutung.

4.2.1 Empfohlene Diagnostik

Typ-2-Diabetiker bleiben klinisch oft lange Zeit symptomlos, d.h. Beschwerden beispielsweise im Sinne von Abgeschlagenheit, vermehrtem Durst, Polyurie oder ein zunehmender Gewichtsverlust fehlen. Infolgedessen leisten Anamnese und klinische Untersuchung keinen Beitrag zur Frühdiagnostik.

Als erstes fassbares Zeichen der Erkrankung finden sich Stoffwechselstörungen, darunter Veränderungen des Glukosemetabolismus. Ihr Nachweis ist die entscheidende diagnostische Maßnahme. Die technisch einfach durchführbaren klinisch-chemischen Verfahren können außer in der Arztpraxis bzw. im Krankenhaus auch in Apotheken, im Rahmen öffentlicher Gesundheitsveranstaltungen oder in häuslicher Umgebung eingesetzt werden.

Labordiagnostik

Grundlage der Labordiagnostik ist die Bestimmung von Glykämie-Parametern unter definierten Bedingungen entsprechend international akzeptierter Richtlinien und Empfehlungen, d.h. insbesondere Bestimmungen der Blutglukosekonzentration im

Nüchternzustand und/oder nach Belastung mit hohen Glukosemengen [1, 2, 3]. Eine gewisse Bedeutung besitzt weiterhin die Uringlukosemessung.

Uringlukosekonzentration

Messungen der Uringlukose-Konzentration („Harnzucker") erlauben eine eindeutige Antwort zwischen normal und pathologisch. Bei normaler Nierenfunktion (regelrechte Barrierefunktion; normale Nierenschwelle für Glukose) wird über den Urin keine Glukose ausgeschieden. Die Blutglukose-Nierenschwelle liegt bei etwa 180–200 mg/dl. Der **Nachweis von Glukose im Urin** bedeutet (mit seltensten Ausnahmen) den **Beweis eines Diabetes mellitus**.

Das Auftreten von Zucker im Urin ist seit dem Sanskrit bekannt und war für die Erkrankung Diabetes mellitus mit namengebend (**Diabetes:** griechisch; eigentlich „die Beine spreizend" wegen verstärkten Harnflusses. **Mellitus:** lateinisch; honigsüß). Die Süße des Diabetikerurins wurde 1674 von T. Willis wieder entdeckt. Untersuchung von M. Dodson (1776), F. Home (1780), M. E. Chevreul (1815) und J.B. Biott führten zur Entwicklung der Polarimetrie, die für mehr als 150 Jahre die Standardmethode der Uringlukosebestimmung und damit für die Diagnose des Diabetes mellitus blieb. Es folgte die Einführung verschiedener „Reduktionsmethoden" zum Uringlukosenachweis durch A. Trommert (1841), H. von Fehling (1848), E. Nylander (1883) und S.R. Benedict (1907). Heutzutage resultiert die Bedeutung der Glukosebestimmung im Urin vorwiegend aus ihrem Nutzen für die Stoffwechselselbstkontrolle. Mit Hilfe dieses Parameters wurde die Stoffwechselselbstkontrolle in die Diabetologie eingeführt.

Blutglukosekonzentration

Die Diagnose des Diabetes mellitus erfolgt anhand von Bestimmungen der Glukosekonzentration im Blut. Nach der Entwicklung enzymatischer (Glukoseoxydase 1957, Hexokinase 1961, Glukosedehydrogenase 1975) sowie elektrochemischer Nachweisverfahren (seit Anfang der 1990er Jahre) ist die Blutglukoseanalytik im Wesentlichen optimiert. Hingegen bleibt die Bewertung von Blutglukosekonzentrationen, d.h. die Festlegung des Grenzwertes (Cutoff) zwischen gesund und pathologisch, wohl eine sich auf absehbare Zeit immer wieder stellende Aufgabe. Von diesem Problem sind „Zufallsglukosewerte" ebenso betroffen wie Nüchternwerte, postprandiale Werte oder Blutglukosekonzentrationen nach Gabe hoher (unphysiologischer) Glukosemengen.

Zufallsblutglukosewerte, d.h. Werte, die zu einer beliebigen Zeit im Tagesverlauf und ohne zeitlich definierten Bezug zur Nahrungsaufnahme erfasst werden, können in weiten Grenzen schwanken. Sie sind aber für die Diagnose eines manifesten Diabetes brauchbar, sofern sie wiederholt über der Blutglukose-Nierenschwelle liegen, d.h. bei Konzentrationen von mindestens 180–200 mg/dl. Hingegen sind Zufallsblutglukosewerte ungeeignet zur Diagnostik einer gestörten Glukosetoleranz (IGT = „impaired glucose tolerance"), eines gestörten Nüchternblutzuckers (IFG = „impaired fasting glucose") oder zur Diagnose eines wenig ausgeprägten Diabetes mellitus.

Nüchternblutglukosewerte (Niedrigstwert) und in zeitlich definiertem Abstand nach Nahrungsaufnahme ermittelte **postprandiale Werte (Höchstwert)** besitzen eine weitaus höhere diagnostische Wertigkeit als Zufallsblutglukosewerte. In der Absicht, eine möglichst exakt charakterisierte, postprandiale Situation herbeizuführen, wurde die Mahlzeit durch eine Glukosebelastung mit hohen Glukosemengen ersetzt, gefolgt von sequentiellen Blutglukosebestimmungen (**orale Glukosebelastung**; oraler Glukosetoleranz-Test; OGTT).

Von diesen Glykämie-Parametern bzw. -Verfahren werden zur Diagnose des Diabetes mellitus die Nüchternblutglukose-Konzentrationen oder sequenzielle Blutglukosekonzentrationen im Verlaufe eines zweistündigen OGTT herangezogen (s. Tab. 4.2). Die diagnostischen Grenzwerte liegen unterschiedlich hoch, je nachdem, ob venöses oder kapilläres Blut bzw. Plasma oder Vollblut analysiert wurde. Außer den Werten, die einen Diabetes anzeigen (Nüchterndiabetes; OGTT-2h-Diabetes), sind niedrigere Konzentrationen angegeben, aus denen man auf Störungen des Kohlenhydratstoffwechsels schließt, ohne schon von Diabetes zu sprechen (IFG, „impaired fasting glucose"; IGT, „impaired glucose tolerance"). Glykämie-Parameter sind „Surrogatparameter", die in einer engen Beziehung zum Auftreten von klinischen Endpunkten („outcome parameter") der Diabetes-Erkrankung stehen.

Grenzwertdefinition

Wie bei vielen anderen, vorwiegend chronischen Erkrankungen erfolgt inzwischen auch die Grenzwertdefinition von Parametern zur Diagnose des Diabetes mellitus auf der Basis des Bezugs zu klinischen Endpunkten. „Von seinem Ende her gesehen ist der Diabetes eine Gefäßerkrankung" [4]. Die Schadensgrenze der Glykämie für verschiedene Endpunkte, beispielsweise „the glycemic threshold for cardiovascular disease", wird aus epidemiologischen Studien immer genauer erfassbar [5, 6].

Offenbar sind die unterschiedlichen Folgeschäden, d.h. mikroangiopathisch spezifische und makroangiopathisch unspezifische Diabetes-Gefäßschäden von unterschiedlichen Grenzwerten getriggert. Dies geht aus Abbildung 4.3 hervor, in der Zusammenhänge zwischen dem Ausmaß der Dysglykämie (anhand postprandialer Werte sowie der IFG, d.h. einer gestörten Nüchternglukose) und dem Auftreten einer diabetischen Angiopathie dargestellt sind [7].

Normgebend für die Festlegung von Grenzwerten waren Vorschläge von Expertengruppen der Weltgesundheitsorganisation (WHO) von 1980 [8], 1985 [9] und 1999 [10] sowie eines Expertteams der Amerikanischen Diabetes-Gesellschaft (ADA) von 1997 [11]. Auf Grund des zunehmenden Bezugs auf klinische Endpunkte wurden die Grenzwerte mehrfach gesenkt, beispielsweise die Nüchternblutglukose-Grenzwerte – gemessen im Plasma – von 8,0 mmol/l im Jahre 1980 über 7,8 mmol/l 1985 auf 7,0 mmol/l im Jahre 1999. Es erfolgte also eine Absenkung des Grenzwertes um insgesamt 18 mg/dl (s. Tab. 4.2).

Abb. 4.3: Glukose und Angiopathie [nach 7]

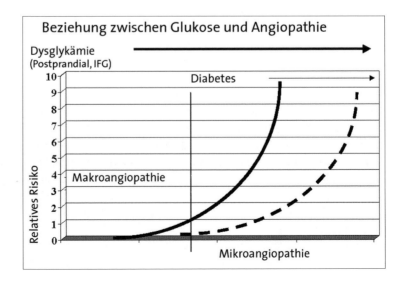

Der derzeitige Nüchternblutzucker-Grenzwert (Cutoff), d.h. 7,0 mmol/l entsprechend 126 mg/dl, gemessen im Plasma, orientiert sich am Endpunkt „diabetische Retinopathie". Dieser Schadensschwellenwert wurde aus Studien an drei geographisch und ethnisch sehr unterschiedlichen Populationen extrapoliert, d.h. nordamerikanischen Pima-Indianern [12], Ägyptern [13] und einem Kollektiv von 40 bis 74 Jahre alten Teilnehmern der NHANES-III-Studie [14].

Ob es bei den in Tabelle 4.2 gezeigten, an der diabetischen Retinopathie orientierten Grenzwerten bleibt, ist ungewiss. Inzwischen verschiebt sich die Bedeutung der Relativgewichte von **spezifischen** (Auge, Niere, Nervensystem betreffenden) hin zu **unspezifischen Typ-2-Diabetesschäden** (koronare, zerebrale und periphere Gefäßprovinzen betreffend), d.h. eindeutig zu kardiovaskulären Endpunkten. Deswegen könnten in nächster Zeit weitere Korrekturen der Diagnosegrenzen (Cutoff-Werte) oder ein veränderter, nicht (nur) glykämieorientierter Diagnose-, Screenings- und Präventionsansatz anstehen. Auf diesem Hintergrund ist auch die intensive Diskussion zur Frage wichtig, ob dem postprandialen im Gegensatz zum nüchternen Stoffwechselgeschehen hinsichtlich der kardiovaskulären Schäden (Mortalität und Morbidität) [15, 16] besondere Bedeutung zukommt.

Die in Tabelle 4.2 aufgeführten diagnostischen Kriterien des Diabetes mellitus beruhen somit auf einem Kompromiss, der aus heutiger Sicht angemessen die vielen Gesichtspunkte berücksichtigt, die bei der Festlegung von Grenzwerten im Sinne normativer **Leitlinien** zu beachten sind.

Alternative Diagnoseparameter

Inzwischen lässt sich auch die **interstitielle Glukosekonzentration** kontinuierlich messen (CGMS/„continuous glucose monitoring systems"). Ob interstitielle Glukosekonzentrationen zur Diabetes-Diagnostik geeigneter sind als Glukosekonzentrationen aus dem Blut der Fingerbeere oder dem Ohrläppchen, ist noch unklar.

Da das Hämoglobin-A1c (**HbA1c**) der Erythrozyten in Abhängigkeit von der Blutglukosekonzentration glykiert wird, erlaubt der HbA1c-Wert unter Berücksichtigung der Erythrozyten-Überlebenszeit eine Aussage über die integrale Blutglukosekonzentration der vergangenen drei Monate. Prinzipiell eignet sich das HbA1c damit zur Diagnose des Diabetes mellitus. Der HbA1c-Einsatz als Diagnosekriterium wurde aber zurückhaltend [18] bis kritisch bewertet [19] und nach den geltenden Kriterien des ADA-Experten-Kommittes von 1997 [11] weder für das Diabetes-Screening noch für die Diabetes-Diagnose empfohlen [20].

Allerdings zeigte sich in einer repräsentativen Stichprobe der USA-Bevölkerung (n = 6.559), dass der HbA1c-Analyse beim Screening der Bevölkerung diagnostische Bedeutung zukommen könnte. Bei einem Cutoff

Tab. III.4.2: Diagnostische Kriterien des Diabetes mellitus [17]

	Plasmaglukose		Vollblutglukose	
	venös	kapillär	venös	kapillär
	mg/dl (mmol/l)	mg/dl (mmol/l)	mg/dl (mmol/l)	mg/dl (mmol/l)
Nüchtern-Diabetes	≥ 126 (≥ 7,0)	≥ 126 (≥ 7,0)	≥ 110 (≥ 6,1)	≥ 110 (≥ 6,1)
IFG	≥ 110 (≥ 6,1)	≥ 110 (≥ 6,1)	≥ 100 (≥ 5,6)	≥ 100 (≥ 5,6)
OGTT-2h-Diabetes	≥ 200 (≥ 11,1)	≥ 220 (≥ 12,2)	≥ 180 (≥ 10,0)	≥ 200 (≥ 11,1)
IGT	≥ 140 (≥ 7,8)	≥ 160 (≥ 8,9)	≥ 120 (≥ 6,7)	≥ 140 (≥ 7,8)

von 5,6%, d.h. einem Wert entsprechend einer Standardabweichung über dem normalen Mittelwert, ergab sich für die Entdeckung eines unbekannten Diabetes immerhin eine Sensitivität von 83,4% und eine Spezifität von 84,4%. Die Autoren [21] empfehlen die HbA1c-Analyse als geeignete Alternative zur Nüchternblutglukose-Bestimmung einzusetzen. Frühere Bedenken gegen die Verwendung dieses Parameters wegen „der Vielzahl unterschiedlicher Methoden zur Messung von HbA1c" und weil die „nationenweite Standardisierung des HbA1c-Tests erst gerade begonnen hat" [11], sind durch die mittlerweile implementierten Standardisierungsprogramme mit besserer Vergleichbarkeit der Messungen zwischen Methoden und Laboratorien relativiert.

Ob ein „**Glukogramm**", d.h. die längerfristige, kontinuierliche Glukoseanalyse z.B. mit Hilfe eines „continuous glucose monitoring system" (CGMS), bei Diabetesgrenzfällen diagnostisch hilfreich ist, lässt sich bei der derzeitigen Datenlage nicht beurteilen. Der Nutzen kontinuierlicher Analysesysteme zur Diagnose anderer Krankheiten ist belegt (Langzeit-EKG; 24h-Blutdruckmessung).

Die so genannte **Insulinsensitivität** und **Insulinresistenz** ist aus pathophysiologischer Sicht besonders geeignet, den Typ-2-Diabetes und ggf. seine Früh- oder Vorstadien zu entdecken. Derzeit stehen zur Bestimmung dieser Parameter aber keine verlässlichen und praktikablen Methoden zur Verfügung.

Gentechnische Parameter zur Diabetes-Diagnostik sind derzeit nicht verfügbar. Anamnestisch lassen sich Hinweise auf eine familiäre Belastung gewinnen, die in gewissem Umfang Aussagen zur Diabeteserwartungswahrscheinlichkeit erlauben. Sehr viel relevanter – auch hinsichtlich der Konsequenzen für den Einzelnen – sind Hinweise auf verhaltensbedingte Aspekte, die das Diabetesrisiko erheblich erhöhen, wie Überernährung und Bewegungsmangel.

Diagnose von Folgeschäden
Wegen der oft wenig ausgeprägten klinischen Symptome erfolgt die Diagnose des Diabetes mellitus oft verzögert. Insofern ist nach Stellung der Erstdiagnose immer zu erwägen, ob und in welchem Ausmaß Untersuchungen zum Nachweis bereits eingetretener Folgeschäden sinnvoll sind.

4.2.2 Abgrenzung von anderen Diabetesformen

Der Typ-2-Diabetes ist mit Abstand der häufigste Diabetes-Typ, gefolgt vom Typ-1-Diabetes. Die Abgrenzung des Typ-2- vom Typ-1-Diabetes lässt sich meist auf Grund der Klinik durchführen. Gelegentlich sind zum Nachweis eines Typ-1-Diabetes zusätzliche Untersuchungen notwendig, beispielsweise Bestimmungen von Immunmarkern.

Sowohl der Typ-1-Diabetes als auch der Typ-2-Diabetes ist durch eine mangelnde Insulinwirkung charakterisiert. Sie kommt jedoch unterschiedlich zustande, d.h. durch **Insulinmangel** beim Typ-1-Diabetes infolge des Untergangs von B-Zellen der Langerhans-Inseln des Pankreas und durch **Insulinresistenz** und spätere **Insulinsekretionsinsuffizienz** von B-Zellen beim Typ-2-Diabetes. Der Typ-2-Diabetes wird im Gegensatz zu den anderen Diabetesformen als Teil eines komplexen metabolisch-vaskulären Syndroms verstanden.

4.2.3 Einteilung nach Schweregrad

Eine Einteilung des Diabetes mellitus nach Schweregrad, beispielsweise in Analogie zur arteriellen Hypertonie, ist nicht verfügbar. Prinzipiell ließe sich eine Stadieneinteilung erarbeiten, beispielsweise mit einem **Vorstadium** (IFG/IGT), gefolgt vom **manifesten Diabetes** mit erhöhten Blutglukosekonzentrationen im Nüchternzustand oder zwei

Stunden nach oraler Glukosebelastung, aber noch ohne Hinweise auf Mikro- oder Makroangiopathie. Das nächste Stadium wäre das **diabetische Spätsyndrom**, das in das **Stadium des Organversagens** münden kann, in dem sich beispielsweise aus einer diabetischen Ophthalmopathie eine Erblindung entwickelt. Sofern der Typ-2-Diabetes im Rahmen eines metabolischen Syndroms auftritt, ist eine Einteilung nach Schweregrad jedoch kaum durchführbar, weil die Schadensbeiträge der übrigen zum Syndrom gehörenden Erkrankungen, etwa der arteriellen Hypertonie oder der Dyslipoproteinämie, kaum exakt quantifiziert werden können.

4.2.4 Vermutliche Dunkelziffer des Typ-2-Diabetes

Im nationalen Gesundheitsbericht von 1999 wird die Prävalenz des Diabetes mellitus in Deutschland bei der Altersgruppe von 18–79 Jahren mit 4,7% und die Prävalenz der unbekannten Fälle (Dunkelziffer) mit 1% angegeben [22]. Mit anderer Erhebungsmethodik erfasst die KORA-Studie für die Augsburger Region deutlich höhere Dunkelziffern in der Altersklasse von 55–74 Jahren. Die Zahl der bisher unbekannten Fälle entsprach der Zahl bekannter Diabetiker.

4.2.5 Intensivierung der Frühdiagnostik

Bei der Durchführung dieser gesundheitspolitisch wichtigen Aufgabe ergeben sich Fragen, die von den wissenschaftlichen Gesellschaften noch zu beantworten sind. Wie die KORA-Erhebung im Augsburger Raum zeigt, wurden bei Verwendung des Nüchternblutzuckerwertes 4,9% neue Diabetesfälle entdeckt, auf der Basis des OGTT hingegen 8,2% [23]. Nach welchem der beiden Diagnoseverfahren soll man sich richten? In diesem Zusammenhang sei darauf hingewiesen, dass

die in den letzten Jahren erfolgte Absenkung des Cutoff-Wertes des Nüchternblutzuckers die Prävalenz des Diabetes mellitus stark erhöht hat.

Um eine angemessene Frühdiagnostik durchzuführen, sind verschiedene Fragen zu klären, d.h. ob die allgemeinen Voraussetzungen für ein Screening erfüllt sind bzw. ob die Gesamtbevölkerung, definierte Bevölkerungsgruppen mit erhöhtem Risiko oder Einzelpersonen auf Grund ihres individuellen Risikoprofils untersucht werden sollten.

Allgemeine Voraussetzungen
Nach Engelgau et al. sollte die Entscheidung für ein Bevölkerungsscreening davon abhängig gemacht werden, ob folgende sieben Kriterien erfüllt sind [24]:

◢ Die Krankheit stellt ein bedeutendes Gesundheitsproblem mit einer bedeutsamen Belastung der Bevölkerung dar.

◢ Der natürliche Krankheitsverlauf ist bekannt.

◢ Es besteht ein präklinischer (asymptomatischer) Zustand, während dessen die Krankheit festgestellt werden kann.

◢ Es existieren zuverlässige und akzeptierte Tests, die die präklinische Phase der Krankheit aufdecken können.

◢ Bei Behandlung im Anschluss an die Frühdiagnose werden günstigere Resultate erzielt als bei verspätet einsetzender Therapie nach „Spätdiagnose".

◢ Die Kosten des Auffindens neuer Fälle und ihre Behandlung sind vernünftig, sie stehen in einem ausgewogenen Verhältnis zu den gesamten Medizinaufwendungen, und die Möglichkeiten und Ressourcen für die Behandlung neuer Fälle sind vorhanden.

◢ Das Screening erfolgt systematisch und fortlaufend, d.h. es ist nicht als einmalige, sondern als kontinuierliche Maßnahme konzipiert.

Der Diabetes mellitus erfüllt die ersten drei der sieben Kriterien. Bezüglich des vierten

Kriteriums, d.h. hinsichtlich der Wahl der Tests zur Erfassung der präklinischen Phase des Diabetes mellitus, bleibt Diskussionsbedarf. Das fünfte Kriterium spricht uneingeschränkt für ein Diabetes-Screening, denn die Folgeleiden bzw. Komplikationen des Diabetes korrelieren mit der Krankheitsdauer und mit dem Ausmaß der Hyperglykämie während dieser Zeit. In randomisierten Studien wurde gezeigt, dass eine anhaltende Blutglukosesenkung das Risiko für die Entstehung mikrovaskulärer Komplikationen senkt. Da bis zu 25% der Typ-2-Diabetiker bei Diagnosestellung bereits eine Retinopathie aufweisen, kann man vermuten, dass eine rechtzeitige Diagnose und Behandlung des Diabetes das Auftreten der Retinopathie verzögert oder gar verhindert hätte. Ob eine rechtzeitige und konsequente Diabetes-Therapie auch kardiovaskuläre Folgeschäden verhindert, bleibt noch zu beweisen.

Hinsichtlich des sechsten Kriteriums fällt die Antwort schwer. Was beispielsweise unter einem ausgewogenen Verhältnis zwischen Kosten für das Auffinden neuer Krankheitsfälle und ihrer Behandlung bezogen auf die gesamten Medizinaufwendungen zu verstehen ist, spiegelt letztlich den Einfluss von Interessensgruppen in unserer Gesellschaft. Derzeit sind diejenigen Gruppen weniger einflussreich, die ein angemesseneres Gleichgewicht zwischen den Aufwendungen für Prävention und Kuration anstreben. Das siebte Kriterium lässt sich wohl problemlos erfüllen.

Diabetes-Screening der Gesamtbevölkerung

Ob ein generelles Diabetes-Screening der Gesamtbevölkerung sinnvoll ist, wird kontrovers diskutiert. Veröffentlichungen aus dem Jahre 2003 sprechen eher dagegen [25, 26]. Zu den Gründen für diese Einschätzung zählt die bereits diskutierte Unklarheit über den „richtigen" Diagnose-Parameter [27, 28]. Auch die Ansichten über den angemessenen Cutoff (Grenzwert) für verschiedene Glykä-mie-Parameter sind im Fluss. So lag die 4-Jahres-Inzidenz von altersadjustierten kardiovaskulären Erkrankungen in der EPIC-Norfolk-Studie [29] bei Männern im Alter von 45 bis 79 Jahren bei einem HbA1c-Wert zwischen 5,0 und 5,4% um den Faktor 2,7 höher im Vergleich zu Patienten mit einem HbA1c-Wert unter 5%. Wie die United Kingdom Prospective Diabetes Study (UKPDS) zeigt, kam das Screening mit Blick sowohl auf mikro- als auch auf makrovaskuläre Gefäßschäden zu spät. Zum Zeitpunkt der Diabetesmanifestation hatten von den 3.709 Patienten mit auswertbaren Fundusbildern 2.316 keine Retinopathie oder anders ausgedrückt, 37% wiesen Zeichen einer Retinopathia diabetica auf [30, 31]. Die Prävalenz einer möglichen oder wahrscheinlichen koronaren Herzerkrankung betrug 17,6%, die der arteriellen Hypertonie (RR > 160/90) 39% (Männer 35%; Frauen 46%) und die der links-ventrikulären Hypertrophie 56% [32]. Der BMI aller UKPDS-Patienten lag bei 28,8 ± 5,6.

Diabetes-Screening von Risikopatienten

Wie zahlreiche Studien belegen, ist das Screening von Risikopatienten zur Diagnose eines Typ-2-Diabetes effektiv und ökonomisch. Daten der NHANES-III-Auswertung belegen, dass die Wahrscheinlichkeit, einen Diabetes zu diagnostizieren, signifikant mit der Zahl der Risikofaktoren ansteigt [33].

Beeinflussbare und nicht beeinflussbare Risikofaktoren des Typ-2-Diabetes:

Beeinflussbar:

⊿ Adipositas
⊿ Bewegungsmangel
⊿ Chronischer Alkoholabusus
⊿ Nikotinabusus
⊿ Arterielle Hypertonie
⊿ Dyslipoproteinämie
⊿ Gestations-Diabetes

Unbeeinflussbar:

⊿ Zunehmendes Alter
⊿ Familiäre Diabeteshäufung
⊿ Rassenzugehörigkeit

Während viele der aufgeführten Risikofaktoren gut belegt und im Bewusstsein der Bevölkerung präsent sind, gilt das für manche weniger, wie den chronischen Alkoholabusus und den Nikotinabusus. Es zeigt sich jedoch immer mehr, dass chronischer Alkoholabusus sowie Nikotinabusus das Risiko für die Entstehung eines Typ-2-Diabetes erhöhen.

Der Einzelne kann nicht alle mit dem Diabetes assoziierte Risikofaktoren vermeiden, darunter ein hohes Lebensalter oder die Zugehörigkeit zu einer bestimmten Rasse. In ihrer Mehrzahl sind die Risikofaktoren jedoch beeinflussbar, und sie lassen sich oft beseitigen. Dies gilt vor allem für die häufigsten und pathophysiologisch besonders bedeutsamen Risikofaktoren, d.h. Übergewicht und Bewegungsmangel. Etwa 90% der Typ-2-Diabetiker sind übergewichtig (präadipös) oder adipös (s. Kap. VI.2.1). Damit bestehen im Prinzip günstige Voraussetzungen, die inakzeptabel hohe Zahl der Typ-2-Diabetiker durch Primärprävention und Sekundärprävention erheblich zu senken.

In der Auflistung der Diabetes-assoziierten Risikofaktoren fehlen die in manchen Listen genannten Glykämie-Parameter, wie die gestörte Glukosetoleranz oder die gestörte Nüchternglukose (IFG). Für die Fachgesellschaften bleibt zu entscheiden, ob es sich bei diesen Veränderungen „nur" um Risikofaktoren handelt, oder bereits um ein Krankheitssymptom. Im ersten Fall wäre die Beseitigung eine Maßnahme der Primärprävention, im zweiten Fall handelte es sich um Sekundärprävention, d.h. um Krankheitstherapie.

In Deutschland ermöglicht das Sozialgesetzbuch V, § 25 ein Diabetes-Screening bei Personen, die das 35. Lebensjahr vollendet haben, und zwar jeweils im Abstand von zwei Jahren. Die sonstigen qualitativen und quantitativen Kriterien zur Auswahl von Risikopatienten sind in den verschiedenen Staaten unterschiedlich. Die Amerikanische Diabetes-Gesellschaft empfiehlt, folgende Personen in ein Diabetes-Screening-Programm aufzunehmen [25]:

◢ Personen über 45 Jahre (bei Normalbefund Wiederholung im 3-Jahres-Abstand)
◢ Jüngere Personen:
 – mit Übergewicht (≥120% gewünschtes Körpergewicht oder bei einem BMI von ≥27 kg/m^2),
 – mit einem Angehörigen ersten Grades, der an einem Diabetes leidet,
 – die einer ethnischen Hoch-Risiko-Gruppe entstammen (z.B. afrikanisch-amerikanisch, hispanisch-amerikanisch, indianisch-amerikanisch, asiatisch-pazifisch oder von den pazifischen Inseln),
 – die ein Kind von mehr als 4 kg entbunden haben oder bei denen ein Gestationsdiabetes festgestellt worden war,
 – mit erhöhtem arteriellen Blutdruck,
 – mit einer HDL-Cholesterin-Konzentration <35 mg/dl,
 – mit einer Triglyzerid-Konzentration ≥250 mg/dl ,
 – die bei früheren Untersuchungen einen IGT oder IFG aufwiesen.

Bei positiven Befunden jüngerer Personen werden in Abhängigkeit von der Befundkonstellation häufigere Kontrollen empfohlen. Die Empfehlungen der Amerikanischen Diabetes-Gesellschaft blieben nicht unwidersprochen [34, 35, 36].

4.2.6 Zusammenfassung

Die Diagnose des Diabetes mellitus kann durch den Nachweis einer Glukosurie oder einer überhöhten Glykämie erfolgen, vorzugsweise im Nüchternzustand oder nach oraler Glukosebelastung. Auf Grund der Ergebnisse epidemiologischer Studien zum Zusammenhang zwischen Glykämie und dem Auftreten Diabetes-assoziierter Gefäßschäden wurden in den vergangenen Jahren die Glykämiegrenzwerte (Cutoff) mehrfach gesenkt. Derzeit orientiert sich die Grenzwerte an der diabetischen Ophthalmopathie.

Zum Zeitpunkt der Diagnose finden sich bereits vergleichsweise oft diabetische Gefäßschäden, deren Auftreten nach derzeitigem Wissensstand durch rechtzeitige Behandlung verhindert oder verzögert werden kann. Dies sind gewichtige Argumente für eine Intensivierung der Frühdiagnostik. Sie sollte sich auf Risikopatienten konzentrieren und auf Bestimmungen der Blutglukosekonzentrationen im Nüchternzustand beruhen. Zu den Risikofaktoren, die das Auftreten eines Typ-2-Diabetes begünstigen, gehören beeinflussbare Lebensstilfaktoren, darunter Überernährung, Bewegungsarmut, chronischer Alkoholkonsum und Nikotinabusus. Etwa 90% der Typ-2-Diabetiker leiden an Übergewicht bzw. an einer Adipositas.

Literatur

[1] Sacks DB et al., Guidelines and Recommendations for Laboratory Analysis in the Diagnosis and Management of Diabetes Mellitus. Clinical Chemistry (2002), 48, 436–472

[2] American Diabetes Association Position Statement: Tests of Glycemia in Diabetes. Diabetes Care (2003), 26 (Suppl.1), S106–S108

[3] Berger M, Pieber T(2000) Definition und Klassifikation des Diabetes mellitus. In Berger M (Hrsg.), Diabetes mellitus, 2. Aufl., 12. Urban & Fischer, München, Jena

[4] Henrichs HR. Eröffnungsrede zur Dreiländer-Jahrestagung der Deutschen, Österreichischen und Schweizerischen Diabetesgesellschaften, Basel 15.5.1996

[5] Henrichs HR, Breidert M, Willms B: ADA und WHO revidieren Diabetes-Definitionen und Kriterien für die Diagnose. Diabetes und Stoffwechsel (1997), 6, 228–233

[6] Bjørnholt JV et al., Fasting Blood Glucose: An Underestimated Risk Factor for Cardiovascular Death. Diabetes Care (1999), 22, 45–49,

[7] Gerstein HC. Glucose: a continuous risk factor for cardiovascular disease. Diabet Med. (1997), n 14 (Suppl 3) S25–31

[8] World Health Organ Tech Rep Ser (1980) 646, 1–80

[9] World Health Organ Tech Rep Ser (1985) 727, 1–113

[10] World Health Organ Tech Rep Ser (1999) WHO/NCD/NCS/ 99.2, 1–59

[11] American Diabetes Association The Expert Committee on the Diagnosis and Classification of Diabetes mellitus. Report of the Expert Committee on the Diagnosis and Classification of Diabetes Mellitus. Diabetes Care (1997), 20, 1183–1197; Nachdruck: Diabetes Care (2003), 26 (Suppl 1) S5-S20

[12] McCance DR et al., Comparison of tests for glycated haemoglobin and fasting and two hour plasma glucose concentrations as diagnostic methods for diabetes. BMJ (1994), 308, 1323–1328

[13] Engelgau MM et al., Comparison of fasting and 2-hour glucose and HbA1c levels for diagnosing diabetes: diagnostic criteria and performance revisited. Diabetes Care (1997), 20, 785–791

[14] Flegal K, National Center for Health Statistics, personal Communication (cited in: 11)

[15] Decode Study Group: Glucose tolerance and mortality. Comparison of WHO and American Diabetes Association diagnostic criteria. Lancet (1999), 354, 617–621

[16] Meigs JB et al., Fasting and Postchallenge Glycemia and Cardiovascular Risk – The Framingham Offspring Study. Diabetes Care (2002), 25, 1845–1850

[17] Kerner W et al., Definition , Klassifikation und Diagnostik des Diabetes mellitus. In: Evidenzbasierte Diabetes-Leitlinien DDG. Scherbaum WA, Lauterbach KW, Joost HG (Hrsg.). 1. Auflage. Deutsche Diabetes-Gesellschaft 2001

[18] Bur A et al., Is fasting blood glucose a reliable parameter for screening for diabetes in hypertension? Am J Hyperten (2003), 16, 297-301

[19] Davidson MB, Schriger DL, Lorber B, HbA1c measurements do not improve the detection of type 2 diabetes in a randomly selected population Diabetes Care (2001) 24, 2017–2018

[20] American Diabetes Association: Screening for type 2 diabetes. Position Statement. Diabetes Care (1999), 22 (Suppl.1), S20–S23

[21] Rohlfing CL et al., Use of GHb (HbA1c) in Sreening for Undiagnosed Diabetes in the U.S. Population. Diabetes Care (2000), 23, 187-191

[22] Thefeld W, Prävalenz des Diabetes mellitus in der erwachsenen Bevölkerung Deutschlands. Das Gesundheitswesen (1999) 61 (2), 85–89

[23] Rathmann W et al., High prevalence of undiagnosed diabetes mellitus in Southern Germany: Target populations for efficient

screening. The KORA survey 2000 Diabetologia (2003), 46, 182–189

[24] Engelgau MM, Venkat Narayan KM, Herman WH, Screening for type 2 diabetes. Technical Review. Diabetes Care (2000), 23, 1563–1580

[25] American Diabetes Association. Position Statement. Screening for Type 2 Diabetes. Diabetes Care (2003), 26, S21–S24

[26] Tabaei BP et al., Community-Based Screening for Diabetes in Michigan. Diabetes Care (2003), 26, 668–670

[27] Rolka DB et al., Performance of Recommended Screening Tests for Undiagnosed Diabetes and Dysglycemia. Diabetes Care (2001), 24, 1899–1903

[28] American Diabetes Association, The Prevention or Delay of Type 2 Diabetes. Position Statement Diabetes Care (2002), 25, 742–749

[29] Khaw KT et al., Glycated haemoglobin, diabetes, and mortality in men in Norfolk cohort of european prospective investigation of cancer and nutrition (EPIC-Norfolk). BMJ (2001) 322, 15–18

[30] Stratton IM et al., UKPDS 50: risk factors for incidence and progression of retinopathy in Type II diabetes over 6 years from diagnosis. Diabetologia (2001), 44, 156–63

[31] Kohner EM et al., UK Prospective Diabetes Study (UKPDS) Group. Relationship between the severity of retinopathy and progression to photocoagulation in patients with Type 2 diabetes mellitus in the UKPDS (UKPDS 52). Diabet Med (2001), 18, 178–84

[32] The Hypertension in Diabetes Study Group. Hypertension in Diabetes Study (HDS): I. Prevalence of hypertension in newly presenting type 2 diabetic patients and the association with risk factors for cardiovascular and diabetic complications. Journal of Hypertension (1993), 11, 309–317

[33] Dallo F, Weller SC, Effectiveness of diabetes mellitus screening recommendations. PNAS (2003), 100, 10574–10579

[34] Wareham NJ, Griffin SJ, Should we screen for type 2 diabetes? Evaluation against National Screening Committee criteria. BMJ (2001), 322, 986-98

[35] Harris R et al., Screening adults for type 2 diabetes: A review of the evidence for the U.S. Preventive Services Task Force Ann Intern Med (2003), 138, 215–229

[36] Lawrence JM et al., Screening for diabetes in general practice: cross sectional population study. BMJ (2001), 323, 548–551

4.3 Prävalenz und Inzidenz

W. Rathmann

Die gesundheitspolitische und gesellschaftliche Relevanz des Diabetes mellitus ergibt sich u.a. aus der Erkrankungshäufigkeit. Derzeit liegt die Prävalenz des bekannten Diabetes in Deutschland bei etwa 5%. Im Folgenden werden die Ergebnisse epidemiologischer Studien zu Häufigkeit und Verteilung des Diabetes mellitus Typ 2 in der bundesdeutschen Bevölkerung dargestellt.

4.3.1 Kenngrößen für die Erfassung

Wichtige Maßzahlen der deskriptiven Epidemiologie sind Prävalenz und Inzidenz [1]. Die bei chronischen Erkrankungen häufig angegebene **Periodenprävalenz** ist die Anzahl der innerhalb eines definierten Zeitraums an einer bestimmten Krankheit leidenden Personen, bezogen auf die Gesamtzahl aller Personen in der untersuchten Bevölkerung in dieser Beobachtungszeit. Die **Inzidenz** beschreibt hingegen die Rate neu aufgetretener Erkrankungsfälle in einer Population in einem definierten Zeitraum. Der Zähler ist die Anzahl neuer Erkrankungen in dem Beobachtungszeitraum. Der Nenner ist die Anzahl der Personen „unter Risiko", d.h. Personen, die zu Beginn der Beobachtungszeit noch nicht betroffen sind. Die Inzidenzrate (Inzidenzdichte) bezieht die Neuerkrankungsfälle auf die kumulierte beobachtete Personenzeit „unter Risiko" (z.B. Anzahl der Personenjahre).

4.3.2 Datengewinnung

Bei häufigen chronischen Erkrankungen wie dem Diabetes mellitus Typ 2 ist der bevorzugte epidemiologische Studientyp der Bevölkerungssurvey, d.h. eine Querschnittsstudie in einem definierten Zeitraum. So wurden im Bundes-Gesundheitssurvey 1998 insgesamt 7.124 Personen einer repräsentativen Bevölkerungsstichprobe im Alter 18 bis 79 Jahren hinsichtlich des Vorliegens eines Diabetes mellitus befragt [2]. Auch wenn die selbstanamnestische Angabe zum Diabetes mellitus eine befriedigende Validität bezüglich des tatsächlichen Vorliegens hat, werden unerkannte Diabetiker nicht erfasst. Daher ist der internationale Standard zur Schätzung der Prävalenz des Typ-2-Diabetes die Durchführung eines oralen Glukosetoleranztests (OGTT) in einer repräsentativen Bevölkerungsstichprobe [3]. Im KORA-Survey 2000 wurde in der Region Augsburg (ca. 600.000 Einwohner) eine repräsentative Stichprobe der erwachsenen deutschen Wohnbevölkerung gezogen („two-stage cluster sampling"). In der Altersgruppe 55–74 Jahre (n = 2.656) nahmen nach Ausschluss bekannter Diabetesfälle (n = 131) insgesamt 1.353 Personen an einer Untersuchung mittels OGTT teil (Response 62%). Zur Abschätzung möglicher Verzerrungen der Stichprobe wurden Nichtteilnehmer hinsichtlich des Vorliegens eines bekannten Diabetes sowie relevanter Risikofaktoren (Übergewicht) telefonisch befragt. Auch wenn die Mehrzahl der Diabetespatienten in dieser Altersgruppe an einem Typ-2-Diabetes leidet, ist eine weitere Typisierung abschließend erforderlich (z.B. latenter Autoimmun-Diabetes; sekundärer Diabetes) (s. Kap. III.4.1: Definition und Ätiologie).

4.3.3 Prävalenz

Im Bundes-Gesundheitssurvey 1998 gaben bei der ärztlichen Befragung 4,7% der 18- bis 79-jährigen Männer und 5,6% der gleichaltrigen Frauen das Vorliegen eines Diabetes mellitus an (s. Tab. 4.3) [2]. Die Prävalenz stieg mit dem Alter deutlich an, flachte bei den über 70-jährigen Männern wieder ab. Dadurch war die Prävalenz in der Altersgruppe der 70- bis 79-Jährigen bei Frauen höher als bei Männern. Bei den 50- bis 59-Jährigen wurden hingegen höhere Prävalenzen in der männlichen Bevölkerung beobachtet.

Im Bundes-Gesundheitssurvey 1998 zeigten sich regionale Unterschiede (s. Tab. 4.3). In den Neuen Bundesländern wurden in nahezu allen Bevölkerungsgruppen höhere Diabetesprävalenzen als in den Alten Ländern beobachtet [2].

Die Prävalenz des Diabetes variierte weiterhin mit der sozialen Lage, definiert über Einkommen, höchsten Schulabschluss und berufliche Stellung [4]. Beim Bundes-Gesundheitssurvey 1998 waren in der Unterschicht 5,6% von einem nicht insulinpflichtigen Diabetes betroffen, deutlich häufiger als in der Mittel- (3,5%) und Oberschicht (2,5%).

Tab. III.4.3: Prävalenz (%) des bekannten Diabetes mellitus: Angaben von 7.099 Teilnehmern des Bundes-Gesundheitssurveys 1998 bei der ärztlichen Befragung [2]

Alter (Jahre)	Männer			Frauen		
	Gesamt	West	Ost	Gesamt	West	Ost
18–39	0,6	0,5	1,1	1,3	1,4	0,5
40–49	1,2	1,4	0,4	2,6	2,5	2,7
50–59	8,0	7,4	10,2	2,8	2,1	5,4
60–69	12,9	11,2	19,9	11,4	10,4	15,0
70–79	13,0	11,3	22,0	19,4	18,0	25,1
Gesamt	4,7	4,3	6,5	5,6	5,2	6,0

Unentdeckter Diabetes und Prädiabetes

Der populationsbasierte KORA-Survey 2000 ergab unter Verwendung des Glukosetoleranztests in der Altersgruppe 55 bis 74 Jahre in der Region Augsburg eine Prävalenz des unentdeckten Diabetes von 8,2%, die etwa so hoch war wie die Häufigkeit des bekannten Diabetes in dieser Altersgruppe (s. Tab. 4.4) [3]. Damit wäre die Gesamtprävalenz des manifesten Diabetes in dieser Altersgruppe doppelt so hoch wie angenommen. Der unentdeckte Diabetes trat in allen Altersgruppen häufiger bei Männern als bei Frauen auf, bei den 55- bis 59-Jährigen war die Häufigkeit bei Männern fast doppelt so hoch (s. Tab. 4.4).

Nur etwa 60% der 55- bis 74-jährigen Surveyteilnehmer hatten einen normalen Zuckerstoffwechsel im OGTT. Die übrigen litten bereits an Diabetes oder Glukosestoffwechselstörungen („impaired glucose tolerance", IGT; „impaired fasting glucose",

IFG). Eine verminderte Glukosetoleranz (IGT) wurde bei etwa 16% der Personen im Alter 55 bis 74 Jahre gefunden. Entsprechend den Ergebnissen internationaler Studien werden etwa 6% pro Jahr in dieser Gruppe einen manifesten Diabetes mellitus Typ 2 entwickeln.

Die Diabetesprävalenz hängt von den angewendeten Diagnosekriterien ab. Im KORA-Survey 2000 lag die Häufigkeit des neu entdeckten Diabetes, basierend auf der alleinigen Bestimmung des Nüchternblutzuckers, wie von der amerikanischen Diabetesgesellschaft favorisiert, mit 4,9% in der Altersgruppe 55 bis 74 Jahre deutlich niedriger als im OGTT [3]. Weiterhin hat neben regionalen Unterschieden auch die Stichprobenselektion einen Einfluss. Auf Grund der Nichtteilnehmerbefragung muss für den KORA-Survey sogar noch von einer Unterschätzung der Häufigkeit des bekannten Diabetes ausgegangen werden.

Tab. III.4.4: Prävalenz des bekannten und neu entdeckten Diabetes mellitus, verminderter Glukosetoleranz (IGT) und erhöhter Nüchternglukose (IFG): KORA-Survey 2000, Augsburg

Altersgruppen (Jahre)	Studienpopulation (n)	Bekannter Diabetes (%)	Neu entdeckter Diabetes (%)	Impaired Glucose Tolerance (%)	Impaired Fasting Glucose (%)	Normale Glukosetoleranz (%)
Männer:						
55–59	194	7,2	9,5	8,6	9,5	65,2
60–64	210	7,2	8,1	18,8	12,9	53,0
65–69	192	13,3	8,9	19,5	8,5	49,7
70–74	174	9,8	13,3	22,8	6,4	47,7
55–74	770	9,0	9,7	16,8	9,8	54,8
Frauen:						
55–59	174	3,8	4,8	10,1	2,6	78,8
60–64	210	9,7	7,3	16,7	4,4	62,0
65–69	190	8,2	8,2	18,7	5,1	59,7
70–74	141	9,9	7,1	18,9	6,6	57,6
55–74	715	7,9	6,9	16,0	4,5	64,7
Gesamt:	1.485	8,4	8,2	16,4	7,0	60,1
95%-KI		7,3–9,5	6,7–9,6	13,8–18,9	5,9–8,1	56,7–63,4

OGTT-basierte Prävalenzen (WHO-Kriterien 1999) adjustiert für Stichprobenziehung
KI: Konfidenzintervall

Kinder und Jugendliche

Bei Kindern und Jugendlichen wurde in den letzten Jahren überwiegend in bestimmten Bevölkerungsgruppen ethnischer Minderheiten in der USA ein Anstieg der Prävalenz des Typ-2-Diabetes beobachtet [5]. Eine solche Zunahme der Krankheitshäufigkeit wird auch für Deutschland diskutiert [6, 7]. Neueste Daten dazu kommen aus dem aktiven Surveillancesystem ESPED (monatliche Abfragen in pädiatrischen und internistischen Kliniken und diabetologischen Schwerpunktpraxen) in Nordrhein-Westfalen. Demnach wurden im Jahr 2002 bei einer Risikopopulation von 3,9 Millionen nur 21 neu an Typ-2-Diabetes erkrankte Kinder und Jugendliche im Alter von fünf bis 19 Jahren registriert. Dies entsprach einer für die Vollständigkeit korrigierten Inzidenz von 1,57 (95%-KI: 0,98–2,42) pro 100.000 Personenjahre (J. Rosenbauer, persönliche Mitteilung). Bundesweit erkranken demnach schätzungsweise 210 Kinder und Jugendliche im Alter von fünf bis 19 Jahren pro Jahr an Typ-2-Diabetes. Zum Vergleich gibt es jährlich etwa 3.000 Neuerkrankungsfälle an Typ-1-Diabetes unter 20 Jahren [8]. Es ist daher nicht davon auszugehen, dass derzeit der Diabetes mellitus Typ 2 bei Kindern und Jugendlichen eine häufige Erkrankung ist. Bevölkerungsbezogene Daten zur Prävalenz der verminderten Glukosetoleranz (IGT) fehlen allerdings bisher für Deutschland.

Alte Menschen und Hochbetagte

Die Häufigkeit des Typ-2-Diabetes steigt ab der fünften Lebensdekade steil an. Nach Daten aus dem Diabetesregister in Berlin-Ost (1988) ging die Diabetesprävalenz jenseits des 80. Lebensjahrs wieder leicht zurück [9]. Aktuelle gesamtdeutsche Daten zur Prävalenz des Diabetes bei älteren Menschen liegen nicht vor. Eine regionale Untersuchung in Nordrhein-Westfalen von Bewohnern in stationären Alten- und Pflegeheimen ergab, dass mehr als jeder Vierte an einem bekannten Diabetes litt [10]. Die Diabetesprävalenz war in der Altersgruppe von 60 bis 69 Jahren mit 32% am höchsten und nahm mit zunehmendem Lebensalter kontinuierlich ab (90 bis 99 Jahre: 21%). Als Ursache ist die erhöhte Mortalität von Personen mit Typ-2-Diabetes anzusehen.

4.3.4 Verteilung des Diabetes mellitus Typ 2 nach Schweregrad

Antidiabetische Therapie und HbA1c-Wert

Im aktuellen Bundes-Gesundheitssurvey 1998 gab die größte Gruppe, insgesamt 46%, eine Behandlung mit oralen Antidiabetika an [2]. Etwa ein Viertel der Diabetespatienten wurde mit Insulin (Monotherapie oder Kombination mit oralen Antidiabetika) behandelt. Damit erhielten weniger als ein Drittel aller Personen mit Diabetes keinerlei medikamentöse Therapie.

Im KORA-Survey fand sich bei bekanntem Diabetes in der Altersgruppe 55 bis 74 Jahre insgesamt eine gute Blutzuckereinstellung [11]. Der mittlere HbA1c-Wert fiel mit 7,2% (1,2fache der oberen Normgrenze) ähnlich wie in einer bundesweiten Praxisstudie (CODE-2-Studie: 7,5%; 1,2fache der Obergrenze) günstiger aus als vielfach angenommen. Dabei ist allerdings zu beachten, dass insulintherapierte Diabetespatienten im KORA-Survey eine deutlich schlechtere Stoffwechseleinstellung als nicht insulinbehandelte Patienten aufwiesen. Insulinbehandelte Diabetespatienten wiesen mit durchschnittlich 15 Jahren die längste Diabetesdauer auf. Mit fortschreitender Krankheitsdauer kommt es zu einer progressiven Verschlechterung des HbA1c-Wertes [12]. Die vorliegenden Daten zeigen daher, dass, ungeachtet der medikamentösen Therapie, bei längerer Diabetesdauer über zehn Jahre häufig eine ungenügende Blutzuckereinstellung besteht [11]. Im Gegensatz zu der eher guten Diabeteseinstellung sind die Ergebnisse zur Behandlung von kardiovaskulären Risikofaktoren (Hypertonie, Fettstoffwechselstörungen) unbefriedigend [11].

Begleiterkrankungen und Spätschäden
Populationsbasierte Untersuchungen zu Häufigkeit und Verteilung von Spätschäden bei Typ-2-Diabetikern in Deutschland liegen bisher nicht vor. Grobe Schätzungen lassen sich aus praxisbasierten Untersuchungen wie der CODE-2-Studie ableiten [13]. Demnach wurden bei der Hälfte der Patienten bereits Komplikationen diagnostiziert (makrovaskulär: 31%, mikrovaskulär und Fußkomplikationen: 8%, makro- und mikrovaskuläre Komplikationen: 11%). Am häufigsten fanden sich Angina pectoris (25%), Myokardinfarkte (11%) und Schlaganfälle (7%) in der Vorgeschichte. Fußulzerationen (4%) und Amputationen (2%) waren seltener, ebenso wie Dialysebehandlung (0,6%) und Erblindungen (1,3%). Auf Grund der selektierten Stichprobe und der fehlenden Primäruntersuchung können diese Zahlen nur einen groben Anhalt über das wahre Ausmaß von Komplikationen des Typ-2-Diabetes geben:

◢ Das Risiko für Gefäßerkrankungen ist bei Diabetikern bis zu vierfach erhöht. Diabetespatienten haben nach stattgefundenem Herzinfarkt oder Schlaganfall eine schlechtere Prognose als Personen ohne Diabetes.

◢ Diabetespatienten erblinden etwa zweimal häufiger. Etwa 30–40% aller Neuerblindungen in Deutschland lassen sich auf den Diabetes zurückführen.

◢ Bis zu 30.000 Personen mit Diabetes in Deutschland erleiden jährlich eine Amputation am Fuß oder am Bein. Schätzungsweise 70% aller Fußamputationen sind auf den Diabetes zurückzuführen.

◢ Nahezu jeder fünfte Fall von chronischem Nierenversagen in Deutschland ist auf Diabetes zurückzuführen (s. auch Kap. IV.1).

4.3.5 Inzidenz

Aktuelle populationsbasierte Daten zur Inzidenz des Diabetes mellitus Typ 2 in Deutschland liegen nicht vor. Basierend auf dem Diabetesregister der ehemaligen DDR betrug die Inzidenz des nicht insulinbehandelten Diabetes 1984 über alle Altersgruppen hinweg 358 pro 100.000 Personenjahre [14]. Ebenso wie die Prävalenz stieg die Neuerkrankungshäufigkeit mit höherem Lebensalter steil an auf ein Maximum von 1.230 pro 100.000 Personen und Jahr in der Altersgruppe von 60 bis 69 Jahren und ging danach wieder etwas zurück. Zwischen 1960 und 1984 wurde in der DDR eine Erhöhung der Neuerkrankungshäufigkeit an nicht insulinbehandeltem Diabetes auf mehr als das Dreifache beobachtet. Dabei zeigte sich ein enger Zusammenhang mit Veränderungen der Ernährung und verringerter körperlicher Aktivität [14].

4.3.6 Schätzung der Entwicklung von Inzidenz und Prävalenz in absehbarer Zukunft

In den letzten Jahrzehnten hat die Anzahl von Menschen mit Diabetes in Deutschland erheblich zugenommen. Die Prävalenz des Typ-2-Diabetes in der ehemaligen DDR stieg von 1960 bis 1987 um mehr als das Sechsfache an. Wahrscheinlich dürfte auch in Westdeutschland in diesem Zeitraum eine deutliche Zunahme zu verzeichnen sein. Diese Zunahme hat verschiedene Gründe. Neben dem Anstieg der Neuerkrankungen spielt insbesondere die Veränderung der Bevölkerungsstruktur mit einer Zunahme des Anteils älterer Personen infolge von steigender Lebenserwartung und niedrigerer Geburtenrate eine Rolle. In den 1990er Jahren scheint jedoch zumindest in Westdeutschland die **altersspezifische** Häufigkeit des bekannten Diabetes nicht angestiegen zu sein, vergleicht man die Ergebnisse des Bundes-Gesundheitssurveys 1998 mit Surveys von 1990/92 [2]. Die Zunahme der Anzahl betroffener Personen muss somit primär auf die Alterung der Bevölkerung zurückzuführen sein. Auf der Grundlage von vier bevölkerungsbezogenen Surveys seit 1984 fand sich in den letzten 15 Jahren auch in der Augsburger Allgemeinbevölkerung keine Zunahme der alters- und geschlechtsspezifischen Prävalenz des bekannten Diabetes [15]. Daten aus Nordeuropa (Schweden) zeigen ebenfalls eine konstante Erkrankungshäufigkeit des bekannten Diabetes in der erwachsenen Bevölkerung in den letzten 15 Jahren [16]. Diese Ergebnisse sind als positiv zu sehen, auch wenn die Ursachen dieser Entwicklung bisher unklar sind (z.B. Veränderung von Ernährungsgewohnheiten und körperlicher Aktivität). Die Beobachtung der weiteren Entwicklung ist erforderlich.

4.3.7 Zusammenfassung

In Deutschland ist derzeit von einer Prävalenz des bekannten Diabetes von etwa 5% auszugehen (80–90% Diabetes mellitus Typ 2). Die Prävalenz des Typ-2-Diabetes hat in den letzten Dekaden erheblich zugenommen. Dieser Anstieg scheint primär durch Bevölkerungsalterung bedingt zu sein. Die Erkrankung ist in den Neuen Bundesländern häufiger. Unter 70 Jahren sind Männer, darüber Frauen häufiger betroffen. Nach einer aktuellen Untersuchung ist nahezu jeder zweite Fall mit Typ-2-Diabetes im Alter zwischen 55 und 74 Jahren noch undiagnostiziert. Vorstufen des Typ-2-Diabetes scheinen in der älteren Bevölkerung häufig zu sein. Eine wesentliche Zunahme des Typ-2-Diabetes bei Kindern und Jugendlichen scheint indes fraglich.

Literatur

[1] Last JM (Hrsg.) (2001) A dictionary of Epidemiology. Oxford University Press, New York

[2] Thefeld W, Prävalenz des Diabetes mellitus in der erwachsenen Bevölkerung Deutschlands. Gesundheitswesen (1999), 61 (Sonderheft 2), S 85–89

[3] Rathmann W et al., High prevalence of undiagnosed diabetes mellitus in Southern Germany: target populations for efficient screening. The KORA survey 2000. Diabetologia. (2003), 46, 182–189

[4] Knopf H, Ellert U, Melchert HU, Sozialschicht und Gesundheit. Gesundheitswesen. (1999), 61 (Sonderheft 2), S 169–177

[5] Fagot-Campagna A et al., Type 2 diabetes among North American children and adolescents: an epidemiologic review and a public health perspective. J Pediatr (2000), 136, 664–672

[6] Kiess W et al., Type 2 diabetes mellitus in children and adolescents: a review from a European perspective. Horm Res (2003), 59 (Suppl. 1), 77–84

[7] Holl RW, Wabitsch M, Heinze E, Typ-2-Diabetes mellitus bei Kindern und Jugendlichen. Monatsschr Kinderheilkd (2001), 149, 660–669

[8] Rosenbauer J, Icks A, Giani G, Incidence and prevalence of childhood type 1 diabetes mellitus in Germany – model-based national estimates. J Pediatr Endocrinol Metab. (2002), 15, 1497–1504

[9] Ratzmann KP, Eine Analyse von alters- und geschlechtsspezifischer Diabetesprävalenz sowie Behandlungsart: Die Berlin-Studie. Akt Endokr Stoffw (1991), 2, 220–223

[10] Hauner H et al., Versorgung von Diabetikern in stationären Pflegeeinrichtungen des Kreises Heinsberg. Med Klin (2000), 95, 608–612

[11] Rathmann W, Giani G, Qualität der Arzneimittelversorgung bei Typ-2-Diabetes. Dtsch Med Wschr (2003), 128, 1183–1186

[12] Turner RC et al., Glycemic control with diet, sulfonylurea, metformin, or insulin in patients with type 2 diabetes mellitus: progressive requirement for multiple therapies (UKPDS 49). JAMA (1999), 281, 2005–2012

[13] Liebl A et al., Complications, co-morbidity, and blood glucose control in type 2 diabetes mellitus patients in Germany – results

from the CODE-2 study. Exp Clin Endocrinol Diabetes. (2002), 110, 10–16

[14] Michaelis D, Jutzi E, Epidemiologie des
Diabetes mellitus in der Bevölkerung der
ehemaligen DDR: Alters- und geschlechtsspezifische Inzidenz- und Prävalenztrends
im Zeitraum 1960–1987. Z Klin Med.
(1991), 46, 59–64

[15] Meisinger C et al., Trends der Prävalenz des
bekannten Diabetes mellitus in der Allgemeinbevölkerung – Ergebnisse der MONI-
CA/KORA Augsburg Studien. Abstract.
Diab Stoffw (2003), 12, (Suppl. 1), 12–13

[16] Eliasson M et al., No increase in the prevalence of known diabetes between 1986 and
1999 in subjects 25–64 years of age in nor-
thern Sweden. Diabet Med (2002), 19,
874–880

4.4 Senkung der Zahl von Patienten mit Diabetes mellitus Typ 2

J. Schulze, P. Schwarz, U. Rothe, G. Müller

Die International Diabetes Federation (IDF) stellte auf dem dem letzten Diabetesweltkongress in Paris neue schockierende Zahlen und Hochrechnungen zur aktuellen und künftigen Diabetes-Pandemie vor. Schon jetzt leiden weltweit 194 Millionen Menschen an Diabetes. Das entspricht etwa 5% der erwachsenen Bevölkerung. Bis zum Jahr 2025 erwarten IDF und WHO sogar 333 Millionen Diabetiker weltweit, was dann ca. 6,3% der erwachsenen Bevölkerung entspricht [1].

Zwei Drittel dieser Zunahme werden Länder der Dritten Welt und so genannte Schwellenländer betreffen. Der so genannte milde Alterszucker hat sich zu einer der heimtückischsten komplexen chronischen Stoffwechselkrankheiten gewandelt, die mit vorzeitiger Mikro- und Makroangiopathie einhergeht und zu Erblindung, terminaler Niereninsuffizienz, Herzinfarkt und Beinamputationen führt. Diese Leiden bedingen einschneidende Kürzungen der Lebenserwartung von fünf bis zehn Jahren und gravierende Einschränkungen der Lebensqualität.

Ein neuer Aspekt der Diabetesepidemie betrifft den Anstieg der Inzidenz von Typ-2-Diabetes im Kindes- und Jugendalter. Betroffen sind bis zu 45% der gegenwärtig neu diagnostizierten, in der Regel adipösen kindlichen und jugendlichen Diabetiker in den USA [2]. Analoge Meldungen und Publikationen zu dieser Problematik kommen aus Deutschland, Kanada, Japan, Australien etc. Wir beobachten weiterhin den bedrohlichen Anstieg von Diabetesvorstadien, die – infolge hoher Konversionsraten zum manifesten Diabetes mellitus und ihrer strengen Assoziation mit dem metabolischen Syndrom und hohen kardiovaskulären Komplikationen – eine Risikokategorie erster Ordnung darstellen.

Nach IDF-Hochrechnungen geht man weltweit von ca. 314 Millionen Menschen mit IGT aus. Etwa 40% dieser IGT-Patienten entwickeln in fünf bis zehn Jahren einen manifesten Diabetes mellitus. Bereits bei Diagnosestellung der mit langer Latenz behafteten, oft symptomlos/-arm auftretenden Zuckerkrankheit finden sich in bis zu 50% (UKPDS) mikro- und makrovaskuläre Komplikationen [3].

Nach epidemiologischen Langzeitstudien sind die Mortalitätsraten für Diabetiker an CVD doppelt so hoch wie bei Nichtdiabetikern [4]!

Für Deutschland nahm man bisher eine Diabeteshäufigkeit von ca. 5% an. Neuere Zahlen weisen jedoch auf eine deutliche Frequenzzunahme in der erwachsenen Bevölkerung von 7–8% hin [5]. Neuere populationsbasierende Feldstudien mittels 75-g-oGTT zeigten in Europa Diabetesprävalenzen von 8,4 bzw. 10,9% [6]. Auch Daten der MONICA-Studien in Deutschland und Finnland lassen erkennen, dass die Diabeteshäufigkeit in den europäischen Ländern zunimmt und deshalb auch in Deutschland nach oben korrigiert werden muss.

Angesichts der rasanten Diabetesepidemie weltweit müssen entscheidende Weichenstellungen auch in Deutschland erfolgen, um über eine Forcierung der **primären, sekundären und tertiären Diabetesprävention** schrittweise zu einem **nationalen Diabetespräventionsprogramm** zu gelangen: Unter dem Motto der DDG „Diabetes erforschen und verhindern, behandeln und heilen" kommt es entscheidend darauf an,

◢ die besten integrierten Versorgungssettings als breit anwendbare Disease-Management-Programme (DMP) (**Sekundär-/Tertiärpräventionsprogramme**) deutschlandweit umzusetzen.

◢ In einem zweiten Schritt ist es erforderlich, Risikoträger frühzeitig zu erkennen und in ein Frühinterventionsprogramm einzuschließen. Erfahrungen aus Finnland und Japan zeigen, dass solche **Primärpräventionsprogramme** nur erfolgreich sind, wenn neben den Medizinern und Psychologen sowie Kostenträgern auch Vertreter der Nahrungsmittelindustrie, Pädagogik, Arbeitsgestaltung, Medien, Politik etc. ihren Beitrag zum Erfolg leisten.

4.4.1 Disease-Management auf der Basis integrierter Versorgung – Potenzial zur Senkung der Spätfolgen

Die Versorgung chronisch Kranker in Deutschland war bisher, bedingt durch das fragmentierte Gesundheitssystem, gekennzeichnet durch fehlende Kommunikation zwischen den Versorgungsebenen, Kontinuitätsbrüche im Behandlungsablauf sowie durch Versorgung auf einer Behandlungsebene, die der jeweiligen Krankheitssituation aus medizinischer und ökonomischer Sicht meist nicht adäquat Rechnung trägt. Diese Defizite kommen vor allem bei Erkrankungen zum Tragen, deren Outcome nachweislich von der Behandlungsqualität abhängig ist und die auf Grund einer hohen Prävalenz, hoher Behandlungskosten und gravierender Einschränkung der Lebensqualität und Lebenserwartung einen hohen gesundheitspolitischen Stellenwert besitzen, wie es beim Diabetes mellitus der Fall ist. Die Qualität der Diabetikerversorgung ist unter realen Versorgungsbedingungen wiederum abhängig von einem gut funktionierenden Disease-Management: einer gut funktionierenden Zusammenarbeit zwischen Hausärzten und Spezialisten einerseits und zwischen ambulanter und stationärer Versorgung andererseits.

Vor diesem Hintergrund wurden bereits in den 1990er Jahren zur Überwindung von regional unterschiedlichen Versorgungsdefiziten unter dem Paradigma Disease-Management integrierte Versorgungskonzepte entwickelt, die im Gegensatz zur bisher üblichen Sicht fragmentierter Fallbetrachtung in differenten Sektoren des Versorgungssystems (Serien diskreter Krankheits-Episoden) den Patienten als eine Entität betrachten, die einen longitudinalen diabetischen Krankheitsverlauf erfährt. Bereits seit 1991 wurden in Sachsen, später auch in den anderen neuen sowie in einigen alten Bundesländern, Konzepte einer leistungsfähigen kooperativen Diabetikerbetreuung durch Hausärzte und Diabetologen entwickelt, die in Pilotstudien, wie z.B. der EVA-Studie [7], sowie in landesweiten Auswertungen einen beachtlichen Benefit zeigen konnten. Eine flächendeckende Umsetzung war jedoch zunächst nicht möglich, und zwar auf Grund mangelnder Anreize und weil eine Definition von Kompetenzen und Kompetenzgrenzen an den Schnittstellen der Versorgungsebenen, d.h. wirksame, anerkannte Leitlinien als Voraussetzung für eine arbeitsteilige Kooperation in einem integrierten Versorgungssetting, fehlte. Deshalb wurden ab 1995 Handlungsleitlinien durch eine multidisziplinäre Fachkommission Diabetes Sachsen entwickelt, die ab 1999 die einheitliche fachlich-wissenschaftliche und organisatorische Bezugsbasis für die sächsischen Diabetesverträge, später auch für die in einigen anderen Bundesländern, bildeten.

Die Effektivität **integrierter Versorgungsprogramme** konnte jedoch bereits vor Jahren nachgewiesen werden. Ergebnisse bisheriger Diabetesvereinbarungen zwischen Leistungserbringern und Kostenträgern zeigen, dass Disease-Management auf der Basis integrierter Versorgung durch Förderung der Vernetzung aller am Versorgungsprozess Beteiligten und eines internen Qualitätsmanagements mit externer Hilfe prinzipiell geeignet ist, die Versorgung chronisch Kranker zu verbessern, in manchen Regionen sogar eine flächendeckende Verbesserung der Qualität der Diabetikerbetreuung zu erreichen. Damit waren die Diabetesvereinbarungen bereits wirksame Disease-Management-Programme für eine effektive und effiziente integrierte Diabetikerversorgung. Insbesondere das **Sächsische Betreuungsmodell** war einschließlich der Dokumentation einfach und praktikabel und nach Abschluss eines entsprechenden Vertrages zügig umsetzbar, da externe Kontroll- bzw. Controllingverfahren so gut wie nicht nötig bzw. mit Minimalaufwand möglich waren. Für die an der Vereinbarung teilnehmenden Hausärzte und Schwerpunktpraxen war die Arbeit nach den **Sächsischen Leitlinien** [8], die dem derzeitigen internationalen wissenschaftlichen Stand entsprechen, bindend. Wurde der Behandlungskorridor des Hausarztes überschritten – und vor jeder geplanten stationären Einweisung –, war der Patient zur Schwerpunktpraxis zu überweisen. Die Rücküberweisung zum Hausarzt erfolgte in der Regel innerhalb von zwei Quartalen. Außerdem war ein regelmäßiges Treffen in ebenenübergreifenden Qualitätszirkeln vertraglich vorgegeben und damit nahezu flächendeckend etabliert. Dazu erhielt jeder Arzt zeitnah am Ende eines jeden Quartals vom evaluierenden Institut seine Ergebnisse des Vorquartals im Vergleich zu den anderen Kollegen (**internes Qualitätsmanagement**).

Die **Evaluationsergebnisse** bestätigten den Erfolg integrierter Versorgungsprogramme: Die Beteiligung der Hausärzte nahm von Quartal zu Quartal zu, und damit auch die Betreuungsqualität. In Sachsen wurde letztendlich eine nahezu flächendeckende Beteiligung auf Grund einer sehr guten Akzeptanz der Hausärzte, des einfachen, praktikablen Qualitätsmanagementverfahrens, häufig per EDV, der Herausnahme der Teststreifen aus dem Arzneimittelbudget und eines prozess- bzw. ergebnisorientierten Bonus für Hausärzte erreicht. Mit mehr als 275.000 Patienten konnten schließlich fast 80% aller Diabetiker in Sachsen erfasst werden.

Alle bisherigen Diabetesverträge haben zu einer messbaren Verbesserung der Diabetikerbetreuung geführt, erkennbar an einer auffälligen Absenkung der HbA1c- und Blutdruckwerte im Beobachtungszeitraum. Im AOK-Modellprojekt Thüringen betrug 1998 der durchschnittliche HbA1c 7,3 ± 1,4% und 2000 nur noch 7,1 ± 1,4% [9], in Nordrhein wie in Bayern sanken die HbA1c-Werte von 7,1 ± 1,4% in 2000 auf 7,0 ± 1,3% in 2002 [10, 11], in der Modell-Region Sachsen-Anhalt von 7,1 ± 1,3 in I/2001 auf 6,8 ± 1,2% in IV/2001 [12]. Ähnlich in Sachsen: I/2000 betrug der durchschnittliche HbA1c 7,1 ± 1,3% und IV/2001 bereits 6,8 ± 1,3% bei deutlicher Reduzierung regionaler Unterschiede [13]. Die regionalen Unterschiede in der Versorgungsqualität haben sich unter dem Einfluss einheitlich propagierter Therapiestrategien, insbesondere physiologischer Insulinierungsstrategien, angenähert. Das Risiko schlecht eingestellter Patienten (HbA1c >7,5% bzw. RR >140/90 mmHg) konnte nach zwei Jahren in etwa der Hälfte der Fälle in den Zielbereich vermindert werden. In Nordrhein war bei den am schlechtesten eingestellten Diabetikern (HbA1c >10%) ein drastischer Rückgang der mittleren HbA1c-Werte von 11,3% auf 8,7% zu verzeichnen [10]. In Sachsen-Anhalt (bei den Patienten mit HbA1c >8,5%) von 9,6% auf 8,2%. Der Blutdruck konnte im Beobachtungszeitraum ebenfalls abgesenkt werden: in Sachsen von 144/82 ± 16,8/9,2 auf 140/81 ± 15,9/8,5 mmHg [13], in Thüringen von 144/82 auf 142/81 mmHg [9], in Nordrhein von 141/81 auf 138/80 mmHg [4] und in den Modell-Regionen Sachsen-Anhalt von 141/81 auf 139/81 [12].

Die Ergebnisse haben eindrucksvoll bestätigt, dass die Qualität der Diabetikerversorgung wesentlich von einer gut funktionierenden Zusammenarbeit der Versorgungsebenen, zwischen Hausärzten und Schwerpunktpraxen, abhängig ist. Die Ergebnisse zeigen, dass eine konkrete Therapiezielfestlegung nach einer gewissen Zeit zur Einhaltung empfohlener Überweisungsregeln führt. Das heißt, nach ca. zwei Jahren stellte sich das Überweisungsverhalten der Hausärzte tatsächlich im Mittel auf einen HbA1c-Wert von rund 7,5%, wie in den Leitlinien empfohlen, ein [13]. Darüber hinaus besteht ein offensichtlicher Zusammenhang zwischen rechtzeitiger Überweisung in Schwerpunktpraxen und guten Betreuungsergebnissen. In Regionen, wo besonders frühzeitig überwiesen wird, sind die HbA1c- und Blutdruckwerte der betreuten Diabetiker am besten. Zu bemerken ist dabei, dass diese Ergebnisse mit minimalem bürokratischem Aufwand – ohne Sanktionen und aufwändige externe Kontrollen – erreicht wurden, sondern durch das kollegiale Miteinander, beispielsweise in Qualitätszirkeln.

Diabetesverträge erhöhten außerdem die Sensibilität für Risikopatienten mit metabolischem Syndrom und förderten damit Früherkennungsmaßnahmen.

Anders als international üblich bewegt sich jedoch die derzeitige Entwicklung von DMP in Deutschland in einem inhaltlich durch den Gesetzgeber zugewiesenen Rahmen, gekoppelt an den RSA. Funktionierende Diabetesverträge wurden gekündigt und deren positive Evaluationsergebnisse ignoriert. Ebenso die bisherigen Leitlinien wissenschaftlicher Fachgesellschaften/-kommissionen, die sich als flexible Handlungskorridore bewährt haben und dennoch ganz konkrete Empfehlungen enthalten – sie werden durch starre Richtlinien ersetzt. Diese stellen zum einen ein viel zu enges Behandlungskorsett dar, zum anderen öffnen sie jedoch paradoxerweise der Beliebigkeit Tür und Tor, da Therapieziele und Überweisungskriterien nur noch individualisiert und Ergebnisse aus der Versorgungsforschung völlig ignoriert werden. Einhergehend mit überbordender Bürokratie und Implausibilitäten bei der Dokumentation wird ein effektives Qualitätsmanagement unmöglich und gefährdet künftig die durch die erfolgreichen regionalen Diabetesvereinbarungen erreichte Versorgungsqualität. Erfolgreiche regionale Diabetesverträge müssen deshalb unbedingt in den neuen, politisch zentral vorgegebenen Programmen erhalten bleiben bzw. auf ihnen aufgebaut werden. Die RSA-DMP sind dringend überarbeitungsbedürftig, damit sie nicht bereits etablierte und positiv evaluierte Versorgungsprogramme und damit die Betreuungsqualität der Patienten in den bereits gut funktionierenden Regionen gefährden [14].

Unter der Voraussetzung,

◢ dass regionale Diabetesverträge mit den künftigen ärztlichen Akteuren vor Ort geschlossen wurden,

◢ dass sie alle Hausärzte der Grundversorgung sowie eine ausreichende flächendeckende Zahl kooperierender Schwerpunktpraxen auf der Basis geeigneter Anreizsysteme einbeziehen,

◢ dass sie auf regional adaptierten und akzeptierten Leitlinien basieren und in ebenenübergreifenden Qualitätszirkeln mittels einer begleitenden kurzen und praktikablen Dokumentation umgesetzt werden,

waren die Diabetesvereinbarungen exzellente DMP für eine effektive und effiziente Diabetikerversorgung. Sie waren geeignet, bei kontinuierlicher Wirkung und Weiterentwicklung die St.-Vincent-Ziele – Reduktion der Inzidenz an Erblindungen, Dialysen und Amputationen um ein Drittel bzw. die Hälfte – in den nächsten fünf bis zehn Jahren zu erreichen.

„Wir haben im Kampf gegen die diabetischen Folgeschäden und im Kampf für eine bessere Lebenserwartung und Lebensqualität eine einzige, aber wirklich scharfe Waffe: die rechtzeitige und richtige Behandlung unserer Diabetiker" [15].

4.4.2 Primärpräventionsprogramme – Potenzial zur Senkung der Prävalenz des Diabetes mellitus

In Anbetracht der Explosion der Zahl der Diabetiker und des fehlenden kurativen Ansatzes in der Behandlung des Diabetes bleibt zur Reduktion der Diabetikerzahl als erstes die Verhinderung der Erkrankung in ihrer Entstehung – demzufolge die suffiziente **Primärprävention** des Diabetes.

Schon vor 40 Jahren publizierte die WHO, dass mindestens 50% der Typ-2-Diabetes-Fälle weltweit verhinderbar sind, und forderte Aktionen zur Prävention dieser Erkrankung. Der Aufruf fand damals wenig Beachtung. Heute erlebt er durch die Zunahme der Zahl von Patienten mit Typ-2-Diabetes und der damit verbundenen medizinischen, sozialen und ökonomischen Probleme eine Renaissance [16]. Unter Berücksichtigung der Bevölkerungsentwicklung und aktueller Daten europäischer und deutscher Bevölkerungsstudien kann man bis zum Jahr 2010 mit fast 14 Millionen Diabetikern in Deutschland rechnen [17]. Eine Diabetesdiagnose bedeutet auch heute noch eine signifikante Verkürzung der individuellen Lebenserwartung [18–20], Einbußen an Lebensqualität für den Betroffenen und eine Erhöhung der Kosten für das Gemeinwesen [21].

Ein wesentlicher Grund dafür ist, dass der Typ-2-Diabetes nach internationalen Studien in bis zu 50% der Fälle über lange Jahre unentdeckt bleibt und oft erst im Rahmen einer Routine-Laboruntersuchung viel zu spät erkannt wird.

Maßnahmen zur Primärprävention des Typ-2-Diabetes, welche erfolgreich die Erkrankung verhindern bzw. deren Ausbruch verzögern, können somit die Antwort auf das Problem „Diabetes" darstellen. Zudem ist der Typ-2-Diabetes als Erkrankung für eine wirksame Primärprävention prädestiniert, da ein Großteil der Erkrankung lebensstilbedingt ist und dies mit entsprechenden Interventionen adressierbar ist [22]. Allerdings stellen sich dabei die Fragen, wie man ein Diabetesrisiko – am besten noch vor Erkrankungsausbruch – möglichst frühzeitig erkennen kann und wie diese Personen anschließend langfristig durch Lebensstil- oder Pharmakointervention „behandelt" werden können. Internationale Studien geben dazu erste Antworten.

Die Ergebnisse von vier großen internationalen Studien [23–26] belegen mit hoher Evidenz, dass die Prävention des Diabetes mellitus mit einer Lebensstilintervention bei Risikopersonen möglich und erfolgreich durchführbar ist. In den genannten Studien konnte wiederholt gezeigt werden, dass durch Lebensstilintervention in einem Frühstadium der Erkrankung für fast 60% der Betroffenen der Ausbruch des Diabetes sowie durch frühe medikamentöse Intervention für 25–31% der Risikopersonen der Diabetes erfolgreich verhindert bzw. hinausgezögert werden konnte.

In der finnischen Diabetespräventionsstudie (DPS) konnte durch „Lifestyle-Modifikation" die Erkrankungsrate in einem dreijährigen Follow-up von 22,9% auf 10,2% gesenkt werden. Es erfolgte in der Studie eine individuelle Ernährungsberatung und eine individuelle Beratung bezüglich der körperlichen Bewegung. Patienten mit Lifestyle-Modifikation nahmen im Vergleich zur unbehandelten Kontrollgruppe 4,2 kg Gewicht ab, steigerten ihr Bewegungsverhalten, senkten den Blutdruck und verbesserten den Fettstoffwechsel.

Im amerikanischen Diabetes Primary Prevention Trial (DPP) wurde eine Gruppe mit einer Lifestyle-Modifikation sowie eine Gruppe mit Metforminbehandlung gegenüber einer Kontrollgruppe untersucht. Es erwies sich eine Lifestyle-Modifikation ebenfalls als effektivste Maßnahme. Auch hier wurde ein intensives Behandlungsprogramm zur Lifestyle-Modifikation umgesetzt. Nach 2,8 Jahren Follow-up konnten Probanden in der Lifestyle-Modifikations-Gruppe ihr Körpergewicht um 5,6 kg reduzieren, Probanden mit Metforminbehandlung wiesen 2,1 kg Gewichtsreduktion und die Kontrollgruppe 0,1 kg Gewichtsreduktion auf. Durch eine Lifestyle-Modifikation konnte die Diabetesinzidenz um 58% im Vergleich zur unbehandelten Kontrollgruppe gesenkt werden, die Einnahme von Metformin reduzierte die Inzidenz um 31%.

In der chinesischen Da Quing Diabetes Prevention Study konnte durch Lifestyle-Modifikation die Diabetesinzidenz um 47% gesenkt werden, obwohl der durchschnittliche Body-Mass-Index (BMI) der Probanden deutlich geringer als in der DPP und DPS war.

In der STOP-NIDDM-Studie wurde die Wirksamkeit von Acarbose in der Prävention des Auftretens eines manifesten Diabetes bei Personen mit einer IGT evaluiert, und es konnte gezeigt werden, dass die regelmäßige Einnahme von Acarbose bei den Probanden zu einer relativen Risikoreduktion um 25% führte.

Als Ergebnis dieser Studien wurden Zielwerte insbesondere zur Lebensstilintervention formuliert, deren Umsetzung entscheidend für eine Verhinderung bzw. Verzögerung des Diabetes ist. Diese umfassen:

- ◢ Gewichtsreduktion um 7%
- ◢ 150 Minuten körperliche Aktivität pro Woche
- ◢ 15 g faserhaltige Ballaststoffe/1.000 kcal Nahrungsaufnahme
- ◢ höchstens 30% Fettanteil der täglichen Nahrung
- ◢ höchstens 10% Gesättigte-Fettsäuren-Anteil an der täglichen Nahrung

Interessant hierbei war, dass die Umsetzung eines der Zielwerte fast keinen präventiven Effekt hatte, allerdings mit der kontinuierlichen Umsetzung jedes weiteren Zielwertes der Effekt in der Prävention des Diabetes stieg.

Es besteht Evidenz, dass die prinzipielle Möglichkeit der primären Diabetesprävention durch eine erfolgreiche Veränderung des Lebensstils, insbesondere des Ernährungs- und Bewegungsverhaltens, erfolgreich umgesetzt werden kann. Allerdings stellt sich bei beiden Studien die Frage der **Übertragbarkeit** des in der Studie betriebenen Aufwandes auf den konkreten klinischen Alltag.

Wenn man die Evidenz der Ergebnisse betrachtet, ist es höchste Zeit, Programme zur Primärprävention des Diabetes mellitus zu etablieren. Will man bevölkerungsweit einen Effekt erreichen, müssen die Studienergebnisse in ein **Nationales Diabetespräventionsprogramm** übersetzt werden. Im November 2002 wurde gemeinsam von IDF und WHO auf dem Dritten Weltkongress der Diabetesprävention in Hong Kong ein „Call for Action Statement" verabschiedet. Mit dem Titel „Primary Prävention of Type 2 Diabetes – Setting up the International and National Action Plans" werden die Regierungen aufgefordert, nationale Programme zur Primärprävention des Diabetes zu entwickeln.

Über das Studiendesign hinausgehend konnte aber bisher noch nicht gezeigt werden, dass die Primärprävention des Diabetes mellitus auf breiter Bevölkerungsebene anwendbar und umsetzbar ist. Entscheidende Fragen dabei sind:
Wie können die potenziellen Risikopersonen möglichst genau mit vertretbarem Aufwand gefunden werden?
Wie können die Risikopersonen in einem Präventionsprogramm erfolgreich und langfristig stabil motiviert werden, die Zielkriterien zur Diabetesprävention umzusetzen?

Unterschiedliche Verfahren, um Risikopersonen zu erkennen und zu screenen, sind in den letzten Jahren kontrovers diskutiert worden. Zum Screening in der breiten Bevölkerung müsste der Aufwand gegenüber dem Ergebnis ganz besonders im Verhältnis stehen. Durch Analyse der Screeningergebnisse der DPS sowie einer retrospektiven Untersuchung war es einer finnischen Arbeitsgruppe möglich, acht Fragen zu definieren, die mit hoher Evidenz fein abgestuft ein Diabetesrisiko erkennen lassen [27]. Ein solches Fragebogenscreening kann ohne großen Aufwand durchgeführt werden und ein gutes Handwerkzeug darstellen, um Risikopersonen für einen späteren Typ-2-Diabetes zu identifizieren und anschließend in ein Präventionsprogramm einzuschließen. Ein Präventionsprogramm darf aber nicht, wie in der Vergangenheit oft geschehen, auf dieser Stufe stehen bleiben, sondern muss den Risikopersonen ein programmatisches Angebot machen.

Das Fehlen von strukturierten Schulungs- und Behandlungsprogrammen zur primären Prävention des Typ-2-Diabetes ist ein weiteres Problem für die Implementierung einer Diabetesprävention im deutschsprachigen Raum. Diesbezüglich kann aber sicherlich von bestehenden Programmen zur „Lifestyle-Modifikation" in der Diabetesschulung gelernt werden.

Basierend auf diesen Ergebnissen hat unsere Arbeitsgruppe mit dem TUMAINI-Präventionsprogramm [28] ein Programmkonzept, sozusagen als „roadmap to prevention", für ein Nationales Diabetespräventionsprogramm entwickelt. Das Programm gliedert sich in drei Schritte:
- Identifikation der Risikopersonen/Screening
- Intervention zur Diabetesprävention, Schulung
- Kontinuierliche Weiterbetreuung, Evaluation, Qualitätskontrolle

Das Programmkonzept beinhaltet dabei im Schritt eins die Kontaktaufnahme in der Bevölkerung durch eine breit angelegte Informationskampagne. Durch Anwendung des Risikofragebogens nach Lindstöm et al. [27] sollen Risikopersonen erkannt werden, welche im Schritt zwei durch ein standardisiertes Programm zur Diabetesprävention geschult werden sollen. Diese Schulungsintervention zur Verhaltensänderung orientiert sich, basierend auf den oben genannten Kerninhalten, an den Schwerpunkten Motivation und Ernährung. Aber von entscheidender Bedeutung wird es sein, wie erfolgreich und wie langfristig die Risikopersonen motiviert werden können, die Lebensstilveränderung umzusetzen. Primärprävention des Typ-2-Diabetes bedeutet eine lebenslange Verantwortung. Die Risikopersonen müssen kontinuierlich weiterbetreut werden, um eine langfristig stabile Veränderungsmotivation aufzubauen, ebenso müssen der Erfolg und die Qualität des Programms möglichst zentral gemessen werden. Durch regelmäßige Kontaktaufnahme zur Rückfallprophylaxe, Information, zum Erfassen von Risikoparametern sowie zur Erfolgsbeurteilung und ggf. „booster sessions" kann dies erreicht werden. Das Ausnutzen neuer Medien und verschiedener „delivery channels" hat dabei einen hohen Stellenwert.

Das entwickelte Programmkonzept dient der Primärprävention (Verhinderung des Diabetes), integriert aber gleichzeitig Aspekte der Sekundärprävention (Schritt eins und drei; ggf. Früherkennung des Diabetes). Zwar ist der Erfolg einzelner Abschnitte dieses Programms evidenzbasiert, aber noch nicht das Gesamtkonzept. Einige offene Fragen vor einer bevölkerungsbezogenen Einführung in Form eines nationalen Diabetespräventionsprogramms müssen noch geklärt werden [28].

Zur Verwirklichung eines solchen Vorhabens sind viele Partner nötig, die sich in diesen Prozess einbringen. Angesprochen werden muss dabei die politische Vorarbeit, um Weichen für die Verwirklichung eines solchen Programms zu stellen. Gefordert sind auch wissenschaftliche und Standesorganisationen, um Qualitäts- und Kontrollkriterien für die erfolgreiche Umsetzung der Diabetesprävention zu schaffen sowie erfolgreiche Interventionen wissenschaftlich zu analysieren. Von entscheidender Bedeutung wird

aber auch die Nahrungsmittelindustrie als Partner sein. Nur wenn gesunde Nahrungsmittel zu einem erschwinglichen Preis landesweit erhältlich sind, können Betroffene die ernährungsbezogenen Interventionen adäquat umsetzen. Als weiterer Partner ist die Pharmaindustrie im Rahmen von perspektivisch frühzeitigeren Therapieverfahren wichtig.

Oberstes Ziel sollte sein, das Bewusstsein in der gesamten Bevölkerung über ernährungs- und verhaltensbedingte Gesundheitsrisiken zu schärfen und Lebensbedingungen zu schaffen, die ein gesundheitsförderndes Verhalten erleichtern. Die Maßnahmen zum Aktionsfeld Primärprävention sind somit nicht spezifisch diabetesorientiert, sondern befinden sich im Zusammenhang mit Aufklärung und Motivation zu einer gesunden, bewegungsintensiven Lebensweise. Bei erfolgreicher Evaluation eines nationalen Programms wird dabei nicht nur die Prävention des Diabetes erfolgreich umgesetzt werden können, sondern gleichzeitig die Prävention des metabolischen Syndroms und besonders seiner kardiovaskulären Komplikationen möglich sein.

Wir verfügen über gesichertes Studienwissen, Strategien und handhabbare Instrumentarien, um dem Ausbruch chronischer Stoffwechselkrankheiten und ihren kostenträchtigen Komplikationen wirkungsvoll entgegenzutreten – es ist Zeit zum Handeln!

Literatur

[1] Zimmet P et al., The diabetes epidemic in full flight: forecasting the future. Diabetes voice (2003), 48, 12–16

[2] Fagot-Campagna A et al., Type 2 diabetes in children. BMI (2001), 322, 377–378

[3] UK Prospektive Diabetes Study Group, UKPDS 33. Lancet (1998), 352, 837–853

[4] Balkau B et al., Non-cardiovascular disease mortality and diabetes mellitus. Lancet (1997), 350, 1680

[5] Palitzsch KD et al., Die Prävalenz des Diabetes mellitus wird in Deutschland deutlich unterschätzt. Diabetes und Stoffwechsel (1999), 8, 189–200

[6]   Garancini MP et al., An Italian population based study of the prevalence of diabetes: some methological aspects. Diab Metab (1993), 19, 16–20

[7]   Prettin C et al., Die Qualität der Diabetikerversorgung in fünf Modellpraxen des Sächsischen Betreuungsmodells über 5 Jahre – Ergebnisse der EVA-Studie. 33. Jahrestagung der Deutschen Diabetes-Gesellschaft, Leipzig. Diabetes und Stoffwechsel (1998), Suppl. 1, 17

[8]   Fachkommission Diabetes Sachsen (2002) Sächsische Leitlinien Diabetes mellitus Typ 2. Modellprogramm des BMG, 9. Aufl. Institut für Medizinische Informatik und Biometrie der TU Dresden – http://www.imib.med.tu-dresden.de/diabetes/

[9]   Kunath H et al. (2002) Abschlussbericht für das Fördervorhaben „Evaluation des Modellvorhabens zur Optimierung der Diabetikerversorgung in Thüringen" vom 20.4.2002. http://www.imib.med.tu-dresden.de/Diabetes-Evaluation/

[10] Altenhofen L et al. (2002) Modernes Diabetesmanagement in der ambulanten Versorgung. Ergebnisse der wissenschaftlichen Begleitung der Diabetesvereinbarungen in der KV Nordrhein, Wissenschaftliche Reihe, Bd. 57. Deutscher Ärzte-Verlag, Köln

[11] Landgraf R et al. Erste Auswertungsergebnisse aus der Region Bayern. In: Brenner G (Hrsg.), Erste Ergebnisse zur Umsetzung von Diabetesvereinbarungen in der vertragsärztlichen Versorgung. Wissenschaftliche Reihe der KBV. Deutscher Ärzte-Verlag, Köln (im Druck)

[12] AOK-Bundesverband (2002) Vorläufiger Zwischenbericht zur Umsetzung der Diabetesvereinbarung der 3. Generation in zwei Modellregionen in Sachsen-Anhalt, unveröffentlicht

[13] Schulze J et al., Fachkommission Diabetes Sachsen, Verbesserung der Versorgung von Menschen mit Diabetes durch das sächsische Betreuungsmodell. Dtsch Med Wschr (2003), 128, 1161–1166

[14] Rothe U et al., Fachkommission Diabetes Sachsen (2003) Nutzen und Risiken des Disease Management bei Diabetes mellitus. In: Pfaff et al. (Hrsg.), Gesundheitsversorgung und Disease Management. Verlag Hans Huber, Bern, Göttingen, Toronto, Seattle

[15] Mehnert H (1994) Therapiekonzepte des Diabetes mellitus gestern – heute – morgen. Festvortrag, 29. Jahrestagung der Deutschen Diabetes-Gesellschaft 1994, Berlin (unveröffentlicht)

[16] Zimmet P, Alberti KG, Shaw J, Global and societal implications of the diabetes epidemic. Nature (2001), 414, 782–787

[17] Rathmann W et al., High prevalence of undiagnosed diabetes mellitus in Southern Germany: Target populations for efficient screening. The KORA survey 2000. Diabetologia (2003), 46, 182–189

[18] Schneider H, Lischinski M, Jutzi E, Prognosis of diabetic patients in Northeast Germany. Z Arztl Fortbild Qualitatssich (1994), 88, 925–930

[19] Schneider H, Lischinski M, Jutzi E, Survival of diabetic patients at 30-yeark-follow-up with reference to a closed population. Z Arztl Forbild Qualitatssich (1993), 87, 4

[20] Haffner SM, Can ruducing peaks prevent type 2 diabetes: implication from recent diabetes prevention trials. Int J Clin Pract (2002), xx, 129

[21] Liebl A et al., Costly type 2 diabetes mellitus. Does diabetes cost 20 billion per year? MMW Fortschr Med (2000), 142, 39–42

[22] WHO, Prevention of Diabetes mellitus. Report of a WHO Study Group. WHO Technical Report Series (1994), 844

[23] Knowler WC et al., Reduction in the incidence of type 2 diabetes with lifestyle intervention or metformin. N Engl J Med (2002), 346, 393–403

[24] Tuomilehto J et al., Prevention of type 2 diabetes mellitus by changes in lifestyle among subjects with impaired glucose tolerance. N Engl J Med (2001), 344, 1343–1350

[25] Chiasson JL et al., Acarbose for prevention of type 2 diabetes mellitus: the STOP NIDDM randomised trial. Lancet (2002), 359, 9323

[26] Pan XR et al., Effects of diet an exercise in preventing NIDDM in people with impaired glucose tolerance. The Da Quing IGT and Diabetes Study. Diabetes Care (1997), 20, 537–544

[27] Lindstrom J, Tuomilehto J, The Diabetes Risk Score: A Practical Tool to Predict Type 2 Diabetes Risk. Diabetes Care (2003), 26, 725–731

[28] Schwarz P et al., Gründung der „Arbeitsgemeinschaft Prävention des Typ-2-Diabetes" der DDG. Diabetes und Stoffwechsel (2003), 12, 296–274

5 Arterielle Hypertonie

5.1 Definition und Ätiologie

R. W. Grunewald

5.1.1 Hintergrund

Die erste klinisch brauchbare Methode zur Bestimmung des arteriellen Blutdrucks wurde 1896 von Riva-Rocci (für den „systolischen" Druck) und 1905 von Korotkow (für den „diastolischen" Druck) entwickelt. Dies war der Startschuss für eine bis heute anhaltende Flut von Studien zum Blutdruckverhalten bei Gesunden und Kranken.

Die Empfehlungen, bestimmte systolische und diastolische Blutdruckwerte anzustreben, beruhen auf zwei Voraussetzungen. Zunächst muss in epidemiologischen Studien (Kohorten-Studien) an Populationen mit unterschiedlichen Blutdruckwerten anhand klinischer Endpunkte wie Lebenserwartung, Schlaganfall und Herzinfarkt ermittelt werden, welcher Blutdruck am „günstigsten" ist. Die zweite Voraussetzung sind Interventionsstudien (Clinical Trials), die belegen, dass die Lebenserwartung von Populationen mit „hohem" Blutdruck ansteigt und das Risiko, einen Schlaganfall oder einen Herzinfarkt zu entwickeln, sinkt, wenn die Blutdruckwerte in den „günstigen" Bereich gesenkt werden (s. auch Kap. II.4). Der systolische Blutdruck scheint für die Entwicklung der Komplikationen der Hypertonie entscheidender zu sein als der diastolische.

5.1.2 Definition der Normotonie und Hypertonie

In der Kontraktionsphase des Herzmuskels (Systole) ist der Blutdruck deutlich höher als in der Erschlaffungsphase (Diastole). Bei einem Blutdruckwert über 140 mmHg systolisch und über 90 mmHg diastolisch besteht definitionsgemäß eine arterielle Hypertonie. Unterhalb der systolischen und diastolischen Grenzwerte, d.h. im normotonen Bereich (Normbereich), wurde eine Unterteilung der Werte in „optimal", „normal" und „hoch normal" vorgenommen (s. Tab. 5.1) [1]. Die Bezeichnungen „normal" und „hoch normal" wurden kürzlich zusammengefasst und durch den Begriff Prähypertonie (Prehypertension) ersetzt. Damit sollte zum Ausdruck gebracht werden, dass diese Werte behandlungswürdig sind. Die Empfehlungen, schon bei so niedrigen Blutdruckwerten **eine Behandlung in Form von Lebensstiländerung** zu beginnen, beruht (nur) auf epidemiologischen Daten, die ein erhöhtes Risiko für das Auftreten Hypertonie-assoziierter Komplikationen bereits bei „normalen" und „hoch normalen" Blutdruckwerten zeigten [2, 3]. Hinsichtlich der Diagnostik sowie der Sonderformen der arteriellen Hypertonie, wie die isolierte

Tab. III.5.1: Definition der arteriellen Hypertonie (INC/NIH, USA 1997)

Blutdruck (mmHg)	Systolisch	Diastolisch
Optimal	< 120	< 80
Normal	< 130	< 85
Hochnormal	< 140	< 90
Hypertonie	> 140	> 90

systolische Hypertonie, und der für Kinder und Jugendliche geltenden Grenzwerte, sei auf Kapitel III.5.2 verwiesen.

Inzwischen hat sich gezeigt, dass die für die Gesamtbevölkerung entwickelten Empfehlungen bei bestimmten Krankheiten modifiziert werden müssen. Dies ist letztlich deswegen notwendig, weil manche Krankheiten, beispielsweise die arterielle Hypertonie und der Typ-2-Diabetes, die gleichen Folgekrankheiten verursachen, darunter die koronare Herzkrankheit, allerdings bei unterschiedlichem Wirkungsmechanismus. Daraus resultiert u.a., dass bei Typ-2-Diabetikern bereits niedrigere Blutdruckwerte mit einem erhöhten Koronarrisiko korrelieren als bei Patienten ohne Diabetes.

Für Patienten mit Diabetes mellitus werden deswegen niedrigere Blutdruckwerte empfohlen als für die Allgemeinbevölkerung, beispielsweise wenn sich bei Vorliegen einer diabetischen Nephropathie ein systolischer Wert unter 125 mmHg befindet (s. Tab. 5.2) [4–6]. Etwa 90% der Typ-2-Diabetiker sind übergewichtig bzw. adipös (s. Kap. III.4.1). Gewichtsabnahme verbessert die diabetische Stoffwechsellage und senkt den Blutdruck, und zwar pro kg Gewichtsabnahme um 2/1 mmHg (systolisch/diastolisch) [7]. Die wesentlichen Ursachen für den epidemieartigen Anstieg der Adipositas sind Überernährung und Bewegungsmangel (s. u.a. Kap. III.2). All diese Zusammenhänge unterstützen eindrucksvoll die Empfehlungen der Weltgesundheitsorganisation (WHO) an die Regierungen, der Beeinflussung von Lebensstilfaktoren beim Kampf gegen die so genannten nicht übertragbaren chronischen Krankheiten, darunter die arterielle Hypertonie, höchste Priorität einzuräumen [8].

5.1.3 Ätiologie

Bei vielen Patienten mit arterieller Hypertonie lässt sich die Ursache ihrer Krankheit nicht ermitteln. Man spricht dann von primärer (essenzieller) Hypertonie. Wenn die Gründe der Erkrankung bekannt sind, liegt definitionsgemäß eine sekundäre arterielle Hypertonie vor.

Bei jedem Patienten mit Bluthochdruck muss geklärt werden, um welche der beiden Hypertonieformen es sich handelt, weil eine sekundäre arterielle Hypertonie im Prinzip heilbar ist. Ein gern zitiertes Beispiel ist die sekundäre arterielle Hypertonie bei ein- oder zweiseitiger Nierenarterienstenose, deren rechtzeitige Operation zur Normotonie führt. Hingegen muss eine essenzielle Hypertonie lebenslang behandelt werden.

Primäre (essenzielle) arterielle Hypertonie
Die Ätiologie dieser Hochdruckform ist definitionsgemäß nicht bekannt. Mit größter Wahrscheinlichkeit sind mehrere Faktoren, deren Wertigkeit, Verknüpfung und sequenzielle Abfolge im Einzelnen noch ungeklärt sind, an der Entstehung der essenziellen Hypertonie beteiligt. Der gegenwärtige Stand von Wissen und Erkenntnislücken wird deshalb auch heute noch am besten durch das bereits 1963 von Page formulierte Konzept des „Ursachen-Mosaiks" umschrieben [9].

Ganz zweifellos spielen genetische Faktoren eine bedeutsame Rolle. Durch selektive Inzucht konnten Dahl und Mitarbeiter einen salzempfindlichen Rattenstamm züchten, der auf die Zufuhr von Kochsalz eine Hypertonie entwickelte [10]. Heute gilt weltweit ein bestimmter Rattenstamm, die so genann-

Tab. III.5.2: Zielblutdruck bei Patienten mit Diabetes mellitus

Nierenfunktion	Zielblutdruck	Gesellschaft
Ohne Nephropathie	< 135/85	European Policy Group 1998
	< 130/80	WHO-ISH Guidelines 1999
Mit Nephropathie	< 130/80	European Policy Group 1998
	< 125/75	JNC 1997

ten spontan-hypertensiven Ratten, als Modell für die menschliche essenzielle Hypertonie. Die Bedeutung genetischer Faktoren wird auch durch die Zwillingsforschung bestätigt und durch epidemiologische Untersuchungen ergänzt, nach denen die Nachkommen von Hypertonikern durchschnittlich höhere Blutdruckwerte haben und im Verlaufe ihres Lebens häufiger eine Hypertonie entwickeln als die Nachkommen von Personen mit normalem Blutdruck [11].

Hinsichtlich der Pathophysiologie werden u.a. eine erhöhte Sympathikusaktivität, erhöhte Katecholaminspiegel im Blut, gesteigerte Reaktivität der Gefäße auf Katecholamine, erhöhte Reninfreisetzung und eine endotheliale Dysfunktion vermutet. Auch Besonderheiten renaler Funktionen scheinen eine Rolle zu spielen, darunter reduzier-

te Ausscheidung von NaCI [12]. Kürzlich wurde bei Patienten mit essenzieller Hypertonie eine signifikant niedrigere Zahl von Nephronen gefunden als bei altersgleichen Normotonikern [13]. Letztlich würde die Bestätigung solcher Befunde und der Beweis, dass eine erniedrigte Zahl von Nephronen eine Hypertonie bedingen kann, zur Eingruppierung in die Liste der sekundären Hypertonieformen führen.

Sekundäre arterielle Hypertonie
Die Liste der bekannten Ursachen für eine arterielle Hypertonie ist lang (s. Tab. 5.3). In ihnen erfolgt eine Unterteilung der verschiedenen Ursachen der Hypertonie u.a. in renal, endokrin, kardiovaskulär und neurogen. Dies geht wohl auf Page zurück, der im Zusammenhang mit den verschiedenen

Tab. III.5.3: Formen sekundärer Hypertonie

1. renale Ursachen	renoparenchymatös
	z.B. diabetische Nephropathie
	renovaskulär
	z.B. ein- oder doppelseitige Nierenarterienstenose
2. endokrine Ursachen	Hyperaldosteronismus
	Phäochromozytom
	Cushing-Syndrom
	Hyperthyreose
	Hypothyreose (in ca. 20% der Fälle)
	Hyperparathyreoidismus
	Akromegalie
3. kardiovaskuläre Ursachen	Aortenisthmusstenose u.a.
4. monogenetische Formen	Störungen des Mineralkortikoidrezeptors
	z.B. Liddle Syndrom (Postrezeptorstörung)
	Mutation der 11β-OH-Steroiddehydrogenase u.a.
5. neurogene Formen	Baroreflexausfall u.a.
	obstruktives Schlaf-Apnoe-Syndrom
6. Schwangerschaftshypertonie	Gestose
	HELLP-Syndrom
	transitorische Hypertoni
7. Medikamenteninduzierte Formen	Östrogenpräparate
	Steroide
	Monoaminooxidase-Inhibitoren
	Erythropoietin u.a.

modifiziert nach Kreutz et al. [11]

Facetten der Hypertonie Folgendes schrieb: „Ich fand es praktisch, die Hypertonie in vier unterschiedliche Kategorien einzuteilen: (1) ‚nervous', (2) ‚endocrine', (3) ‚renal', (4) ‚cardiovascular'. Diese Einteilung ist auch nützlich für die sekundäre Hypertonie, und ich versuche die Bedeutung jeder dieser Ursachen zu erforschen, weil ich glaube, dass diese Klassifikation die Mehrheit der physiologischen Mechanismen berücksichtigt, die bei der Blutdruckentstehung eine Rolle spielen" [9]. In vielen Lehrbüchern fehlt in den Listen über die Ursachen der arteriellen Hypertonie die Adipositas [14–16].

5.1.4 Wandel im Spektrum der arteriellen Hypertonie

In den letzten Jahrzehnten kam es zunächst in den industrialisierten Ländern, inzwischen auch in vielen industriellen „Schwellenländern", zu einem epidemieartigen Anstieg von Übergewicht und Adipositas (s. Kap. III.1). Adipositas wird von der WHO als Krankheit eingestuft [8]. „Adipositas verursacht Bluthochdruck. Daran besteht kein Zweifel, weil Gewichtsverlust fast immer wirksam ist, um einen begleitenden Bluthochdruck zu senken" [17]. Inzwischen ist gut belegt, dass Lebensstilfaktoren wie Überernährung, Bewegungsmangel, Tabakkonsum und Alkoholabusus einen Bluthochdruck verursachen können. Damit hat sich das Spektrum der arteriellen Hypertonie in den letzten Jahrzehnten stark verändert.

Arterielle Hypertonie und Adipositas
Übergewichtige Personen haben dreimal häufiger einen Bluthochdruck als Normalgewichtige, und aus der Framingham Heart Study ergibt sich, dass 78% der neuen Fälle von Bluthochdruck bei Männern und 65% bei Frauen auf ein zu hohes Körpergewicht zurückzuführen sind [18]. Die Häufigkeit der Adipositas-assoziierten Hypertonie steigt

ständig. Inzwischen soll die Hälfte aller Adipösen einen Bluthochdruck aufweisen (s. Mitteilung der Hochdruckliga, 2. Jahrg., 2002, Nr. 4). Unter Berücksichtigung u.a. der Prävalenz der Adipositas in Deutschland errechnete Hense, dass im Gesamtkollektiv der Patienten mit arterieller Hypertonie etwa 40% an einer Adipositas-assoziierten arteriellen Hypertonie leiden [19]. Dies zeigt, dass die Zahlen zur Häufigkeit der primären (etwa 90–95%) und sekundären (etwa 5–10%) arteriellen Hypertonie, die in vielen Lehrbüchern noch genannt werden, veraltet sind [14–16].

Die Pathogenese der Adipositas-assoziierten Hypertonie ist komplex. Zu den beteiligten Mechanismen gehören [17]:

- eine Hyperaktivität des sympathischen Nervensystems
- eine Beeinträchtigung der Nierenfunktion
- Adipositaseffekte auf Aldosteron, Angiotensin und ihre Regulatoren
- eine adipositasinduzierte Insulinresistenz und Hyperinsulinämie

Die Adipositas-assoziierte Hypertonie ist offensichtlich vorwiegend durch viszerales und weniger durch subkutanes Fett ausgelöst. Mehrere prospektive Studien belegen, dass übermäßiger Fettansatz in der oberen Körperhälfte (androider bzw. männlicher Typ der Fettsucht) mit arterieller Hypertonie einhergeht [20]. Bei Kindern [21] und Frauen mit androider Adipositas [22] korreliert der Blutdruck mit dem Ausmaß viszeraler Fettdepots. Sironi und Mitarbeiter fanden bei nicht diabetischen, übergewichtigen Männern, die einen hohen Anteil von viszeralem Fett aufwiesen, hypertone Blutdruckwerte, während gleichschwere, gleichaltrige Kontrollen mit niedriger viszeraler Fettmasse normoton waren. Die hypertensiven Übergewichtigen hatten 60% mehr intraabdominales Fett als die normotonen Kontrollen (1,6 ± 0,2 vs. 1,0 ± 0,1 kg) [22]. Unter den möglichen Ursachen wurde eine selektive Freisetzung von vasoaktiven Adipozytokinen, u.a. von Angiotensinogen aus viszeralem Fett diskutiert [23, 24].

Viele Adipöse leiden also an einer arteriellen Hypertonie. Wegen der hohen Prävalenz der Adipositas ist heutzutage die Adipositas-assoziierte Hypertonie die häufigste Form der arteriellen Hypertonie. Die Vermeidung einer Adipositas reduziert das Risiko der Entwicklung einer arteriellen Hypertonie ganz erheblich, und Gewichtsreduktion führt bei hypertensiven Adipösen in der Mehrzahl der Fälle zur Normotonie. All das spricht dafür, die Adipositas in die Liste der Ursachen für eine sekundäre arterielle Hypertonie aufzunehmen.

Arterielle Hypertonie und Lebensstil

Zu den Lebensstilfaktoren, die das Risiko erhöhen, an einer arteriellen Hypertonie zu erkranken, gehören die Fehlernährung, Bewegungsmangel, Tabakrauchen und Alkoholabusus (hinsichtlich von Details s. Kap. V). Da die arterielle Hypertonie häufig eine Folge von Adipositas ist und Adipositas wesentlich durch die beiden Lebensstilfaktoren Überernährung und Bewegungsmangel bedingt wird, war es auch von therapeutischem Interesse zu klären, ob diese beiden Lebensstilfaktoren bezüglich der arteriellen Hypertonie als **unabhängige** Risikofaktoren einzustufen sind.

Epidemiologische Studien zeigten eindeutig, dass Übergewicht, Adipositas und Gewichtsanstieg das Risiko erhöhen, einen Bluthochdruck zu entwickeln [25–28], aber bis vor kurzem gab es keine Untersuchung, in der gleichzeitig der Einfluss körperlicher Aktivität und des Body-Mass-Index (kg/m²) analysiert wurde. Der BMI ist die derzeit international akzeptierte Kenngröße zur klinischen Beurteilung des Körperfettgehalts. Inzwischen haben Hu und Mitarbeiter gezeigt, dass körperliche Aktivität unabhängig vom Ausmaß der Adipositas vor dem Auftreten von Bluthochdruck schützt. Dies

belegt, wie wichtig es ist, alle krankheitsfördernden Lebensstilfaktoren gleichzeitig zu bekämpfen, um das Optimum an Senkung der Inzidenz und Prävalenz der arteriellen Hypertonie zu erreichen. Der Nutzen, gleichzeitig gegen zwei krankheitsfördernde Lebensstilfaktoren vorzugehen, d.h. gegen Übergewicht und Bewegungsmangel, zeigt sich u.a. in der Finnish Diabetes Prevention Study. Sowohl das Risiko, einen Typ-2-Diabetes als auch eine arterielle Hypertonie zu entwickeln, wurde durch Lebensstilintervention signifikant gesenkt [30].

Zu den krankheitsfördernden Lebensstilfaktoren gehört auch Stress. Allerdings ist die Bedeutung von Stress für das Auftreten nicht übertragbarer chronischer Krankheiten wesentlich weniger gut untersucht als für das so genannte tödliche Quartett, d.h. „Überernährung, Bewegungsmangel, Tabakrauchen und Alkoholabusus" (s. Prolog). Dies gilt auch für den Beleg des Erfolgs von Maßnahmen zur Stressbekämpfung im Rahmen der Behandlung nicht übertragbarer chronischer Krankheiten.

Kurzfristiger Stress ist oft mit einem vorübergehenden Blutdruckanstieg verknüpft. So findet sich bei ambulanter ärztlicher Untersuchung bei etwa 20% der Patienten ein Bluthochdruck („Praxishypertonie", „Weißkittelhypertonie"), der sich in häuslicher Umgebung normalisiert. Inwieweit solche „pathologischen" Stressreaktionen in einen Dauerhochdruck einmünden können, lässt sich derzeit nicht eindeutig beantworten. Die Möglichkeit scheint jedoch zu bestehen [31].

5.1.5 Zusammenfassung

Die arterielle Hypertonie ist Folge eines Ursachen-Mosaiks. Bisher konnte die Pathogenese dieser Krankheit nicht vollständig geklärt werden. In den letzten Jahrzehnten kam es zu einem Wandel im Spektrum der Ursachen der arteriellen Hypertonie. Inzwischen ist nicht mehr die primäre (essenzielle) Hypertonie, sondern die im Prinzip heilbare sekundäre Hypertonie häufigste Hypertonieform. Unter den zahlreichen sekundären Hypertonieformen steht zahlenmäßig die Adipositas-assoziierte arterielle Hypertonie an erster Stelle.

Literatur

[1] National Institute of Health, The Sixth Report of the Joint National Committee on Prevention, Detection, Evaluation and Treatment of High Blood Pressure. Arch Intern Med (1997), 157, 2413–2446

[2] Chobanian AV et al., National High Blood Pressure Education Program Coordinating Committee The seventh report of the Joint National Committee on Prevention, Detection, Evaluation, an Treatment of High Blood Pressure: the JNC 7 report. Hypertension (2003), 42, 1206–1252

[3] Jones DW, Hall JE, Seventh Report of the Joint National Committee on Prevention, Detection, Evaluation, and Treatment of High Blood Pressure and Evidence From New Hypertension Trials. Hypertension (2004), 43, 1–3

[4] European Diabetes Policy Group, A Desktop Guide to Typ 1 (Insulin-dependent) Diabetes Mellitus: European Diabetes Policy Group 1998, International Diabetes Federation, European Region. Exp Clin Endocrinol Diabet (1998), 106, 240–269

[5] World Health Organization, International Society of Hypertension, Blood Lowering Treatment Trialist Collaboration. Protocol for prospective overviews of major randomized trials of blood-pressure-lowering treatments. J Hypertens (1999), 324, 78–84

[6] The National High Blood Pressure Education Program Coordinating Committee (National Heart, Lung, and Blood Institute), The sixth report on the Joint National Committee on prevention, detection, evaluation, and treatment of high blood pressure (1997), Report Nr. 6

[7] Zidek W (2003) Arterielle Hypertonie. In: Schauder P, Ollenschläger G (Hrsg.), Ernährungsmedizin. Prävention und Therapie, 684–688. Urban und Fischer, München, Jena

[8] WHO, Diet, nutrition and the prevention of chronic diseases. World Health Organ Rep Ser (2003), 916, i–viii, 1–149

[9] Page IH, The nature of arterial hypertension. The Eduardo Braun-Menendez Memorial Lecture. Arch Intern Med (1963), III, 103–125

[10] Klaus D, Genetische Disposition – eine Ursache der essenziellen Hypertonie. Dtsch Med Wschr (1981), 106, 1523–1525

[11] Dahl LK, Heine M, Tassinari L, Effects of chronic excess salt ingestion. Vascular reactivity in two strains of rats with opposite genetic susceptibility to experimental hypertension. Circulation (1964), 30, Suppl. II, 11–22

[12] Sanai T, Kimura G. Renal function reserve and sodium sinsitivity in essential hypertension. J Lab Clin Med (1996), 128, 89–97

[13] Keller G et al., Nephron number in patients with primary hypertension. N Engl J Med (2003), 348, 101–108

[14] Kreutz R, Paul M, Ganten D (2000) Hypertonie. In: Gehrock W et al., Die Innere Medizin, 10. Aufl., 377–398. Schattauer, Stuttgart, New York

[15] Düsing R, Vetter H (1991) Arterielle Hypertonie. In: Zöllner N (Hrsg.), Innere Medizin, 139–150. Springer, Berlin, Heidelberg, New York

[16] Rieger G (1991) Primäre arterielle Hypertonie. In: Classen M, Diehl V, Kochsiek K (Hrsg.), Innere Medizin, 1069–1078. Urban und Schwarzenberg, München, Wien, Baltimore

[17] Goodfriend TL, Calhoun DA, Resistant hypertension, obesity, sleep apnea, and aldosterone. Theory and therapy. Hypertension (2004), 43, 518–524

[18] Rexrode KM, Manson JE, Hennekens CH, Obesity and cardiovascular disease. Curr Opin Cardiol (1996), 11, 490–495

[19] Hense HW, MONICA study. Epidemiology of arterial hypertension and implications for its prevention. 10-year results of the MONICA Study Augsburg. Dtsch Med Wschr (2000), 125, 1397–1402

[20] Ohlson LO et al., The influence of body fat distributaion on the incidence of diabetes mellitus. 13.5 years of follow-up of the participants in the study of men born in 1913. Diabetes (1985), 34, 1055–1058

[21] Nishina M et al., Relationship among stystolic blood pressure serum insulin and liptin and visceral fat accumultion in obese children. Hyperten Res (2003), 26, 281–288

[22] Sironi AM et al., Visceral fat in hypertension. Influence on insulin risistance and β-cell function. Hypertension (2004), 44, 127–133

[23] Rahmouni K et al., Adipose Depot-Specific Modulation of Angiotensinogen Gene Expression in Diet-Induced Obesity. Am J Physiol Endocrinol Metab (2004), 286, E 897–895

[24] Atzmon G et al., Differential gene expression between visceral and subcutaneous fat depots. Horm Metab Res (2002), 34, 622–628

[25] Hu G, Tian HA, A comparison of dietary and non-dietary factors of hypertension and normal blood pressure in a Chinese population. J Hum Hyperten (2001), 15, 487–493

[26] Dyer AR, Elliot P, The INTERSALT study: relations of body mass index to blood pressure. INTERSALT Co-operative Research Group. J Hum Hyperten (1989), 3, 299–308

[27] Jousilahti P et al., Body mass index, blood pressure, diabetes and the risk of antihypertension drug treatment: 12–year follow-up of middle-aged people in eastern Finland. J Hum Hyperten (1995), 9, 847–854

[28] Hamet P et al., Hypertension: Genes and environment. J Hypertens (1998), 16, 397–418

[29] Hu G et al., Relationsship of physical activity and body mass index to the risk of hypertension: a prospective study in Finland. Hypertension (2004), 43, 25–30

[30] Tuomilehto J et al., Prevention of type 2 diabetes mellitus by changes in lifestyle among subjects with impaired glucose tolerance. N Engl J Med (2001), 344, 1343–1350

[31] Bidlingmeyer I et al., Isolated office hypertension: a prehypertensive state? J Hypertens (1996), 14, 327–332

5.2 Diagnostik – Intensivierung der Frühdiagnostik

J. Schrader, A. Kulschewski

Als Voraussetzung zur Senkung der Prävalenz der arteriellen Hypertonie bzw. zur optimalen Therapie der Erkrankung sind – möglichst im Rahmen einer Frühdiagnostik – folgende Aufgaben zu bewältigen:

⬦ Sicherung der Diagnose

⬦ Klassifizierung der Hypertonie nach Schweregrad

⬦ Ätiologische Zuordnung

⬦ Nachweis oder Ausschluss von kardiovaskulären Risikofaktoren

⬦ Nachweis oder Ausschluss von Begleit- und Folgeerkrankungen sowie möglicherweise klinischer Symptome und Organveränderungen und daraus resultierend Festlegung des Zielbluthochdrucks.

Dabei ist es sinnvoll, nach einem Stufenschema vorzugehen (s. Abb. 5.1). Je größer die klinische Erfahrung, umso gezielter kann der Einsatz der im Stufenplan aufgeführten Maßnahmen erfolgen und ggf. sachgerecht durch zusätzliche Verfahren ergänzt werden.

Auf der Basis dieser Informationen lässt sich entscheiden, ob eine Therapie indiziert ist, und wenn ja, welche Maßnahmen dabei unter Würdigung des individuellen kardiovaskulären Risikos zum Einsatz kommen sollen und welcher Zielblutdruck anzustreben ist.

5.2.1 Sicherung der Diagnose

Zur Sicherung bzw. zum Ausschluss der Diagnose sind derzeit vier Verfahren etabliert: die Gelegenheitsblutdruckmessung in der Arztpraxis, die Selbstmessung, die ambulante 24-Stunden-Blutdruckmessung sowie die ergometrische Bestimmung des Belastungsblutdrucks.

Gelegenheitsblutdruckmessung in der Arztpraxis

Am häufigsten wird die arterielle Hypertonie durch **Gelegenheitsblutdruckmessungen** in der Arztpraxis diagnostiziert. Dabei sollte der Blutdruck initial an beiden Armen gemessen werden, und zwar drei wiederholte Messungen an mindestens zwei Tagen nach einer fünfminütigen Ruhephase im Sitzen [1, 11, 17]. Bei rezidivierend hypertensiven Blutdruckwerten ist von einer arteriellen Hypertonie auszugehen.

Selbstmessungen

In Ergänzung zu den ärztlichen Messungen sollten unter häuslichen Bedingungen **Selbstmessungen** erfolgen, und zwar an mehreren Tagen jeweils morgens und abends. Blutdruckselbstmessungen eignen sich für die Beurteilung des realen Blutdrucks unter den Bedingungen des täglichen Lebens besser als Messungen in der Arztpraxis.

Die Ergebnisse der Patientenselbstmessung sind vergleichsweise besser reproduzierbar und erlauben eine exaktere Klassifizierung des Schweregrades der Hypertonie. Der Nutzen der Selbstmessung geht auch daraus hervor, dass sie in mehreren Untersuchungen eine engere Beziehung zu Organkomplikationen aufwies als die Praxismessungen [1, 3]. Selbstmessungen tragen zur Therapietreue bei, und sie sind eine kostengünstige Methode zur Therapieüberwachung.

Gelegentlich liefern Praxismessungen und Selbstmessungen einen diskrepanten Befund, beispielsweise Hypertonie bei Praxismessung und Normotonie bei Selbstmessung zu Hause („Praxishypertonie"). Andererseits können die Werte bei Praxismessung normoton ausfallen, bei Selbstmessung hingegen hyperton. Solche Diskrepanzen liefern Hinweise für eine stressinduzierte Hypertonie.

Ambulante 24-Stunden-Blutdruckmessung (ABDM)

Die wissenschaftlich exakteste und am besten mit dem Schweregrad und den Folgeerkrankungen (links-ventrikuläre Hypertrophie und andere kardiovaskuläre Komplikationen) korrelierende Messmethode ist die **ambulante 24-Stunden-Blutdruckmessung** (**ABDM**), da eine hohe Messdichte über den gesamten Tag verteilt die zuverlässigste Charakterisierung des Blutdruckverhaltens ermöglicht. Die ABDM sollte ebenfalls zum Einsatz kommen, wenn diskrepante Ergebnisse bei Praxismessung und Selbstmessung vorliegen sowie bei Diskrepanzen zwischen den Werten der Gelegenheitsblutdruckmessung in der Praxis und dem Ausmaß hypertonieassoziierter Organschäden. Der besondere Wert der ABDM besteht auch darin, dass sie einen gestörten Tag-/Nachtrhythmus aufdecken und damit wertvolle Hinweise auf eine sekundäre Hypertonie liefern kann. Bei Verdacht auf krisenhafte Blutdruckentgleisungen ist die ABDM-Methode die erste Wahl. Weitere Indikationen für ihren Einsatz ist das Schlaf-Apnoe-Syndrom [3, 9, 12, 15].

Die ABDM ist auch eine exzellente Methode zur Therapieüberwachung, z.B. bei Hypertonikern in wechselndem Schichtdienst, bei Patienten nach Nieren- und Herztransplantation, bei Schwangerschaftshypertonie oder um zu klären, warum trotz eines gut eingestellten Hypertonus auf der Basis von Gelegenheitsblutdruckmessungen unter 6–12-monatiger Therapie die erwartete Regression hypertonieassoziierter Organschäden ausbleibt. Ferner kann die ABDM vermutete Nebenwirkungen der Therapie, beispielsweise Schwindel, ausschließen oder objektivieren. Fehlende Phasen einer ausgeprägten Blutdrucksenkung würden gegen einen therapieinduzierten Schwindel sprechen [3, 9, 12, 15].

Ergometrische Bestimmung des Belastungsblutdrucks

Die ergometrische Bestimmung des Belastungsblutdrucks besitzt insofern diagnostische Bedeutung, als ein erhöhter systolischer Belastungsblutdruck auf eine beginnende Hypertonieentwicklung hinweist. Sie erlaubt auch eine individuelle kardiovaskuläre Risikoabschätzung sowie die Beurteilung der Belastbarkeit unter Therapie [5, 6].

5.2.2 Normwerte und Klassifizierung der Hypertonie nach Schweregrad

Normwerte – Blutdruckgrenzbereich – Zielblutdruckwerte

Die Normwerte bzw. der Blutdruckgrenzbereich sind je nach dem angewandten Verfahren zur Blutdruckmessung unterschiedlich. Bei Gelegenheitsblutdruckmessung in der Arztpraxis liegt der Normwert beispielsweise höher als der Normwert der ambulanten 24-Stunden-Blutdruckmessung. Außerdem besteht eine Abhängigkeit des Blutdrucks vom Lebensalter (s. Tab. 5.4).

Säuglinge – Kleinkinder – Schulkinder

Verglichen mit Jugendlichen, Erwachsenen oder alten Menschen, haben Säuglinge, Kleinkinder und Schulkinder niedrigere Normwerte bzw. einen niedrigeren Blutdruckgrenzbereich (s. Tab. 5.4). Bei Blutdruckmessung in der Arztpraxis sollten Schulkinder im Alter von sechs bis elf Jahren beispielsweise einen

Wert unter 135/80 mmHg aufweisen und bei ambulanter 24-Stunden-Blutdruckmessung, die für die Diagnosestellung zu fordern ist, Tagesmittelwerte unter 130/85 mmHg. Diese Werte und die entsprechenden Perzentilen wurden mit Hilfe größerer Studien alters-, geschlechts- und größenabhängig ermittelt. Im Wachstumsalter liegt eine arterielle Hypertonie vor, wenn der Blutdruck die 95%-Grenze, bezogen auf die jeweilige Körpergröße, überschreitet [5, 10] (s. Tab. 5.4).

Jugendliche – Erwachsene – alte Menschen

In Anlehnung an die derzeitigen Kriterien der Deutschen Hochdruckliga und der Europäischen Fachgesellschaft liegt bei Erwachsenen ein Hochdruck vor, wenn sachgemäß durchgeführte **Praxismessungen** einen Wert von ≥ 140/90 mmHg ergeben. Dieser Grenzwert gilt auch für Jugendliche und alte Menschen (s. Tab. 5.4). Im Falle von **Patientenselbstmessungen** liegt eine Hypertonie bei wiederholt gemessenen Werten von > 135/85 mmHg vor [1, 11, 17].

Für die **ABDM** gelten ein Blutdruck-Tagesmittelwert ≥ 135/85 mmHg (24-Stunden-Gesamtmittelwert ≥ 130/80 mmHg, Nachtmittel ≥ 120/70 mmHg) bzw. eine fehlende nächtliche Blutdruckabsenkung (< 10%) als beweisend für das Vorliegen einer arteriellen Hypertonie [11, 16]. In der **Ergometrie** sichert ein überschießender Blutdruck bei 100 Watt von ≥ 200/100 mmHg bei bis zu 50-Jährigen (≥ 210/105 mmHg bis 60 Jahre, ≥ 220/110 mmHg über 60 Jahre) die Diagnose [1,6].

Tab. III.5.4: Unterschiedliche normale Blutdruckwerte je nach Alter

	Alter (Jahre)	Körpergröße (cm)	Gelegenheitsblutdruck (mmHg)	ABDM (Tagesmittelwert) (mmHg)
Säuglinge	< 1	< 90	> 120 systolisch	
Kleinkinder	2–5	90–120	> 125/75	> 130/80
Schulkinder	6–11	120–150	> 135/80	> 130/85
Jugendliche	> 12	> 150	> 140/90	> 135/85
Erwachsene	> 18		> 140/90	> 135/85
Ältere Personen	> 65		> 140/90	> 135/85

Früher tolerierte man bei alten Menschen (> 65 Jahre) höhere Blutdruckwerte als heutzutage, d.h. einen systolischen Blutdruck von 100 mmHg plus Lebensalter (so genannter „Erfordernishochdruck" im Alter). Inzwischen haben mehrere epidemiologische Langzeitstudien, darunter die Framingham-Studie, gezeigt, dass bei alten Menschen mit Blutdruckwerten im Bereich des „Erfordernishochdrucks" ein erhöhtes kardiovaskuläres Risiko besteht. Der Begriff „Erfordernishochdruck" ist obsolet, und nach derzeitiger Datenlage erhalten alte Menschen mit Blutdruckwerten ≥ 140/90 mmHg, d.h. auch bei isolierter systolischer Hypertonie (s. Tab. 5.5), eine antihypertensive Therapie. Dabei ist allerdings auf die Höhe des diastolischen Blutdruckwertes zu achten. Er soll einen Wert von 60 mmHg nicht unterschreiten, um die nur in der Diastole stattfindende Koronardurchblutung nicht zu beeinträchtigen [8, 14, 16].

Zielblutdruckwerte bei Begleiterkrankungen
Wenn Hypertoniker unter zusätzlichen Krankheiten leiden, beispielsweise an Diabetes mellitus Typ 2 oder an einer Niereninsuffizienz, besteht bereits bei Blutdruckwerten unterhalb der genannten Normwerte ein erhöhtes koronares Risiko. Bei diesen Patienten ist deswegen ein niedrigerer Blutdruckwert anzustreben. So gilt in Anlehnung an die HOT-Studie für Diabetiker ein Zielblutdruckwert von < 130/80

mmHg (falls toleriert < 120/80 mmHg) als empfehlenswert. Bei Niereninsuffizienz liegt der Zielblutdruck unter 130/80 mmHg und im Falle einer Proteinurie > 1 g/d sogar unter 125/75 mmHg [8].

Einteilung nach Schweregrad
Die Einteilung nach Schweregrad besitzt große klinische Relevanz. Sie ist mitentscheidend für das Ausmaß der weiteren Diagnostik (s. Abb. 5.1) und die wesentliche Grundlage für die Wahl der initialen Therapie.

Die Einteilung der arteriellen Hypertonie basiert auf Ergebnissen epidemiologischer und klinischer Studien. Tabelle 5.5 zeigt die derzeit gültige, auf den WHO- und ISH-Leitlinien beruhende Einteilung, die sich auf Erwachsene bezieht. Sollten bei einem Patienten der systolische und der diastolische Blutdruckwert in eine unterschiedliche Kategorie fallen, richtet man sich nach der Kategorie mit den höheren Werten [1,17].

Die auf der Basis großer prospektiver Studien erfolgte Festlegung der optimalen und normalen Blutdruckwerte beruht auf dem Vergleich des kardiovaskulären Risikos dieser Gruppe mit dem mittleren Risiko in der Bevölkerung der Industrieländer. Das kardiovaskuläre Risiko ist in beiden Gruppen nicht signifikant unterschiedlich.

Für die Hypertonieformen Grad 1 bis 3 und für die isolierte systolische Hypertonie ist die Effektivität einer medikamentösen

Tabelle III.5.5: Klassifikation von Blutdruckwerten

Klassifikation	Systolisch	diastolisch
optimal	> 120	> 80
normal	> 130	> 85
„hoch"-normal	130–139	85–89
leichte Hypertonie (Schweregrad 1)	140–159	90–99
– Untergruppe Grenzwerthypertonie	140–149	90–94
mittelschwere Hypertonie (Schweregrad 2)	160–179	100–109
schwere Hypertonie (Schweregrad 3)	≥ 180	≥ 110
isolierte systolische Hypertonie	≥ 140	< 90
– Untergruppe syst. Grenzwerthypertonie	140–149	< 90

Therapie durch kontrollierte Interventionsstudien belegt. Patienten mit „noch" normalem bzw. hochnormalem Blutdruck haben gegenüber der Patientengruppe mit optimalem Blutdruck ein gesteigertes Risiko für kardiovaskuläre Ereignisse. Die Effektivität und Sicherheit einer medikamentösen Therapieintervention bei diesen Patienten ist zurzeit noch nicht durch kontrollierte klinische Studien erwiesen [1]. Auf Veranlassung der Deutschen Hochdruckliga wurde die PHARAO-Studie initiiert, die diese Fragestellung untersucht. Die Ergebnisse zeigen einen Nutzen einer Therapie mit Ramipril und befinden sich derzeit in Publikation.

Die in Tabelle 5.5 gezeigte Einteilung der Europäischen Fachgremien [4] wurde vom zuständigen amerikanischen Gremium (JNC) übernommen, allerdings mit einer Ausnahme. Es wurde in der VII. Empfehlung eine behandlungsbedürftige „Prähypertonie" (Blutdruckwert > 120/80 mmHg) neu in das Klassifikationsschema aufgenommen. Aus Sicht der Europäischen Fachgesellschaft ist dies nicht gerechtfertigt. Derzeit gibt es keine Studien, die belegen, dass „Prähypertoniker" von einer antihypertensiven Therapie profitieren.

Vermutliche Dunkelziffer der Zahl Erkrankter
Populationsbasierte Studien ergaben unter Verwendung des Cross-sectional-Verfahrens eine Prävalenz der unentdeckten arteriellen Hypertonie von 46% bei Männern und 36% bei Frauen [7]. Darunter befinden sich ca. 15% der Männer und ca. 20% der Frauen, die von ihrer Hypertonie wissen, aber trotzdem unbehandelt sind. Zur Senkung dieser Dunkelziffer sollte das entsprechende Screening der Bevölkerung intensiviert werden, um durch möglichst frühzeitige Therapie des Hochdruckleidens Spätfolgen der Erkrankung zu verhindern.

5.2.3 Ursachendiagnostik

Nach Sicherung der Diagnose „arterielle Hypertonie" gilt es zu klären, ob eine primäre (ca. 90% aller Hypertoniker) oder sekundäre (ca. 10% aller Hypertoniker) Form der Erkrankung vorliegt. Bei der sekundären Form lässt sich eine Ursache finden, die oft beseitigt werden kann, und damit auch die arterielle Hypertonie. Deswegen kommt der Ursachendiagnostik entscheidende Bedeutung zu.

Hinweise auf eine mögliche sekundäre Hypertonie können sich bereits aus der Anamnese ergeben, beispielsweise Schilderung von Hochdruckkrisen als möglicher Hinweis auf ein Phäochromozytom (s. Abb. 5.1). Die Liste der zahlreichen Gründe bzw. Erkrankungen, die eine sekundäre arterielle Hypertonie verursachen können, ist in Kapitel III.5.1 ausführlich besprochen. Wie in Abbildung 5.1 gezeigt, kann ihre Diagnostik sehr aufwendig sein, beispielsweise die von endokrinen Grunderkrankungen wie das Conn-Syndrom, das bereits erwähnte Phäochromozytom oder das Cushing-Syndrom. Es wird empfohlen, diese Diagnostik von Spezialisten durchführen zu lassen. Auch der Nachweis bzw. Ausschluss weiterer Ursachen für eine sekundäre arterielle Hypertonie, beispielsweise renoparenchymatöse oder renovaskuläre Erkrankungen, verlangt einen erheblichen diagnostischen Aufwand, bis hin zu invasiven Maßnahmen wie die Nierenbiopsie [1, 11]. Andere Erkrankungen, die mit einer arteriellen Hypertonie einhergehen, lassen sich hingegen mit einfachen Mitteln in jeder Praxis diagnostizieren und quantifizieren, beispielsweise die Adipositas.

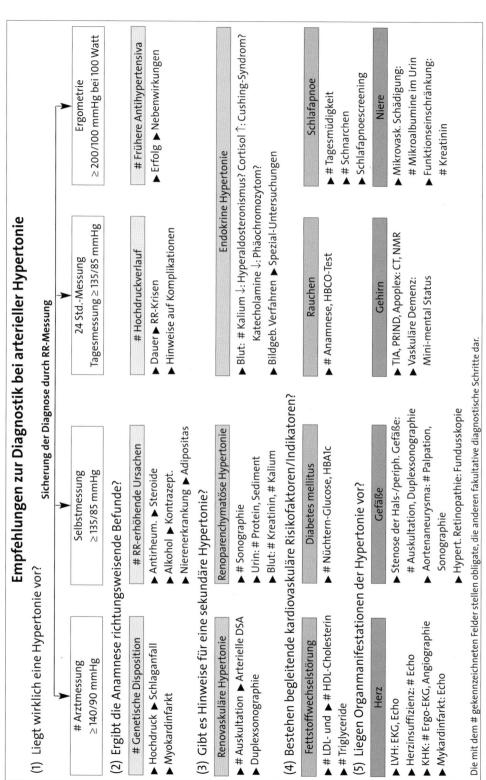

Abb. 5.1: Empfehlungen zur Diagnostik bei arterieller Hypertonie

Empfehlungen zur Diagnostik bei arterieller Hypertonie

(1) Liegt wirklich eine Hypertonie vor?

Sicherung der Diagnose durch RR-Messung

| # Arztmessung ≥ 140/90 mmHg | Selbstmessung ≥ 135/85 mmHg | 24 Std.-Messung Tagesmessung ≥ 135/85 mmHg | Ergometrie ≥ 200/100 mmHg bei 100 Watt |

(2) Ergibt die Anamnese richtungsweisende Befunde?

 # Genetische Disposition
- ▲ Hochdruck ▲ Schlaganfall
- ▲ Myokardinfarkt

 # RR-erhöhende Ursachen
- ▲ Antirheum. ▲ Steroide
- ▲ Alkohol ▲ Kontrazept.
- ▲ Nierenerkrankung ▲ Adipositas

 # Hochdruckverlauf
- ▲ Dauer ▲ RR-Krisen
- ▲ Hinweise auf Komplikationen

 # Frühere Antihypertensiva
- ▲ Erfolg ▲ Nebenwirkungen

(3) Gibt es Hinweise für eine sekundäre Hypertonie?

Renovaskuläre Hypertonie
- ▲ # Auskultation ▲ Arterielle DSA
- ▲ Duplexsonographie

Renoparenchymatöse Hypertonie
- ▲ # Sonographie
- ▲ Urin: # Protein, Sediment
- ▲ Blut: # Kreatinin, # Kalium

Endokrine Hypertonie
- ▲ Blut: # Kalium ↓: Hyperaldosteronismus? Cortisol ↑: Cushing-Syndrom? Katecholamine ↓: Phäochromozytom?
- ▲ Bildgeb. Verfahren ▲ Spezial-Untersuchungen

(4) Bestehen begleitende kardiovaskuläre Risikofaktoren/Indikatoren?

Fettstoffwechselstörung
- ▲ # LDL- und # HDL-Cholesterin
- ▲ # Triglyceride

Diabetes mellitus
- ▲ # Nüchtern-Glucose, HBA1c

Rauchen
- ▲ # Anamnese, HBCO-Test

Schlafapnoe
- ▲ # Tagesmüdigkeit
- ▲ # Schnarchen
- ▲ Schlafapnoescreening

(5) Liegen Organmanifestationen der Hypertonie vor?

Herz
- ▲ LVH: EKG, Echo
- ▲ Herzinsuffizienz: # Echo
- ▲ KHK: # Ergo-EKG, Angiographie
- ▲ Mykardinfarkt: Echo

Gefäße
- ▲ Stenose der Hals-/periph. Gefäße: # Auskultation, Duplexsonographie
- ▲ Aortenaneurysma: # Palpation, Sonographie
- ▲ Hypert. Retinopathie: Fundusskopie

Gehirn
- ▲ TIA, PRIND, Apoplex: CT, NMR
- ▲ Vaskuläre Demenz: Mini-mental Status

Niere
- ▲ Mikrovask. Schädigung: # Mikroalbumine im Urin
- ▲ Funktionseinschränkung: # Kreatinin

Die mit dem # gekennzeichneten Felder stellen obligate, die anderen fakultative diagnostische Schritte dar.

5.2.4 Nachweis oder Ausschluss kardiovaskulärer Risikofaktoren

Wie in Abb. 5.1 gezeigt und in anderen Kapiteln des Buches ausführlich dargestellt, sind Fettstoffwechselstörungen, Diabetes mellitus Typ 2, Rauchen und Adipositas wissenschaftlich zweifelsfrei nachgewiesene kardiovaskuläre Risikofaktoren. Viele der in Abbildung 5.1 aufgeführten Untersuchungen besitzen den Charakter eines Basisprogramms, das wenig Kosten und Aufwand erfordert, z.B. verschiedene laborchemische Untersuchungen zum Ausschluss einer Fettstoffwechselstörung oder einer diabetischen Stoffwechsellage. Ihre Anwendung ist in den meisten Fällen ausreichend. Allerdings gewinnen weitere Indikatoren für ein erhöhtes kardiovaskuläres Risiko an Bedeutung, beispielsweise die Blutspiegel des Homozystein (s. Kap. III.6).

5.2.5 Nachweis oder Ausschluss von Organmanifestationen der arteriellen Hypertonie

Hochdruckassoziierte Organschädigungen betreffen vor allen Dingen das Herz, das Gehirn, die Nieren sowie die Augen. Die zum Nachweis oder Ausschluss solcher Veränderungen geeigneten Verfahren sind in Abbildung 5.1 aufgeführt. Diese Verfahren sind keine Routinemaßnahmen. Ihr Einsatz kann in folgenden Situationen indiziert sein:

◢ Hinweise aus der Basisdiagnostik

◢ Schwere bzw. maligne Hypertonie

◢ Therapieresistenz

◢ Persistierender Blutdruckanstieg nach längerer Zeit guter Einstellung

◢ Plötzlich aufgetretener Hochdruck

Folgende Untersuchungen liefern Hinweise auf Begleit- und Folgeerkrankungen der arteriellen Hypertension:

◢ Die **Echokardiographie** sichert die Diagnose einer **links-ventrikulären Hypertrophie** und liefert weitere Aussagen zur Morphologie und Funktionsfähigkeit des Herzens [1, 11].

◢ Gefäßsonographische Messverfahren, wie z.B. **die Duplexsonographie der Karotiden**, lassen Rückschlüsse auf die **Gefäßwandbeschaffenheit, Gefäßstenosen oder Gefäßverschlüsse** und somit Beeinträchtigung des Blutflusses zu [1, 11].

◢ Die Bestimmung der **Albuminexkretion im Urin** liefert Hinweise auf eine **Schädigung der Nierengefäße**. Eine Mikroalbuminurie ist Zeichen einer vaskulären Schädigung. Das Vorliegen einer Makroalbuminurie bzw. -proteinurie kann einerseits auf eine Nephrosklerose oder eine Glomerulonephritis hinweisen, andererseits aber auch bei bereits lange bestehender vaskulärer Schädigung auftreten, wenn die Schädigung auf das Interstitium übergreift [1, 11].

◢ Ein langjähriger bestehender Bluthochdruck kann zu einer vaskulären Schädigung im Gehirn führen. Hieraus resultieren zunächst kognitive Funktionseinbußen, welche im fortgeschritteneren Stadium zu einer vaskulären Demenz führen können. Es existieren verschiedene spezielle **Testverfahren** zur Bestimmung der **kognitiven Funktion**. Eine bereits ausgeprägtere Hirnleistungsstörung wie die **Demenz** kann durch den **Minimal-Mental-Status** diagnostiziert werden [1,11].

In diesem Zusammenhang sei daran erinnert, dass ein obstruktives Schlaf-Apnoe-Syndrom nahezu immer (> 90%) Folge einer Adipositas ist, so dass die kausale Therapie der Wahl in Maßnahmen zur Gewichtsabnahme oder Gewichtsreduktion besteht.

5.2.6 Intensivierung der Frühdiagnostik

Aus der hohen Zahl unentdeckter Hypertoniker ergibt sich zwingend die Notwendigkeit zur Intensivierung der Frühdiagnostik. Hier sind besonders Schulärzte, niedergelassene Ärzte sowie Betriebsärzte/Arbeitsmediziner gefragt.

Durch konsequente Behandlung der im Rahmen der Frühdiagnostik entdeckten Hypertoniker (Sekundärprophylaxe) lassen sich zwei Ziele erreichen:

Es eröffnet sich die Chance, die Zahl der Erkrankten zu senken, und zwar durch den therapeutischen Einsatz von nicht medikamentösen Verfahren, deren prophylaktischer Nutzen im Rahmen der Primärprävention der arteriellen Hypertonie unbestritten ist. Dazu gehören vermehrte körperliche Bewegung, vernünftige Ernährung und Gewichtsreduktion sowie Alkoholverzicht bzw. Einschränkung des Alkoholkonsums [1, 8].

Das zweite erreichbare Ziel besteht darin, durch konsequente gleichzeitige medikamentöse und nicht medikamentöse Behandlung die Zahl der Folgekrankheiten der Hypertonie und ihrer Komplikationen wie Schlaganfall und Herzinfarkt zu senken.

Gegenwärtig ist nicht einmal eine optimale medikamentöse Behandlung sichergestellt. Etwa 7% aller Männer und 13% aller Frauen, die in Deutschland eine antihypertensive Therapie erhalten, sind normoton eingestellt [7]. Darin liegt möglicherweise einer der Gründe, warum die Prävalenz der arteriellen Hypertonie in Deutschland höher ist als in den USA oder manchen europäischen Ländern wie Schweden [18] (s. Abb. 5.2).

Eine große internationale Studie in 6 europäischen Ländern, den USA und Kanada konnte ebenfalls zeigen, dass in den USA und Kanada die mittleren Blutdruckwerte in den Altersgruppen 35–74 Jahre mit 127/77 mmHg deutlich niedriger lagen als in Europa mit 136/83 mmHg (Hypertonieprävalenz Nordamerika mit 28% versus Europa mit 44%). Bemerkenswert ist, dass dieser Unterschied auch schon unter den jüngeren Personen existiert und dass innerhalb Europas Deutschland die höchsten mittleren Blutdruckwerte aufweist.

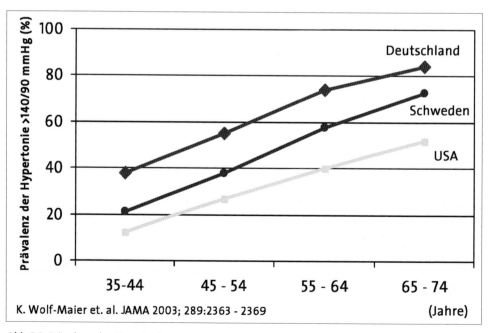

K. Wolf-Maier et. al. JAMA 2003; 289:2363 - 2369

Abb. 5.2: Prävalenz der Hypertonie

5.2.7 Zusammenfassung

Die beste Methode unter den etablierten Verfahren zur Diagnosestellung einer arteriellen Hypertonie ist die ambulante 24-Stunden-Blutdruckmessung. Sie sollte wenn möglich eingesetzt werden.

Nach Sicherung der Diagnose muss immer geklärt werden, ob eine potenziell heilbare sekundäre arterielle Hypertonie vorliegt. Vor Einleitung einer antihypertensiven Therapie ist nach zusätzlichen kardiovaskulären Risikofaktoren und hochdruckassoziierten Organmanifestationen zu fahnden.

Die Frühdiagnostik der arteriellen Hypertonie muss intensiviert werden. Sie ist die Voraussetzung für eine möglichst frühzeitig einsetzende nicht medikamentöse sowie medikamentöse Behandlung. Am effektivsten und sinnvollsten wäre es jedoch, eine arterielle Hypertonie durch primärpräventive Maßnahmen gar nicht erst entstehen zu lassen.

Literatur

[1] Böhm M et al., Arbeitsgruppe der Deutschen Hochdruckliga, Leitlinien für die Prävention, Erkennung, Diagnostik und Therapie der arteriellen Hypertonie. Dtsch Med Wschr (2001), 126 (Suppl. 4), 201–238

[2] Briedigkeit W, Blutdruckentwicklung bei Kindern und Jugendlichen. Dtsch Med Wschr (1993), 118, 1227–1236

[3] Deutsche Hochdruckliga (2001) Empfehlungen zur Hochdruckdiagnostik, 1. Aufl. Heidelberg

[4] European Society of Hypertension, European Society of Cardiology, Guidelines for the Management of Arterial Hypertension, Guidelines Committee. J Hypertens (2003), 21, 1011–1053

[5] Franz IW, Blood pressure measurement during ergometric stress testing. Z Kardiol (1996), 85, 71–75

[6] Franz IW (1993) Ergometrie zur Differenzierung zwischen normalem und erhöhtem Blutdruck. In: Franz IW, Belastungsblutdruck bei Hochdruckkrankheiten. Springer, Berlin, Heidelberg

[7] Gasse C et al., Assessing hypertension management in the community: trends, prevalence, detection, treatment, and control of hypertension in the MONICA Project, Augsburg 1984–1995. J Hum Hypertens (2001), 15, 27–36

[8] Mann J et al. (2000) Primäre Hypertonie. In: Koch KM (Hrsg.), Klinische Nephrologie, 1. Aufl., 518–543. Urban und Fischer, München, Jena

[9] Middeke M, Schrader J, Nocturnal blood pressure in normotensive subjects and those with white coat, primary and secondary hypertension. BMJ (1994), 308, 630–632

[10] Rascher W (1999) Hochdruck bei Kindern und Jugendlichen. In: Scholze J (Hrsg.), Hypertonie, 2. Aufl., 233–238. Blackwell Wissenschafts-Verlag, Berlin, Wien

[11] Scholze J (1999) Diagnostik der arteriellen Hypertonie, In: Scholze J (Hrsg.), Hypertonie, 2. Aufl., 3–17. Blackwell Wissenschafts-Verlag, Berlin, Wien

[12] Schrader J, Lüders S (Hrsg.) (1997) Nutzen der 24-Stunden-Blutdruckmessung bei der Hochdrucktherapie. Medikon Verlag, München

[13] Joint National Committee on the Prevention, Detection, Evaluation and Treatment of High Blood Pressure (JNC), Seventh report: resetting the hypertension sails. Hypertension (2003), 41, 1178–1179

[14] Staessen J et al., Isolierte systolische Hypertonie im Alter. Dtsch Med Wschr (1993), 118, 554–560

[15] Staessen JA et al., Predicting cardiovascular risk using conventional vs ambulatory blood pressure measurement in older patients with systolic hypertension. Systolic Hypertension in Europe Trial Investigators. JAMA (1999) 282, 539–546

[16] Trenkwalder P (1999) Hochdruck im fortgeschrittenen Lebensalter. In: Scholze J (Hrsg.), Hypertonie, 2. Aufl., 248–266. Blackwell Wissenschafts-Verlag, Berlin, Wien

[17] WHO/ISH-Guidelines-Subcommittee, World Health Organization (WHO), International Society of Hypertension (ISH), Guidelines for the Management of Hypertension, J Hypertens (1999), 17, 151–183

[18] Wolf-Maier K et al., Hypertension prevalence and blood pressure levels in 6 European countries, Canada and the United States, JAMA (2003), 289 (18), 2363–2369

5.3 Prävalenz und Inzidenz

H.-W. Hense

5.3.1 Hintergrund

Die arterielle Hypertonie ist der am weitesten verbreitete, einer Behandlung zugängliche Risikofaktor für kardiovaskuläre Folgekrankheiten wie Myokardinfarkt, Schlaganfall, Herzinsuffizienz und, vor allem im Zusammenwirken mit einem Diabetes mellitus, einer chronischen Niereninsuffizienz [1]. Im Sinne einer medikamentösen Prävention für diese Erkrankungen hat sich deshalb seit vielen Jahren die antihypertensive Therapie fest etabliert. Für eine große Zahl verschiedener Wirkgruppen und Substanzen wurde in randomisierten klinischen Studien der Beleg erbracht, dass sie in der Lage sind, effektiv die beschriebenen Folgekomplikationen der Hypertonie zu reduzieren [2]. Die Voraussetzungen für eine evidenzbasierte, wirksame und differenzierte wie auch wirtschaftliche Therapie sind bei der Hypertonie wie bei kaum einer anderen Erkrankung erfüllt.

Die Häufigkeit (**Prävalenz**) der Hypertonie, das Ausmaß der antihypertensiven Behandlung (**Behandlungsgrad**) und die Wirksamkeit der Behandlung, das heißt die Erreichung des Therapieziels <140/90 mmHg (**Kontrollgrad**), werden im Allgemeinen im Rahmen von epidemiologischen Untersuchungen an repräsentativen Stichproben der Allgemeinbevölkerung ermittelt. Diese sog. Surveys erfüllen dabei eine Monitoringfunktion für die gesundheitliche Lage einer Bevölkerung, indem sie Informationen über die Häufigkeit anderer Risikofaktoren neben der Hypertonie und über verschiedene Krankheiten zur Verfügung stellen. Sie werden deshalb auch häufig in regelmäßigen zeitlichen Abständen wiederholt. Diese Surveys arbeiten mit einer standardisierten Untersuchungstechnik, die es erlaubt, auch

über längere Zeitspannen hinweg die Ergebnisse sinnvoll miteinander zu vergleichen. Da diese standardisierten Techniken auch international Verwendung finden, lassen sich damit interessante und informative Ländervergleiche anstellen [3, 4].

In epidemiologischen Studien werden große Bevölkerungsgruppen einer standardisierten Blutdruckmessprozedur unterzogen. In diesen Studien werden die Blutdruckmessungen in der Regel nur zu einem einzigen Untersuchungszeitpunkt durchgeführt. Nachmessungen zu einem späteren Zeitpunkt sind eher die Ausnahme. Wenngleich dadurch Vergleiche mit der klinischen Praxis erschwert sind, sind die Ergebnisse dieser Untersuchungen dennoch für die Beschreibung der grundlegenden epidemiologischen Zusammenhänge nutzbar.

Systolischer und diastolischer Blutdruck unterscheiden sich in der Bevölkerung durch diskordante Altersverläufe etwa ab dem 50. bis 60. Lebensjahr. Während der systolische Blutdruck in höherem Alter im Mittel weiterhin ansteigt, findet sich für den diastolischen Blutdruck wieder eine fallende Tendenz in den höchsten Altersklassen. Dies hat einen unmittelbaren Einfluss auf die so genannte Blutdruckamplitude (Differenz zwischen systolischem und diastolischem Blutdruckwert) und das damit verbundene Phänomen der isolierten systolischen Hypertonie. Die zunehmende Pulsamplitude wird auf den alterstypischen Verlust der Elastizität der großen Körperarterien zurückgeführt.

5.3.2 Risikofaktor Blutdruck

Erhöhungen des arteriellen Blutdruckes manifestieren sich als schädigende Veränderungen am gesamten Gefäßsystem und in besonderer Weise an Herz, Gehirn und Nieren. Prospektiv epidemiologische Studien in der Bevölkerung haben diese Zusammenhänge in quantitativer Weise erforscht. Die bis heute wichtigste Prospektivstudie zur Bedeutung des arteriellen Blutdrucks als Risikofaktor für Erkrankungen des Herz-Kreislauf-Systems war die amerikanische Framingham-Studie. Die Ergebnisse der Framingham-Studie haben dazu beigetragen, einige „Mythen" über die Beziehung des arteriellen Blutdrucks zu den kardiovaskulären Erkrankungen zu beseitigen. Vor allem zeigte sich, dass es keinen Hinweis auf bestimmte Grenzwerte des Blutdruckes gab, oberhalb derer das Risiko sprunghaft ansteigt („Schwellenwert"). Die Framingham-Studie und andere prospektive epidemiologische Untersuchungen haben vielmehr gezeigt, dass das Risiko für Folgeerkrankungen des kardiovaskulären Systems eine stetige, exponentielle Risikosteigerung von niedrigen Blutdruckwerten bis hin zur Hypertonie zeigten. Damit gibt es keine natürlichen Grenzwerte für den systolischen und diastolischen Blutdruck, oberhalb derer man auf Grund eines drastisch angestiegenen Risikos von Bluthochdruck sprechen könnte. Man hat sich deshalb in Konsensusprozessen auf Einteilungen geeinigt, die in den letzten Jahren wiederholten Änderungen unterworfen waren. Die aktuelle Einteilung der Deutschen Hochdruckliga ist bereits in Kapitel III.5.1.2 enthalten. Die Einteilung der Blutdruckwerte in Hypertoniekategorien orientiert sich dabei an den Ergebnissen epidemiologischer sowie randomisierter kontrollierter klinischer Studien. Die Zuordnung in optimale bzw. normale Blutdruckwertgruppen basiert auf Studien, die belegen, dass die Wahrscheinlichkeit eines kardiovaskulären Ereignisses bei diesen Blutdruckwerten weitgehend dem Basisrisiko in den industrialisierten Bevölkerungen entspricht. Personen mit hochnormalem Blutdruck weisen zwar bereits ein gesteigertes Risiko gegenüber der Gruppe mit optimalem Blutdruck auf, doch fehlen hier Evidenzen aus kontrollierten klinischen Studien zur Wirksamkeit und der Kosten- und Nutzenrelation einer Intervention. Bei den Hypertonieformen Grad 1 bis 3 und der isolierten systolischen

Hypertonie existieren dagegen Nachweise für die Effektivität einer medikamentösen Intervention. Die Höhe des Blutdrucks allein ist nach heutiger Ansicht nicht mehr ausreichend für die therapeutische Entscheidung, da verschiedene Begleiterkrankungen und gleichzeitig vorhandene Risikofaktoren die Gesamtrisikosituation bestimmen. Aus der Perspektive ärztlichen Handelns besitzt vor allem ein Blutdruck von systolisch 140 mmHg und/oder diastolisch 90 mmHg praktische Relevanz, da gegenwärtige Leitlinien oberhalb dieser Werte eine weitere Abklärung und eventuell Therapie empfehlen [2].

5.3.3 Prävalenz, Entdeckung und Behandlung der Hypertonie

Epidemiologische Studien übernehmen die wichtige Aufgabe einer Monitoringfunktion des Risikofaktorenprofils in repräsentativen Stichproben der Bevölkerung. Ziel dieser Surveys ist es, die Prävalenz der Hypertonie und anderer gesundheitlich relevanter Faktoren in der Bevölkerung zu bestimmen. Aktuelle Untersuchungen zur Hypertoniesituation in Deutschland liegen uns insbesondere aus dem MONICA-Projekt in der Studienregion Augsburg [5] sowie durch den Nationalen Gesundheitssurvey von 1998 [6] vor. Danach nimmt die Prävalenz der arteriellen Hypertonie mit dem Alter bei Männern und Frauen zu. Während die Prävalenz bei Frauen vor der Menopause noch deutlich unter derjenigen altersgleicher Männer liegt, kommt es in der Postmenopause zu einer Angleichung der Prävalenzen. Jenseits des 50. Lebensjahres weist jeder zweite Bürger Blutdruckwerte im Hypertoniebereich auf, jenseits des 65. Lebensjahres sind etwa 70% der Bevölkerung davon betroffen. Im hohen Alter nimmt insbesondere der Anteil der isolierten systolischen Hypertonie (systolisch > 140 mmHg, diastolisch < 90 mmHg) deutlich zu.

Kürzlich veröffentlichte internationale Vergleiche [3] lassen erkennen, dass die Situation mit Bezug auf die Prävalenz der Hypertonie in Deutschland besonders ungünstig ist. Die Daten für Deutschland entstammen dem Nationalen Gesundheitssurvey, der vom Robert-Koch-Institut zwischen 1997 und 1999 bei 7.124 Personen in 120 nach biometrischen Kriterien ausgewählten Orten der Bundesrepublik durchgeführt wurde [6]. Die Teilnahmerate betrug 61,4%. Die Untersuchungen wurden mit einem hohen Aufwand in der Untersuchungstechnik durchgeführt und erfüllten alle Anforderungen der parallel durchgeführten Qualitätssicherung. Bei einem Vergleich mit Ergebnissen von repräsentativen Bevölkerungsuntersuchungen in verschiedenen europäischen Ländern sowie in den Vereinigten Staaten und Kanada fand sich, dass die Prävalenz der Hypertonie im Vergleich aller Länder in Deutschland bei Männern und Frauen im Altersbereich 35 bis 74 Jahre am höchsten lag (s. Abb. 5.3). Altersspezifische Betrachtungen zeigten darüber hinaus, dass diese Unterschiede in allen

Altersgruppen bestanden. Die Validität dieser transnationalen Vergleiche wurde dadurch untermauert, dass beim Vergleich von Hypertonieprävalenz und Sterblichkeit an Schlaganfall (hier ist Hypertonie der wichtigste Risikofaktor) Deutschland nach Finnland die höchsten Mortalitätsraten aufwies. Diese Untersuchung weist darauf hin, dass wir in Deutschland aktuell ein unvermindert hohes Hypertonieproblem haben, während in anderen Ländern dieser Risikofaktor nicht so weit verbreitet ist. Insbesondere die starken Unterschiede zu den USA, die zusammen mit der deutschen Bevölkerung die höchsten Adipositaswerte aufwiesen, lassen erkennen, dass es sich hierbei mit hoher Wahrscheinlichkeit um ein Versagen von Entdeckung und Behandlung der Hypertonie im deutschen Gesundheitssystem handelt.

Die jüngste Analyse der oben genannten Arbeitsgruppe [4] belegt des Weiteren, dass Unterschiede auch für den Bereich der Entdeckung und Behandlung der Hypertonie präsent sind. Sie bestätigen auch die ungünstigen Verhältnisse in Deutschland. In den

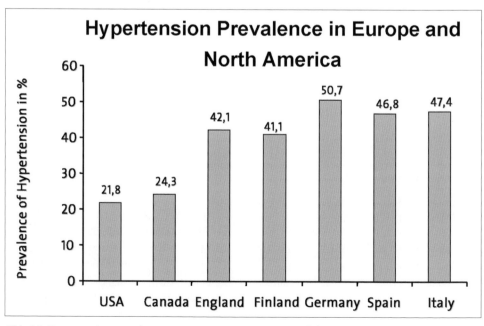

Abb. 5.3: Hypertension Prevalance in Europe and North America [3]

USA wurden 52,5% aller Hypertoniker medikamentös behandelt, während der Behandlungsgrad in Europa zwischen 24,8% und 32,0% lag. In Deutschland wurden nur ca. 26% aller Hypertoniker behandelt, bei den Männern waren es gar nur 23%, bei den Frauen etwa 30%. Mit anderen Worten: In Deutschland werden gerade halb so viele Hypertoniker behandelt wie in den USA!

Natürlich schlägt sich dies auch darin nieder, wie viele Hypertoniker effektiv unter das Zielniveau von 140/90 mmHg gesenkt werden können. In den USA beträgt dieser Kontrollgrad 26,8%, in Europa schwankt er zwischen 11,6 und 5%. Auch hier findet sich für Deutschland ein wenig günstiges Bild, denn nur 7,7% aller Hypertoniker erreichen Werte von unter 140/90 mmHg, das sind 5,8% der Männer und 9,7% der Frauen (s. Abb. 5.4).

Aber selbst wenn wir uns nur auf die behandelten Hypertoniker konzentrieren, das heißt, wenn wir nur auf den Kontrollgrad unter denjenigen schauen, die eine antihypertensive Medikation verordnet bekommen haben, schneidet Deutschland nicht gut ab.

Von allen behandelten Hypertonikern in den USA erreichen mehr als die Hälfte das Behandlungsziel 140/90 mmHg, in Deutschland dagegen sind es nur knapp 30%.

Die über zehn Jahre andauernden Vergleiche der MONICA-Studie in der Region Augsburg sowie die Trendanalysen im Rahmen der Nationalen Gesundheitssurveys zeigen darüber hinaus, dass sich sowohl bei der Prävalenz wie auch bei der Entdeckung und Behandlung der Hypertonie seit Beginn der 1990er Jahre praktisch die Situation nicht verändert hat. So blieb ein weiterer Indikator der Versorgung, der Entdeckungsgrad, mit etwa 50% bei Männern und knapp 65% bei Frauen relativ niedrig.

Diese Beobachtungen stehen nicht isoliert dar. Sie fallen zusammen mit den ebenfalls ungünstigen Entwicklungen bei anderen Risikofaktoren wie dem Übergewicht und vor allem bei Frauen im Rauchverhalten. Daraus ergibt sich der eindeutige Schluss, dass die Prävention von Herz-Kreislauf-Krankheiten durch Zurückdrängung der bekannten Risikofaktoren in Deutschland bisher ohne Erfolg betrieben wird.

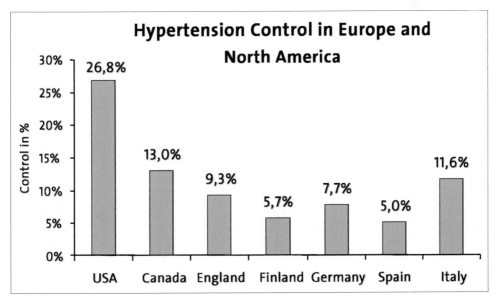

Abb. 5.4: Hypertension Control in Europe and North America [4]

5.3.4 Inzidenz der Hypertonie

Für die Rate der jährlichen Neuerkrankungen an Hypertonie gibt es bisher kaum belastbare Schätzungen aus deutschen Untersuchungen. Die EPIC-Studie in Potsdam fand in einer kürzlich berichteten Untersuchung [7], dass von 8.552 Frauen ohne Hypertonie, Alter von 35 bis 64 Jahren, 123 Frauen nach zwei bis vier Jahren Follow-up eine medizinisch validierte Diagnose einer inzidenten Hypertonie aufwiesen. Dies ergibt unter Nichtberücksichtigung verschiedener methodischer Einschränkungen eine geschätzte rohe kumulative Inzidenz von etwa 1,4% über dem Beobachtungszeitraum. Belastbarere Daten existieren leider nur für Kohorten, die im Ausland durchgeführt wurden. So fand sich in der Framingham-Studie [8], dass bei Männern und Frauen mit einem mittleren Alter von 42 Jahren nach einer achtjährigen Beobachtungszeit eine neue Hypertonie unter 22% der Männer und 16% der Frauen festgestellt wurde. Hier wurden – im Gegensatz zu EPIC – sämtliche Probanden regelmäßig nachuntersucht. Die ARIC-Studie aus den USA [9] untersuchte 8.334 Männer und Frauen unterschiedlicher ethnischer Herkunft im Alter zwischen 45 und 64 Jahren auf das Auftreten einer Hypertonie. Nach sechs Jahren fand sich bei Personen jenseits des 50. Lebensjahres eine kumulative Inzidenz von 18% bei weißen Männern und 17% bei weißen Frauen. Die Inzidenz war mit 28 bzw. 30% bei Schwarzen deutlich höher. Etwas genauere Angaben zur Inzidenz der behandlungsbedürftigen Hypertonie finden sich in einer finnischen Studie [10]. Dort betrug die jährliche Inzidenz bei Männern mit Normalgewicht (BMI < 25) etwa 7 pro 1.000, bei Übergewichtigen (BMI 25–29,9) etwa 9 pro 1.000 und bei Adipösen (BMI > 30) 12,5 pro 1.000. Die entsprechenden Inzidenzraten für Frauen betrugen 7,9 und 11 pro 1.000.

Die Resultate der Inzidenzuntersuchungen sind allerdings mit einer gewissen Zurückhaltung zu betrachten, da die Erfassung einer neu aufgetretenen Hypertonie in den einzelnen Studien sehr differiert und insbesondere die dazu erforderliche mehrmalige Messung des Blutdruckes nicht in allen Studien gewährleistet ist.

5.3.5 Zusammenfassung und Perspektive

Die dargestellten Daten belegen, dass die epidemiologische Situation mit Hinblick auf die arterielle Hypertonie charakterisiert ist durch eine seit Mitte der 1980er Jahre weit gehend konstante, relativ hohe Prävalenz mit nur geringen Verbesserungen des Entdeckungs-, Behandlungs- und Kontrollgrades. Hypertoniker weisen als Gruppe ein deutlich ungünstigeres metabolisches Profil auf als Normotoniker. Der Schweregrad der Hypertonie ist direkt mit dem Ausmaß der metabolischen Veränderungen assoziiert, Endorganbeteiligungen sind unter Hypertonikern häufig, und sie werden durch metabolische Kofaktoren akzentuiert. Für die Prognose eines Hypertonikers ist deshalb neben dem Blutdruckwert vor allem die begleitende Risikokonstellation von Bedeutung [5].

Die Einengung der gesundheitlichen Problematik von Hypertonikern allein auf den Blutdruckwert beinhaltet eine unzulässige, verkürzte und potenziell gefährliche Sichtweise. Der aktuelle epidemiologische Wissensstand gebietet es, das Globalrisiko eines hypertonen Patienten zur Grundlage prognostischer Abschätzungen und therapeutischer Entscheidungen zu machen [2].

Abschließend muss selbstkritisch und ernüchtert festgestellt werden, dass trotz der aufklärenden Bemühungen von Hochdruckliga und anderen Einrichtungen in den zurückliegenden Jahren die wichtigsten präventiven Ziele bei Hypertonikern verfehlt wurden. Dies betrifft sowohl die Reduktion der Prävalenz wie auch eine Verbesserung des Behandlungs- und Kontrollgrades. Präventivmedizinisch besteht hier weiterhin eine wichtige Herausforderung für die Zukunft.

Literatur

[1] Hense HW (2003) Epidemiologie der arteriellen Hypertonie. In: Rosenthal J, Kolloch R (Hrsg.), Arterielle Hypertonie, 42–50. Springer, Berlin, Heidelberg, New York

[2] Deutsche Liga zur Bekämpfung des hohen Blutdrucks, Leitlinien für die Prävention, Erkennung, Diagnostik und Therapie der arteriellen Hypertonie. Dtsch Med Wschr (2001); 126 (Suppl. 4), S 201–238

[3] Wolf-Maier K et al., Hypertension prevalence and blood pressure levels in 6 European countries, Canada, and the United States. JAMA (2003), 289 (18), 2363–2369

[4] Wolf-Maier K et al., Hypertension Treatment and Control in Five European Countries, Canada, and the United States. Hypertension (2004), 43, 1–8

[5] Hense HW, Epidemiologie der arteriellen Hypertonie und Implikationen für die Prävention. 10-Jahres-Ergebnisse der MONICA-Studie Augsburg. Dtsch Med Wschr (2000), 125, 1397–1402

[6] Schwerpunktheft: Bundes-Gesundheitssurvey 1998. Gesundheitswesen (1999), Sonderheft 2, S 55–71, S 90–93

[7] Schulze MB et al., Risk of hypertension among women in the EPIC-Potsdam Study: comparison of relative risk estimates for exploratory and hypothesis-oriented dietary patterns. Am J Epidemiol (2003), 158, 365–373

[8] Singh JP et al., Blood pressure response during treadmill testing as a risk factor for new-onset hypertension. The Framingham heart study. Circulation (1999), 99, 1831–1836

[9] Hu G et al., Relationship of Physical Activity and Body Mass Index to the Risk of Hypertension: A Prospective Study in Finland. Hypertension (2004), 43, 25–30

[10] Fuchs FD et al., Alcohol consumption and the incidence of hypertension: The Atherosclerosis Risk in Communities Study. Hypertension (2001), 37, 1242–1250

5.4 Senkung der Zahl von Patienten mit arterieller Hypertonie

W. Zidek

Die Zahl der Patienten mit arterieller Hypertonie lässt sich sowohl durch Primär- als auch durch Sekundärprävention senken.

5.4.1 Primärprävention

Die Primärprävention der arteriellen Hypertonie stützt sich darauf, die Risiko- bzw. Ursachenfaktoren der essenziellen Hypertonie günstig zu beeinflussen. Dadurch kann die Entwicklung einer arteriellen Hypertonie verhindert oder verlangsamt werden. Die Entwicklung einer arteriellen Hypertonie erstreckt sich über Jahre oder Jahrzehnte. In diesem Zeitraum sind prophylaktische Maßnahmen noch effektiv. Dies ist naturgemäß aus Humanstudien schwer zu entnehmen. Die Entwicklung einer Hypertonie kann in den entsprechenden Gruppen einer solchen Studie kaum vorher prognostiziert werden. Es gibt aber Studien über kürzere Zeiträume, die einen eindeutigen Nutzen präventiver nicht medikamentöser Maßnahmen zur Vermeidung einer Hypertonie zeigen [1]. Als nicht medikamentöse Maßnahmen wurden eingesetzt:

◢ Gewichtsreduktion
◢ Körperliches Training
◢ Kochsalzrestriktion
◢ Obst- und gemüsereiche Ernährung
◢ Alkoholreduktion

Folgende Maßnahmen können zur Primärprävention empfohlen werden:

Gewichtsreduktion bei Übergewicht. Es ist gut belegt, dass eine Senkung bestehenden Übergewichts auch parallel den Blutdruck senkt [2]. Dieser Effekt ist vor allem in den Blutdruckbereichen erwünscht, die nach der Klassifikation der WHO bzw. der Deutschen Hochdruckliga [3] als hochnormal einzustufen sind. Neben der Kalorienreduktion sind noch weitere Ernährungsänderungen von Bedeutung:

Körperliches Training: Regelmäßige Bewegung senkt den Blutdruck. Diese Erkenntnis ist mittlerweile gut dokumentiert [3]. Speziell die Ausdauersportarten bewirken nachweislich eine Blutdrucksenkung, wahrscheinlich durch den erhöhten Vagotonus als Folge des Trainingseffektes.

Kochsalzreduktion: Es ist heute erwiesen, dass mit der Zunahme der Kochsalzzufuhr auch parallel der Blutdruck in der Bevölkerung ansteigt [4]. Für das einzelne Individuum kann dieser Zusammenhang stärker oder schwächer ausgeprägt sein, man spricht von salzsensitiver oder nicht salzsensitiver Hypertonie. Etwa 50% der essenziellen Hypertoniker können als salzsensitiv eingestuft werden. Der tägliche Salzkonsum liegt in der westlichen Welt derzeit bei etwa 15 g pro Tag. Wenn alle mit vertretbarem Aufwand verbundenen Möglichkeiten genutzt werden, die Salzzufuhr zu senken, ist eine Abnahme der Zufuhr auf etwa 6 g pro Tag realisierbar [3]. Es gibt Hinweise, dass neben der Natriumzufuhr auch die Kaliumzufuhr die Blutdruckhöhe beeinflusst. Eine Steigerung der Kaliumzufuhr senkt den Blutdruck [5]. Daher ist zur Primärprävention der Hypertonie eine Senkung des Natrium-/Kaliumquotienten in der Nahrung anzustreben.

Obst- und gemüsereiche Ernährung: Neben dem Elektrolytgehalt der Nahrung sind aber offenbar auch andere Inhaltsstoffe der Nahrung, wie z.B. Antioxidantien und mehrfach ungesättigte Fettsäuren für eine Blutdrucksenkung von Bedeutung. Es ist mittlerweile gut belegt, dass eine obst- und gemüsereiche Diät (wie z.B. die DASH-Diät) nicht nur durch ihren niedrigen Kochsalzgehalt den Blutdruck senkt, sondern auch durch andere Bestandteile, die noch nicht abschließend identifiziert sind [6].

Alkoholreduktion: Wie in Kapitel V.5 ausführlich dargestellt, übt Alkohol günstige und ungünstige Effekte auf das Gefäßsystem aus. Die Belege für eine Verminderung des koronaren Risikos bei chronischem Konsum „niedriger" Alkoholmengen finden auch in der Laienpresse unvermindert große Aufmerksamkeit. Davon zu unterscheiden ist die blutdrucksteigernde Wirkung des Alkohols [7]. Diese wird allerdings erst wirksam, wenn tägliche Mengen von mehr als 30 g reinem Alkohol zugeführt werden.

Im Zusammenwirken der nicht medikamentösen Maßnahmen ist es ferner unverzichtbar, das Rauchen einzustellen. Diese Maßnahme ist vordergründig deswegen wichtig, weil sie den Blutdruck senkt, dieser Effekt ist jedoch für den präventiven Nutzen nicht entscheidend, vielmehr ist es der synergistische Effekt auf das gesamte Arterioskleroserisiko, der sich bei Einstellen des Rauchens günstig für den Hypertoniker auswirkt [3].

Potenzial der Primärprävention des Krankenstandes

Das Potenzial zur Senkung des Krankenstandes durch Primärprävention lässt sich nicht exakt definieren. Dies ist u.a. dadurch bedingt, dass die Hypertonieprävalenz nicht selten durch Mängel in der Erhebung nur unzureichend bekannt ist. Wir wissen aus dem MONICA-Projekt, dass jahrzehntelangen Beobachtungen zufolge nur etwa die Hälfte der Hypertoniker von ihrer Erkrankung weiß [8]. Dieser Prozentsatz hängt naturgemäß von der Intensität der ärztlichen und Selbstkontrolle des Blutdruckes ab.

Erfolge der Primärprävention

Zur Senkung des Krankenstandes durch Primärprävention liegen keine verlässlichen Zahlen vor. Die Effekte einer Primärprävention im Fall der Hypertonie über längere Zeiträume sind derzeit noch nicht ausreichend durch kontrollierte Studien erfasst.

Es gibt aber sehr gute Daten zur Rolle der Primärprävention der Hypertonie bei der

Senkung der Herzinfarkt- und Schlaganfallinzidenz. Man kann davon ausgehen, dass bei einer Senkung des Blutdrucks um 10–12/5–6 mmHg das Herzinfarktrisiko um 16% (s. Kap. III.3) und das Schlaganfallrisiko um 39% vermindert wird [9]. Dieses Potenzial ist noch lange nicht ausgeschöpft. Wie eine kürzliche Erhebung über Schlaganfallhäufigkeit und Hypertonie in verschiedenen Ländern gezeigt hat, treten in Deutschland im Vergleich zu anderen Ländern besonders viele Schlaganfälle auf, verbunden mit einer im Ländervergleich am oberen Ende der Verteilung liegenden Blutdruckhöhe [10].

5.4.2 Sekundärprävention

Sekundärprävention der arteriellen Hypertonie durch medikamentöse und nicht medikamentöse Verfahren sind therapeutische Maßnahmen im Zuständigkeitsbereich des Arztes. Die nicht medikamentösen Maßnahmen zur Sekundärprävention sind mit denen zur Primärprävention identisch.

Potenzial der Sekundärprävention des Krankenstandes

Das Potenzial zur Senkung des Krankenstandes durch Sekundärprävention lässt sich zunächst aus bereits diskutierten Gründen nicht exakt quantifizieren (s. Absatz 5.4.1). Hinzu kommt, dass es schwer voraussagbar ist, bei welchen Hypertonikern Sekundärprävention im Sinne einer Senkung des Krankenstandes möglich ist. Vermutlich sind dies nur Patienten mit einer leichten Hypertonie.

Erfolge der Sekundärprävention

Zur Senkung des Krankenstandes durch Sekundärprävention liegen keine verlässlichen Zahlen vor. Vor allem der gleichzeitige Einsatz aller nicht medikamentösen Maßnahmen wurde bisher nicht systematisch untersucht.

Hingegen gibt es sehr gute Daten über Erfolge zur Sekundärprävention von Herz-Kreislauf-Erkrankungen durch Blutdrucksenkung. Es ist gut zu belegen, dass eine Blutdrucksenkung sowohl die Zahl der Herzinfarkte [11] als auch der Schlaganfälle [12] bei Patienten mit KHK bzw. zerebrovaskulärer Insuffizienz deutlich zu senken vermag. Darüber hinaus ist auch die Lebensqualität bei normalisierten Blutdruckwerten deutlich besser als unter hypertonen Werten. Gerade diese Befunde widersprechen der landläufigen Meinung, dass durch eine effektive Blutdrucksenkung das subjektive Wohlbefinden beeinträchtigt würde. Dies ist zumindest langfristig nicht der Fall. Entsprechend der Verminderung der Herzinfarkte und Schlaganfälle ist eine Blutdrucksenkung auch statistisch mit einer verlängerten Lebenserwartung verbunden.

Hinsichtlich der medikamentösen Sekundärprävention ist bei der arteriellen Hypertonie auch wichtig, eventuell vorhandene weitere Risikofaktoren der Arteriosklerose mit zu behandeln. Insbesondere Fettstoffwechselstörungen sollten mit nicht medikamentösen und medikamentösen Maßnahmen, vor allem mit den Statinen, unter Berücksichtigung der hierfür geltenden Zielwerte behandelt werden. Wenngleich keine ausführlichen Statistiken zur Senkung der Krankheitstage durch effektive Hochdruckbehandlung vorliegen, so ist doch davon auszugehen, dass eine antihypertensive Behandlung durch die Senkung der arteriosklerotischen Komplikationen auch eine Verminderung der Krankheitstage zur Folge hat. Es ist wissenschaftlich unstrittig, dass sich die Prävalenz der arteriellen Hypertonie durch verbesserte Primär- und Sekundärprävention deutlich senken ließe.

5.4.3 Schlussfolgerung

Sowohl das Potenzial der nicht medikamentösen als auch der medikamentösen Hochdruckbehandlung zur Verhinderung arteriosklerotischer Komplikationen und zur Senkung des Krankenstandes ist noch nicht ausgeschöpft. Wir wissen, dass der Bekanntheits- und Behandlungsgrad der Hypertonie auch bei uns noch immer sehr unbefriedigend ist. Das Problem, eine bessere Situation in der Hochdruckbehandlung und bei der Prävention arteriosklerotischer Erkrankungen herbeizuführen, liegt nicht zuletzt darin, dass der Hypertoniker keine Symptome seiner Erkrankung spürt. Während im Bereich der Infektionskrankheiten der Stellenwert der Prävention seit über 100 Jahren fest verankert ist, was hygienische und Impfmaßnahmen angeht, hinkt der präventive Ansatz bei arteriosklerotisch bedingten Erkrankungen mit Sicherheit hinterher. Die Sichtweise, dass hohe Kosten für die akute Behandlung arteriosklerotischer Erkrankungen in den verschiedenen Gefäßgebieten unter anderem auf eine unbefriedigende Prävention hindeuten, ist noch nicht ausreichend etabliert.

In der Sekundärprävention der arteriellen Hypertonie und ihrer Folgeleiden müssen medikamentöse und nicht medikamentöse Strategien gleichzeitig eingesetzt und optimiert werden. Dieser Aspekt der Versorgungsforschung sollte mehr gefördert werden.

Literatur

[1] Premier Collaborative Research Group, Effects of comprehensive lifestyle modification on blood pressure control. JAMA (2003), 289, 2083–2093

[2] Dickey RA, Janick JJ, Lifestyle modifications in the prevention and treatment of hypertension. Endocrine Practice (2001), 7, 392–399

[3] Deutsche Hochdruckliga, Leitlinien für die Prävention, Erkennung, Diagnostik und Therapie der arteriellen Hypertonie. Dtsch Med Wschr (2001), 126 (Suppl. 4), S 201–238

[4] The Intersalt Cooperative Research Group, Intersalt: an international study of electrolyte excretion and blood pressure. Brit med J (1988), 297, 319–328

[5] MacGregor GA et al., Moderate potassium supplementation in essential hypertension. Lancet (1982), 2, 567–570

[6] Sacks FM et al., Effects on blood pressure of reduced dietary sodium and the Dietary Approaches to Stop Hypertension (DASH) diet. DASH-Sodium Collaborative Research Group. N Engl J Med (2001), 344, 3–10

[7] WHO, Diet, nutrition and the prevention of chronic diseases. World Health Organ Tech Rep Ser (2003), 916, 1–149

[8] Gasse C et al., Assessing hypertension management in the community – Trends of prevalence, detection, treatment, and control of hypertension in the MONICA Project Augsburg 1984–1995. J Hum Hypertens (2001), 15, 27–36

[9] Guidelines Subcommittee, 1999 World Health Organization-International Society of Hypertension Guidelines for the Management of Hypertension. J Hypertens (1999), 17, 151–183

[10] Wolf-Maier K et al., Hypertension prevalence and blood pressure levels in 6 European countries, Canada, and the United States. JAMA (2003), 289, 2363–2369

[11] Williams MA et al., Secondary prevention of coronary heart disease in the elderly (with emphasis on patients > or =75 years of age): an American Heart Association scientific statement from the Council on Clinical Cardiology Subcommittee on Exercise, Cardiac Rehabilitation, and Prevention. Circulation (2002), 105, 1735–1743

[12] PROGRESS Collaborative Group, Randomised trial of a perindopril-based blood-pressure-lowering regimen among 6,105 individuals with previous stroke or transient ischaemic attack. Lancet (2001), 358, 1033–1041

6 Fettstoffwechselstörungen

6.1 Definition und Ätiologie

E. Wieland, J. Thiery

6.1.1 Definition

Fettstoffwechselstörungen sind Normabweichungen der Synthese und des Katabolismus von Lipiden, die im Blut zu Veränderungen der Lipoproteinkonzentration (Hyper- oder Hypolipidämie) und der Lipoproteinzusammensetzung oder dem Lipoproteinmuster (Dyslipidämie) führen.

Die Lipide des Plasmas umfassen **Triglyceride, Cholesterinester, Cholesterin, Phospholipide** und **freie Fettsäuren**. Sie sind wasserunlöslich und benötigen daher im Blut spezifische Trägerproteine. Albumin dient als Bindungsprotein für freie Fettsäuren. Die anderen Plasmalipide werden in **Lipid-Protein-Komplexe**, so genannte Lipoproteine, eingebunden. Hierbei handelt es sich um große, kugelförmige Partikel, die einen mizellaren Aufbau zeigen. Ihre polaren Bestandteile (Phospholipide, freies Cholesterin und Apolipoproteine) bilden einen Mantel um die im Kern gelegenen unpolaren, lipophilen Cholesterinester und Triglyceride. Die Funktion der **Plasmalipoproteine** besteht im Transport der Lipide zu den verschiedenen Geweben und Organen. Die Lipide dienen hier der Energieversorgung, dem Membranaufbau, der Produktion von Steroidhormonen und der Bildung von Gallensäuren. Lipoproteine besitzen auch eine wichtige Funktion in der Resorption und im Transport fettlöslicher Vitamine (E, D, K, A).

Die Eiweißanteile der Lipoproteine, die **Apoproteine**, wirken als Kofaktoren oder Aktivatoren von Enzymen des Fettstoffwechsels und vermitteln als Liganden die Bindung der Lipoproteine an spezifische Zellrezeptoren.

6.1.2 Klassifikation nach Ätiologie

Die verschiedenen Fettstoffwechselstörungen lassen sich in **primäre** (genetisch bedingte) und **sekundäre Fettstoffwechselstörungen** einteilen. Bei den genetisch bedingten, primären Fettstoffwechselstörungen handelt es sich in seltenen Fällen um „monogene", häufiger jedoch um „polygene" Defekte. Die bekannteste monogene Ursache einer Fettstoffwechselstörung ist ein Defekt des LDL-Rezeptors, der in der heterozygoten Form in einer Frequenz von ca. 1:500 auftritt und durch eine gestörte LDL-Elimination durch die Leber (LDL-Rezeptor-Defekt) zur familiären Hypercholesterinämie führt. Polygene Fettstoffwechselstörungen manifestieren sich oft erst durch die Interaktion mit verschiedenen Faktoren wie Alter, Geschlecht oder Lebensstil. So kann eine polygenetische Hypercholesterinämie durch „ungesunde" Ernährung manifest werden (zu hoher Energiegehalt, zu viel Fett, zu viel gesättigte Fettsäuren und Cholesterin). In etwa 40% aller Hypercholesterinämien soll falsche Ernährung die alleinige Ursache sein. Bevor die Diagnose einer primären Stoffwechselstörung gestellt wird, müssen sekundäre Dyslipoproteinämien ausgeschlossen werden (s. Tab. 6.1). Ursache für eine sekundäre LDL-Hypercholesterinämie und eine

Tab. III.6.1: Ätiologie von Fettstoffwechselstörungen

Primäre Hyperlipidämien (genetisch bedingt)	Sekundäre Hyperlipidämien (erworben)
Gewöhnliche (polygene) Hypercholesterinämie (multiple genetische und Umwelteinflüsse)	Übergewicht
Familiäre kombinierte Hypercholesterinämie (Ursache unbekannt)	Überernährung
Familiäre Hypercholesterinämie (Mutationen des LDL-Rezeptors oder des Apo B-100)	Fettreiche und cholesterinreiche Ernährung
Remnant Hyperlipidämie (Apo E2-Isoformen und genetischer oder erworbener Störung des VLDL/LDL Metabolismus)	Hohe Zufuhr von gesättigten Fetten
Familiäre Hypertriglyceridämie (Ursache unbekannt)	Bewegungsmangel
Chylomikronämie-Syndrom Lipoprotein-Lipase- oder Apo C-II-Defizienz	Diabetes mellitus Nierenkrankheiten Hypothyreose Cholestase Medikamente (z.B. Kortison, Thiazide, Diuretika, Betablocker)

sekundäre Hypertriglyceridämie sowie für eine niedrige HDL-Cholesterinkonzentration sind unter anderem Diabetes mellitus, Fehlernährung, Übergewicht/Adipositas, Nieren- und Schilddrüsenerkrankungen, sowie Medikamente [1].

6.1.3 Lebensstilfaktoren

Zu den Lebensstilfaktoren, durch die das Lipoproteinmuster bzw. die Konzentration der Lipoproteine im Plasma beeinflusst werden, gehören die Ernährung, die körperliche Aktivität sowie der Konsum von Tabak und Alkohol (s. Kap. V). Unter diesen Faktoren hat die Ernährung besondere Beachtung gefunden, und zwar in einem Ausmaß, dass andere Einflussfaktoren vorübergehend unterschätzt wurden. Die Pathogenese der Atherosklerose ist multikausal und noch nicht vollständig aufgeklärt.

Ernährungsfaktoren können das Muster und die Konzentration von Lipoproteinen im Plasma ungünstig und günstig beeinflussen. Eine Ernährung reich an gesättigten Fettsäuren führt zu einem Anstieg des Gesamtcholesterins und des LDL-Cholesterins. Der Cholesteringehalt der Nahrung hat demgegenüber einen vergleichsweise geringeren Einfluss auf die Höhe des Plasmacholesterins. Hingegen führen einfach- und mehrfach **ungesättigte** Fettsäuren zu einer Abnahme des Gesamt- und LDL-Cholesterins. Eine Besonderheit nehmen Omega-3-Fettsäuren ein, die zu einer Abnahme der Plasmatriglyceride bei normal- und hypertriglyceridämischen Personen führen. Streng vegetarische Ernährungsformen können zu einer Reduktion des LDL-Cholesterins von 37% und zu einem HDL-Cholesterin-Anstieg von 12% führen (s. Kap. V.2).

Verglichen mit normalgewichtigen Kontrollen weisen übergewichtige Personen oft erhöhte Plasmatriglyceride, ein erhöhtes Gesamtcholesterin, ein erhöhtes LDL-Cholesterin sowie ein erniedrigtes HDL-Cholesterin auf. Bei diesen Personen kann Gewichtsreduktion zu einer Abnahme der Triglyceride um 40% führen. Cholesterin und LDL-Cholesterin nehmen um 10% ab, HDL-Cholesterin steigt um 10% an.

6.1.4 Fettstoffwechselstörungen und Atherosklerose

Im Kontext der nicht übertragbaren chronischen Krankheiten ist die klinisch relevanteste Konsequenz von Fettstoffwechselstörungen die Atherosklerose, beispielsweise im Bereich der Herzkranzgefäße (koronare Herzerkrankung) oder der Zerebralgefäße („Zerebralsklerose") mit ihren jeweiligen Komplikationen, d.h. Herzinfarkt oder zerebraler Insult („Schlaganfall").

Pathogenese
Eine Störung des Lipoproteinstoffwechsels, insbesondere eine Erhöhung des LDL-Cholesterins und eine Erniedrigung des HDL-Cholesterins, ist unstrittig die wichtigste Ursache für die Entstehung einer Atherosklerose. Der Anstieg der LDL ist eine kausale Voraussetzung für die Entstehung der **Atherosklerose**. Initial kommt es zu einer subendothelialen Akkumulation von Lipoproteinen. In der Intima der Gefäßwand werden LDL chemisch und strukturell modifiziert, u.a. durch Oxidation, Einwirkung von Enzymen und Glykolisierung. Hierdurch wird

eine **inflammatorische Reaktion des Endothels** induziert [2]. Modifizierte LDL führen zu einer Progression der Atherosklerose. Die inflammatorische Antwort und die Immunantwort auf modifiziertes LDL sind genetisch determiniert. Dies konnte an verschiedenen Inzucht-Mausstämmen und auch bei zwei Kaninchen-Linien beobachtet werden, die bei gleicher diätinduzierter oder endogener Cholesterinbelastung auf Grund einer unterschiedlichen genetischen Prädisposition unterschiedlich stark Atherosklerose ausbilden [3].

Die Entwicklung eines atherosklerotischen Plaques ist ein chronischer Prozess, der mehrere Jahre bis Jahrzehnte in Anspruch nimmt. Bei diesem Prozess wirken verschiedene Faktoren zusammen, zum Teil synergistisch, wobei verschiedene Stadien durchlaufen werden. Das früheste Stadium, die „Fettige Degeneration" wird schon im zweiten Lebensjahrzehnt manifest und ist durch eine subendotheliale Lipidakkumulation charakterisiert. Mit fortschreitender Gefäßläsion entsteht die „Fibröse Läsion", in der erste Verkalkungen und Endothelschäden zu finden sind. Solche Läsionen werden überwiegend im mittleren Lebensalter gefunden. Das Endstadium stellt die „Komplizierte Läsion" mit Zerstörung des Endothels dar, auf deren Boden der Gefäßverschluss eintritt. Wichtig anzumerken ist, dass dieser Prozess aufgehalten werden kann

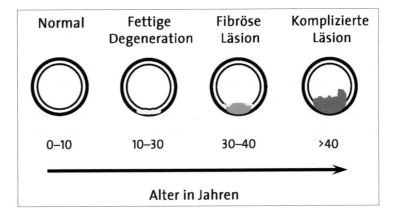

Abb. 6.1: Stadien der Atherosklerose

und in frühen Stadien sogar umkehrbar ist. Die Plaquestabilität hat einen Einfluss auf die Prognose, wobei Plaques mit einem großen Lipidkern instabiler sind und eine schlechtere Prognose aufweisen. Die Stadien der Atherosklerose werden in Abbildung 6.1 gezeigt.

Faktoren der Risikoverstärkung – Hauptrisikofaktoren

Bei der Bewertung des Koronarrisikos und den Empfehlungen zur Beseitigung oder Elimination dieses Risikos konzentrieren sich die Fachgesellschaften auf die LDL-Cholesterin-Konzentration bzw. auf ihre Senkung (s. z.B. National Cholesterol Education Program) [4].

Es gibt eine Reihe von Faktoren, die beim Vorliegen von Störungen des Lipoproteinstoffwechsels das Risiko für die Entwicklung artherosklerotischer Plaques erhöhen bzw. die vorbestehenden Plaques ungünstig beeinflussen. **Faktoren der Risikoverstärkung** sind in der folgenden Auflistung gezeigt. Einige dieser Faktoren wurden bereits als Ursache für eine sekundäre Fettstoffwechselstörung genannt, darunter das Übergewicht und der Diabetes mellitus (gestörte Glucose-Homöostase):

◢ Übergewicht (BMI ≥ 30)
◢ Körperliche Inaktivität
◢ Atherogene Diät
◢ Lipoprotein (a)
◢ Homocysteine
◢ Prothrombotische Faktoren
◢ Proinflammatorische Faktoren (z.B. CRP)
◢ Gestörte Glucose-Homöostase
◢ Endotheliale Dysfunktion

Die aufgezeigten Faktoren der Risikoverstärkung haben bisher keinen Einfluss auf die Risikostratifizierung und Therapieindikation mit dem Argument, dass bisher noch keine kontrollierten Studienergebnisse gewonnen werden konnten, die nachweisen, dass eine Beeinflussung dieser Faktoren mit einer Verbesserung der Prognose der koronaren Herzerkrankung einhergeht [4]. Im Folgenden sind **Hauptrisikofaktoren** aufgeführt, die einen Einfluss auf die Empfehlungen haben, in welchem Ausmaß die Konzentration des LDL-Cholesterins gesenkt werden sollte:

◢ Zigarettenrauchen
◢ Hochdruck
  (RR ≥ 140/90 mmHg oder antihypertensive Medikation)
◢ Niedriges HDL-Cholesterin (< 40 mg/dL)
  (HDL-Cholesterin ≥ 60 mg/dL zählt als „negativer" Risikofaktor; es kann in der Primärprävention einen Risikofaktor ausgleichen.)
◢ Familiäre Vorgeschichte einer KHK
◢ KHK bei männlichen Verwandten ersten Grades < 55 Jahre
◢ KHK bei weiblichen Verwandten ersten Grades < 65 Jahre
◢ Alter (Männer ≥ 45 Jahre; Frauen ≥ 55 Jahre)

Literatur

[1] Wieland E (2002) Hyperlipoproteinanämie. In: Schauder P, Ollenschläger G (Hrsg.), Ernährungsmedizin: Prävention und Therapie, 689–698. Urban und Fischer, München

[2] Steinberg D, Atherogenesis in perspective: Hypercholesterolimia and inflamation as partners in crime. Nat Med (2002), 8, 1211–1217

[3] Teupser D et al., Scavenger receptor activity is in crased in macrophages from rabbits with low atherosclerotic response: studies in normocholesterolemic high and low atherosclerotic response rabbits. Arterioscler Thromb Vasc Biol (1999), 19, 1299–1305

[4] NCEP – expert panel on detection, evaluation, and treatment of high blood cholesterol in adults (Adult Treatment Panel III), Executive summary of the third report on the national cholesterol education program. JAMA (2001), 285, 2486–2497

6.2 Diagnostik – Intensivierung der Frühdiagnostik

E. Wieland

6.2.1 Diagnostik

Die Analyse der Plasmaproteine erfolgt im Wesentlichen durch chemische Verfahren, durch Ultrazentrifugation und durch Elektrophorese. Je nach ihrer Flotation im Dichtegradient bei Ultrazentrifugation werden die Plasmalipoproteine in fünf Hauptklassen unterteilt: Chylomikronen, **VLDL**, **IDL**, **LDL** und **HDL**. Obwohl sich Fettstoffwechselstörungen immer präziser auf ihre molekularen Ursachen zurückführen lassen, erfolgt ihre Einteilung im klinischen Alltag weiterhin entsprechend der Klassifikation nach Donald Fredrickson [1].

◢ **Fredrickson Typ I** – massive Erhöhung der Triglyceridkonzentration im Plasma auf Grund einer Akkumulation von Chylomikronen. Ein Kennzeichen ist ein „Aufrahmen" von Chylomikronen im Nüchternplasma.

◢ **Fredrickson Typ IIa** – Erhöhung des Plasmacholesterins auf Grund einer Akkumulation von LDL. Das Nüchternplasma ist klar.

◢ **Fredrickson Typ IIb** – Erhöhung von Cholesterin und Triglyceriden im Plasma auf Grund einer Akkumulation von LDL und VLDL. Das Nüchternplasma kann trübe sein.

◢ **Fredrickson Typ III** – häufig gleichförmige Erhöhung von Cholesterin und Triglyceriden im Plasma auf Grund einer Akkumulation von IDL (Chylomikronen und VLDL-Remnants). Das Plasma ist trübe.

◢ **Fredrickson Typ IV** – Erhöhung der Triglyceride durch eine Akkumulation von VLDL. Das Plasma ist trübe.

◢ **Fredrickson Typ V** – Massive Hypertriglyceridämie auf Grund einer Akkumulation von Chylomikronen und VLDL im Plasma. Das Plasma ist milchig.

Anforderung an die Analytik

Die Methoden zur Bestimmung der Lipoproteine müssen standardisiert und ausreichend zuverlässig sein [2]. Blutentnahmen sollten möglichst im Nüchternzustand erfolgen. Aus labortechnischer Sicht sollten identische Messmethoden für alle Cholesterinmessungen eingesetzt und dieselbe Blutprobe benutzt werden. Bezüglich der Richtigkeit und der Impräzision der Messmethoden sind bestimmte Kriterien einzuhalten. Nach den Richtlinien des **National Cholesterol Education Program** (NCEP) dürfen die verwendeten Assays für das **Gesamtcholesterin** eine Abweichung in der Richtigkeit und der Impräzision von ± 3% aufweisen. Damit beträgt der zulässige Gesamtfehler ≤ 9%.

Die Bestimmung des HDL-Cholesterins kann mit Hilfe der Lipoproteinelektrophorese oder nach Fällung der VLDL, IDL und LDL erfolgen. Die Neuentwicklung von **homogenen Assays** hat die Bestimmung von HDL-Cholesterin erheblich vereinfacht und die Präzision verbessert. Es wird gefordert, dass die Richtigkeit um höchstens ± 5% von der Referenzmethode des Center for Disease Controll (CDC) abweicht und dass bei einem HDL-Cholesterin von > 42 mg/dl der Variationskoeffizient ≤ 4% beträgt. Der zulässige Gesamtfehler muss ≤ 13% sein.

Das **LDL-Cholesterin** kann heute einfach und kostengünstig mit einer chemischen Bestimmung nachgewiesen werden. Die Berechnung des LDL-Cholesterins nach Friedewald, wie sie vor allem von amerikanischen Fachgesellschaften vorgeschlagen wird, ist bei vielen Patienten mit Dyslipoproteinämie und/oder Hypertriglyceridämie nicht zuverlässig. Beispielsweise liefern die Berechnungen bei Serum-Triglyceridwerten über 400 mg/dl falsche Werte. Im Vergleich zur Formel nach Friedwald liefert die spezifische Bestimmung des LDL-Cholesterins im Plasma durch mechanisierte, so genannte homogene LDL-Cholesterin-Assays deutlich präzisere Werte. Auch die Lipoproteinelektrophorese eignet sich für die Bestimmung des LDL-Cholesterin. Für die Bestimmung des LDL-Cholesterins wird eine Abweichung in der Richtigkeit und der Impräzision von ≤ 4% gefordert. Damit beträgt der zulässige Gesamtfehler ≤ 12%.

Bei den **Triglycerid-Assays** dürfen Richtigkeit und Impräzision um ± 5% abweichen. Somit sollte der Gesamtfehler nicht mehr als ≤ 15% betragen [3]. Bei Triglyceridkonzentrationen im Serum von > 200 mg/dl sollte überprüft werden, ob eine Dyslipidämie wie z.B. bei der familiären kombinierten Hyperlipidämie oder bei Diabetes mellitus vorliegt. Triglyceridkonzentrationen von > 400 mg/dl werden als hoch pathologisch angesehen. Bei Werten > 1.000 mg/dl besteht die Gefahr der Entwicklung einer akuten Pankreatitis.

Eine Lipoproteinanalytik sollte nur in Laboratorien durchgeführt werden, die diese Qualitätsstandards erfüllen und dies ggf. durch eine entsprechende Zertifizierung oder Akkreditierung nachweisen können.

Normwerte – Referenzintervalle – Grenzwerte

Um die Bedeutung des Einflusses von Lipoproteinkonzentrationen auf das kardiovaskuläre Risiko oder auf sonstige klinische Endpunkte beurteilen zu können, müssen „Normwerte" oder, korrekter, „Referenzintervalle" definiert werden. Mit Bezug auf die koronare Herzerkrankung und auf der Basis großer retro- und prospektiv angelegter epidemiologischer Studien hat sich gezeigt [4], dass die alters- und geschlechtsspezifischen „Referenzintervalle" nicht mit der höchsten Lebenserwartung einhergehen. In den vergangenen Jahren wurden daher unabhängig voneinander in den USA durch das **National**

Cholesterol Education Program (NCEP) und in Europa zunächst von der **European Atherosclerosis Society (EAS)**, später von der Task Force der EAS die in Tabelle 6.2 gezeigten „Grenzwerte" zur Beurteilung der Hypercholesterinämie entwickelt, d.h. für Gesamtcholesterin, LDL-Cholesterin und HDL-Cholesterin [2, 5].

Tab. III.6.2: Bewertung von Gesamt-, LDL- und HDL-Cholesterin nach dem National Cholesterin Education Program Adult Treatment Panal III (ATP III) [3]

Cholesterin	Konzentration (mg/dl)	Bemerkung
Gesamt-C	< 200	wünschenswert
	200–239	grenzwertig hoch
	> 239	hoch
LDL-C	< 100	optimal
	100–129	nahezu optimal
	130–159	grenzwertig hoch
	160–189	hoch
	> 189	sehr hoch
HDL-C	< 40	niedrig
	> 60	hoch

6.2.2 Intensivierung der Frühdiagnostik

Die Hypercholesterinämie stellt den am besten kontrollierbaren Risikofaktor für die Atherosklerose dar. Besonders durch Absenkung des LDL-Cholesterins kann die Atherosklerose-assoziierte Morbidität und Mortalität gesenkt werden [6]. Es ist auch unbestritten, dass derjenige, der die Möglichkeiten zur Primärprävention einer Fettstoffwechselstörung nicht genutzt hat, der Entwicklung der Atherosklerose durch die Absenkung der Cholesterinkonzentration im Blut entgegenwirken kann. Deswegen ist eine Intensivierung der Frühdiagnostik sinnvoll, wobei hinsichtlich der konkreten Umsetzung das letzte Wort wohl noch nicht gesprochen ist. Intensivierung der Frühdiagnostik von Fettstoffwechselstörungen ist offensichtlich nicht nur zur Senkung der Prävalenz der Atherosklerose sinnvoll. Jüngste Berichte scheinen zu belegen, dass eine Assoziation zwischen Lipidstoffwechsel und dem Osteoporose-Risiko besteht [7–9]. Die so genannte „kardioprotektive Ernährung", die sich im Übrigen nicht von der zur Verhinderung vieler Krankheiten empfohlenen „primärpräventiv ausgerichteten" Ernährung unterscheidet (s. Kap. V.2), kann deswegen auch als günstig für die Gesunderhaltung des Skelettsystems eingestuft werden [7–9].

Hinsichtlich der Frage, ob die gesamte Bevölkerung (Populationsstrategie) oder nur bestimmte Risikogruppen (Fall-Findungsstrategie) untersucht werden sollten, liegen die Vorstellungen des NCEP und der EAS recht eng beieinander. Die Populationsstrategie hat zum Ziel, die Hypercholesterinämie in der Gesamtbevölkerung zu beseitigen. Durch die Fall-Findungsstrategie wird versucht, Hochrisikoindividuen zu entdecken, die von einer Intervention besonders profitieren.

Beide Strategien sind nicht gegensätzlich, sondern sie ergänzen sich. Der Vorteil eines populationsorientierten Cholesterinscreenings besteht darin, dass eine große Zahl von Menschen erreicht wird. Ein Nachteil ist die mögliche Überdiagnostik. Sie kann dazu führen, dass Individuen, die nie eine atherosklerotische Krankheit entwickeln werden, den potenziellen Risiken einer für sie nicht notwendigen Intervention ausgesetzt werden.

Die NCEP-Richtlinien empfehlen für Kinder und junge Erwachsene (< 20 Jahre) keine Populationsstrategie, sondern eine Fall-Findungsstrategie [10]. Beim Vorliegen folgender Risiken sollte getestet werden:

◢ Manifeste koronare Herzerkrankung bei Eltern oder Großeltern

◢ Eltern mit bekannter Hypercholesterinämie

◢ Kinder mit zusätzlichen Risikofaktoren wie Adipositas, Nikotinabusus, Hypertonie oder Diabetes mellitus

Der Grund für die Einschränkung des Screenings bei Kindern liegt in der begrenzten Korrelation zwischen den Cholesterinkonzentrationen im Kindes- und Erwachsenenalter [11]. Das empfohlene Vorgehen beim Screening junger Menschen hat allerdings den Nachteil, dass Kinder und Heranwachsende aus Familien mit bisher unbekannter familiärer Hypercholesterinämie nicht als Risikopatienten entdeckt werden.

In Deutschland hat seit dem 01.10.1989 jeder krankenversicherte Bürger ab dem 35. Lebensjahr alle zwei Jahre Anspruch auf eine Bestimmung des Gesamtcholesterins.

Therapeutische Zielwerte

Die europäischen Richtlinien zum therapeutischen Vorgehen bei Hypercholesterinämie sind weniger umfassend und weniger konkret als die US-amerikanischen Empfehlungen, sie decken sich aber grundsätzlich mit den Zielen des **NCEP**.

Als wichtiges Entscheidungskriterium für den Umgang mit Fettstoffwechselstörungen hat sich die Klassifikation der Betroffenen auf Grund von „Risikokategorien" eingebürgert. Eine vereinfachte Darstellung ist in Tabelle 6.3 wiedergegeben.

Tab. III.6.3: Risikokategorien entsprechend der Höhe des Zehnjahresrisikos [3]

Risikomuster	Risikokategorie
KHK* oder KHK-Äquivalent	Hohes Risiko (Zehnjahresrisiko > 20%)
2 oder mehr Risikofaktoren	Mittleres Risiko (Zehnjahresrisiko < 20%)
0–1 Risikofaktor	Niedriges Risiko (Zehnjahresrisiko < 10%)

*koronare Herzerkrankung

Demnach wird derzeit das Risiko für das Auftreten eines Koronarereignisses innerhalb von zehn Jahren bei manifester koronarer Herzerkrankung mit über 20% angegeben. Beim Vorliegen von bis zu zwei

Tab. III.6.4: Therapeutisches LDL-Ziel in Abhängigkeit von einem koronaren Risiko

Risikokategorie	LDL-Ziel	LDL-Ziel für eine intensive Änderung des Lebensstils	LDL-Ziel für eine Therapie mit Medikamenten
KHK und KHK Risikoäquivalente	< 100 mg/dl (2,58 mmol/l)	≥ 100 mg/dl (2,58 mmol/l)	≥ 130 mg/dl (optional 100–129 mg/dl)
Multiple (+2) Risikofaktoren	≤ 130 mg/dl (3,36 mmol/l)	≥ 130 mg/dl (3,36 mmol/l)	10-J-Risiko 10–20% ≥ 130 mg/dl 10-J-Risiko < 10% ≥ 160 mg/dl
0–1 Risikofaktor	≤ 160 mg/dl (4,13 mmol/l)	≥ 160 mg/dl (4,13 mmol)	≥ 190 mg/dl (4,91 mmol/l) (optional 160–189 mg/dl)

Risikofaktoren hingegen „nur" mit unter 10%. Diese Zahlen besitzen allerdings den Charakter von groben Schätzungen, die den individuellen Lebensstil der kategorisierten Patienten nicht berücksichtigen. Man kann wohl davon ausgehen, dass die Menschen in den einzelnen Gruppen (Risikokategorien) erhebliche Unterschiede in der Ernährung, dem körperlichen Aktivitätsmuster, im Umgang mit Tabak und Alkohol sowie bezüglich weiterer Faktoren mit Bezug zum Auftreten von Koronarereignissen aufweisen. Wie schwer diese Faktoren, beispielsweise die Nahrungszufuhr, zu objektivieren und zu quantifizieren sind, wissen ernährungsmedizinisch qualifizierte Ärzte nur zu gut. Die durch die NCEP und die EAS [2, 5] entwickelten therapeutischen Zielwerte für das LDL-Cholesterin sind in Tabelle 6.4 gezeigt.

Je nach Risikokategorie ist die wünschenswerte LDL-Konzentration unterschiedlich hoch. Wenn keine koronare Herzerkrankung besteht und kein bzw. „nur" ein Risikofaktor vorliegt, ist ein LDL-Wert ≤ 160 mg/dl tolerabel. Je risikobehafteter ein Individuum ist, umso niedriger liegt der tolerable LDL-Wert. Sind die tolerablen LDL-Werte überschritten, besteht die Indikation zur Änderung des Lebensstils. Ab einem bestimmten Ausmaß der Überschreitung – trotz Änderung des Lebensstils – wird zusätzlich eine medikamentöse Therapie empfohlen (s. Tab. 6.4).

Die alleinige Diagnose einer Hypercholesterinämie ohne andere Risikofaktoren ist auf der Basis der heutigen Datenlage keine Rechtfertigung für eine medikamentöse Intervention, beispielsweise mit Statinen. Ernährungsumstellung und gesteigerte körperliche Aktivität sind hingegen sinnvoll, effektiv und für die Solidargemeinschaft der Versicherten kostenneutral [12–14].

An Leitlinien orientiertes praktisches Vorgehen

Alle Erwachsenen sollten ab dem 20. Lebensjahr untersucht werden. Wenn das Gesamtcholesterin < 200 mg/dl, das LDL-Cholesterin < 130 mg/dl und das HDL-Cholesterin > 40 mg/dl liegt, soll in fünfjährigem Abstand kontrolliert werden. Dieselbe Frequenz der Untersuchung sollte bei Kindern ab dem zweiten Lebensjahr und bei Jugendlichen unter 20 Jahren mit erhöhtem Risiko eingehalten werden, wobei die wünschenswerte Gesamt- und LDL-Cholesterinkonzentration unter 170 mg/dl bzw. 130 mg/dl und die HDL-Cholesterinkonzentration > 45 mg/dl liegen sollte [15]. Bei Lipidkonzentrationen außerhalb des wünschenswerten Bereichs sollten Interventionsmaßnahmen ergriffen und der Effekt nach sechs Wochen überprüft werden. Unökonomisch sind wiederholte Lipidbestimmungen ohne jegliche therapeutische bzw. persönliche Konsequenz der Betroffenen. Es muss also für die Bundesrepublik Deutschland gefordert werden, dass die Lipiddiagnostik schon ab dem 20. Lebensjahr einsetzt. Sie sollte nicht nur in der Messung des Gesamtcholesterins bestehen, sondern das LDL-Cholesterin miterfassen. Dies lässt sich inzwischen einfach und kostengünstig durchführen.

6.2.3 Ausblick

Das geschätzte individuelle koronare Gesamtrisiko, in das viele Faktoren eingehen, von denen sich einige schwer quantifizieren und objektivieren lassen, kann im Internet unter folgenden Adressen abgerufen werden:

◢ International Task Force: http://www.chd-taskforce.de

◢ National Cholesterol Education Program (ATP III): http://www.nhlbi.nih.gov/chd

Die sinnvollste Strategie, um durch Primär- und Sekundärprävention die Prävalenz der Fettstoffwechselstörungen zu senken, und damit die ihrer Spätfolgen, wie Erkrankungen des Herzens, des Gehirns und wahrscheinlich des Skelettsystems, ist die **gleichzeitige** Anwendung etablierter nicht medikamentöser Maßnahmen, wie körperliche Bewegung, Verzicht auf Tabak und Begrenzung des Alkoholkonsums sowie die in Kapitel V.2 beschriebene Ernährung.

„Such diet, together with regular physical activity, avoidance of smoking, and maintenance of healthy body weight may prevent the majority of cardiovascular disease in Western populations" [16]. Auch eine medikamentöse Behandlung, beispielsweise mit Statinen, ist nachgewiesenermaßen wirksam [12] und nach älteren amerikanischen Studien auch kosteneffektiv [17]. Das wird allerdings nicht überall so gesehen. „Lowering serum cholesterol in patients with and without pre-existing coronary heart disease is effective and safe, but treatment for all those in whom treatment is likely to be effective is not sustainable within current NHS resources" [12]. Auch die finan-

ziellen Ressourcen im deutschen Gesundheitssystem sind nicht unendlich.

Literatur

[1] Fredrickson DS, Levy RI, Leers RS, Fat transport in lipoproteins – an integrated approach to mechanisms and disorders. N Engl J Med (1987), 276, 148–156

[2] Bachorik PS, Ross JW, National Cholesterol Education Pogram recommendations for measurement of low-density lipoprotein cholesterol executive summary. Clin Chem (1995), 41, 1414–140

[3] Expert Panel on Detection, Evaluation, and Treatment of High Blood Cholesterin in Adults (Adult Treatment Panel III), Executive Summary of The Third Report of The National Cholesterin Education Program (NCEP). JAMA (2001), 285, 2486–2497

[4] Assmann G et al., For the International Task Force for the Prevention of Coronary Heart Disease: Coronary heart disease: reducing the risk. A worldwide view. Circulation (1999), 100, 1930–1938

[5] Wood D et al. together with members of the Task Force, Prevention of coronary heart disease in clinical practice. Recommendations of the Second Task Force of European and other Societies on Coronary Prevention. Eur Heart J (1998), 19, 1434–1503

[6] LaRosa J, Reduction of serum LDL-C levels: a relationship to clinical benefits. Am J Cardiovasc Drugs (2003), 3, 271–281

[7] Poli A et al., Plasma low density lipoprotein cholesterol and bone mass densitometry in postmenopausal women. Obstet Gynecol (2003), 102, 922–926

[8] Ott SM, Diet of the heart or the bone: a biological tradeoff. Am J Clin Nutr (2004), 79, 4–5

[9] Tintut Y, Morony S, Demer LL, Hyperlipidemia promotes osteoclastic potential of bone marrow cells ex vivo. Arterioscler Thromb Vasc Biol (2004), 24, e6–10

[10] National Cholesterol Education Program (NCEP): highlights of the report of the expert panel on blood cholesterol levels in children and adolescence. Pediatrics (1992), 89, 495–501

[11] Lauer RM, Clarke JW, Use of cholesterin measurements in childhood for the prediction of adult hypercholesterinemia. The Muscatine Study. JAMA (1990) 264, 3034–3038

[12] Pharoah PDP, Hollingworth W, Cost effectiveness of lowering cholesterol concentrations with statins in patients with and without pre-existing coronary heart disease. BMJ (1996), 312, 1443–1448

[13] Troche CJ et al., Cost-effectiveness of primary and secondary prevention in cardiovascular disease. Eur Heart J (1998), 19 (Suppl. C), C 59–65

[14] McKenney JM, Update of the National Education Program Adult Treatment Panel III guidelines: getting to goal. Pharmacol Ther (2003), 23, 26–33

[15] Kwiterovich PO Jr (1981) Beyond Cholesterol. The Johns Hopkins Complete Guide for Avoiding Heart Disease. The Johns Hopkins University Press, Baltimore M.D.

[16] Hu FB, Willet WC, Optimal diets for prevention of coronary heart disease. JAMA (2002), 288, 2569–2578

[17] Reckless JPD, Cost implications of lipid-lowering treatments. Pharmacoeconomics (1994), 6, 310–323

6.3 Prävalenz und Inzidenz

E. Wieland

Die klassischen Risikofaktoren für Herz-Kreislauf-Erkrankungen, Hypertonie, Übergewicht, Zigarettenrauchen und Hypercholesterinämie sind in der deutschen Bevölkerung weit verbreitet. Die Daten des Bundes-Gesundheitssurveys belegen, dass etwa zwei Drittel der 18- bis 79-jährigen Bevölkerung einen oder mehrere Risikofaktoren für die koronare Herzerkrankung (KHK) aufweisen [1]. Bei den Todesursachen führen Herz-Kreislauf-Erkrankungen die Statistik in Deutschland an [2]. Im erwerbsfähigen Alter zwischen 25 und 65 Jahren wird ungefähr jeder dritte Todesfall eines Mannes durch Herz-Kreislauf-Erkrankungen verursacht, wovon die Hälfte auf eine KHK zurückzuführen ist. Im Beobachtungszeitraum 1997/98 kam es in Deutschland jährlich zu ca. 180.000 KHK-Todesfällen. Ähnlich hoch lag mit 190.000 pro Jahr die Rate der nicht letalen Myokardinfarkte [3].

Für den wichtigsten KHK-Risikofaktor Cholesterin haben sich die Zielwerte in den letzten Jahren durch die Evidenz, die in großen Studien zur Primär- und Sekundärprävention der koronaren Herzkrankheit gewonnen wurde, nach unten bewegt. Während in den achtziger Jahren des 20. Jahrhunderts noch eine Cholesterinkonzentration unter 250 mg/dl als wünschenswert galt, werden heute international Werte unter 200 mg/dl angestrebt [4]. Logischerweise ist hierdurch die Prävalenz der Hypercholesterinämie angestiegen.

In der Altersgruppe der 30- bis 39-Jährigen liegt in Deutschland die Cholesterinkonzentration bei 70% der Männer und 62% der Frauen über der derzeit empfohlenen Grenze von 200 mg/dl. Immerhin erreichen 25% der Männer und 15% der Frauen mehr als 250 mg/dl. In der 50- bis 59-jährigen männlichen Bevölkerung liegt die Prävalenz der

Hypercholesterinämie bei einem Grenzwert von 250 mg/dl bei 51%, in der weiblichen Bevölkerung bei 43%. Wenn man den strengen Grenzwert von 200 mg/dl anlegt, sind es 86% der Männer und sogar 90% der Frauen [1].

Im MONICA-Projekt der WHO, an dem die Region Augsburg stellvertretend für Deutschland in den Jahren 1984–1985 teilnahm, war vor einem Herzinfarkt bei 60% der Männer und 80% der Frauen eine Hypertonie bekannt. Dagegen war eine Hypercholesterinämie auf der Basis des Grenzwertes von 250 mg/dl nur bei 50% der Patienten dokumentiert, dann aber im Krankenhaus in 80% der Fälle diagnostiziert [5]. Dies zeigt, dass in Deutschland die Hypercholesterinämie als Risikofaktor für die KHK weniger ernst genommen wird als z.B. der Bluthochdruck.

Die hohe Prävalenz der Hypercholesterinämie und weiterer KHK-Risikofaktoren lassen befürchten, dass bei einer Zunahme der älteren Bevölkerung, die über Jahrzehnte diesen Risikofaktoren ausgesetzt war, die KHK-Morbidität und -Mortalität in Deutschland in den nächsten Jahren und Jahrzehnten zunehmen wird. Schon heute entstehen hohe finanzielle Belastungen für das Gesundheitssystem durch Herz-Kreislauf-Erkrankungen. Diese negative Entwicklung kann nur durch konsequente Präventionsmaßnahmen aufgehalten werden.

Literatur

[1] Thefeld W, Verbreitung der Herz-Kreislauf-Risikofaktoren Hypercholesterinämie, Übergewicht, Hypertonie und Rauchen in der Bevölkerung. Bundesgesundheitsbl – Gesundheitsforsch – Gesundheitsschutz 2000, 43, 415–423

[2] Statistisches Bundesamt, Die Gesundheitsberichterstattung des Bundes (2002). http://www.gbe-bund.de

[3] Wiesner G, Grimm J, Bittner E, Zum Herzinfarktgeschehen in der Bundesrepublik Deutschland: Prävalenz, Inzidenz, Trend, Ost-West-Vergleich. Gesundheitswesen (1999), Sonderheft 2, S 72–78

[4] Expert Panel on Detection, Evaluation, and Treatment of High Blood Cholesterol in Adults, Executive summary of the Third Report on the National Cholesterol Education Program (NCEP) (Adult Treatment Panel III). JAMA (2002), 287, 2677–2683

[5] Bundesministerium für Gesundheit und Soziale Sicherung (BMGS) Herzinfarktregister (2001). http://www.herzschlag-info.de

6.4 Senkung der Zahl von Patienten mit Fettstoffwechselstörungen

O. Adam, J. Stein, J. Thiery, E. Wieland

Das Potenzial zur Senkung der Prävalenz der Fettstoffwechselstörungen und ihrer Spätfolgen hängt von der Art der Fettstoffwechselstörung sowie der Ausprägung erblicher Faktoren ab. Die Mehrzahl der Fettstoffwechselstörungen ist erworben (sekundäre Fettstoffwechselstörungen). Sie treten als Begleitsymptom einiger der so genannten „nicht übertragbaren chronischen Krankheiten" auf, darunter die Adipositas und der Typ-2-Diabetes. Daraus ergibt sich, dass die erworbenen Fettstoffwechselstörungen durch Primärprävention verhindert und durch Sekundärprävention wieder beseitigt werden könnten. Vergleichsweise seltener sind die genetisch bedingten, d.h. primären Fettstoffwechselstörungen. Ihre häufigste Form ist die heterozygote familiäre Hypercholesterinämie (Häufigkeit 1:500). Die Manifestation dieser Fettstoffwechselstörungen lässt sich durch Primär- und Sekundärprävention beeinflussen.

6.4.1 Fettstoffwechselstörungen und Lebensstil

Zu den wesentlichen Ursachen für die Entwicklung von sekundären Folgen der Fettstoffwechselstörungen bzw. für die Manifestation primärer Fettstoffwechselstörungen gehören Lebensstilfaktoren, darunter Ernährung, Rauchen, Alkohol, körperliche Aktivität und Stress. Diese Zusammenhänge sind im Kapitel V.2–5 näher ausgeführt. Traditionell findet dabei die Ernährung besonderes Interesse, denn es besteht die Möglichkeit, Blutkonzentrationen von Fetten über die Ernährung gezielter zu beeinflussen als durch die Lebensstilfaktoren Bewegung, Rauchen, Alkoholkonsum oder gar Stress.

In der Vergangenheit wurden die Begriffe „Fettstoffwechselstörung" und „koronare Herzerkrankung" (KHK) oft in einem Atemzug genannt. Inzwischen wird zunehmend die erhebliche Bedeutung auch der übrigen Lebensstilfaktoren für die Entwicklung der KHK gewürdigt. Außerdem sind Fettstoffwechselstörungen auch für die Pathogenese mehrerer anderer Krankheiten relevant. Um das Potenzial zur Senkung der Prävalenz von Fettstoffwechselstörungen möglichst gut auszuschöpfen, sind Maßnahmen gegen alle Partner des tödlichen Quartetts notwendig, d.h. gegen Bewegungsmangel, Tabakrauchen und Alkoholabusus, vor allem aber gegen Fehlernährung.

6.4.2 Primärprävention

Epidemiologische Studien belegen, dass die Prävalenz der koronaren Herzerkrankung in Bevölkerungen besonders niedrig ist, deren Ernährung folgende Kriterien aufweist [1]:

◢ Niedriger Anteil gesättigter und Trans-Fettsäuren bei der Fettzufuhr zu Gunsten von einfach und mehrfach ungesättigten Fettsäuren (Mono- und Polyensäuren) mit dem Schwerpunkt auf Monoensäuren

◢ Hoher Anteil an Omega-3-Fettsäuren

◢ Hoher Anteil an Obst, Gemüse, Getreide-/Vollkorn-Produkten sowie Nüssen und wenig raffinierte Kohlenhydrate (Zucker, weißes Mehl)

Auf der Basis dieser Prinzipien beruhende Ernährungsformen sind hervorragend zur Primärprävention der Fettstoffwechselstörungen geeignet. Eine auf diesen Prinzipien beruhende Ernährungsform ist beispielsweise die so genannte „Mittelmeerkost" (s. Kap. V.2). Einige der genannten Ernährungsempfehlungen sind „neu", d.h., es erfolgte unter Berücksichtigung der Studienlage eine Aktualisierung der Empfehlungen. Dazu gehört beispielsweise der Rat, den Anteil der

Monoen- und Omega-3-Fettsäuren in der Kost zu erhöhen (z. B. durch Raps- oder Olivenöl). Alle wissenschaftlichen Fachgesellschaften, auch die deutschsprachigen, haben die „neuen" Empfehlungen inzwischen übernommen (s. auch Kap. V.2). Ob bzw. wie diese Ernährungsempfehlungen der „Absenkung" traditioneller Normwerte für einige Blutfette gerecht werden, muss sich noch erweisen. Anders als bei der Aktualisierung der Ernährungsempfehlung wird über die Frage der wünschenswerten Normwerte von Blutfetten noch diskutiert, selbst in der Öffentlichkeit. Manche bezeichnen diese Absenkung als willkürlich und von der Absicht getragen, den Markt für die medikamentöse Therapie von Lipidsenkern zu erweitern [2, 3].

6.4.3 Sekundärprävention

KHK-fördernde Blutfettwerte können durch eine Ernährung, die den genannten Kriterien entspricht, normalisiert werden. Dadurch sinkt das erhöhte KHK-Risiko. Diese Aussagen sind evidenzbasiert [4–6].

Viele Patienten mit Fettstoffwechselstörungen sind übergewichtig bzw. adipös. Deswegen ist bis zur Gewichtsnormalisierung eine kalorienreduzierte Diät notwendig. Gewichtsreduktion kann bei Adipösen zu einer Abnahme der Triglyceride um 40% führen. Cholesterin und LDL-Cholesterin nehmen um 10% ab, das HDL-Cholesterin steigt um 10% an. Ein zentraler Aspekt der Gewichtsreduktion ist regelmäßige körperliche Aktivität. Intensives körperliches Training kann einen akuten Anstieg des HDL-Cholesterins und des Lp(a) von 10–15% bewirken. Auch Verzicht auf Tabakrauchen und Alkoholabusus sind wichtiger Bestandteil der Sekundärprävention von Fettstoffwechselstörungen. Cholesterin, Triglyceride und LDL-Cholesterin sind bei Rauchern signifikant höher und HDL-Cholesterin signifikant niedriger im Vergleich zu Nichtrauchern. Bei Rauchern findet sich ein um 38% höheres Lp(a). Erheblicher Alkoholkonsum führt bei Patienten mit Hypertriglyceridämie zu einem Anstieg der Triglyceride und zu einem Rückgang des HDL- und LDL-Cholesterins.

Die gleichen Regeln gelten für die primären (genetischen) Fettstoffwechselstörungen, d.h. die heterozygote familiäre Hypercholesterinämie, familiäre Defekte des Apo-Lipoproteins B-100 und die polygenetische Hypercholesterinämie. Bei heterozygoter familiärer Hypercholesterinämie, die nahezu bei jedem Betroffenen zum Auftreten einer koronaren Herzkrankheit führt, bewirkt Ernährungstherapie eine deutliche Besserung der Langzeitprognose [10].

6.4.4 Präventionspotenzial

Durch die geschilderten Möglichkeiten, insbesondere auf dem Gebiet der Ernährung, lassen sich Fettstoffwechselstörungen weit gehend verhindern bzw. wieder beseitigen. Dies erlaubt es, das theoretische Potenzial zur Senkung der Fettstoffwechselstörungen einigermaßen korrekt aus der Prävalenz der jeweils häufigsten primären und sekundären Fettstoffwechselstörungen zu schätzen. Dies sind die heterozygote familiäre Hypercholesterinämie (Häufigkeit 1:500) und die mit Adipositas bzw. dem metabolischen Syndrom assoziierten Fettstoffwechselstörungen. Typische Lipidveränderungen bei metabolischem Syndrom sind die Hypertriglyceridämie, die niedriges HDL-Cholesterin sowie das vermehrte Auftreten von Small-Dense-LDL-Partikeln [11].

Die Prävalenz des metabolischen Syndroms wird in den westlichen Industrienationen auf etwa 24% der erwachsenen Bevölkerung geschätzt [12]. Akzeptiert man diese Zahlen für Deutschland, bestände hierzulande ein Präventionspotenzial von mehr als 15 Millionen Menschen.

Man kann nicht davon ausgehen, dass sich – selbst durch konsequente Primär- und Sekundärprävention – das theoretisch bestehende Potenzial zur Senkung der Häufigkeit der Fettstoffwechselstörungen im klinischen Alltag erreichen lässt. Wie realistisch Annahmen sind, dass nicht medikamentöse Verfahren, darunter die Ernährung, die Prävalenz der Fettstoffwechselstörungen um etwa 80%, die der kardiovaskulären Erkrankungen um etwa 76% und die der (vorzeitigen) Gesamt-Mortalität um etwa 70% senken können, lässt sich daher schwer beurteilen [4, 5]. Jedenfalls besteht kein Zweifel daran, dass eine medizinische Reform unseres Gesundheitswesens unerlässlich ist, um dem theoretisch Erreichbaren möglichst nahe zu kommen.

6.4.5 Zusammenfassung

Epidemiologische Studien und Interventionsstudien belegen, dass sich die Prävalenz der Fettstoffwechselstörungen durch Änderung des Lebensstils drastisch senken lässt. Damit sinkt auch das Risiko für das Auftreten von Folgeerkrankungen der Fettstoffwechselstörungen, darunter die koronare Herzkrankheit. Um dieses Potenzial möglichst vollständig abrufen zu können, ist eine medizinische Reform unseres Gesundheitswesens unerlässlich. Die Möglichkeiten zur Verhinderung der Fettstoffwechselstörungen werden derzeit nicht ausreichend genutzt.

Literatur

[1]   Hu FB, Willett WC, Optimal diets for prevention of coronary heart disease. JAMA (2002), 288, 2569–2578

[2]   Wie man Krankheiten passend zu Präparaten konstruiert. Buchbesprechung. Der Arzneimittelbrief (2004), 36, 8

[3]   Blech J (2003) Die Krankheitserfinder. Wie wir zu Patienten gemacht werden. S. Fischer Verlag, Frankfurt am Main

[4]   de Lorgeril M et al., Mediterranean diet, traditional risk factors, and the rate of cardiovascular complications after myocardial infarction. Final report of the Lyon Diet Heart Study. Circulation (1999), 99, 779–785

[5]   Dubnov G et al., Effect of Indo-Mediterranean diet on progression of coronary artery disease in high risk patients (Indo-Mediterranean Diet Heart Study): a randomized single-blind trial. Lancet (2002), 360, 1455–1461

[6]   Barzi F et al. (for the GISSI-Prevenzione Investigators), Mediterranean diet and all-causes mortaality after myocardial infarction: results from the GISSI-Prevenzione trial. Eur J Clin Nutr (2003), 57, 604–611

[7]   Sacks FM, Katan M, Randomized clinical trials on the effects of dietary fat and carbohydrate on lipoproteins and cardiovascular disease. Am J Med (2002), 113 (Suppl. 9B), 13–24

[8]   Grundy SM, Abate N, Chandalia M. Diet composition and the metabolic syndrome: what is the optimal fat intake? Am J Med. (2002), 113 (Suppl. 2), 25–29

[9]   Goot AM Jr, Management of dylipidemia. Am J Med. (2002), 112 (Suppl. 8A), 10–18

[10] Nordoy A, Statins and omega-3 fatty acids in the treatment of dyslipidemia and coronary heart disease. Minerva Med (2002), 93, 357–363

[11] Wirth A, Das metabolische Syndrom. In: Schauder P, Ollenschläger G (Hrsg.), Ernährungsmedizin. Prävention und Therapie, 676–683. Urban und Fischer, München, Jena

[12] Meigs JB, Epidemiology of the metabolic syndrome. Am J Manag Car (2002), 8 (Suppl. 11), 283–292

7 Osteoporose

7.1 Definition und Ätiologie

G.E. Hein

7.1.1 Definition

Bereits 1875 erkannte Viktor von Ebner, dass die Knochen des Erwachsenen nicht dauerhaft in ihrem ursprünglichen Zustand verbleiben, sondern physiologischerweise einem ständigen Erneuerungsprozess mit Ab- und Anbauvorgängen unterliegen.

Auf diesen Erkenntnissen aufbauend kam 1885 Pommer zu dem Schluss, dass es sich bei der Osteoporose um einen mangelhaften Ersatz des normalen Knochens handelt und nicht um eine Entkalkung bzw. Mineralisationsstörung wie z.B. bei der Osteomalazie [1].

Der von Pommer eingeführte Terminus Osteoporose setzt sich aus den Teilbezeichnungen „os" (Knochen) und „poros" (Loch) zusammen. 1993 wurde im Rahmen einer Consensus-Expertenkonferenz folgende vorrangig an der erniedrigten Knochenmasse mit resultierender gestörter Knochenarchitektur festgemachte Definition der Osteoporose erarbeitet: „Die Osteoporose ist eine systemische Skeleterkrankung, charakterisiert durch eine Verminderung der Knochenmasse und Verschlechterung der Mikroarchitektur des Knochengewebes mit entsprechend reduzierter Festigkeit und erhöhter Frakturneigung".

In der Folge wurde auch ein „Cutoff"-Wert von −2,5 Standardabweichungen für Wirbelsäulen- und Femurmessungen (mittels DEXA-Technik) festgelegt, bei dessen Erreichen bzw. Unterschreiten die Diagnose „Osteoporose" gestellt werden kann.

Werte im Bereich zwischen −1,5 bis zur Osteoporosegrenze von −2,5 werden als „Osteopenie" definiert [2].

Neuere Forschungsergebnisse u.a. zu genetischen Faktoren, zur Knochengeometrie und -architektur sowie zum Einfluss therapeutischer Maßnahmen auf das Frakturrisiko erlauben inzwischen eine komplexere Sichtweise des Problems „Osteoporose".

Wir definieren heute die Osteoporose vordergründig durch eine verminderte Knochenfestigkeit, für die quantitative und qualitative Komponenten verantwortlich sind und deren Resultat ein erhöhtes Frakturrisiko ist.

Quantitative Komponenten der Knochenfestigkeit sind z.B. Größe, Dichte und Masse des Knochens. Die Qualität des Knochens wird aber u.a. auch bestimmt durch Makroarchitektur und Geometrie, z.B. Anzahl der trabekulären Quervernetzungen. Sie wird weiterhin bestimmt vom intakten oder gestörten Knochenremodeling (Relation von An- und Abbauprozessen) und schließlich von Materialeigenschaften wie Größe und Ausrichtung der Hydroxylapatitkristalle und der Quervernetzung des Kollagens [3].

Trotzdem hat die Messung der Knochendichte mit dem genannten Cutoff-Wert von −2,5 SD für therapeutische Studien und Interventionen noch richtungweisende Bedeutung.

7.1.2 Klassifikation nach Ätiologie

Wenn wir von lokalisierten Osteoporoseformen absehen (z.B. bei Morbus Sudeck, lokalisierter Inaktivitäts-Osteoporose, transitorischer Hüft-Osteoporose u.a.) und uns auf die generalisierten Formen konzentrieren, so sind unterschiedliche Klassifizierungen möglich. Allgemein wird gegenwärtig aber folgende Einteilung der Osteoporose nach zugrundeliegenden dominierenden pathogenetischen Gesichtspunkten akzeptiert (siehe Tab. 7.1).

Die wichtigsten Ursachen von sekundären Osteoporosen sind in Tab. 7.2 zusammengefasst:

In dieser Auflistung fehlt die Osteoporose des Mannes, die individuell nicht selten differente Ursachenkomplexe hat und gegenüber Frauen in der Regel 10 bis 15 Jahre später auftritt. Letztlich kann die sichere Zuordnung zu einer definierten Untergruppe im Einzelfall auch problematisch oder völlig unmöglich werden, wenn z.B. primäre und sekundäre Komponenten zusammenkommen (Beispiel: postmenopausale Frau mit chronisch entzündlicher Grunderkrankung und Glukokortikoidmedikation).

Wichtig ist aber in jedem Fall, neben der idiopathischen bzw. primären Komponente auch nach möglichen sekundären Einfluss-

Tab. III.7.1: Einteilung der Osteoporose nach dominierendem ätiopathogenetischen Prinzip*

I. Primäre Osteoporosen	II. Sekundäre Osteoporose
(keine definierte Grunderkrankung eruierbar, die die Osteoporose bedingt)	(definierte Grunderkrankung vorhanden)
idiopathische Osteoporose ohne erkennbare Risikofaktoren mit erkennbaren Risikofaktoren postmenopausale Osteoporose senile Osteoporose	Monoätiologische sekundäre Osteoporose Polyätiologische sekundäre Osteoporose

* (in Anlehnung an Ringe J.D. 1995[4])

Tab. III.7.2: Sekundäre Osteoporoseformen und wichtigste Ursachen

Definierte Grunderkrankung	Schwere Mangelernährung (z.B. Anorexia nervosa) Maldigestions-/Malabsorptionssyndrome (z.B. chronisch entzündliche Darmerkrankungen) Niereninsuffizienz Rheumatoide Arthritis Diabetes mellitus (Wachstumshormonmangel) Hypogonadismus Hyperthyreose Hyperparathyreoidismus Hypercortisolismus
Sonstige Faktoren	Immobilisation Unerwünschte Arzneimittelwirkung – Glukokortikoide – Schilddrüsenhormone – Immunsuppressiva – Antikoagulantien – Heparin – Zytostatika

faktoren zu fahnden und diese zu eliminieren bzw. zumindest in das therapeutische Kalkül einzubeziehen.

7.1.3 Pathogenese

Unabhängig vom dominierenden ätiologischen Faktor (z.B. postmenopausal oder senil) liegt allen Osteoporoseformen eine Störung des Knochenremodelings zu Grunde, wie der beständige Regenerationsprozess am Erwachsenen-Knochen bezeichnet wird.

Ein Remodeling des Knochens ist grundsätzlich erforderlich, da sich nicht erneuernder Knochen zunehmend an Festigkeit verliert. Im Erwachsenenskelett sind zu jedem Zeitpunkt ca. 1 Mio. Umbaustellen (als temporäre Umbaustrukturen oder „basic multicellular units/BMU" bezeichnet) aktiv. Jeder Remodelingprozess beginnt mit einer osteoklastären Knochenresorption, gefolgt von einer durch Osteoblasten bewerkstelligten Knochenmatrix-Neuformation und schließlich abgeschlossen durch Mineralisierung der frisch synthetisierten Matrix [5].

Gesteuert werden die Vorgänge übergeordnet durch Hormone bzw. hormonähnliche Substanzen (z.B. Parathormon, Östrogene, 1,25 $(OH)_2$ = Vitamin = D_3 u.a.) sowie durch mechanische Reize und Beanspruchungen (Druck- und Schwerbelastungen des Knochens, Muskelzug usw.) [6].

Vor Ort im Knochengewebe bzw. in den temporären Umbaustrukturen sind zahlreiche Wachstumsfaktoren, Zytokine, Adhäsionsmoleküle und weitere Botenstoffe bzw. regulatorische Proteine in die Steuerung des Remodelingprozesses eingebunden.

Was die Reifung und Aktivierung der Osteoklasten betrifft, so sind dies besonders die proinflammatorischen Zytokine IL-1, TNF-alpha und IL-6 sowie RANKL [7]. Die später folgende Rekrutierung und Differenzierung von Osteoblasten wird vorrangig durch so genannte „bone morphogenic pro-teins" (BMPs) initiiert. Eine zentrale Rolle scheint dabei die Expression von Cbfa1 zu spielen [8].

Störungen dieses sehr komplexen Wirkstoff-Botenstoff-Regulationsfaktoren-Netzwerkes und damit auch der zellulären Kommunikation führen letztlich zu einem gestörten Remodeling.

Wenn als Resultante vorwiegend die osteoblastäre Knochenformation gemindert ist, handelt es sich funktionell um eine „Low turnover"-Osteoporose. Bei hingegen abnormal gesteigerter osteoklastärer Aktivität (mit möglicherweise durchaus normaler Osteoblastenfunktion) ist die funktionelle Klassifizierung „high turnover" erfüllt. In den Fällen, da die osteoblastäre Formation reduziert, die osteoklastäre Aktivität hingegen erhöht ist, wird von einer zellulär entkoppelten Form der Osteoporose gesprochen.

Letztere finden wir nicht selten bei postmenopausalen Frauen mit chronisch-rheumatischen Erkrankungen und dem Einsatz von Glukokortikoiden.

Die funktionelle Einschätzung von Komponentenanbau- und -abbau kann durchaus das therapeutische Procedere beeinflussen.

7.1.4 Lebensstilfaktoren

Grundlagen für die Entwicklung einer Osteoporose können bereits in der Kindheit gelegt werden, wenngleich die These „senile osteoporosis is a pediatric disease" des englischen Endokrinologen Dent überspitzt erscheint. Die Osteoporose ist wohl eher das Resultat multipler Einflüsse, die in verschiedensten Lebensabschnitten auf den Knochenstoffwechsel einwirken oder eingewirkt haben.

Neben nicht beeinflussbaren Faktoren (z.B. der genetischen Disposition) oder nur begrenzt neutralisierbaren Einflussgrößen (Grunderkrankungen wie Diabetes mellitus, Hyperparathyreoidismus, chronische entzündliche Darmerkrankungen, chronischentzündliche Gelenkerkrankungen, Nieren-insuffizienz u.a.) gibt es zumindest drei wichtige von dem Betroffenen bzw. dem potenziell Gefährdeten wesentlich beein-flussbare Lebensstilfaktoren, die die Entwick-lung einer Osteoporose begünstigen oder auch bremsen können.

Fehlernährung

Neben Kalzium sind an mineralischen Bau-steinen für das Skelett auch Phosphat, Mag-nesium und Fluorid bedeutsam.

Für die Entwicklung einer Osteoporose ist vor allem die unzureichende Kalziumauf-nahme eine häufige Ursache [9].

Diese kann durch eine verminderte Kalzi-umzufuhr (z.B. unzureichend Milch und Milchprodukte, unzureichend kalziumhalti-ge Gemüse- und Obstsorten usw.) oder eine verminderte Kalziumresorption (z.B. bei Vitamin-D-Mangel, Lactasemangel, reich-licher Zufuhr phosphathaltiger Kost oder Getränke) bedingt sein.

Auch erhöhte Kalziumverluste über die Niere bzw. den Darm sind z.B. bei Alkohol-und Koffeinabusus oder bei chronischen Nieren- und Darmerkrankungen möglich.

Eine weitere gegenwärtig an Bedeutung eher zunehmende Ursache der Osteoporose ist die hypokalorische Ernährung mit Pro-teinmangel (unphysiologische Fastenkuren, Anorexia nervosa), die einerseits über Sub-stratmangel, andererseits über die Ausbil-dung eines sekundären Hypogonadismus (oft mit sekundärer Amenorrhoe) zur Osteo-porose führen kann [10].

Schließlich ist der Vitamin-D-Mangel, der durch ungenügende Zufuhr, Malabsorp-tion oder mangelnde Sonnenlichtexposition bedingt ist, als begünstigender Faktor für eine Osteoporoseentwicklung zu nennen, da die in Mitteleuropa durchaus häufig auftre-tenden unterschwelligen Mangelzustände an diesem Vitamin über eine diskret gestörte Kalziumresorption und eine leichte Parat-hormonaktivierung die Entwicklung einer Osteoporose [11] begünstigen. Dieser Faktor ist besonders bei der senilen Osteoporose von wesentlicher Bedeutung [12].

Alkohol- und Nikotinabusus

Alkohol hat zweifellos komplexe negative Einflüsse auf das Knochenremodeling.

Er hemmt offenbar die osteoblastäre Funktion und damit die Neusynthese der Matrix im Remodelingprozess [13]. Beson-ders chronischer Abusus führt aber auch zu Hypogonadismus mit entsprechendem Sexu-alhormonmangel. Schließlich neigen Alko-holiker zu Fehl- und Mangelernährung, zu Störungen der Leber- und Pankreasfunktion und auch enteralen Resorptionsstörungen, sodass weitere Risikofaktoren für die Osteo-porose-Entwicklung hinzukommen.

Auch Nikotinabusus scheint negative Einflüsse auf ein funktionierendes Knochen-remodeling zu haben [14]. Allerdings beru-hen die Erkenntnisse eher auf unkontrollier-ten klinischen Beobachtungen, weniger auf wissenschaftlich fundierten Studien.

Bewegungsmangel

Der Knochen lebt von der Bewegung. Die Durchblutung des Knochens erfolgt nicht durch ein eigenständiges Pumpsystem, son-dern über die Aktivität der Skelettmuskulatur.

Damit wird die Zufuhr von Nähr- und Baustoffen, aber auch der Abtransport von Stoffwechselendprodukten über die Arbeit der Skelettmuskulatur realisiert.

Schließlich muss bedacht werden, dass entscheidende Signale für das Initiieren eines Remodelingprozesses von den ober-flächlichen „Lining-cells" bzw. den einge-mauerten Osteozyten ausgehen, die über Mechanorezeptoren und weitere Signalsyste-me [14] offenbar den Bedarf nach Knochen-erneuerung und –verstärkung erkennen.

Inaktivität führt rasch zur Muskel- und unmittelbar gefolgt zur Knochenatrophie bzw. Inaktivitäts-Osteoporose.

Aus diesem Grund ist nach heutigem Stand ein gezieltes Training der Bauch- und Rückenmuskulatur besonders dringlich, um den Knochenstoffwechsel der Wirbelsäule positiv zu beeinflussen. Aber auch die Muskulatur der Gliedmaßen muss mehrfach am Tage „mit Anstrengung" belastet werden, da formative Reize auf die Knochenneubildung erst bei effektiver Kraftentfaltung der Muskulatur ausgelöst werden [15].

7.1.5 Sonstige ätiologisch relevante Faktoren

Ein durchaus bedeutsames prophylaktisches Prinzip bezüglich der Entwicklung einer Osteoporose ist eine ausreichende Sonnenlichtexposition [16]. In Mitteleuropa wird faktisch nur über die Sommermonate infolge des nunmehr steilen Einfallswinkels der Sonnenstrahlen in der Haut Vitamin D synthetisiert. Über das Winterhalbjahr fällt diese Quelle weg. Untersuchungen haben gezeigt, dass in Mitteleuropa und Nordeuropa besonders Insassen von Alters- und Pflegeheimen gefährdet sind, die oft auch über die Sommermonate unzureichend Sonnenlicht ausgesetzt sind [17]. Auch Menschen, die sich wegen ethnischer oder religiöser Gebräuche stark verhüllen bzw. schwarze Kleidung tragen, können in Mitteleuropa über die Sommermonate nur unzureichend Vitamin D in der Haut synthetisieren.

Erkenntnisse der letzten Jahre zeigen, dass Vitamin-K-Mangel bzw. eine Therapie mit Vitamin-K-Antagonisten das Auftreten einer Osteoporose begünstigen kann [18]. Vitamin K greift in die Osteocalcinreifung ein und ist damit für die Knochenmatrix-Neubildung bedeutsam [19]. Die vorliegenden Daten erlauben auch noch keine schlüssige Empfehlung. Ohne Zweifel hat eine Reihe von Medikamenten einen ungünstigen Einfluss auf das Knochenremodeling. Bekannt ist der negative Einfluss von Glukokortikoiden [20]. Aber auch weitere Wirkstoffe (z.B. Cyclosporin) werden für die Ausbildung einer Osteoporose verantwortlich gemacht. Auf dem Gebiet der therapie-induzierten- (bzw. begünstigten) Osteoporose bestehen mit Sicherheit noch Kenntnis- und Beweislücken.

7.1.6 Zusammenfassung

Die Osteoporose wird heute als eine Systemerkrankung definiert, die durch eine verminderte Knochenfestigkeit charakterisiert ist. Da ein Mangel an Knochenmasse zu den bedeutendsten Ursachen dieses Festigkeitsverlustes zählt, wird die Messung der Knochendichte mit dem Cutoff-Wert von $< -2,5$ SD nach wie vor zur diagnostischen Abgrenzung der Osteoporose benutzt.

Bezüglich ätiologischer Faktoren wird die Gruppierung in primäre und sekundäre Osteoporosen angewendet. Die primären Formen werden in die idiopathische, die postmenopausale und die senile Untergruppe klassifiziert.

Eine Sonderform stellt diesbezüglich die Osteoporose des Mannes dar.

Die Entwicklung der Osteoporose ist wesentlich in einer Störung des Knochenremodeling begründet. Letzteres hat sehr komplexe und individuell durchaus differente Ursachen, die heute erst teilweise bis auf die molekulare Ebene nachvollziehbar sind.

Ob und in welchem Umfang sich eine Osteoporose ausbildet, wird von zum Teil unbeeinflussbaren Faktoren (genetische Disposition) mit teilweise korrigierbaren Störungen (anderweitige Erkrankungen und resultierende Einflüsse durch gestörte Funktionen bzw. durch notwendige Therapie), aber auch durch individuell weitgehend korrigierbare Einflussfaktoren bestimmt. Letztere sind vorwiegend Fehl- und Mangelernährung, Genussmittelabusus (Alkohol, evtl. auch Nikotin und Koffein), mangelnde Sonnenlichtexposition und besonders Bewegungsmangel.

Literatur

[1] Gruber GB (1936) Nachruf auf Gustav Adolph Pommer. Verlag Gustav Fischer, Jena

[2] Bauer J, Bemerkungen zur Frage der Osteoporose. Wiener Klinische Wochenschrift (1963), 39, 691–692

[3] Consensus development conference, Consensus development conference: diagnosis, prophylaxis and treatment of osteoporosis. Am J Med (1993), 94, 646–650

[4] Ringe JD (1995) Pathogenetische Einteilung; S. 7–8. In: Osteoporose, Georg Thieme Verlag, Stuttgart, New York

[5] Parfitt AM, Quantum concept of bone remodeling and turnover. Implications for the pathogenesis of osteoporosis. Calcif Tissue Int (1997), 28, 1–5

[6] Klaushofer K, Peterlik M (1996) Pathophysiology of osteoporosis. In: Bröll H, Dambacher MA, Osteoporosis: a guide to diagnosis and treatment. Karger, Basel

[7] Hofbauer LC et al., The roles of osteoprotegerin and osteoprotegerin ligand in the paracrine regulation of bone resorption. J Bone Mineral Res (2000), Vol. 15 (1), 2–12

[8] Harada S, Rodan GA, Control of osteoblast function and regulation of bone mass. Nature (2003), 349–355

[9] Hötzel D, Zittermann A, Ernährung und primäre Osteoporose. Akt Ernähr Med (1990), 15, 241–250

[10] Minne HW, Allolio B (1994) Altersosteoporose. In: Classen M, Diehl V, Kochsiek K (Hrsg.), Innere Medizin, 919–928. Urban & Schwarzenberg, München, Wien, Baltimore

[11] Deluca HF (1993) The functions of Vitamin D. In: Christansen C et al., Osteoporosis 1993 4th International Symposium on Osteoporosis and Consensus Development Conference, Proceedings: 368–370, Hong Kong

[12] Dambacher MA (1996) Ätiologie und Pathogenese. In: Schacht E (Hrsg.), Osteoporose und aktive Vitamin-D-Metabolite, 9–20. EULAR Verlag, Basel

[13] Bikle DD et al., Bone disease in alcohol abuse. Ann Intern Med (1985), 103, 42–48

[14] Krall EA, Dawson-Hughes B, Smoking and bone loss among postmenopausal women. J Bone Mineral Res (1991), 6, 331–338

[15] Gauthier P et al., The relationship of physical activity to bone mineral content in postmenopausal woman. Arch Gerontol Geriat (1992), Suppl. 3, 173–184

[16] Baylink DJ, Jennings JC (1993) Calcium and bone homeostasis and changes with aging. In: Hazzard WR et al. (Ed.), Principles of Geriatric Medicine and Gerontology, 3. Aufl., Chapt. 75, 879–896. Mc Graw Hill, Inc Pubs

[17] Chapuy MC et al., Vitamin D3 and Calcium to prevent hip fractures in elderly women. N Engl J Med (1992), 327, 1637–1642

[18] Shearer MJ, Vitamin K: Its physiological role and the assessment of clinical and subclinical deficiency states. J Int Fed Blin Chem (1995), 7, 88–95

[19] Price PA ,Vitamin K – dependent formation of bone Gla-protein (osteocalcin) and its function. Vitamines and Hormones (1985), 42, 65–108

[20] Ringe JD (Hrsg.) (1995) Kortikoidinduzierte Osteoporose. In: Osteoporose, 151–159. Thieme Verlag, Stuttgart, New York

7.2 Diagnostik – Frühdiagnostik

H. Siggelkow, M. Hüfner

Die Osteoporose-Diagnostik dient dem Ziel, Patienten mit erhöhtem Risiko für Frakturen nach inadäquatem Trauma („Fragilitätsfrakturen") zu identifizieren. Außer den Knochenveränderungen, die eine Osteoporose charakterisieren, gibt es viele zusätzliche Risikofaktoren (Prädiktoren), die ein erhöhtes Frakturrisiko anzeigen, darunter besonders eine erhöhte Sturzgefährdung.

7.2.1 Empfohlene Untersuchungsmethoden

Kürzlich wurden vom Dachverband der deutschsprachigen wissenschaftlichen Fachgesellschaften (DVO) (s. http://www.bergmannsheil.de-leitlinien-dvo) und von der Arzneimittelkommission der deutschen Ärzteschaft einheitliche Empfehlungen zur Osteoporose-Diagnostik bzw. zur Primär- und Sekundärprävention osteoporoseassoziierter Frakturen veröffentlicht (s. Kap. II.7.4). Die darin enthaltenen Aussagen zum Ablauf der Diagnostik, d.h. Anamnese und klinische Untersuchung, Laboruntersuchungen, ge-

zielte Röntgenuntersuchungen und Messungen der Knochendichte, sind im Folgenden in geraffter Form dargestellt und kommentiert.

Unter dem Gesichtspunkt der Vorbeugung von Frakturen sollte die Diagnostik nicht erst dann einsetzen, wenn Frakturen nach Niedrigenergie-Traumata entstanden sind. Vielmehr empfiehlt sich eine frühzeitige Diagnostik nach dem Prinzip des „case finding", um mit Hilfe einer gezielten Anamnese und einer klinischen Untersuchung Risikopatienten zu identifizieren, bei denen weitere Untersuchungen indiziert sind.

Anamnese und klinische Untersuchung

Viele Risikofaktoren lassen sich bereits anamnestisch oder durch klinische Untersuchung erfassen. Einige von ihnen sind schwer oder nicht vermeidbar. Das jeweilige Risikopotenzial ist unterschiedlich groß (s. Tab. 7.3).

Wenn man die Risikofaktoren zwei Gruppen zuordnet, und zwar danach, ob sie das relative Risiko für das Auftreten einer Fraktur mindestens verdoppeln (RR > 2) oder ob sie es weniger erhöhen (RR < 2), zeigt sich, dass in beiden Gruppen beeinflussbare bzw. vermeidbare Risikofaktoren vertreten sind. Zu den Faktoren mit hohem Risikoprofil gehö-

Tab. III.7.3: Anamnestisch oder klinisch erfassbare Risikofaktoren und ihr relatives Risiko für Fragilitätsfrakturen

RR > 2	RR < 2
Hohes Sturzrisiko	Kalziumarme Ernährung
Körperliche Inaktivität	Geringe Sonnenexposition
„Niedriger"[1] BMI (< 20 vs > 20 kg/m^2)	Rauchen
Ungewollter Gewichtsverlust (> 10 %)[2]	Chronischer Alkoholabusus?
Hohes Alter (> 70 vs 50–70 Jahre)	Familiäre Belastung
Weiße oder asiatische Rasse (vs schwarze Rasse)	Weibliches Geschlecht
	Späte Menarche
Bereits stattgehabte Fragilitätsfraktur	Frühe Menopause

RR = Relatives Risiko
[1] Normalbereich des Body-Mass-Index nach den Kriterien der WHO 18,5–25 kg/m^2;
[2] Bezogen auf das langfristige, übliche Körpergewicht.

ren hohes Sturzrisiko, körperliche Inaktivität, niedriger BMI und ungewollter Gewichtsverlust, zu denen mit vergleichsweise niedrigem Risikopotenzial Fehlernährung, Nikotinabusus, chronischer Alkoholkonsum (s. Kap. V u. VI) sowie geringe Sonnenexposition.

Manche Risikofaktoren sind multikausal, d.h. Folge zahlreicher Umstände, die durch eine präzise Anamnese zu charakterisieren sind. Ein solcher Faktor, der auch unter dem Gesichtspunkt der Prävention und Therapie von Fragilitätsfrakturen besondere Beachtung verdient, ist die Sturzneigung alter Menschen. Zur Erfassung der Sturzneigung gehören u.a. eine sorgfältige Medikamentenanamnese sowie neurologische, orthopädische, kardiologische und ernährungsmedizinische Untersuchungen.

Abklärung der Sturzgefährdung bei älteren Menschen durch Anamnese und klinische Untersuchung:

- Sturzanamnese
- Sehstörungen
- Erfassung der Alltagsaktivitäten
  Art/Ausmaß körperlicher Bewegung
- Medikamentenanamnese
  psychotrope Medikamente
  Zahl der Medikamente
- Neurologische Untersuchung
  Propriozeption
  Paresen
- Orthopädische Untersuchung
  Füße
  Gelenke
- Kardiologische Untersuchung
  Rhythmusstörungen (Synkopen)
  Hypotonie
- Ernährungsmedizinische Untersuchung
  Gewichtsanamnese
  Ernährungsanamnese
  Anorexie
  Adynamie
  Body-Mass-Index

Wie aus der Aufzählung hervorgeht, sind die Gründe für eine erhöhte Sturzneigung im Alter außerordentlich vielfältig, sodass zahlreiche Ansatzpunkte zur Sturzvermeidung bestehen. In manchen Fällen ist die Verordnung eines Hüftprotektors eine effektive Maßnahme zur Prävention von Fragilitätsfrakturen.

Laboruntersuchungen

Laboruntersuchungen sind vorwiegend bei Verdacht auf Vorliegen einer sekundären Osteoporose indiziert, z.B. um einen Hypogonadismus, einen Hyperkortizismus, eine Hyperthyreose, ein Plasmozytom, Resorptionsstörungen im Rahmen chronisch entzündlicher Darmerkrankungen oder eine Hyperkalziurie auszuschließen.

Gezielte Röntgenaufnahmen klinisch auffälliger Skelettanteile

Gezielte Röntgenaufnahmen klinisch auffälliger Skelettanteile dienen dem Nachweis eines frakturgefährdeten Areals oder von Frakturen, beispielsweise des Schenkelhalses, des distalen Unterarms bzw. der Handgelenke, der Rippen oder der Wirbelkörper. Schwierigkeiten ergeben sich bei der Wirbelkörperfraktur.

Bei akutem, komplettem Zusammenbruch eines Wirbels kann es zwar zu einer richtungsweisenden, oft dramatischen Symptomatik kommen, dies ist aber eher die Ausnahme. Häufiger wird die Wirbelkörperanatomie ganz allmählich durch Mikrofrakturen verändert, sog. Sinterungsfrakturen, die nicht selten klinisch sehr symptomarm verlaufen. Zudem ist die Definition, ab welcher Höhenminderung eines Wirbelkörpers von einer Fraktur gesprochen wird, in der Literatur nicht eindeutig definiert. In der Regel wird, je nach verwendeter statistischer Methode, ein Höhenverlust an einer Stelle des Wirbels zwischen 15–25% gegenüber dem benachbarten Wirbel oder der Randkontur des betroffenen Wirbels verlangt [1].

Dies löst jedoch nicht das Problem, dass osteoporotische und nicht durch Osteoporose bedingte Wirbelkörperdeformationen mit keinem bisher entwickelten Algorithmus differenziert werden können. Verdeutlicht wird dies in der Europäischen Studie zur vertebralen Osteoporose (EVOS), die die Prävalenz von Wirbelkörperfrakturen bei Frauen und Männern in Europa untersuchte [2]. Es fanden sich im Alter zwischen 50 und 70 Jahren nur geringe Geschlechtsunterschiede. Man muss allerdings davon ausgehen, dass die Mehrzahl der Deformitäten bei Männern nicht osteoporotischer Natur waren.

Die Diagnose einer Osteoporose erst anlässlich einer frischen Fraktur ist unbefriedigend. So erreichen nach einer Schenkelhalsfraktur über 70% der meist betagten Patienten nicht mehr ihre alte Leistungsfähigkeit, viele werden pflegebedürftig oder versterben sogar (15–20% im ersten Jahr). Ein zusammengebrochener Wirbelkörper bleibt auf Dauer defekt. Es stellt sich also die Frage nach einer möglichst effektiven Frühdiagnostik.

Knochendichtemessung
Das derzeit akzeptierte Verfahren zur Diagnose der generalisierten Osteoporose ist die Dual-Röntgen-Absorptiometrie (DXA). Andere Methoden der Knochendichtebestimmung oder konventionelle Röntgenaufnahmen des Skelettsystems sind zur Diagnose nicht akzeptiert.

Methoden der Knochendichtebestimmung:
- SPA (Single-Photon-Absorptiometrie)
- DPA (Dual-Photon-Absorptiometrie)
- **DXA (Dual-X-Ray-Absorptiometrie)**
- QCT (quantitative Computertomographie)
- Verschiedene Methoden der Ultraschallmessung

Auf der Basis der DXA-Methode ist die generalisierte Osteoporose folgendermaßen definiert: Verminderung der Knochendichte um

2,5 Standardabweichungen vom Mittelwert junger Frauen (T-Score). Ein T-Score unter – 2,5 weist auf ein erheblich erhöhtes Frakturrisiko hin (s. Kap. III.7.1). Anhand des T-Score lässt sich die Knochendichteabnahme in Schweregrade einteilen, d.h. in den Schweregrad I (Osteopenie) oder II (Osteoporose).

Schweregrade der Knochendichteabnahme:
- Osteopenie (I): Knochendichte T-Score – 1,0 bis –2,5
- Osteoporose (II): T-Score < –2,5
- Manifeste Osteoporose (III): Fraktur nach Niedrigenergie-Trauma

Die Beurteilung des individuellen Frakturrisikos bei Osteoporose allein anhand der Knochendichte, d.h. bei einem T-Score < –2,5, ist wegen des im Einzelfall sehr heterogenen Musters sonstiger Risikofaktoren nur begrenzt möglich.

7.2.2 Intensivierung der Frühdiagnostik

Eine frühzeitige Diagnose der Osteoporose kann, sofern sie Anlass für eine konsequente und kompetente Behandlung ist, zu einer Senkung der Zahl von Fragilitätsfrakturen führen. Wie bereits erörtert, sollen Knochendichtemessungen zur Diagnose der Osteoporose nach dem Prinzip des „case finding" vorgenommen werden, d.h. bei einem Individuum mit einem erhöhten Risiko für Fragilitätsfrakturen.

Screening der Gesamtbevölkerung
Nach derzeitiger Datenlage gilt ein Osteoporose-Screening der Gesamtbevölkerung durch Messung der Knochendichte als nicht sinnvoll, weil die Effektivität bezüglich der Verhinderung von Frakturereignissen zu gering ist [4].

Wegen des charakteristischen Verlaufes der Knochendichte im Verlaufe des Lebens ist es schwer, den Nutzen von DXA-Werten als Kriterium für den Einsatz von Maßnahmen zur Primärprävention oder Sekundärprävention zu beurteilen. Die Knochendichte nimmt im Kindesalter zu, erreicht im frühen Erwachsenenalter ein Maximum („peak bone mass") und sinkt bei Menschen über 80 Jahre auf Mittelwerte entsprechend einem T-Score < –2,5, d.h. einen Wert im Osteoporosebereich. Ob die „peak bone mass" bei jungen Erwachsenen Rückschlüsse auf die Entstehung einer Osteoporose oder auf das Risiko, Fragilitätsfrakturen zu erleiden, ermöglicht, wurde bisher nicht untersucht. Außerdem erfolgte die Entwicklung des T-Score zur Osteoporose-Diagnostik im Rahmen von Untersuchungen an jungen Frauen. Bei Männern ist der T-Score nur mit Vorbehalt anwendbar.

Screening von Risikogruppen
Allerdings wird weiterhin untersucht, ob bei Risikogruppen ein Knochendichte-Screening sinnvoll sein könnte. So berichten Korn et al. [3] über Knochendichtebestimmungen an unausgewählten Patienten über 65 Jahre. Im Vergleich zu einer Kontrollgruppe ohne Dichtebestimmung fand sich nach sechs Jahren eine Reduktion der Hüftfrakturen um 40%. Allerdings war diese Studie nicht randomisiert, und es wurde nicht untersucht, welche Maßnahmen als Konsequenz aus den Dichtemessungen ergriffen wurden und schließlich zur Verminderung der Hüftfrakturhäufigkeit geführt haben könnten.

Wie erwähnt, sind außer der Knochendichte viele andere Faktoren für das individuelle Frakturrisiko relevant, z.B. Alter, Osteoporose der Mutter, vorangegangene Frakturen, Gewichtsabnahmen, Sturzneigung auf Grund bestimmter Medikamente oder bei Sehstörungen sowie verschiedene Lebensstilfaktoren.

„case finding"
Auf Grund der aktuellen Datenlage ist die Intensivierung der Frühdiagnostik zur Senkung der Zahl osteoporoseassoziierter Frakturen identisch mit der Forderung, die anamnestischen und klinischen Möglichkeiten zur Identifizierung des individuellen Frakturrisikos effektiver als bisher zu nutzen.

7.2.3 Vermutliche Dunkelziffer der Zahl Erkrankter

Die Frage nach der vermutlichen Dunkelziffer der Betroffenen lässt sich unterschiedlich präzise beantworten, je nach dem, ob die Osteoporose oder die manifeste Osteoporose gemeint ist, d.h. der Zustand nach einem Niedrigenergie-Trauma.

Osteoporose
Die Definition und damit Diagnose der Osteoporose erfolgt anhand des T-Score unter Verwendung der DXA-Methode. Da nach derzeitiger Datenlage ein Osteoporose-Screening der Gesamtbevölkerung nicht sinnvoll ist, lässt sich die Dunkelziffer der Erkrankung allenfalls grob schätzen.

Niedrigenergie-Traumata
Die Inzidenz von Schenkelhalsfrakturen ist durch die Diagnoseschlüssel der Krankenhäuser gut erfassbar. Da die Schenkelhalsfraktur schwere klinische Symptome macht und eine chirurgische Versorgung benötigt, ist nicht mit einer nennenswerten Dunkelziffer zu rechnen. Deutschlandweit werden ca. 130.000 proximale Oberschenkelfrakturen registriert. Man geht davon aus, dass über 90% durch Osteoporose mitbedingt sind.

Bei Wirbelkörperfrakturen ist hingegen mit einer erheblichen Dunkelziffer zu rechnen. Dies ergibt sich aus den Daten der EVOS-Studie. Nur bei 20–30% der Wirbelkörperfrakturen suchen die Patienten überhaupt den Arzt auf [5].

7.2.4 Zusammenfassung

Die Osteoporose ist eine entscheidende Voraussetzung für das Auftreten von Fragilitätsfrakturen. Zusätzlich beeinflussen weitere Risikofaktoren das Auftreten von Niedrigenergie-Traumata, u.a. das Lebensalter, die Sturzneigung, ungesunde Ernährung, Nikotinabusus und chronischer Alkoholabusus. Die Osteoporose-Diagnostik als wichtige Voraussetzung für eine Senkung der Zahl von Fragilitätsfrakturen beruht auf dem Prinzip des „case finding", d.h. der Identifizierung von Risikopatienten, bei denen spezielle Untersuchungen, besonders die Knochendichtemessung nach der DXA-Methode indiziert sind. Zur Zeit ist ein Screening der Gesamtbevölkerung mittels Osteodensitometrie nicht sinnvoll, da der potenzielle Nutzen zur Verhinderung von Frakturen zu gering ist. Ob ein Screening wohl definierter Bevölkerungsgruppen mit erhöhtem Risiko sinnvoll ist, müssen weitere Studien belegen. Manche Risikofaktoren für das Auftreten von Fragilitätsfrakturen lassen sich zumindest teilweise vermeiden oder beseitigen, darunter das Sturzrisiko alter Menschen, Bewegungsmangel, Fehlernährung, Nikotinabusus und chronischer Alkoholkonsum.

Literatur

[1] Felsenberg D et al., Morphometrische Analyse von Röntgenbildern der Wirbelsäule zur Diagnose einer osteoporotischen Fraktur. Med Klin (1998), 93 (Suppl. II), 26–30

[2] Felsenberg D et al. und die EVOS-Gruppe in Deutschland, Prävalenz der vertebralen Wirbelkörperdeformationen bei Frauen und Männern in Deutschland. Med Klin (1998), 93 (Suppl. II), 31–34

[3] Korn LM et al., Prevention of Hip Fractures Through Screening for Osteoporosis: A Cohort Study. J Clin Epidem (2002), 55, 627–632

[4] Lühmann D, Kohlmann Th, Raspe H, Stellenwert der Osteodensitometrie im Rahmen von Prävention und Therapie der Osteoporose. Z Ärztl Fortbild Qualitätssich (2000), 94, 475–481

[5] Pientka L, Friedrich C, Osteoporose: Die epidemiologische und gesundheitsökonomische Perspektive. Z Ärztl Fortbild Qualitätssich (2000), 94, 439–444

7.3 Prävalenz und Inzidenz

C. Scheidt-Nave

7.3.1 Einleitung

Die Osteoporose zählt zu den sozialmedizinisch bedeutsamen chronischen Erkrankungen unserer Zeit. Das Krankheitsbild bleibt lange klinisch stumm und tritt ganz überwiegend erst im höheren Lebensalter durch eine verminderte Bruchfestigkeit der Knochen in Erscheinung. Knochenbrüche (Frakturen) als Folge der Osteoporose verursachen erhebliche direkte Kosten (Behandlungs- und Pflegekosten) und Einbußen an Lebensqualität [1, 2]. Für die industrialisierten Gesellschaften erwächst hieraus im Zuge der Überalterung eine zunehmende sozioökonomische Belastung. Im Folgenden soll die Größe des Problems, d.h. die Verbreitung der Osteoporose, betrachtet werden. Die Darstellung wird sich dabei auf die Prävalenz (Krankenbestand) und Inzidenz (Neuerkrankungsrate) osteoporotischer Frakturen in Deutschland bei Frauen und Männern über 50 Jahre konzentrieren.

7.3.2 Kenngrößen für die Erfassung

Klinische Frühzeichen der Osteoporose, die den Frakturereignissen vorausgehen, sind nicht bekannt [2]. Bislang stehen auch keine geeigneten Untersuchungsmethoden zur Verfügung, die eine gezielte Diagnostik auf breiter Basis im Sinne eines Krankheits-Screenings rechtfertigen würden [3]. Somit kann eine Einschätzung zur Häufigkeit der Osteoporose in epidemiologischen Studien nur indirekt über die Erfassung von Frakturen erfolgen. Die Frage, welche und wie viele Frakturen insgesamt auf eine Osteoporose zurückgehen, lässt sich dabei nicht exakt beantworten. Epidemiologische Studien haben jedoch verschiedene Indikatoren identifiziert, die das Vorliegen osteoporotischer Knochenbrüche besonders wahrscheinlich machen (s. Tab. 7.4).

Nur Knochenbrüche, die sich ohne ersichtliche größere Gewalteinwirkung von außen ereignen (sog. **Fragilitäts- oder Insuffizienzfrakturen**), lassen einen exponentiellen Anstieg mit dem Lebensalter erkennen [1, 2]. Das absolute Risiko (Inzidenz) von Fragilitätsfrakturen liegt bei Frauen nach den Wechseljahren durchschnittlich zwei- bis dreifach höher als bei Männern vergleichbaren Alters.

Insuffizienzfrakturen können an allen Skelettabschnitten vorkommen. Bevorzugt treten sie jedoch an Wirbelkörpern, Oberschenkelhals und am handgelenksnahen Abschnitt des Unterarms (Colles-Fraktur) auf. Frakturen des Unterarms und des Oberschenkelhalses werden in der Regel durch einen Sturz aus Stehhöhe ausgelöst. Bei der Colles-Fraktur erfolgt der Sturz charakteristischerweise auf die ausgestreckte Hand, bei der Oberschenkelhalsfraktur auf die Seite. Hier zeigt sich, dass die Osteoporose als zugrunde liegende Ursache in enger Wechselwirkung mit anderen altersbedingten Erkrankungen (z.B. Parkinson-Krankheit; Herz-Kreislauf-Erkrankungen) und Funk-

Tab. III.7.4: Indikatoren osteoporotischer Knochenbrüche

1.	Frakturhergang	Keine ersichtliche größere Gewalteinwirkung von außen
2.	Altersabhängigkeit	Exponentielle Zunahme des Risikos im höheren Lebensalter
3.	Geschlechtsunterschiede	Risiko bei Frauen 2–3fach höher als bei Männern vergleichbaren Alters
4.	Häufige Lokalisationen	Wirbelkörper; Unterarm; Oberschenkelhals
5.	Zusätzliche Befunde	Stark erniedrigte Knochendichte (als Surrogat der Knochenmasse)

tionseinschränkungen (z.B Nachlassen von Reaktionsvermögen und neuromuskulärer Koordination) tritt, die das Sturzrisiko erhöhen [1, 2]. Einbrüche der Wirbelkörper ereignen sich zu 75% unter alltäglichen Belastungen wie Heben, Bücken oder Drehen; Stürze spielen nur im verbleibenden Viertel der Fälle eine Rolle [1]. Da ihre Entstehung weniger vom Sturzrisiko, also von nicht skelettären Faktoren, mitbeeinflusst wird, reflektieren Frakturen der Wirbelkörper die Grundkrankheit **Osteoporose** vergleichsweise am besten. Auf der Basis bisher verfügbarer epidemiologischer Daten wird bislang empfohlen, von osteoporotischen Frakturen bzw. einer **manifesten Osteoporose** auszugehen, wenn Frakturen vorliegen **und** der mittels Dual-Röntgen-Absorptiometrie (DXA) bestimmte Messwert der Knochendichte mehr als 2,5 Standardabweichungen unterhalb des Mittelwertes für gesunde junge Frauen (T-Score < –2,5) liegt [4, 5].

7.3.3 Datengewinnung

Wie valide und verlässlich die Gesamteinschätzung zu Prävalenz und Inzidenz der Osteoporose ist, hängt davon ab, ob die untersuchte Stichprobe einen repräsentativen Bevölkerungsquerschnitt darstellt, inwieweit Frakturen vollständig und nach standardisierten Kriterien erfasst werden, und ob die beobachteten Knochenbrüche tatsächlich auf eine Osteoporose zurückgehen.

Periphere Frakturen, insbesondere Oberschenkelhalsfrakturen, werden fast immer klinisch erfasst, sodass für die Validierung anamnestischer Angaben in epidemiologischen Studien auf Behandlungsunterlagen und Röntgenbilder zurückgegriffen werden kann. Demgegenüber bleibt die Erfassung von Wirbelfrakturen im klinischen Alltag lückenhaft, da charakteristische klinische Symptome, aber auch diagnostische Standards fehlen [1, 2]. Zur Einschätzung der Häufigkeit von Wirbelfrakturen ist man daher auf bevölkerungsbezogene Röntgen-Reihenuntersuchungen angewiesen, die eine standardisierte Beurteilung genormter Nativ-Röntgenbilder von Brust- und Lendenwirbelsäule (BWS und LWS) erlauben.

In der querschnittlichen Europäischen Studie zur vertebralen Osteoporose (EVOS) und ihrer prospektiven Fortsetzung, der Europäischen Prospektiven Osteoporose-Studie (EPOS) wurden Prävalenz und Inzidenz aller Frakturen unter Einschluss von Frakturen der Wirbelkörper nach standardisierten Kriterien erhoben [6, 7]. Der Studie lagen nach Alter und Geschlecht geschichtete Zufallsstichproben 50- bis 79-jähriger Frauen und Männer aus 36 Studienzentren in 19 europäischen Ländern zugrunde [8]. Die Erstuntersuchung umfasste ein standardisiertes Interview zu erlittenen Knochenbrüchen (Lokalisation, Stärke des auslösenden Traumas, Alter bei Fraktur), Vorerkrankungen und Risikofaktoren sowie standardisierte seitliche Röntgenaufnahmen der BWS und LWS. Die Diagnose osteoporoseverdächtiger Verformungen der Wirbelkörper wurde anhand einer semiquantitativen, computergesteuerten Methode zur Bestimmung signifikanter Wirbelkörper-Höhenminderungen im Vergleich zu bevölkerungsbezogenen Durchschnittswerten gestellt [6, 7]. Fakultativ wurden in einigen Studienzentren mit entsprechender technischer und personeller Ausstattung Knochendichtemessungen an Oberschenkelhals und Lendenwirbelsäule mittels DXA-Technik durchgeführt [9]. In einem mehrstufigen Rekrutierungsverfahren konnten in den 8 deutschen Studienzentren Hintergrundinformation für durchschnittlich 70% (59–80%), Interviewdaten für 51% (43–61%) und komplette Untersuchungsdaten für 46% (40–58%) der Nettostichprobe gewonnen werden [10]. Die mittlere Partizipationsrate in der deutschen Studienpopulation lag im gesamteuropäischen Durchschnitt [8].

Studienteilnehmern mit kompletter Erstuntersuchung wurde über die folgenden drei

Jahre jährlich (in Deutschland halbjährlich) ein kurzer, standardisierter Fragebogen zu zwischenzeitlich aufgetretenen Fraktur- und Sturzereignissen zugeschickt. Wurde ein Sturz oder Knochenbruch vermerkt, folgte ein standardisiertes Telefoninterview zu Zeitpunkt, Ablauf und Folgen des Geschehens. Durch das Interview bestätigte, neu aufgetretene Frakturereignisse konnten (mit schriftlichem Einverständnis des Probanden) in 84% der Fälle durch Röntgenbilder und in 7% durch Krankenakten verifiziert werden [11]. Zum Abschluss der Weiterbeobachtungsperiode (Follow-up) von durchschnittlich drei Jahren wurden erneut Röntgenaufnahmen der Wirbelsäule durchgeführt [7]. Insgesamt lag die Follow-up-Rate in Deutschland bei 73% (n = 2.644) für die halbjährliche postalische Befragung und bei 59% (n = 2.385) für die Abschlussuntersuchung [12].

7.3.4 Prävalenz

In der EVOS-Erstuntersuchung war die mittlere, altersstandardisierte Prävalenz für ausgeprägte Wirbelkörper-Höhenminderungen (Methode nach McCloskey) bei Frauen und Männern im Alter von 50 bis 79 Jahren nahezu gleich hoch. Die altersstandardisierte (europäische Standardpopulation) Prävalenz betrug im Mittel 12% (6–21% bei Frauen; 8–20% bei Männern) in der europäischen Gesamtstudie und 10% (8–15% bei Frauen; 8–14% bei Männern) in der deutschen Studienpopulation [6, 13]. Allein bei Frauen zeigte sich eine deutliche Zunahme der Prävalenz mit dem Alter [6, 13]. Nur in etwa 65% der Fälle bei Frauen und 44% der Fälle bei Männern fand sich eine relevant erniedrigte Knochendichte (T-Score < –2,5) an LWS oder Oberschenkelhals [14]. Dies lässt auf einen hohen Anteil missklassifizierter Fälle – vor allem bei Männern – schließen, was nicht verwundert, da rein quantitative Methoden keine Rückschlüsse auf die Ursache von Wirbelkörper-Höhenminderungen erlauben.

In einem umschriebenen Teil der deutschen Studienpopulation (555 Frauen und Männer des Studienzentrums Heidelberg mit auswertbaren Röntgenbildern) wurde daher eine zusätzliche Auswertung aller Röntgenbilder durch zwei unabhängige Experten durchgeführt, der sowohl standardisierte quantitative Messkriterien als auch ein qualitativer Beurteilungsleitfaden zugrunde lagen [15]. Bei 7,7% (21/273) Frauen und 5,3% (15/282) Männern im Alter von 50 bis 79 Jahren wurde mindestens ein gesicherter Wirbeleinbruch diagnostiziert. Eine externe Validierung des diagnostischen Standards anhand der Knochendichtemessung ergab, dass bei 87% der Männer und 90% der Frauen mit diagnostizierter Wirbelfraktur eine Osteoporose an LWS oder Oberschenkelhals vorlag [15]. Im Vergleich zur rein quantitativen Methode nach McCloskey war die Gesamtprävalenz nicht signifikant unterschiedlich; die Übereinstimmung war jedoch schlecht, d.h., nach beiden Methoden werden unterschiedliche Individuen identifiziert [15]. Bei keinem der Männer und nur bei einem Viertel der Frauen war die Wirbelkörperfraktur vor der Studie bekannt gewesen.

In der deutschen EVOS-Studienpopulation berichteten insgesamt 10% der Männer und 19% der Frauen über „osteoporoseverdächtige" periphere Frakturereignisse (Frakturen jenseits des 45. Lebensjahres ohne größeres Trauma) [12]. Oberschenkelhalsfrakturen waren bei beiden Geschlechtern mit jeweils 3% aller Insuffizienzfrakturen jenseits des 45. Lebensjahres selten, was mit der oberen Altersbegrenzung der Studienpopulation (79 Jahre) und vermutlich durch Selektionsbias zu erklären ist. An Frakturen mit spezifizierter Lokalisation waren bei Frauen Unterarmfrakturen mit einem Anteil von 40% aller Insuffizienzfrakturen jenseits des 45. Lebensjahres am häufigsten vertreten [12].

Eine vergleichende Untersuchung bei 555 EVOS-Teilnehmern mit kompletten Fraktur- und Knochendichtemessdaten im Studienzentrum Heidelberg zeigte, dass periphere Insuffizienzfrakturen im Gegensatz zu Wirbelfrakturen zu einem wesentlich geringeren Anteil die diagnostischen Kriterien einer manifesten Osteoporose erfüllten: bei Männern in keinem Fall, bei Frauen zu 47–61%, je nach Wahl des Referenzwertes [16]. Die beobachteten Fallzahlen dieses einen Studienzentrums waren zu gering, um detailliertere Analysen nach Fraktur-Untergruppen zu erlauben, und müssen durch eine entsprechende Auswertung der verfügbaren Knochendichtemessdaten im europäischen Studienkollektiv überprüft werden [9].

Abb. 7.1 zeigt die Prävalenz der Osteoporose in der Heidelberger EVOS-Studienpopulation [16]. Die Prävalenz der manifesten Osteoporose (Frakturen **und** T-Score < –2,5 an LWS oder Oberschenkelhals) steigt nur bei Frauen stufenweise mit dem Lebensalter an. Bei Männern spielt ausschließlich die osteoporotische Wirbelfraktur eine Rolle. Möglicherweise reflektiert sich hier, dass sekundäre Formen der Osteoporose mit altersunabhängigen Ursachen (z.B. Grund-

krankheiten) bei Männern eine größere Rolle spielen als bei Frauen [14].

Hochbetagte

Wenige epidemiologische Studien zur Prävalenz der Osteoporose schließen hochbetagte Personen von über 75 oder 80 Jahren ein. Die Ergebnisse zeigen, dass sowohl die Prävalenz von Frakturen als auch die der (über die Knochendichte definierten) Osteoporose weiter ansteigt. Altenheimbewohner sind dabei noch deutlich häufiger betroffen als selbständig lebende Personen vergleichbaren Alters [17]. Für osteoporotische Wirbelfrakturen bei über 80-jährigen Frauen werden Prävalenzraten von 25–75% berichtet. Leider ist die Vergleichbarkeit der Studien untereinander und mit den Ergebnissen in EVOS durch methodische Unterschiede eingeschränkt. Dies betrifft die Definition der osteoporotischen Wirbelfraktur ebenso wie die der Osteoporose; die ermittelte Prävalenz hängt stark von Messmethode, Messort und zugrunde liegenden Referenzwerten ab [14,

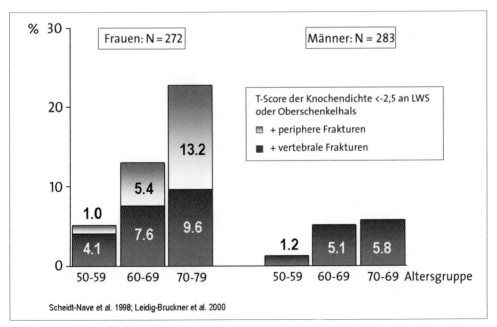

Abb. 7.1: Geschätzte altersspezifische Prävalenz der manifesten Osteoporose bei 50- bis 79-jährigen Frauen und Männern

16]. Auf Grund des komplexen Zusammenwirkens vieler Risikofaktoren ist bislang
nicht klar, welcher Anteil an Frakturen auf
Osteoporose zurückzuführen ist [17].

7.3.5 Verteilung nach Schweregrad

Es ist anzunehmen, dass Prävalenz und
Krankheitslast schwerer Formen der Wirbel-
säulenosteoporose in EVOS und anderen
bevölkerungsbezogenen Studien unterschätzt
werden, da ältere und weniger mobile Personen weniger wahrscheinlich teilnehmen [10].
Tatsächlich dominierten in der EVOS-Studienpopulation milde Fälle mit einzelnen
Wirbelverformungen. Die altersstandardisierte Prävalenz für multiple Wirbeldeformitäten
betrug im europäischen Gesamtdurchschnitt
3,4% für Männer und 3,8% für Frauen [18].
Dies erklärt auch, warum das Ausmaß der
Beschwerden (Rückenschmerzen; Abnahme
der Körpergröße; Funktionseinschränkungen)
in klinischen Untersuchungen von Patienten

mit meist weit fortgeschrittener Wirbelsäulen-
osteoporose sehr viel deutlicher wird als in
EVOS und anderen epidemiologischen Untersuchungen [18]. Die Prävalenz multipler Wirbeldeformitäten zeigte nicht nur bei Frauen,
sondern auch bei Männern einen ausgeprägten
Anstieg mit dem Lebensalter [19].

7.3.6 Inzidenz

Vor dem Hintergrund der Erfahrungen in EVOS
wurde die Neuerkrankungsrate (Inzidenz) von
Wirbelfrakturen im prospektiven Teil der Studie
(EPOS) sowohl anhand des semiquantitativen,
computerisierten Verfahrens als auch mittels
qualitativer, radiologischer Bewertung bestimmt [7]. Es zeigte sich eine gute Übereinstimmung zwischen beiden Methoden, was für die
Validität der automatisierten Methode zur Diagnose osteoporotischer Wirbelfrakturen in Verlaufsuntersuchungen spricht.

Abb. 7.2 fasst die Inzidenz osteoporotischer Wirbelfrakturen (automatisierte Me-

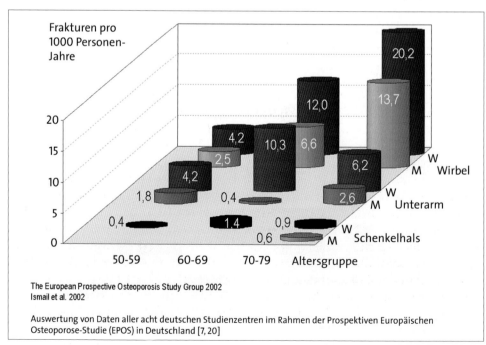

The European Prospective Osteoporosis Study Group 2002
Ismail et al. 2002

Auswertung von Daten aller acht deutschen Studienzentren im Rahmen der Prospektiven Europäischen
Osteoporose-Studie (EPOS) in Deutschland [7, 20]

Abb. 7.2: Geschätzte altersspezifische Inzidenz osteoporosetypischer Frakturen bei 50- bis 79-jähri-
gen Frauen und Männern

thode) sowie von Frakturen des Oberschenkelhalses und des Unterarms in der deutschen EPOS-Studienpopulation nach Alter und Geschlecht zusammen. Unter den betrachteten, für Osteoporose charakteristischen Frakturen dominieren bei beiden Geschlechtern die Wirbelkörpereinbrüche. Ihre Rate nimmt mit zunehmendem Lebensalter kontinuierlich zu. Frauen weisen ein durchweg 1,5–2-fach höheres Risiko auf als Männer vergleichbaren Alters. Dagegen ist die Inzidenz von Schenkelhalsfrakturen nahezu vernachlässigbar; die distale Radiusfraktur spielt nur bei Frauen eine Rolle. Ergebnisse im europäischen Gesamtdurchschnitt waren ähnlich, lediglich in den skandinavischen Ländern wurde eine deutlich höhere Inzidenz als in Deutschland beobachtet [7].

Die altersstandardisierte Inzidenz aller nichtvertebralen Frakturen, die jenseits des 50. Lebensjahres auftraten, betrug in der EPOS-Studienpopulation pro 1.000 Personenjahre insgesamt 19,0 bei Frauen und 7,3 bei Männern [20]. Oberschenkelhalsfrakturen stellten insgesamt einen geringen Anteil (7% bei Frauen; 12% bei Männern).

Hochbetagte

Jenseits des 75. Lebensjahres treten Oberschenkelhalsfrakturen in den Vordergrund. Da in Deutschland keine Frakturregister existieren, muss zur groben Einschätzung der Inzidenz auf die amtliche Statistik (Diagnosedaten der Krankenhauspatienten) in Verbindung mit einer für die Bevölkerungsstruktur der alten Bundesländer repräsentativen, regionalen Studie zur Neuerkrankungsrate [21, 22] zurückgegriffen werden. Danach liegt die altersstandardisierte, jährliche Inzidenz der Oberschenkelhalsfraktur in der deutschen Bevölkerung über 35 Jahre mit 235/100.000 bei Frauen und 136/100.000 bei Männern im europäischen Mittel. In Europa wird ein deutliches Nord-Süd-Gefälle mit höchsten Raten in Skandinavien und niedrigsten in den Mittelmeerländern beobachtet [2, 21]. Übereinstimmend mit internationalen Vergleichsdaten zeigt sich ein exponentieller Zuwachs jenseits des 75. Lebensjahres und eine konstant in allen Altersgruppen zwei- bis dreifach höhere Inzidenz bei Frauen als bei Männern. Innerhalb Deutschlands werden höhere Inzidenzraten in den alten gegenüber den neuen Bundesländern beobachtet [22].

7.3.7 Schätzung der Entwicklung von Inzidenz und Prävalenz in absehbarer Zukunft

Angesichts der demographischen Entwicklung lässt sich absehen, dass weltweit ein immer größer werdender Anteil der Bevölkerung von Fragilitätsfrakturen betroffen sein wird. Allein auf Grund der demographischen Entwicklung wird sich die Zahl der Schenkelhalsfrakturen nach Schätzungen der WHO weltweit bis zum Jahre 2025 verdoppeln und bis zum Jahre 2050 vervierfachen [2]. Darüber hinaus ist in einigen europäischen Ländern ein anhaltender Trend zur Zunahme der altersspezifischen Schenkelhalsfrakturrate zu beobachten, d.h., Frakturen bei Personen einer bestimmten Altersgruppe treten zunehmend häufiger auf als noch vor 10 oder 20 Jahren. Als mögliche Ursache werden Kohorteneffekte in Form von zunehmender körperlicher Inaktivität und veränderten Ernährungsgewohnheiten und ein sich mit Zunahme der Lebenserwartung vergrößernder Anteil multimorbider Menschen in den höchsten Altersgruppen diskutiert [2]. Bei derzeit ca. 100.000 neuen Schenkelhalsfrakturen in der Bevölkerung über 45 Jahre scheint sich auch in Deutschland ein solcher säkulärer Trend abzuzeichnen, zumindest in den alten Bundesländern. Es bleibt zu klären, welchen Anteil **Osteoporose** und **hilfloses Stürzen** dabei haben. Für aussagekräftige Verlaufsbeobachtungen werden (nicht zuletzt auch im Hinblick auf die Evaluation von Interventionseffekten) Surveillance-Programme auf der Basis von Frakturregistern benötigt.

7.3.8 Zusammenfassung

Nach Daten der europäischen Studie zur vertebralen Osteoporose (EVOS) wird die altersstandardisierte **Prävalenz** der manifesten Wirbelosteoporose (Wirbelfrakturen + T-Score der Knochendichte < –2,5 an LWS oder Oberschenkelhals) in Deutschland für die Altersgruppen 50–79 Jahre auf rund 5% bei Männern und 8% bei Frauen geschätzt. Bei Frauen verdoppelt sich die Prävalenz der manifesten Osteoporose in etwa, wenn periphere Frakturen mitberücksichtigt werden. Die Oberschenkelhalsfraktur spielt in dieser Altersgruppe noch keine Rolle. Auf Grund des in EVOS beobachteten Selektionsbias und mangels Daten bei Hochbetagten ab 80 Jahren ist von höchst konservativen Schätzungen auszugehen. Schätzungen zur **Inzidenz** osteoporosetypischer Frakturen in 3-jähriger Weiterbeobachtung der EVOS-Studienpopulation werden ebenfalls durch Wirbelfrakturen dominiert, wobei der charakteristische Geschlechtsunterschied (höhere altersspezifische Inzidenz bei Frauen als bei Männern) und ein Zuwachs mit dem Alter deutlich werden. Die Oberschenkelhalsfraktur zeigt eine ganz ähnliche Alters- und Geschlechtsabhängigkeit, tritt aber erst bei Hochbetagten in den Vordergrund. Bislang ist ungeklärt, welchen genauen Anteil die **Osteoporose**, welchen die **erhöhte Sturzneigung** als Folge von Multimorbidität und altersbedingten Funktionseinschränkungen dabei hat. Zur Einschätzung der Inzidenz ist man in Deutschland auf die Krankenhausstatistik angewiesen. Auf Grund der hohen Folgekosten und der demographischen Entwicklung bestimmen Schenkelhalsfrakturen die sozialmedizinische Bedeutung der Osteoporose entscheidend mit. Für ein Monitoring der Inzidenz von Schenkelhalsfrakturen werden Surveillance-Programme auf der Basis von Frakturregistern benötigt.

Literatur

[1] Cummings SR, Melton LJIII, Epidemiology and outcomes of osteoporotic fractures. Lancet (2002), 359, 1761–1767
[2] Scheidt-Nave C, Die sozioökonomische Bedeutung der Osteoporose. Bundesgesundheitsblatt Gesundheitsforschung Gesundheitsschutz (2001), 44, 41–51
[3] Marcus R, The nature of osteoporosis. J Clin Endocrinol Metab (1996), 81, 1–5
[4] Kanis JA, Diagnosis of osteoporosis and assessment of fracture risk. Lancet (2002), 359, 1929–1936
[5] Scheidt-Nave C, Baum E, Dören M, Hadji P, Keck E, Minne H, DVO-Leitlinie Osteoporose bei postmenopausalen Frauen. In: Dachverband der deutschsprachigen osteologischen Fachgesellschaften, DVO (Hrsg): Die Leitlinien des Dachverbandes Osteologie zur Osteoporose. Osteologie (2003), 12, 53–137, S 63-91 http://www.lutherhaus.de/osteo/leitlinien-dvo/index.php (21.04.05)
[6] O'Neill TW et al., The prevalence of vertebral deformity in European men and women: The European Vertebral Osteoporosis Study. J Bone Miner Res (1996) 11, 1010–1018
[7] The European Prospective Osteoporosis Study Group, Incidence of vertebral fracture in Europe: results from the European Prospective Osteoporosis Study (EPOS). J Bone Miner Res (2002), 17, 716–724
[8] O'Neill TW et al., Survey response rates: national and regional differences in a European multicentre study of vertebral osteoporosis. J Epidemiol Community Health (1995), 49, 87–93
[9] Lunt M et al., Population-based geographic variations in DXA bone density in Europe: the EVOS Study. Osteoporosis Int (1997), 7, 175–189
[10] Matthis C et al., Die europäische Studie zur vertebralen Osteoporose (EVOS): Teilnahmebereitschaft und Selektionsverzerrung in Deutschland, Med Klin (1998), 93 (Suppl. II), 18–25

[11] Ismail AA et al., Validity of self-report of fractures: results from a prospective study in men and women across Europe. Osteoporosis Int (2000), 11, 248–254

[12] Matthis C, Raspe A, Holzmann M (1998). Die Epidemiologie der vertebralen Osteoporose in Europa: Prävalenz, Risikofaktoren und Krankheitslast in Deutschland (EVOS). Schlussbericht an das Bundesministerium für Bildung und Forschung, 1998, Förderkennzeichen: BMBF 01KM9101/6; erhältlich über Technische Informationsbibliothek UB Hannover, http//tiborder. gbv.de/services (21.04.05)

[13] Felsenberg D et al., Prävalenz der vertebralen Wirbelkörperdeformationen bei Frauen und Männern in Deutschland. Med Klin (1998), 93 (Suppl. II), 31–34

[14] Scheidt-Nave C et al., Vertebrale Deformität als Index der osteoporotischen Wirbelfraktur – eine externe Konstruktvalidierung anhand von Knochendichtemessdaten. Med Klin (1998), 93 (Suppl. II), 46–55

[15] Leidig-Bruckner G et al., Sex difference in the validity of vertebral deformities as an index of prevalent vertebral osteoporotic fractures – a population survey of older German men and women. Osteoporosis Int (2000), 11, 102–119

[16] Scheidt-Nave C, Banzer D, Abendroth K (1998). Multizentrische Studie zu Verteilung, Determination und prädiktivem Wert der Knochendichte in der deutschen Bevölkerung. Schlussbericht an das Bundesministerium für Bildung und Forschung 1998; BMBF 01KM9304/0; erhältlich über Technische Informationsbibliothek UB Hannover, http//tiborder.gbv. de/services (21.04.05)

[17] Zimmerman SI et al., The prevalence of osteoporosis in nursing home residents. Osteoporos Int (1999), 9, 151–157

[18] Matthis C et al., Health impact associated with vertebral deformities: results from the European Osteoporosis Study (EVOS). Osteoporosis Int (1998), 8, 364–372

[19] Ismail AA et al., Risk factors for vertebral deformities in men: relationship to number of vertebral deformities. European Vertebral Osteoporosis Study Group. J Bone Miner Res (2000), 15, 278–283

[20] Ismail AA et al., Incidence of limb fracture across Europe. Results from the European Prospective Osteoporosis Study (EPOS). Osteoporosis Int (2002), 13, 565–571

[21] Cöster A, Haberkamp M, Allolio B, Inzidenz von Schenkelhalsfrakturen in der Bundesrepublik Deutschland im internationalen Vergleich. Soz Präventivmed (1994), 39, 287–292

[22] Wildner M, Clark DE, Hip fracture incidence in East and West Germany: Reassessment ten years after unification. Osteoporos Int (2001), 12, 136–139

7.4 Senkung der Zahl von Patienten mit Osteoporose

J. Pfeilschifter

Die Zahl der Patienten mit einer Osteoporose, d.h. mit einer verminderten Knochenfestigkeit und dem Risiko damit verbundener Fragilitätsfrakturen, lässt sich durch Primär- und durch Sekundärprävention senken.

7.4.1 Primärprävention

Die Primärprävention der Osteoporose stützt sich auf nicht medikamentöse und medikamentöse Maßnahmen.

Knochengesunde Lebensweise
Bewegung, Ernährung, ausreichender Aufenthalt im Freien. Eine ungenügende mechanische Beanspruchung des Knochens und eine mangelhafte Mineralisation und Umbautätigkeit des Knochens als Folge eines Kalzium- und/oder Vitamin-D-Defizits beeinträchtigen die Knochenfestigkeit. Defizite können vermieden werden durch körperliche Aktivität [2], einen ausreichenden Aufenthalt im Freien, um die UV-Strahlung zur Synthese von Vitamin D in der Haut zu nutzen, sowie durch eine ausreichende Versorgung mit Kalzium in einer Tagesmenge von 1.000–1.500 mg in Form von Milch, Milchprodukten, grünem Gemüse und kalziumreichem Mineralwasser.

Ist eine ausreichende Grundversorgung mit Kalzium in der Nahrung nicht gewährleistet, empfehlen sich Kalziumsupplemente bis 1.500 mg täglich. Ältere Personen, die sich wenig im Freien aufhalten, profitieren von einer Supplementierung mit 400–800 IE 25-Hydroxy-Vitamin-D3.

Verzicht auf Nikotinkonsum. Nikotinkonsum fördert Frakturen. In einer englischen Meta-analyse wurde geschätzt, dass sich 5% der Schenkelhalsfrakturen bei postmenopausalen Frauen durch einen Nikotinkonsum erklären lassen [13]. Deswegen ist ein Verzicht auf Nikotinkonsum empfehlenswert.

Maßvoller Konsum von Alkohol. Seit den Arbeiten von Saville ist bekannt, dass Alkoholkonsum in hohen Mengen ein Risiko für die Entwicklung einer Osteoporose und von Fragilitätsfrakturen ist [18, 19]. Maßvoller Alkoholkonsum scheint hingegen zumindest bei postmenopausalen Frauen durch Erhöhung der Knochenmasse protektiv zu wirken [16]. (s. auch Kap. V.5). Die Zusammenhänge zwischen Alkoholkonsum, Osteoporose und Frakturrisiko sind jedoch vielgestaltig und unzureichend untersucht. Abstinenten Personen sollte nicht geraten werden, in moderaten Mengen Alkohol zu trinken, um ihr Osteoporoserisiko zu senken. Sofern Alkohol getrunken wird, wird von den wissenschaftlichen Gesellschaften empfohlen, bei Frauen eine Alkoholmenge von 10 g/Tag und bei Männern von 20 g/Tag nicht zu überschreiten.

Vermeiden von Untergewicht. Es bestehen gesicherte Zusammenhänge zwischen einem „niedrigen" Körpergewicht und der Entstehung einer Osteoporose. Ein Body-Mass-Index unter 20 kg/m^2 gilt als ein wichtiger Risikofaktor für die Entwicklung von Frakturen [7]. Dabei ist zu berücksichtigen, dass der Bereich des Normalgewichts von der WHO inzwischen auf 18,5 bis 25,0 kg/m^2 festgelegt wurde (s. Kap. II.2).

Prophylaxe von Stürzen
Die Sturzprophylaxe hat im Alter einen anerkannten Stellenwert. Regelmäßige körperliche Aktivität ist günstig für die Muskelkoordination. Sie senkt die Zahl der Stürze und der dadurch verursachten Frakturen [6]. Es gibt zunehmende Hinweise dafür, dass ein Vitamin-D-Mangel ebenfalls zu einer erhöhten Sturzgefährdung beiträgt [1]. Eine Besei-

tigung von Stolperfallen, ausreichende Beleuchtung, Haltegriffe und der besonnene Umgang mit Medikamenten, die eine Sturzgefährdung mit sich bringen, wie z.B. Sedativa, helfen Stürze und sturzbedingte Frakturen zu vermeiden [21].

Prophylaxe von Sturzfolgen. Lassen sich Stürze nicht vermeiden, kann durch einen Hüftprotektor das Risiko, dass bei einem Sturz auf die Seite eine Schenkelhalsfraktur auftritt, um 50% gesenkt werden [11].

Medikamentöse Primärprophylaxe

Östrogene. Lange Jahre galten Östrogene als die beste Möglichkeit der Primärprophylaxe von Frakturen bei postmenopausalen Frauen. In Kohortenstudien und Fallkontrollstudien erlitten Frauen, die nach der Menopause Östrogene einnahmen, auch nach Korrektur für mögliche Kofaktoren 30–50% weniger Frakturen als Frauen, die keine Östrogene einnahmen. Die Kritik, dass dies dennoch zum Teil Unterschieden in der Lebensweise der Frauen zuzuschreiben war, hat die Studie der Women's Health Initiative (WHI) entkräftet. Frauen, die in die Östrogen-/Gestagen-Gruppe randomisiert wurden, erlitten ein Drittel weniger Schenkelhalsfrakturen und Wirbelkörperfrakturen als Frauen, die in die Placebo-Gruppe randomisiert wurden [24]. Die Bestätigung der fraktursenkenden Wirkung der Östrogene hatte aber einen „bitteren Beigeschmack" durch die unerwartete Zunahme kardiovaskulärer Ereignisse und von Fällen von Demenz, die zusätzlich zu den schon bekannten Risiken der Östrogen-Therapie wie Thrombosen und einer höheren Inzidenz von Brustkrebs in der WHI-Studie beobachtet wurden. Das letzte Wort in der Abwägung der Vor- und Nachteile von Östrogenen ist noch nicht gesprochen, da auch die WHI-Studie viele Interpretationsmöglichkeiten offen lässt. In der Gesamtbilanz sind die Östrogene aber als allgemeine Primärprophylaxe vorerst obsolet geworden. Sie sind allenfalls unter Abwägung der Vor- und Nachteile individuell als Frakturprophylaxe geeignet. Die Problematik einer allgemeinen Prophylaxe osteoporotischer Frakturen nach der Menopause hat sich damit noch verschärft.

Spezifische Osteoporosemedikamente. Mit den Bisphosphonaten Alendronat [4] und Risedronat [5], dem selektiven Östrogen-Rezeptor-Antagonist Raloxifen [8], dem 1-34-Fragment des Parathormons und Strontium Ranelat steht inzwischen für Personen mit einem hohen Frakturrisiko eine Auswahl von fraktursenkenden Medikamenten zur Verfügung.

Frühdiagnostik

Die fraktursenkende Wirkung medikamentöser Maßnahmen ist an eine niedrige Knochendichte geknüpft. Inzwischen gibt es erste Daten aus den USA, die andeuten, dass ein Screening auf Osteoporose mit Hilfe einer Knochendichtemessung bei Frauen älter als 65 Jahre sinnvoll ist, und dass ggf. eingeleitete präventive Maßnahmen die Rate an Schenkelhalsfrakturen senken können [12]. Die National Osteoporosis Foundation und die US Preventive Services Taskforce in den USA [22] empfehlen ein Screening bei Frauen ab einem Alter von 65 Jahren. Die Kosten für ein solches Screening werden dort von Institutionen wie Medicare übernommen. Es bleiben aber viele Fragen offen bezüglich des Zeitpunkts der Messung, der Messtechnik und der Auswahl von Personen, die für ein solches Screening in Frage kommen [9]. Denn obwohl die relative Fraktursenkung bei der Primär- und Sekundärprophylaxe von Frakturen bei gleicher Erniedrigung der Knochendichte ähnlich gut ist, ist die absolute Fraktursenkung vor der ersten Fraktur erheblich niedriger. Das liegt daran, dass eine osteoporotische Fraktur Folge und Risikofaktor in einem ist. Eine osteoporotische Fraktur ist – unabhängig von der Knochendichte – der stärkste bekannte Risikofaktor für weitere Frakturen. Das Frakturrisiko steigt bei der Kombination einer osteoporotischen Fraktur mit einer niedrigen Knochendichte drastisch an. Dies gilt für die osteoporotischen Wirbelkörperfrakturen ebenso wie für Radius- und Schenkelhalsfrakturen [23].

Potenzial zur Senkung des Krankenstandes durch Primärprävention

Im Kindes- und Adoleszentenalter erhält das Skelett nicht nur den größten Teil seiner Masse, sondern über den Durchmesser des Knochens auch ein bleibendes Merkmal der Bruchfestigkeit. Es gibt aber keine überzeugenden Belege dafür, dass eine Optimierung der Versorgung mit Kalzium und Vitamin D oder der mechanischen Beanspruchung des Knochens in frühen Lebensabschnitten eine bleibende Wirkung auf die Skelettfragilität im höheren Lebensalter hat. Mit anderen Worten, ein „Sparkonto", auf das man in früheren Jahren einzahlt und von dem man noch lange Jahre später „zehrt" , ist nicht bewiesen. Die bisherigen Studien zur Frage, ob eine Optimierung der Kalziumzufuhr und der mechanischen Beanspruchung des Knochens im Kindesalter und in der Adoleszenz eine bleibende Wirkung auf die Knochenfestigkeit hat, geben auf Grund zu kurzer Studiendauer noch keine klare Antwort [20]. Allerdings ist prinzipiell zu erwarten, dass eine knochengesunde Lebensweise in der Jugend für das spätere Leben prägend ist und so zur Senkung von Frakturen beiträgt.

Im frühen Erwachsenenalter ist eine Osteoporose häufig die Folge einer umschriebenen Grunderkrankung. Nur selten steht in dieser Lebensphase ein Defizit an mechanischer Belastung oder ein Ernährungsdefizit im Vordergrund. Ohne Defizit ist aber weder akut noch langfristig eine Fraktursenkung belegt. Jemand, der bereits 1.500 mg Kalzium täglich zuführt, wird kaum von einer zusätzlichen Kalziumeinnahme profitieren.

Im Alter lässt sich das Senkungspotenzial nicht medikamentöser und medikamentöser Maßnahmen gut quantifizieren. Ausgleich eines Bewegungs- oder Ernährungsdefizits sowie die Verminderung von Sturzgefahren sind Akutmaßnahmen, die sofort oder innerhalb weniger Monate wirken. Das Potenzial zur Senkung osteoporotischer Frakturen ist dort am größten, wo das Bewegungs- und Ernährungsdefizit und die Sturzgefährdung am häufigsten anzutreffen sind, d.h. bei Hochbetagten, und hier vor allem bei Altenheimbewohnern. In der Studie von Chapuy und Mitarbeitern [3] ließ sich die Zahl der Schenkelhalsfrakturen bei Altenheimbewohnern durch Behebung eines ausgeprägten Kalzium- und Vitamin-D-Defizits um 30% senken. Es ist bekannt, dass etwa jeder 100. Sturz im höheren Lebensalter zu einer Schenkelhalsfraktur führt. Das erzielbare Ausmaß der Fraktursenkung durch eine verbesserte mechanische Beanspruchung des Skeletts und eine Verbesserung der Koordination ist aber zahlenmäßig schlecht belegt. Medikamentöse Maßnahmen zur Primärprophylaxe mit den Bisphosphonaten Alendronat [4], Risedronat [5] und mit dem selektiven Östrogen-Rezeptor-Antagonisten Raloxifen [8] sind wirksam, und sie haben in Studien an postmenopausalen Frauen mit einer niedrigen Knochendichte eine Fraktursenkung von bis zu 50% erzielt. Nach Schätzungen auf der Basis der für Deutschland eher zu hoch angesetzten Inzidenzen des schwedischen Frakturregisters lässt sich bei 65-jährigen Frauen mit einem T-Score von < –2,5 in der Knochendichtemessung mittels Dual-Röntgen-Absorptiometrie (DXA) durch eine zehnjährige Biphosphonat-Therapie bei einer von zwölf Frauen eine Fraktur vom Schweregrad eines Schenkelhalsfrakturäquivalents vermeiden. Derzeit wäre dies mit Kosten in Höhe von 80.000,– EUR pro vermiedener Fraktur verbunden. Die Kosteneffektivität wird mit zunehmendem Alter besser [10]. Zu bedenken sind bei einem

Screening aber nicht nur die Kosten der „Frühdiagnostik", sondern auch die Langzeitwirkungen und Langzeitnebenwirkungen einer ggf. eingeleiteten Therapie. Biphosphonate sind über einen Zeitraum von sieben Jahren, Raloxifen über einen Zeitraum von drei Jahren hinaus kaum getestet. Eine 65-jährige Person mit einer niedrigen Knochendichte und einem dadurch mäßig erhöhten Frakturrisiko hat im Alter von 80 Jahren vermutlich ein weitaus höheres Frakturrisiko als mit 65 Jahren. Die Wirkung der Biphosphonate und des Raloxifens auf den Knochenstoffwechsel lässt aber nach Absetzen der Medikation wieder nach, sodass fraglich ist, ob eine kurzfristige Therapie das höhere Frakturrisiko in den späteren Lebensjahren senkt [16]. Ob bei dieser 65-jährigen Patientin eine in ihrer Langzeitwirkung ungewisse lebenslange Therapie tatsächlich besser ist als eine dem Ausmaß der Frakturgefährdung angepasste gezielte Therapie zu einem späteren Zeitpunkt, ist ungeklärt. Diese Frage wird sich in den kommenden Jahren durch Frakturregister zumindest teilweise klären lassen. Ein generelles Screening unter der Vorstellung, ggf. eine medikamentöse Therapie zu beginnen, lässt sich derzeit nicht begründen [14]. Ob ein Screening dazu motivieren kann, Defizite in der Ernährung und der mechanischen Belastung zu optimieren, ist ebenfalls ungeklärt.

Derzeitige Nutzung des Potenzials
Derzeit erhalten nur wenige Personen mit hochgradigen klinischen Frakturrisiken eine weitere Abklärung oder eine Therapie. Die Unkenntnis der Bevölkerung, aber auch der meisten Ärzte bezüglich klinisch relevanter Frakturrisiken ist erheblich. Die wichtigsten Einzelrisiken sind eine hohe Sturzgefährdung (mehr als zwei hilflose Stürze in den letzten sechs Monaten), Untergewicht (BMI < 20) und die Einnahme von Glukokortikoiden in einer Dosis von mehr als 7,5 mg

Prednisolonäquivalenten für mehr als sechs Monate. Die genaue Zahl der Patienten, die solche Risiken in Kombination mit einer niedrigen Knochendichte aufweisen und somit neben nicht medikamentösen Maßnahmen für eine medikamentöse Primärprophylaxe in Frage kämen, ist allerdings nicht bekannt. Dies gilt auch für den Anteil an osteoporotischen Frakturen, die sich durch ein solches „case finding" vermeiden lässt.

7.4.2 Sekundärprävention zur Senkung des Krankenstandes

Nach dem Auftreten einer oder mehrerer osteoporotischer Frakturen ist das Risiko, weitere Frakturen zu erleiden, erheblich erhöht. Das Risiko, dass bei einer bereits vorhandenen Wirbelkörperfraktur in Kombination mit einer niedrigen Knochendichte auch ohne Defizite in der Ernährung und der Bewegung in den folgenden Jahren erneut eine Wirbelkörperfraktur auftritt, liegt bei 20%. Eine medikamentöse Therapie ist in solchen Situationen fast immer indiziert.

Mangels Studien können kaum Aussagen darüber gemacht werden, in welchem Ausmaß die Beseitigung möglicher Defizite in der Ernährung und der mechanischen Beanspruchung im Rahmen der Sekundärprophylaxe zu einer Fraktursenkung beitragen. Bei der medikamentösen Therapie sind unter Studienbedingungen eine Halbierung der Frakturrate bei den Bisphosphonaten und eine Halbierung der Wirbelkörperfrakturinzidenz bei Raloxifen belegt. Die Kosten zur Vermeidung eines Schenkelhalsfrakturäquivalents liegen bei den Biphosphonaten unter 25.000,– EUR. Eine rapid progrediente Frakturierung von mehreren Wirbelkörpern, die zu einer erheblichen Einbuße an Lebensqualität führt, kann in einem hohen Prozentsatz vermieden werden.

Derzeitige Nutzung des Potenzials

Auch das Potenzial der Fraktursenkung im Rahmen der Sekundärprophylaxe ist bei weitem nicht ausgeschöpft. Es wird nicht ausreichend wahrgenommen, dass auch niedrig traumatische Brüche des Unterarmes und der Tibia nach dem 50. Lebensjahr ein Risiko für künftige Frakturen sind und eine Abklärung auf eine verminderte Knochenfestigkeit sinnvoll ist. Bei vielen älteren Patienten erfolgt keine Sekundärprophylaxe, obwohl eine medikamentöse Therapie gerade hier besonders wirksam wäre. Hochbetagte, aber noch selbständig lebende Personen mit einer Schenkelhalsfraktur erhalten meist weder eine Abklärung noch eine ausreichende Sekundärprophylaxe.

Ansatzpunkte zur Verbesserung des Status quo

Die ungenügende Ausschöpfung des Potenzials zur Senkung osteoporotischer Frakturen hat zum Teil strukturelle Gründe [15]. Eine verbesserte Versorgungskette bei der Sekundärprophylaxe von Frakturen wäre wünschenswert. Es gibt aber auch spezifische Ansatzpunkte für eine Verbesserung unter den derzeitigen Bedingungen unseres Gesundheitssystems. Auf Seiten der Ärzte ist eine bessere Bewusstseinschaffung bezüglich der Möglichkeiten einer nicht medikamentösen und medikamentösen Sekundärprophylaxe – gerade im hohen Lebensalter – ein Ziel. Damit verbunden ist auch ein Umdenken von der Fixierung auf die Knochendichte als durchaus wichtiger Komponente bei der Entstehung osteoporotischer Frakturen auf die Beurteilung des Gesamtrisikos für Knochenbrüche.

7.4.3 Empfehlungen und Leitlinien

Einheitliche Empfehlungen zur Primär- und Sekundärprophylaxe, die sich vor allem an die primär versorgenden Ärzte wenden, liegen seit kurzer Zeit vom Dachverband der deutschsprachigen wissenschaftlichen Fachgesellschaften (DVO) (s. http://www.lutherhaus.de/dvo-leitlinien) und von der Arzneimittelkommission der deutschen Ärzteschaft vor.

Ein großes Potenzial bietet die Erstellung, Verbreitung und Implementierung wissenschaftlich gut fundierter Patientenleitlinien, die auf Defizite aufmerksam machen, Ratschläge zur einfachen Vermeidung von Defiziten geben und Informationen bieten, wer ein hohes Risiko für Frakturen haben könnte und möglicherweise für eine medikamentöse Primärprophylaxe in Betracht kommt. Obwohl der Begriff der Osteoporose in der Bevölkerung geläufig ist, sind die Kenntnisse darüber, was Osteoporose bedeutet, erschreckend falsch. Der DVO gibt zusammen mit dem Dachverband der deutschsprachigen Osteoporose-Selbsthilfegruppenverbände und patientenorientierten Osteoporose-Organisationen (DOP) in Zusammenarbeit mit der Deutschen Morbus Crohn/Colitis ulcerosa Vereinigung und im Bundesverband der Deutschen Rheuma-Liga eine solche Patientenleitlinie heraus. In begleitenden Projekten analysiert der DVO gemeinsam mit den Selbsthilfeorganisationen die wesentlichen Barrieren, die eine Implementierung dieser Empfehlungen in der Bevölkerung und bei den Ärzten erschweren.

Unbefriedigend ist die Situation bei den Frauen in den ersten zehn bis 20 Jahren nach der Menopause. Die Abschätzung des Frakturrisikos anhand klinischer Parameter und der Knochendichtemessung ist hier in Bezug auf Sensitivität und Spezifität unbefriedigend. Neue Ansätze für eine bessere Frakturabschätzung unter Einbeziehung zusätzlicher Parameter wie des Ultraschalls oder biochemischer Umbau-Parameter sind noch präliminär und müssen in Studien mit erheblichen Fallzahlen verifiziert werden.

7.4.4 Zusammenfassung

Das Potenzial zur Vermeidung osteoporotischer Frakturen ist zum großen Teil ungenutzt. Durch die Behebung von Defiziten in der Ernährung und der Bewegung im hohen Lebensalter und eine bessere Vermeidung von Stürzen und Sturzfolgen lassen sich schätzungsweise 30% der osteoporotischen Frakturen vermeiden. Eine Sekundärprophylaxe von Frakturen senkt die Frakturrate unter Studienbedingungen bis zu 50%. Erfolgversprechend erscheint auch eine medikamentöse Primärprophylaxe bei Personen mit einem hohen klinischen Frakturrisiko in Kombination mit einer niedrigen Knochenmasse. Eine generelle gesundheitsbewusste Lebensweise bei Kindern, Jugendlichen und Erwachsenen, d.h. neben vernünftiger Ernährung und ausreichender Bewegung auch Verzicht auf Nikotin ist empfehlenswert, wenn auch in Bezug auf eine Fraktursenkung derzeit unbewiesen.

Literatur

[1] Bischoff HA, Stähelin HB, Dick W, Akos R, Knecht M, Salis C, Nebiker M, Theiler R, Pfeifer M, Begerow B, Lew RA, Conzelmann M. Effects of vitamin D and calcium supplementation on falls: a randomized controlled trial. J Bone Miner Res 18:343–351, 2003

[2] Bonaiuti D, Shea B, Iovine R, Negrini S, Robinson V, Kemper HC, Wells G, Tugwell P, Cranney A. Exercise for preventing and treating osteoporosis in postmenopausal women (Cochrane Review). Cochrane Database Syst Rev 2002;(3):CD000333

[3] Chapuy MC, Arlot ME, Duboeuf F, Brun J, Crouzet B, Arnaud S, Delmas PD, Meunier PJ (1992) Vitamin D3 and calcium to prevent hip fractures in elderly women. N Engl J Med 327:1637–42.

[4] Cranney A, Wells G, Willian A, Griffith L, Zytaruk N, Robinson V, Black D, Adachi J, Shea B, Tugwell P, Guyatt G. II. Meta-analysis of alendronate for the treatment of postmenopausal women. Endocrine Rev 23:508–516, 2002

[5] Cranney A, Tugwell P, Adachi J, Weaver B, Zytaruk N, Papaionnou A, Robinson V, Shea B, Wells G, Guyatt G. III. Meta-analysis of risedronate for the treatment of postmenopausal osteoporosis. Endocrine Rev 23:517–523, 2002

[6] Day L, Fildes B, Gordon I, Fitzharris M, Flamer H, Lord S. Randomised factorial trial of falls prevention among older people living in their own homes BMJ 2002; 325:128 (20 July)

[7] Espallargues M, Sampietro-Colom L, Estrada MD, Sola M, del Rio L, Setoain J, Granados A. Identifying bone-mass-related risk factors for fractures to guide bone densitometry measruements: a systematic review of the literature. Osteoporos Int 12:811–822, 2001

[8] Ettinger B, Black DM, Mitlak BH, Knickerbocker RK, Nickelsen T, Genant HK, Christiansen C, Delmas PD, Zanchetta JR, Stakkestad J, Glüer CC, Krueger K, Cohen FJ, Eckert S, Ensrud KE, Avioli LV, Lips P, Cummings SR for the Multiple Outcomes of Raloxifene Evaluation (MORE) Investigators (1999) Reduction of vertebral fracture risk in postmenopausal women with osteoporosis treated with raloxifene. JAMA 282:637–645

[9] Kanis JA, Black D, Cooper C, Dargent P, Dawson-Hughes B, De Laet C, Delmas P, Eisman J, Johnell O, Jonsson B, Melton L, Oden A, Papapoulos S, Pols H, Rizzoli R, Silman A, Tenenhouse A, on behalf of the International Osteoporosis Foundation and the National Osteoporosis Foundation. A new approach to the development of assessment guidelines for osteoporosis. Osteoporos Int 13:527–536, 2002

[10] Kanis JA, Brazier JE, Stevenson M, Calvert NW, Lloyd Jones M. Treatment of established osteoporosis: a systematic review and cost-utility analysis. Health Technol Assess 2002;6(29):1–146

[11] Kannus P, Parkkari J, Niemi S, et al. Prevention of hip fracture in elderly people with use of hip protector. N Engl J Med 343:1506–1513, 2000

[12] Korn L, Powe N, Levine M, Harris T, Robbins J, Fitzpatrick A, Fried L. Prevention of hip fractures through screening for osteoporosis. A cohort study. J Clin Epidemiol 2002 Jun;55(6):630–631

[13] Law MR, Hackshaw AK. A meta-analysis of cigarette smoking, bone mineral density and risk of hip fracture: recognition of a major effect. BMJ 315:841–846, 1997

[14] Nelson HD, Helfand M, Woolf SH, Allan JD. Screening for postmenopausal osteoporosis: a review of the evidence for the U.S. Preventive services task force. Ann Intern Med 2002 Sep 7;137(6):529–41

[15] Pfeilschifter J, Pientka L, Scheidt-Nave C (2003) Osteoporose in Deutschland 2003 – Eine Bestandsaufnahme. MMW 145:42–43

[16] Ravn P, Weiss SR, Rodriguez-Portales JA, et al. Bone loss resumes after alendronate therapy is discontinued. J Clin Endocrinol Metab 85:1492–1497, 2000

[17] Seeman E. An exercise in geometry. J Bone Miner Res 17:373–380, 2002

[18] M. Tinetti. Preventing falls in elderly persons. N Engl J Med 348:42–49, 2003

[19] US Preventive Services Task Force. Screening for osteoporosis in postmenopausal women: recommendations and rationale. Ann Intern Med 137:526–528, 2002

[20] van Staa TP, Leufkens HGM, Cooper C. Does a fracture at one site predict later fractures at other sites? a British cohort study. Osteoporos Int 13:624–629, 2002

[21] Writing Group for the Women's Health Initiative Investigators. Risks and Benefits of Estrogen Plus Progestin in Healthy Postmenopausal Women: Principal Results From the Women's Health Initiative Randomized Controlled Trial. JAMA 288:321–333, 2002

8 Chronisch obstruktive Lungenerkrankung – Einsparpotenzial durch Prävention bei COPD

C.-P. Criée, D. Nowak

8.1 Prävalenz – Ätiologie – Kosten

Die Prävalenz der chronisch obstruktiven Lungenerkrankung wird zwischen 0,23–18% geschätzt. Die niedrigen Schätzungen kommen von Experten ohne Datengrundlage, alle Studien mit spirometrischen Messungen sprechen dagegen für Prävalenzen in Europa und Nordamerika zwischen 4–10% [1]. Bei Annahme einer Prävalenz von 5% ergeben sich für die Bundesrepublik Deutschland volkswirtschaftliche Gesamtkosten von 12,4 Mrd. EUR pro Jahr, wenn alle Patienten diagnostiziert und behandelt werden würden [2]. Der Großteil dieser Kosten (64%) wird durch die Gesetzlichen Krankenkassen getragen, damit ca. 5,2 Mrd. EUR pro Jahr [2]. Bei der Annahme einer Prävalenz von nur 3,3% ergeben sich volkswirtschaftliche Kosten von 8,21 Mrd. EUR, die Krankenkassen wären mit 3,4 Mrd. EUR pro Jahr belastet. Die Kosten für Patienten mit COPD hängen vom Schweregrad der Erkrankung ab: Die volkswirtschaftlichen Kosten bei leichter COPD betragen pro Patient pro Jahr 2.364,– EUR, bei mittelschwerer COPD 3.332,– EUR und bei schwerer COPD 6.585,– EUR, wobei entsprechend die Krankenkassen mit 1.482,– EUR, 2.358,– EUR oder 3.960,– EUR pro Jahr belastet werden [2]. Dies ist in guter Übereinstimmung mit den Kosten, die in einer spanischen Studie berechnet wurden, hier lagen die Kosten bei leichtem Schweregrad bei 1.484,– USD und bei höherem Schweregrad bei 2.911,– USD, wobei allerdings auch Patienten mit einfacher chronischer Bronchitis eingeschlossen waren [7]. Dagegen liegen die Kosten in USA bei den höheren Schweregraden mit 5.037,– USD und

10.812,– USD pro Patient pro Jahr wesentlich höher [26]. Diesen Angaben liegt eine Kostenrechnung zugrunde, die sich aus Medikamentenkosten, Krankenhauskosten, Kosten für Arztbesuche etc. ergeben. Bei indirekter Kostenanalyse nach Statistiken aus Verordnungsdaten, Diagnoseschlüsseln von Krankenkassen, ärztlichen Behandlungskosten etc. ergibt sich für die Bundesrepublik Deutschland für das Jahr 1997 eine geringere Summe von 6,15 Mrd. EUR [3].

Die Abschätzung des Potenzials zur Senkung der Prävalenz der COPD setzt eine Analyse der Ursachen der COPD voraus. Es gibt keinerlei Zweifel, dass der Tabakkonsum den wichtigsten Risikofaktor für die Entwicklung einer COPD darstellt. Es besteht eine direkte Dosis-Antwort-Beziehung zwischen Quantität des Rauchens und Verschlechterung der Lungenfunktion, gemessen als Sekundenkapazität (FEV_1, forciertes Exspirationsvolumen in einer Sekunde), und es besteht seit den klassischen Studien zu diesem Thema [27, 28] auch kein Zweifel, dass sich nach Aufgabe des Rauchens die Lungenfunktion weniger schnell verschlechtert [4]. Andererseits entwickeln nur 10–20% aller Raucher eine COPD [4]. In einer Studie aus den USA über Todesursachen im Jahr 1993 ergab sich, dass Raucher im Vergleich zu Nichtrauchern das sechsfache Risiko, an COPD zu versterben, aufwiesen, allerdings hatten 16,7% der an COPD Verstorbenen nie geraucht [5]. In einer dänischen Studie mit 19.709 Patienten mit COPD hatten 20,3% nie geraucht [12], dagegen hatten in einer Untersuchung in einer niedergelassenen pneumologischen Praxis in Deutschland bei 210 Patienten mit COPD nur 5,5% nie geraucht [25].

8.2 Einsparpotenzial durch Primärprävention

Somit ist Tabakkonsum die wichtigste, sicher jedoch nicht die alleinige Ursache der COPD. Unter der Annahme, dass etwa 80% der Patienten mit COPD rauchen, ergeben sich für die Primärprävention zwei Abschätzungen: Wäre das Rauchen bei einem Raucher alleinige Ursache der COPD, würden bei einem völligen Verzicht auf Tabakkonsum bei einer Prävalenz von 5% 12,44 x 80 ./. 100 EUR entsprechend 9,952 Mrd. EUR pro Jahr einzusparen sein. Wäre das Rauchen bei jedem zweiten Raucher alleinige Ursache der COPD, wären durch einen generellen Tabakverzicht immerhin noch 5,5 Mrd. EUR pro Jahr einzusparen. Dieses Einsparpotenzial stimmt mit einer anderen Berechnung über die Kosten des Rauchens mittels statistischer Betrachtung (Medline, Deutsches Institut für Dokumentation, Statistiken von Versicherungen etc.) überein, die 4,98 Mrd. EUR pro Jahr für das Rauchen bzgl. der chronisch obstruktiven Lungenerkrankung berechneten [6]. Dabei bleiben sowohl die Kosten der Komplikationen der COPD wie Depressionen und Osteoporose als auch der ungünstige Einfluss der COPD auf Begleiterkrankungen wie koronare Herzkrankheit unberücksichtigt.

Bzgl. anderer Ursachen der chronisch obstruktiven Lungenerkrankung kommt eine amerikanische Studie zu dem Schluss, dass unabhängig vom Tabakkonsum eine vermehrte Luftbelastung mit Gasen, Stäuben und Dämpfen am Arbeitsplatz Ursache der COPD sein kann [8], verlässliche Daten für Deutschland existieren aber nicht. Auch für den Anteil schwerer Virusinfekte als COPD auslösende Ursache sind Schätzungen nicht publiziert.

8.3 Einsparpotenzial durch Sekundärprävention

Bei der Sekundärprophylaxe stellt sich die Frage, ob Exazerbationen, die ja einen wesentlichen Faktor für die Verschlechterung der Erkrankung darstellen, vermieden werden können. Die Anzahl der Exazerbationen bei schwerer COPD ($FEV_1 < 50\%$) wird auf eine bis zwei pro Jahr geschätzt [9]. Werden die Exazerbationen nicht bei Arztbesuchen festgestellt, sondern anhand von Tagebüchern nachvollzogen, ergeben sich bei Patienten mit schwerer COPD im Mittel 2,5 Exazerbationen pro Jahr, wobei 50% nicht zum Arztbesuch führen [10]. Entscheidend für die Kosten sind aber im Wesentlichen die Exazerbationen, die zum stationären Aufenthalt führen. So werden die Krankenkassen bei ambulant behandelten Exazerbationen um 70,– EUR, bei stationär behandelten Exazerbationen aber mit 2.639,– EUR belastet [2]. 42% der Krankenkassenkosten bzw. 26% der volkswirtschaftlichen Gesamtkosten bei COPD sind durch stationär behandelte Exazerbationen verursacht [2]. Die Häufigkeit der stationären Aufenthalte variiert in den Studien erheblich. So wurden in einer spanischen Studie 3,4% aller Exazerbationen stationär behandelt [11], in pharmakologischen Studien führen etwa 10–17% aller Exazerbationen zur stationären Behandlung, dem entsprechen 0,09–0,17 stationäre Behandlungen pro Patient pro Jahr [15, 16, 17]. Weiterhin besteht eine Abhängigkeit von der Häufigkeit von Exazerbationen; so konnte in einer Studie gezeigt werden, dass bei Patienten mit wenigen Exazerbationen (weniger als drei pro Jahr) nur 9% einmal pro Jahr stationär behandelt werden mussten, während 43% aller Patienten mit häufigen Exazerbationen (über drei pro Jahr) im Mittel eineinhalbmal pro Jahr stationär behandelt wurden. In den pharmakologischen Studien, die durchweg bei Patienten mit schwerer COPD durchgeführt wurden, zeigte sich, dass eine moderne Pharmakotherapie die Anzahl der stationären Behandlungen verringern kann. Daraus ergibt sich, dass die Anzahl der stationären Behandlungen vom Schweregrad der Erkrankungen, von der Häufigkeit der Exazerbationen und von der gewählten Pharmakotherapie abhängt.

8.3.1 Verzicht auf Tabakkonsum

Das Einsparpotenzial an Krankenhauskosten bei der Sekundärprophylaxe durch Verzicht auf Tabakkonsum ergibt sich aus einer dänischen Studie. Hier wurden 19.709 Patienten mit COPD im Mittel über 14 Jahre verfolgt, wobei 1.260 Patienten stationär behandelt wurden [12]. Es zeigte sich, dass die komplette Aufgabe des Rauchens mit einer Reduktion des Risikos einer stationären Behandlung um 42% einherging! Bei einer Reduktion des Tabakkonsums um mindesten 50% reduzierte sich das Risiko um 7–20%, was allerdings nicht signifikant war [12].

Zur Berechnung des Einsparpotenzials muss abgeschätzt werden, wie viele Patienten mit zur stationären Behandlung führenden Exazerbationen noch zu diesem Zeitpunkt rauchen, sodass ein Verzicht auf Tabakkonsum wirksam würde.

In der oben angegebenen dänischen Studie befanden sich immerhin noch 58% Raucher [12]. In einer Studie über die Todesursachen in den USA aus dem Jahr 1993 rauchten von den an COPD verstorbenen Patienten noch 36% [5]. In zwei aktuellen Studien mit 100 bzw. 800 Patienten fanden sich 29% Raucher [10] und in den verschiedenen Therapiegruppen einer pharmakologischen Studie 30–40% Raucher [20]. Daraus ergibt sich folgende Proberechnung: Die Krankenhauskosten betragen 26% der volkswirtschaftlichen Gesamtkosten bzw. 42% der Krankenkassenkosten, dies sind bei einer Prävalenz von 5% ca. 3,1 Mrd. EUR bzw. 2,2 Mrd. EUR. Wenn – wie in der dänischen Studie – die Aufgabe des Rauchens mit einer

Risikoreduktion um 42% einhergeht, könnten 1,3 Mrd. EUR volkswirtschaftliche Kosten eingespart werden, wenn alle COPD-Patienten rauchten. Da aber nur 30–60% aller COPD-Patienten rauchen, liegt das volkswirtschaftliche Einsparpotenzial bei 0,39–0,78 Mrd. EUR. Bei einer Prävalenz von 3,3% würde das Einsparpotenzial 0,27 bzw. 0,54 Mrd. EUR betragen. Somit beträgt das Einsparpotenzial bei der Sekundärprophylaxe durch Verzicht auf Tabakkonsum allein für die Krankenhauskosten (die ja nur 26% der Gesamtkosten für COPD betragen) zwischen 0,27 und 0,78 Mrd. EUR. Für alle anderen Faktoren, wie z.B. Kosten für Medikamente, Arztbesuche, Frührente, Arbeitsunfähigkeit, liegen keine verlässlichen Daten vor. In den USA wäre das Einsparpotenzial der stationären Kosten durch Tabakverzicht wesentlich höher, da dort die Kosten für COPD wesentlich höher liegen und die stationären Kosten nicht wie in Deutschland „nur" 23–30% (je nach Schweregrad der Erkrankung) betragen, sondern 40–63% [26].

Ein weiterer Effekt der Sekundärprophylaxe durch Tabakverzicht – unabhängig von den Exazerbationen – ergibt sich aus der Verminderung des Schweregrades der COPD, die ja durch die Lungenfunktion (FEV_1) definiert ist [13]. An über 4.000 Teilnehmern über elf Jahre konnte gezeigt werden, dass die jährliche Verschlechterung der Lungenfunktion bei männlichen Rauchern 66,1 ml/Jahr gegenüber den abstinenten Patienten mit 30,2 ml/Jahr betrug, bei den Frauen betrugen die entsprechenden Werte 54,2 ml/Jahr vs. 21,5 ml/Jahr [14]. Nach elf Jahren hatten 38% der Raucher eine FEV_1 von weniger als 60% des Sollwertes und lagen damit im deutlich pathologischen Bereich, während bei den Patienten, die das Rauchen eingestellt hatten, nur 10% eine FEV_1 von weniger als 60% aufwiesen [14]. Damit führt der Verzicht auf Tabak eindeutig zu einer Verminderung des Schweregrades der COPD und damit zu geringeren Kosten (s.o.).

8.3.2 Influenza-Schutzimpfung

Eine Influenza-Schutzimpfung wird bei Patienten mit chronischer Bronchitis bzw. COPD empfohlen, sie führt zu einer erheblichen Reduktion der Morbidität und zu einer Abnahme von sekundär auftretenden Pneumonien [13]. Ein Einsparpotenzial ist allerdings nicht zu berechnen.

8.3.3 Körperliches Training

In einer finnischen Studie über 25 Jahre mit 888 Probanden führt körperliches Training zu einer Verbesserung der Lungenfunktion unabhängig vom Raucherstatus [18]. Auch bei Patienten mit COPD ist ein Effekt von körperlichem Training auf die Leistungsfähigkeit belegt [13]. Die Mortalität ist bei identischer Lungenfunktion bei Patienten mit schlechter körperlicher Leistungsfähigkeit erhöht [19]. In einer Studie war die stationär behandelte Exazerbationsrate um 50% geringer, wenn sich die Patienten mit COPD mindestens eine Stunde pro Tag körperlich belasteten [20]. Somit ist anzunehmen, dass körperliche Aktivität, wie z.B. in Lungensportgruppen, den Erkrankungsverlauf positiv beeinflusst; ein Einsparpotenzial ist hier noch nicht berechnet worden.

8.3.4 Untergewicht

In einer Analyse an 12.803 Toten fand sich, dass Untergewicht mit einem 4,5fach höheren Risiko, an COPD zu versterben, verbunden war. Bei 4.088 Patienten mit COPD unter Langzeit-Sauerstofftherapie (LOT) korrelierte Untergewicht (BMI < 20) unabhängig von Alter, Lungenfunktion, Sauerstoffgehalt und Geschlecht signifikant zur Mortalität und zum Risiko stationärer Behandlungen [22]. Somit ist Untergewicht, wahrscheinlich als Folge der verminderten ventilatorischen Reserve (pulmonale Kachexie), als erheblicher Risikofaktor anzusehen. In einer englischen Studie an über 1.000 Patienten über neun Jahre war eine an Vitamin C reiche Ernährung mit einem geringeren Abfall der Lungenfunktion verbunden, ohne dass dies für Vitamin A oder E oder Magnesium nachweisbar war [23]. In einer schottischen Studie an über 7.000 Patienten fand sich eine signifikante Korrelation zwischen Obstkonsum und Lungenfunktion, nicht jedoch für Gemüse- oder Fischkonsum [24]. Somit gibt es Hinweise für den Einfluss der Ernährung auf die Lungenfunktion und sogar auf die Mortalität bei COPD-Patienten; ein Einsparpotenzial durch eine bestimmte Ernährung ist aber nicht zu berechnen.

8.4 Zusammenfassung

Zusammenfassend lässt sich ein Einsparpotenzial nur für die Aufgabe des Tabakkonsums berechnen. Für die Primärprävention ergibt sich eine Summe zwischen 5,0 und 10,0 Mrd. EUR pro Jahr. Für die Sekundärprävention liegt das Einsparpotenzial allein für die Krankenhauskosten, die aber nur 25% der Gesamtkosten für COPD ausmachen, zwischen 0,27–0,78 Mrd. EUR jährlich.

Tab. III.8.1: Einsparpotenzial durch Prävention bei COPD

Maßnahmen	Einspareffekt
Verzicht auf Tabakkonsum	
Primärprävention	5–10 Milliarden €/Jahr
Sekundärprävention	allein an Krankenhauskosten 0,3–0,8 Milliarden €
Influenza-Schutzimpfung	?
Körperliches Trainung	?
Ernährung	?

Literatur

[1] Haibert RJ et al., Interpreting COPD Prevalence Estimates. Chest (2003), 123, 1684–1692

[2] Nowak D et al., Krankheitskosten von COPD in Deutschland. Pneumologie

[3] Konietzko N, Fabel H (2000) Weißbuch Lunge. Georg Thieme, Stuttgart, New York

[4] Anto ÜM et al., Epidemiology of chronic obstructive pulmonary disease. Eur Respir J (2001), 17, 982–994

[5] Meyer PA et al., Characteristics of adults dying with COPD. Chest (2002), 122, 2003–2008

[6] Ruff LK et al., The economic impact of smoking in Germany. Eur Respir J (2000), 16, 385–390

[7] Miravitlles M et al., Costs of chronic bronchitis and COPD. Chest (2003) 123, 784–791

[8] Trupin L et al., The occupational bürden of chronic obstructive pulmonary disease. Eur Respir J (2003), 22, 462–469

[9] Mac Nee W, Calverley PMA, Chronic obstructive pulmonary disease: Management of COPD. Thorax (2003), 58, 261–265

[10] Donaldson GC et al., Ralationship between exacerbation frequency and lung function decline in chronic obstructive pulmonary disease. Thorax (2002), 57, 847–852

[11] Miravitlles M et al., Pharmacoeconomic evaluation of acute exacerbations of chronic Bronchitis and COPD. Chest (2002), 121, 1449–1455

[12] Godtfredsen NS et al., Risk of hospital admission for COPD following smoking cessation and reduction: a Danish population study. Thorax (2002), 57, 967–972

[13] Worth H et al., Leitlinie der Deutschen Atemwegsliga und der Deutschen Gesellschaft für Pneumologie zur Diagnostik und Therapie von Patienten mit chronisch obstruktiver Bronchitis und Lungenemphysem (COPD). Pneumologie (2002), 56, 704–738

[14] Anthonisen NR, Connett JE, Murray RP for the lung health study research group, Smoking and lungfunction of lung health study participants after 11 years. Am J Respir Crit Care Med (2002), 166, 675–679

[15] Brusasco V et al., Health outcomes following treatment for six mounth with once daily tiotropium compared with twice daily salmeterol in patients with COPD. Thorax (2003), 58, 399–404

[16] Vincken W et al., Improved health outcomes in patients with COPD during 1 year's treatment with tiotropium. Eur Respir J (2002), 19, 209–216

[17] Casaburi Ret al., A long-term evaluation of once-daily inhaled tiotrpium in chronic obstructive pulmonary disease. Eur Respir J (2002), 19, 217–224

[18] Pelkonen M et al., Delaynig Decline in Pulmonary Function with Physical Activity. Am J Respir Crit Gare Med 168 (2003), 494–499

[19] Oga T et al., Analysis of the factors related to mortality in chronic obstructive pulmonary diasease. Am J Respir Crit Care Med (2003), 167, 544–549

[20] Carcia-Aymerich J et al., On behalf of the EFRAM investigators: Risk factors of readmission to hospital for a COPD exacerbation: a prospective study. Thorax (2003), 58, 100–105

[21] Szafranski W et al., Efficacy and safety of budesonide/formoterol in the management of chronic obstructive pulmonary disease. Eur Respir J (2003), 21, 74–81

[22] Chailleux E, Laaban J-P, Veale D, Prognostic Value of nutritional depletion in patients with COPD treated by long-term oxigen therapy. Chest (2003), 123, 1460–466

[23] McKeever TM et al., Prospective Study of Diet and Decline in Lungfunction in a general population. Am J Respir Crit Care Med (2002), 165, 1299–1303

[24] Kelly Y, Sacher A, Marmot M, Nutrition and respiratory health in adults findings from the health survey for scotland. Eur Respir J (2003), 21, 664–671

[25] Kornmann O et al., Newly diagnosed chronic obstructive pulmonary disease. Respiration (2003), 70, 67–75

[26] Hilleman DE et al., Pharmacoeconomic evaluation of COPD. Chest (2000), 118, 1278–1285

[27] Fletcher C et al. (1976) The natural history of chronic bronchitis and emphysema. Oxford University Press, London

[28] Burrows B et al., The „horse racing effect" and predicting decline in forced expiratory volume in one second from screening spirometry. Am Rev Respir Dis (1987), 135, 788–793

9 Karies

K. H. R. Ott

„... Die Vorbeugung eines Uebels ist überall weit mehr werth und doch zugleich leichter als die Heilung desselben. So ist es auch bei der Karies der Zähne..." [11]

9.1 Einleitung

Trotz beachtlicher Erfolge in Prävention und Frühdiagnostik steht die Karies weiterhin an erster Stelle behandlungsbedürftiger Befunde in der Zahnheilkunde. Die Folgen der Karies, die Defekte im Zahn und deren Spätfolgen (Pulpitis, apikale Parodontitis, Zahnverlust) bleiben die häufigsten und auch schmerzhaftesten Erkrankungen im Kauorgan.

Als Folgeerscheinung unzureichenden Kauvermögens muss an gastrointestinale Störungen gedacht werden sowie an eine Einschränkung der Nahrungszufuhr, die besonders bei alten Menschen zu Zeichen der Mangelernährung führen kann. Auch psychosoziale Folgen des Zahnverlustes werden weiterhin diskutiert. Hingegen ist es auffallend, dass die Zahl der Erkrankungen, die heute auf ein eventuelles Herdgeschehen zurückgeführt wird, im Laufe der letzten Jahre eine erhebliche Einschränkung erfahren hat [9].

9.2 Definition

Karies ist definiert als exogener Zerstörungsprozess der Zahnhartsubstanzen (Schmelz und Dentin, ggf. auch Wurzelzement), als dessen Folge zunächst subklinisch, später klinisch (und röntgenologisch) wahrnehmbare Defekte an der Zahnoberfläche entstehen, die bis zur Pulpa voranschreiten können und dann entsprechende Schmerzen verursachen.

Differenzialdiagnostisch sind Erosionen (flächenhafte Zahnhartsubstanzverluste vornehmlich durch den überaus häufigen Genuss von säurehaltigen Getränken), Zahnputzdefekte und Abrasionen (durch antagonistische Beanspruchung beim Kauakt, besonders bei Parafunktionen wie Knirschen oder Pressen verursacht), Attritionen und Mineralisationsstörungen (Amelogenesis imperfecta, Dentinogenesis imperfecta) von den kariösen Defekten abzugrenzen. Als Prädilektionsstellen für Karies gelten Fissuren und Grübchen, Foramina caeca, Approximalregionen und zervikale Bereiche der Zähne.

9.3 Epidemiologie

Mit einer Prävalenz von ca. 90% ist die Karies die am weitesten verbreitete Krankheit in der Bevölkerung. Untersuchungen in vielen europäischen Ländern zwischen 1977 und 2001 belegen, dass die Kariesprävalenz gesenkt und das Ausmaß der Erkrankung begrenzt werden konnten. Als Beleg dient der – relativ grobe – DMFT-Index, nur selten der DMFS-Index (D = decayed = kariös; M = missing = fehlend; F = filled = gefüllt; T = teeth = Zähne; S = surfaces = Flächen), der eine Abhängigkeit der Karies von der sozialen Herkunft zu beweisen scheint (s. Tab. 9.1). Auch in Deutschland wurden in der Kariesprophylaxe durchaus Erfolge erzielt, obwohl im Vergleich zu Ländern wie Dänemark, Schweden, Norwegen, den Niederlanden, der Schweiz und Griechenland noch ein erheblicher Nachholbedarf besteht.

Tab. III.9.1: DMFT-Index in internationalen Studien bei Zwölfjährigen bzw. 13-/14-Jährigen [4, 13, 14]

	1977/78	1985/86	1988/89	1993/94	1996/97	1998	2000	2001
Belgien						1,6		
Bulgarien		3,4			2			
Bundesrepublik D		4,1					1,7	
Dänemark	6,4		1,6		1,3			0,9
DDR		3,8						
England u. Wales		2,9			1,4			
Finnland		2			1,2			
Frankreich		4,2			2,1	1,9		
Griechenland		4,3		1,6			1,2	
Irland		2,9			1,1			
Italien		3			2,1			
Kanada					2,1			
Liechtenstein		3,4			2			
Niederlande		1,7			1,1	0,6		
Nordirland		3,1			1,4			
Norwegen		2,7			1,8	1,5		
Österreich			4,3		1,7			
Polen						4,0		
Schottland			2,2		1,4			
Schweden	6,3							0,9
Schweiz			2,3		0,84			
Spanien				2,3				
Tschechoslowakei		3,6			3,1	3,4		

9.4 Ätiologie und Pathogenese

Die Karies gilt als Folge eines multikausalen, komplexen Geschehens (s. Abb. 9.1), bei dem verschiedene Faktoren, darunter Ernährung, Mundhygiene und Plaques, im Einzelfall in individuell unterschiedlichem Ausmaß beteiligt sind. Grundsätzlich entsteht Karies erst dann, wenn kohlenhydrathaltige Nahrung von den Zahnplaque-Bakterien (u.a. Streptokokken, Fusobakterien, Staphylokokken, Laktobazillen, Veillonellen, Neisserien) metabolisch zersetzt wird, wobei als Nebenprodukt organische Säuren auftreten. Das Spektrum der aus verschiedenen Bakterienstämmen gebildeten Säuren umfasst u. a. Milchsäure, Essigsäure, Ameisensäure und Bernsteinsäure [1, 2]. Dies führt in lokalisierten Bereichen der Plaqueschicht zu einem Abfall des pH-Wertes. Dieser bewirkt, dass sich im darunter befindlichen Schmelz Kalzium- und Phosphat-Ionen von den Kalziumphosphat-Kristalliten trennen und in die bakterielle Plaque abwandern [19].

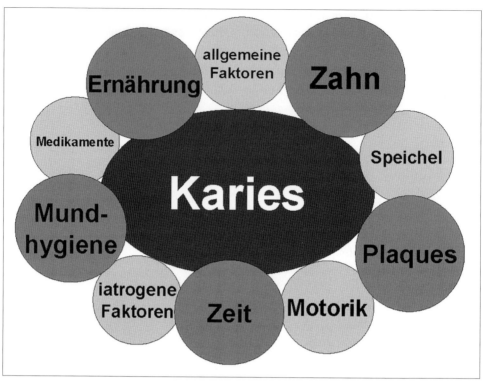

Abb. 9.1: Ursachenfaktoren zur Entstehung kariöser Defekte

9.4.1 Zähne

An den Zähnen liegen anatomische Voraussetzungen vor, die das Auftreten der Karies begünstigen: Als Prädilektionsstellen gelten Fissuren und Grübchen, Approximalräume und Zervikalbereiche; zusätzlich muss man die (sub-)gingivalen Wurzelregionen beachten, weil dort – oft unbeobachtet – Karies entstehen kann [7]. Im mikroskopischen Bereich finden sich Unebenheiten und Poren in der Zahnoberfläche, die eine Anlagerung der bakteriellen Plaque begünstigen. Zur Diagnostik hat sich neben den klinischen Befunden (ggf. unterstützt durch Kaltlicht [15] und Laserfluoreszenz [12]) die regelmäßige Röntgendiagnostik etabliert, wobei letztere ggf. auch häufiger als im 2-Jahresabstand indiziert sein kann.

9.4.2 Speichel

Die Zusammensetzung des Speichels, seine anorganischen und organischen Bestandteile, die physikalischen, chemischen und biochemischen Eigenschaften sind gut untersucht worden. Neben der Befeuchtung der Schleimhäute und der Pufferung der in der Mundhöhle entstehenden Säuren trägt der Speichel mit seinen antibakteriellen Substanzen nur in einem begrenzten Ausmaß zur Kariesprophylaxe bei. Die „Spülwirkung" des Speichels ist oft überschätzt worden; hingegen ist die Fähigkeit zur Remineralisation initialer Demineralisationserscheinungen wegen des ständigen Austausches von Ionen ein wichtiger Aspekt. Diese kann vor allem bei den bekannten Syndromen, die mit reduziertem Speichelfluss einhergehen (Sjögren-

Syndrom, Mikulicz-Syndrom, Kohlschütter-Syndrom, Christ-Siemens-Tourraine-Syndrom, ektodermales Syndrom), oder nach Radiatio im Mund-/Kiefer-/Gesichtsbereich beobachtet werden, weil dort durch das Ausbleiben protektiver Leistungen mit einer erhöhten Kariesanfälligkeit zu rechnen ist.

9.4.3 Plaque

Selbst nach perfekter Zahnreinigung bildet sich innerhalb kurzer Zeit durch einen Niederschlag von Glykoproteinen und Proteinen aus dem Speichel ein exogenes Schmelzoberhäutchen von anfänglich 0,1 µm bis 0,7 µm, später ist es zwischen 1 µm und 3 µm dick. Hierfür wie für die Anheftung der unmittelbar anschließend besiedelnden Bakterien werden unterschiedliche Mechanismen diskutiert [6]; zunächst sind dies Streptokokken (mutans, mitis, sanguis, salivarius), dann Aktinomycesarten und Neisserien. Diese Keime vermehren sich und bilden extrazelluläre Schleimsubstanzen zusammen mit den Polysacchariden und den Speichelglykoproteinen. Die extrazellulären Polysaccharide schaffen die Plaquematrix, sichern die Haftung der Mikroorganismen und dienen als Nahrungsreserve für die Plaquebakterien. Intrazelluläre Polysaccharide gewährleisten eine Säureproduktion auch in Substratmangelzeiten. Auf Grund der hohen Dissoziationskonstante und des niedrigen pH-Wertes ist Milchsäure in besonderem Maß an der Zerstörung des Schmelzes beteiligt [6].

Jedes Mal nach Zufuhr einer (Zwischen-)Mahlzeit sinkt der pH-Wert unter den kritischen Bereich von 5,5 bis 6 ab, unterhalb dessen es zu Demineralisationen kommt [5].

9.4.4 Motorik

Unter diesem Kofaktor werden die individuellen motorischen Fähigkeiten/Fertigkeiten für die Zahnreinigung verstanden. Sie unterscheiden sich bei Kleinkindern, Kindern, Jugendlichen und auch bei Erwachsenen bzw. älteren Patienten. Aus diesem Grund gilt es als allgemeiner Standard, dass die motorischen Abläufe der Zahnreinigung wiederholt in der Zahnarztpraxis erlernt und geübt werden.

Die habituelle Selbstreinigung, d.h die unwillkürlich ablaufenden motorischen Vorgänge zur Reinigung der Glattflächen mit Zunge, Lippe und Wangen, kann bei Fazialisparese, bei geringem Muskeltonus oder bei körperlicher Behinderung eingeschränkt sein, weswegen die betroffene Patientengruppe einer besonderen Zuwendung bedarf.

9.4.5 Zeit

Unter dem Faktor „Zeit" werden die folgenden Parameter zusammengefasst, die in unterschiedlicher Weise die Entstehung der Karies begünstigen:

◢ Frequenz/Häufigkeit (der Substratzufuhr, Zahnpflege, des Zahnarztbesuchs)
◢ Alter (des Patienten: Ernährungsgewohnheiten, Zahnpflegegewohnheiten; Alter der Plaque, der Zahnbürste)
◢ Dauer (Substratzufuhr, Einwirkung kariogener Noxen an der Zahnoberfläche, unterlassene Zahnpflege, Dauer der Zahnpflege)
◢ Zeitpunkt (der Zahnentwicklung, des Zahnarztbesuchs)
◢ Intervall (zwischen den Zahnarztbesuchen, der Nahrungsaufnahme)

Die Häufigkeit der Substratzufuhr scheint der wichtigste Faktor in dieser Gruppe zu sein. Dies belegen insbesondere die klassische Studie in Vipeholm (s. Abb. 9.2) [8] und die Beobachtungen an Kleinkindern („nursing bottle syndrom"/„Zuckerteekaries").

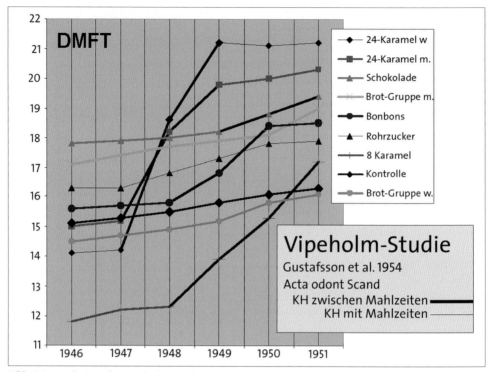

Abb. 9.2: Ergebnisse der Vipeholm-Studie: Kohlenhydrate als Zwischenmahlzeiten verursachten deutlich mehr Karies, als wenn sie mit den Hauptmahlzeiten verzehrt wurden.

9.4.6 Iatrogene Faktoren

Innerhalb der Anamnese soll nach Allgemeinerkrankungen **sowie** Ernährungs- und Zahnpflegegewohnheiten gefragt werden, wobei die berufliche Situation und das soziale Umfeld als modifizierende Faktoren zu beachten sind. Eine in dieser Hinsicht unzureichende Anamnese läuft dem derzeitigen Konzept der präventiv orientierten Zahnheilkunde zuwider.

Zu den Aufgaben des Zahnarztes gehört es außerdem, den Patienten hinreichende Informationen über die Ernährung und die Möglichkeiten der Mundhygiene zukommen zu lassen. Die professionelle Zahnreinigung, deren zeitlicher Abstand (zwei bis sechs Monate) individuell ermittelt werden muss, soll dort belagfreie Stellen schaffen, wo der Patient auf Grund seiner eingeschränkten Motorik und Hilfsmittel nicht dazu in der Lage ist.

Neben der rechtzeitigen Diagnostik etwaiger pathologischer Veränderungen im Kauorgan stellt das minimalinvasive Vorgehen heute die Therapie der Wahl dar. Schließlich muss individuell analysiert werden, welche der unterschiedlichen Möglichkeiten der Fluoridierung (systemisch bzw. lokal) im Einzelfall indiziert ist (s. Tab. 9.3): Neben der Tablettenfluoridierung (insbesondere bei hochgradig kariesanfälligen Kindern) ist die Verwendung fluoridhaltigen Kochsalzes oder fluoridhaltiger Mineralwässer gegenüber der Anwendung von fluoridhaltigen Zahnpasten, Lacken, Gelen oder Mundspüllösungen abzuwägen.

Tab. III.9.2: Auswahl von Medikamentengruppen der „pharmakogenen Salivationsverminderung"

Wirkung direkt über das ZNS	Euphorika: Amphetamine, Heroin, Morphium, Marihuana
	Psychopharmaka: Neuroleptika, Antidepressiva
	Antihistaminika
	Sedativa und Anästhetika
Ganglienblocker	Nikotin (Verlängerung der Depolarisationszeit an der postsynaptischen Membran)
	Tetraaethylammonium (Stabilisierung der postsynaptischen Membran)
Sympatholytika	Alpha-Rezeptoren-Blocker Ergotamin, Phentolamin
	Beta-Rezeptoren-Blocker Antihypertensiva
Parasympatholytika	kompetitive Azetylcholinhemmer Atropin, Scopolamin

9.4.7 Mundhygiene

Bekanntestes und am meisten eingesetztes Hilfsmittel zur Mundhygiene ist die Zahnbürste. Die Zahnreinigung soll sofort nach dem Durchbruch des ersten Milchzahnes begonnen werden; für das Kleinkind werden spezielle (Lern-)Zahnbürsten angeboten, die sich durch einen kleinen, schmalen Bürstenkopf auszeichnen.

Für die Form des Bürstenkopfs einer Handzahnbürste für Erwachsene wurden unterschiedliche Vorschläge vorgelegt: Das Borstenfeld kann rechteckig, rund, oval, eiförmig glatt, wellenförmig sein, wobei dessen Breite (konstant/verjüngend) 8–10 mm und die Länge (konstant/verjüngend) 18–24 mm nicht übersteigen sollen. Die Höhe der Filamente beträgt ca. 12–15 mm; die Enden der Einzelborste sollen abgerundet sein.

Bei den elektrischen Zahnbürsten haben sich diejenigen als überlegen herausgestellt, die eine oszillierende, rotierende Bewegung ausführen. Für die Reinigung der Interdentalräume werden spezielle Interdentalbürstchen, hauptsächlich Zahnseide (Superfloss) empfohlen.

Der Reinigungseffekt der Zahnbürste wird durch eine Zahnpasta verstärkt. Deren Bestandteile sind die eigentlichen Polierkörper/Putzkörper (Abrasivstoffe), daneben Feuchthaltemittel, Bindemittel, Konservierungsstoffe, Tenside, aromatische Zusätze (z.B. Pfefferminz, Anis, Eukalyptusöl, Menthol) und Kariostatika/plaquehemmende Stoffe, z.B. Fluoride (Natriumfluorid, Natriummonofluorphosphat, Zinnfluorid, Aminfluorid).

9.4.8 Medikamente

Bei Patienten, die u.a. auch speichelreduzierende Medikamente, d.h. zur Mundtrockenheit (Xerostomie, Hyposalivation) führende Medikamente, einnehmen, wie z.B. Antidepressiva, Antihypertonika etc. oder auch bei Drogenabusus (s. Tab. 9.2), kann die Reduktion des Speichelflusses zu einem Ausfall der Remineralisation führen, wodurch das Ent-

Tab. III.9.3: Empfohlene Konzentration für die Verabreichung von Fluorid in Tabletten

Alter in Jahren	Fluoridkonzentration des Trinkwassers oder des Mineralwassers [mg F/l Wasser]		
	< 0,3	0,3 < x < 0,7	> 0,7
1. bis 3. Lebensjahr (komb. Rachitis- und Kariesprophylaxe)	0,25	–	–
4. bis 6. Lebensjahr	0,5	0,25	–
nach dem 6. Lebensjahr	1,0	0,5	–

stehen kariöser Läsionen begünstigt wird. Bei der Auswahl von Medikamenten ist deswegen auf diese – zumeist als nebensächlich eingeschätzte – Besonderheit einer unerwünschten Wirkung zu achten.

9.4.9 Ernährung

Dass Zucker zu den Karies verursachenden Substanzen gehört, gilt als Allgemeingut. Es ist jedoch weniger das Substrat als solches, sondern hauptsächlich die Häufigkeit und die Menge der zugeführten Zucker. In der Vipeholmstudie (s. Abb. 9.2) konnte eindeutig nachgewiesen werden, dass zu den Mahlzeiten verabreichte Süßigkeiten einen geringeren Zuwachs des DMFT-Wertes bewirkten, als wenn diese zwischendurch eingenommen wurden [8].

In ähnlicher Weise sind die Beobachtungen einzuschätzen, die seit etwa 30 Jahren als „Zuckerteekaries" oder „Nursing-bottle-Syndrom" bekannt wurden [20, 21]: auch hier war es nicht zwingend die Tatsache, dass gesüßte Tees verabreicht wurden, sondern die Angewohnheit, dem Säugling bzw. Kleinkind sehr häufig über den Tag und auch die Nacht verteilt mit einem Fläschchen das kariogene Substrat zukommen zu lassen.

In ähnlicher Weise schadet die kontinuierliche Substratzufuhr, wenn die Säuglinge und Kleinkinder die neuerdings propagierte Form des „Ad-libitum-Stillens" („breast on demand") erleben, das dem Kind ermöglicht, nach Bedarf in beliebigen Zeitabständen bis zum dritten Lebensjahr die Brustnahrung zu genießen, wie es gelegentlich in Stillgruppen propagiert wird.

Außerdem muss auf besondere Formen der Ernährung hingewiesen werden, die erst in den letzten Jahren an Bedeutung gewonnen haben: So lässt sich oft bei Jugendlichen und Erwachsenen beobachten, dass die Form der kontinuierlichen Zufuhr von Getränken – vom Kleinkindalter beginnend praktiziert –

nunmehr mit Limonade- oder Colagetränken, gelegentlich Multivitaminsäften oder mit Mineralwässern fortgesetzt wird: Hier ist es ebenfalls die Häufigkeit der Substratzufuhr, die einen Schaden an der Zahnoberfläche bewirkt, entweder durch den Säureanteil direkt oder aber durch die im Kohlenhydratabbau entstehenden organischen Säuren, die zu einer Demineralisierung führen.

9.4.10 Alkoholabusus

Studien über einen etwaigen direkten Zusammenhang zwischen Karies und Alkoholabusus liegen nicht vor; hinsichtlich des Gefährdungspotenzials ist es kaum vorstellbar, dass sich erhöhter Alkoholkonsum an den Zähnen manifestiert. Hingegen muss an die vernachlässigte Mundhöhle bei den Betroffenen gedacht werden, sodass Karies als Folge der unterlassenen Zahnpflege bei einseitiger Ernährung zu den entsprechenden Schäden führt.

9.4.11 Nikotinabusus

Es ist unwahrscheinlich, dass durch Nikotinabusus ein kariöser Defekt bedingt sein könnte. Auswirkungen auf die parodontale Gesundheit sind nachgewiesen (s. Kap. III.10); die mit dem Rauchen vergesellschafteten Pigmentierungen der Zahnoberfläche führen letztlich nur zu einer Einbuße hinsichtlich der Ästhetik.

9.4.12 Allgemeine Faktoren

Der Zusammenhang zwischen Karies und Schwangerschaft konnte bisher genauso wenig belegt werden wie die Behauptung, dass bestimmte Berufsgruppen (z.B. Bäcker) mehr zu dieser Erkrankung der Zähne disponiert sind. Auch die Überlegungen, dass bestimmte Altersgruppen bevorzugt betroffen sind und andere verschont werden, scheint nicht zuzutreffen, wenngleich bei Hochbetagten eine Änderung der Ernährungs- und der Zahnpflegegewohnheiten im Vergleich zum jugendlichen Patienten festgestellt werden muss.

9.5 Prävention der Karies

Das aktuelle Konzept der Kariesprophylaxe geht davon aus, dass kariöse Defekte

◢ durch eine Reduktion kariogener Anteile in der **Ernährung**,

◢ durch regelmäßige und zweckmäßig durchgeführte **Zahnpflege**,

◢ durch geeignete Maßnahmen der **Fluoridierung** und

◢ durch regelmäßigen **Zahnarztbesuch**

◢ nahezu vollständig vermieden werden können.

Vorrangiger Schwerpunkt der Zahnerhaltung ist in den letzten Jahren mit zunehmender Bedeutung die Prävention: Kariöse Defekte und parodontale Erkrankungen und deren Folgeschäden sollen verhindert werden. Bei einer eventuell notwendigen Therapie steht das Prinzip der Zahnsubstanzschonung („minimalinvasive Therapie") an oberster Stelle.

9.5.1 Präventionskonzepte

Betrachtet man die grundsätzlichen Prinzipien der medizinischen Prävention, dann ergeben sich zielgruppenorientierte Aufgaben in unterschiedlicher Abstufung:

◢ Die **primäre** Prävention fasst alle Aktionen zusammen, die das Auftreten von bestimmten Krankheiten verhindern sollen. Hier sind noch nicht die Patienten (Kleinkinder, Kinder, Jugendliche) – weil zu jung –, sondern vornehmlich deren Eltern gefordert, die mit Unterstützung der Zahnärzte dafür zu sorgen haben, dass die erforderlichen Anstrengungen zum Schutz der Zähne eingeleitet werden.

◢ Die **sekundäre** Prävention setzt sich die Früherkennung von Krankheiten zum Ziel. Auch hier sind primär die Eltern der Patienten (Kleinkinder, Kinder, Jugendliche) verantwortlich, dass die Zähne gesund bleiben. Diesen stehen die Zahnärzte im Rahmen der Individualprophylaxe, ggf. mit behördlicher Unterstützung (Schulzahnarzt) bei. Nach § 21 (Verhütung von Zahnerkrankungen) im SGB V, ist die Gruppenprophylaxe an Kindergärten und Vorschulen gesetzlich festgeschrieben.

◢ Die **tertiäre** Prävention fasst alle Aktionen zusammen, die darauf ausgerichtet sind, bei eingetretener Krankheit eine Verschlimmerung bzw. einen Rückfall zu verhüten.

Nur die strukturierte und organisierte Zusammenarbeit von Patienten, Zahnärzten und Versicherungen kann bewirken, dass alle Maßnahmen zur Verhinderung von Rezidiven eingeleitet werden.

9.5.2 Kariesrisikodiagnostik

In den vergangenen Jahren hat es mehrfach Versuche gegeben, das individuelle Kariesrisiko anhand verschiedener Parameter zu erkennen: So wurde vorgeschlagen, über „Speicheltests" (Messung der Speichelfließrate, der Pufferkapazität und des Gehalt des Speichels an Streptokokken und Laktobazillen) und über eine vereinfachte Form der Ernährungsanamnese bzw. der Erfassung von Mundhygienegewohnheiten sowie weiterer Risikofaktoren zu einem „Mess"-Wert zu kommen. Gemessen wird u.a. die durch Zucker angeregte Milchsäurebildung der Karies verursachenden Bakterien in der oralen Mikroflora des Patienten.

Da es sich bei der Karies um ein multikausales, komplexes Geschehen handelt, ist es außerordentlich schwierig, die relevanten Parameter ausfindig zu machen und zu quantifizieren.

9.6 Praktische Konsequenzen für die Prävention

Für die Prävention der Karies gelten hier – kurz zusammengefasst – folgende allgemeinen Richtlinien:

9.6.1 Ernährung

Es ist eine ausgewogene ovo-lakto-vegetabile Kost mit hinreichender Menge an Ballaststoffen anzustreben; der Eiweißbedarf kann über tierisches (Fleisch oder Fisch) oder pflanzliches Eiweiß gedeckt werden und soll den ernährungsmedizinischen Anforderungen entsprechen [s. auch 17]. Zwischenmahlzeiten sollten – wenn überhaupt erforderlich – ohne niedermolekulare Kohlenhydrate („Zucker") auskommen. Der Konsum von Getränken sollte nicht kontinuierlich über den Tag erfolgen; bekannte Negativbeispiele sind die „Zuckerteekaries", „Fläschchenkaries" und auch Säureerosionen durch ständige Zufuhr von Getränken mit niedrigem pH-Wert.

Viele Eltern wissen, dass Zucker die Zähne schädigt, sie achten dabei aber oft nur auf die „klassischen" Süßigkeiten wie Schokolade, Bonbons etc.; die versteckten Zucker, die in häufig benutzten Nahrungsmitteln wie in Fruchtsäften, Brotaufstrichen etc. enthalten

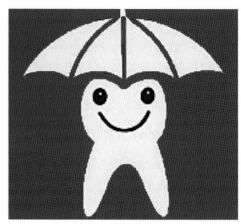

Abb. 9.3: Signet für „zahnfreundliche" Süßigkeiten

sind, bleiben vielfach unbeachtet, obwohl sie streng genommen auch zu den Süßigkeiten gezählt werden müssten. Viele der so genannten „schlechten Esser" unter den Kindern verschmähen deshalb die gängigen Nahrungsmittel, weil sie ihren Kalorienbedarf weit gehend durch zuckerhaltige Getränke und Zwischenmahlzeiten decken können. Nach Umstellung auf eine naturgesunde und sinnvolle Ernährung akzeptieren diese Kinder nach wenigen (aber mühsamen!) Tagen zum Erstaunen der Eltern die ganz normale Familienkost.

Zumeist ist zu wenig über die Verwendung von Zuckerersatzstoffen bekannt, mit deren Hilfe immerhin „zahnfreundliche"

Tab. III.9.4: Natürliche und künstliche Süßstoffe [3]

Süßmittel			
MIT Energiewert		**OHNE Energiewert**	
Zucker	Zuckeraustauschstoffe	Zuckerersatzstoffe (Süßstoffe)	
		synthetische	natürliche
Saccharose	Sorbit	Saccharin	Monellin
Glucose	Xylit	Zyklamat	Miraculin
Fruktose	Mannit	Aspartam	Thaumatin
Maltose	Palatinit	(Nutra Sweet)	Taslin
Laktose	Maltit	Acesulfam-K	Katemfe
	Laktit	Dulcin	Dihydroalcone
			Hesperidine
			Narigin
			Steviosid
			Glycirrhizin

Süßigkeiten hergestellt werden können (s. Tab. 9.4). Dieser Definition nach darf ein Produkt dann als zahnschonend bezeichnet werden, wenn beim Menschen innerhalb von 30 Minuten nach Verzehr der Plaque-pH-Wert nicht unter 5,7 absinkt und wenn es das entsprechende Signet trägt (s. Abb. 9.3)

9.6.2 Mundhygiene

Nach jeder Mahlzeit ist eine angemessene Mundhygiene zu betreiben. Der individuelle Zahnputzbedarf kann am leichtesten mit Hilfe von Plaquerevelatoren (Färbetabletten/Lösungen) ermittelt werden; die individuell erforderliche Zahnputztechnik muss erlernt werden und besteht aus dem Gebrauch von Zahnbürste und Zahnpasta, Zahnseide, ggf. Zahnhölzchen, Interdentalbürstchen etc.

Im Schrifttum ist eine große Zahl von Zahnputzmethoden beschrieben worden [16]. Welche Methode einem Patienten zu empfehlen ist, hängt vom Zustand seines Gebisses und seines Parodonts ab, aber auch von seiner Fähigkeit, eine bestimmte Technik geschickt anzuwenden [6].

Die Effektivität „automatischer" Zahnbürsten wird in der wissenschaftlichen Literatur sehr unterschiedlich beurteilt. Die Studien sind jedoch kaum miteinander vergleichbar, da die Untersuchungsbedingungen außerordentlich unterschiedlich sind. Es scheint nicht so sehr die Art der Bürste von Bedeutung zu sein, sofern sie überhaupt geeignet ist; wichtig ist vielmehr, dass regelmäßig eine gründliche und systematische Zahn- und Mundpflege betrieben wird.

9.6.3 Fluoridierung

Fluor ist ein essenzielles Spurenelement. Seine ernährungsphysiologische Unentbehrlichkeit für den Menschen ergibt sich aus den folgenden Kriterien:

◢ Fluor kommt als Fluorid regelmäßig im menschlichen Organismus vor. Seine Konzentration in Serum, Körperflüssigkeiten und parenchymatösen Geweben ist nur geringen Schwankungen unterworfen und wird durch homöostatische Mechanismen weitgehend konstant gehalten.

◢ Fluorid ist ein normaler, nie fehlender Bestandteil im Organismus Neugeborener.

◢ Eine ungenügende Zufuhr von Fluorid verursacht Mangelerscheinungen, die sich in extremer Form (im Tierversuch) auf Wachstum und Stoffwechsel des Gesamtorganismus auswirken. Ein relativer Fluoridmangel manifestiert sich beim Menschen in einer erheblichen Zunahme der Kariesfrequenz [1].

Fluoride werden weltweit mit gutem Erfolg zur Kariesprophylaxe eingesetzt. Neben den Möglichkeiten der lokalen Applikation (z.B. durch fluoridhaltige Zahnpasta, Lösung, Gel, Lack) hat sich die systemische Fluoridzufuhr als vorteilhaft erwiesen: Altersabhängig kann diese mit Tabletten oder mit fluoridiertem (und zusätzlich jodiertem) Speisesalz vorgenommen werden. Die Fluoridsupplementierung sollte jedoch stets auf der Basis einer gezielten Anamnese erfolgen. Weitere Möglichkeiten der Fluoridierung bestehen z.B. in der Gabe von fluoridhaltigem Mineralwasser, der Trinkwasserfluoridierung oder der Milchfluoridierung.

Fluoride im Trinkwasser/Mineralwasser

Als empfehlenswerte Konzentration für Fluorid im Trinkwasser wird ein Wert von 1 mg/l Wasser angesehen. Um die Gesamtaufnahme an Fluorid abschätzen zu können, sollten der Kinderarzt und der Zahnarzt eine individuelle Anamnese erheben. Hierzu ist auf die Herkunft des Fluorids aus Trinkwasser, Mineralwasser und fluoridiertem Speisesalz zu achten. Der Fluoridgehalt des lokalen Trinkwassers bzw. des Wassers, das aus einem eigenen Brunnen gefördert wird, ist vom zuständigen Wasserwerk oder Gesundheitsamt zu erfahren.

Mineralwasser mit einem Gehalt von über 1,0 mg Fluorid/l sollte für die Säuglingsnahrung nicht verwendet werden.

Kochsalzfluoridierung

Seit einigen Jahren besteht auch in Deutschland die Möglichkeit, den Fluoridbedarf individuell über ein fluoridiertes (und zusätzlich jodiertes) Speisesalz zu decken. Es steht Speisesalz mit einer Konzentration von 250 mg Fluorid/kg zur Verfügung.

Fluoridtabletten

Säuglinge und Kleinkinder. Da Kleinkinder unter zwei Jahren nur geringe Mengen an Speisesalz aufnehmen, sollte bis zum vollendeten zweiten Lebensjahr in der Regel eine Kombination von Fluorid und Vitamin D in Tabletten verordnet werden. Um eine zuverlässige Gabe zu sichern, kann bei reif geborenen gesunden Säuglingen in der zweiten Lebenswoche mit der kombinierten Prophylaxe begonnen werden.

Bei früh- und mangelgeborenen Säuglingen dagegen sollte diese Prophylaxe erst nach Erreichen eines Körpergewichts von 3.000 g und anhaltend gutem Gedeihen beginnen. Säuglinge, die wochenlang mit bilanzierten Diäten ernährt werden oder deren Flaschennahrung mit Trink- oder Mineralwasser hergestellt wird, welches über 0,3 mg Fluorid/l enthält, benötigen in dieser Zeit keine fluoridhaltigen Tabletten (s. Tab. 9.3).

Kinder. Die kombinierte Rachitis- und Kariesprophylaxe sollte bei Kindern über zwei Jahre als Kariesprophylaxe weitergeführt werden. Die empfohlene Dosis für die Fluoridierung mit Tabletten ist der Tabelle 9.3 zu entnehmen.

Jugendliche und Erwachsene. Für Kinder über sechs Jahre, Jugendliche und Erwachsene wird zur Kariesprophylaxe seit etlichen Jahren international eine Dosis von 1 mg Fluorid/Tag empfohlen, die mit Tabletten zugeführt werden kann.

Werden Fluoridtabletten verabreicht, ist – in Abstimmung mit internationalen Gremien und entsprechend dem aktuellen wissenschaftlichen Erkenntnisstand – das Dosierungsschema einzuhalten, bei dem stufenweise die Fluoridkonzentration von 0,25 mg Fluorid pro Tablette und Tag beim Neugeborenen auf 1 mg pro Tablette und Tag ab dem siebten Lebensjahr erhöht wird (s. Tab. 9.3).

Fluoridhaltige Zahnpasten

Für Kinderzahnpasten wird eine Konzentration von 0,025%, für die Zahnpasten Erwachsener eine Konzentration bis 0,15% empfohlen.

Für Kinder bis zum Alter von sechs Jahren sind Kinderzahnpasten (mit einer reduzierten Fluoridkonzentration) geeignet. Bei Kindern unter drei Jahren sollten keine Zahnpasten verwendet werden, die für den Gebrauch durch Erwachsene gedacht sind, vor allem, weil Kinder Zahnpasten in größeren Mengen verschlucken könnten (es sind fluoridfreie Kinderzahnpasten erhältlich). Deswegen wird auch von der Anwendung von Zahnpasten mit Frucht- oder Bonbongeschmack abgeraten.

Kinder ab dem vierten Lebensjahr und Erwachsene sollten mindestens dreimal täglich (nach jeder Mahlzeit) mit einer fluoridhaltigen Zahnpasta die Zähne putzen. Das Zähneputzen sollte bis zum neunten Lebensjahr von den Erwachsenen überwacht werden. Eine geringe Menge an Zahnpasta (ca. 5 mm Pastenlänge; ca. 0,5 ml) ist ausreichend, und die Kinder sollten nach dem Zähneputzen ausspucken.

Lokale Anwendung von Fluoridlack, -lösung oder -gel

Die lokale Anwendung von höher dosierten Fluoridlacken oder -lösungen sollte nur durch den Zahnarzt erfolgen. Dies gilt auch für Fluoridgel und -lösungen bei Kindern unter sechs Jahren. Der häusliche Gebrauch von Fluoridgel und -lösungen wird erst vom Schulalter an bei Kindern mit erhöhtem Kariesrisiko empfohlen.

9.6.4 Regelmäßiger Zahnarztbesuch

Der regelmäßige Zahnarztbesuch soll – unter präventiven Aspekten – nicht erst nach dem Auftreten der ersten kariösen Defekte stattfinden; wünschenswert sind zahnärztliche Untersuchungen in Analogie zu den Vorsorgeuntersuchungen beim neugeborenen Kind (U1–U10): So sollte der Kinderarzt gezielt die Eltern mit ihrem Kind (spätestens im sechsten Säuglingsmonat) zu ihrem Zahnarzt überweisen, wobei die Kariesprophylaxe nach Abschluss der kombinierten Karies- und Rachitisprophylaxe dann in die Hände des Zahnarztes übergeht. Neben der etwaigen Diagnose von Entwicklungsstörungen soll der Zahnarzt das Kleinkind rechtzeitig an die Atmosphäre und eine schmerzfreie Untersuchung in der Zahnarztpraxis heranführen. Zudem sollen die Eltern und später das Kind über die Zahngesundheit (Ernährungsverhalten, Mundhygienemaßnahmen etc.) informiert werden. Im Anschluss an die anfänglich vierteljährlichen Kontroll- und Prophylaxesitzungen wird individuell überprüft, ob größere Intervalle (bis maximal zweimal pro Jahr) sinnvoll sind.

Die erste Untersuchung nach dem zahnärztlichen Kinder-Untersuchungsheft der Arbeitsgemeinschaft für Zahngesundheit (Analogie zu U1 bis U9 beim Kinderarzt) beginnt erst im Alter von zweieinhalb Jahren, die folgende Untersuchung beim Zahnarzt – UZ2 – mit etwa drei Jahren, UZ3 mit etwa dreieinhalb Jahren, UZ4 mit etwa vier Jahren, UZ5 mit etwa viereinhalb Jahren, UZ6 mit etwa fünf Jahren, UZ7 mit etwa fünfeinhalb Jahren, UZ8 mit etwa sechs Jahren.

9.7 Zusammenfassung

Die Kariesprävalenz wurde in Deutschland durch Maßnahmen der Verhältnisprävention (z.B. Fluoridierung von Zahnpasten) sowie der Verhaltensprävention (z.B. Verbesserung der Mundhygiene) deutlich gesenkt. Die Situation bei der Karies stellt sich somit weitaus günstiger dar als die bei anderen, prinzipiell vermeidbaren chronischen Krankheiten (darunter z.B. die Adipositas und ihre Folgeleiden wie arterielle Hypertonie, Typ-2-Diabetes oder koronare Herzerkrankung).

Aus der Kariesprävalenz in vielen anderen europäischen Ländern ergibt sich allerdings, dass die Erfolge der Primär- und Sekundärprävention in der Kariesprophylaxe in Deutschland steigerungsfähig sind. Ob dies nach Inkrafttreten des Gesundheitsmodernisierungsgesetzes am 1. Januar 2004 realistisch ist, bleibt abzuwarten.

Literatur

[1] Buddecke E (1981) Biochemische Grundlagen der Zahnmedizin. de Gruyter, Berlin

[2] Distler W, Ott K, Kröncke A, Wechselwirkungen von Streptokokkus mutans, Actinomyces und Veillonella in vitro – ein vereinfachtes Modell für den Kohlenhydratmetabolismus in der Plaque. Dtsch zahnärztl Z (1980), 35, 548–553

[3] Einwag J (1994) Möglichkeiten und Grenzen häuslicher Prophylaxe. In: Anderson M (Hrsg.), Professionelle Prävention in der Zahnarztpraxis. Urban & Schwarzenberg, München

[4] Global Oral Health Data Bank. http://www.whocollab.od.mah.se

[5] Graf H, Telemetrie des pH der Interdentalplaque. Schweiz Mschr Zahnheilk (1969), 79, 146

[6] Gülzow H J (1995) Präventive Zahnheilkunde. Carl Hanser Verlag, München, Wien

[7] Günay H, Fricke R, Triadan H, Approximale Wurzeldentinkaries – eine zweite Karieswelle? Dtsch zahnärztl Z (1987), 42, 904–908

[8] Gustafsson BE et al., The Vipeholm dental caries study. The effect of different levels of carbohydrate intake on caries activity in 436 individuals observed for five years. Acta Odont Scand (1954), 11, 232–364

[9] Haunfelder, D (1987) Herdgeschehen. In: Ketterl W (Hrsg.), Praxis der Zahnheilkunde, Bd 2, Zahnerhaltung I. Urban & Schwarzenberg, München, Wien, Baltimore

[10] König KG (1971) Karies und Kariesprophylaxe. Goldmann, München

[11] Linderer J (1851) Zahnheilkunde nach ihrem neuesten Standpunkte. Palm & Enke, Erlangen

[12] Lussi A et al., Reproducibility of a laser fluorescence system for detection of occlusal caries. Caries Res (1999), 33, 261

[13] Micheelis W, Bauch J (1991) Mundgesundheitszustand und -verhalten in der Bundesrepublik Deutschland. Deutscher Ärzte-Verlag, Köln

[14] Micheelis W, Bauch J (1999) Dritte Deutsche Mundgesundheitsstudie. Deutscher Ärzte-Verlag, Köln

[15] Pieper K, Schurade B, Die Untersuchung mit der Kaltlicht-Diagnosesonde – eine Alternative zum Flügelbissstatus? Dtsch zahnärztl Z (1987), 42, 900–903

[16] Riethe P (1988) Kariesprophylaxe und konservierende Therapie. In: Rateitschak K-H (Hrsg.), Farbatlanten der Zahnmedizin. Georg Thieme Verlag, Stuttgart

[17] Schauder P, Ollenschläger G (2003) Ernährungsmedizin – Prävention und Therapie. Urban & Fischer, München, Jena

[18] Schraitle R, Siebert G (1987) Zahngesundheit und Ernährung. Carl Hanser Verlag, München

[19] Schroeder H E (1997) Pathobiologie oraler Strukturen, 3., überarb. Aufl. Karger, Basel

[20] Wetzel WE, „Zuckertee-Karies" – eine neue Form der Milchzahnkaries bei Kleinkindern. Dtsch zahnärztl Z (1981), 36, 330–332

[21] Wetzel WE, Das „Nursing-Bottle-Syndrom". Zahnärztl Mitt (1992), 82, 20–24

10 Parodontopathien

R. F. Mausberg

10.1 Einleitung

Parodontopathien (Zahnbetterkrankungen) gehören zu den am weitesten verbreiteten Erkrankungen überhaupt. Ganz überwiegend handelt es sich dabei um entzündungsbedingte Prozesse. Neben der Gingivitis (Entzündung des Zahnfleisches) spielt hier die Parodontitis (Entzündung des gesamten Zahnhalteapparats) eine besondere Rolle, da sie mit ausgeprägten Zahnfleischtaschen sowie Knochenabbau einhergeht und letztlich zum Zahnverlust führt. Im Volksmund wird diese überwiegend langsam über Jahre chronisch verlaufende Erkrankung fälschlicherweise meist als „Parodontose" bezeichnet. Die aus dem Verlauf der parodontalen Erkrankung bis hin zum Zahnverlust resultierenden Probleme der Patienten beziehen sich sowohl auf funktionelle Einschränkungen im Hinblick auf die Kaufähigkeit, z.B. durch Zahnlockerung, als auch auf psychosoziale Aspekte; durch Einbußen im Erscheinungsbild stellen letztere für die Betroffenen oft das größere Problem dar. In den letzten Jahren sind darüber hinaus Erkenntnisse über eindeutige oder mögliche Zusammenhänge zwischen entzündlichen Parodontopathien und nicht übertragbaren chronischen Erkrankungen bzw. ihre Komplikationen in das Blickfeld zahnmedizinischer und medizinischer Forschung getreten [50], z.B. Diabetes mellitus [2; 21], koronare Herzerkrankung [8, 31, 53] und Apoplex [49, 63]. Trotz eindeutiger Fortschritte durch eine moderne präventionsorientierte Zahnheilkunde werden auch heute noch Zahnbetterkrankungen und Zahnverlust infolge Parodontitis als schicksalhaft betrachtet und mit dem natürlichen Alterungsprozess assoziiert. Am Ende dieses Beitrags wird exemplarisch auf den Zusammenhang zwischen Parodontitis und Diabetes mellitus sowie dessen mögliche Folgeerkrankungen und -zustände (Nephropathie, Dialyse, Nierentransplantation) eingegangen. Auch präventivtherapeutische Ansätze werden dargestellt.

10.2 Klassifizierung und Diagnostik der Parodontalerkrankungen

Die aktuelle Klassifizierung der Parodontalerkrankungen wurde 1999 von einem internationalen Gremium erarbeitet. Im Bestreben, pathologische Veränderungen im Bereich parodontaler Strukturen und angrenzender oraler Schleimhäute möglichst vollständig zu erfassen und systematisch zu ordnen, wurden acht Hauptgruppen gebildet [3]. Dass ein eindeutiger Zusammenhang zwischen bestimmten, allerdings sehr seltenen Erkrankungen und Parodontopathien be-steht, demonstriert die Gruppe „**Parodontitis als Manifestation von Systemerkrankungen**". Neben Bluterkrankungen, wie z.B. Leukämie, handelt es sich hierbei vor allem um seltene genetische Syndrome, wie z.B. das Down-Syndrom [32].

Die im Folgenden besprochenen häufigsten parodontalen Erkrankungsformen lassen sich durch Prävention weitgehend verhindern bzw. durch Früherkennung rechtzeitig diagnostizieren und dann in der Regel erfolgreich behandeln. Dazu gehören

◢ die Gingivitis (Plaque-induzierte gingivale Erkrankung) [41]

◢ die chronische Parodontitis [18]

◢ die aggressive Parodontitis [62]

Das **Leitsymptom der Gingivitis** ist das **Zahnfleischbluten**. Im Gegensatz zu gesundem Zahnfleisch tritt hier bei der Untersuchung, d.h. leichtes Ausstreichen des Zahnfleischsaums mit einer stumpfen Sonde, eine Blutung auf [13, 16]. Blutet es beim Zähnebürsten oder Abbeißen härterer Nahrungsmittel, z.B. von einem Apfel, liegt bereits eine ausgeprägte Gingivitis vor. Weitere Symptome sind Schwellung des Zahnfleischsaums, so genannte Pseudotaschen, und Rötung bis hin zu bläulich-livider Verfärbung. Da diese Erkrankung nur den Zahnfleischsaum betrifft, treten Zahnlockerungen üblicherweise nicht auf. Schmerzen sind selten.

Das **Leitsymptom der Parodontitis** ist durch das **Auftreten von echten Zahnfleischtaschen** gekennzeichnet. Auf Grund des Knochenabbaus (Verlust an Stützgewebe) ist diese Erkrankung in der Regel mit mehr oder weniger ausgeprägten Zahnlockerungen vergesellschaftet. Zahnfleischrückgang und Zahnstellungsveränderungen können ebenfalls vorkommen [13, 16]. Die bei der Gingivitis genannten Symptome können ebenfalls vorhanden sein, müssen aber nicht zwangsläufig vorliegen. Schmerzen sind ebenfalls selten. In fortgeschrittenen Stadien der Parodontitis kann sich eitriges Exsudat aus den Taschen entleeren, auch können Parodontalabszesse entstehen. In diesem Fall ist eine Schmerzsymptomatik gegeben.

Aus den oben genannten Symptomkomplexen ergibt sich, dass die subjektive Wahrnehmung eines Patienten nur selten Anhaltspunkte für den tatsächlichen Zustand der parodontalen Situation des Betreffenden liefert. Um im Sinne der Prävention bzw. Früherkennung tätig zu werden, ist deshalb eine Vorsorgeuntersuchung unerlässlich. Sie liefert schnell aussagekräftige Ergebnisse über den Parodontalzustand

eines Individuums. Dieses Ziel kann mit der konsequenten Durchführung des **parodontalen Screening-Index (PSI)** erreicht werden [15, 44]. Der zahnärztliche Befund wird dabei periodisch um diesen Index ergänzt. Der PSI wird mit einer speziellen Sonde durchgeführt und es wird festgestellt,

◢ ob **Anzeichen einer Gingivitis** (Blutung auf Sondierung, Zahnstein, defekte Füllungsränder, **keine** echten Zahnfleischtaschen) oder

◢ ob bereits **Anzeichen einer Parodontitis** (moderate oder tiefe echte Zahnfleischtaschen) vorliegen.

Seit Anfang 2004 hat der PSI als parodontologische Vorsorgeuntersuchung Eingang in den Katalog der Leistungen gefunden, die von den Gesetzlichen Krankenversicherungen übernommen werden.

10.3 Epidemiologie

Die Prävalenz von Gingivitis und Parodontitis ist epidemiologischen Untersuchungen zufolge alters- und geschlechtsabhängig unterschiedlich. Ethnische Einflüsse spielen ebenfalls eine Rolle. Bei Kindern und Jugendlichen bis zum 13. Lebensjahr ist die Prävalenz der Gingivitis mit 50–80% deutlich höher als bei Erwachsenen. Mit fortschreitendem Alter weist sie einen kontinuierlichen Rückgang auf. Im Gegenzug nimmt die Prävalenz der Parodontitis beständig zu [42, 45]. Eine bevölkerungsrepräsentative Studie zeigte, dass bis zu 75% der über 35- bis 44-jährigen Deutschen eine Parodontitis aufwiesen, lediglich rund 15% der Erwachsenen in diesem Alter zeigten völlig gesunde Parodontalverhältnisse [45]. Dabei entwickeln über 90% aller Parodontitispatienten eine chronische Form und lediglich etwa 5% der Erwachsenen eine aggressive Parodontitis. Darüber hinaus findet sich bei unter 3% der Jugendlichen eine spezielle Form der aggressiven Parodontitis, die lokalisiert bestimmte Zähne betrifft.

Der überwiegend parodontal bedingte Zahnverlust verläuft über das Leben langsam ansteigend. Bei 70% der 65- bis 74-Jährigen waren durchschnittlich noch etwa zehn Zähne vorhanden, im Oberkiefer fehlten überwiegend die Prämolaren und Molaren, im Unterkiefer die Molaren [45]. Dies bedeutet, dass bei der Mehrheit der Senioren in Deutschland die Stützzonen fehlen und somit das natürliche Kauorgan zusammengebrochen ist.

10.4 Ätiologie der entzündlichen Parodontopathien

Vorausgeschickt werden muss, dass die Mundhöhle natürlicherweise das Habitat vieler verschiedener Mikroorganismen darstellt. Es wird angenommen, dass etwa 300 bis 500 verschiedene Bakterienspezies die Mundhöhle besiedeln können. Von diesen sind jedoch nur wenige parodontopathogen, vermutlich zehn bis 30 Spezies [25, 57, 58]. Da diese Bakterien auch in der Mundhöhle parodontal Gesunder anzutreffen sind, werden die entzündlichen Parodontopathien als opportunistische Infektionen bezeichnet.

Wie bei der Kariesentstehung kommt dem mikrobiellen Zahnbelag (Plaque) auch bei der Pathogenese der Gingivitis und Parodontitis eine zentrale Bedeutung zu [36, 37, 54]. Im Fall der entzündlichen Parodontalerkrankungen spielt jedoch auch die individuell unterschiedliche Reaktion des Wirts auf den Infekt eine maßgebliche Rolle [11, 40, 51].

Bei der Ätiologie der entzündlichen Parodontopathien wird unterschieden zwischen einem

◢ primären Ursachenkomplex: die mikrobielle Zahnplaque und die daraus resultierenden entzündlichen Reaktionen in den parodontalen Strukturen, sowie einem

◢ sekundären Ursachenkomplex: Dabei handelt es sich um lokale, verhaltensbedingte und systemische Faktoren, die den primären Ursachenkomplex beeinflussen, aber allein keine entzündlichen Prozesse auslösen können.

Unter Zahnplaque, heute meist als mikrobieller Biofilm bezeichnet, wird ein weicher, strukturierter, zäher bakterieller Zahnbelag verstanden, der nur mechanisch entfernt werden kann. Bevorzugte Lokalisationen sind zunächst die am Zahnfleischsaum angrenzenden Zahnoberflächen und die Zahnzwischenräume. Lässt man die Zahnplaque, ausgehend von einer frisch gereinigten Zahnoberfläche, ungestört wachsen, entwickelt sich innerhalb von fünf bis sieben Tagen eine Gingivitis mit dem oben beschriebenen Symptom der Blutung auf Sondierung, da die selektive Vermehrung von entzündungsauslösenden Bakterienspezies begünstigt wird. Wird die Plaque nun wieder vollständig entfernt, ist die gingivale Entzündung reversibel [39]. Wird die Plaque dagegen nicht oder nicht vollständig entfernt, besiedeln vermehrt parodontopathogene Mikroorganismen den nun innerhalb der Zahnfleischtasche (subgingival) liegenden Biofilm. Für die weitere parodontale Destruktion spielen neben der Menge an pathogenen Bakterien vor allem auch deren Virulenzfaktoren, d.h. Toxine, Enzyme und Antigene, eine entscheidende Rolle [11, 40, 51]. Aus der Gingivitis entwickelt sich nun im Laufe der Zeit eine chronische, in selteneren Fällen auch eine aggressive Parodontitis, obwohl dies nicht zwangsläufig der Fall sein muss [38]. Als Faustregel gilt: **Nicht jede Gingivitis geht in eine Parodontitis über, aber jeder Parodontitis geht eine Gingivitis voraus.** Eine Ausnahme stellt wahrscheinlich die seltene Form der lokalisierten aggressiven Parodontitis bei Jugendlichen dar, die ohne erkennbare Gingivitis mit einer sehr spezifischen bakteriellen Besiedelung und einer reduzierten Immunantwort einhergeht. Die parodontale Destruktion betrifft dabei isoliert die mittleren Schneidezähne und die ersten großen Backenzähne [62].

Die Faktoren des sekundären Ursachenkomplexes begünstigen die Retention der Zahnplaque bzw. die durch sie ausgelösten Entzündungsmechanismen und tragen zur Progression des entzündlichen Geschehens bei (s. Abb. 10.1). Zu den lokalen Faktoren gehören u.a. der Zahnstein – seine raue Oberfläche fördert die Haftung der Bakterien –, aber auch offene kariöse Läsionen sowie überhängende Kronen- und Füllungsränder. Weiterhin ist von vielen Medikamenten, z.B. Psychopharmaka und Mitteln gegen Bluthochdruck, bekannt, dass sie bezüglich der Speichelkonsistenz, -zusammensetzung und -menge eine unerwünschte Wirkung haben, sodass die Spülfunktion und antibakterielle Wirkung des Speichels nicht mehr in vollem Umfang gewährleistet ist.

Bei den verhaltensbedingten Risikofaktoren für Parodontalerkrankungen steht der Tabakkonsum an erster Stelle (s. Abb. 10.1).

Bei Rauchern wird im Vergleich zu Nichtrauchern eine vermehrte Plaquebildung, ein häufigeres Auftreten von Gingivitiden und progredienten Parodontitiden beobachtet [1, 24, 45, 47]. Dabei spielen Dauer und Intensität des Zigarettenkonsums für das Ausmaß der parodontalen Destruktion eine maßgebliche Rolle. Neueren Untersuchungen zufolge scheint regelmäßiger Konsum größerer Mengen alkoholischer Getränke ebenfalls mit einem erhöhten Parodontitisrisiko vergesellschaftet zu sein [45, 61]. Auch wirkt sich eine Vitamin-C- und kalziumarme Ernährungsweise ungünstig aus [48, 59].

Bei den systemischen bzw. allgemeinmedizinischen Faktoren steht der Diabetes mellitus an erster Stelle. Diabetiker haben ein höheres Gingivitis- und Parodontitisrisiko als Nichtdiabetiker. Dies gilt besonders für schlecht eingestellte Diabetiker [2, 21, 22, 23, 55, 60]. Als risikosteigernd gilt eine gene-

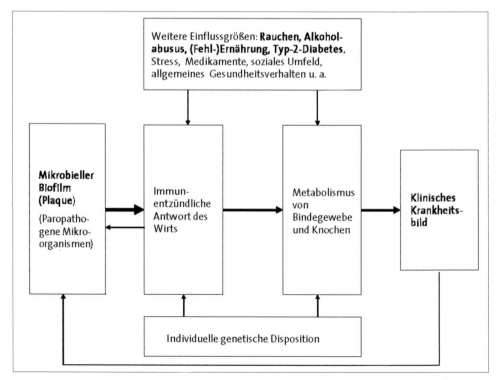

Abb. 10.1: Schematische Darstellung der Einflussnahme von verschiedenen Faktoren des sekundären Ursachenkomplexes im Pathogenitätsgeschehen der entzündlichen Parodontopathien [52].

tische Disposition (Polymorphismen im Interleukin-1-Genkomplex), die bei Stimulation durch parodontopathogene Bakterien zu einer überschießenden Entzündungsreaktion im Parodont des betreffenden Individuums führt [9, 33, 43]. Weiterhin wird negativem emotionalem/psychosozialem Stress ein die parodontale Entzündung fördernder Einfluss zugeschrieben [20, 12].

10.5 Prävention der entzündlichen Parodontopathien

Die zuvor beschriebenen ätiologischen Aspekte verdeutlichen zum einen, dass es sich bei der Entwicklung und Progression parodontaler Entzündungsprozesse um ein multifaktorielles Geschehen handelt. Verschiedene Komponenten lassen sich im Sinne der Prävention positiv beeinflussen, z.B. durch Umstellung auf eine Vitamin-C- und kalziumreiche Ernährung oder durch Aufgabe des Rauchens. Andere Komponenten, z.B. die genetische Disposition oder das Vorliegen von Immundefekten, sind der Beeinflussung weitgehend entzogen. Zum anderen ist unbestritten, dass der mikrobielle Biofilm das primär auslösende Agens für die Entwicklung der Gingivitis und Parodontitis darstellt. Dieser Umstand spielt die entscheidende Schlüsselrolle in der Prävention. So zeigten über lange Zeit konsequent kontrolliert durchgeführte Studien, dass die Verhütung entzündlicher Parodontalerkrankungen langfristig möglich ist [4, 5, 7]. Dieses Ziel ist nur zu erreichen, wenn die bakterielle Plaque regelmäßig möglichst vollständig entfernt wird [34].

Die erforderlichen präventiven Maßnahmen umfassen zum einen die Information und Motivation des Patienten zu einer adäquaten Mundhygiene [27, 46], zum anderen regelmäßige professionelle orale Prophylaxe, d.h. instrumentelle Plaque- und Zahnsteinentfernung [19, 28]. Darüber hinaus sind alle

Schlupfwinkel zu beseitigen, da sie die Plaqueakkumulation fördern, z.B. überstehende Füllungs- und Kronenränder (primäre Prophylaxe).

In der Erhaltungstherapie (Synonyme: Recall, SPC – „supportive periodontal care", UPT – „unterstützende Parodontitis-Therapie") nach einer Gingivitis-/Parodontitisbehandlung spielt eine effiziente Plaquekontrolle in Kombination mit einem bedarfs- bzw. risikoorientierten Betreuungsintervall die entscheidende Rolle bei der Verhütung weiterer parodontaler Entzündungen bzw. Destruktionsprozesse (sekundäre Prophylaxe), sofern eine optimale Behandlung bereits eingetretener, in der Regel irreversibler Schäden durchgeführt wurde (tertiäre Prophylaxe) [6, 26, 29, 35].

In die präventive Betreuung sind auch der (Ehe-)Partner sowie die Kinder – vor allem von bereits parodontal Erkrankten – einzubeziehen, da, wie oben erläutert, nicht nur die Menge an Bakterien, sondern auch die Virulenz einzelner Spezies im Pathogenitätsgeschehen eine Rolle spielen, zumal innerhalb familiärer Gemeinschaften orale Kontakte normal sind.

Abschließend sind zwei Punkte hervorzuheben, ohne die Prävention in der Parodontologie langfristig und flächendeckend nicht möglich ist:

◢ Der erste Punkt betrifft die Personalsituation. In Anbetracht der oben aufgeführten Prävalenz der entzündlichen Parodontopathien ist die derzeit von einigen engagierten Zahnärzten und ihrem Prophylaxeteam konsequent betriebene Oralprophylaxe nicht mehr als „ein Tröpfchen auf dem heißen Stein". Um die erforderliche Präventionsaufgabe nur annähernd zu erfüllen, braucht es nicht nur Zahnärzte mit Engagement auf dem Gebiet der Prävention, sondern vor allem eine Heerschar von gut ausgebildeten, begeisterungsfähigen Zahnmedizinischen Fachhelferinnen (ZMF) bzw. Prophylaxehelferinnen. Ein Großteil der Prophylaxemaßnahmen – Information und Motivation, Mundhygieneinstruktion, Mundhygienekontrolle, professionelle Zahnreinigung – kann von einer in Prophylaxe fortgebildeten Zahnärztlichen Helferin/Zahnmedizinischen Fachangestellten kompetent vermittelt und durchgeführt werden.

◢ Der zweite Punkt betrifft die Eigenverantwortung für die persönliche Gesundheit und die Compliance des Patienten. Präventives Denken und Handeln verlangt von jedem nicht nur anfängliche Einsicht, sondern auch den Willen zur Verhaltensänderung und vor allem Durchhaltevermögen. In diesem Zusammenhang muss auch der finanzielle Aspekt erwähnt werden. Die oben beschriebenen, z.T. sehr beratungs- und zeitintensiven parodontalprophylaktischen Maßnahmen sind nicht „zum Nulltarif" zu erbringen. Auch bei Jugendlichen unter 18 Jahren sind sie nur zu einem geringen Teil über die Gesetzlichen Krankenversicherungen abgedeckt. Während die Kosten für kurative Maßnahmen, wenn z.B. bereits eine Parodontitis vorliegt, übernommen werden, sofern das entsprechende Genehmigungsverfahren zuvor positiv beschieden wurde, obliegen die Vorsorgemaßnahmen (parodontale Initialbehandlung) und die langfristige präventive Nachsorge (Recall) der finanziellen Eigenverantwortung des Patienten.

10.6 Zusammenhang zwischen Parodontitis und nicht übertragbaren chronischen Erkrankungen am Beispiel des Diabetes mellitus

Die Wechselbeziehung zwischen Parodontitis und Diabetes mellitus ist seit etlichen Jahren Gegenstand vieler Untersuchungen. So gibt es inzwischen zahlreiche Hinweise darauf, dass entzündliche Parodontopathien nicht nur eine Komplikation des Diabetes darstellen, sondern dass sie die Ausprägung des Diabetes verstärken bzw. die Kontrolle der diabetischen Stoffwechsellage erschweren [21]. So bewirkte eine erfolgreiche Parodontitistherapie bei Typ-2-Diabetikern eine Reduktion des glykolisierten Hämoglobins (HbA1c-Wert) als Ausdruck einer (langfristig) besseren Kontrolle des Blutzuckerspiegels [22, 23]. In diesem Sinn wird zum Wohl der betroffenen Patienten künftig eine enge Zusammenarbeit zwischen dem behandelnden Hausarzt/Internisten und dem behandelnden Zahnarzt erforderlich sein [14, 55]. Unabdingbare Voraussetzungen dafür sind das Verständnis der Zusammenhänge und der interdisziplinäre Informationsaustausch. Von Seiten des Zahnarztes sind bei der Betreuung/Behandlung von Diabetikern folgende Punkte zu berücksichtigen:

◢ Oberste Priorität hat die Kontrolle der intraoralen Infektion (s.o.).

◢ Patient und Hausarzt sind über den Parodontalzustand zu informieren.

◢ Die Behandlungssitzungen sollten möglichst kurz und stressfrei gestaltet werden.

◢ Die Behandlung sollte nach dem Frühstück erfolgen (Hypoglykämieprophylaxe).

◢ Die routinemäßige Medikamenteneinnahme soll nicht unterbrochen werden.

◢ Es besteht keine Notwendigkeit zu einer routinemäßigen Antibiose bei der Durchführung parodontal-prophylaktischer/-therapeutischer Maßnahmen.

◢ Eine Nachsorge (UPT/Recall) im 3-Monats-Rhythmus ist zu gewährleisten.

Bei 20–30% der Diabetiker muss im Verlauf der Krankheit mit dem Auftreten einer Nephropathie gerechnet werden, und bei etwa 50% der Dialysepatienten handelt es sich um Diabetiker (s. Kap. IV.1). Deshalb sollte frühzeitig an die möglichen Folgen und Auswirkungen einer Dialysebehandlung gedacht werden [14]. Da diese Therapieform eine lebenserhaltende Maßnahme darstellt, ist jede begleitende Therapie darauf auszurichten. Aus zahnmedizinischer Sicht ergeben sich Probleme durch die reduzierte Flüssigkeitsaufnahme und die damit verbundene Mundtrockenheit bzw. Veränderung in der Speichelkonsistenz mit den oben bereits beschriebenen Folgen der vermehrten Plaquebildung und den Auswirkungen auf die parodontalen Strukturen (Entzündungen) sowie die Zähne (Karies). Viele der betroffenen Patienten sind zur Verbesserung ihrer Mundhygiene nur schwer zu motivieren, da sie durch die Grunderkrankung ohnehin bereits besonderen Belastungen unterworfen sind. Möglicherweise spielt auch ein psychologischer Aspekt eine Rolle, der den Zähnen gerade in dieser Patientengruppe eine eher nachgeordnete Bedeutung zuweist. Es erscheint deshalb empfehlenswert, bei Diabetikern frühzeitig, möglichst vor der Manifestation einer Nephropathie, eine zahnärztliche Grundsanierung durchzuführen. Dabei muss die Erzielung und Aufrechterhaltung der gingivalen/parodontalen Entzündungsfreiheit im Vordergrund stehen.

Dialysepatienten stellen heutzutage die größte Gruppe von potenziellen Empfängern eines Organtransplantats dar. In Deutschland wurden seit 1963 insgesamt 66.296 Organe, davon 46.411 Nieren, transplantiert, allein im Jahr 2002 waren es 3.837 Nieren [17]. Auch die Situation **nach** Organtransplantationen (zum Beispiel der Niere) – eine „Erkrankungsabfolge", an deren Anfang oft „nur" ein Diabetes mellitus (Typ 2) gestanden hat – ist auf Grund der lebenslang erforderlichen immunsuppressiven Thera-

pie, meist mit Ciclosporin A (CsA), sehr oft mit pardontalen Problemen bzw. Infektionen vergesellschaftet. Eine unerwünschte Wirkung dieses Medikaments besteht darin, dass sich mehr oder weniger ausgeprägte Gingivawucherungen entwickeln [14]. Dabei wächst das Zahnfleisch über die Kronen der Zähne, es bilden sich Pseudotaschen von z.T. erheblichem Ausmaß, die eine Prädilektionsstelle für Plaqueanlagerung und -akkumulation darstellen. Die Folge sind wiederum massive Zahnfleischentzündungen. Es hat sich allerdings gezeigt, dass durch präventivtherapeutische Maßnahmen – in diesem Fall mit Antibiotikaprophylaxe – und engmaschigem Recall erstens die parodontale Infektion verhindert und zweitens der Ausbildungsgrad der Wucherungen positiv beeinflusst werden kann [10, 56]. Zielvorgabe sollte es indes sein, dass der Patient zum Zeitpunkt der Transplantation parodontal entzündungsfrei und kariesfrei ist [30].

10.7 Schlussfolgerung

Die epidemiologische Datenlage hat die hohe Prävalenz der Gingivitis bei Kindern und Jugendlichen und der chronischen Parodontitis bei Erwachsenen hinlänglich belegt. Deswegen sollte heutzutage jeder Zahnarzt besonderes Augenmerk auf den parodontalen Zustand seiner Patienten richten. Die chronische Parodontitis stellt lediglich in der Stringenz hinsichtlich Anamnese und Diagnostik eine Herausforderung dar. Je eher die Diagnose mit Hilfsmitteln wie dem „parodontalen Screening-Index" (PSI) und unterstützender Röntgendiagnostik verifiziert wird, umso einfacher und auch erfolgreicher gestaltet sich die Behandlung. Die Behandlung der Karies und ihrer Folgen steht heute immer noch im Vordergrund zahnärztlicher Ausbildung und Praxis. Sich wandelnde Werte unserer Gesellschaft werden aber immer mehr zu einer Verschiebung in Richtung Prävention und Ästhetik inner-halb der Zahnmedizin führen. Das bedeutet auch, dass die Notwendigkeit zur Gesunder-haltung von Zahnfleisch und Zahnhalteap-parat immer mehr in das Bewusstsein der Menschen tritt. Sollten sich weiterhin die Ergebnisse von Studien verdichten, die auf Zusammenhänge zwischen nicht übertrag-baren chronischen Erkrankungen und ent-zündlichen Parodontopathien hinweisen, wird die Notwendigkeit zum vorbeugenden Gesundheitsschutz in der Zahnmedizin deutlich gestärkt. Diese Erkenntnisse müssen jedoch erst noch in vielen Bereichen der Medizin wahrgenommen werden. Außer-dem müssen die Gingivitisprophylaxe und die **systematische Parodontitistherapie** einschließlich aller präventiven Maßnah-men in den Zahnarztpraxen noch erheblich an Raum gewinnen, um langfristig den sonst erforderlichen „Zahnersatz" zu vermeiden und damit auch die Lebensqualität im Alter zu steigern.

Literatur

[1] AAP – American Academy of Periodontol-ogy, Tobacco use and the periodontal patient, Position Paper. J Periodontol (1999), 70, 1419–1427

[2] AAP – American Academy of Periodontol-ogy, Diabetes and periodontal diseases, Position Paper. J Periodontol (2000), 71, 664–678

[3] Armitage GC, Development of a Classifica-tion System for Periodontal Diseases and Conditions. Ann Periodontol (1999), 4, 1–6

[4] Axelsson P, Periodontal diseases. Can they be provided? Dtsch Zahnärztl Z (1982), 37, 540–544

[5] Axelsson P, Lindhe J, Effects of controlled oral hygiene procedures on caries and peri-odontal diseases in adults. Results after 6 years. J Clin Periodontol (1981a), 8, 239–248

[6] Axelsson P, Lindhe J, The significance of maintenance in the treatment of peri-odontal disease. J Clin Periodontol (1981b); 8, 281–294

[7] Axelsson P, Lindhe J, Nyström B, On the prevention of caries and periodontal dis-ease. Results of a 15-year longitudinal study in adults. J Clin Periodontol (1991), 18, 182–189

[8] Beck Jd et al., Periodontal disease and car-diovascular disease. J Periodontol (1996), 67 (Suppl.), 1123–1137

[9] Becker M, Weizenegger M., Bartel J, Grund-lagenforschung in Sachen Parodontologie: Interleukin 1 Genotyp als genetischer Mar-ker für Parodontopathien. Zahnärztl Mitt (2000), 90, 218–222

[10] Cakir L (1999) Mundhygieneverhalten und Gebisszustand von organtrans-plantierten Patienten, Med Diss. Göttin-gen

[11] Darveau RP, Tanner A, Page RC, The micro-bial challenge in periodontitis. Periodontol 2000. (1997), 14, 12–32

[12] Deinzer R (2004) Stress und Parodontitis: Neue Erkenntnisse zu einer alten Vermu-tung. In: Micheelis W (Hrsg.), IDZ-Infor-mation 2/2004. Informationsdienst des Instituts der Deutschen Zahnärzte (IDZ), Köln – http://www.idz-koeln.de

[13] Deutsche Gesellschaft für Parodontologie (DGP) (1999) Ratgeber 1. Gesundes Zahn-fleisch. Regensburg

[14] Deutsche Gesellschaft für Parodontologie (DGP) (2001) Ratgeber 2. Gesundes Zahn-fleisch bei Bluthochdruck, Diabetes, Trans-plantation. Regensburg

[15] Deutsche Gesellschaft für Parodontologie (DGP), (2002a) Ratgeber 3. PSI – Der Paro-dontale Screening Index zur Früherken-nung der Parodontitis. Regensburg

[16] Deutsche Gesellschaft für Parodontologie (DPG) (2002b) Klassifikation der Parodon-talerkrankungen. Quintessenz Verlag, Ber-lin

[17] DSO – Deutsche Stiftung Organspende, Stand 02/2004. http://www.dso.de

[18] Flemmig TF, Periodontitis – Chronic Peri-odontitis. Ann Periodontol (1999); 4, 32–38

[19] Garmyn P, van Steenberghe D, Quirynen M (1998) Efficacy of Plaque Control in the Maintenance of Gingival Health: Plaque Control in Primary and Secondary Preven-tion. In: Lang N P, Attström R, Löe H (Hrsg.), Proceedings of the European Work-

shop on Mechanical Plaque Control, 107–120. Quintessenz, Berlin

[20] Genco RJ et al., Models to evaluate the role of stress in periodontal disease. Ann Periodontol (1998), 3, 288–302

[21] Grossi SG, Genco RJ: Periodontal disease and diabetes mellitus: a two-way relationship. Ann Periodontol 1998; 3: 51-61.

[22] Grossi SG et al., Response to periodontal therapy in diabetics and smokers. J Periodontol (1996), 67, 1094–1102

[23] Grossi SG et al., Treatment of periodontal disease in diabetics reduces glycated hemoglobin. J Periodontol (1997), 68, 713–719

[24] Haber J et al., Evidence for cigarette smoking as a major risk factor for periodontitis. J Periodontol (1993), 64, 16–23

[25] Haffajee AD, Socransky SS, Microbial etological agents of destructive periodontal diseases. Periodontol 2000. (1994), 5, 78–111

[26] Hancock EB, Newell DH, Preventive strategies and supportive treatment. Periodontol 2000. (2001), 25, 59–76

[27] Hellwege K-D (1999a) Die Praxis der zahnmedizinischen Prophylaxe. 5. Aufl. Hüthig Zahnmedizin, Heidelberg

[28] Hellwege K-D (1999b) Die Praxis der professionellen Zahnreinigung & Ultraschall-Scaling. Hüthig Zahnmedizin, Heidelberg

[29] Hoffmann T (2002) Risikoorientierte Prävention und Nachsorge. In: Deutsche Gesellschaft für Parodontologie (Hrsg.), Risikokompendium Parodontitis, 55–66. Quintessenz, Berlin

[30] Hornecker E, Langzeitkasuistik eines Patienten mit Nierentransplantat. Parodontologie (2001); 12, 249–258

[31] Hujoel PP et al., Periodontal disease and coronary heart disease. J Am Med Assoc (2000), 284, 1406–1410

[32] Kinane DF, Periodontitis Modified by Systemic Factors – Periodontitis as a Manifestation of Systemic Diseases. Ann Periodontol (1999), 4, 54–64

[33] Kornman KS et al., The interleukin-1 genotype as a severity factor in adult periodontal disease. J Clin Periodontol (1997), 24, 72–74

[34] Lang NP, Cumming, BR, Löe H, Toothbrushing frequency as it relates to plaque development and gingival health. J Periodontol (1973), 44, 396–405

[35] Lang NP, Tonetti MS, Periodontal diagnosis in treated periodontitis. Why, when and how to use clinical parameters. J Clin Periodontol (1996), 23, 240–250

[36] Listgarten MA, Pathogenesis of periodontitis. J Clin Periodontol (1986), 13, 175–181

[37] Listgarten MA, Helldén L, Relative distribution of bacteria at clinically healthy and periodontally diseased sites in humans. J Clin Periodontol (1978), 5, 115–132

[38] Listgarten MA, Shifter CC, Laster L, 3-year longitudinal study of the periodontal status of an adult population with gingivitis. J Clin Periodontol (1985), 12, 225–238

[39] Löe H, Theilade E, Jensen SB, Experimental gingivitis in man. J Periodontol (1965), 36, 177–187

[40] Loesche WJ, Grossman NS, Periodontal Disease as a Specific, albeit Chronic, Infection: Diagnosis and Treatment. Clin Microbiol Rev (2001), 14, 727–751

[41] Mariotti A, Dental Plaque-Induced Gingival Diseases. Ann Periodontol (1999) 4, 7–19

[42] Marshall-Day CD, Stephens RG, Quigley LF, Periodontal disease: prevalence and incidence. J Periodontol (1955), 26, 185–203

[43] Meisel P, Kocher T (2002) Genetische Aspekte als Hintergrundfaktoren für parodontale Erkrankungen. In: Deutsche Gesellschaft für Parodontologie (Hrsg.), Risikokompendium Parodontitis, 47–53. Quintessenz, Berlin

[44] Meyle J, Jepsen S, Der parodontale Screening-Index (PSI). Parodontologie (2000) 11, 12–21

[45] Micheelis W, Reich E (1999) Dritte Deutsche Mundgesundheitsstudie (DMS III). Ergebnisse, Trends und Problemanalysen auf der Grundlage bevölkerungsrepräsentativer Stichproben in Deutschland 1997. Institut der Deutschen Zahnärzte; (IDZ Materialienreihe Bd. 21). Deutscher Ärzte-Verlag, Köln

[46] Mühlemann H (1978) Patientenmotivation mit individuellem Intensivprogramm für orale Gesundheit. In: Peters S (Hrsg.), Prophylaxe, Leitfaden für die tägliche Praxis, 137–149. Quintessenz, Berlin

[47] Müller H-P (2002) Tabakkonsum und destruktive Parodontalerkrankungen. In: Deutsche Gesellschaft für Parodontologie (Hrsg.), Risikokompendium Parodontitis, 17–26. Quintessenz, Berlin

[48] Nishida M et al., Calcium and the risk for periodontal disease. J Periodontol (2000), 71, 1057–1066

[49] Offenbacher S et al., Periodontitis - atherosclerosis syndrome: an expanded model of pathogenesis. J Periodont Res (1999), 34, 346–352

[50] Page RC, The pathogenesis of periodontal diseases may affect systemic diseases. Ann Periodontol (1998), 3, 108–120

[51] Page RC, Milestones in periodontal research and the remaining critical issues. J. Periodont Res (1999), 34, 331–339

[52] Page RC, Kornman KS, Pathogenesis of human periodontitis: an introduction. Periodontol 2000. (1997), 14, 9–11

[53] Scannapieco FA, Genco RJ, Association of periodontal disease with atherosclerotic and pulmonary disease. J Periodont Res (1999), 34, 340–345

[54] Schroeder HE (1991) Pathobiologie oraler Strukturen, Karger, Basel

[55] Sculean A, Jepsen S (2002) Diabetes mellitus als Risikofaktor für Parodontitis. In: Deutsche Gesellschaft für Parodontologie (Hrsg.), Risikokompendium Parodontitis, 7–16. Quintessenz, Berlin

[56] Seymour RA, Smith DG, The effect of a plaque control programme on the incidence and severity of cyclosporin-induced gingival changes. J Clin Periodontol (1991), 18, 107–110

[57] Slots J, Subgingival microflora and periodontal disease. J Clin Periodontol (1979), 6, 351–382

[58] Slots J, Genco RJ, Microbial pathogenity. Black pigmented bacteroides species, capnocytophaga species, and actinobacillus actinomycetemcomitans in human periodontal disease: Virulence factors in colonization, survival, and tissue destruction. J Dent Res (1984), 63, 412–421

[59] Staudte H et al., Die Bedeutung der Ernährung für die orale Gesundheit. Zahnärztl Welt (2003), 112, 368–376

[60] Taylor GW et al., Severe periodontitis and risk for poor glycemic control in patients with non-insulin dependent diabetes mellitus. J Periodontol (1996), 67, 1085–1093

[61] Tezal M et al., The Effect of Alcohol Consumption on Periodontal Disease. J Periodontol (2001), 72, 183–189

[62] Tonetti MS, Mombelli A, Early-Onset Periodontitis – Aggressive Periodontitis. Ann Periodontol (1999); 4, 39–53

[63] Wu T et al., Periodontal disease and risk of cerebrovascular diesase. The First National Health Examination and Nutrition Survey and its follow-up study. Arch Intern Med (2000), 160, 2749–2755

IV Spätfolgen nicht übertragbarer chronischer Krankheiten

1 Terminale Niereninsuffizienz

H. J. Schober-Halstenberg, K. Haas

1.1 Definition

Als chronische Niereninsuffizienz wird eine über längere Zeit (Jahre) bestehende, meist nicht mehr reversible Einschränkung der exkretorischen Nierenfunktion bezeichnet. Sie geht mit einer Erhöhung der harnpflichtigen Substanzen im Blut einher. Bei höhergradiger Niereninsuffizienz kommt es zu einem Intoxikationssyndrom (Urämie), das kein Organsystem unbeeinflusst lässt. Es handelt sich um eine Kombination verschiedener Störungen des Elektrolyt-, Wasser- und Säure-Basen-Haushalts mit Auswirkungen auf Kreislaufregulation und Endokrinium.

Die Behandlung der Urämie erfolgt in spezialisierten Dialyseeinrichtungen mit unterschiedlichen Blutreinigungsverfahren. Unterschieden wird zwischen extrakorporalen Verfahren, der Hämodialyse, und intrakorporalen renalen Ersatzverfahren, der Peritonealdialyse. Derzeit werden in Deutschland Patienten mit chronischem Nierenversagen in nahezu 1.200 Dialysepraxen und stationären Einrichtungen betreut (s. Tab. 1.1). Für die Hämodialysebehandlung standen im Jahr 2002 durchschnittlich 249 Hämodialyseplätze pro Million Einwohner (pmp) zur Verfügung. Es wurden 2,6 Patienten pro Dialyseplatz behandelt (38,5 Plätze/100 Patienten).

Nierentransplantationen werden bundesweit in 40 Kliniken durchgeführt. Die lebenslange Nachsorge bei nierentransplantierten Patienten wird entweder von spezialisierten stationären Einrichtungen oder von Einrichtungen des niedergelassenen Bereiches übernommen [1].

1.2 Spektrum der Grunderkrankungen

Terminales Nierenversagen kann durch unterschiedliche Krankheitsbilder verursacht werden. In Tabelle 1.2 sind die Grunderkrankungen in der Häufigkeit ihres Auftretens dargestellt.

Tab. IV.1.1: Anzahl der Behandlungseinrichtungen für chronische Nierenersatztherapie im Jahresvergleich (freiwillige Teilnahme)

Berichtsjahr	bekannte Behandlungseinrichtungen	Rückmeldungen (Einrichtungen)	Rückmeldungen (%)
1995	809	702	88
1996	858	805	94
1997	929	832	90
1998	1.021	947	93
1999	1.093	870	80
2000	1.106	1.009	91
2001	1.164	1.077	93
2002	1.176	1.056	90

QuaSi-Niere 2002

Tab. IV.1.2: Prozentuale Verteilung der Ursachen der terminalen Niereninsuffizienz

	Prävalenz 2002 (%)	Inzidenz 2002 (%)
Glomerulonephritis	24	14
Diabetes Typ 1	5	4
Diabetes Typ 2	17	32
Interstitielle Nephritis	14	9
Hereditär/Kongenital	2	1
Systemerkrankungen	3	4
unbekannte Genese	10	9
Vaskuläre Nephropathie	12	18
Verschiedene	4	4
Zystennieren	8	5

QuaSi-Niere 2002

Glomerulonephritis ist bei prävalenten Patienten die meist genannte Ursache, die zu einer terminalen Niereninsuffizienz führt. Jedoch gewinnt die Grunderkrankung Diabetes mellitus – mit 22% ist Diabetes Typ 1 und Typ 2 die zweithäufigste Ursache – an Bedeutung, dies nicht zuletzt wegen der Zunahme älterer inzidenter Patienten.

Die diabetische Nephropathie als primäre Nierenerkrankung ist die häufigste Ursa-

che einer terminalen Niereninsuffizienz aller neuen Dialysepatienten in Deutschland. 32% aller Patienten, die 2002 neu in das Dialyseprogramm aufgenommen wurden, sind auf Diabetes mellitus Typ 2 zurückzuführen. Die Entwicklung der Diagnoseverteilung ist in Abbildung 1.1 dargestellt [1].

1.3 Prävalenz und Inzidenz

Die Zahl der Patienten, die in chronischer Nierenersatztherapie betreut werden, steigt kontinuierlich an. Wie in Abbildung 1.2 gezeigt, stieg die Zahl der prävalenten Dialysepatienten von 1995 bis 2002 jährlich um ungefähr 5%. Im Jahr 2002 waren 56.881 Patienten dialysepflichtig, dies entspricht einer Prävalenzrate von 689 Patienten pro Million Einwohner (pmp).

Ca. 25% aller Patienten in chronischer Nierenersatztherapie befinden sich in Transplantationsnachsorge. Im Jahr 2002 wurden 18.896 Patienten, entsprechend 229 pmp, in Nierentransplantatnachsorge betreut. Der Verlust der Funktion des Nierentransplantats und die Rückkehr in die Dialysebehandlung wird von 770 Patienten berichtet.

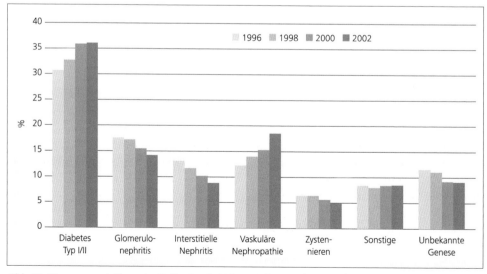

Abb. 1.1: Diagnoseverteilung der Patienten bei Therapiebeginn (Inzidenz) im Jahresvergleich

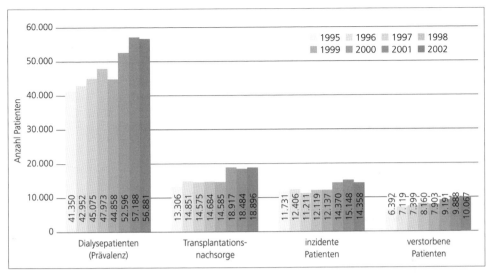

Abb. 1.2: Jahresvergleich: Chronische Nierenersatztherapie 1995–2002

Insgesamt wurden 918 Patienten pro Million Einwohner (pmp) mit Verfahren der chronischen Nierenersatztherapie behandelt.

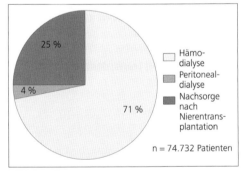

Abb. 1.3: Anteil (%) der Patienten in den verschiedenen Verfahren für chronische Nierenersatztherapie 2002

Die Zahl der Patienten, die erstmalig in chronische Nierenersatztherapie aufgenommen wurden, ist im gleichen Zeitraum jährlich um ca. 4% gewachsen. Im Verlauf des Jahres 2002 wurden 14.358 Patienten dialysepflichtig, entsprechend einer Inzidenzrate von 174 pmp.

Da sich der Kreis der Patienten in chronischer Nierenersatztherapie stetig ausweitet, steigt auch die Zahl der verstorbenen Patienten an. Das Verhältnis prävalenter Patienten zu Verstorbenen bleibt relativ konstant [1].

1.4 Frequenz der Nierentransplantation

Nach Angaben der Deutschen Stiftung Organtransplantation (DSO) werden seit 1992 pro Jahr ca. 2.100 bis 2.400 Nieren transplantiert. Der Anteil der Lebendspende hat bis 1999 deutlich zugenommen und liegt seitdem bei einem Anteil von ca. 16%. Dennoch ist die Zahl der Patienten, die auf eine Spenderniere warten, nicht gesunken. In den vorangegangenen Jahren standen ungefähr 9.600 Menschen auf der Warteliste für eine Nierentransplantation. Diese Zahl übersteigt die Zahl der jährlich durchgeführten Transplantationen bei Weitem, auch verringert sich die Differenz der beiden Werte nicht [2].

1.5 Durchschnittliche Lebenserwartung

Die Lebenserwartung der Patienten in Nierenersatztherapie ist im Vergleich zur Gesamtbevölkerung erwartungsgemäß niedriger, dieses gilt für alle Altersklassen. So ist die Lebenserwartung der Gesamtbevölkerung um das Zwei- bis Dreifache höher als die der chronischen Patienten.

In den Anfängen der Dialysebehandlung in den 70er Jahren überlebte die Hälfte der Patienten die ersten beiden Jahre der Behandlung, dieser Prozentsatz ist über die Jahre deutlich gestiegen. Mittlerweile liegt das 5-Jahres-Überleben bei über 60% [1, Fortschreibung von 3].

Bei Nierentransplantierten liegt das 1-Jahres-Patienten- und Transplantatüberleben bei 95% bzw. 87%. Im weiteren Verlauf geht eine konstante Anzahl an Transplantaten verloren – ca. 10–20% pro 5-Jahres-Intervall. Durch ein Transplantatversagen versterben ungefähr 35% der Empfänger frühzeitig. Die meisten Patienten kehren zur Dialysebehandlung zurück, die Retransplantationsrate liegt bei 15% [4].

1.6 Kosten der Behandlung

Die Kosten der Behandlung können nur annäherungsweise angegeben werden, da es von Seiten der Kostenträger keine offiziellen Angaben über die Höhe der Ausgaben für chronische Nierenersatzbehandlung gibt. Die Kosten der Nierenersatztherapie wurden von ärztlicher Seite für das Jahr 2001 auf ca. 2,9 Mrd. EUR geschätzt [5]. Die Kosten pro Behandlung variierten je nach Dialyseverfahren bis zur Einführung eines Pauschalbetrages ab dem 1.7.2002 . Die kostengünstigste Therapie ist die Nierentransplantation.

1.6.1 Dialyse

Seit Juli 2002 gilt ein einheitliches Vergütungssystem für Dialysebehandlungen, die so genannte Wochenpauschale. Mit der Pauschale werden Sach- und Dienstleistungen bei Behandlung mit renalen Ersatzverfahren und extrakorporalen Blutreinigungsverfahren erstattet. Das Arzthonorar wird weiterhin auf die einzelne Behandlung bezogen und mit Punktwerten belegt. Diese Pauschalierung senkt die Kosten für die einzelne Verfahren. Für das Jahr 2004 werden Gesamtkosten in Höhe von 3,1 Mrd. EUR kalkuliert [5].

1.6.2 Nierentransplantation

Die Pauschale für eine Nierentransplantation ist von Bundesland zu Bundesland unterschiedlich, für Nordrhein-Westfalen beträgt sie 61.355,– EUR [5]. Diesem einmaligen Betrag steht ein mittleres Transplantatüberleben von zehn Jahren gegenüber.

1.6.3 Betreuung transplantierter Patienten

Die nach einer Nierentransplantation für die Weiterbehandlung (medizinische Nachbetreuung) entstehenden Ausgaben können je Patient und Jahr mit durchschnittlich rund 12.000,– EUR angesetzt werden. Die Behandlung mit Immunsuppressiva stellt den kostenmäßig größten Anteil dar. Bezieht man die Kosten der Transplantation mit ein, so belaufen sich die jährlichen Gesamtkosten auf ca. 18.000,– EUR. Die Nachbehandlung ist nicht nur hinsichtlich der Kosten, sondern auch auf Grund der höher eingeschätzten Lebensqualität die vorzuziehende Behandlung [5].

1.7 Voraussichtliche Entwicklung von Prävalenz und Inzidenz

Der stetige Zuwachs von Patienten, die in chronischer Nierenersatztherapie betreut werden, scheint weiter anzuhalten. Immer mehr ältere Menschen werden in das chronische Programm aufgenommen. Waren 1995 die Hälfte der neuen Patienten über 60 Jahre alt, so waren es 2002 bereits mehr als zwei Drittel.

Der Altersmedian der neu aufgenommenen Patienten ist von 1996 bis 2002 von 63 Jahre auf 68 Jahre kontinuierlich angestiegen. Entsprechend verläuft die Entwicklung der prävalenten Patienten; hier stieg das Patientenalter um vier Jahre von einem Altersmedian von 59 Jahren im Jahr 1996 auf 63 Jahre in 2002. Die Prävalenzrate steigt mit zunehmendem Alter (s. Abb. 1.5) [1].

Eine genaue Prognose des Zuwachses ist trotz acht Jahren Registerarbeit nicht zu erstellen, da sowohl die epidemiologischen Entwicklungen als auch der medizinisch-technische Fortschritt insgesamt die Inzidenz und Prävalenz deutlich beeinflussen.

Der beschriebene Trend entspricht der demographischen Entwicklung in Deutschland, da auch die Bevölkerung immer älter wird. Der deutliche Zuwachs wird zusätzlich dadurch verstärkt, dass der Anteil der älteren Patienten, die wegen chronischen Nierenversagens behandelt werden, überproportional zur Gesamtbevölkerung ansteigt. Exakte Zahlen zur Frühsterblichkeit der multimorbiden Patienten liegen nicht vor.

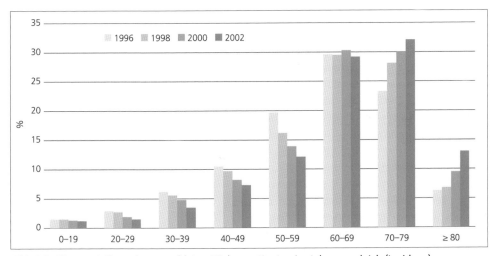

Abb. 1.4: Altersverteilung der gemeldeten Dialysepatienten im Jahresvergleich (Inzidenz)

Abb. 1.5: Alterspyramide der am 31.12.2002 lebenden Patienten in Nierenersatztherapie (Prävalenz) und der Gesamtbevölkerung

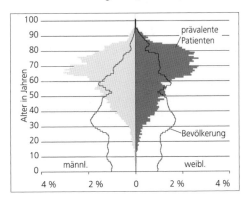

1.7.1 Mortalität

Die Haupttodesursache der Patienten in chronischer Nierenersatztherapie sind mit über 50% kardiovaskuläre Erkrankungen. Weitere Todesursachen von Bedeutung sind Infektionen, gefolgt von malignen Erkrankungen. Intensive Bemühungen zur Verbesserung der Ergebnisqualität bei chronischer Nierenersatztherapie sollen in naher Zukunft umgesetzt werden.

1.8 Zusammenfassung

Seit ca. 30 Jahren werden chronische Nierenerkrankungen mit Dialyse und Transplantation behandelt. Die Anzahl der Patienten nimmt wegen des stetig ansteigenden Lebensalters der Patienten und der Zunahme des Diabetes mellitus stark zu.

Die besten Ergebnisse hinsichtlich des Überlebens bei guter Lebensqualität erreicht die Nierentransplantation. Jedoch stagniert die Anzahl der jährlich durchgeführten Transplantationen und trägt nicht ausreichend zur Versorgung bei.

Prävention und rechtzeitiges Erkennen einer Nierenschädigung für eine nierenfunktionserhaltende Betreuung, sektorübergreifende Behandlung, Disease-Management-Programme (DMP), intensivierte Behandlung von Hypertonie und Diabetes mellitus sind notwendig, um die Entwicklung eines chronischen Nierenversagens möglicherweise zu verhindern.

Literatur

[1] Frei U, Schober-Halstenberg HJ (2003) Nierenersatztherapie in Deutschland 2002/2003, Bericht über Dialysebehandlung und Nierentransplantation in Deutschland, QuaSi-Niere. Eigenverlag, Berlin
[2] DSO – Deutsche Stiftung Organtransplantation (2002) Organspende und Transplantationen in Deutschland 2001. Eigenverlag, Neu-Isenburg
[3] Haas K, Edenharter G, Schober-Halstenberg HJ, Patienten in der Nierenersatztherapie: Langzeitentwicklung und aktuelle Trends. Informatik, Biometrie und Epidemiologie (2002), 33, 234
[4] Frei U, Schindler R (2000) Nierentransplantation. In: Koch KM, Klinische Nephrologie, 779–808. Urban & Fischer, München
[5] Nebel M (2003) Kosten der Nierenersatztherapie. In: Hörl WH, Wanner C, Dialyseverfahren in Klinik und Praxis, 619–629. Thieme, Stuttgart

2 Zerebraler Insult

E. B. Ringelstein, K. Berger

2.1 Epidemiologie

Der Schlaganfall umfasst eine heterogene Gruppe verschiedener gefäßbedingter Gehirnkrankheiten, deren Hauptgruppe mit 70–80% Anteil der akute ischämische Hirninfarkt ist. Der Schlaganfall stellt die häufigste Ursache langfristiger Behinderungen in industriell entwickelten Staaten dar. In Deutschland ist der Schlaganfall die fünfthäufigste Todesursache , nach verschiedenen Herzerkrankungen und Lungen-/Bronchialtumoren (Statistisches Bundesamt 2003). Den Berechnungen des Erlanger Schlaganfallregisters zufolge, die als repräsentativ gelten, kommt es pro Jahr in Deutschland zu 150.000 Neuerkrankungen und ca. 50.000 Rezidivschlaganfällen, sodass eine Gesamtzahl von etwa 200.000 akuten Schlaganfällen pro Jahr zu versorgen ist. [Kolominski-Rabas, Heuschmann 2002] Durch die Anhäufung der überlebenden Patienten kommt es in der BRD zu einer Prävalenz der Schlaganfallkranken mit ihren Spätfolgen in der Größenordnung von 500.000 Patienten, die zu jedem Zeitpunkt zu versorgen sind. Mit zunehmendem Alter kommt es zu einer exponentiellen Zunahme der Inzidenz und damit auch der Prävalenz des Schlaganfalls (Daten für Deutschland: s. Abb. 2.1) [Berger et al. 2000]. Die relativ zur Inzidenz wesentlich höhere Prävalenz ist Ausdruck der Tatsachen, dass der akute Schlaganfall nur bei einem Teil der Patienten zum Tode führt (ca. 20–30%) und dass es bei einem hohen Prozentsatz der Überlebenden zu schweren chronischen Folgeschäden kommt (mindestens 40% der Fälle).

2.2 Direkte und indirekte Kosten

Es stellt sich zunächst die Frage, welche direkten und indirekten Kosten erzeugen diese Patienten. Bei der Kalkulation der Kosten sind eine Reihe wissenschaftlicher

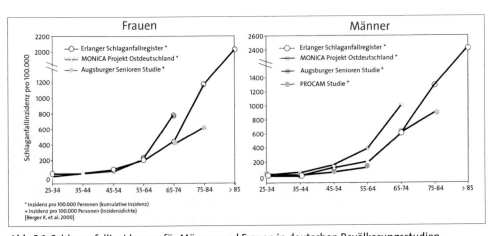

Abb. 2.1: Schlaganfallinzidenzen für Männer und Frauen in deutschen Bevölkerungsstudien

und epidemiologischer Grundregeln zu beachten. Dabei werden die **jährlichen Gesamtkosten** für die Versorgung dieser Klientel, deren **Prävalenz mit 500.000** weit höher liegt als die Inzidenz mit 200.000, auf einer **Prävalenzbasis** berechnet und den gesamten, auf den einzelnen Patienten bezogenen, akuten Kosten und Langzeitkosten auf Basis der o.g. **Inzidenz** gegenübergestellt.

Nach einer umfassenden metaanalytischen Aufarbeitung der Publikationen zu den Insultfolgekosten durch Payne et al. [2002] ist, bezogen auf die 1990er Jahre, mit jährlichen Gesamtkosten von 8.000–54.000,– EUR pro Patient (prävalenzbasiert; 1,– USD = 1,– EUR) und mit individuellen Langzeitkosten des einzelnen Patienten zwischen 18.000–230.000,– EUR pro Fall (inzidenzbasiert) zu rechnen. Die starken Unterschiede erklären sich z.T. aus der länderabhängigen, stark variablen Wahrscheinlichkeit, wieder in das Berufsleben zurückzukehren, und durch den Kostenaufwand, der für die Behandlung der Patienten in den einzelnen Ländern in stark unterschiedlichem Maße betrieben wird. Die Kosten werden ferner dadurch bestimmt, ob Komorbiditäten in die Berechnungen miteinbezogen oder ausgeschlossen wurden. Die Kosten für Produktivitätsverluste wurden in diese Kalkulationen in der Regel anhand eines „human capital approach" mit einkalkuliert.

Im Hinblick auf die zu erwartende Steigerung des Populationsanteils älterer Menschen ist bis 2010 mit einer erheblichen Prävalenzzunahme und damit steigenden Kosten für die Behandlung von Schlaganfällen zu rechnen [Haidinger et al 1997; Berger et al. 2000]. Von daher sind eher die o.g. Oberwerte der verschiedenen Kostenarten als realistisch einzuschätzen. Das gilt auch, weil die meisten Studien verschiedene zusätzliche Kosten, etwa die Transportkosten der Rettungsdienste für erneute Notfalleinweisungen ins Krankenhaus oder behinderungsbedingte Umbaumaßnahmen im Hau-

se etc., nicht berücksichtigen. Kosten, die die Gesellschaft für die Schlaganfallforschung in der Grundlagenwissenschaft, der Versorgungsforschung oder der Wirksamkeitsprüfung neuer Therapieprinzipien aufwendet, sind in keiner Studie berücksichtigt.

Je nach der **Zielsetzung der Kostenanalyse** ist der bestgeeignete Ansatz zur Kostenkalkulation auszuwählen. Die **prävalenzbasierte Kostenkalkulation** dient vor allem der zukünftigen Kostenkontrolle, da durch dieses Verfahren die Hauptkomponenten der Kostenentstehung und der Ausgaben (etwa verlorene Ressourcen an Produktivität) identifiziert und damit auch gezielte Ansätze für Sparmaßnahmen bestimmt werden können. Demgegenüber ist der **inzidenzbasierte Ansatz** besser geeignet, um bestimmte Präventiv- oder Behandlungsmaßnahmen in ihrer ökonomischen Auswirkung zu berechnen, etwa dadurch, dass die Inzidenz der Erkrankungen sinkt.

Da in der vorliegenden Arbeit die **potenzielle Kostenreduzierung durch Präventivmaßnahmen** beleuchtet werden soll, stellen die **inzidenzbasierten** Kosten die Basis der weiteren Überlegungen dar (d.h. 18.000–230.000,– EUR pro Fall). Für Deutschland existieren bisher keine derartigen Studien, die international anerkannten Qualitätskriterien entsprechen [Payne et al. 2002], wohl aber für die Länder Kanada, Finnland, Niederlande, Neuseeland, Schottland, Schweden, Großbritannien und USA. Die kanadischen und schwedischen Studien zeigen die verlässlichsten Daten [Chan, Hayes 1998; Payne 2002]. In all diesen Studien überwiegen die direkten Kosten der Schlaganfallbehandlung die indirekten Kosten. Die inzidenzbasierten Kosten pro Fall sind in allen Ländern um so höher, je jünger der Patient zum Zeitpunkt des Schlaganfalles ist, was Ausdruck der zusätzlichen Lebensjahre mit anfallenden Versorgungskosten ist. Auf Grund der in mehreren westeuropäischen und nordamerikanischen Ländern vorliegenden Daten lassen sich einige grundsätzliche Trends herausarbeiten:

⬛ Die Kosten für die Behandlung von Schlaganfällen bei Frauen sind durchweg höher als bei Männern. Werden jedoch die Kosten für den Ausfall der Produktivität miteinbezogen, ist die Schlaganfallbehandlung bei Männern wesentlich teurer. Die höheren Kosten für die Frauen werden auf den größeren Bedarf an Pflegeplätzen in Heimen und die höhere Lebenserwartung der Frauen, die sich auf die zusätzlichen Lebensjahre mit Versorgungskosten auswirkt, zurückgeführt.

⬛ Je älter die Patienten, umso geringer sind die Gesamtkosten. Dieser Unterschied bewegt sich in der Größenordnung von 3–4 zu 1, d.h., die Folgekosten für Schlaganfälle sind bei jungen Patienten im Alter von 20–45 Jahren drei- bis viermal höher als bei älteren Patienten (die Extremwerte ergeben sich, wenn man 25-Jährige mit 85-Jährigen vergleicht). Naturgemäß sind die leichten Schlaganfälle, bei denen nach drei Monaten ein Bartel-Index als Maß für den Behinderungsgrad von 75 oder mehr erreicht werden kann, nur etwa halb so kostenintensiv wie die schweren Schlaganfälle, die nach drei Monaten immer noch unterhalb dieses Wertes rangieren (Restitution von Alltagsfunktionen mit Unabhängigkeit entspricht einem Bartel-Index von 95 bis 100). Während nach drei Monaten nur 30% der schwer betroffenen Patienten nach Hause entlassen werden konnten, betrug dieser Prozentsatz bei den leicht betroffenen Patienten etwa 80% [Payne et al. 2002].

⬛ Nur in wenigen Studien wird zwischen den direkten Kosten durch die Akutbehandlung und Rehabilitation und den Langzeitkosten durch Pflegeaufwand und Kosten durch Leistungsausfall, d.h. indirekte Kosten, differenziert. Für eine erste Annäherung bei den Berechnungen kann davon ausgegangen werden, dass sich diese Kosten in etwa die Waage halten. Nach dem vorliegenden Kenntnisstand ist anzunehmen, dass unter Abzug der Kosten für längere Pflege und Behandlung und Abzug der Kosten für Produktivitätsausfall der Kostenaufwand zur Akutbehandlung eines Schlaganfalls durchschnittlich 8.000,– EUR pro Fall pro Jahr beträgt. Werden hingegen Folgekosten, wie weitere notfallmäßige Arztbesuche, einbezogen, so betragen die **jährlichen Kosten pro Krankheitsfall bereits 35.000,– EUR**. Der höchste Wert von 238.000,– EUR [Tayior et al. 1996] kam dadurch zustande, dass trotz der Ausklammerung der Kosten für Komorbiditäten auch Kosten für „Non-market activities", wie unbezahlte Haushaltsarbeit und freiwillige soziale Aktivitäten der betroffenen Patienten, mitberücksichtigt wurden, was vor allem die Kosten bei den Frauen in die Höhe treibt. Die Mittelwerte basieren auf den Berechnungen von 1999 von der Organisation for Economic Co-operation and Development und betragen unter der Annahme von 1,– USD = 1,– EUR 18.500,– bis 74.300,– EUR pro Fall und Jahr. Legen wir einen Mittelwert von 47.000,– EUR zugrunde, entstehen **jährlich in Deutschland inzidenzbasierte Schlaganfall-Folgekosten von ca. 10,– Mrd. EUR.**

Eine recht detaillierte Analyse der hospitalisierten Schlaganfallpatienten (einschließlich TIA) 1992 in Österreich ergab eine Inzidenz von 781 Fällen pro 100.000 Einwohner für die mindestens 35-jährigen oder älteren Bewohner und eine hospitalbasierte, generelle Inzidenz von 609 Erkrankungsfällen [Haidinger et al. 1997]. Erwartungsgemäß stieg auch hier die Inzidenz exponentiell mit dem Alter an. Die stationäre Gesamtbehandlungszeit betrug drei Wochen. Über die Tagessätze in den Krankenhäusern errechnete sich eine Kostenbelastung pro Fall für die

Akutbehandlung in Höhe von 7.150,– EUR. Beunruhigend sind die Inzidenzberechnungen von Haidinger et al. [1997] auf Grund der bereits heute exakt vorhersagbaren Altersstruktur der Bevölkerung für 2010, wo es unter der Annahme gleichartiger Versorgungsbedingungen zu einer mindestens 25%igen Kostensteigerung kommen wird. Legen wir diese realistische Akutkostenberechnung in Österreich für die Schlaganfallbehandlung einmal für die eher niedrig geschätzte, populationsbasierte Inzidenz der Schlaganfälle in Deutschland (200.000/Jahr) zugrunde, so errechnen sich stationäre Behandlungskosten von annähernd 1,5 Mrd. EUR für die Akuttherapie in Deutschland, ohne dass die Folgekosten direkter oder indirekter Art miteinbezogen wären.

2.3 Die wissenschaftlich anerkannten, modifizierbaren Risikofaktoren des Schlaganfalls

Die Kenntnis dieser Risikofaktoren stellt die Basis dar, um durch geeignete Präventivmaßnahmen die Krankheitslast des Schlaganfalls effektiv zu senken. Dabei ist ausschlaggebend, welchen Anteil die einzelnen Risikofaktoren an der zu erwartenden Krankheitslast aufweisen (s. Tab. 2.1).

Tab. IV.2.1: Relative Steigerung des Schlaganfallrisikos durch Risikofaktoren

Risikofaktor	Relative Steigerung des Insultrisikos
Bluthochdruck	2,0–4,0
Zigarettenrauchen	1,8–2,5
Diabetes mellitus	1,8–2,8
Adipositas	1,5–2,0
Bewegungsmangel	1,2–1,5
Fettstoffwechselstörungen	Unklar
Alkoholkonsum	1,5–2,0
Hyperhomocysteinämie	1,5–2,0

Der wichtigste Risikofaktor für den Schlaganfall ist der **Bluthochdruck**. Bereits die Definition eines erhöhten Bluthochdrucks bereitet jedoch in der Praxis Schwierigkeiten. Hier hat die WHO durch eine Konsensusaktivität im Jahre 1999 eindeutige Maßstäbe gesetzt. Die Obergrenze des noch normalen Blutdrucks beträgt 135/85 mmHg, d.h., alle darüber liegenden Werte müssen als erhöht gelten. Allerdings basieren die meisten Studien zur Bedeutung des Bluthochdrucks als Insultrisikofaktor auf der veralteten Annahme, dass erst ab Werten von 160/100 mmHg ein eindeutiger Bluthochdruck vorliegt. Als Faustregel kann in der Wohlstandsgesellschaft gelten, dass ab dem 50. Lebensjahr etwa 50% der Menschen an einem Bluthochdruck leiden. Die Deutschen sind „Weltmeister" im erhöhten Bluthochdruck [Wolf-Maier et al. 2003]. Zwei nordamerikanische Studien (USA und Kanada) und sechs europäische (England, Finnland, Deutschland, Italien, Spanien und Schweden) wurden vergleichend analysiert (Definition der Hypertonie ab einem Blutdruck von 140/90 mmHg oder höher oder bereits Behandlung mit einem blutdrucksenkenden Medikament). Deutschland lag sowohl beim systolischen wie auch diastolischen Blutdruck von allen Ländern und in allen Altersgruppen am höchsten, während die Blutdrucke in USA und Kanada immer und z.T. erheblich unter den europäischen Blutdrucken lagen. Je nach Altersgruppe rangierten auch England, Finnland und Schweden relativ weit oben. Auch die Prävalenz des Hochdrucks war in Deutschland mit 55% am höchsten von allen Ländern und in Kanada und USA mit 28 bzw. 27% am niedrigsten. Da der Body-Mass-Index etwa gleich war, kann sich dieser Unterschied im Blutdruck nicht über das Körpergewicht erklären. Die Rate der adäquat antihypertensiv Behandelten rangierte zwischen 5–9% in Europa, jedoch betrug die Rate erfolgreich behandelter Hypertoniker in

Kanada und USA 23%. Da Schlaganfall die häufigste Folgekrankheit von hohem Blutdruck ist, wurde die Prävalenz der Hypertonie zur schlaganfallbedingten Sterblichkeit in Beziehung gesetzt. Auch hier rangiert Deutschland mit Finnland an der Spitze. Während die durchschnittliche Mortalitätsrate durch Schlaganfall in Europa zum Zeitpunkt der Datenerhebung in den 1990er Jahren 41,2 pro 100.000 Einwohner betrug, war sie in Kanada und USA bereits auf 27,6 pro 100.000 Einwohner gesunken, sehr wahrscheinlich infolge der wesentlich konsequenteren Hochdruckbehandlung in diesen nordamerikanischen Ländern. Erneut wird anhand dieser Mortalitätsdaten deutlich, welche massiven präventiven Effekte mit populationsweiten Präventionsstrategien erreicht werden können. Zurzeit haben die USA und Kanada die niedrigste Schlaganfallrate weltweit, und übereinstimmend wird dieses Ergebnis hauptsächlich auf die weitaus konsequentere Behandlung des Bluthochdrucks in der Bevölkerung zurückgeführt. Erhöhter Alkoholkonsum und ausgeprägteres Zigarettenrauchen in Europa werden wahrscheinlich zusätzlich zu diesen dramatischen Unterschieden beigetragen haben.

Der zweitwichtigste Risikofaktor für die Entstehung von Schlaganfällen ist das **Zigarettenrauchen**. 35% der erwachsenen Bevölkerung zwischen 18 und 60 Jahren rauchen. Die Gesamtschäden durch das Rauchen sind außerordentlich hoch, da Rauchen auch einen wesentlichen Risikofaktor der koronaren Herzkrankheit, der peripheren Verschlusskrankheit und verschiedener Krebsarten darstellt. Bei Rauchern ist das Risiko eines Schlaganfalls gegenüber Nichtrauchern verdoppelt.

An dritter Stelle rangiert der **Diabetes mellitus,** der heute anhand der Glukosetoleranzstörung im Früheststadium leicht diagnostiziert werden kann. Wegen der vielen übergewichtigen und bewegungsträgen Kinder und Jugendlichen ist davon auszugehen, dass in den nächsten Jahren und Jahrzehn-

ten eine Krankheitswelle epidemischen Ausmaßes auf das medizinische Versorgungssystem der Bundesrepublik zurollt. Diabetes mellitus stellt einen sehr schwer wiegenden Risikofaktor für Schlaganfall (und etliche andere Krankheiten) dar. Weitere gesicherte Risikofaktoren des Schlaganfalls sind **Adipositas** (definiert als ein Body-Mass-Index von über 25, errechnet aus dem Körpergewicht in kg, geteilt durch das Quadrat der Körpergröße in Metern) und **Bewegungsmangel**. Übergewicht, Bewegungsmangel und Diabetes mellitus begünstigen sich gegenseitig. Dadurch kommen multiplikative Effekte der einzelnen Risikofaktoren zustande.

Die Bedeutung der **Fettstoffwechselstörungen** ist noch nicht eindeutig geklärt. Es gibt jedoch Hinweise, dass sowohl direkt, über die Bildung von atherothrombotischen Gefäßläsionen der Halsarterien und der intrakraniellen Arterien, als auch indirekt, über die Begünstigung der koronaren Herzkrankheit mit zerebralen Insulten als Folgekrankheit, auch die verschiedenen Fettstoffwechselstörungen einen schwer wiegenden Risikofaktor für ischämische Insulte darstellen. Mehrere Interventionsstudien mit Statinen, die überwiegend das LDL-Cholesterin senken, haben erhebliche protektive Effekte nicht nur auf die Verhinderung der koronaren Herzkrankheit, sondern auch des ischämischen Insultes gezeigt, zuletzt am eindrucksvollsten in der Heart-Protection-Study [Heart Protection Study Collaborative Group 2002). Auch konnte gezeigt werden, dass die Zufuhr bestimmter antiatherogener Fette in der Nahrung (z.B. Fischöl, Walnussöl, Olivenöl u.a.) bei gleicher Kalorienzufuhr insultpräventiv (und kardiopräventiv) wirksam ist.

Einen weiteren wesentlichen Risikofaktor stellt **übermäßiger Alkoholkonsum** dar. Das gilt sowohl für das regelmäßige Überschreiten der täglichen Obergrenze von 40 g Alkohol bei Männern und 20 g Alkohol bei Frauen als auch für gelegentliches exzesshaftes Trinken. Schädlicher Alkoholkonsum begünstigt nicht nur durch komplexe Gerinnungsstörungen Hirnblutungen, er induziert auch eine Hypertonie und treibt die Manifestation eines Diabetes mellitus voran. Alkohol begünstigt also über verschiedene Schädigungsmechanismen das Auftreten von Schlaganfällen erheblich.

Unter den embolisierenden Herzerkrankungen stellt das Vorhofflimmern einen wesentlichen Schlaganfallrisikofaktor dar. Es ist überwiegend Folge der koronaren Herzkrankheit. Hier kann das Insultrisiko sowohl primärpräventiv als auch sekundärpräventiv drastisch gesenkt werden.

Ein weiterer Risikofaktor ist die **Hyperhomocysteinämie**. Bei einem Teil der Patienten liegt dieser Störung eine genetische Normvariante zugrunde. Die Bedeutung dieses Faktors wird dadurch unterstrichen, dass er auch die koronare Herzkrankheit begünstigt [Homocysteine Lowering Triallists Collaboration 1998] und unabhängig von klassischen vaskulären Risikofaktoren und Entzündungsmarkern ein Risiko darstellt [Tanne et al.

2003]. Ferner ist bewiesen, dass erhöhte Homocysteinkonzentrationen mit Wandverdickung der Karotisarterien und Stenosenbildung assoziiert sind und dass bei Patienten mit Stenosen die Hyperhomocysteinämie mit einer höheren Rate atherosklerotischer Insulte einhergeht [Seihub et al. 1995; Streifler et al. 2001]. Durch ausreichend hohe Vitamin B12- und Folsäurezufuhr kann die Hyperhomocysteinämie bei einem Teil der Patienten beseitigt werden. Hier kommt der Ernährungsstil des Einzelnen erneut ins Spiel. Interventionsstudien haben eindeutig gezeigt, dass eine fettarme, vegetarisch betonte Ernährung insultpräventiv wirksam ist.

2.4 Möglichkeiten und Kosten der Prävention

Wie verteilen sich die verschiedenen Lasten der Risikofaktoren in einer Zusammenstellung von K. Asplund (präsentiert auf der

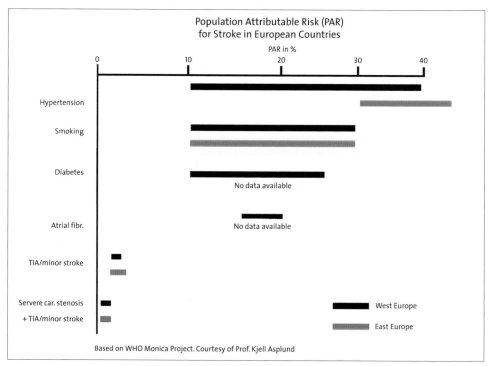

Abb. 2.2: Population Attributable Risk (PAR) for Stroke in European Countries

European Stroke Conference in Venedig 2000) auf die Bevölkerung? Hier sind gravierende Unterschiede in der relativen epidemiologischen Bedeutung der einzelnen Risikofaktoren und des Präventiveffektes ihrer interventionellen Ausschaltung sofort zu erkennen (s. Abb. 2.2). Die Verhinderung oder therapeutische Unterdrückung eines erhöhten Blutdrucks hat den größten Effekt auf die Verringerung der Krankheitslast, gefolgt vom Einstellen des Rauchens, der Verhinderung des Diabetes mellitus und des Vorhofflimmerns. 10–40% der Schlaganfälle in Westeuropa können allein durch die unbehandelte arterielle Hypertonie in der Bevölkerung erklärt werden, in Osteuropa steigt dieser Prozentsatz auf 30–45% an. 10–30% aller Schlaganfälle können sowohl in West- als auch in Osteuropa durch das Rauchen als Risikofaktor erklärt werden und 10–25% durch Diabetes mellitus als Grundkrankheit. Etwa 15–20% der Schlaganfälle sind auf Vorhofflimmern zurückzuführen (osteuropäische Daten liegen hierzu nicht vor). Demgegenüber sind nur etwa 5% der Schlaganfälle Folgen vorausgegangener flüchtiger Insulte, woraus sich das volksmedizinisch betrachtet insgesamt nur relativ geringe präventive Potenzial der sekundärprophylaktischen Behandlung dieser speziellen Klientel ableiten lässt. Ähnliches gilt für die Patienten mit über 70%iger symptomatischer Stenose der A. carotis interna. Würden diese Patienten sekundärpräventiv durch Karotis-Chirurgie plus Thrombozytenaggregationshemmung behandelt, könnten maximal 3% der Schlaganfälle damit verhindert werden. Mit Blick auf den individuellen Patienten kann diese Behandlung allerdings von vitaler Bedeutung sein. Als Fazit dieser Befunde, die sich auf die Daten des WHO-MONICA-Projektes (=Monitoring of trends and determinants in cardiovascular disease) stützen, kann geschlossen werden, dass sich eine effektive und bevölkerungsmedizinisch relevante Verhinderung des Schlaganfalls

durch vier Präventivmaßnahmen erreichen lässt, die in vielen Fällen bereits durch Änderung des Lebensstils, in anderen durch zusätzliche medikamentöse Dauerbehandlung realisiert werden können, nämlich:

◢ Konsequente Senkung des Bluthochdrucks auf normale Werte. Hierzu tragen regelmäßige körperliche Aktivität und normales Körpergewicht sowie strikte Reduzierung des Kochsalzgehaltes in der Nahrung und gesundheitsbewusste Ernährung entscheidend bei. In diesem Zusammenhang sei angemerkt, dass Menschen, die sich überwiegend von industriegefertigten Nahrungsmitteln ernähren (sog. processed food), keine Möglichkeit haben, den Kochsalzgehalt von hoch schädlichen Werten auf akzeptable Tagesdosen zu senken. Der tägliche Bedarf des Menschen an Kochsalz liegt unter 1 g, in den westlichen Industrieländern nehmen wir 15–20 g Kochsalz/Tag zu uns. Wünschenswert und diätetisch erreichbar ist eine Aufnahme von ca. 5 g am Tag.

◢ Eine gewaltige Präventivwirkung würde von dem strikten Verzicht auf Nikotin ausgehen. Es wird wohl nichts anderes übrig bleiben, als den Menschen das Rauchen zu verbieten oder den Zugang zu Tabak in jeder Form durch gesetzliche Maßnahmen so weit wie möglich zu erschweren und Rauchen als unvernünftiges und allgemein schädliches Verhalten durch entsprechende Erziehung der Kinder zu brandmarken.

◢ Die Bekämpfung des Diabetes mellitus könnte bis zu 18% der Schlaganfälle verhindern. Zwei entscheidende Maßnahmen in der Kindheit könnten hier bereits große Wirkung zeigen: Die Verhinderung der Überernährung der Kinder durch das Vermeiden leicht resorbierbarer Kohlenhydrate (z.B. süße Snacks, Softdrinks) und fettreicher Nahrung (z.B. Pommes frites, jede Form von in Fett gesottener

Nahrung). Eine unkontrollierte Kalorienaufnahme durch die Kinder ist wegen der permanenten Zugänglichkeit wohlschmeckender, hoch kalorischer Industrieprodukte nur schwer zu vermeiden. Welche seuchenhaften Ausmaße diese Unvernunft angenommen hat, kann man sich verdeutlichen, indem man sich die pastösen, übergewichtigen Kinder in den unteren Schulklassen in Erinnerung ruft oder den Inhalt der Einkaufswagen von Jugendlichen und jungen Erwachsenen im Supermarkt betrachtet. In den Tagesablauf der Kinder und Jugendlichen müssen Sport und körperliche Aktivität kategorisch einbezogen werden. Die Unterstützung von Sportvereinen (wo wirklich Sport im Sinne körperlicher Anstrengung und der Pflege von Ausdauersportarten vollzogen wird) ist eine lohnende Aufgabe, die die Gesellschaft effektiv vor sozial unerwünschtem Verhalten schützen kann. Nur eine kontinuierliche und unverblümte Aufklärungskampagne aller Altersgruppen, vor allem

der Kinder und Jugendlichen, mit dem Ziel neuer Wertsetzungen könnte hier Abhilfe schaffen.

◢ Würden alle Patienten mit Vorhofflimmern, die kein übermäßig erhöhtes Blutungsrisiko aufweisen, antikoaguliert, so könnte nochmals durchschnittlich 18% aller Schlaganfälle verhindert werden. Dies gilt sowohl für den primär- als auch sekundärprophylaktischen Einsatz der oralen Antikoagulation.

Wäre es möglich, diese vier Maßnahmen flächendeckend und konsequent erfolgreich umzusetzen, könnten allein dadurch etwa 80% aller Schlaganfälle verhindert werden. Ein Teil der Präventivmaßnahmen könnte, früh genug und konsequent zum Einsatz gebracht, ohne jegliche Kostenbelastung für die Gesetzliche Krankenversicherung erfolgen, nämlich über Modifikation des Lebensstils und der Ernährung. Hier treffen also preisgünstige Interventionsmöglichkeit und besonders große Effektivität erfreulicherweise zusammen. Dennoch beträgt der Anteil der Raucher in der Bevölkerung weiterhin

Tab. IV.2.2: Kosten der Sekundärprävention des Schlaganfalls. Die Berechnungen basieren auf den Effekten randomisierter Studien und auf Berechnungen an einer fiktiven, typischen Population von Patienten mit TIA oder Schlaganfall [modifiziert nach Hankey u. Warlow 1999]

Präventivmaßnahme	Kosten zur Verhinderung eines ischämischen Insultes (inkl. TIA) in EUR
Rauchen einstellen	0
Rauchen einstellen u. alle rauchenden Insultpatienten mit Nikotinpflaster drei Monate lang entwöhnen	11.400
Hochdruckbehandlung, Diuretika	800
Hochdruckbehandlung, ACE-Hemmer	10.500
Acetylsalicylsäure (bei Sinusrhythmus)	1.200
Orale Antikoagulation bei Vorhofflimmern	> 700
Acetylsalicylsäure mit Dipyridamol (bei Sinusrhythmus)	10.800
Clopidogrel (bei Sinusrhythmus)	43.000
Statine zur Cholesterinsenkung	21.800
Karotis-Operation symptomatischer Stenosen ab 70% Lumeneinengung	105.600

Gesundheitsbewusste Ernährung und ausreichende körperliche Betätigung erzeugen ebenfalls keine Kosten. Hierzu liegen keine ausreichenden Daten aus randomisierten Studien vor. Das gilt auch für die Diabetesbehandlung.

über 30%, und man muss davon ausgehen, dass von den mindestens acht Millionen Hypertonikern in der Bundesrepublik nur eine Millionen adäquat behandelt wird. Demgegenüber haben besonders kostspielige Eingriffe, wie die Karotis-Chirurgie oder neuartige arterielle und kardiale Interventionen, weiterhin Hochkonjunktur, aber nur einen kleinen Präventiveffekt bezogen auf die Summe der Krankheitslast durch Schlaganfall in der Bevölkerung. Die Behandlung mit Acetylsalicylsäure (75–325 mg/Tag per os) ist ebenfalls sehr kosteneffektiv, macht jedoch nur Sinn, wenn bereits ein flüchtiger Schlaganfall (sog. transitorisch ischämische Attacke, TIA) oder ein Schlaganfall vorausgegangen sind, und fällt damit in die Phase der Sekundärprävention (s. Tab. 2.1).

Eine kunstgerechte operative Desobliteration der A. carotis interna nach vorausgegangenem flüchtigem Insult senkt die Rezidivgefahr trotz der Operationsrisiken stärker als die medikamentöse Standard-Präventivbehandlung, wie sie in den 1980er Jahren üblich war. Die Kosten zur Verhinderung eines Schlaganfalls durch diesen Eingriff sind jedoch enorm hoch (s. Tab. 2.2). Sie erreichen sogar die Größenordnung von 300.000,– EUR pro verhindertem Schlaganfall, wenn **asymptomatische** Karotisstenosen aus Gründen der Insultprävention operativ entfernt werden.

2.5 Was ist erreichbar?

In einem kürzlich im British Medical Journal erschienenen Aufsatz von Wald und Law [2003] wird mit der Begründung, dass zumindest kurzfristig keine Änderung des krankheitsfördernden Lebensstils in der Bevölkerung zu erreichen sei, eine medikamentöse Prävention, u.a. des Schlaganfalls, vorgeschlagen. Dazu sei eine „Poly-Pille" geeignet. Sie enthält Komponenten gegen einige Risikofaktoren des Schlaganfalls, dar-

unter gegen Bluthochdruck (drei Antihypertensiva in jeweils halber Standarddosis) und gegen die Aggregationsneigung von Thrombozyten (75 mg Acetylsalicylsäure). Hinsichtlich der Einzelheiten siehe Kap. V.6.

Die Autoren gehen davon aus, dass sich durch diese Maßnahme 80% der Schlaganfälle verhindern ließen. Im Prinzip sind Änderungen des Lebensstils vorzuziehen, auch weil sie potenziell erfolgversprechender sind. So kann die „Poly-Pille" keinen Beitrag zur Vermeidung des zweitwichtigsten Risikofaktors für die Entstehung von Schlaganfällen leisten, das Zigarettenrauchen. Auch Alkoholabusus ist durch die „Poly-Pille" nicht zu beseitigen. Unabhängig davon lässt sich die Annahme nicht belegen, ein krankheitsfördernder Lebensstil der Bevölkerung sei nicht beeinflussbar. Bisher wurden nirgendwo die gesundheitspolitischen Rahmenbedingungen so gesetzt, dass die Möglichkeit bestand, den Erfolg eines umfassenden und intelligent durchgeführten Programms zur Prävention der nicht übertragbaren chronischen Krankheiten zu testen.

Literatur

Asplund K et al., Costs of stroke in Sweden: A national perspective. Stroke (1994), 25, 2363–2369

Berger K et al., Die Häufigkeit des Schlaganfalls in Deutschland. Dtsch Med Wschr (2000), 125, 21–25

Bergmann L et al., Costs of medical care after first-ever-stroke in The Netherlands. Stroke (1995), 26, 1830–1836

Caro JJ, Huybrechts KF, for the Stroke Economic Analysis Group. Stroke treatment economic model (STEM): Predicting long-term costs from functional Status. Stroke (1999), 30, 2574–2579

Chan B, Hayes B, Cost of stroke in Ontario, 1994/1995. Can Med Ass J (1998), 159 (Suppl. 6) S 2–7

Evers SMAA, Engel GL, Ament AJHA, Cost of stroke in The Netherlands from a societal perspective. Stroke (1997), 28, 1375–1381

Haidinger G et al., Assessment of costs related to hosspitalisation of stroke patients in Austria for 1992 and prospective costs for the year 2010. Cerebrovasc Dis (1997), 7, 163–167

Hankey GJ, Warlow CP, Treatment and secondary prevention of stroke: evidence, costs, and effects on individuals and populations. Lancet (1999), 354, 1457–1463

Heart Protection Study Collaborative Group, MRC/BHF heart protection study of cholesterol lowering with simvastatin in 20,536 high-risk individuals: a randomised placebo-controlled trial. Lancet (2002), 360, 7–22

Homocysteine Lowering Triallists Collaboration, Lowering blood homocysteine with folic acidbased Supplements: meta-analysis of randomised trials. BMJ (1998), 316, 894–898

INTERSALT Cooperative Research Group, INTERSALT: An international study of electrolyte excretion and blood pressure. Results for 24 hour urinary sodium and potassium excretion. BMJ (1988), 297, 319–328

Kolominski-Rabas P, Heuschmann PU, Inzidenz, Ätiologie und Langzeitprognose des Schlaganfalls. Fortschr Neurol Psychiat (2002), 70, 657–662

Law MR, Wald NJ, Risk factor thresholds: their existence under scrutiny. BMJ (2002), 324, 1570–1576

Payne KA et al., Long-term cost-of-illness in stroke. An international review. Pharmaco Economics (2002), 20, 813–825

Porsdal V, Boysen G, Cost-of-illness-studies of stroke: Cerebrovasc Dis (1997), 7, 258–263

Seihub J et al., Association with plasma homocysteine concentrations at extracranial carotid-artery Stenosis. N Engl J Med (1995), 332, 286–291

Shahar E et al., Plasmalipid profile and incident ischemic stroke. The Atherosderosis Risk in Communities (ARIC) Study. Stroke (2003), 34, 623-631

Streifler JY et al., Cerebral vascular events in patients with significant Stenosis of carotid artery are associated with hyperhomocysteinaemia and platelet antigen-1 (Leu33Pro) polymorphism. Stroke (2001), 32, 2753–2758

Tanne D et al., Prospective study of serum homocysteine and risk of ischemic stroke among patients with preexisting coronary heart disease. Stroke (2003), 34, 632–636

Tayior TN et al., Live-time costs of stroke of the United States. Stroke (1996), 27, 1459–1466

Wald NJ, Law MR, A strategy to reduce cardiovascular disease by more than 80%. BMJ (2003), 326, 1419–1425

Wolf-Maier K et al., Hypertension prevalence and blood pressure levels in 6 European countries, Canada and the United States. JAMA (2003), 289, 2363–2369

3 Der Herzinfarkt

J. Müller-Nordhorn, S. N. Willich

3.1 Epidemiologie des Herzinfarktes

Auch wenn die altersstandardisierte Mortalität des Herzinfarktes in den einzelnen Altersgruppen in den westlichen Industrienationen seit vielen Jahren kontinuierlich abnimmt, ist die absolute Zahl der Todesfälle bei einer zunehmenden Zahl an älteren Menschen weiterhin beträchtlich [1]. In Deutschland verstarben im Jahr 2001 nach Angaben des statistischen Bundesamtes in Wiesbaden insgesamt 65.228 Menschen an einem Herzinfarkt [2]. Diese Zahl beruht auf der Auswertung der Totenscheine unter Verwendung des ICD-10-Codes I21 (= akuter Myokardinfarkt) (ICD = „international classification of diseases"). Der akute Herzinfarkt ist Teil der ICD-10-Gruppe „Ischämische Herzkrankheiten" (I20–I25). Neben dem Herzinfarkt fällt hier zahlenmäßig vor allem noch die chronisch ischämische Herzkrankheit (I25) – häufig die Folge eines Herzinfarktes – ins Gewicht; im Jahr 2001 verstarben insgesamt 92.775 Menschen an einer chronisch ischämischen Herzkrankheit.

Während die Mortalität des Herzinfarktes durch die routinemäßige Auswertung der Totenscheine des Statistischen Bundesamtes flächendeckend für Deutschland Daten liefert, erfordert die Ermittlung der Morbidität eigens dafür eingerichtete bevölkerungsbasierte Register. Die Morbidität des Herzinfarktes umfasst alle tödlichen und nicht tödlichen Herzinfarktfälle. Im Rahmen des WHO-MONICA-Projektes (MONICA = „monitoring of trends and determinants in cardiovascular disease") wurden daher in 37 Bevöl-

kerungen in 21 Ländern weltweit Herzinfarktregister eingerichtet [1]. In Deutschland lieferte u.a. das WHO-MONICA-Augsburg-Herzinfarktregister wichtige Daten zur Morbidität des Herzinfarktes [3]. Das Augsburger Herzinfarktregister ermittelte eine altersstandardisierte Morbidität des Herzinfarktes von 397 pro 100.000 Einwohnern bei den Männern und 145 pro 100.000 bei den Frauen im Jahr 1998. Abbildung 3.1 zeigt die altersstandardisierte Herzinfarkt-Morbidität und koronare Mortalität je 100.000 Einwohner in der Region Augsburg im zeitlichen Trend zwischen 1985 und 1999. Sowohl die altersstandardisierte Mortalität als auch die Morbidität nahmen in diesem Zeitraum kontinuierlich ab. In dem Augsburger Herzinfarktregister verstarb etwa die Hälfte aller Patienten mit einem akuten Herzinfarkt, d.h. 54% bei den Männern und 57% bei den Frauen. Etwa zwei Drittel dieser Todesfälle ereigneten sich bereits vor dem Erreichen eines Krankenhauses, d.h. häufig, bevor medizinische Maßnahmen wirksam werden konnten.

Um Daten zur Morbidität des Herzinfarktes in Deutschland für die Versorgung zu erhalten, wird oft die altersstandardisierte Morbidität des Augsburger Herzinfarktregisters je 100.000 Einwohner auf die Einwohnerzahl in Deutschland hochgerechnet. Bei diesen Schätzungen gilt es allerdings zu bedenken, dass es innerhalb von Deutschland erhebliche regionale Unterschiede in der koronaren Mortalität gibt, die sich vermutlich auch in der koronaren Morbidität widerspiegeln. In Deutschland gibt es einen ausgeprägten Nord-Süd- und Ost-West-Gradienten in der koronaren Mortalität mit einem deutlich erhöhten Risiko im Nordosten im Vergleich zum Südwesten [4]. So ist das Risiko, an einem Herzinfarkt zu versterben, in den ostdeutschen Bundesländern zusammengefasst etwa 30% höher als in den westdeutschen Bundesländern (rate ratio 1,32). Für die chronisch ischämische Herzkrankheit ist das Risiko in Ostdeutschland sogar etwa 50% höher als in Westdeutschland (rate ratio 1,52). Abbildung 3.2 zeigt die altersstandardisierten Mortalitätsraten für die ischämischen Herzkrankheiten (I20–I25) in den einzelnen Bundesländern für das Jahr 2000. Der Freistaat Bayern, zu dem die Region Augsburg gehört, zählt zu den Bundesländern mit der niedrigsten Mortalität. Es ist daher davon auszugehen, dass die Hochrechnung der Augsburger Daten auf Deutschland eher zu einer Unterschätzung der tatsächlichen Morbidität führen wird.

Die Lebenszeitprävalenz des Herzinfarktes zeigt an, wie viele Menschen in der Allgemeinbevölkerung bereits einen Herzinfarkt hatten bzw. diesen überlebt haben. Der Bundesgesundheits-Survey untersuchte im Jahr 1998 als Querschnittsstudie 18- bis 79-jährige Menschen, die zufällig aus der Wohnbevölkerung in Deutschland ausgewählt worden waren. Dabei ergab sich eine Lebenszeitprävalenz an Zuständen nach überlebtem Herzinfarkt von 2,5% [5]. Mit zunehmenden Alter steigt die Lebenszeitprävalenz bei beiden Geschlechtern deutlich an. Während die Lebenszeitprävalenz in jüngeren Altersgruppen (30. bis 59. Lebensjahr) bei Männern erheblich höher als bei Frauen ist, nimmt der Unterschied zwischen Männern und Frauen mit zunehmendem Alter deutlich ab.

3.2 Risikofaktoren für den Herzinfarkt

Hauptrisikofaktoren für einen Herzinfarkt sind das Rauchen, ein erhöhter Blutdruck, ein erhöhtes Gesamt- und LDL- („low density lipoprotein") Cholesterin, ein niedriges HDL- („high density lipoprotein") Cholesterin, Diabetes mellitus und ein zunehmendes Lebensalter [6]. Neben den Hauptrisikofaktoren gibt es die so genannten prädisponierenden Faktoren, die das Risiko bei Vorliegen der Hauptrisikofaktoren verschlechtern. Dazu gehören Adipositas, Stamm-Adipositas, körperliche Inaktivität, familiäre Belastung, ethnische Zugehörigkeit und psychosoziale

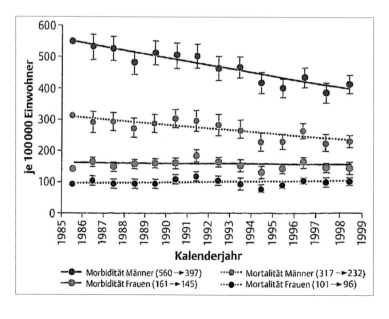

Abb. 3.1: Altersstandardisierte Herzinfarkt-Morbidität und koronare Mortalität pro 100.000 Einwohner; Alter 25–74 Jahre. Augsburger Herzinfarktregister 1985/87 vs. 1996/98. [3]

Abb. 3.2: Altersstandardisierte Mortalitätsrate der „ischämischen Herzkrankheiten" (I20–I25) pro 100.000 für alle Altersgruppen (2000) nach Bundesland. Adaptiert aus Müller-Nordhorn et al. [4]

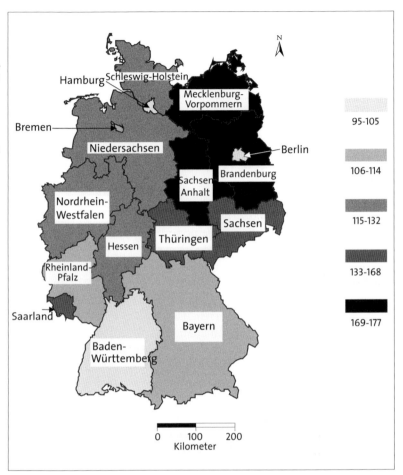

Abb. 3.3: Altersadjustierte anamnestische Daten in Prozent der 24 Stunden überlebenden Herzinfarktpatienten im Alter 25–74 Jahre (1996/98). Adaptiert aus Löwel et al. [3] *HC = Hypercholesterinämie

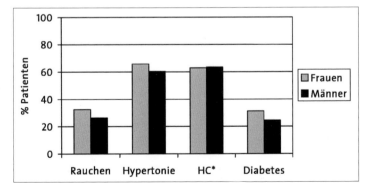

Faktoren. Sonstige Faktoren sind solche, die mit einem erhöhten kardiovaskulären Risiko assoziiert sind, deren kausaler, unabhängiger und quantitativer Anteil jedoch nicht klar ist. Dazu zählen erhöhte Triglyzeride, kleine LDL-Partikel, ein erhöhtes Homocystein, ein erhöhtes Lipoprotein (a), prothrombotische Faktoren, wie z.B. das Fibrinogen, und Entzündungsmarker, wie z.B. das C-reaktive Protein. Abbildung 3.3 zeigt die Prävalenz der

Risikofaktoren Rauchen, Hypertonie, Hypercholesterinämie und Diabetes mellitus bei Männern und Frauen zum Zeitpunkt des Herzinfarktes im MONICA-Augsburg-Herzinfarktregister [3]. Das mittlere Alter betrug bei den Männern zum Zeitpunkt des Herzinfarktes 59,7 Jahre und bei den Frauen 64,7 Jahre.

3.3 Prognose und Spätfolgen

Die längerfristige Prognose von Patienten nach Herzinfarkt wird von dem Auftreten von erneuten Herzinfarkten, Angina pectoris, Herzrhythmusstörungen und/oder dem plötzlichen Herztod sowie von der Entwicklung einer chronischen Herzinsuffizienz bestimmt. In der PIN-(Post-Infarkt-Nachsorge-)Studie wurden Patienten über ein Jahr nach einer kardiologischen Rehabilitation nachbeobachtet [7]. Es nahmen 18 Rehabilitationskliniken in Deutschland an der Studie teil. Die Patienten hatten als primäre Aufnahmeindikation für die kardiologische Rehabilitation entweder einen Myokardinfarkt, einen aortocoronaren Venenbypass (ACVB) oder eine perkutane transluminale Angioplastie (PTCA). Dabei zeigte sich, dass bei 43% der Patienten im ersten Jahr nach kardiologischer Rehabilitation mindestens ein erneutes klinisches Ereignis eintrat. Klinische Ereignisse schlossen einen erneuten Herzinfarkt, einen Krankenhausaufenthalt wegen chronischer Herzinsuffizienz oder Angina pectoris sowie eine Revaskularisation mit ACVB/PTCA ein. Tabelle 3.1 zeigt die Häufigkeiten der einzelnen Ereignisse während des ersten Jahres nach kardiologischer Rehabilitation.

In der Framingham-Studie wurden Patienten nach einem Herzinfarkt über einen Zeitraum von zehn Jahren nachbeobachtet [8]. Dabei trat bei 18% der Männer und Frauen ein erneuter Herzinfarkt auf. Insgesamt verstarben in den zehn Jahren 37% der Männer und 26% der Frauen an einem koronaren

Tab. IV.3.1: Auftreten von erneuten klinischen Ereignissen im ersten Jahr nach kardiologischer Rehabilitation [7]

Ereignisse	Häufigkeiten (%)
Akuter Herzinfarkt	15
Chronische Herzinsuffizienz mit Krankenhausaufenthalt	12
Angina pectoris mit Krankenhausaufenthalt	19
Revaskularisation mit ACVB*/PTCA†	24

* aortocoronarer Venenbypass
† perkutane transluminale Koronarangioplastie

Ereignis. Eine weitere Kohortenstudie mit einem mittleren Nachbeobachtungszeitraum über 7,6 Jahre nach Herzinfarkt zeigte, dass sich im weiteren Verlauf bei 36% der Patienten eine Herzinsuffizienz entwickelte [9]. Die Prävalenz der Herzinsuffizienz als eine der Folgen eines Herzinfarktes nimmt vor allem bei älteren Menschen deutlich zu und liegt bei der über 65-jährigen Bevölkerung bei 3–13% [10]. Dies ist vermutlich auf die veränderte Bevölkerungsstruktur mit immer mehr älteren Menschen zurückzuführen, da die Inzidenz der Herzinsuffizienz, d.h. die Rate an Neuerkrankungen, insgesamt abnimmt [9].

3.4 Kosten der Spätfolgen

Die Kosten der koronaren Herzkrankheit in Deutschland sind beträchtlich [11]. Klever-Deichart et al. berechneten die Kosten aller im Jahr 1996 prävalenten Fälle (alte und neue Fälle) für die erwartete Restlebenszeit. Dabei wurden sowohl direkte Kosten durch den Verbrauch medizinischer Ressourcen, z.B. durch Arztbesuche, Medikamente, stationäre Behandlung und Rehabilitation, als auch indirekte Kosten durch einen Ausfall von Produktivität ermittelt. Dabei ergaben sich Kosten von ca. 57 Mrd. EUR für alle im

Basisjahr prävalenten Patienten mit koronarer Herzkrankheit; davon entfielen ca. 20 Mrd. EUR auf die direkten und 37 Mrd. EUR auf die indirekten Kosten. Die durchschnittlichen Kosten je Patient beliefen sich auf ca. 62.500,– EUR für die verbleibende Lebenszeit. Die indirekten Kosten durch einen Produktivitätsausfall lagen in dieser Analyse fast doppelt so hoch wie die direkten Kosten der medizinischen Versorgung.

Neben erneuten Herzinfarkten, Angina pectoris und Revaskularisation durch ACVB/PTCA ist vor allem auch die Herzinsuffizienz mit erheblichen Kosten verbunden [11–13]. Für die Herzinsuffizienz liegt eine Krankheitskostenanalyse aus Großbritannien/Nordirland für die Jahre 1995/2000 vor [13]. Hier betrugen die direkten Kosten für das Jahr 2000 etwa 1.472 Mio. EUR und waren damit für ca. 2% der Ausgaben des Gesundheitswesens verantwortlich. Auch wenn Krankheitskosten nicht ohne weiteres von

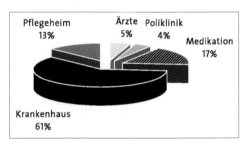

Abb. 3.4: Verteilung der einzelnen Komponenten medizinischen Ressourcenverbrauchs im Zusammenhang mit einer Herzinsuffizienz in Großbritannien/Nordirland im Jahr 2000. [13]

einem Gesundheitssystem auf ein anderes übertragbar sind, so ergibt sich zumindest ein Anhalt für den Ressourcenverbrauch, auch in Bezug auf die Verteilung der einzelnen Kostenkomponenten (s. Abb. 3.4). Indirekte Kosten wurden in dieser Analyse nicht berechnet.

Tabelle 3.2 zeigt eigene Berechnungen zur Kostenkomponente medikamentöser Therapie der Herzinsuffizienz für Deutschland. Zur Ermittlung der Prävalenz der Herzinsuffizienz wurde als Grundlage die Prävalenz der links-ventrikulären systolischen Dysfunktion, als echokardiographisch objektivierbare Größe, der MONICA-Augsburg-Studie verwendet. So ergab sich hochgerechnet eine Prävalenz der links-ventrikulären systolischen Dysfunktion von 1,9 Mio. für Deutschland [14]. Da der Herzinsuffizienz auch eine diastolische Dysfunktion zugrunde liegen kann, wird die tatsächliche Prävalenz der Erkrankung vermutlich höher liegen [10]. Die Kosten der medikamentösen Therapie waren vor allem von der Berücksichtigung der Sartane (Angiotensin-II-Antagonisten) als neuer Medikamentengruppe ohne generische Präparate auf dem Markt abhängig und liegen im Bereich 160 Mio. EUR bis 1,88 Mrd. EUR (s. Tab. 3.2). Bezüglich der Kosten für Krankenhausaufenthalte ergaben eigene Berechnungen zusätzlich Kosten von ca. 1 Mrd. EUR für das Jahr 1999 (bei 251.474 Krankenhausaufenthalten mit insgesamt 3,8 Mio. Tagen, ICD-9 428) [2].

Tab. IV.3.2: Kostenbereich der medikamentösen Therapie bei Patienten mit Herzinsuffizienz in Deutschland pro Jahr*

	Kosten pro Patient/Tag	Kosten pro Patient/Jahr	Kosten bei 1,9 Mio. Patienten†/Jahr
Zweier-Kombination‡	0,23 EUR	84,– EUR	160 Mio. EUR
Sartane-Kombination§	2,71 EUR	990,– EUR	1,88 Mrd. EUR

* Berechnung auf Basis der „defined daily doses" als Tagestherapiekosten bei Standarddosierung für NYHA (New York Heart Association) Klasse II (Arzneiverordnungsreport 2003) [15]
† Hochrechnung, basierend auf den Daten zur links-ventrikulären systolischen Dysfunktion des WHO MONICA Augsburg Herzinfarktregisters [14]
‡ Kombination aus Medikation mit Präparaten aus den Gruppen ß-Blocker, ACE-Hemmer und Diuretika mit den nach dem Arzneiverordnungsreport 2003 günstigsten Präparaten [15]
§ Kombination aus Medikation mit ß-Blockern und Sartanen, jeweils das teuerste Präparat [15]

Tab. IV.3.3: Belastung durch die ischämische Herzkrankheit weltweit im Vergleich mit anderen Erkrankungen, projiziert auf das Jahr 2020* [16]

Rang	Projektion 2020		
	Erkrankung	DALYs (x 106)*	%
1.	Ischämische Herzkrankheit	82,3	5,9
2.	Majore Depression	78,7	5,7
3.	Verkehrsunfälle	71,2	5,1
4.	Zerebrovaskuläre Erkrankungen	61,4	4,4
5.	Chronische obstruktive Lungenerkrankungen	57,6	4,2
6.	Infektionen der Atemwege	42,7	3,1
7.	Tuberkulose	42,5	3,0
8.	Krieg	41,3	3,0
9.	Durchfallerkrankungen	37,1	2,7
10.	HIV	36,3	2,6

* gemessen in „disability-adjusted life years" (DALYs)

Tabelle 3.3 zeigt die weltweite Belastung durch die ischämische Herzkrankheit im Vergleich mit anderen Erkrankungen, gemessen in „disability-adjusted life years". Dabei wird die Belastung durch die ischämische Herzkrankheit, projiziert auf das Jahr 2020, vermutlich den Spitzenplatz einnehmen.

3.5 Zusammenfassung

Die epidemiologische Belastung durch den akuten Herzinfarkt und seine Spätfolgen sind in der Bevölkerung weiterhin sehr hoch, auch wenn altersstandardisierte Morbidität und Mortalität kontinuierlich abnehmen. Innerhalb von Deutschland besteht ein erheblicher Nord-Süd- und Ost-West-Gradient mit einer deutlich höheren koronaren Mortalität im Nordosten im Vergleich zum Südwesten. Die Prognose des Herzinfarktes wird bestimmt vom Auftreten erneuter klinischer Ereignisse wie z.B. einem erneuten Herzinfarkt, Angina pectoris, Herzrhythmusstörungen oder einer Herzinsuffizienz. Die Kosten des Herzinfarktes für die Gesellschaft sind sowohl durch den damit verbundenen medizinischen Ressourcenverbrauch als auch den Produktivitätsverlust beträchtlich. Insgesamt besteht ein beträchtliches Potenzial zur Verbesserung der Primär- und Sekundärprävention, um Morbidität und Mortalität des Herzinfarktes weiter zu senken und regionale Unterschiede auszugleichen.

Literatur

[1] Tunstall-Pedoe H et al., Contribution of trends in survival and coronary-event rates to changes in coronary heart disease mortality: 10-year results from 37 WHO MONICA Project populations. Lancet (1999), 353, 1547–1557

[2] Statistisches Bundesamt. Gesundheitsberichterstattung des Bundes (2003). http://www.gbe-bund.de/

[3] Löwel H et al., Geschlechtsspezifische Trends von plötzlichem Herztod und akutem Herzinfarkt. Dtsch Med Wschr (2002), 127, 2311–2316

[4] Müller-Nordhorn J et al., Regional variation and time trends in mortality from ischemic heart disease: East and West Germany 10 years after reunification. J Epidemiol Community Health (2005), 58, 481–485

[5] Wiesner G, Grimm J, Bittner E, Zum Herzinfarktgeschehen in der Bundesrepublik Deutschland: Prävalenz, Inzidenz, Trend,

Ost-West-Vergleich. Gesundheitswesen (1999), 61(Suppl 2), S72–78

[6] Grundy SM et al., Assessment of cardiovascular risk by use of multiple-risk-factor assessment equations. Circulation (1999), 100, 1481–1492

[7] Willich SN et al., Cardiac risk factors, medication, and recurrent clinical events after acute coronary disease. Eur Heart J (2001), 22, 307–313

[8] Berger CJ et al., Prognosis after first myocardial infarction. Comparison of Q-wave and non-Q-wave myocardial infarction in the Framingham Heart Study. JAMA (1992), 268, 1545–1551

[9] Hellermann JP et al., Incidence of heart failure after myocardial infarction: is it changing over time? Am J Epidemiol (2003), 157, 1101–1107

[10] Baessler A, Fischer M, Schunkert H, Die chronische Herzinsuffizienz – ein oft vermeidbares Schicksal. Dtsch Med Wschr (2003), 128, 1489–1493

[11] Klever-Deichart G et al., Kosten der koronaren Herzkrankheiten über die verbleibende Lebenszeit von KHK-Fällen – eine Analyse des aktuellen Bestandes an KHK-Fällen in Deutschland aus gesellschaftlicher Perspektive. Z Kardiol (1999), 88, 991–1000

[12] Klepzig H et al., Determinanten der Behandlungskosten der instabilen Angina pectoris. Z Kardiol (1999), 88, 261–269

[13] Stewart S et al., The current cost of heart failure to the National Health Service in the UK. Eur J Heart Fail (2002), 4, 361-371

[14] Fischer M et al., Epidemiologie der linksventrikulären systolischen Dysfunction in der Allgemeinbevölkerung Deutschlands. Z Kardiol (2003), 92, 294–302

[15] Schwabe U, Paffrath D (Hrsg.) (2003) Arzneiverordnungs-Report 2003. Springer, Berlin, Heidelberg, New York

[16] Murray CJ, Lopez AD, Alternative projections of mortality and disability by cause 1990–2020: Global Burden of Disease Study. Lancet (1997), 349, 1498–1504

4 Amputationen

A. Icks, C. Trautner

4.1 Spektrum der Amputationen und Grunderkrankungen

Thema dieses Beitrags sind die nicht traumatischen Amputationen, d.h. die operativen Absetzungen der unteren Extremität. Traumatische Amputationen, d.h. spontane Abtrennungen von Gliedmaßen im Rahmen eines Traumas, und Amputationen der oberen Extremität werden nicht behandelt.

Als überwiegende Ursache nicht traumatischer Amputationen der unteren Extremität gilt das diabetische Fußsyndrom bei Diabetes mellitus. Fußläsionen bei Patienten mit Diabetes entstehen auf dem Boden verschiedener diabetesassoziierter Komplikationen. Dies sind die diabetische periphere Polyneuropathie (PNP), die periphere arterielle Verschlusskrankheit (PAVK), Fußdeformitäten (diabetische Osteopathie, Charcot-Fuß), eine chronisch venöse Insuffizienz (CVI) und Lymphabflussstörungen. Als zusätzliche Komplikation spielen bakterielle Infektionen eine wesentliche Rolle. In deutschen wie internationalen klinikbasierten Patientenkollektiven wurde am häufigsten die Kombination aus PAVK und PNP gefunden [Reike 1996, Haslbeck 2000]. Die Häufigkeit der Grundkrankheiten zeigt Tabelle 4.1.

Tab. IV.4.1: Grundkrankheiten beim diabetischen Fußsyndrom

Grundkrankheit	Häufigkeit in %
PAVK	20,6
PAVK/PNP	40,1
PNP	34,5
CVI	4,8

Quelle: [Reike 1996]

4.2 Prävalenz und Inzidenz

Valide populationsbasierte Daten zur **Prävalenz** von Amputationen der unteren Extremität sind rar. Einige Daten zeichnen die Situation bei diabetischen Patienten: In einer bevölkerungsbezogenen Studie aus Nordrhein-Westfalen hatten 2,5% aller Erwachsenen mit Typ-1-Diabetes eine Amputation erlitten [Mühlhauser 1998]. Entsprechende bevölkerungsbezogene Daten für Personen mit Typ-2-Diabetes in Deutschland sind bisher nicht publiziert; praxisbasierte Erhebungen ergaben jedoch ähnliche Ergebnisse [Liebl 2002a, Altenhofen 2002, Icks 2005].

Zur Abschätzung der **Inzidenz** von Amputationen wurden Anfang der 1990er Jahre in einigen Regionen (Leverkusen, Ostallgäu, Kaufbeuren) vollständige Erhebungen von Amputationen der unteren Extremität in allen regionalen Krankenhäusern durchgeführt. In Leverkusen erfolgte zusätzlich eine Patientenstromanalyse. Die Erhebungen können somit als populationsbasierte Analysen angesehen werden. Erfasst wurden jeweils Erstamputationen. Die Mehrzahl der Amputationen erfolgte bei älteren Patienten. Die Höhe der Amputationen zeigt Tabelle 4.2.

Tab. IV.4.2: Höhe der Amputationen (Anteil Patienten in %)

	Diabetische Patienten	Nicht diabetische Patienten
Zehe	43,9	28,6
Vorfuß	14,9	7,1
Unterschenkel	17,6	11,9
Oberschenkel	23,5	52,4

Quelle: [Standl 1996]

Die Schätzung der jährlichen Inzidenz für erstmalige Amputationen der unteren Extremität lag insgesamt bei etwa 35 pro 100.000 Personen und Jahr, wobei sie in höheren Lebensjahren deutlicher höher war (s. Tab. 4.3).

Tab. IV.4.3: Alters- und geschlechtsspezifische Inzidenzen von Amputationen der unteren Extremität

Alter	Inzidenzrate pro 100.000 Personenjahre (95%-Konfidenzintervall)	
Männer		
< 40	0,0	
40–59	21,5	(8,2–34,8)
60–79	136,1	(88,2–184,0)
80 +	274,3	(84,2–464,5)
Frauen		
< 40	0,0	
40–59	8,7	(0,2–17,2)
60–79	92,6	(59,5–125,7)
80 +	292,8	(173,2–412,5)

Quelle: [Trautner 1996]

Das altersstandardisierte Amputationsrisiko für Personen mit Diabetes war 22-mal höher als bei Personen ohne Diabetes, wobei jüngere Patienten ein deutlich höheres relatives Risiko hatten (s. Abb. 4.1). Anhand der Amputationsrisiken bei diabetischen und nicht diabetischen Personen kann man das dem Diabetes zuschreibbare – attributable – Risiko schätzen. Das populationsbasierte attributable Risiko gibt an, welcher Anteil aller Amputationen in der Bevölkerung dem Diabetes zugeschrieben werden kann. Schätzungsweise 72% aller Amputationen waren auf Diabetes zurückzuführen [Trautner 1996].

Hochgerechnet auf Deutschland, ergäben sich bei insgesamt etwa 31.000 Personen erstmalige Fußamputationen (ohne Mehrfach- und Reamputationen), von denen etwa 8.000 nicht diabetische und fast 23.000 Diabetespatientinnen waren. Bei 21.100 diabetischen Patienten waren die Amputationen dem Diabetes zuzurechnen (s. Abb. 4.2). Diese Zahlen werden von einer Auswertung der Operationsstatistiken der Krankenhäuser des Jahres 2001 (Leistungs- und Kostenaufstellungen) in Zusammenhang mit Abrechnungsdaten der AOK 2002 unterstützt. Es ergab sich eine Zahl von 43.544 nicht traumatischen Amputationen der unteren Extremität in Deutschland (es handelt sich um Fallzahlen, wobei Mehrfachamputationen an gleichen Personen und Reamputationen einbezogen sind). 29.000, also knapp 70% der Amputationsfälle, erfolgten bei Patienten mit Diabetes [Heller 2004].

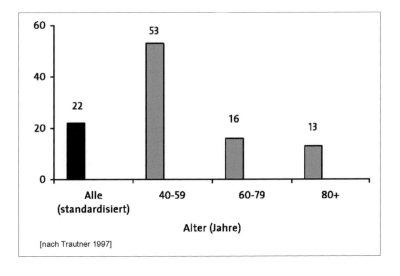

Abb. 4.1: Relatives Risiko für Amputationen der unteren Extremität bei diabetischen gegenüber nicht diabetischen Personen

[nach Trautner 1997]

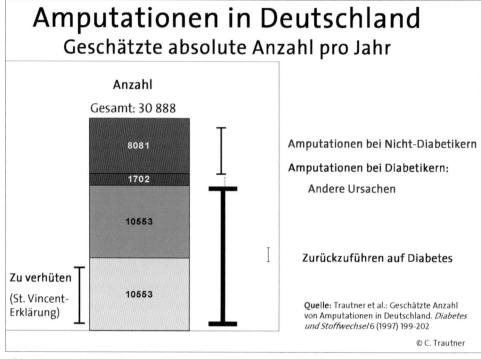

Abb. 4.2: Amputationen in Deutschland

4.3 Kosten

Kosten infolge Amputationen der unteren Extremität können nur näherungsweise angegeben werden, da valide populationsbasierte Krankheitskostenstudien in Deutschland fehlen. Basierend auf Fallpauschalen wurden für Amputationen der unteren Extremität bei diabetischen Patienten in Deutschland jährliche Behandlungskosten von mehr als 1 Mrd. DM beschrieben [Trautner 1996]. In der CODE-2-Studie, die Behandlungskosten für 809 diabetische Patienten in Deutschland mittels Praxisdokumentationen erhob, wurden für Patienten im Jahr eines Amputationsereignisses direkte Kosten von fast 11.000,– EUR geschätzt, über sechsmal mehr als für Patienten ohne Komplikationen [Liebl 2002b]. In den USA wurden für die Behandlung der diabetischen Polyneuropathie einschließlich Amputationen jährliche Kosten von 10,9 Billionen USD geschätzt [Gordois 2003].

Cost-Effectiveness-Analysen, die modellhaft die Kosteneffektivität adäquater Prävention oder Behandlung von Fußkomplikationen bei diabetischen Patienten untersuchten, ergaben, dass entsprechende Interventionen kosteneffektiv oder sogar Kosten sparend waren [Ohkubo 1995, Ragnarson 2001, Shearer 2003].

4.4 Voraussichtliche Entwicklung von Prävalenz und Inzidenz

Da der Diabetes mellitus und Amputationen vor allem im höheren Lebensalter auftreten, ist davon auszugehen, dass sich die Zahl der Amputationen der unteren Extremität erhöhen wird.

Andererseits wurde seit den 1990er Jahren im Rahmen der St. Vinzent-Deklaration zur Vermeidung diabetischer Spätschäden eine Reihe von Versorgungsmodellen speziell zur Reduktion von diabetischen Fußläsionen und Amputationen initiiert. Unter anderem wurden facharztgruppenübergreifende Leitlinien publiziert und spezifische Fortbildungen für Hausärzte ausgerichtet, die insbesondere die Prävention von Fußläsionen bei älteren Patienten mit Typ-2-Diabetes zum Thema haben. Neben einer guten Blutzuckereinstellung ist vor allem eine gute Fußpflege von erheblicher Bedeutung. Internationale Erfahrungen zeigen, dass sich die Zahl diabetesbedingter Amputationen deutlich reduzieren lässt. So konnten in Dänemark und Schweden durch Patientenschulungen, interdisziplinäre Diabetes-Fußeinrichtungen und geeignete infektiologische und chirurgische Behandlungen eine bis zu 40%ige Reduktion von Amputationen der unteren Extremitäten bei diabetischen Patienten erreicht werden [Ebskov 1996, Larsson 1995].

Eine Untersuchung der Häufigkeit von Fußamputationen in Leverkusen für die Jahre 1994–98 zeigte jedoch im Vergleich zu den Daten aus 1990 und 1991 keine signifikante Reduktion der Amputationsraten in der diabetischen Bevölkerung [Trautner 2001]. Entsprechend der Situation bei den diabetesassoziierten Erblindungen waren somit auch bei den diabetesbedingten Amputationen in Deutschland in den 1990er Jahren keine Verbesserungen zu sehen. Allerdings haben sich neue Erfolg versprechende Initiativen gegründet, wie z.B. „Fußambulanzen", die facharztübergreifende Qualitätszirkel initiierten und in einigen Regionen einen relevanten Anteil von diabetischen Patienten betreuen. Möglicherweise lassen sich hier künftig Effekte als Rückgang der Inzidenzen von diabetesbedingten Amputationen evaluieren.

4.5 Zusammenfassung

Basierend auf regionalen Schätzungen ereignen sich pro Jahr in Deutschland bei etwa 33.000 Personen nicht traumatische Amputationen der unteren Extremität, von denen mit über 70% die überwiegende Mehrzahl diabetesbedingt ist. Die Gesamtzahl der Amputationen wurde auf Basis der Auswertungen von Routinedaten auf fast 44.000 geschätzt. Trotz verstärkter Bemühungen zur Verbesserung der Versorgung bei Diabetes scheint die Zahl diabetesbedingter Amputationen in Deutschland in den 1990er Jahren nicht zurückgegangen zu sein. Es haben sich jedoch neue Erfolg versprechende Initiativen gegründet. Internationale Erfahrungen zeigen, dass Präventionsprogramme Amputationen bei Diabetes signifikant reduzieren können. Angesichts der erheblichen individuellen und sozialen Belastungen besteht hier dringender Handlungsbedarf.

Literatur

Altenhofen L et al. (2002) Modernes Diabetesmanagement in der ambulanten Versorgung. Ergebnisse der wissenschaftlichen Begleitung der Diabetesvereinbarung in der KV Nordrhein. Wissenschaftliche Reihe des Zentralinstituts für die Kassenärztliche Versorgung in der Bundesrepublik Deutschland, Bd. 57. Deutscher Ärzte-Verlag, Köln

Clarke P et al., The impact of diabetes-related complications on healthcare costs: results from the United Kingdom Prospective Diabetes Study (UKPDS 65). Diabetic Medicine (2003), 20, 442–450

Diabetes Control and Complications Trial Research Group, Effect of intensive treatment of diabetes on the development and progression of long-term complications in insulin-dependent diabetes mellitus. The New England Journal of Medicine (1993), 329, 977–986

Ebskov B, Ebskov L, Major limb amputation in diabetic patients: development during 1982 to 1993. Diabetologia (1996), 39, 1607–1610

Gordois A et al., The health care costs of diabetic peripheral neuropathy in the US. Diabetes Care (2003), 26, 1790–1795

Haslbeck M et al. (2000) Diagnostik, Therapie und Verlaufskontrolle der sensomotorischen diabetischen Neuropathien. Praxis-Leitlinie der Deutschen diabetes-Gesellschaft. Diabetes und Stoffwechsel 11 (Suppl 2): 25–27, www.deutsche-diabetes-gesellschaft.de

Heller G, Gunster C, Schellschmidt H, What is the frequency of diabetes-related lower leg amputations in Germany? Dtsch Med Wschr (2004), 129, 429–433

Icks A, Rahtmann W, Rosenbauer J, Gianis G (2005) Gesundheitsberichterstattung des Bundes: Themenheft Diabetes. Hrsg.: Robert-Koch-Institut

Larsson J et al., Decreasing incidence of major amputation in diabetic patients: a consequence of a multidisciplinary foot care team approach? Diabetic Medicine (1995), 12, 770–776

Liebl A et al., Complications, co-morbidity, and blood glucose control in type 2 diabetes mellitus patients in Germany – results from the CODE-2 study. Exp Clin Endocrinol Diabetes (2002a), 110, 10–16

Liebl A et al., Costs of long-term complications in type 2 diabetes patients in Germany. Results of the CODE-2 Study. Medizinische Klinik (2002b), 15, 713–719

Mühlhauser I et al., Social status and the quality of care for adult people with Type 1-diabetes – a population-based study. Diabetologia. (1998), 41, 1139–1150

Ohkubo Y, Kishikawa H, Araki E, Intensive insulin therapy prevents the progression of diabetic microvascular complications in Japanese patients with non-insulin-dependent diabetes mellitus: a randomized prospective 6 year study. Diabetes Research and Clinical Practice (1995), 28, 103–117

Ragnarson TG, Apelqvist J, Prevention of diabetes-related foot ulcers and amputations: a cost utility analysis based on Markov model simulation. Diabetologia (2001), 44, 2077–2087

Reike H (1996) Amputationen der unteren Extremitäten bei Patienten mit Diabetes in Deutschland. In: Berger M, Trautner Ch, Die Forderungen von St. Vincent – Stand 1996 in Deutschland. Kirchheim, Mainz

Shearer A et al., Predicted costs and outcomes from reduced vibration detection in people with diabetes in the U.S. Diabetes Care (2003), 26, 2305–2310

Trautner C et al., Amputations and diabetes: a case-control study. Diabetic Medicine (2002), 19, 35–40

Trautner C et al., Unchanged incidence of lower-limb amputations in a German city, 1990–1998. Diabetes Care (2001), 24, 855–859

Trautner C et al., Incidence of lower limb amputations and diabetes. Diabetes Care (1996), 19, 1006–1009

UK Prospective Diabetes Study GROUP, Intensive blood glucose control with sulphonylureas or insulin compared with conventional treatment and risk of complications in patients with type 2 diabetes (UKPDS 33). Lancet (1998), 352, 837–853

5 Hochgradige Einschränkung des Visus und Erblindung

A. Icks, C. Trautner

5.1 Definition

In Deutschland gilt als hochgradige Seheinschränkung eine Sehschärfe von 1/20 bis 1/50 des normalen Sehvermögens oder ein Gesichtsfeldausfall von entsprechender Schwere. Eine Sehschärfe von 1/50 oder weniger gilt als blind.

Die Definitionen von schwerer Seheinschränkung und Blindheit sind international nicht einheitlich und variieren zwischen einzelnen Ländern. Mit 1/50 Sehleistung ist die Grenze in Deutschland sehr streng. So galt in der ehemaligen DDR ein Visus von 1/25 oder weniger bereits als blind. In den USA liegt die Grenze bei 20/200. Dies ist bei Angaben zur Häufigkeit von Erblindung unbedingt zu berücksichtigen, Prävalenzunterschiede sind daraufhin zu interpretieren.

5.2 Spektrum der Grunderkrankungen

Im Gegensatz zu Entwicklungsländern, in denen Infektionen häufig Ursache für hochgradige Seheinschränkung oder Erblindung sind, dominieren in den Industrienationen Alters- und degenerative Erkrankungen. Am häufigsten ist die senile Maculadegeneration. Es folgen Katarakt, Optikusatrophie und das Glaukom. Als häufigste Erblindungsursache im Erwerbsalter gelten die diabetische Retinopathie und Makulopathie. Ihnen wird als spezifischer Spätkomplikation des Diabetes mellitus, die bei einem großen Teil der Erkrankten auftritt, eine hohe Bedeutung zugemessen.

Auslösender Faktor der Makulo- und Retinopathie ist eine permanente Erhöhung des Blutzuckers, die zu biochemischen und zellbiologischen Änderungen führt. Ergebnis ist eine Schädigung der gesamten Netzhaut. Sowohl Auftreten als auch Progression der diabetischen Retinopathie und Makulopathie werden darüber hinaus – zumindest beim Typ-2-Diabetes – von der Blutdruckeinstellung beeinflusst [UKPDS38 1998]. Als weiterer Risikofaktor für die Progression der diabetischen Retinopathie ist das Rauchen gut belegt. Die diabetischen Netzhautveränderungen sind durch Schwellungen, Verhärtungen, Aussackungen der Gefäße, Gefäßneubildungen und Blutungen gekennzeichnet. Nach Art und Schweregrad der Veränderungen werden sie in unterschiedliche Stadien unterteilt. Die Stadieneinteilung zeigt Tabelle 5.1.

Tab. IV.5.1: Stadieneinteilung der diabetischen Retinopathie und Makulopathie

Diabetische Retinopathie	Nicht proliferativ
	Proliferativ
Diabetische Makulopathie	Fokales Makulaödem
	Diffuses Makulaödem
	Ischämische Makulopathie

Quelle: [Hammes 2000]

Die Erkrankungen verlaufen lange Zeit symptomlos, bevor sie zu Sehverschlechterung und im Extremfall zur Erblindung führen. Da eine möglichst frühzeitige Behandlung von Augenveränderungen das Risiko für eine Progression reduzieren kann, sind augenärztliche Kontrollen in definierten

Zeitintervallen, die neben einer Prüfung des Sehvermögens eine ausführliche Untersuchung des Auges nach Pupillenerweiterung umfassen, in jedem Fall erforderlich.

5.3 Prävalenz und Inzidenz

Aktuelle Zahlen zur **Prävalenz** von Blindheit und schwerer Seheinschränkung fehlen für Deutschland. Basierend auf Daten des früheren Diabetesregisters Ost-Berlin (1987) lag die Prävalenz von Erblindung (definiert als Sehvermögen von 1/25 der normalen Sehleistung oder weniger) in Ost-Berlin 1987 bei 172 pro 100.000 Personen. Davon waren etwa 8% der Fälle diabetische Patienten. Bei Personen mit Diabetes im Erwerbsalter lag die Prävalenz von Erblindungen etwa doppelt so hoch wie bei Personen ohne Diabetes. Mit 39% stellte die diabetische Retinopathie hier die häufigste Erblindungsursache dar [Ratzmann 1994].

In den neuen Bundesländern wurden Untersuchungen auf der Basis von Blindengelddaten der überörtlichen Träger der Sozialhilfe durchgeführt. Da Blindengeld unabhängig vom Einkommen gewährt wird, ist davon auszugehen, dass es von den meisten Erblindeten beantragt wird. Basierend auf Daten der überörtlichen Träger der Sozialhilfe in Oberbayern, im Rheinland und in Württemberg-Hohenzollern, in denen die Empfänger von Blindengeld untersucht wurden, lag die Prävalenz von Blindheit, definiert als Visus von 1/50 oder niedriger, bis Anfang der 1990er Jahre bei 150–170 pro 100.000 Personen [Krumpaszky 1992, Icks 1996]. Auch hier war Blindheit bei Personen mit Diabetes verbreiteter; in der diabetischen Bevölkerung waren etwa doppelt so viele Personen blind (Prävalenz: 260–320 pro 100.000 Personen mit Diabetes) [Icks 1996]. Nach einer aktuellen populationsbasierten Untersuchung in Nordrhein-Westfalen lag die Prävalenz von Blindheit auf einem oder beiden Augen bei jüngeren Typ-1-Diabetespatienten mit etwa 5% deutlich höher [Mühlhauser 1998].

Aktuelle Zahlen liegen zur Erblindungs-**inzidenz** vor (s. Tab. 5.2). Sie basieren wiederum auf den Daten zu Blindengeldempfängern der überörtlichen Träger der Sozialhilfe in Württemberg-Hohenzollern. Für die Inzidenzschätzung wurden die neu anerkannten Blindengeldempfänger der Jahre 1994–1998 analysiert. Den für die Anerkennung erforderlichen augenärztlichen Gutachten wurden die Erblindungsursachen entnommen.

Insgesamt erblindeten pro Jahr rund 12 pro 100.000 Personen. Die Inzidenz stieg mit dem Alter steil an (von zwei pro 100.000 bei unter 40-Jährigen auf 159 pro 100.000 bei über 80-Jährigen). Es fanden sich keine

Tab. IV.5.2: Erblindungsursachen (inzidente Fälle) in Württemberg-Hohenzollern 1994-98 *

Ursache	Inzidenz (pro 100.000) (95%-Konfidenzintervall
Makuladegeneration	5,29 (5,02–5,55)
Katarakt	3,32 (3,11–3,52)
Optikusatrophie	2,86 (2,66–3,05)
Glaukom	2,43 (2,25–2,61)
Diabetische Retinopathie	2,13 (1,96–2,30)
Andere oder unbekannte Ursache	5,17 (4,91–5,43)
Gesamt	

* Bei 60% der Erblindeten waren mehrere Erblindungsursachen benannt
Quelle: [Trautner 2003]

wesentlichen Unterschiede zwischen Männern und Frauen. Die Makuladegeneration war die häufigste Erblindungsursache (Inzidenz rund sechs pro 100.000 Personen und Jahr), gefolgt von Katarakt und Optikusatrophie (jeweils rund drei pro 100.000 und Jahr), dem Glaukom (2,5 pro 100.000 und Jahr) und der diabetischen Retinopathie (zwei pro 100.000 Personen und Jahr). Rund 5% der Erblindungen waren auf eher seltene Ursachen wie Unfälle oder angeborene Augenerkrankungen zurückzuführen. Bei etwa 60% der neu erblindeten Personen war mehr als eine Erblindungsursache benannt. Insbesondere der Katarakt war häufig als **eine** Erblindungsursache genannt, jedoch selten als Hauptursache der Seheinschränkung. Bei Hochrechnung auf Deutschland würden pro Jahr etwa 10.000 Personen neu erblinden [Trautner 2003] (s. Abb. 5.1). Daten zur Anzahl von schwer Seheingeschränkten fehlen. Nach früheren Analysen

war sie etwa dreimal höher als die Anzahl von Neuerblindungen [Krumpaszky 1992].

Basierend auf früheren Untersuchungen würden etwa 30–40% der neu erblindeten Personen an einem Diabetes leiden. In der diabetischen Population läge die Neuerblindungsrate bei etwa 60–80 pro 100.000 Personen und Jahr [Trautner 1997, Icks 1997, Icks 2005], wobei Frauen häufiger als Männer betroffen sind. Dies würde hochgerechnet für Deutschland pro Jahr 3.000–4.000 Neuerblindungen bei Personen mit Diabetes bedeuten. Das Erblindungsrisiko war in den früheren Untersuchungen bei Personen mit Diabetes **insgesamt** etwa fünfmal höher als bei Personen ohne Diabetes. Dieses Risiko war jedoch altersabhängig: Die **stärkste** Risikoerhöhung fand sich in jungen Jahren, wohingegen jenseits des 70. Lebensjahres etwa ein gleiches Erblindungsrisiko mit und ohne Diabetes bestand. Anhand der Erblindungsrisiken bei diabetischen und nicht dia-

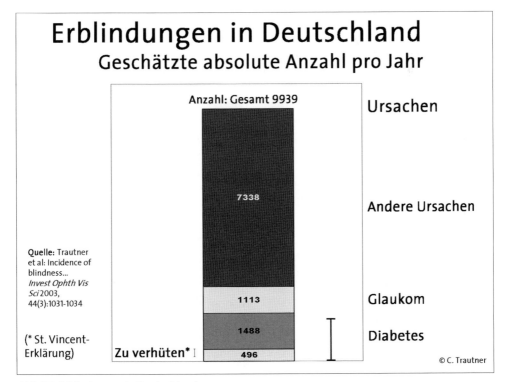

Abb. 5.1: Erblindungen in Deutschland

betischen Personen kann man das dem Diabetes zuschreibbare – attributable – Risiko schätzen. Das populationsbasierte attributable Risiko gibt an, welcher Anteil aller Erblindungen in der Bevölkerung dem Diabetes zugeschrieben werden kann. Nach den Studien waren etwa 14% der Erblindungsfälle in Deutschland diabetesbedingt.

5.4　Kosten

Ein Review berichtete kürzlich über Studien zu „Kosten von Erblindung" infolge von Makuladegeneration und diabetischer Retinopathie. Bezogen auf Preise des Jahres 2002 lagen die Kosten pro Person und Jahr zwischen 24,– £ (über 65-Jährige im Ruhestand in den USA 1990 aus Sicht der Sozialversicherung) und 11.250,– £ (über 21-Jährige mit Erblindung bei diabetischer Retinopathie in Australien, 1999, aus gesellschaftlicher Perspektive) [Meads 2003]. Die Studiendesigns im Hinblick auf die berücksichtigten Kostenkomponenten und Studienpopulationen differierten allerdings erheblich, insofern ist eine Interpretation der Zahlen problematisch.

Für Deutschland fehlen detaillierte Daten zu den Kosten von Erblindung. In der ersten Hälfte der 1990er Jahre beliefen sich die Zahlungen von Blindengeld auf über 1–1,2 Mrd. DM [Krumpaszky 1992, Statistisches Bundesamt 1995]. Bei dieser Schätzung werden Kosten wie direkte Kosten für Rehabilitation und Hilfsmittel, indirekte Kosten (Produktivitätsausfälle) und intangible Kosten nicht berücksichtigt.

Verschiedene Kosten-Effektivitätsanalysen für das Screening für die diabetische Retinopathie analysierten Screeningstrategien und -intervalle [Vijan 2000, Maberly 2003]. Die Kosteneffektivität differiert mit Risikoprofil und Alter der Patienten und der Güte der Stoffwechseleinstellung [Vijan 2000]. Insgesamt wurde das Screening als kosteneffektiv eingeschätzt, teilweise wurden sogar Kostenersparnisse beschrieben.

5.5　Voraussichtliche Entwicklung von Prävalenz und Inzidenz

Erblindung ist vorwiegend eine Erscheinung des hohen Lebensalters. Vor dem Hintergrund der demographischen Entwicklung ist somit davon auszugehen, dass sowohl Inzidenz als auch Prävalenz ansteigen werden. In Bayern stiegen die Blindengeldzahlungen zwischen 1980 und 1992 etwa 3% pro Jahr. Andererseits fand sich, basierend auf den Neuanerkennungen auf Blindengeld in Württemberg-Hohenzollern, zwischen 1990 und 1998 keine Veränderung in der Neuerblindungshäufigkeit [Trautner 2003].

Die meisten Erblindungsfälle sind degenerativer Natur, für die es bisher keine effektiven Behandlungsmethoden gibt. Prinzipiell sind insbesondere das Glaukom und die diabetische Retinopathie einer Prävention zugänglich, vor allem sekundärpräventiven Maßnahmen.

Die Reduktion der diabetesbedingten Erblindung ist eines der Hauptziele der St.-Vinzent-Deklaration, die 1989 eine 30%ige Verringerung der Erblindungsinzidenz bei Diabetes festschrieb [WHO 1989]. Zur Prävention der diabetesbedingten Sehverschlechterung ist in erster Linie eine konsequente Blutzuckerkontrolle mit dem Ziel einer guten Stoffwechseleinstellung erforderlich. Das Risiko des Auftretens oder der Verschlechterung einer diabetischen Retinopathie lässt sich deutlich reduzieren (bei Typ-1-Diabetes um 30–50%) [DCCT 1993, UKPDS33 1998]. Des Weiteren sind regelmäßige augenärztliche Kontrollen angezeigt. Zur Erkennung von diabetischen Netzhautschäden steht als Screeningmethode die einfache Fundusfotografie (Fotografie der Netzhaut) zur Verfügung, die 80% aller bzw. 96% der fortgeschrittenen diabetischen Netzhautveränderungen zu erkennen vermag [Stellingwerf 2001]. Durch Laserbehandlung diabetesbedingter Augenschäden konnte das Erblindungsrisiko um 60% gesenkt werden [Kohner 1991].

Für den Nutzen eines systematischen Screenings hinsichtlich der diabetischen Retinopathie spricht, dass die Häufigkeit von Erblindungen in diabetischen Populationen, in denen ein systematisches Screening etabliert ist, deutlich niedriger liegt als in diabetischen Populationen ohne Screening [Stefansson 2000, Kristinsson 1995, Kristinsson 1997]. Demnach konnte eine Senkung des Erblindungsrisikos bei Personen mit Diabetes nachgewiesen werden.

In Deutschland wurde, auch im Zuge der St.-Vincent-Deklaration, in der als Ziel eine Reduktion diabetesbedingter Erblindung um 30% formuliert wurde, eine Reihe von Initiativen gestartet. So wurde die facharztübergreifende „Initiativgruppe zur Früherkennung diabetischer Augenveränderungen" gegründet. Ziele sind die Verbesserung der interdisziplinären Zusammenarbeit, insbesondere zwischen Diabetologen, Hausärzten, Kinderärzten und Augenärzten, die Information über die aktuelle Stadieneinteilung der diabetischen Retinopathie und Makulopathie, über Intervalle von Kontrolluntersuchungen und präventive und therapeutische Möglichkeiten sowie über Instrumente für eine standardisierte Dokumentation, und die Aufklärung der betroffenen Menschen mit Diabetes selbst über die Gefahr der Erblindung infolge ihrer chronischen Erkrankung. Jedoch scheinen Bemühungen um die Reduktion von Erblindung an diabetischer Retinopathie bisher wenig erfolgreich: Eine Wiederholung der Studie zur Erblindungsinzidenz bei Personen mit und ohne Diabetes in Württemberg-Hohenzollern zeigte, dass das Erblindungsrisiko bei Diabetes im Zeitraum 1990 bis 1998 zwar signifikant, aber mit durchschnittlich 3% pro Jahr nur geringfügig abgenommen hat [Trautner 2001].

5.6 Zusammenfassung

Im Gegensatz zu den Entwicklungsländern ist Erblindung in den Industrienationen vorwiegend eine Erkrankung des hohen Lebensalters, und es überwiegen die degenerativen Erkrankungen, für die es bisher keine effektiven Präventions- und Behandlungsmöglichkeiten gibt.

Hinsichtlich vermeidbarer Erblindung bei Augenschäden in Zusammenhang mit chronischen Erkrankungen ist insbesondere die diabetische Retinopathie zu nennen. Weitere Anstrengungen sollten unternommen werden, um Erblindung durch diese prinzipiell der Primär- und Sekundärprävention zugängliche Ursache der schweren Seheinschränkung zu reduzieren. Internationale Studien zeigen, dass effektive und effiziente Möglichkeiten zur Verfügung stehen. Theoretisch könnten damit bis zu 14% der Erblindungsfälle in Deutschland vermieden werden.

Literatur

Diabetes Control and Complications Trial Research Group, Effect of intensive treatment of diabetes on the development and progression of long-term complications in insulin-dependent diabetes mellitus. N Engl J Med (1993), 329, 977–986

Hammes HP et al. (2000) Diagnostik, Therapie und Verlaufskontrolle der diabetischen Retinopathie und Makulopathie. Leitlinien der Deutschen Diabetes Gesellschaft. Diabetes und Stoffwechsel 2002; 11 Suppl 2: 15–16, www.deutsche-diabetes-gesellschaft.de

Icks A, Rahtmann W, Rosenbauer J, Gianis G (2005) Gesundheitsberichterstattung des Bundes: Themenheft Diabetes. Hrsg.: Robert-Koch-Institut

Icks A et al., Blindness due to diabetes: Population-based age and sex-specific incidence rates. Diabetic Medicine (1997), 14, 571–575

Icks A, Trautner C, Epidemiologie von Erblindungen, besonders bei Diabetes: Übersicht über vorliegende Studien. Das Gesundheitswesen (1996), 58, 85–90

Kohner EM, A Protocol for Screening for Diabetic Retinopathy in Europe. Diabetic Medicine (1991), 8, 263–267

Kristinsson JK et al., Screening for diabetic retinopathy. Initiation and frequency. Acta Ophthalmol Scand (1995), 73, 525–528

Kristinsson JK et al., Active prevention in diabetic eye disease. A 4-year follow-up. Acta Ophthalmol Scand (1997), 75, 249–254

Krumpaszky HG et al., Neuerblindungen in Württemberg-Hohenzollern. Der Ophthalmologe (1997), 94, 234–236

Krumpaszky HG, Klauss V, Erblindungsursachen in Bayern. Klinisches Monatsblatt Augenheilkunde (1992), 200, 142–146

Krumpaszky HG, Klauss V, Kloske G, Soziale Kosten von Sehbehinderung und Blindheit. Rehabilitationsangebot für die Betroffenen. Klinisches Monatsblatt Augenheilkunde (1992), 201, 370–374

Maberly D et al., Screening for diabetic retinopathy in James Bay, Ontario: a cost-effectiveness analysis. CMAJ (2003), 168 (2), 160–164

Meads C, Hyde C, What is the cost of blindness? British Journal of Ophthalmology (2003), 87 (10), 1201–1204

Mühlhauser I et al., Social status and the quality of care for adult people with Type 1-diabetes – a population-based study. Diabetologia (1998b), 41, 1139–1150

Ratzmann KP, Gork K, Schneider H, Prävalenz diabetesbedingter Erblindung. Diabetes & Stoffwechsel (1994), 3, 261–264

Stefansson E et al., Screening and prevention of diabetic blindness. Acta Ophthalmol Scand (2000), 78, 374–385

Stellingwerf C, Hardus PLLJ, Hooymans JMM, Two-field photography can identifiy patients with vision-threatening diabetic retinopathy. A screening approach in the primary care setting. Diabetes Care (2001), 24, 2086–2090

Trautner C et al., Incidence of blindness in Southern Germany due to glaucoma and degenerative conditions. Invest Ophth Vis Sci (2003), 44, 1031–1034

Trautner C et al., Incidence of blindness in southern Germany between 1990 and 1998. Diabetologia (2001), 44, 147–150

Trautner C et al., Incidence of blindness in relation to diabetes. A population-based study. Diabetes Care (1997), 20, 1147–1153

UK Prospective Diabetes Study GROUP, Intensive blood glucose control with sulphonylureas or insulin compared with conventional treatment and risk of complications in patients with type 2 diabetes (UKPDS 33). Lancet (1998), 352, 837–853

Vijan S, Hofer TP, Hayward RA, Cost-utility analysis of screening intervals for diabetic retinopathy in patients with type 2 diabetes mellitus. JAMA (2000), 283 (7), 889–896

World Health Organization (1989) Diabetes care and research in Europe: The Saint Vincent Declaration, ICP/CLR 034

6 Pulmonale Insuffizienz

D. Köhler

Die Spätfolgen pulmonaler Insuffizienz gehen klinisch immer mit Luftnot einher, anfangs unter Belastung, später auch in Ruhe. Das Endstadium ist bezüglich der Symptomatik relativ uniform, obwohl die Genese der Erkrankung ganz unterschiedlich sein kann. Neben der Luftnot kommt häufig ausgeprägter Husten und mitunter eine hartnäckige Schleimretention hinzu, die quälend ist und der die Patienten nicht ausweichen können. An die Luftnot können sich diese durch Änderung der Lebensumstände bis auf das Terminalstadium meist ganz gut adaptieren.

6.1 Definition und Grunderkrankungen

Grundsätzlich kann die pulmonale Insuffizienz in zwei Gruppen eingeteilt werden, je nachdem, ob das Gasaustauschorgan (Lungenparenchym) oder das Ventilationsorgan (Atemmuskulatur, „Atempumpe") bevorzugt betroffen ist. Mischformen kommen häufiger vor. Die Tabelle 6.1 zeigt die wichtigsten Erkrankungsprinzipien für beide Gruppen mit Beispielen, Leitbefunden, führenden diagnostischen Verfahren und therapeutischen Möglichkeiten der Endstadien.

6.2 Prävalenz

Soweit verfügbar, sind Zahlen zur Prävalenz für die Endstadien angegeben. Bei manchen Krankheitsgruppen liegt die gesamte Prävalenz der Erkrankung nahe bei der der Endstadien (z.B. Lungenfibrose), bei anderen hingegen weit auseinander, wie insbesondere bei der COPD. Hier liegt die Prävalenz der Gesamterkrankung in verschiedenen Untersuchungen zwischen 4–10% [12].

6.3 Therapie und klinischer Verlauf

Die Therapie der Lungenparenchyminsuffizienz ist nur symptomatisch möglich. Die hier im Vordergrund stehende Luftnot wird recht erfolgreich mit Sauerstoff behandelt. Wichtig ist dabei, den Sauerstoff vorwiegend unter Belastung zu geben und die Flussmenge belastungsabhängig steigernd zu dosieren [16, 17]. Dies wird nicht selten vergessen. Moderne Flüssiggassysteme erlauben Applikationen um 6–7 l pro Minute unter Belastung. Damit kann etwa eine Verdopplung der Wegstrecke erreicht werden [16].

Medikamentös bleibt nur die Sauerstoffaufnahme zu reduzieren, also den Organismus auf „Sparschaltung" zu fahren. Damit wird das limitierende Organ, das Lungenparenchym, weniger belastet. Eine Reduktion der Sauerstoffaufnahme ist vorwiegend durch Absetzen vieler überflüssiger Medikamente wie Theophyllin und lang wirksame ß$_2$-Mimetika zu erreichen, vor allen Dingen dann, wenn nur eine relativ geringe Obstruktion besteht bzw. diese nicht limitierend ist. Um dieses zu erkennen, ist eine Belastungsblutgasanalyse am wichtigsten. Führt die Belastungshypoxämie, hat eine zusätzlich vorhandene Obstruktion untergeordnete Bedeutung für die Luftnot [18]. Für einen Teil der Patienten, insbesondere diese mit Hypokapnie, haben retardierte Opiate (in Verbindung mit Sauerstoff) einen

Tab. IV.6.1: 2 Erkrankungsprinzipien für die pulmonale Insuffizienz

	Lungenparenchyminsuffizienz	Prävalenz (1/10.000)	Atemmuskelinsuffizienz	Prävalenz (1/10.000)
Erkrankung	Emphysem* Fibrose (viele Formen)	4–6 (6,7) 0,1–0,5 (10)	Obstruktion (chron. Bronchitis*, Restriktion (Skoliose, Post-TBC) Muskelschwäche (Muskeldystrophien) neurale Innervation (Amyotrophe Lateralsklerose, Spinale Muskelatrophie)	4–6 (6,7,21) 0,4–0,6 (1,7) 0,05–0,1 (7) 0,05 (25)
Leitbefund	Hypoxämie (meist auch Hypokapnie)		Hyperkapnie (fast immer auch Hypoxämie)	
führendes Messverfahren	CO-Diffusionskapazität Belastungsblutgase		Ganzkörperplethysmographie Atemmuskelkraft Belastungsblutgase	
führende funktionelle Messgrösse	Erniedrigung der volumenkorrigierten (KCO) Belastungshypoxämie		Erhöhung Atemwegswiderstand Atemmuskelfunktion Belastungshyperkapnie	
Therapie	Sauerstoff, insbesondere unter Belastung Raucherentwöhnung Reduktion von Exazerbationen/Infekten; Opiate (Emphysemchirurgie) Rehabilitation		Sauerstoff (Ruhe) Heimbeatmung Raucherentwöhnung Reduktion von Exazerbationen/Infekten Rehabilitation	

* Beide Krankheitsbilder werden als COPD zusammengefasst

günstigen Effekt, da sie die Sauerstoffaufnahme reduzieren. [2, 23]. Eine damit oft verbundene leichte Zunahme des $paCO_2$ ist erwünscht und zeigt den therapeutischen Effekt an, denn es spiegelt eine Reduktion der Ventilation wider [14]. Operative Verfahren beim diffusen Emphysem sind nach neueren Studien zurückhaltend zu bewerten [20], insbesondere dann, wenn das Emphysem nicht bevorzugt apikal lokalisiert ist. Dies gilt nicht für die Entfernung von großen Emphysemblasen, da hier das Parenchym praktisch nicht verletzt wird.

Bei überlasteter Atempumpe – meist infolge Obstruktion oder restriktiver Lungenerkrankung – steht die Entlastung der Atempumpe im Vordergrund. Dies geschieht ebenfalls mit Sauerstoff, da hierunter das Atemminutenvolumen und damit die Atemarbeit fällt [2]. Sichtbar wird die Reduktion des Atemminutenvolumens an der Zunahme der Hyperkapnie, die den therapeutischen Effekt widerspiegelt [1, 6]. Die gleichzeitige Besserung der Hypoxämie bekommt man quasi geschenkt, ist jedoch für den therapeutischen Erfolg nicht wesentlich [14]. In schwereren Fällen hilft eine aktive Entlastung der Atempumpe durch eine nicht invasive Beatmung außerordentlich, besonders bei isolierten restriktiven Erkrankungen. Sie bessert nicht nur die körperliche Belastbarkeit bis zu 250% [22], sondern verlängert auch die Lebenserwartung [9, 25]. Natürlich sollten zuvor – soweit möglich – die Ursachen der Überlastung der Atempumpe, wie insbesondere die Obstruktion, durch entsprechende, meist inhalative, antientzündliche und bronchodilatatorische Pharmaka behandelt werden. Rehabilitative Maßnahmen sind auch in späten Stadien der Erkrankung sinnvoll, da sie der Krankheitsbewältigung dienen. Insbesondere körperliches Training vermag durch Effizienzsteigerung der peripheren Muskulatur (weniger Sauerstoffverbrauch bei gleicher Leistung) die Leistungsfähigkeit zu steigern [3, 9, 15]. Große praktische Bedeutung haben auch die Rollatoren, die oft eine begrenzte Mobilität erlauben. [26].

Die pulmonale Insuffizienz verläuft bei der großen Gruppe der COPD-Patienten in Schüben, ausgelöst durch Exazerbationen. Die Spätfolgen können dann deutlich reduziert bzw. verlangsamt werden, wenn die Zahl der Exazerbationen gesenkt werden kann. Hierzu gibt es verschiedene Möglichkeiten: Körperliches Training scheint die Exazerbationsrate zu reduzieren [9]. Die Verbesserung der bronchialen Reinigung durch Inhalation von Salzlösungen [11, 27] dürfte ebenfalls die Exazerbationsrate reduzieren, obwohl Studien hierzu fehlen. Vor allen Dingen bei Patienten mit COPD und Kollaps der Atemwege bzw. der damit verbundenen dynamischen Lungenüberblähung scheint Tiotropium nicht nur die Symptomatik und die Endurance zu bessern, sondern auch die Exazerbationsrate zu reduzieren [28]. Mukolytika, vor allen Dingen N-Acetylcystein, senken ebenfalls die Exazerbationsrate [19]. Inhalative Steroide in Verbindung mit lang wirksamen β_2-Mimetika reduzieren die Exazerbationsrate bei COPD insbesondere dann, wenn zusätzlich eine Asthmakomponente und mindestens eine mittelgradige Obstruk-

tion besteht [5]. Patienten mit permanenter bakterieller Besiedlung (sichtbar an konstant gelbem oder grünlichem Auswurf) scheinen auf die Dauerinhalation von Antibiotika (meist Aminoglykoside) anzusprechen. Auch im Endstadium einer pulmonalen Insuffizienz ist bei fortgesetztem Inhalationsrauchen in jedem Fall eine Raucherentwöhnung angezeigt, da man damit zumindest eine weitere Verschlechterung der Erkrankung aufhalten kann.

Eine Exazerbation wird zumeist durch Virusinfekte, gefolgt von bakteriellen Infekten, ausgelöst. Eine Änderung einer bakteriellen Unterart bei chronischer Kolonisation kann ebenfalls eine Exazerbation verursachen [24]. Exazerbationen müssen frühzeitig behandelt werden, was immer noch zu selten passiert. Standardtherapie sind orale Steroide für 14 Tage sowie Breitbandantibiotika.

Die schweren Exazerbationen erfordern i.d.R. einen stationären Krankenhausaufenthalt. Hier kann die reine Lungenparenchyminsuffizienz durch Steigerung der Ventilation infolge reduzierter Gasaustauschfläche (z.B. bei Pneumonie) sekundär zu einer Atemmuskelinsuffizienz mit Hyperkapnie führen. Diese ventilatorische Insuffizienz muss dann durch Beatmung behandelt werden. Hier sollte man unbedingt nicht invasiv beatmen und die Intubation vermeiden, da ansonsten die Prognose der Erkrankung deutlich sinkt [4].

Die häufigste Ursache für die Endstadien der pulmonalen Insuffizienz ist aber immer noch die **Nichterkennung der Grunderkrankung**. Bei vielen Patienten werden infolge nicht durchgeführter Lungenfunktion und Blutgase frühere Stadien zu spät erkannt und entsprechend verzögert behandelt. Die demnächst etablierten Programme COPD und Asthma zur Behandlung chronisch Kranker (Disease-Management-Programme) dürften hier einen entscheidenden Fortschritt bringen.

6.4 Kosten der Behandlung

Die Kosten der Endstadien hängen in gewissem Umfang von der Grunderkrankung und der Pflegeklasse ab. Bei der COPD steigen die Kosten mit dem Schweregrad deutlich an. Liegt die FEV_1 unter 30%, so betragen nach einer Untersuchung in den USA die Jahreskosten ca. 10.000,– EUR [13]. Sie sind damit etwa achtmal höher als bei leichteren Fällen. Eine Sauerstofflangzeittherapie ist relativ preiswert und liegt derzeit bei stationären Konzentratoren bei ca. 1.000,– EUR/Jahr. Eine Therapie mit Flüssigsauerstoff kostet ca. 50% mehr [17]. Die Heimbeatmungsgeräte kosten je nach Beatmungssystem mit Masken ca. 4–7.000,– EUR. Manchmal erforderliche individuelle Masken liegen bei ca. 700,– EUR/Stück. Die Medikamentenkosten liegen im Durchschnitt bei ca. 3–8,– EUR/Tag, je nachdem, wieviele verschiedene Substanzen inhaliert werden. Intensivmedizinische Kosten hängen derzeit noch sehr von dem Pflegesatz der Klinik ab. Dieses wird sich mit Einführung der DRG angleichen. Hier ist die Entschädigung der Endstadien noch völlig unklar, da gerade bei der COPD sich diese in Fachkliniken bzw. Fachabteilungen häufen und diese dann relativ weniger bekommen als andere Krankenhäuser, die meist leichtere Fälle behandeln. Im australischen DRG-System gibt es nur zwei Schweregrade, die den Aufwand der Endstadien nicht widerspiegeln.

6.5 Zusammenfassung

Da die Therapie der Lungenparenchyminsuffizienz nur symptomatisch möglich ist, kommt der Prävention herausragende Bedeutung zu, darunter besonders Maßnahmen zur Raucherentwöhnung (s. Kap. V.3).

Literatur

[1] Aida A et al., Prognostic value of hypercapnia in patients with chronic respiratory failure during long-term oxygen therapy. Am J Respir Crit Care Med (1998), 158, 188–93

[2] Alvisi V et al., Acute effects of hyperoxia on dyspnea in hypoxemia patients with chronic airway obstruction at rest. Chest (2003), 123, 1038–46

[3] Ando M et al., The Effect of Pulmonary Rehabilitation in Patients with Post-tuberculosis Lung Disorder. Chest (2003), 123, 1988–95

[4] Brochard L, Mancebo J, Elliott MW, Noninvasive ventilation for acute respiratory failure, Review. Eur Respir J (2002), 19, 712–21

[5] Calverley P et al., Trial of Inhaled Steroids and long-acting beta2 agonists study group. Combined salmeterol and fluticasone in the treatment of chronic obstructive pulmonary disease: a randomised controlled trial. Lancet (2003), 361, 449–56

[6] Chailleux E et al., Predictors of survival in patients receiving domiciliary oxygen therapy or mechanical ventilation. A 10-year analysis of ANTADIR Observatory. Chest (1996), 109, 741–749

[7] Chailleux E, Laaban JP, Veale D, Prognostic value of nutritional depletion in patients with COPD treated by long-term oxygen therapy: data from the ANTADIR observatory. Chest (2003), 123, 1460–1466

[8] Elliott MW, Confalonieri M, Nava S, Where to perform noninvasive ventilation? Review. Eur Respir J (2002), 19, 1159–1166

[9] Gigliotti F et al., Exercise Training Improves Exertional Dyspnea in Patients with COPD: Evidence of the Role of Mechanical Factors. Chest (2003), 123, 1794–802

[10] Green FH, Overview of pulmonary fibrosis, Review. Chest (2002), 122 (Suppl. 6), S334–339

[11] Haidl P et al., Inhaled isotonic alkaline versus saline solution and radioaerosol clearance in chronic cough. Eur Respir J (2000), 16, 1102–1108

[12] Halbert RJ et al., Interpreting COPD prevalence estimates: what is the true burden of disease? Chest (2003), 123, 1684–1692

[13] Hilleman DE, Dewan N, Malesker M, Friedman M Pharmacoeconomic evaluation of COPD. Chest (2000), 118 (5), 1278–1285

[14] Köhler D, Die überschätzte Hypoxämie, Review. Pneumologie (2002), 56, 408–412

[15] Lacasse Y et al., Pulmonary rehabilitation for chronic obstructive pulmonary disease, Review. Cochrane Database Syst Rev (2002), CD003793

[16] Leach RM et al., Portable liquid oxygen and exercise ability in severe respiratory disability. Thorax (1992), 47, 781–789

[17] Magnussen H et al., Guidelines to long-term oxygen therapy. Pneumologie (2001), 55, 454–464

[18] Mohsenifar Z et al., Single-breath diffusing capacity of the lung for carbon monoxide: a predictor of PaO_2, maximum work rate, and walking distance in patients with emphysema. Chest (2003), 123, 1394–1400

[19] Poole PJ, Black PN, Mucolytic agents for chronic bronchitis or chronic obstructive pulmonary disease, Review. Cochrane Database Syst Rev. (2000), CD001287

[20] Ramsey SD et al., National Emphysema Treatment Trial Research Group. Cost effectiveness of lung-volume-reduction surgery for patients with severe. N Engl J Med (2003), 22, 348, 2092–2102

[21] Ringbaek TJ, Lange P, Viskum K, Geographic variation in long-term oxygen therapy in Denmark : factors related to adherence to guidelines for long-term oxygen therapy. Chest (2001), 119, 1711–1716

[22] Schönhofer B et al., Evaluation of a movement detector to measure daily activity in patients with chronic lung disease. Eur Respir J (1997), 10, 2814–2819

[23] Schönhofer B et al., „Epidemiology" of the value of orally administered morphine as therapy of severe pulmonary emphysema of the pink-puffer type. Med Klin (2001), 96, 325–330

[24] Sethi S et al., New strains of bacteria and exacerbations of chronic obstructive pulmonary disease. N Engl J Med (2002), 347, 465–471

[25] Simonds AK, Ethics and decision making in end stage lung disease, Review. Thorax (2003), 58, 272–277

[26] Solway S et al., The short-term effect of a rollator on functional exercise capacity among individuals with severe COPD. Chest (2002), 122, 56–65

[27] Sood N et al., Increasing concentration of inhaled saline with or without amiloride: effect on mucociliary clearance in normal subjects. Am J Respir Crit Care Med (2003), 167, 158–63

[28] Vincken W et al., Dutch/Belgian Tiotropium Study Group, Improved health outcomes in patients with COPD during 1 yr's treatment with tiotropium. Eur Respir J (2002), 19, 209–216.

7 Frakturen

L. Pientka

Der kontinuierliche Anstieg der Frakturen in den letzten Jahren hat sich zu einem bedeutsamen medizinischen und ökonomischen Problem unseres Gesundheitssystems entwickelt.

7.1 Spektrum der Grunderkrankungen

Die meisten Frakturen entstehen bei älteren Menschen, und zwar im Rahmen einer chronischen Krankheit, vor allem bei Osteoporose und/oder bei Sturzkrankheit. Über die Genese, die Klinik und die Epidemiologie der Osteoporose liegen recht umfangreiche Erkenntnisse vor. Zum Spektrum der Krankheiten, Syndrome und Risikofaktoren, die zur Entwicklung der Osteoporose beitragen,

gehören u.a. der Diabetes mellitus, der Hyperparathyreoidismus sowie Malabsorptionssyndrome unterschiedlicher Genese (Einzelheiten s. Kap. III.7). Im Vergleich zur Osteoporose sind die Kenntnisse über die Sturzkrankheit deutlich lückenhafter.

Definition und Ätiologie

Ein Sturz ist als unfreiwilliges, plötzliches, unkontrolliertes Herunterfallen oder -gleiten des Körpers auf eine tiefere Ebene aus dem Stehen, Sitzen oder Liegen definiert. Die überwiegende Zahl der Stürze ist nicht Folge einer einzelnen Krankheit oder eines einzelnen Funktionsdefizits, d.h. sie ist nicht monokausal bedingt, sondern multifaktoriell. In Abbildung 7.1 sind als mögliche

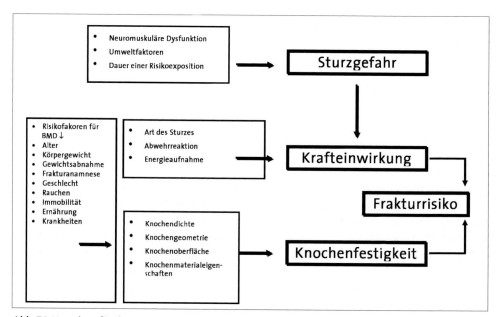

Abb. 7.1: Ursachen für die Entstehung einer Fraktur [24]

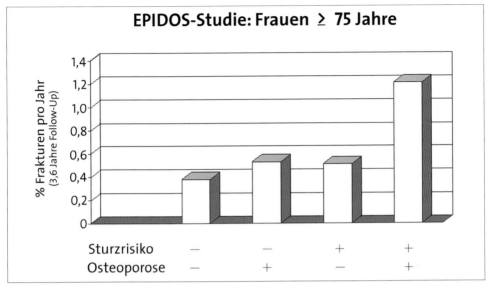

Abb. 7.2: Interaktion Sturz – Osteoporose am Beispiel Schenkelhalsfraktur

Gründe für Stürze neuromuskuläre Defizite, Umweltfaktoren und die Dauer einer Risikoexposition aufgeführt.

Meist führt ein Zusammenwirken verschiedener neuromuskulärer Funktionsdefizite in Kombination mit Umweltfaktoren, d.h. äußeren Bedingungen, zum Sturz. Unter diagnostischen Gesichtspunkten und aus therapeutischen Gründen lassen sich die Stürze als extrinsisch, synkopal oder lokomotorisch bedingt klassifizieren.

Extrinsische Stürze werden durch von außen einwirkende Kräfte verursacht, beispielsweise ein versehentliches Anrempeln. Synkopale Stürze, für die etwa 5–10% der Stürze älterer Menschen verantwortlich sind, haben verschiedene Ursachen. Unter einer Synkope versteht man einen kurzfristigen (< 2 Minuten) reversiblen Bewusstseinsverlust, beispielsweise im Rahmen von Orthostaseproblemen (vagovasale Synkope), zentral nervösen Durchblutungsstörungen (zerebrale Synkope) oder von Herzrhythmusstörungen (kardiale Synkopen). Der überwiegende Anteil aller Stürze älterer Menschen hat eine lokomotorische Ursache, z.B. Gangunsi-

cherheit in Kombination mit exogenen Faktoren, z.B. Ausgleiten auf nassen, glatten Fußböden.

Etwa ein Drittel der über 65-Jährigen stürzt mindestens einmal im Jahr [1]. Die Rate steigt mit zunehmendem Alter weiter an. Sie liegt bei 80–89-Jährigen bei 40–50% und bei 90–99-Jährigen noch deutlich darüber. Frauen stürzen häufiger als Männer und erleiden häufiger sturzassoziierte Verletzungen. Man muss bei diesen Prävalenzangaben jedoch mit einer hohen Dunkelziffer rechnen.

Ob ein Sturz zu einer Fraktur führt, hängt von zahlreichen Faktoren ab, darunter insbesondere von der Knochenfestigkeit (s. Abb. 7.1). Hinsichtlich weiterer Einzelheiten siehe Kapitel V.4.10. Die meisten Stürze älterer Menschen sind somit meist Folge eines Zusammenwirkens situativer, exogener, iatrogener (unerwünschte Medikamentenwirkungen) und/oder endogener Faktoren. Am meisten gefährdet, sich eine Fraktur zuzuziehen, sind Patienten mit Osteoporose und Sturzneigung. Dieser Zusammenhang ist am Beispiel der Schenkelhalsfraktur von Frauen gezeigt (s. Abb. 7.2).

Die Frakturhäufigkeit ist bei der Kombination Sturzgefährdung/Osteoporose mehr als doppelt so hoch, als wenn nur einer dieser Risikofaktoren vorliegt. Dies unterstreicht nachdrücklich, dass bei der Prävention von Schenkelhalsfrakturen Maßnahmen zur Behandlung der Osteoporose und der Sturzkrankheit gleich wichtig sind und gleichzeitig durchgeführt werden müssen. Nur so lässt sich das Frakturrisiko deutlich senken.

7.2 Prävalenz und Inzidenz

Häufigste Frakturlokalisationen sind die Wirbelkörper und der obere Femurbereich. Nicht selten finden sich osteoporosebedingte Frakturen auch im Bereich von Rippen, Becken, Humerus, Radius, Ulna und an weiteren Stellen [2]. Alle diese Frakturen resultieren häufig aus einer Interaktion von Osteoporose und Stürzen.

Für Deutschland sind Schätzungen zur Häufigkeit der Lokalisation von Frakturen mit großen Unsicherheiten behaftet. Dies gilt besonders für Frakturen, die überwiegend im ambulanten Bereich behandelt werden. Hingegen können die Zahlen der Krankenhausentlassstatistik recht genau Auskunft zur Inzidenz hüftgelenksnaher Frakturen geben, da hier Erkrankungshäufigkeit und Hospitalisierungsrate annähernd übereinstimmen (s. Tab. 7.1).

Wie der Zahlenvergleich von 1994 und 1999 zeigt, nimmt die Inzidenz aller Frakturformen zu. Beispielsweise stieg die Häufigkeit der Schenkelhalsfraktur von etwa 103.000 auf etwa 119.000. Schenkelhalsfrakturen sind die häufigste Frakturform, gefolgt von Brüchen im Bereich des Unterarms (Elle und Speiche) sowie des Oberarms. Bei getrennter Betrachtung von Männern und Frauen zeigt sich eine andere Reihenfolge. Bei Frauen sind Schenkelhalsfrakturen am

Tab. IV.7.1: Anzahl der aus dem Krankenhaus entlassenen vollstationären Patienten 1994 und 1999 [25]

ICD	1994			1999		
	Alle	männlich	weiblich	Alle	männlich	weiblich
733 Sonstige Affektionen der Knochen und Knorpel (Osteoporose)	31.352	10.911	20.451	39.041	14.754	24.287
805 Fraktur der Wirbelsäule ohne Angabe einer Rückenmarkschädigung	38.842	18.021	20.820	46.443	19.743	26.700
807 Fraktur der Rippe(n), des Brustbeines, Kehlkopfes und der Luftröhre	29.217	17.493	11.724	30.518	17.527	12.990
808 Fraktur des Beckens	21.922	7.438	14.484	24.778	7.357	17.419
812 Fraktur des Humerus (Oberarm)	56.281	20.596	35.685	65.803	43.210	22.593
813 Fraktur des Radius (Speiche) und der Ulna (Elle)	92.675	39.982	52.692	113.452	45.731	67.720
820 Fractura colli femuris (Oberschenkelhals)	102.585	23.479	79.106	118.964	28.320	90.644

Tab. IV.7.2: Lebensrisiko für verschiedene Frakturformen (%) bei Männern und Frauen unterschiedlichen Alters [3]

Frakturtyp	mit 50 Jahren		mit 80 Jahren	
	Männer	Frauen	Männer	Frauen
Unterarm	4,6	20,8	1,6	8,9
Proximaler Femur	10,7	22,9	9,1	19,3
Wirbelsäule	8,3	15,1	4,7	8,7
Proximaler Humerus	4,1	12,9	2,5	7,7
Irgendeine von diesen	22,4	46,4	15,3	31,7

häufigsten, bei Männern hingegen Brüche im Bereich des Unterarms (s. Tab. 7.1). Zur Prävalenz der Frakturen sind in Deutschland nur wenige Daten verfügbar.

Die in Tabelle 7.1 aufgeführten Patienten mit Osteoporose (ICD 733) oder mit Komplikationen der Osteoporose (ICD 805, 807, 808, 812, 813, 820) wurden insgesamt etwa sieben Millionen Tage im Krankenhaus versorgt. Diese Zahlen unterstreichen eindeutig, dass sowohl aus medizinischer als auch aus ökonomischer Sicht eine Verbesserung der Prävention von Frakturen notwendig ist. Möglicherweise lässt sich die Prävention gezielt verbessern durch Ermittlung bzw. Berücksichtigung des „Lebensrisikos" für verschiedene Frakturformen bei Männern und Frauen [3].

Auf der Basis von Erhebungen aus Malmö haben Canis und Mitarbeiter für Frauen und Männer unterschiedlichen Alters das „Lebensrisiko" ermittelt, in der verbleibenden Lebenszeit eine Fraktur zu erleiden. Demnach beträgt das Risiko einer 50-jährigen Frau, sich eine Fraktur im oberen Femurbereich zuzuziehen, 22,9%, verglichen mit 10,7% bei Männern. Im Alter (mit 80 Jahren) sinkt in der verbleibenden Lebenszeit das „Lebensrisiko" für den Eintritt einer Femurfraktur bei Frauen von 22,9% auf 19,3% und bei Männern von 10,7% auf 9,1% (s. Tab. 7.2). Über die Konsequenzen aus solchen Berechnungen wird noch diskutiert.

7.3 Medizinische Folgen

Die Zunahme von Frakturen, besonders im hüftgelenksnahen Femurbereich, verursacht in erheblichen Umfang Langzeitmorbidität und einen Anstieg der Mortalität [4].

Etwa 20% bis 80% der Patienten sind ein Jahr nach Fraktur von der Hilfe anderer oder von Hilfsmitteln abhängig [7]. Vor allem die Mobilität ist eingeschränkt oder ganz verloren gegangen, und damit die Möglichkeit zu selbständiger Lebensführung. Neben diesen physischen Aspekten kommt es zu emotionalen, mentalen und sozialen Problemen. Die Patienten nehmen höhere Gesundheitsleistungen in Anspruch. Vielfach erfolgt Einweisung in ein Alten- oder Pflegeheim, besonders bei vorbestehenden kognitiven Störungen, ausgeprägter lokomotorischer Dysfunktion oder bei Multimorbidität.

Etwas günstiger stellt sich die Situation bei Patienten dar, die vor der Fraktur gut versorgt waren und die, aus häuslicher Umgebung kommend, in diese zurückkehren können. Bei ihnen besteht eine vergleichsweise größere Chance zur Wiedererlangung ihrer Funktionalität. Aber auch die Patientengruppe mit eher günstiger Prognose weist einen langfristigen Hilfsbedarf auf.

Auch bei anderen Frakturtypen, d.h. bei solchen, die nicht den gelenknahen Femurbereich betreffen, finden sich schwere funktionelle Beeinträchtigungen. Persönliche Beziehungen und soziale Rollenausübungen werden durch Angst und Abhängigkeit nach dem Frakturereignis betroffen, und es kann zu einer extremen Strapazierung sozialer Netzwerke kommen. Schmerzen, Beeinträchtigung der Mobilität und Aktivität des täglichen Lebens sowie des Freizeit- und Sozialverhaltens werden noch bis zu drei Jahre nach der Fraktur beobachtet [9]. Außerdem gilt für alle Frakturen, dass sie mit einer erhöhten Inzidenz anderer Krankheiten einhergehen, wobei die genauen Ursachen derzeit noch diskutiert werden [8].

Die Höhe der Mortalität bei Frakturen hängt wesentlich von ihrer Lokalisation ab. Sie ist bei hüftgelenksnahen Frakturen am höchsten. Die unmittelbar perioperative Mortalität betrug im Zeitraum von 1993 bis 1997 durchschnittlich 6% bei fallender Tendenz [5]. Neben dem Lebensalter, dem als „Risikofaktor" für eine Operation angesichts der Fortschritte in der Chirurgie, Anästhesie und Intensivmedizin immer geringere Bedeutung zukommt, sind Multimorbidität, Geschlecht, vorbestehende funktionelle Defizite zum Zeitpunkt der Operation, Frakturlokalisation, Qualität der perioperativen Gesamtversorgung, frühzeitige Mobilisierung und geriatrische Mitbetreuung prognostisch entscheidende Faktoren. Mortalitätsangaben für den Zeitraum von sechs und zwölf Monaten nach hüftgelenksnaher Fraktur reichen von 2% bis 63% [6].

Häufig wird die Meinung vertreten, dass die Mortalität und die häufig eintretende Langzeitmorbidität in ähnlichen Größenordnungen liegen wie beim „üblichen" Alterungsprozess ohne Frakturereignis. Es stellt sich also die Frage nach der exakten Höhe der so genannten „Übersterblichkeit" („excess mortality") bei Patienten nach Frakturen im Vergleich zu gleichaltrigen Personen mit ähnlicher Komorbidität, aber eben ohne Fraktur. Bis zu sechs Jahren nach der Fraktur lässt sich eine Übersterblichkeit nachweisen. Das altersadjustierte Mortalitätsrisiko ist in den ersten zwölf Monaten

etwa drei- bis siebenmal höher als bei Kontrollen ohne Fraktur. Patienten mit hüftgelenksnahen Frakturen haben eine mindestens ebenso hohe Übersterblichkeit wie beispielsweise Patienten mit malignen oder kardiovaskulären Krankheiten.

7.4 Kosten der Behandlung

Aus gesundheitsökonomischer Sicht erfüllt die Osteoporose die Kriterien einer prioritären Volkskrankheit. Sie ist

häufig

◢ ökonomisch bedeutsam,

◢ präventiv und therapeutisch behandelbar,

◢ verursacht eine hohe Mortalität und Morbidität,

◢ weist alle Zeichen von Unter-, Fehl- und Überversorgung auf.

Verschiedene Untersuchungen belegen, dass die Osteoporose weltweit unzureichend wahrgenommen und behandelt wird [16]. Dieses gilt vor allem für ältere Patient(inn)en [17]. Selbst nach einer hüftgelenksnahen Fraktur findet selten eine zielgerechte Diagnostik und Therapie von Osteoporose und Sturzursache statt [18]. In Deutschland wurde bislang die Versorgungssituation bei Osteoporose bzw. nach osteoporotischen Frakturen wenig und nicht repräsentativ untersucht. Auf der Basis von anekdotischen Berichten, klinischen Fallserien und Verordnungsanalysen zeichnet sich eine erhebliche Variabilität in der Versorgungsqualität und eine Unterversorgung osteoporotischer Frakturen ab [19]. Eine Studie über die Situation in Bayern und Sachsen berichtet, dass nur etwa die Hälfte der Patientinnen mit Osteoporose irgendeine Therapie erhält, und davon nur ein geringer Anteil eine an Leitlinien orientierte Behandlung [20].

Die Studien zu den ökonomischen Konsequenzen der Frakturen zeigen weltweit, dass der Osteoporose mehr Aufmerksamkeit gewidmet werden muss als bisher [10]. Konservative Schätzungen für Deutschland besagen, dass jährlich ca. 2,5–3 Mrd. EUR an direkten und indirekten Kosten anfallen, überwiegend für die Spätfolgen von Frakturen. Dazu gehören vor allem Krankenhausbehandlung und Institutionalisierung in Alten- und Pflegeheimen. Demgegenüber sind die Kosten der medikamentösen Therapie zur Behandlung der Osteoporose und damit für die Prävention von Frakturen mit ca. 10% der Gesamtsumme fast vernachlässigbar gering. Die kurzfristigen Kosten für eine hüftgelenksnahe Fraktur belaufen sich in Deutschland auf ca. 15.000,– EUR [11]. Langfristig muss mit Kosten von ca. 30.000–40.000,– EUR gerechnet werden [12].

Untersuchungen zu einzelnen Interventionsformen sprechen dafür, dass sich durch ein vernünftiges Gesamtkonzept für den Umgang mit der Osteoporose (Prävention, Diagnostik, Behandlung) Kosten senken lassen [13]. Einzelne Untersuchungen zeigen, dass dabei eine medikamentöse Behandlung ökonomisch sinnvoll sein könnte [14]. Hohes Alter erscheint nach den Modellrechnungen kein Grund für eine Nicht-Behandlung zu sein. In randomisierten, kontrollierten Studien wurde die Wirksamkeit einer Behandlung im hohen Lebensalter zur Prävention von Frakturen sowie ihr ökonomischer Nutzen belegt [15]. Allerdings sind auf Grund der hohen indirekten Kosten, der Komorbidität der Patienten sowie wegen fehlender Versorgungsstudien alle Kostenschätzungen mit Unsicherheiten belastet. Sie sollten vor allem in Deutschland durch aktuelle Berechnungen ergänzt werden.

Die Gründe für den unbefriedigenden Umgang mit der Osteoporose und ihren Folgen sind vielfältig. Neben strukturellen Ursachen (mangelnde Vergütung; unzureichende Definition von Zuständigkeiten und Schnittstellen zwischen Hausärzten und Fachärzten sowie zwischen ambulanter und stationärer Versorgung) spielen offenbar mangelnde Information, Verwirrung angesichts widersprüchlicher Expertenempfehlungen sowie mangelndes Verständnis und Wertschätzung für interdisziplinäre Zusammenarbeit eine Rolle.

7.5 Voraussichtliche Entwicklung von Prävalenz und Inzidenz

Für Deutschland lässt sich – in Übereinstimmung mit der zu erwartenden Situation in vielen anderen Staaten – Folgendes feststellen:

◢ Die Gesamtzahl der Frakturen wird erheblich steigen.

◢ Die Inzidenz nimmt mit dem Alter zu.

◢ Es gibt einen altersunabhängigen, säkularen Trend, der einen Anstieg der Frakturhäufigkeit begünstigt.

◢ Das Risiko von Frauen, eine Fraktur zu erleiden, ist doppelt so hoch wie bei Männern.

◢ Auf Grund einer unzureichenden Datenlage (Krankenhausstatistik) sind für die Mehrzahl der Frakturtypen keine exakten Voraussagen zur Entwicklung der Prävalenz und Inzidenz möglich.

◢ Die Kosten von Frakturen und deren Folgen werden in den nächsten Jahren dramatisch ansteigen.

Aus bereits geschilderten Gründen sind am ehesten Voraussagen zur Entwicklung der Inzidenz hüftgelenksnaher Frakturen möglich. In Deutschland wird mit einer Zunahme von etwa 119.000 im Jahre 1999 (s. Tab. 7.1) auf 170.000 im Jahre 2025 gerechnet.

Wegen der ähnlichen demografischen Struktur vieler europäischer Länder ist nach Aussagen der europäischen Kommission europaweit mit einem dramatischen Anstieg der Frakturhäufigkeit und der dadurch anfallenden Kosten zu rechnen [22]. Weltweit liegt das Frakturrisiko in Europa derzeit im oberen Drittel [21].

Alle Studien zeigen einen deutlichen Anstieg der Inzidenz von Frakturen mit dem

Alter [23]. Dies ist jedoch nicht die alleinige Ursache für den Anstieg. Wie altersjustierte Studien zeigen, gibt es einen schon länger zu beobachtenden Trend („säkularer Trend"), der auf sonstige Faktoren hinweist, die zum Anstieg der Frakturhäufigkeit beitragen. In diesem Zusammenhang ist vieles noch unbekannt. Man weiß jedoch, dass der säkulare Trend sich bei Männern stärker zeigt als bei Frauen. Zu den säkularen Faktoren, die zur erhöhten Frakturhäufigkeit beitragen, gehören u.a. die Zunahme der Körpergröße sowie von Risikofaktoren, die Stürze begünstigen. Auch Lebensstilfaktoren wie Bewegungsmangel, Nikotin- und Alkoholabusus spielen eine Rolle (s. Kap. III. 3–7). Für die Berechtigung dieser Annahme sprechen auch Beobachtungen, dass die Frakturhäufigkeit in Städten höher ist als in ländlichen Gebieten. Was dem säkularen Trend, der eine Zunahme der Frakturinzidenz anzeigt, zugrunde liegt und wie die einzelnen Faktoren miteinander interagieren, ist ungenügend erforscht und sehr komplex. Die letztlich ausschlaggebenden Risikofaktoren für eine Knochenfraktur sind hohes Lebensalter, mangelnde Knochenfestigkeit und Sturzneigung.

7.6 Zusammenfassung

Die Mehrzahl der Frakturen ereignet sich im Rahmen chronischer Erkrankungen, in erster Linie bei Osteoporose und bei der Sturzkrankheit. Frauen sind mehr gefährdet als Männer, und ältere Menschen mehr als junge. In den nächsten Jahren werden die Inzidenz und Prävalenz von Frakturen dramatisch steigen und damit auch die Kosten zu ihrer Akutbehandlung und Langzeitversorgung. Frakturen, insbesondere im hüftnahen Bereich, führen zur Übersterblichkeit und erhöhen das Risiko für das Auftreten sonstiger Krankheiten. Neben dem wachsenden Durchschnittsalter der Bevölkerung spielen für die steigende Frakturhäufigkeit sonstige Faktoren eine Rolle („säkularer Trend"), darunter langfristig eingetretene Veränderungen im Lebensstil wie Bewegungsmangel, Nikotin- und Alkoholabusus. Die Möglichkeiten zur Prävalenz und Behandlung von Frakturen und ihren Langzeiteffekten werden derzeit ungenügend genutzt.

Literatur

[1]   Rubenstein LZ, Josephson KR The epidemiology of falls and syncope. Clin Geriatr Med (2002), 18, 141–172

[2]   Sanders KM et al., Age- and gender-specific rate of fractures in Australia: a population based study. Osteoporos Int (1999), 10, 240–247

[3]   Kanis JA et al., Long-term risk of osteoporotic fracture in Malmo. Osteoporos Int (2000), 11, 669–674

[4]   Leibson et al, Mortality, disability, and nursing home use for persons with and without hip fracture: A population-based study. J Am Geriatr Soc (2002), 50, 1644–1650

[5]   Smektala R, Wenning M, Ekkernkamp A, Schenkelhalsfraktur: Analyse der Ergebnisse externer Qualitätssicherung – Ein Bericht über 22.556 Patienten. Chirurg (1999), 70, 1330–1339

[6]   Richmond J et al., Mortality risk after hip fracture. J Orthop Traum (2003), 17, 53–56

[7]   Halm EA et al., Frequency and impact of active clinical issues and new impairments on hospital discharge in patients with hip fracture. Arch Intern Med (2003), 163, 107–112

[8]   Cauley JA et al., Risk of mortality following clinical fractures. Osteoporos Int (2000), 11, 556–561

[9]   Fink HA et al., Disability after clinical fracture in postmenopausal women with low bone density: the fracture intervention trial (FIT). Osteoporos Int (2003), 14, 69–76

[10] Gabriel SE et al., Direct medical costs attributable to osteoporotic fractures. Osteoporos Int (2002), 13, 323–330

[11] Pientka L, Friedrich C, The costs of hip-fracture in Germany: a prospective evaluation. Z Gerontol Geriatr (1999), 32, 326–332

[12] Braithwaite RS, Col NF, Wong JB, Estimating hip fracture morbidity, mortality and costs. J Am Geriatr Soc (2003), 51, 364–370

[13] Chrischilles EA et al., The effect of alendronate on fracture-related healthcare utilization and costs: The fracture intervention trial. Osteoporos Int (2001), 12, 654–660

[14] Vestergaard P, Rejnmark L, Mosekilde L, Hip fracture prevention – Cost-effective strategies. Pharmacoeconomics (2001), 19, 449–468

[15] Kanis JA et al., Cost-effectiveness of preventing hip fracture in the general female population. Osteoporos Int (2001b), 12, 356–361

[16] Siris ES et al., Identification and fracture outcomes of undiagnosed low bone mineral density in postmenopausal women – Results from the National Osteoporosis Risk Assessment. JAMA (2001), 286, 2815–2822

[17] Kamel HK et al., Failure to diagnose and treat osteoporosis in elderly patients hospitalized with hip fracture. Am J Med (2000), 109, 326–328

[18] Onder G et al., Treatment of osteoporosis among older adults discharged from hospital in Italy. Eur J Clin Pharmacol (2001), 57, 599–604

[19] Bestehorn K, Zink A, Dreher R, Pharmakotherapie bei postmenopausaler Osteoporose. Z Arztl Fortbild Qualitätssich (2002), 96, 699–704

[20] Schlager H et al., Untersuchung zur Versorgungssituation von Osteoporosepatienten in Bayern und Sachsen. Gesundh ökonom Qual manag (2001), 6, 134–137

[21] Reginster JY, Gillet P, Gosset C, Secular increase in the incidence of hip fractures in Belgium between 1984 and 1996: need for a concerted public health strategy. Bull WHO (2001), 79, 942–946

[22] Europäische Kommission (1999) Bericht über Osteoporose in der Europäischen Gemeinschaft – Aktion zur Prävention. Luxemburg: Amt für amtliche Veröffentlichung der Europäischen Gemeinschaften, NCIU

[23] Cummings SR, Melton LJ Epidemiology and outcomes of osteoporotic fractures. Lancet (2002), 359, 1761–1767

[24] Lee SH et al., J Bone Miner Res (2002), 17, 817–825

[25] Statistisches Bundesamt, Gesundheitsbericht für Deutschland (2002). http://www.gbe-bund.de

V Wege zur Senkung der Häufigkeit nicht übertragbarer chronischer Krankheiten

1 Spektrum und Potenzial präventiver Maßnahmen

P. Schauder

1.1 Hintergrund

Die derzeitige Einteilung der Prävention in Primärprävention (Maßnahmen am Gesunden) sowie Sekundär- und Tertiärprävention (Maßnahmen am Kranken) bedeutet eine Ausweitung des ursprünglichen Begriffs Prävention [1, 2]. Mit dieser Ausweitung, d.h. der fehlenden Fokussierung auf das Vorbeugen von Krankheiten, kam es zu einem Verlust an konzeptioneller Klarheit (s. Kap. II.6). Nach derzeitigem Verständnis des Begriffs Prävention sind nahezu alle Maßnahmen in der Medizin „präventive" Maßnahmen [3], angefangen von der Diagnostik über „nicht medikamentöse", medikamentöse und chirurgisch-apparative Verfahren bis hin zur Strahlentherapie (s. Tab. 1.1). Aus Sicht der Senkung der Zahl chronisch Kranker muss daher klar zum Ausdruck gebracht werden, ob eine Präventionsmaßnahme als primär-, sekundär- oder tertiärpräventiv einzuordnen ist und inwieweit sie in der Lage ist, die Prävalenz nicht übertragbarer chronischer Krankheiten zu senken.

1.2 Einsatzspektrum präventiver Maßnahmen

Als einzige der in Tabelle 1.1 aufgeführten Maßnahmen sind die so genannten „nicht medikamentösen" Verfahren sowohl im Rahmen der Primärprävention als auch der Sekundär- und Tertiärprävention von nachgewiesenem Nutzen. Der Begriff „nicht medikamentös" hat sich in der Medizin vorwiegend für Verfahren eingebürgert, die darauf abzielen, den Lebensstil günstig zu beeinflussen. Zu den gesundheitsrelevanten Lebensstilfaktoren gehören besonders Ernährung, körperliche Aktivität sowie der Umgang mit Tabak, Alkohol und Stress.

1.2.1 Primärpräventive Maßnahmen

Primärprävention ist als „Förderung des individuellen und allgemeinen Gesundheitsbewusstseins" sowie als „Beeinflussung von Risiko- und/oder Schutzfaktoren zur Verhinderung von Krankheiten" definiert [2].

Tab. V.1.1: Einsatzspektrum präventiver Maßnahmen in der Medizin

Maßnahme	Einsatzspektrum		
	Primärprävention	Sekundärprävention	Tertiärprävention
Diagnostik	–	+	+
nicht medikamentös[1]	+	+	+
medikamentös	?	+	+
chirurgisch-apparativ	(+)	+	+
Strahlentherapie	–	+	+

1 besonders ernährungsmedizinische und sportmedizinische Maßnahmen sowie Strategien zur Verhinderung von Tabakkonsum, Alkoholabusus und Stress. Erklärung: +: ja; ?: fraglich; -: nein

Für die Flut nicht übertragbarer chronischer Krankheiten ist im Wesentlichen das tödliche Quartett „Fehlernährung, Bewegungsmangel, Tabakkonsum und Alkoholabusus" verantwortlich. Diese krankheitsauslösenden Lebensstilfaktoren lassen sich im Prinzip durch folgende nicht medikamentöse Maßnahmen ausschalten:

◢ Förderung vernünftiger Ernährung, u.a. durch Ernährungsberatung
◢ Förderung körperlicher Bewegung, u.a. durch ein ausreichendes Angebot von Schulsport
◢ Eindämmung des Tabakkonsums, u.a. durch Kurse zur Raucherentwöhnung
◢ Verhütung von Alkoholabusus, u.a. durch Erhöhung der Alkoholsteuer
◢ Stressvermeidung bzw. Hilfen zum vernünftigen Umgang mit Stress, u.a. durch Reduzierung von Mobbing am Arbeitsplatz oder durch Unterstützung traditioneller Familienstrukturen.

Das Potenzial zur **nicht medikamentösen Primärprävention** der nicht übertragbaren chronischen Krankheiten durch Maßnahmen gegen das tödliche Quartett ist im Kapitel V.2–6 abgehandelt. Die Weltgesundheitsorganisation (WHO) erwähnt in ihrem Aufruf an die Regierungen vorwiegend die Lebensstilfaktoren Ernährung, Bewegung, Tabak-rauchen und Alkoholkonsum als Maßnahmen gegen nicht übertragbare chronische Krankheiten wie Adipositas, Typ-2-Diabetes, kardiovaskuläre Erkrankungen, darunter Bluthochdruck und Schlaganfall, Krebs, Zahn-erkrankungen und Osteoporose, aber nicht den Faktor Stress [4]. Dies ist u.a. Ausdruck dessen, dass die Vermeidung des tödlichen Quartetts „evidenzbasiert" das Risiko vermindert, eine nicht übertragbare chronische Krankheit zu entwickeln. Demgegenüber sind die Zusammenhänge zwischen Stress und der Entwicklung dieser Krankheiten vergleichsweise wenig untersucht, mit der Ausnahme der koronaren Herzkrankheit (KHK). Zahlreiche Untersu-

chungen sprechen dafür, dass verschiedene Formen von Stress das Risiko für die Entwicklung einer KHK und ihrer Komplikationen erhöhen, darunter tödliche Herzinfarkte [5–19].

Stress beinhaltet viele Komponenten, angefangen von externen Stressoren wie finanzielle Probleme, belastende Lebensereignisse oder Stress am Arbeitsplatz, bis hin zu möglichen Reaktionen auf Stress wie Depression, Erschöpfung, Angst oder Schlafstörungen. Verglichen mit den Risikofaktoren des tödlichen Quartetts lässt sich Stress also sehr viel schwerer objektivieren. Eine kürzlich veröffentlichte Fallkontrollstudie aus 52 Ländern und fünf Kontinenten belegt allerdings, dass unabhängig von Rasse und Kultur psychosozialer Stress mit einem erhöhten Risiko einhergeht, einen Herzinfarkt zu erleiden. Die Autoren empfehlen deswegen, Verfahren zu entwickeln, um diese Stressfaktoren zu „modifizieren" [20]. Als Pathomechanismus der stressinduzierten KHK werden ein erhöhter ambulanter Blutdruck, eine erhöhte Herzfrequenz, verminderte Insulinsensitivität, vermehrte Aggregationsneigung von Thrombozyten sowie eine endotheliale Dysfunktion diskutiert [13].

Für eine erfolgreiche **medikamentöse Primärprävention** nicht übertragbarer chronischer Krankheiten gibt es derzeit wenig Beweise. Es wird aber immer wieder vorgeschlagen, medikamentöse Primärprävention zu betreiben, u.a. mit dem Hinweis, dass die Bevölkerung nicht dafür zu gewinnen sei, ihren krankheitsfördernden Lebensstil abzulegen. Ein sehr bekannt gewordener Vorschlag ist das Konzept der „Polypill", das 2003 von Wald und Law vorgestellt wurde [21]. Nach Auswertung von 750 Studien an über 400.000 Patienten kamen sie zu dem Schluss, dass eine Tablette mit sechs pharmakologisch wirksamen Substanzen, d.h. Acetylsalicylsäure (Aspirin), ein Statin und Folsäure sowie drei blutdrucksenkende Substanzen (Thiazid, Betablocker, ACE-Hemmer), in der Lage sei, etwa 80% aller Myokardinfarkte und Schlaganfälle zu verhindern. (s. auch Kap. V.6). Das Konzept sowie die postulierte Wirksamkeit der „Polypill" berücksichtigt nicht, dass die 6 empfohlenen Medikamente wesentliche Risikofaktoren für die Entwicklung des Herzinfarktes sowie des Schlaganfalles nicht beseitigen können, d.h. die Lebensstilfaktoren Tabakrauchen, Bewegungsmangel und Alkoholabusus (Kap. V.3–5).

1.2.2 Sekundärpräventive Maßnahmen

Sekundärprävention wird als „Früherkennung und/oder Frühtherapie von Krankheitsstörungen zum Erhöhen der Heilungschancen und/oder zum Vermindern der Krankheitslast definiert" [2].

Eine Senkung der Zahl chronisch Kranker im Rahmen der Sekundärprävention ist nur dann möglich, wenn die Behandlung zu einem Zeitpunkt beginnt, bevor bleibende Organschäden aufgetreten sind. Frühdiagnostik nicht übertragbarer chronischer Krankheiten in der Gesamtbevölkerung ist kostenintensiv. Derzeit besteht ein Konsens, nur Risikogruppen einer Frühdiagnostik zuzuführen (s. Kap. III.4–7). Bei der Durchführung bestehen offene Fragen. So sind zur Diagnose des Diabetes mellitus zwei Verfahren akzeptiert, d.h. die Bestimmung der Blutglukose-Konzentration im Nüchternzustand und die so genannte Glukosetoleranz. Bei der Bestimmung der Glukosetoleranz werden deutlich mehr Menschen als Diabetiker eingestuft als bei Analyse der Blutglukose-Konzentration im Nüchternzustand (s. Kap. III.4.2).

Bezüglich der gestörten Glukosetoleranz ist außerdem unklar, ob sie als „Risikofaktor" oder als Frühsymptom des Diabetes mellitus einzustufen ist. Wenn es sich bei der gestörten Glukosetoleranz nicht um ein Frühsymptom der Erkrankung handelt, wäre es falsch, weiterhin die Bestimmung der Glukosetoleranz in Studien zur Häufigkeit des Diabetes einzusetzen, weil man zu irreführend hohen Zahlen käme. Wäre die gestörte Glukosetoleranz „nur" ein Risikofaktor, handelte es sich bei Maßnahmen zur Normalisierung um Primärprävention. Dies kann auch unter der Verantwortung nicht ärztlicher Berufsgruppen erfolgen. Wäre die gestörte Glukosetoleranz Frühsymptom der Erkrankung, müsste ihre Normalisierung als Frühtherapie, d.h. Sekundärprävention klassifiziert werden, die in die Hände des Arztes gehört.

Ein weiteres Problem der Frühdiagnostik betrifft die Festlegung der „richtigen" Grenzwerte diagnostischer Kenngrößen, beispielsweise der Konzentrationen von Glukose und Cholesterin im Blut oder der Höhe des systolischen und des diastolischen Blutdrucks. Die Festlegung „richtiger" diagnostischer Grenzwerte gehört zu den wissenschaftlich aufwendigsten und verantwortungsvollsten Aufgaben in der Medizin. Manche Festlegungen sind auf Kritik gestoßen. Es stimmt nicht nur die Bevölkerung nachdenklich, wenn diagnostische Grenzwerte so festgelegt werden, dass der weitaus überwiegende Teil der Menschen „behandlungsbedürftig" wird. Die Normwerte müssen schon allein deswegen überzeugend begründet werden, um zu vermeiden, dass in der Bevölkerung der Eindruck entsteht, Grenzwerte seien von wirtschaftlichen Interessen der pharmazeutischen Industrie abhängig [22, 23].

Frühdiagnostik ist letztlich nur dann sinnvoll, wenn sie zu sofortiger Therapie führt („Frühtherapie"). Von den in Tabelle 1.1 aufgeführten Maßnahmen sind für den Kampf gegen die Flut nicht übertragbarer chronischer Krankheiten auch im Rahmen der Sekundärprävention die so genannten „nicht medikamentösen" Verfahren Mittel erster Wahl. Nur sie können – von vergleichsweise wenigen Ausnahmen abgesehen – die Zahl lebenslang medikamentös zu behandelnder Patienten senken. So lässt sich durch ernährungsmedizinische und bewegungstherapeutische Maßnahmen überhöhtes Körpergewicht beseitigen oder reduzieren und dadurch die Zahl der Patienten mit Typ-2-Diabetes oder Bluthochdruck drastisch vermindern (s. Kap. V.2–5). Lebensstilintervention zur Sekundärprävention der koronaren Herzkrankheit ist wahrscheinlich wesentlich wirksamer als eine medikamentöse Sekundärprävention (Kap. V.6).

1.2.3 Tertiärpräventive Maßnahmen

Tertiärprävention ist als Vermeidung des Wiederauftretens einer erfolgreich behandelten Krankheit und Vorbeugung des Fortschreitens einer chronischen Krankheit definiert [2]. Die gleichen Maßnahmen, deren Nutzen für die Primär- und Sekundärprävention dieser Krankheiten unbestritten ist, lassen sich auch im Rahmen der Tertiärprävention erfolgreich einsetzen, insbesondere die Maßnahmen zur Lebensstilintervention.

Vermeidung des Wiederauftretens
Nur etwa die Hälfte aller Krebspatienten kann derzeit geheilt werden. Es ist deswegen notwendig, alle Möglichkeiten zu nutzen, um das Wiederauftreten einer erfolgreich behandelten Krebserkrankung zu vermeiden. Beispielsweise sind Adipositas und Bewegungsmangel evidenzbasierte Risikofaktoren für die Entwicklung eines Kolonkarzinoms [25]. Deswegen kann man davon ausgehen, dass bei „geheilten" Patienten das Risiko des Wiederauftretens eines Kolonkarzinoms sinkt, wenn sie postoperativ Adipositas und Bewegungsmangel vermeiden. Derzeit sind allerdings ernährungsmedizinische oder sportmedizinische Betreuung kein obligater, integraler Bestandteil des Nachsorgekonzepts „geheilter" bzw. langfristig beschwerdefreier Krebspatienten.

Die Weltgesundheitsorganisation stuft Adipositas als Krankheit ein [4], während dies in Deutschland noch nicht mit der gewünschten Klarheit geschehen ist. Angebote zur Beseitigung der Adipositas gibt es reichlich. Unzählige Adipöse haben im Verlaufe ihres Lebens schon „Tonnen an Gewicht" abgenommen und wieder angesetzt. Inzwischen beschäftigt sich ein eigenes Forschungsgebiet mit diesen Gewichtsschwankungen („weight cycling"), um die Ursachen aufzuklären und um denkbare nachteilige Folgen von Gewichtsschwankungen zu beweisen oder zu widerlegen. In der Laienpresse werden diese Gewichtsschwankungen als „yoyo dieting" (Yo-Yo-Effekt) bezeichnet [24]. Der Erfolg der Tertiärprävention der Adipositas, d.h. die Vermeidung des Wiederauftretens einer erfolgreich behandelten Krankheit, ist derzeit äußerst gering. Ohne die Konzentration auf die Verbesserung der Sekundär- und Tertiärprävention der Adipositas verzichtet unser Gesundheitssystem auf eine der erfolgversprechendsten Ansätze zur Senkung der Häufigkeit chronischer Krankheiten wie Typ-2-Diabetes und arterielle Hypertonie.

Vorbeugung des Fortschreitens
Obwohl beispielsweise allgemein bekannt ist, dass sich eine chronisch obstruktive Lungenerkrankung (COPD) durch Tabakrauchen verschlimmert, sind die Aktivitäten zur Raucherentwöhnung noch viel zu gering. An COPD leiden in Deutschland etwa drei Millionen Menschen (s. Kap. I. u. III.8). Ein anderes Beispiel für ungenügenden Einsatz nicht medikamentöser Maßnahmen ist die Mangelernährung bei Krebspatienten. Sie wird als Risikofaktor quoad vitam eingestuft, d.h., sie verursacht eine Verkürzung der Lebenserwartung. Trotzdem sind die ernährungsmedizinischen Aktivitäten, dies zu verhindern, derzeit unzureichend [29].

Selbst klare Belege für die Verschlechterung der Erfolge medikamentöser Behandlung infolge eines unzureichenden Einsatzes nicht medikamentöser Verfahren haben deren Wertschätzung bisher nicht erhöht.

Ein schon zahlenmäßig beeindruckendes Beispiel liefert die „resistant hypertension", d.h. der sich oft entwickelnde Verlust der Wirksamkeit einer zunächst erfolgreichen medikamentösen Behandlung des Bluthochdrucks. Dieses Problem entsteht besonders bei Patienten mit Adipositas, vor allem bei gleichzeitiger adipositasassoziierter Schlaf-Apnoe. Die noch nicht vollständig geklärte Pathogenese der „resistant hypertension" eröffnet Einsatzmöglichkeiten für neue medikamentöse und apparative Maßnahmen. Der Wirksamkeitsverlust der „üblichen" medikamentösen Hochdrucktherapie ist durch Hyperaldosteronismus sowie durch eine erheblich gesteigerte Aktivität des sympathischen Nervensystems besonders infolge der Schlaf-Apnoe mitbedingt. Gegen den Hyperaldosteronismus werden Aldosteron-Antagonisten und gegen den gesteigerten Sympathikotonus infolge Schlaf-Apnoe apparative Therapien mit Geräten für den häuslichen Gebrauch zur Verhinderung apnoeischer Phasen während des Schlafes (CPAP; „nasal continuous positive airway pressure") empfohlen [26]. Die Autoren lassen allerdings erkennen, dass zur Lösung des Problems der „resistant hypertension" nicht medikamentöse Verfahren geeigneter wären. „Adipositas verursacht Bluthochdruck. Es besteht kein Zweifel, dass Gewichtsverlust für die Behandlung eines adipositasassoziierten Bluthochdrucks sehr oft nützlich ist. Pro 5 kg Gewichtsverlust sinkt der systolische Blutdruck um etwa 5 mmHg [27, 28]. Wenn wir allerdings berücksichtigen, wie schwer es den Patienten fällt, Gewicht zu verlieren, sind wir ihnen gegenüber verpflichtet, die Folgen der Adipositas zu beseitigen, einschließlich des Bluthochdrucks, ob sie nun ein vernünftiges Gewicht erreichen oder nicht [26].

Diese moralisch gedrechselte Schlussfolgerung zeigt symptomatisch ein fehlendes Verständnis für ätiologische und therapeutische Zusammenhänge. Bei einer lebensstilbedingten Krankheit wie der Adipositas ist Lebensstilintervention Therapie der Wahl. Unter Berücksichtigung dieser Zusammenhänge müsste die Aussage von Goofriend und Calhovn folgendermaßen lauten: „Wenn wir allerdings berücksichtigen, wie schwer es den Patienten fällt, Gewicht zu verlieren, sind wir ihnen gegenüber verpflichtet," [26] alles zu tun, um die Maßnahmen zur Lebensstilintervention zu optimieren. Wer nicht realisiert hat, dass die primäre Behandlung von lebensstilbedingten Krankheiten durch Lebensstilintervention erfolgen muss, wird anderen Verfahren das Wort reden und eifrig darauf hinweisen, wie schwer es fällt, den Lebensstil zu ändern. Lebensstilintervention will gelernt sein, und natürlich sind die verschiedenen Verfahren zur Lebensstilintervention verbesserungswürdig.

1.3 Zur Nutzung des Potenzials nicht medikamentöser Maßnahmen

1.3.1 Gleichzeitiger Einsatz

Um das präventive Potenzial der nicht medikamentösen Maßnahmen optimal zu nutzen, müssen sie gemeinsam, d.h. gleichzeitig zum Einsatz kommen. Dies liegt wesentlich an den unterschiedlichen Wirkungsmechanismen, die ihren protektiven Effekten zugrunde liegen. Ein gut dokumentiertes Beispiel ist die Primär- und Sekundärprävention der arteriellen Hypertonie durch „gesunde" Ernährung und ausreichende körperliche Aktivität [30].

Ungenügende körperliche Aktivität und ein überhöhter Body-Mass-Index, der vorwiegend durch Bewegungsmangel und Überernährung bedingt ist, sind **unabhängige** Risikofaktoren für die Entwicklung einer arteriellen Hypertonie. Die Effekte der Steigerung der körperlichen Aktivität und der

Gewichtsabnahme bei der Normalisierung der Hypertonie sind additiv. Vermehrte körperliche Aktivität senkt sowohl bei Männern als auch bei Frauen den Blutdruck, unabhängig vom Ausmaß ihrer Adipositas [32]. Daraus folgt, dass Adipöse von vermehrter körperlicher Aktivität profitieren, selbst wenn sie adipös bleiben. Natürlich ist es sinnvoller, den größeren Nutzen der Kombination anzustreben, d.h. zusätzlich das Essverhalten umzustellen mit dem Ziel, Normalgewicht zu erreichen.

Der kombinierte Einsatz ernährungsmedizinischer sowie bewegungstherapeutischer Maßnahmen verringert das Risiko zur Entwicklung mehrerer nicht übertragbarer chronischer Krankheiten und erhöht die Chancen zu ihrer Beseitigung. Wie in der finnischen Diabetes Prevention Study gezeigt, lässt sich bei Adipösen mit gestörter Glukosetoleranz durch Umstellung der Ernährung und vermehrte körperliche Aktivität (30 Minuten/Tag) das Körpergewicht langfristig um durchschnittlich 3–3,5 kg senken, verglichen mit Kontrollen. Durch diese Intervention vermindert sich nicht nur das Risiko zur Entwicklung einer arteriellen Hypertonie, sondern auch eines Typ-2-Diabetes [31].

Nicht übertragbare chronische Krankheiten sind meist Folge nicht „nur" eines, sondern mehrerer ungünstiger Lebensstilfaktoren. Ein charakteristisches Beispiel ist der Typ-2-Diabetes. Etwa 90% der Betroffenen sind adipös (s. Kap. III.4.1), d.h., sie essen zu viel und bewegen sich zu wenig. Häufig sind sie auch eifrige Konsumenten von Alkohol und Tabakwaren. Alle diese Lebensstilfaktoren erhöhen das Risiko für die Entwicklung eines Typ-2-Diabetes (s. Kap. V.2–5). Es ist deswegen sinnvoll und notwendig, gleichzeitig alle krankheitsrelevanten Lebensstilfaktoren auszuschalten. Ein Typ-2-Diabetiker, der erfolgreich „an seinem Körpergewicht gearbeitet hat", der jedoch weiterhin raucht, behält u.a. ein hohes Risiko, eine koronare Herzkrankheit bzw. deren Komplikationen zu entwickeln, darunter tödliche Herzinfarkte. Mit der Begründung, dass es kaum möglich ist, sofort den gesamten Lebensstil zu ändern, empfehlen manche Autoren, ungünstige Gewohnheiten nicht gleichzeitig, sondern eine nach der anderen abzulegen. So wird beispielsweise dazu geraten, adipöse Raucher nicht gleichzeitig den Mühen der Raucherentwöhnung und der Ernährungsumstellung auszusetzen. „Nach erfolgreicher Raucherentwöhnung kann eine Diät angeschlossen werden, weil Raucherentwöhnung meist weniger erfolgreich ist, wenn gleichzeitig eine Diätberatung durchgeführt wird" [30]. Es gibt allerdings keinen evidenzbasierten Beleg dafür, welcher Weg erfolgreicher ist, um einen krankheitsfördernden Lebensstil zu beseitigen, gleichzeitige Maßnahmen gegen alle Teilaspekte eines ungesunden Lebensstils oder die Methode „eins nach dem anderen".

1.3.2 Krankheitsspezifischer Einsatz

Der Einsatz von nicht medikamentösen Verfahren im Rahmen der Primär-, Sekundär- oder Tertiärprävention verlangt ärztlichen Sachverstand und ein besonderes Einfühlungsvermögen in die individuelle Situation des Kranken. So sind die Inhalte der Ernährungsberatung bei einem geheilten Krebspatienten anders als bei weiter bestehender Erkrankung. Im ersten Fall geht es darum, die vielen Prinzipien der „gesunden" Ernährung zu vermitteln, im zweiten Fall kann ganz im Vordergrund stehen, dass der Patient überhaupt isst. Auch der sinnvolle Einsatz der anderen nicht medikamentösen Verfahren wie Bewegungstherapie oder Entwöhnungstherapie bei Alkoholkonsum bzw. Tabakrauchen verlangt Berücksichtigung krankheitsspezifischer Besonderheiten.

1.3.3 Unerwünschte Wirkungen

Im Vergleich zu den übrigen in der Tabelle 1.1 aufgeführten medizinischen Maßnahmen haben nicht medikamentöse Verfahren wenig unerwünschte Wirkungen (s. auch Kap. VI). Zahlenmäßig am bedeutsamsten ist der Gewichtsanstieg bei erfolgreicher Raucherentwöhnung. Etwa 80% der Raucher, die den Nikotinabusus einstellen, nehmen an Gewicht zu. Der Gewichtsanstieg kann deutlich über 10 kg betragen [33].

Prinzipiell lässt sich ein Gewichtsanstieg während der Raucherentwöhnung vermeiden bzw. vermindern [34]. Deswegen sollte im Rahmen der Raucherentwöhnung eine Ernährungsberatung erfolgen, allerdings nur, wenn das Körpergewicht den Normbereich zu verlassen droht (Body-Mass-Index von 18,5–25 kg/m²). Je höher der BMI zu Beginn des Entwöhnungsprogramms und je ausgeprägter der Gewichtsanstieg im Verlaufe der Entwöhnung, umso notwendiger ist eine ernährungsmedizinische Betreuung. Auch Einschleusung in ein Bewegungs- und Sportprogramm ist sinnvoll. Außerdem sollte auf die appetitstimulierende Wirkung des Alkohols verwiesen werden.

1.3.4 Konsequenzen für die medikamentöse Therapie

Erfolge nicht medikamentöser Verfahren im Rahmen der Sekundär- oder Tertiärprävention haben erhebliche Konsequenzen für die Durchführung sonstiger medizinischer Maßnahmen. Beispielsweise vermindert Gewichtsabnahme das Risiko Adipöser, Komplikationen im Rahmen operativer Eingriffe zu erleiden [35]. Allerdings können bei erfolgreicher Gewichtsabnahme auch Probleme auftreten. So muss eine medikamentöse Behandlung, etwa wegen einer adipositasassoziierten arteriellen Hypertonie oder wegen eines Typ-2-Diabetes nach Gewichtsverlust oft geändert, d.h. reduziert werden. Geschieht dies nicht, können hypotone Blut-druckreaktionen oder hypoglykämische Episoden auftreten, durch die den Patienten erheblicher gesundheitlicher Schaden droht. Dies ist einer der Gründe, warum die Sekundärprävention nicht übertragbarer chronischer Krankheiten in die Hände erfahrener Ärzte gehört.

1.4 Zusammenfassung

Lebensstilbedingte Krankheiten lassen sich per definitionem durch einen vernünftigen Lebensstil (Lebensstilerziehung) vermeiden und durch Lebensstilintervention bessern oder beseitigen (s. auch Kap. V.6). Das Spektrum und Potenzial nicht medikamentöser Verfahren zur Senkung der Zahl chronisch Kranker ist groß. Diese Möglichkeit wird ungenügend genutzt, wie die bisher kläglichen Ergebnisse der Primärprävention und Sekundärprävention zeigen. Anstatt zu sinken, hat die Häufigkeit vermeidbarer chronischer Krankheiten wie die der arteriellen Hypertonie, des Typ-2-Diabetes, der Adipositas oder der chronisch obstruktiven Lungenerkrankung erheblich zugenommen. Inzwischen leiden mindestens zehn Millionen Bundesbürger an solchen Krankheiten (s. Kap. I). Offensichtlich fehlt noch weit gehend das Bewusstsein dafür, dass sich die Zahl chronisch Kranker auch durch Sekundärprävention erheblich senken lässt. Hier ist neues Denken gefragt, und zwar keineswegs nur in der Ärzteschaft (s. Kap. X.1). Förderung „der Prävention", die sich auf Primärprävention beschränkt, wäre unzureichend. Im Übrigen dauert die **Entwicklung** nicht übertragbarer chronischer Krankheiten meist Jahrzehnte, ihre **Beseitigung** bei kompetenter Frühdiagnostik und Frühtherapie, d.h. durch Sekundärprävention, ist vergleichsweise schnell zu erreichen. Der Nutzen von Programmen zur Senkung der Zahl chronisch Kranker durch Sekundärprävention lässt sich also wesentlich schneller objektivieren, als es bei Maßnahmen zur Primärprävention der Fall ist.

Literatur

[1] Caplan G (1964) Principles of preventive psychiatry. Basic Books, New York

[2] Bundesärztekammer, Gesundheitsförderung als Aufgabe der Heilberufe. Stellungnahme der Bundesärztekammer. Dtsch Ärztebl (1993), 90 (Heft 47), C 2129–2139

[3] Manz R, Konzeptionelle Überlegungen zur Prävention. Public Health Forum (2000), 28, 7–8

[4] WHO, Diet, nutrition and the prevention of chronic diseases. World Health Organ Tech Rep Ser (2003); 916 (i-iii), 1–149

[5] Anda R et al., Depressed affect, hopelessness, and the risk of ischemic heart disease in a cohort of US adults. Epidemiology (1993), 4, 285–294

[6] Barefoot JC, Schroll M, Symptoms of depression, acute myocardial infarction and total mortality in a community sample. Circulation (1996), 93, 1976–1980

[7] Ferketich AK et al., Depression as an antecedent to heart disease among women and man in the NHANES I study. Arch Intern Med (2000), 160, 1261–1268

[8] Hemingway H, Marmot M, Evidence based cardiology: psychosocial factors in the aetiology and prognosis of coronary heart disease: systematic review of prospective cohort studis. BMJ (1999), 318, 1460–1467

[9] Yoshimasu K, Relation of type A behaviour pattern and job-related psychosocial factors to nonfatal myocardial infarction: a case-control study of Japanese male workers and women. Psychosom Med (2001), 63, 797–804

[10] Sacker A et al., The relationship between job strain and coronary heart disease: evidence from an English sample of the working male population. Psychol Med (2001), 31, 279–290

[11] Li J et al., Myocardial infarction in parents who lost a child: a nationwide prospective cohort study in Denmark. Circulation (2002), 106, 1634–1639

[12] Matthews KA, Gump BB. Chronic work stress and marital dissolution increase risk of posttrial mortality in men from the Multiple Risk Factor Intervention Trial. Arch Intern Med (2002), 162, 309–315

[13] Iso H et al., Perceived mental stress and mortality from cardiovascular disease among Japanese men and women : the Japan Collaborative Cohort Study for Evaluation of Cancer Risk Sponsored by Monbusho (JACC Study). Circulation (2002), 106, 1229–1236

[14] Kirimaki M et al., Work stress and risk of cardiovascular mortality: prospective cohort study of industrial employees. BMJ (2002), 325, 857–861

[15] Stansfeld SA et al., Psychological distress as a risk factor for coronary heart disease in the Whitehall II Study. Int J Epidemiol (2002), 31, 248–255

[16] Welin C et al., Myocardial infarction in relation to work, family and life events. Cardiovasc Risk Factors (1995), 5, 30–38

[17] Welin C et al., Psychological characteristics in patients with myocardial infarction: A case-control study. Cardiovacs Risk Factors (1994), 4, 154–161

[18] Rosengren A, Tibblin G, Wilhelmsen L, Self-perceived psychological stress and incidence of coronary artery disease in middle-aged men. Am J Cardiol (1991), 68, 1171–1175

[19] Perscott E et al., Vital exhaustion as a risk factor for ischaemic heart disease and all-cause mortality in a community sample. a prospective study of 4084 men and 5479 women in the Copenhagen City Heart Study. Int J Epidemiol (2003), 32, 990–997

[20] Rosengren A et al., Association of psychosocial risk factors with risk of acute myocardial infarction in 11119 cases and 13648 controls from 52 countries (the INTERHEART study): case-control study. Lancet (2004), 364, 953–962

[21] Wald NJ, Law MR, A strategy to reduce cardiovascular disease by more than 80%. BMJ (2003), 326, 1419–1423

[22] Blech J (2003) Die Krankheitserfinder. Wie wir zu Patienten gemacht werden. S. Fischer, Frankfurt am Main

[23] Wie man Krankheiten passend zu Präparaten konstruiert. Buchbesprechung. Der Arzneimittelbrief (2004), 36, 8

[24] Atkinson RL, Stern JS (1998) Weight Cycling. Definitions, Meachismus, and Problems with Interpretation. In: Bray GA, Bouchard C, James WPT (Ed.), Handbook of Obesity, 791–804. Marcel Dekker, New York, Basel, Hong Kong

[25] World Cancer Research Fund (1997) Food, Nutrition and the Prevention of Cancer: a Global Perspective. In: Association with American Institute for Cancer Research,

216–251. BANTA Book Group, Menasha, Wisconcin

[26] Goodfriend TL, Calhoun D, Resistant Hypertension, Obesity, Sleep Apnea, and Aldosterone. Theory and Therapy. Hypertension (2004), 43, 518–524

[27] Garrison RJ et al., Incidence and precursors of hypertension in young adults: the Framingham offspring study. Prev Med (1987), 16, 234–251

[28] Rexrode KM, Manson JE, Hennekens CH, Obesity and cardiovascular disease. Curr Opin Cardiol (1996), 11, 490–495

[29] Schauder P (2003) Mangelernährung und Krebs. In: Schauder P, Ollenschläger G (Hrsg.), Ernährungsmedizin – Prävention und Therapie, 499–517. Urban und Fischer, München, Jena

[30] Hu G et al., Relationssship of physical activity and body mass index to the risk of hypertension: a prospective study in Finland. Hypertension (2004), 43, 25–30

[31] Tuomiletho J et al., Prevention of typ 2 diabetes mellitus with impaired glucose tolerance. N Engl J Med (2001), 344, 1343–1350

[32] Hall SM et al., Weight gain prevention and smoking cessation: cautionary findings. Am J Public Health (1992), 82, 799–803

[33] Williamson DF et al., Smoking cessation and severity of weight gain in a national cohort. N Eng J Med (1991), 324, 739–745

[34] Danielsson T, Rossner S, Westin A, Open randomized trial of intermittent very low energy diet together with nicotine gum for stopping smoking in women who gained weight in previous attempts to quit. BMJ (1999), 319, 490–493

[35] Hauner H (2003) Adipositas – Klinik und Ernährungstherapie. In: Schauder P, Ollenschläger G (Hrsg.), Ernährungsmedizin – Prävention und Therapie, 537–551. Urban und Fischer, München, Jena

2 Ernährung – ernährungsmedizinische Betreuung

A. Hahn, U. Wahrburg, P. Schauder

2.1 Einleitung

Abgesehen von den letzten drei bis vier Generationen waren über Jahrmillionen die gesundheitlichen Probleme der meisten Menschen durch Nahrungsmittelengpässe (Unterernährung) und Infektionskrankheiten geprägt [1]. Dies hat sich für die Mehrheit der Weltbevölkerung grundlegend gewandelt. Innerhalb kürzester Zeit führten Fortschritte auf den Gebieten der Lebensmittelerzeugung und der Medizin dazu, dass Infektionskrankheiten als primäre Todesursache in den Industrieländern nur noch eine geringe Rolle spielen. Insbesondere die mit der Technisierung der Agrarwirtschaft verbundene Sicherstellung eines ganzjährig konstanten Lebensmittelangebotes ermöglichte die Überwindung nutritiver Defizite und dadurch bedingter Todesfälle [2].

Inzwischen hat sich die Überernährung, die durchaus mit Defiziten einzelner Nährstoffe einhergehen kann, zu einem der ernsthaftesten gesundheitlichen Probleme entwickelt. Überernährung ist zusammen mit anderen Lebensstilfaktoren die Hauptursache für den immer noch zunehmenden Anstieg nicht übertragbarer chronischer Krankheiten. Angemessene Ernährung kann einen wesentlichen Beitrag zur Verhinderung des Auftretens dieser Krankheiten leisten (Primärprävention). Bei den vielen Millionen Menschen, die an einer nicht übertragbaren chronischen Krankheit leiden, können ernährungsmedizinische Maßnahmen mit großem Erfolg zur Therapie eingesetzt werden (Sekundär-, Tertiärprävention) (s. Kap. I).

2.2 Primärprävention

2.2.1 Physiologische Bedeutung der Ernährung

Aus traditioneller Sicht besteht die physiologische Bedeutung der Ernährung in der Zufuhr von Nährstoffen zur Deckung der energetischen und stofflichen Bedürfnisse des menschlichen Organismus, d.h. zur Vermeidung von Mangelerscheinungen und zur Sicherstellung des Überlebens. Hierzu bedarf es der Aufnahme von Nährstoffen, d.h. von Proteinen, Fetten, Kohlenhydraten, Mineralstoffen, Vitaminen und Wasser. Erfolgt die Aufnahme in den empfohlenen Mengen, sind Bau- und Funktionserhalt des Organismus gesichert. Die Empfehlungen der dazu wünschenswerten Nährstoffzufuhr werden unter Berücksichtigung des aktuellen Wissensstandes ständig aktualisiert. Ein Beispiel ist die kürzlich erfolgte Empfehlung, die Zufuhr einfach ungesättigter Fettsäuren (Ölsäure, Rapsöl) zu erhöhen [3].

Inzwischen wird die physiologische Bedeutung der Ernährung umfassender definiert. Sie besteht nicht nur in der Sicherstellung des Überlebens, sondern in der langfristigen Gesunderhaltung des Organismus [4]. Die so erweiterte Sichtweise geht auf wachsende Erkenntnisse zur Bedeutung klassischer Nährstoffe, aber auch der so genannten sekundären Pflanzenstoffe zurück. Diese biochemisch äußerst heterogene Stoffgruppe besitzt keine Nährstofffunktionen wie die klassischen Nährstoffe. Sie haben aber Effekte, die der langfristigen Gesunderhaltung förderlich sein könnten, und damit der Prävention verschiedener Erkrankungen [5, 6].

Die in den Lebensmitteln enthaltenen klassischen Nährstoffe und sekundären Pflanzenstoffe (Lebensmittelinhaltsstoffe) besitzen vielfältige Wirkungen, darunter solche, die früher eher als „typische" Arzneimittelwirkungen bekannt waren.

Ernährungsphysiologische Bedeutung von Lebensmittelinhaltsstoffen [7]

◢ Energiebereitstellung (z.B. Fett und Kohlenhydrate)
◢ Bausubstanzen für Zellen und Gewebe (Proteine, verschiedene Mineralstoffe)
◢ Kofaktoren von enzymkatalysierten Reaktionen (z.B. Vitamine, zahlreiche Mineralstoffe)
◢ Hormonartige Wirkungen (z.B. Vitamin D, Phytoöstrogene)
◢ Beteiligung an Biotransformation und Detoxifikation (z.B. verschiedene sekundäre Pflanzenstoffe)
◢ Modulation der Zellkommunikation (z.B. Karotinoide)
◢ Inhibierung von Tumorwachstum und -infiltration (z.B. bestimmte Polyphenole)
◢ Regulation gastrointestinaler Funktionen (z.B. Ballaststoffe)
◢ Bestandteile antioxidativer Systeme (z.B. verschiedene Vitamine und sekundäre Pflanzenstoffe)
◢ Beeinflussung der Genexpression (z.B. verschiedene Vitamine, sekundäre Pflanzenstoffe)

Die physiologische Bedeutung einzelner Nährstoffe für den Menschen, vor allem die der sekundären Pflanzenstoffe, sind Gegenstand intensiver Forschung.

2.2.2 Primärpräventiv ausgerichtete Ernährung

Primärpräventive Ernährung strebt optimale Leistungsfähigkeit des Organismus, langfristige Gesunderhaltung sowie Minimierung von Erkrankungsrisiken an. Auf diesem Anspruch basieren die aktuellen Empfehlun-

gen für die Nährstoffzufuhr der Fachgremien verschiedener Länder, beispielsweise die amerikanischen und kanadischen „Dietary Reference Intakes"(DRI) [8, 9]. Ein besonderes Ziel dieser Empfehlungen ist die Reduktion des Auftretens chronischer Krankheiten und damit u.a. eine Verbesserung der Lebensqualität. Auch die Deutsche Gesellschaft für Ernährung sowie die entsprechenden österreichischen und schweizerischen Fachgremien orientieren sich in ihren „Referenzwerten für die Nährstoffzufuhr" an präventiven Zielen [3].

2.2.3 Lebensmittelbezogene Ernährungsempfehlungen

Für die Ernährungspraxis müssen von den wissenschaftlichen Fachgesellschaften die nährstoffbezogenen Empfehlungen in lebensmittelbezogene Vorgaben umgesetzt werden. Es werden sowohl quantitative als auch qualitative Empfehlungen zum Verzehr von Lebensmitteln ausgesprochen. Sie werden zum leichteren Verständnis für die Verbraucher auch in visualisierter Form dargestellt. Während die Deutsche Gesellschaft für Ernährung erst seit neuestem neben der Darstellung als „Ernährungskreis" auch eine Ernährungspyramide publiziert hat, hat sich international die Verwendung von „Ernährungspyramiden" schon durchgesetzt. Folgende Grundzüge einer gesund erhaltenden Ernährung sind wissenschaftlich gut abgesichert und allgemein akzeptiert:

◢ Reichlicher Verzehr von Obst und Gemüse (5–7 Portionen/d)
◢ Regelmäßiger Konsum von Leguminosen, Fisch, Geflügel und Nüsse als bevorzugte Proteinquelle
◢ Verwendung von Getreide vorzugsweise in Form von Vollkornprodukten
◢ Magere Milchprodukte verwenden
◢ Einschränkung des Alkoholkonsums

Trotz prinzipieller Einigkeit über die Grundzüge einer gesunden Ernährung sind die Ernährungspyramiden in den einzelnen Ländern nicht identisch. Dies ist unter anderem auf kulturelle (Ernährungsgewohnheiten) und bevölkerungsspezifische Unterschiede zurückzuführen. So fehlen wegen der weiten Verbreitung der Laktoseintoleranz im asiatischen Raum [10] verständlicherweise in den Ernährungspyramiden dieser Länder Milchprodukte (s. http://www.e-guana.net/organisations). In der Ernährungspyramide für den mediterranen Kulturkreis spielt hingegen das Olivenöl eine zentrale Rolle [11, 12]. Hierzulande werden hingegen, den Verzehrsgewohnheiten ent-

Tabelle V.2.1: Einteilung, Vertreter und Vorkommen sekundärer Pflanzenstoffe

Gruppe	Typische Vertreter	Hauptsächliche Wirkungen	Vorkommen
Carotinoide	α-, β-Carotin, Lycopin, Lutein, Zeaxanthin	antikanzerogen, antioxidativ, immunmodulierend	Obst, Gemüse
Phytosterine	Campesterin, β-Sitosterin, Sigmasterin	antikanzerogen, cholesterinsenkend	Pflanzensamen und -öle, Nüsse
Saponine	Sojasaponine, Sojasapogenine	antikanzerogen, antimikrobiell, cholesterinsenkend	Sojabohnen und -produkte, andere Leguminosen, Cerealien
Glucosinolate, Isothiocyanate, Indole	Glucobrassicin, Sulforaphan, Indol-3-Carbiol	antikanzerogen, antimikrobiell	Kruzifere Gemüse (z.B. Broccoli, Meerrettich, Raps
Polyphenole, Phenolsäuren, Flavonoide	Gallussäure, Kaffeesäure, Ferulasäure, Quercetin, Catechine	antikanzerogen, antimikrobiell, antioxidativ, antithrombotisch, immunmodulierend, antiphlogistisch	Grünkohl, Vollkornweizen, Kleie, Obst, Gemüse, grüner Tee, Trauben
Phytoöstrogene	Isoflavonoide-Daidzein, Genistein, Lignane	antikanzerogen, antioxidativ	Sojabohnen und -produkte, Leinsamen, Roggen, Weizenkleie
Proteaseinhibitoren	Bowmann-Birk-Inhibitor	antikanzerogen, antioxidativ	Leguminosen
Monoterpene	D-Limonen, D-Carvon	antikanzerogen, antimikrobiell	Citrusfrüchte, Kräuter, Gewürze
Sulfide	Alliin, Allicin	antikanzerogen, antimikrobiell, antioxidativ, antithrombotisch, immunmodulierend, antiphlogistisch	Zwiebelgewächse
Lecitine	Phasein, Convalin-A	immunmodulierend, Blutglucose-beeinflussend	Leguminosen

sprechend, kohlenhydratreiche Lebensmittel als Basis betont, insbesondere die bei uns gebräuchlichen Getreidearten sowie Kartoffeln. Der hohe Anteil von Obst und Gemüse erklärt sich nicht nur aus dem hohen Gehalt an lange bekannten klassischen Nährstoffen wie Vitaminen und Mineralstoffen bei meist geringem Energiegehalt, sondern auch wesentlich wegen ihres Gehaltes an Ballaststoffen und sekundären Pflanzenstoffen [5]. Sie werden auch als „Phytochemicals" bezeichnet [13–15] und stehen derzeit im Mittelpunkt ernährungswissenschaftlicher Forschung. Beispiele ihrer vielfältigen Wirkungen in unterschiedlichsten Stoffwechselbereichen sind in Tabelle 2.1 gezeigt. Sekundäre Pflanzenstoffe erklären zunehmend, wie es zu dem gesundheitlichen Nutzen eines hohen Obst- und Gemüseverzehrs kommt, der in einer Vielzahl von Fallkontroll- und Kohortenstudien gezeigt wurde [17–20]. Die Betonung voluminöser und ballaststoffreicher pflanzlicher Lebensmittel führt indirekt zu einer verminderten Aufnahme von energiereichen Lebensmitteln, ein angesichts der hohen Prävalenz der Adipositas in unserer Bevölkerung höchst erwünschter Effekt.

2.2.4 Primärprävention durch Ernährung und wissenschaftliche Evidenz

Bei der wissenschaftlichen Beurteilung der primärpräventiven Wirkung von Ernährung müssen andere Kriterien angelegt werden als bei der Ernährungstherapie. Die im Prinzip berechtigte Forderung nach randomisierten klinischen Interventionsstudien (Evidenzgrad II) mit komplexen Kostformen und klinischen Endpunkten ist kaum zu erfüllen. Die wissenschaftliche Evidenz primärpräventiv ausgerichteter Ernährungsempfehlungen beruht im Wesentlichen auf Kohorten- und Fallkontrollstudien. Eine wesentliche Erkenntnis aus diesen Studien ist, dass die besprochenen präventiven Ernährungsempfehlungen nicht nur zur Prävention **einer**, sondern **vieler** Erkrankungen geeignet sind. Dies kann als gesichert gelten für atherosklerosebedingte Herz-Kreislauf-Erkrankungen [21], maligne Tumoren [22, 23] und Diabetes mellitus Typ 2 [24, 25]. Nachdem kürzlich auch eine Assoziation zwischen dem Lipidstoffwechsel und dem Osteoporose-Risiko nachgewiesen wurde, kann eine kardioprotektive Ernährung vermutlich auch als günstig für die Gesunderhaltung des Skelettsystems angesehen werden [26–28]. Bislang liegen keinerlei Hinweise vor, wonach eine Ernährung, die den vorgenannten Erkrankungen vorbeugt, in irgendeiner Hinsicht negativ zu bewerten wäre.

Neue Entwicklungen und offene Fragen

Wie andere Wissenschaften auch ist die Ernährungswissenschaft einem ständigen Erkenntniszuwachs unterworfen. Dies bedeutet, dass bisweilen bestehende Auffassungen ergänzt oder revidiert werden müssen. Eine solche Entwicklung zeichnet sich gegenwärtig bei der ernährungsphysiologischen Bewertung einzelner Lebensmittel ab. Während die gesundheitliche Bedeutung der im Abschnitt 2.2.3 aufgeführten Lebensmittelgruppen allgemein anerkannt ist, bestehen für andere Lebensmittel unterschiedliche Auffassungen. Dies betrifft vor allem die Gruppe der stärkereichen Lebensmittel, also Getreide- und Kartoffelprodukte [29]. Galten diese bislang ohne Einschränkung als besonders empfehlenswert, so zeigen neuere Daten ein differenzierteres Bild. Danach sind nur Vollkornprodukte gesundheitlich von Vorteil [30–32], während ballaststoffarme, raffinierte Getreideprodukte wegen der dadurch induzierten hohen Insulinsekretion als Risikofaktoren für die Entstehung von Diabetes mellitus Typ 2 [23] und Krebserkrankungen [34] diskutiert werden. Gleiches wird für Kostformen postuliert, die einen hohen

Anteil an Kartoffeln enthalten und dabei ballaststoffarm sind. Inwieweit diese vorwiegend an großen US-amerikanischen Kollektiven erhobenen Befunde auch auf die Situation in Europa und insbesondere in Deutschland zu übertragen sind, ist nicht abschließend geklärt. Sicher ist zum gegenwärtigen Zeitpunkt allerdings, dass ein erhöhter Konsum von **Vollkornprodukten** bei einer Vielzahl von Erkrankungen protektive Eigenschaften besitzt. Daher sollten diese bevorzugt werden.

Ebenfalls kontrovers diskutiert wird derzeit die Bedeutung des Fettanteils in der Ernährung im Hinblick auf die Primärprävention der Adipositas. Dabei wird die früher als gesichert angesehene Auffassung in Frage gestellt, wonach mit steigendem Fettanteil das Adipositasrisiko ansteigt. Entscheidend soll demnach nicht primär der Fettanteil an der Gesamtenergiezufuhr sein, sondern vielmehr die gesamte Energieaufnahme in Relation zum Energieverbrauch [35, 36].

2.3 Sekundärprävention

Die ernährungsmedizinische Betreuung Kranker (Sekundärprävention) fußt zwar auf den ernährungswissenschaftlichen Erkenntnissen, die für Gesunde gelten, sie muss aber auch die jeweils krankheitsspezifische Situation berücksichtigen. So steht bei der ernährungsmedizinischen Therapie nicht übertragbarer chronischer Krankheiten zunächst oft die Verordnung einer Reduktionsdiät im Vordergrund, d.h. einer energiearmen Kost, die zu Gewichtsabnahme führt. Je nach Krankheit oder Krankheitskomplikation können einzelne Nährstoffe besondere therapeutische Bedeutung gewinnen, beispielsweise Kalzium und Vitamin D zur Therapie der Osteoporose („Defizitausgleich") oder Omega-3-Fettsäuren bei Fettstoffwechselstörungen und koronarer Herzerkrankung. Um den Therapieerfolg langfristig zu stabilisie-

ren, gilt es eingefahrene „falsche" Essgewohnheiten so zu verändern, dass sie den Prinzipien einer primärpräventiv ausgerichteten Ernährung entsprechen.

2.3.1 Diabetes mellitus Typ 2

Der Diabetes mellitus Typ 2 gehört zu den Krankheiten, bei denen besonders gute Chancen bestehen, durch ernährungsmedizinische Maßnahmen im Rahmen der Sekundärprävention die Zahl der Betroffenen deutlich zu senken.

Ausgangslage
Etwa 90% aller Typ-2-Diabetiker sind adipös (s. Kap. III.4.1). Keine andere potenziell vermeidbare nicht übertragbare chronische Krankheit ist so eng mit der Adipositas assoziiert wie der Typ-2-Diabetes. Eine Zunahme des Körpergewichts mit einem Anstieg des Body-Mass-Index (BMI) von 21 kg/m² auf einen BMI von 35 kg/m² ist mit einer 40fachen Zunahme des Diabetesrisikos assoziiert (Nurses Health Study; s. Kap. III.4.1). Wenn adipöse Typ-2-Diabetiker ihr Körpergewicht reduzieren, können sich sämtliche Symptome des Diabetes zurückbilden. Dies gilt auch dann, wenn der Diabetes seit Jahren besteht.

Die bisher überzeugendsten Langzeitergebnisse wurden nach chirurgischer Therapie der Adipositas erreicht, beispielsweise nach Anlage eines Magen-Bypasses. Bei der ganz überwiegenden Zahl der adipösen Diabetiker kommt es im Rahmen des postoperativen Gewichtsverlustes zu einer Normalisierung der Blutglukose [37–45], zu einem Verschwinden der Insulinresistenz sowie zu einer Normalisierung der Insulinsekretion [46, 47] einschließlich der glukoseinduzierten akuten Insulinfreisetzung [48].

Für die weitaus meisten Adipösen ist die Therapie der Wahl die Vermeidung eines Adipositas fördernden Lebensstils, darunter

Überernährung, Bewegungsmangel und Alkoholabusus. Die weiterhin steigende Prävalenz der Adipositas in der Bevölkerung zeigt, dass diese Strategie derzeit nicht hoch im Kurs steht. Typ-2-Diabetiker sollten von ihren Ärzten daraufhin untersucht werden, ob sie zu denen gehören, die bei einem Lebensstil, der zum Abbau der Adipositas führt, vermutlich alle Symptome des Diabetes mellitus verlieren (s. Kap. I).

Leitlinien der Deutschen Diabetes-Gesellschaft

Die Deutsche Diabetes-Gesellschaft (DDG) hat 2003 evidenzbasierte Leitlinien veröffentlicht, darunter zur „Antihyperglykämischen Therapie des Diabetes mellitus Typ 2" [49]. Darin ist das Wort Adipositas nicht aufgeführt. Die Definition der mehrfach verwendeten Begriffe „Übergewicht" (BMI > 25–27 kg/m²) und „Normalgewicht" (BMI < 25–27 kg/m²) entspricht nicht der derzeit international akzeptierten wissenschaftlichen Definition [50]. Ein kurzer Abschnitt am Ende der Leitlinie weist auf die nicht pharmakologische Therapie hin. Als einziger Kommentar zu ihrer Effektivität wird Folgendes angeführt: „Die Effektivität der nicht medikamentösen Therapie besteht in einer etwa 2%igen Senkung des HbA_{1C}, die in der UKPDS nach drei Monaten erreicht wurde". UKPDS ist das Akronym für United Kingdom Prospective Diabetes Study [51].

In der gleichzeitig von der DDG veröffentlichten Leitlinie „Prävention und Therapie der Adipositas" [52] erfährt man über die Wirksamkeit der nicht medikamentösen antihyperglykämischen Therapie zusätzlich Folgendes:

◢ Senkung des HbA_{1C} um 1–3% bei adipösen Typ-2-Diabetikern durch eine Gewichtsabnahme von 5–10 kg [52]
◢ Abnahme der Nüchternglukose um 30–40 mg/dl pro 10 kg Gewichtsreduktion [53]
◢ Senkung des relativen Risikos für die Konversion von gestörter Glukosetole-ranz zum Typ-2-Diabetes durch eine Gewichtsreduktion von 3,5–5,5 kg um 58% [54, 55].

In der Leitlinie wird nicht darauf hingewiesen, dass die nicht medikamentöse Therapie deutlich bessere Ergebnisse lieferte als die medikamentöse Behandlung [55].

Ziel der Sekundärprävention des Typ-2-Diabetes

Das weitestgehende Ziel der Sekundärprävention bei Typ-2-Diabetes besteht in der Beseitigung aller diabetesassoziierten Symptome. Dazu ist bei den meist adipösen Typ-2-Diabetikern Gewichtsreduktion notwendig. Zu den Faktoren, die dazu beitragen, gehört eine angemessene Ernährung. Adipöse Typ-2-Diabetiker, die ihr Körpergewicht nicht ausreichend reduzieren, um das optimal mögliche Therapieziel zu erreichen, profitieren dennoch, u.a. weil sich der Schweregrad der diabetischen Stoffwechselentgleisung vermindert und weil oft weitere adipositasassoziierte Krankheiten vorliegen, die sich bei Gewichtsreduktion bessern oder beseitigen lassen. Vermutlich wissen die wenigsten Typ-2-Diabetiker, dass sie eine reelle Chance haben, durch Veränderung des Lebensstils zu gesunden. In den Leitlinien wird dieses Therapieziel jedenfalls nicht erwähnt.

2.3.2 Arterielle Hypertonie

Der aktuelle Stellenwert der Ernährung bei der Therapie des Bluthochdrucks wurde kürzlich im siebten Bericht des Joint National Comittee on Prevention, Detection, Evaluation, and Treatment of High Blood Pressure zusammengefasst (JNC 7 Report) [57]. Von anderen Lebensstilfaktoren mit Einfluss auf den Blutdruck sind die körperliche Aktivität und der Alkoholkonsum, jedoch nicht das Tabakrauchen abgehandelt.

Prinzipien der Ernährung bei Hypertonie

Ernährungsmaßnahmen, die zu einer Senkung des Blutdrucks führen können, sind die Reduktion der Energiezufuhr zur Verminderung des Körpergewichts bei Übergewichtigen oder Adipösen [58, 59] sowie der Verzehr einer Diät, reich an Kalium und Kalzium [60, 61] und arm an Natrium [60–62].

Unter den Gründen der arteriellen Hypertonie ist im JNC-7-Report an erster Stelle die Schlaf-Apnoe aufgeführt. Diese Aufzählung ist insofern interessant, als die Adipositas nicht aufgeführt ist.

Ursachen der arteriellen Hypertonie

◢ Schlaf-Apnoe
◢ Medikamente
◢ Chronische Nierenerkrankungen
◢ Primärer Aldosteronismus
◢ Cushing-Syndrom
◢ Phäochromozytom
◢ Koarktation der Aorta
◢ Erkrankungen von Schilddrüse und Nebenschilddrüse

Patienten mit Schlaf-Apnoe sind nahezu immer ausgeprägt adipös, und ausgeprägt Adipöse sind häufig hyperton. Deswegen sollten die zuständigen Fachgesellschaften klären, warum nur die Schlaf-Apnoe und nicht auch die Adipositas als Grund einer Hypertonie aufgeführt wird. Hochdruckformen, deren Gründe bekannt sind („sekundäre Hypertonie"), können geheilt werden [63]. Die Aufnahme der Adipositas als derzeitig häufigster Grund einer arteriellen Hypertonie in die Tabelle des JNC-7-Report wäre ein zusätzliches starkes Argument, Änderungen des Lebensstils zur Therapie der Hypertonie noch mehr in den Vordergrund zu rücken als bisher.

Ausmaß der Blutdrucksenkung

Die Umsetzung der Ernährungsprinzipien zur Blutdrucksenkung, beispielsweise der Verzehr einer Kost, reich an Obst, Gemüse und fettarmen Milchprodukten sowie vergleichsweise arm an Fett und vor allem an gesättigten Fettsäuren, kann, wie u.a. in der DASH-Studie (Dietary Approach to Stop Hypertension) gezeigt, den systolischen Blutdruck um 8–14 mmHg senken [60]. In Kombination mit anderen nicht medikamentösen Maßnahmen wie Gewichtsreduktion, Zunahme der körperlichen Aktivität [64, 65] und Mäßigung beim Konsum von Alkohol [66], lässt sich der systolische Blutdruck zusätzlich senken (s. Tab. 2.2). Modifikationen des Lebensstils können der antihypertensiven Wirkung von Medikamenten ebenbürtig sein [57], wobei die Effekte umso ausgeprägter sind, je mehr Lebensstiländerungen gleichzeitig durchgeführt werden.

Tab. V.2.2: Lebensstilfaktoren bei Hypertonie [57]

Veränderungen	Empfehlungen	Reduktion des systolischen Blutdrucks
Gewichtsreduktion	Anstreben des Normalbereichs (BMI 18,5–25,0 kg/m²)	5–20 mmHg/10 kg Gewichtsverlust
Ernährung gemäß DASH-Studie	Kost reich an Obst, Gemüse, fettarmen Milchprodukten. Reduktion von Gesamtfett und gesättigten Fettsäuren.	8–14 mmHg
Kochsalz-Reduktion	Nicht mehr als 6 g/Tag	2–8 mmHg
Körperliche Aktivität	mindestens 30 min/Tag, möglichst täglich	4–9 mmHg
Mäßiger Alkoholkonsum	Max. 30 g für Männer und 15 g für Frauen	2–4 mmHg

Präventionspotenzial

Das medizinisch optimale Ergebnis der Sekundärprävention der arteriellen Hypertonie ist die Normalisierung des Blutdrucks durch Veränderung des Lebensstils. Damit erübrigt sich eine lebenslange medikamentöse Therapie. Das Erreichen dieses Ziels ist besonders bei Patienten mit einem leichteren Schweregrad der Hypertonie möglich. Im Prinzip besteht also eine große Chance, die Zahl der etwa vier Millionen Hypertoniker in Deutschland (s. Kap. III.5.3) zu senken.

Um diese Chance zu nutzen, müssen mindestens zwei Voraussetzungen geschaffen werden. Die erste besteht darin, veraltetes Lehrbuchwissen über Bord zu werfen. In den 50er Jahren des vergangenen Jahrhunderts litten etwa 95% aller Hochdruckkranken an einer primären (essenziellen) arteriellen Hypertonie, d.h. an einem Bluthochdruck unbekannter Genese. Eine primäre Hypertonie ist definitionsgemäß nicht heilbar. Sie muss lebenslang medikamentös behandelt werden. Nur bei etwa 5% der Patienten lag eine sekundäre, im Prinzip heilbare Form der Hochdruckkrankheit vor [63]. Da in den letzten 50 Jahren die Adipositas erheblich zugenommen hat, ist heutzutage die adipositasassoziierte Hypertonie die häufigste Hochdruckform. Sie lässt sich mit einer statistischen Wahrscheinlichkeit von etwa 70–80% durch nicht medikamentöse Verfahren beseitigen. Wenn Ärzte ein Lehrbuch der Inneren Medizin aufschlagen, finden sie immer noch eine andere Darstellung dieser Zusammenhänge (s. z.B. [63]). Die zweite wesentliche Voraussetzung zur Senkung der Prävalenz der Hypertonie ist die Bereitschaft der Bevölkerung, die in Tabelle 2.2 aufgeführten Lebensstilveränderungen durchzuführen.

Das Senkungspotenzial der arteriellen Hypertonie liegt nach dem Urteil von Expertengremien, darunter dem Sachverständigenrat für die konzertierte Aktion im Gesundheitswesen, bei bis zu 50% [67]. Ein weniger ambitioniertes Ziel, das sich durch Änderung des Lebensstils erreichen lässt, ist ein verbessertes Ansprechen auf antihypertensive Medikamente [57].

2.3.3 Fettstoffwechselstörungen und koronare Herzerkrankung

Hyperlipidämien (Hyperlipoproteinämien), allen voran erhöhte LDL-Cholesterinwerte, zählen unbestritten zu den wichtigsten Risikofaktoren für arteriosklerotische Gefäßerkrankungen. Die erforderlichen Therapiemaßnahmen sind in Art und Intensität abhängig von Form und Schweregrad der Fettstoffwechselstörung (Hypercholesterinämie, Hypertriglyzeridämie oder kombinierte Hyperlipidämie) sowie vom kardiovaskulären Gesamtrisiko des Patienten (s. Kap. III.6.2). Bei allen Formen der Hyperlipidämie stellen jedoch ernährungstherapeutische Maßnahmen die unverzichtbare Basistherapie dar. Die Ernährungsempfehlungen zur Behandlung von Fettstoffwechselstörungen sind nahezu identisch mit denjenigen, die mit breitem Konsens der internationalen Fachgesellschaften zur KHK-Primär- und Sekundärprävention ausgesprochen werden, da auch bei Letzteren die lipidsenkenden Wirkungen im Vordergrund stehen [68, 69]. Sie werden daher im Folgenden gemeinsam diskutiert.

Gesättigte sowie Transfettsäuren

Vorrangig ist im Rahmen einer lipidsenkenden Kost die Modifizierung der Fettzufuhr durch eine Verminderung der gesättigten sowie Trans-Fettsäuren und deren Ersatz durch einfach und mehrfach ungesättigte Fettsäuren (Mono- und Polyensäuren) mit dem Schwerpunkt auf Monoensäuren. Die Wirksamkeit dieser Maßnahmen ist durch zahlreiche kontrollierte Ernährungsstudien nachgewiesen. Gesamt- und LDL-Cholesterinkonzentration werden signifikant reduziert, der Gehalt an HDL-Cholesterin und Serumtriglyzeriden kaum beeinflusst [70, 71].

Für die Fokussierung auf Monoensäuren als Hauptfettquelle spricht primär ihre im Vergleich zu Polyensäuren geringere Anfälligkeit für oxidative Veränderungen, allen voran für die atherogene LDL-Oxidation [72]. Epidemiologische und Interventionsstudien dokumentieren die mit dem veränderten Lipidprofil einhergehende signifikante Verminderung des kardiovaskulären Risikos [73]. Dementsprechend kann der Ersatz gesättigter und Trans-Fettsäuren durch ungesättigte Fettsäuren als eine von drei evidenzbasierten Ernährungsstrategien zur KHK-Prävention gelten [73]. Für die lipidsenkende und kardiopräventive Wirksamkeit einer obligaten und pauschalen Reduzierung der Fettzufuhr fehlt jedoch bislang eine überzeugende Evidenz.

Omega-3-Fettsäuren

Die zweite evidente Strategie besteht in einer Erhöhung der Zufuhr an Omega-3-Fettsäuren [73]. Im Fettstoffwechsel dominiert ihre signifikante serumtriglyzeridsenkende Wirkung, die allerdings lediglich für die beiden langkettigen Vertreter marinen Ursprungs Eicosapentaen- und Docosahexaensäure (C20:5 und C22:6) besteht und nicht für die aus pflanzlichen Ölen stammende α-Linolensäure (C18:3) [74]. Bei einer Aufnahme von 1,5 bis 3 g/Tag werden die Triglyzeride um 25–40% gesenkt [74]. Außerdem wirken Omega-3-Fettsäuren gerinnungs- und entzündungshemmend und verbessern die endotheliale Dysfunktion [75]. Im Rahmen einer Sekundärpräventionsstudie konnte zudem jüngst eine antiarrhythmische Wirkung nachgewiesen werden, die insbesondere zur Abnahme des plötzlichen Herztodes führte [76, 77].

Bislang ist nicht eindeutig geklärt, inwieweit die verschiedenen kardioprotektiven Effekte nicht nur mit Eicosapentaen- und Docosahexaensäure, sondern ebenso mit α-Linolensäure erzielbar sind. Zwar ist eine Umwandlung der Letzteren in die längerkettigen Vertreter im Stoffwechsel grundsätzlich möglich, da die beteiligten Enzyme jedoch

um Omega-3- und Omega-6-Fettsäuren konkurrieren, ist vermutlich auf Grund der dominierenden Omega-6-Fettsäuren die Konversionsrate von α-Linolensäure eher gering. Aus diesem Grunde wird sowohl eine erhöhte Zufuhr an α-Linolensäure (Rapsöl, Walnüsse) als auch an marinen Omega-3-Fettsäuren (Hering, Makrele, Lachs, Thunfisch) empfohlen. Gleichzeitig ist eine Verschiebung der Omega-3- zu Omega-6-Ratio von derzeit rund 1:10 auf 1:5 oder weniger anzustreben. [68, 78]. Die American Heart Association empfiehlt für die Sekundärprävention unter anderem auf Grund der zitierten Interventionsstudien eine tägliche Zufuhr von 1 g Eicosapentaen- und Docosahexaensäure pro Tag, gegebenenfalls in Form von Supplementen [78].

Obst und Gemüse

Als dritte kardiopräventive Ernährungsstrategie gilt eine Kost, die reich an Obst, Gemüse, Getreidevollkornprodukten und Nüssen ist und wenig raffinierte Kohlenhydrate (Zucker, weißes Mehl) enthält [73]. Eine solche Ernährungsweise hat unter anderem einen niedrigen glykämischen Index, ist reich an Ballaststoffen, Vitaminen, Mineralstoffen sowie sekundären Pflanzenstoffen. Wenngleich für eine Reihe der enthaltenen Inhaltsstoffe, z.B. Kalium, antioxidative Vitamine oder Flavonoide, Hinweise auf schützende Wirkungen aus Stoffwechselstudien und/oder prospektiven Beobachtungsstudien vorliegen, so fehlt bislang für die einzelnen Nährstoffe der eindeutige Evidenznachweis aus kontrollierten randomisierten Interventionsstudien. Bei den antioxidativen Vitaminen beispielsweise führt die Vitamin-E-Supplementierung zu keiner Veränderung des KHK-Risikos, während bei β-Carotin sogar ein Anstieg der KHK- und Gesamtmortalität zu verzeichnen ist [79]. Dementsprechend können für Einzelnährstoffe keine dezidierten quantitativen Zufuhrempfehlungen ausgesprochen werden, abgesehen von den oben genannten Empfehlungen zur Fettzufuhr.

Für die protektiven Wirkungen der Lebensmittelgruppen Obst, Gemüse, Getreidevollkornprodukte und Nüsse hingegen gibt es zahlreiche Belege [80]. Sie alle sprechen dafür, dass erst die Gesamtmenge an natürlichen Inhaltsstoffen der Nahrung mit ihren zahlreichen wechselseitigen Interaktionen protektiv wirkt und weniger einzelne Nährstoffe. Diese Erkenntnisse haben zu einem Paradigmenwechsel auch in der Forschung geführt, wo in jüngster Zeit mit Interventionsstudien nicht länger die Einzelnährstoffe, sondern spezifische Ernährungsmuster in ihren Auswirkungen auf das kardiovaskuläre Risiko untersucht werden. Bislang liegen für die Sekundärprävention die Ergebnisse dreier derartiger kontrollierter Ernährungsinterventionsstudien vor [81–83].

Sie alle bestätigen hochsignifikant die Wirksamkeit der genannten Ernährungsregime, d.h. von Kostformen, die wenig gesättigte und Trans-Fettsäuren, dafür mehr Monoensäuren sowie Omega-3-Fettsäuren enthalten, gleichzeitig reich an Obst, Gemüse und Vollkornprodukten sind und damit der traditionellen mediterranen Ernährungsweise entsprechen. Auch der jüngste WHO-Report for Prevention of Chronic Diseases betont die überzeugende Evidenz für die Wirksamkeit dieser Ernährungsmaßnahmen zur KHK-Prävention (s. Tab. 2.3) [84]. Die Umsetzung einer solchen Ernährungsweise führt zu der in Tab. 2.4 dargestellten Nährstoffzusammensetzung und wird so auch von den entsprechenden Fachgesellschaften international empfohlen [68, 69].

Tab. V.2.3: Evidenz für den Einfluss von Lebensstilfaktoren auf das kardiovaskuläre Risiko [84]

Evidenz	Risiko-Reduktion	Keine Beziehung	Risiko-Erhöhung
„Überzeugend"	regelmäßige körperliche Aktivität Linolsäure Fisch und Fischöl (EPA und DHA) Obst und Gemüse Kalium geringe bis mäßige Alkoholzufuhr (für KHK)	Vitamin-E-Supplemente	Myristin- und Palmitinsäure Transfettsäuren hohe Kochsalzzufuhr Übergewicht hohe Alkoholzufuhr (für Schlaganfall)
„Wahrscheinlich"	α-Linolensäure Ölsäure Nicht-Stärke-Polysaccharide Getreidevollkornprodukte Nüsse (ungesalzen) Folsäure	Stearinsäure	Nahrungscholesterin ungefilterter Kaffee

Tab V.2.4: Ernährungsempfehlungen für Primär- und Sekundärprävention von Fettstoffwechselstörungen und KHK [68, 69]

Nährstoff	Zufuhrempfehlung
Gesamtfett	25–35 E%[1]
Gesättigte Fettsäuren plus Transfettsäuren	< 10 E%
Einfach ungesättigte Fettsäuren	bis 20 E%
Mehrfach ungesättigte Fettsäuren, dabei: Verhältnis Omega-6 zu Omega-3: 5:1	7–8 E%
Kohlenhydrate, vor allem solche mit Ballaststoffen und niedrigem glykämischen Index	≥ 50 E%
Raffinierte Kohlenhydrate	< 10 E%
Cholesterin	< 300 mg/Tag
Kochsalz	bis 6 g/Tag

[1] Prozent der Gesamtnahrungsenergie

Zusammengefasst lässt sich schlussfolgern, dass Ernährungsmaßnahmen bei Fettstoffwechselstörungen und zur Primär- und Sekundärprävention der koronaren Herzkrankheit wirksam und unverzichtbar sind. Durch die beschriebene lipidsenkende und kardiopräventive Ernährung ließe sich, in Verbindung mit regelmäßiger körperlicher Aktivität, Vermeidung von Übergewicht und Nichtrauchen ein Großteil der kardiovaskulären Erkrankungen vermeiden.

2.3.4 Osteoporose

Zur Primärprävention der Osteoporose wird eine „knochengesunde" Lebensweise empfohlen, zu der auch eine primärpräventiv ausgerichtete Ernährung gehört (s. Kap. III.7.4). Aus Sicht der Osteoporose-Prävention spielen dabei einige Nährstoffe eine besondere Rolle, darunter Kalzium, Magnesium, Phosphor, Vitamin D und Protein [85].

Die Ernährungsempfehlungen für die Primär- und Sekundärprävention der Osteoporose sind gleich. Zur Prävention der im Alter (> 70 Jahre) häufigen Fragilitätsfrakturen, d.h. von Knochenbrüchen bei nur leichtem („inadäquatem") Trauma, beispielsweise im Bereich des Oberschenkelhalses, ist es nach derzeitiger Datenlage aber sinnvoll, Nährstoffsupplemente zu verordnen, und zwar Kalzium und Vitamin D (s. Kap. III.7.4). Ihre Wirksamkeit unter Studienbedingungen ist erwiesen. Die Supplementierung ist nahezu nebenwirkungsfrei und preiswert. Unabhängig davon sollten die Patienten so weit als möglich die Prinzipien einer primärpräventiv ausgerichteten Ernährung berücksichtigen.

2.3.5 Chronisch obstruktive Lungenerkrankung

Bis vor kurzem war die chronisch obstruktive Lungenerkrankung (COPD) diejenige nicht übertragbare chronische Krankheit, bei der Fragen der Ernährung eine besonders geringe Beachtung fanden. Aus Sicht der Primärprävention war das insofern verständlich, als die mit Abstand wichtigste Einzelursache für die Entstehung der COPD der Tabakkonsum ist (s. Kap. III.8). Allerdings spielt in der Pathogenese der COPD auch die Ernährung eine Rolle. Es gibt Hinweise, dass reichlicher Verzehr von Obst und eine gute Versorgung mit Vitamin C positiv mit der Lungenfunktion korrelieren [86, 87]. Bei manifester COPD spielt die Ernährung in mindestens zwei Bereichen eine zunehmend wichtige Rolle.

COPD und Untergewicht

Die Prävention der Mangelernährung bei COPD wird mit etwa 20–60% angegeben [88, 89]. Zu den vielen Ursachen zählen u.a. verminderte Nahrungsaufnahme wegen Anorexie, beispielsweise auf Grund von Nebenwirkungen der medikamentösen Behandlung, sowie ein erhöhter und nicht ausgeglichener Energiebedarf durch vermehrte Atemarbeit [90].

COPD-Patienten mit einem BMI (< 20 kg/m²) weisen eine niedrigere 5-Jahresüberlebensrate auf als Kontrollpatienten mit einem BMI zwischen 25 und 27 kg/m² [91]. In einer Analyse an 12.803 Patienten zeigte sich, dass Untergewicht das Risiko, an COPD zu versterben, um den Faktor 4,5 steigert und die Hospitalisierungsfrequenz erhöht [92].

Prospektive Untersuchungen an kleinen Patientenzahlen ergaben, dass sich bei untergewichtigen COPD-Patienten ein Gewichtsanstieg erreichen lässt, der mit einer Zunahme der Muskelkraft verbunden ist [93–95]. Eine gute körperliche Leistungsfähigkeit von COPD-Patienten wirkt sich positiv auf die Lungenfunktion aus (s. Kap. III.8). Auch am Beispiel der COPD-assoziierten Mangelernährung zeigt sich somit die Berechtigung und Notwendigkeit der bereits mehrfach erwähnten Resolution des Europarates zur

Prävention der krankheitsassoziierten Mangelernährung (s.Kap. I u. III.8.2).

COPD und Lungenkrebs

Da die meisten COPD-Patienten Raucher sind, ist ihr Risiko erhöht, Lungenkrebs zu entwickeln. Nach derzeitigem Wissensstand senkt eine Kost, die reichlich Obst und Gemüse enthält, das Risiko, an Lungenkrebs zu erkranken, deutlich [96]. Deswegen ist Rauchern dringend zu empfehlen, reichlich Obst und Gemüse zu verzehren. Versuche durch Supplementierung der im Obst und Gemüse möglicherweise antikanzerogen wirkenden Nährstoffe, darunter Betacarotin, das Krebsrisiko zu senken, endeten desaströs. Raucher, die diese Nährstoffsupplemente einnahmen, verstarben häufiger als die Kontrollen [97, 98]. Raucher sollten unbedingt die natürliche Zufuhr von Vitaminen der isolierten Einnahme von Supplementen vorziehen.

Nach gegenwärtigem Kenntnisstand lässt sich durch ernährungsmedizinische Maßnahmen der Verlauf der COPD günstig beeinflussen, sodass die Zahl der stationären Aufnahmen sinkt und die Lebenserwartung steigt. COPD-Patienten sollten deswegen nicht nur medikamentös oder durch High-Tech-Verfahren, beispielsweise in Form der künstlichen Heimbeatmung, behandelt werden, sondern auch durch ernährungsmedizinische Maßnahmen.

2.3.6 Zusammenfassung

Eine primärpräventiv ausgerichtete Ernährung kann zusammen mit anderen Faktoren des Lebensstils, darunter ausreichende körperliche Bewegung, Verzicht auf Tabakkonsum und maßvoller Umgang mit Alkohol, die Prävalenz nicht übertragbarer chronischer Krankheiten erheblich senken.

Chronisch krank bedeutet nicht automatisch lebenslang krank. Das gilt besonders für Patienten mit arterieller Hypertonie oder mit einem Typ-2-Diabetes. Der therapeutische Einsatz der Ernährung im Rahmen der Sekundär- oder Tertiärprävention nicht übertragbarer chronischer Krankheiten kann zur Beseitigung aller Krankheitssymptome, zur Verminderung des Schweregrades der Erkrankung sowie der Zahl von Exazerbationen führen.

Es sollte alles getan werden, um Ärzte und Patienten an diese Zusammenhänge zu erinnern.

Literatur

[1] Phillipson C, Paleonutrition and modern nutrition. World Rev Nutr Diet (1997), 81, 38–48

[2] Kasper H (2000) Ernährungsmedizin und Diätetik. Urban & Fischer, München, Jena

[3] Deutsche Gesellschaft für Ernährung. Österreichische Gesellschaft für Ernährung. Schweizerische Gesellschaft für Ernährungsforschung. Schweizerische Vereinigung für Ernährung (Hrsg.) (2000) Referenzwerte für die Nährstoffzufuhr. Umschau Brauns, Frankfurt a.M.

[4] Hahn A (2001) Nahrungsergänzungsmittel. Wissenschaftliche Verlagsgesellschaft, Stuttgart

[5] Großklaus R, Sekundäre Pflanzenstoffe – Was ist beim Menschen wissenschaftlich hinreichend gesichert? Aktuel Ernaehr Med (2000), 25, 227

[6] Leitzmann C et al. (2003). Ernährung in Prävention und Therapie, 2. Aufl. Hippokrates, Stuttgart

[7] Hahn A, Hagenmeyer M, „Pharmakologische Wirkung": Ein untaugliches Abgrenzungskriterium – und seine irreführende Anwendung durch die Rechtssprechung. ZLR (2003), 30, 707–728

[8] Institute of Medicine, Food and Nutrition Board (1998) Dietary reference intakes: a risk assessment model for establishing upper intake levels of nutrients (pre-publication copy). National Academy Press, Washington DC

[9] Hages M et al., die neuen Dietary reference Intakes – ein Beitrag zur internationalen Harmonisierung der Zufuhrempfehlungen? Ernährungs-Umschau (1999), 46, 130–135

[10] Gudmand-Hoyer E, Skovbjerg H, Disaccharide digestion and maldigestion. Scand J Gastroenterol (1996), 216 (Suppl.), 111–121

[11] Alarcon de la Lastra C et al., Mediterranean diet and health: biological importance of olive oil. Curr. Pharm Dres (2001), 7, 933–950

[12] Sanders TA, Olive oil and the Mediterranean diet. Int J Vitam Nutr Res (2001), 71, 179–184

[13] Surh YJ, Cancer chemoprevention with dietary phytochemicals. Nat Rev Cancer (2003), 3, 768–780

[14] Rivlin RS, Nutrition and cancer prevention: new insights into the role of phytochemicals. Future directions. Adv Exp Med Biol (2001), 492, 255–262

[15] Beecher GR, Phytonutrients' role in metabolism: effects on resistance to degenerative processes. Nutr Rev (1999), 57, S3–6

[16] Hahn A, Ströhle A, Wolters M (2004) Ernährung – Physiologische Grundlagen, Prävention, Therapie. Wissenschaftliche Verlagsgesellschaft, Stuttgart

[17] Eichholzer M et al., The role of folate, antioxidant vitamins and other constituents in fruit and vegetables in the prevention of cardiovascular disease: the epidemiological evidence. Int J Vitam Nutr Res (2001), 71, 5–17

[18] La Vecchia C, Altieri A, Tavani A, Vegetables, fruit, antioxidants and cancer: a review of Italian studies. Eur J Nutr (2001), 40, 261–267

[19] Riboli E, Norat T, Epidemiologic evidence of the protective effect of fruit and vegetables on cancer risk. Am J Clin Nutr (2003), 78 (Suppl. 3), S 559–569

[20] Trichopoulou A et al., Vegetable and fruit: the evidence in their favour and the public health perspective. Int J Vitam Nutr Res (2003), 73, 63–69

[21] Hu FB, Willett WC, Optimal diets for prevention of coronary heart disease. JAMA (2002), 27, 288, 2569–2578

[22] Adami HO et al., Primary and secondary prevention in the reduction of cancer morbidity and mortality. Eur J Cancer (2001), 37 (Suppl. 8), 118–127

[23] Key TJ et al., Diet, nutrition and the prevention of cancer. Public Health Nutr (2004), 7, 187–200

[24] Costacou T, Mayer-Davis EJ, Nutrition and prevention of type 2 diabetes. Annu Rev Nutr (2003), 23, 147–170

[25] Kanaya AM, Narayan KM, Prevention of type 2 diabetes: data from recent trials. Prim Care (2003), 30, 511–526

[26] Poli A et al., Plasma lowdensity lipoprotein cholesterol and bone mass densitometry in postmenopausal women. Obstet Gynecol (2003), 102, 922–926

[27] Ott SM, Diet for the heart of the bone: a biological tradeoff. Am J Clin Nutr (2004), 79, 4–5

[28] Tintut Y, Morony S, Demer LL, Hyperlipidemia promotes osteoclastic potential of bone marrow cells ex vivo. Arterioscler Thromb Vasc Biol (2004), 24, e 6–10

[29] Willett WC, The dietary pyramid: does the foundation need repair? Am J Clin Nutr (1998), 68, 218–219

[30] Slavin JL et al., The role of whole grains in disease prevention. J Am Diet Assoc (2001), 101, 780–785

[31] Anderson JW, Whole grains protect against atherosclerotic cardiovascular disease. Proc Nutr Soc (2003), 62 (1), 135–142

[32] Murtaugh MA et al., Epidemiological support for the protecti0n of whole grains against diabetes. Proc Nutr Soc (2003), 62, 143–9

[33] Willett W, Manson J, Liu S, Glycemic index, glycemic load, and risk of type 2 diabetes. Am J Clin Nutr (2002), 76, S 274–280

[34] Giovannucci E, Insulin, insulin-like growth factors and colon cancer: a review of the evidence. J Nutr (2001), 131 (Suppl.11). S 319–320

[35] Willett WC, Dietary fat plays a major role in obesity: no. Obes Rev (2002), 3, 59–58

[36] Willett WC, Leibel RL, Dietary fat is not a major determinant of body fat. Am J Med (2002), 113 (Suppl 9B), S 47–59

[37] Pories WJ et al. Is type 2 diabetes mellitus (NIDDN) a surgical disease ? Ann Surg (1992), 215, 633–643

[38] Long SD et al., Weight loss in severely obese subjects prevence the progression of impaired glucose tolerance to type 2 diabetes: A longitudinal international study. Diabetes Care (1994), 17, 372–375

[39] Pories WJ et al., Who would have thought it? An operation proves to be the most effective therapy for adult-onset diabetes mellitus. Ann Surg (1995), 222, 339–352

[40] Smith SC, Edwards CB, Goodman GN, Changes in diabetic management after Roux-en-Y gastric bypass. Obes Surg (1996), 6, 345–348

[41] MacDonald Jr KG et al., The gastric bypass operation reduces the progression and mortality of non-insulin-dependend diabetes mellitus. J Gastrointest Surg (1997), 1, 213–220

[42] Cowan GS Jr, Buffington CK, Significant changes in blood pressure, glucose and lipids with gastric bypass surgery. World J Surg (1998), 22, 987–992

[43] Sjostrom CD et al., Reduction in incidence of diabetes, hypertension and lipid disturbances after intentional weight loss induced by bariatric surgery: the SOS Intervention Study. Obes Res (1999), 7, 477–484

[44] Kalfarenzos F et al., Vertical banted gastroplasty versus standard or distal Roux-en-Y gastric bypass bases on specific selection criteria in the morbidly obese: preliminary results. Obes Surg (1999), 9, 433–443.

[45] Buffington CK, Cowan GS Jr (2000) Gastric bypass in the treatment of diabetes, hypertension and lipid/lipoprotein abnormalities of the morbidly obese. In: Detiel M, Cowan GS Jr (Ed.), Update: Surgery for the Morbidly Obese Patient, 435–449. FD-Lommunications, Toronto

[46] Lextieyhe MR et al., Postgastroplasty recovery of ideal body weight normalizes glucose and insulin metabolism in obese women. J Clin Endocrinol Metab (1994), 80, 364–369

[47] Scheen AJ et al., Glucose metabolism in obese subjects lessons from OGTT, IVGTT and damp studies. Int J obes (1995), 19 (Suppl. 3), S 14–20

[48] Polyzogopoulo EV et al., Restauration of euglycemia and normal acute insulin response to glucose in obese subjects with type 2 diabetes following bariatric surgery. Diabetes (2003), 52, 1098–1103

[49] Deutsche Diabetesgesellschaft: Evidenzbasierte Leitlinien. Antihyperglykämische Therapie des Diabetes mellitus Typ 2. Diabetes und Stoffwechsel (2003), 12 (Suppl. 2), 13–31

[50] WHO, Obesity preventing and managing the global epidemic. WHO Technical Report Series (2000), 894

[51] UK Prospective Diabetes Study (UKPDS) Group, Intensive blood-glucose control with sulfonylureas or insulin compared with conventional treatment and risk of complications in patients with type 2 diabetes (UKPDS 33). Lancet (1998), 352, 837–853

[52] Deutsche Diabetesgesellschaft: Evidenzbasierte Leitlinien. Prävention und Therapie der Adipositas. Diabetes und Stoffwechsel (2003), 12 (Suppl. 2), 35–44

[53] Brown SA et al., Promoting weight loss in type II diabetes. Diabetes Care (1996), 19, 613–624

[54] Anderson JW, Konz EC, Frederich RC, Wood CL Long-term weight-loss maintenance. A meta-analysis of US Studies. Am J Clin Nutr (2002), 74, 579–584

[55] Tuomiletho et al., Finnish Diabetes Prevention Study Group: Prevention of type 2 diabetes mellitus by changes in lifestyle among subjects with impaired glucose tolerance. N Engl J Med (2001), 344, 1343-1350

[56] Knowler WC et al., Diabetes Prevention Program Research Group: Reduction in the incidence of type 2 diabetes with lifestyle intervention or metformin. N Engl J Med (2002), 346, 393–403

[57] The Seventh Report of the Joint National Comittee on Prevention, Detection, Evaluation and Treatment of High Blood Pressure. JAMA (2003), 289, 2560–2572

[58] The Trials of Hypertension Prevention Collaborative Research Group, Effects of weight loss and sodium reduction intervention on blood pressure and hypertension incidence in overweight people with high-normal blood pressure. Arch Intern Med (1997), 157, 647–667

[59] He J et al., Long-term effects of weight loss and dietary sodium reduction on incidence of hypertension. Hypertension (2000), 35, 544–549

[60] Sacks FM et al., For the DASH-Sodium Collaborative Research Group. Effects on blood pressure of reduced dietary sodium and the Dietary Approaches to Stop Hypertension (DASH) diet. N Engl J Med (2001), 344, 3–10

[61] Vollmer WM et al., Effects of diet and sodium intake on blood pressure. Ann Intern Med (2001), 135, 1019–1028

[62] Chobanian AV, Hill M, National Heart, Lung and Blood Institute Workshop on Sodium and Blood Pressure: a critical review of current scientific evidence. Hypertension (2001), 35, 858–863

[63] Kreutz R, Paul M, Ganten D (2000) Hypertonie. In: Gehrok W et al. (Hrsg.), Die Innere Medizin, 377–399. Schattauer, Stuttgart, New York

[64] Kelley GA, Kelley KS, Progressive resistance exercise and resting blood pressure. Hypertension (2000), 35, 838–843

[65] Whelton SP et al., Effect of aerobic exercise on blood pressure. Ann Intern Med (2002), 136, 493–503

[66] Xin X et al., Effects of alcohol reduction on blood pressure. Hypertension (2001), 38, 1112–1117

[67] Sachverständigenrat für die Konzertierte Aktion im Gesundheitswesen. Bedarfsgerechtigkeit und Wirtschaftlichkeit. Band III. 2: Ausgewählte Erkrankungen: Ischämische Herzkrankheiten, Schlaganfall und chronische, obstruktive Lungenkrankheiten. Gutachten 2000/2001, Nomos Verlag, Baden-Baden

[68] International Task Force for Prevention of Coronary Heart Disease and International Atherosclerosis Society (2003) Pocket guide to prevention of coronary heart disease. Bruckmeier Verlag, Grünwald

[69] Expert Panel on Detection, Evaluation, and Treatment of High Blood Cholesterol in Adults, Executive Summary of the Third Report of the National Cholesterol Education Program (NCEP) Expert Panel on Detection, Evaluation, and Treatment of High Blood Cholesterol in Adults (Adult Treatment Panel III). JAMA (2001), 285, 2486–2497

[70] Gardner CD, Kraemer HC, Monounsaturated versus polyunsaturated dietary fat and serum lipids: a meta-analysis. Arterioscler Throm Vasc Biol (1995), 15, 1918–1927

[71] Mensink RP et al., Effects of dietary fatty acids and carbohydrates on the ratio of serum total to HDL cholesterol and on serum lipids and apolipoproteins: a meta-analysis of 60 controlled trials. Am J Clin Nutr (2003), 77, 1146–1155

[72] Kratz M et al., Effects of dietary fatty acids on the composition and oxidizability of low-density lipoprotein. Eur J Clin Nutr (2002), 56, 72–81

[73] Hu FB, Willett WC, Optimal diets for prevention of coronary heart disease. JAMA (2002), 288, 2569–2578

[74] Harris WS, N-3 fatty acids and serum lipoproteins: human studies. Am J Clin Nutr (1997), 65, S 1645–1654

[75] Connor WE, Importance of n-3 fatty acids in health and disease. Am J Clin Nutr (2000), 71, S 171–175

[76] GISSI-Prevenzione Investigators, Dietary supplementation with n-3 polyunsaturated fatty acids and vitamin E after myocardial infarction: results of the GISSI-Prevenzione trial. Lancet (1999), 354, 447–455

[77] Marchioli R et al. (for the GISSI-Prevenzione Investigators), Early protection against sudden death by n-3 polyunsaturated fatty acids after myocardial infarction. Time-course analysis of the results of the GISSI-Prevenzione trial. Circulation (2002), 105, 1897–1903

[78] Kris-Etherton et al. (for the Nutrition Committee), American Heart Association Scientific Statement: Fish consumption, fish oil, omega-3 fatty acids, and cardiovascular disease. Circulation (2002), 106, 2747–2757

[79] Vivekananthan DP et al., Use of antioxidant vitamins for the prevention of cardiovascular disease: meta-analysis of randomised trials. Lancet (2003), 361, 2017–2023

[80] Hu FB, Plant based foods and prevention of cardiovascular disease: an overview. Am J Clin Nutr (2003), 78, S 544–551

[81] deLorgeril M et al., Mediterranean diet, traditional risk factors, and the rate of cardiovascular complications after myocardial infarction. Final report of the Lyon Diet Heart Study. Circulation (1999), 99, 779–785

[82] Sing RB et al., Effect of an Indo-Mediterranean diet on progression of coronary artery disease in high risk patients (Indo-Mediterranean Diet Heart Study): a randomised single-blind trial. Lancet (2002), 360, 1455–1461

[83] Barzi F et al. (for the GISSI-Prevenzione Investigators), Mediterranean diet and all-causes mortality after myocardial infarction: results from the GISSI-Prevenzione trial. Eur J Clin Nutr (2003), 57, 604–611

[84] World Health Organization, Diet, nutrition and the prevention of chronic diseases. Report of a Joint WHO/FAO Expert Consultation. WHO Technical Report Series, (2003), 916, 81-94

[85] Allolio B (2003) Osteoporose. In: Schauder P, Ollengschläger G (Hrsg.), Ernährungsmedizin. Therapie und Prävention, 2. Aufl., 906–912. Urban & Fischer, München, Jena

[86] Devereux G, Seaton A, Why don't we give chest patients dietary advice. Thorax (2001), 56 (Suppl. II), ii 15–22

[87] Mc Keever TM et al., Prospective Study on Diet and Decline in Lungfunction in a general population. Am J Respir Crit Care Med (2002), 165, 1299–1303

[88] Donahoe M, Nutritional support in advanced lung disease. The pulmonary cochexia syndrom. Clin Chest Med (1997), 18, 547–561

[89] Bargon J, Müller V, Malnutrition bei COPD. Pneumologie (2001), 55, 475–480

[90] Heilmann H (2003) Pneumologische Erkrankungen. In: Schauder P, Ollenschläger G, (Hrsg.), Ernährungsmedizin. Prävention und Therapie, 2. Aufl., 890–894. Urban & Fischer, München, Jena

[91] Gray-Donald K et al., Nutritional status and mortality in chronic obstructive pulmonary disease. Am J Respir Crit Care Med (1996), 153, 961–966

[92] Chailleux E, Laban JP, Veale D, Prognostic value of nutritional depletion in patients with COPD treated by long-term oxigen therapy. Chest (2003), 123, 1460–1466

[93] Thomson C, Nutritional support in advanced pulmonary disease. Respiratory Medicine (1997), 91, 249–254

[94] Wilson DO, Rogers RM, Hoffmann RM, State of the art. Nutrition and chronic lung disease. Am Rev Respir Dis (1985), 132, 1347–1365

[95] Wilson DO et al., Nutritional intervention in malnourished patients with emphysema. Am Rev Respir Dis (1986), 134, 672–677

[96] World Cancer Research Fund – American Institute for Cancer Research (1997) Food, Nutrition and the Prevention of Cancer: a global perspective, Banta Book Group, Manasha, WI

[97] Alpha-Tocopherol, Beta Carotene Cancer Prevention Study Group, The effect of vitamin E and beta-carotene on the incidence of lung cancer and other cancers in male smokers. N Engl J Med (1994), 300, 1029–1035

[98] Ommen GS et al., Effects of a combination of beta carotene and vitamin A on lung cancer and cardiovascular disease. N Engl J Med (1996), 334, 1150–1155

3 Tabakabstinenz

K. O. Haustein, D. Felten, S. Andreas

Der bedrohliche Anstieg der Häufigkeit so genannter nicht übertragbarer chronischer Krankheiten in den Industriestaaten und den sich entwickelnden Ländern ist wesentlich durch das Rauchen von Tabak mitverursacht (s. Prolog). Für manche dieser Krankheiten, d.h. für die chronisch obstruktive Lungenerkrankung und das Bronchialkarzinom, gilt Tabakkonsum als der mit Abstand wichtigste auslösende Faktor. Bei anderen ist die ätiologische Bedeutung des Tabakkonsums weniger dominant, beispielsweise bei der koronaren Herzkrankheit (KHK). Vergleichsweise wenig Beachtung fanden bisher Zusammenhänge zwischen Tabakkonsum und Typ-2-Diabetes, Fettstoffwechselstörungen sowie Osteoporose. Die wesentlichen Gründe, die für die Intensivierung des Kampfes gegen Tabakrauchen sprechen, sind in verschiedenen deutschsprachigen Monografien niedergelegt [1–3].

3.1 Epidemiologie des Tabakkonsums und der Nikotinabhängigkeit

Die im Jahrbuch der Deutschen Hauptstelle für Suchtfragen für das Jahr 2003 [4] publizierten Ergebnisse des Mikrozensus 1999 [5] ergaben, dass sich 28,3% der über 15 Jahre alten Deutschen als Raucher bezeichnen. Der Anteil der Männer (34,7%) liegt deutlich höher als der der Frauen (22,2%). Daraus lässt sich errechnen, dass es in Deutschland fast 20 Millionen Raucher gibt. Zwischen 1991/92 und 1998 ist in Ostdeutschland die Zahl der Frauen, die regelmäßig rauchen, um

mehr als 40% gestiegen. Der Mikrozensus für die Gruppe der 15- bis 24-Jährigen zwischen 1995 und 1999 zeigt einen Zuwachs der Raucher von 10 bzw. 18% (West bzw. Ost) bei männlichen und 13 bzw. 26% (West bzw. Ost) bei weiblichen Jugendlichen. Dies ist für einen solch kurzen Zeitraum ein Besorgnis erregender Anstieg.

Je früher mit dem Rauchen begonnen wird und je länger der Tabakkonsum anhält, umso geringer sind die Chancen, das Rauchen aufzugeben. Deswegen ist ein frühes „Einstiegsalter" bei Rauchern besonders ungünstig. Im Rahmen des Mikrozensus von 1999 wurden Angehörige verschiedener Altersstufen gebeten, ihr Einstiegsalter anzugeben. Es betrug bei Männern 18,5 und bei Frauen 19,7 Jahre [4, 5]. Unter den Rauchern bezeichneten sich 87% als regelmäßige und 13% als gelegentliche Raucher. Fast alle Raucher konsumieren Zigaretten, nur 3,3% rauchen Zigarillos, Zigarren und/oder Pfeife. Für 1999 wurde ein durchschnittlicher Zigarettenkonsum von 15,4 Zigaretten pro Tag errechnet.

Nikotin besitzt ein sehr hohes Suchtpotenzial. Auf der Basis der diagnostischen Kriterien der ICD 10 („international classification of diseases") sind etwa 70–80% der deutschen Raucher nikotinabhängig, d.h. acht bis neun Millionen Männer und fünf bis sechs Millionen Frauen. Es gibt weitaus mehr Nikotinsüchtige als Konsumenten anderer Drogen (ca. 6,8 Millionen). Die Zahl der Alkoholabhängigen in Deutschland wird auf 1,7 Millionen, die der regelmäßigen Cannabis-Konsumenten auf etwa 270.000 und die der Konsumenten „harter" Drogen auf 275.000 geschätzt.

Viele Menschen fühlen sich durch Tabakrauch belästigt und bringen dies zunehmend zum Ausdruck. Nach den Zahlen des Gesundheitssurveys von 1998 fühlen sich 21% der Bürger am Arbeitsplatz (das sind mehr als vier Millionen Beschäftigte), 13% zu Hause und 43% an sonstigen Orten durch Tabakrauchen belästigt [6]. Für das Jahr 1998 gaben 35% der Raucher und 33% der Raucherinnen an, in den vergangen zwölf Monaten mindestens einmal versucht zu haben, das Rauchen einzustellen [7].

3.2 Tabakkonsum und Mortalität

Laut Jahrbuch der Deutschen Hauptstelle für Suchtfragen liegt die Zahl der tabakbedingten Todesfälle pro Jahr bei 111.000 [4]. Davon werden 43.000 durch Krebs, 37.000 durch Kreislauferkrankungen und 20.000 durch Atemwegserkrankungen verursacht. Andere Quellen nennen höhere Zahlen. Welte et al. beziffern die Zahl tabakbedingter Todesfälle für 1993 auf 117.000. Demnach waren 22% aller Todesfälle bei Männern und 5% aller Todesfälle bei Frauen dem Rauchen anzulasten [8]. John und Hanke schätzten die Zahl tabakbedingter Todesfälle für das Jahr 1997 auf 143.000 [9]. Somit schwankt die Zahl der geschätzten tabakbedingten Todesfälle pro Jahr je nach Quelle zwischen etwa 110.000 und 140.000. Daraus lässt sich ableiten, dass im Durchschnitt 384 Menschen täglich an den Folgen des Tabakkonsums versterben, verglichen mit 21 Todesfällen im Straßenverkehr [8, 9]. Jeder zweite langjährige Raucher verstirbt vorzeitig an den Folgen des Zigarettenkonsums. Im Mittel wird die durchschnittliche Lebenserwartung durch Rauchen um zehn Jahre verkürzt. In Abhängigkeit vom täglichen Konsum erreichen lediglich 50–70% der Raucher das 70. Lebensjahr. Raucher, die im Alter von 35 Jahren den Tabakkonsum einstellen, haben die gleiche Lebenserwartung wie Nichtraucher [10].

3.3 Tabakkonsum und Morbidität

Rauchen ist ein entscheidender Faktor für die Entstehung und den Verlauf zahlreicher Krankheiten. Die Genese der meisten dieser Krankheiten ist multifaktoriell. Der prozentuale Anteil der Häufigkeit verschiedener Krankheiten, der vorwiegend dem Rauchen zugeschrieben wird, ist in Tabelle 3.1 gezeigt [11]. Über 80% der Erkrankungen an Lungenkarzinom oder an chronisch obstruktiver Lungenerkrankung werden dem Tabakrauchen angelastet. Bei anderen Erkrankungen liegt der prozentuale Anteil teilweise deutlich niedriger, z.B. 14% bei der myeloischen Leukämie. Einige dieser Schätzungen verdienen Überprüfung, beispielsweise ob Tabakkonsum tatsächlich etwa gleich

Tab. V.3.1: Geschätzte Bedeutung des Tabakrauchens als auslösender Faktor einiger Krankheiten (in Anlehnung an [11])

Krankheit	Vorwiegend durch Tabakrauchen bedingte Prävalenz (%)
Karzinome:	
Lunge	85
HNO-Bereich	68
Ösophagus	71
Blase	34
Nieren	25
Magen	23
Pankreas	28
Myeloische Leukämie	14
Ulkusleiden	56
Lunge:	
COPD[1]	85
Pneumonie	37
Herz-Kreislaufsystem:	
KHK[2]	47
Zerebrovaskuläre Erkrankung	44

[1] COPD = Chronic Obstructive Pulmonary Disease;
[2] KHK = koronare Herzkrankheit

bedeutsam für die Entwicklung der koronaren Herzkrankheit und zerebrovaskulären Erkrankungen ist (47% vs. 44%). Jedenfalls gilt als mit Abstand wichtigste Ursache für die Entwicklung eines Apoplex die arterielle Hypertonie (s. Kap. IV.2). Dies steht in Übereinstimmung mit Studien, die belegen, dass die Korrelation zwischen Tabakrauchen und Apoplex enger ist als die mit der koronaren Herzerkrankung und deren Komplikationen [12].

Auch Passivrauchen hat negative Auswirkungen auf die Gesundheit. Es erhöht u.a. das Risiko, ein Bronchialkarzinom oder eine koronare Herzerkrankung zu entwickeln. Bei Kindern besteht ein gesicherter Zusammenhang zwischen Passivrauchen und Asthma bronchiale, plötzlichem Kindstod und erhöhter Infektanfälligkeit. Rauchen in der Schwangerschaft ist mit Fehlgeburten, erhöhter perinataler Sterblichkeit und Unterentwicklung des Kindes verbunden [1–3].

3.3.1 Arterielle Hypertonie

Im Jahr 1986 schrieb Green in einem Beitrag mit dem Titel „Blood pressure in smokers and nonsmokers: Epidemiologic findings" für das American Heart Journal: „Zigarettenrauchen führt zu einem akuten Blutdruckanstieg. Deswegen ist es paradox, dass in epidemiologischen Studien Raucher einen **niedrigeren** Blutdruck aufweisen als Nichtraucher. Ehemalige Raucher haben tendenziell Blutdruckwerte, die denen von Personen gleichen, die niemals geraucht haben." [13]. Für diese Aussagen zitierte Green 19 Studien und stellte folgende Hypothese zur Diskussion: „Es ist sogar denkbar, dass Rauchen ein Hochdruckleiden verschleiern kann." Seine Schlussfolgerung auf Grund des damaligen Wissensstandes war: „Trotz der konstanten negativen Assoziation zwischen Rauchen und Blutdruck in epidemiologischen Studien bleibt die Ursache unklar." Sie ist heutzutage nicht mehr haltbar.

Es ist unbestritten, dass Rauchen zu einem akuten vorübergehenden Blutdruckanstieg führt, verbunden mit einem Anstieg der Herzfrequenz. Das im Tabakrauch enthaltene Nikotin stimuliert das adrenerge System [14] und vermindert Stickoxyd (NO) sowie Prostazyklin im Gefäßendothel, sodass langfristig eine „Versteifung" der Arterien (Arteriosklerose) und eine Endotheldysfunktion resultieren [15]. Die Rolle der zahlreichen sonstigen Bestandteile in der Pathogenese der arteriellen Hypertonie ist noch vergleichsweise wenig erforscht. Neuere epidemiologische Studien zeigen, dass die Prävalenz der arteriellen Hypertonie bei Rauchern höher ist als bei Nichtrauchern [16–18]. Darüber hinaus konnte in mehreren Interventionsstudien ein Abfall des Blutdrucks nach Beendigung des Rauchens dokumentiert werden [19–21].

Primärprävention
Es fehlen kontrollierte Interventionsstudien zum Einfluss der Primärprävention des Tabakkonsums auf die Prävalenz der arteriellen Hypertonie.

Sekundärprävention
Der Abfall des Blutdrucks nach Beendigung des Tabakkonsums ist durch Interventionsstudien belegt. Nach einwöchiger Tabakkarenz kam es bei 66 Probanden zu einem signifikanten Abfall des 24-Stunden-Blutdruckwertes und der 24-Stunden-Pulsfrequenz [19]. In einer weiteren Studie war der Blutdruck sechs Wochen nach Tabakkarenz signifikant gesenkt (n = 38; p < 0,05) [20]. Bei 1.431 Probanden stieg nach Beendigung des Tabakkonsums der Blutdruck initial kurzfristig an, bevor die Werte auf diejenigen von Nichtrauchern abfielen [21].

Ein unerwartetes Ergebnis erbrachte eine koreanische Studie, in der über einen Zeitraum von vier Jahren bei 8.170 Männern, die in einer Stahlhütte arbeiteten, das Verhalten des Blutdrucks nach erfolgreicher

Raucherentwöhnung untersucht wurde. Die Autoren fanden einen kontinuierlichen Blutdruckanstieg nach Beendigung des Tabakkonsums während des Beobachtungszeitraums [22]. Die Ursache ist unklar. Obwohl die Zusammenhänge zwischen Tabakrauchen und Blutdruckverhalten weiterhin manches Rätsel aufgeben, spricht nach derzeitigem Wissensstand die Mehrheit der Studien dafür, dass sich durch Verzicht bzw. Beendigung von Tabakrauchen das Blutdruckverhalten günstig beeinflussen lässt.

3.3.2 Koronare Herzerkrankung

Die Tatsache, dass Tabakrauchen einer der entscheidenden Gründe für die hohe Prävalenz der koronaren Herzerkrankung und damit verantwortlich für einen hohen Anteil vorzeitiger Todesfälle in der Gesellschaft ist, gehört zu den gesicherten Fakten in der Medizin [12, 23]. Ungeachtet dieser Tatsache wächst die Zahl der Raucher. Inzwischen hat sich der Umgang mit der koronaren Herzerkrankung zu einem High-Tech-Gewerbe entwickelt. Die Ergebnisse dieses Zweiges der Medizin werden durch den anhaltenden Tabakkonsum aber deutlich verschlechtert. So haben Raucher im Vergleich zu Nichtrauchern ein erheblich höheres Risiko, nach interventioneller Koronarangioplasie verengter Herzkranzgefäße oder nach revaskularisierenden Operationen („Bypass") erneut eine Gefäßverengung bzw. einen Gefäßverschluss zu entwickeln [24].

3.3.3 Diabetes mellitus Typ 2

Zigarettenrauchen ist ein unabhängiger Risikofaktor für die Entwicklung eines Typ-2-Diabetes. Nachdem ältere Studien dies nicht nachweisen konnten [25–27], gilt das Tabakrauchen nun auf Grund neuerer Untersuchungen eindeutig als diabetogen, sowohl für Männer als auch für Frauen [28–31]. Nicht übertragbare chronische Krankheiten werden durch viele Faktoren ausgelöst. Der Effekt des Tabakrauchens kann durch solche Faktoren (Confounder) verfälscht werden (Confounding). Um dies auszuschließen, müssen Untersuchungen an großen Kollektiven durchgeführt und Confounder (Störvariablen) berücksichtigt werden. Dies war in neueren Studien der Fall, in denen beispielsweise 114.247 Frauen bzw. 41.810 Männer erfasst wurden, unter Berücksichtigung der Störvariablen Adipositas und Alkoholkonsum [29, 30]. Bei Berücksichtigung dieser Kautelen hatten beispielsweise Männer, die täglich 25 Zigaretten rauchten, fast ein doppelt so hohes relatives Risiko (1,94), einen Typ-2-Diabetes zu entwickeln wie Nichtraucher (95% Konfidenzintervall 1,25–3,03) [30]. Beendigung des Rauchens führt oft zu Gewichtsanstieg und in dessen Gefolge zu einem erhöhten Diabetesrisiko. Langfristig überwiegen aber die Vorteile des Verzichts auf Rauchen [30].

Warum Tabakkonsum das Risiko, einen Typ-2-Diabetes zu entwickeln, erhöht, ist im Einzelnen noch nicht geklärt. Zu den Gründen gehören u.a. die Erzeugung einer Insulinresistenz durch Nikotin und andere im Tabakrauch enthaltene Substanzen [32–34].

Rauchen erhöht nicht nur das Risiko, einen Typ-2-Diabetes zu entwickeln, sondern es hat auch einen ungünstigen Einfluss auf den Krankheitsverlauf. So beschleunigt Rauchen beispielsweise die Progression der diabetischen Niereninsuffizienz, insbesondere wenn sie dialysepflichtig wird [34, 35]. Raucher überleben dann im Durchschnitt sechs Monate, Ex-Raucher bis zu fünf Jahre.

Primärprävention

Es gibt Hinweise darauf, dass man sich einen Diabetes „errauchen" kann, aber es fehlen kontrollierte klinische Studien zum Einfluss der Primärprävention des Tabakrauchens auf die Prävalenz des Typ-2-Diabetes.

Sekundärprävention

Sekundärprävention des Typ-2-Diabetes durch Beendigung von Tabakkonsum ist möglich. Dafür spricht u.a. der Befund, dass sich die durch Tabakkonsum verschlechternde Insulinsensitivität nach Tabakabstinenz wieder normalisiert [36]. Das theoretische Potenzial zur Senkung der Zahl von Typ-2-Diabetikern durch Beendigung des Tabakkonsums lässt sich nicht exakt quantifizieren. Dazu müsste u.a. bekannt sein, wie viele der etwa vier Millionen Typ-2-Diabetiker rauchen und welche relative Bedeutung dem Rauchen für die Manifestation einer diabetischen Stoffwechsellage zukommt, verglichen mit anderen Diabetesursachen wie der Adipositas.

3.3.4 Fettstoffwechselstörungen

Tabakrauchen beeinflusst die Konzentrationen zahlreicher Blutfette [38–40] und gehört zu den Ursachen der sekundären (erworbenen) Fettstoffwechselstörungen (s. Kap. III.6.1). Die erste Metaanalyse über die Assoziation zwischen Zigarettenrauchen und den Konzentrationen von Blutfetten stammt von 1989 und basiert auf 54 Studien [38]. Bei Rauchern fanden sich um durchschnittlich 3% höhere Serumcholesterinspiegel als bei Nichtrauchern. Daraus wurde berechnet, dass dies mit einem 6% höheren Risiko für die Entwicklung einer koronaren Herzkrankheit einhergeht. Weitere mit dem Tabakrauchen assoziierte Veränderungen waren ein Anstieg der LDL- und VLDL-Konzentration (1,7% bzw. 10,4%) und ein Abfall der HDL- und Apo-AI-Konzentration (5,7% bzw. 4,2%), verglichen mit Nichtrauchern [38]. Diese Veränderungen sind dosisabhängig [39] und bilden sich nach Einstellung des Tabakkonsums zurück [40, 41]. Aus der Dosis-Wirkungsbeziehung lässt sich auf einen kausalen Effekt des Tabakrauchens schließen.

Die Effekte werden wohl durch das im Tabakrauch enthaltene Nikotin ausgelöst und nicht durch Störeinflüsse (Confounder) beeinflusst, beispielsweise besondere Ess- oder Trinkgewohnheiten bei Rauchern. Nikotin stimuliert die Freisetzung von Adrenalin aus der Nebennierenrinde und führt zu dem bei Rauchern beobachteten Anstieg freier Fettsäuren im Blut [42]. Rauchen fördert die Fettsäureoxidation, Rauchstopp wirkt entgegengesetzt [60]. Der Wirkungsmechanismus, durch den Nikotin den Blut-Lipidspiegel beeinflusst, ist nicht vollständig geklärt. Hinweise, dass die Effekte ernährungsunabhängig sind, stammen aus Tierversuchen [43]. Nach derzeitigem Wissensstand ist Tabakrauchen ein unabhängiger Risikofaktor für die Entwicklung von Fettstoffwechselstörungen.

Primärprävention

Es fehlen kontrollierte Interventionsstudien zum Einfluss der Primärprävention des Tabakrauchens auf die Prävalenz von Fettstoffwechselstörungen.

Sekundärprävention

Sekundärprävention von Fettstoffwechselstörungen durch Beendigung von Tabakkonsum ist möglich. Dafür sprechen die Studien, dass die Einstellung des Rauchens zu einer Normalisierung der Konzentrationen von Blutfetten führt [40, 41]. Der daraus resultierende medizinische Nutzen hängt u.a. davon ab, ob bereits Komplikationen der Fettstoffwechselstörung aufgetreten sind, beispielsweise eine koronare Herzkrankheit oder eine Osteoporose.

Derzeit gibt es mindestens 15 Millionen Bürger mit einer Fettstoffwechselstörung (s. Kap. III.6.3). Damit besteht im Prinzip ein riesiges Potenzial zur Senkung der Prävalenz der Fettstoffwechselstörungen in der Bevölkerung. Eine exakte Quantifizierung dieses Potenzials ist derzeit aber nicht möglich. Nicht jeder Patient mit einer Fettstoffwechselstörung raucht. Der Anteil der Raucher bei den Patienten mit einer Fettstoffwechselstörung ist nicht bekannt. Auch lässt sich nicht exakt quantifizieren, ob bzw. in welchem Umfang der Verzicht auf Tabakrauchen zu einer Beseitigung von Fettstoffwechselstörungen führen würde, wenn auch andere Ursachen für die Entstehung einer sekundären Fettstoffwechselstörung vorliegen, beispielsweise Fehlernährung oder Alkoholabusus.

3.3.5 Chronisch obstruktive Lungenerkrankung

Tabakrauchen ist die wichtigste, wenn auch nicht die einzige Ursache der chronisch obstruktiven Lungenerkrankung („chronic obstructive pulmonary disease": COPD). Damit lässt sich die COPD im Prinzip vermeiden bzw. wieder beseitigen (s. Kap. III.8.1 u. IV.6) [44–48].

Primärprävention
Die Prävalenz der COPD liegt je nach Studie zwischen 4% und 10% [44]. Unter der Voraussetzung, dass die Prävalenz der Krankheit in der erwachsenen deutschen Bevölkerung 5% beträgt, würden hierzulande etwa drei Millionen Bürger an einer COPD leiden.

Es gibt in Deutschland etwa 22 Millionen Raucher [4, 5]. Etwa 10% bis 20% aller Raucher entwickeln eine COPD [45–47]. Wenn man davon ausgeht, dass 15% aller deutschen Raucher eine COPD entwickeln, entspräche dies einer Zahl von 3,3 Millionen. Nach dieser Rechnung hätten wir heute, vorausgesetzt wir hätten in der Vergangenheit in einer tabakfreien Welt gelebt, anstelle von drei Millionen „nur" 750.000 Patienten mit COPD.

Sekundärprävention
Unter der Bezeichnung COPD werden das Lungenemphysem, also eine Lungenparenchyminsuffizienz, und die chronische Bronchitis zusammengefasst. Eine Lungenparenchyminsuffizienz lässt sich nur symptomatisch behandeln, aber nicht beseitigen (s. Kap. IV.6). Sekundärprävention mit dem Ziel, die Prävalenz der COPD zu senken, ist jedenfalls prinzipiell möglich.

Bei Patienten, bei denen die COPD nicht beseitigt werden kann, lässt sich immerhin der Verlauf der Krankheit günstig beeinflussen. Es besteht jedenfalls kein Zweifel daran, dass sich nach Aufgabe des Rauchens die Lungenfunktion weniger schnell verschlechtert [46, 48]. (Im Rahmen einer fünfjährigen Beobachtungsphase in zehn klinischen Zentren in Kanada und in den USA zeigte sich, dass durch erfolgreiche Raucherentwöhnung bei Rauchern im mittleren Lebensalter und mit mäßiggradig ausgeprägter Obstruktion der altersbezogene Abfall der FEV signifikant vermindert war [48]. Nach derzeitiger Definition wird die günstige Beeinflussung des Verlaufs einer chronischen Erkrankung als Tertiärprävention bezeichnet (s. Kap. II.3).

3.3.6 Osteoporose

Zu den Ursachen, die zur Entwicklung einer Osteoporose und damit zu osteoporoseassoziierten Knochenfrakturen beitragen, gehört der Tabakkonsum (s. Kap. IV.7, Abb. 7.1). Die überwiegende Mehrzahl der Skelettfrakturen ereignen sich bei Menschen mit einer Osteoporose.

Die umfangreichste Analyse der Zusammenhänge zwischen Rauchen und Frakturen stammt von 1999. In ihr sind Daten der Nurses-Health-Study nach einer Laufzeit von zwölf Jahren über den Einfluss des Rauchens und des Einstellens des Tabakkonsums auf die Inzidenz der Oberschenkelfraktur („Hüftgelenksfraktur") berücksichtigt [49]. An der Nurses-Health-Study, die 1976 begonnen wurde, beteiligten sich 121.701 registrierte Krankenschwestern (98% Kaukasierinnen), die bei Studienbeginn 30 bis 55 Jahre alt waren [50]. Nach Korrektur bekannter und möglicher Risikofaktoren für das Auftreten einer Osteoporose, beispielsweise Fehlernährung, Mangelernährung oder Untergewicht, fand sich bei Raucherinnen eine höhere Inzidenz von Hüftgelenksfrakturen als bei Nichtraucherinnen. Von den bis 1999 veröffentlichten zehn Studien fand sich in acht ein erhöhtes Frakturrisiko durch Rauchen [49]. Inzwischen ist die Zahl der Studien, die ein erhöhtes Risiko belegen, weiter gestiegen [51]. Die erhöhte Frakturgefährdung ist dosisabhängig, d.h., sie korreliert mit der Menge der täglich gerauchten Zigaretten [49, 51].

Zehn Jahre nach Beendigung des Rauchens hatten die früheren Raucherinnen ein geringeres Risiko, eine Hüftgelenksfraktur zu entwickeln als Raucherinnen (adjustiertes relatives Risiko 0,7; Konfidenzintervall 0,5–0,9). Sowohl das erhöhte Frakturrisiko bei Raucherinnen als auch das erniedrigte Risiko nach Einstellen des Rauchens ließen sich teilweise auf Unterschiede im Körpergewicht zurückführen [49].

Warum Tabakrauchen die Entwicklung einer Osteoporose fördert, ist nicht vollständig geklärt. Senkung der Blutspiegel von Vitamin D und Parathormon [52, 53], Hemmung der Tätigkeit von Osteoblasten sowie ein erhöhter Östrogenabbau in der Leber [54] scheinen eine Rolle zu spielen.

Primärprävention

Die hohe Prävalenz der Osteoporose in Deutschland ist in Kapitel III.7.3 beschrieben. Der Anteil der Raucherinnen und Raucher, die eine Osteoporose entwickelt haben, ist nicht exakt bekannt, ebenso wenig wie das Ausmaß der Beeinflussung des Effektes von Tabakrauchen durch Störeinflüsse (Confounder), beispielsweise Bewegungsmangel. Damit fehlen die Voraussetzungen für eine realistische Schätzung, wie stark die Prävalenz der Osteoporose bei konsequenter Primärprävention des Tabakkonsums sinken würde.

Sekundärprävention

Da bei ehemaligen Rauchern das erhöhte Frakturrisiko wieder sinkt [49, 51], ist offensichtlich Sekundärprävention der Osteoporose durch Verzicht auf Tabakkonsum möglich. Das dadurch vorhandene Potenzial zur Senkung der Hüftgelenksfrakturen lässt sich aber kaum quantifizieren. Zwar kennt man in etwa die Zahl der osteoporoseassoziierten Hüftgelenksfrakturen, die sich pro Jahr ereignen (etwa 200.000), aber nicht den Anteil der Patienten mit Hüftgelenksfraktur, die Raucher sind.

3.4 Prävention des Tabakkonsums

Tabakkonsum gehört zu den vermeidbaren Risikofaktoren für die Entstehung mehrerer nicht übertragbarer chronischer Krankheiten. Es ist nicht ausreichend, nur aus dem Blickwinkel der jeweils betroffenen Fachdisziplin vor dem Rauchen zu warnen. Der Surgeon General, d.h. der ärztliche Leiter des öffentlichen Gesundheitsdienstes der USA, hat dies folgendermaßen formuliert: „Es ist notwendig, die Gesamtheit der gesundheitlichen Vorteile zu vermitteln, die durch das Einstellen von Tabakkonsum zu erwarten sind." [55]. Mit Bezug auf die Krankheiten, die es zu beseitigen gilt, lässt sich Folgendes hinzufügen:

- Für einige von ihnen ist Tabakkonsum die mit Abstand häufigste Ursache, beispielsweise für das Lungenkarzinom und die chronisch obstruktive Lungenerkrankung.
- Tabakkonsum verschlimmert den klinischen Verlauf der durch ihn verursachten Krankheiten.
- Unbeteiligte erkranken an den Folgen des Passivrauchens.
- In Deutschland versterben jährlich zwischen 110.000 und 140.000 Menschen an den Folgen des Rauchens.

Insofern ist es verständlich, dass auch in Deutschland immer mehr darauf gedrungen wird, die Bevölkerung vor diesen Gefahren zu schützen.

3.4.1 Primärprävention

Primärprävention ist der Königsweg zum Schutz der Bevölkerung vor den Gefahren des Tabakkonsums. Gäbe es keine Tabakwaren, hätten wir in Deutschland viele Millionen Patienten weniger, die an nicht übertragbaren chronischen Krankheiten leiden. Allein die Zahl der Patienten mit COPD läge um über zwei Millionen niedriger. Primärprävention ist durch Verhältnisprävention und/oder Verhaltensprävention möglich.

Zur **Verhältnisprävention** des Tabakkonsums eignen sich prinzipiell u.a. folgende Maßnahmen:

◢ Verbot der Herstellung und des Vertriebs von Tabakwaren
◢ Verschlechterung der Bedingungen für den Vertrieb von Tabakwaren
  – Werbeverbot
  – Hohe Besteuerung
  – Verbot von Zigarettenautomaten etc.
◢ Etablierung raucherfreier Zonen
  – Krankenhäuser
  – Schulen
  – Arbeitsplatz
  – Öffentliche Verkehrsmittel
  – Bahnhöfe
  – Restaurants etc.

Die Liste ließe sich beliebig verlängern. Natürlich muss die Politik mit dem Widerstand all derjenigen rechnen, die vom Tabakkonsum der Bevölkerung wirtschaftlich profitieren.

Zur **Verhaltensprävention** sind prinzipiell u.a. folgende Maßnahmen geeignet:

◢ Aufklärungskampagnen über die Gefahren des Rauchens in
  – Medien
  – Schulen
  – Kindergärten etc.
◢ Verhaltenstraining
  – in Gruppen
  – von Einzelnen etc.

Auch diese Liste lässt sich verlängern. Maßnahmen zur Verhaltensprävention setzen darauf, die Menschen in die Lage zu versetzen, verfügbare Tabakwaren nicht zu kaufen bzw. nicht zu konsumieren.

3.4.2 Sekundärprävention

Die Zahl von etwa 22 Millionen Rauchern in Deutschland zeigt, dass die Primärprävention des Rauchens nicht zu den Erfolgskapiteln unseres Gesundheitssystems gehört. In dieser Situation wäre es töricht, die Möglichkeiten der Sekundärprävention nicht voll zu nutzen, d.h. die Raucherentwöhnung. Anders als bei der Primärprävention, zu der nichtärztliche Berufsgruppen entscheidend beitragen können, ist Sekundärprävention in erster Linie eine Aufgabe der Ärzteschaft, auch die Sekundärprävention des Rauchens (zur näheren Begründung s. auch Prolog). Raucherentwöhnung sollte möglichst frühzeitig erfolgen (Frühdiagnostik), um durch Frühtherapie irreversible Organschäden zu vermeiden. Sind bereits Organschäden eingetreten, ist Raucherentwöhnung als Maßnahme zur Tertiärprävention nicht übertragbarer chronischer Krankheiten einzustufen (s. auch Kap. II.3).

Erfahrungswissen besagt, dass Frühdiagnostik, die im Wesentlichen immer noch auf Eigenangaben der Betroffenen beruht, ein Prädiktor für die erfolgreiche Raucherentwöhnung ist. Dies wurde inzwischen im Rahmen kontrollierter Studien belegt. So sind die Erfolgsquoten der Raucherentwöhnung bei älteren Rauchern höher als bei jüngeren [56].

Für die Raucherentwöhnung stehen sowohl nicht medikamentöse als auch medikamentöse Verfahren zur Verfügung. In Tabelle 3.2 sind nicht medikamentöse Verfahren aufgezeigt und in ihrer Wirksamkeit bewertet. Die Erfolgsrate bei Kombination mehrerer dieser Maßnahmen liegt in der Größenordnung von etwa 10%. Eine zehnminütige ärztliche Beratung als Einzelmaßnahme ist beispielsweise bei etwa 3% der Raucher erfolgreich [11].

Tab. V.3.2: Bewertung nicht medikamentöser Verfahren für die Raucherentwöhnung (vgl. Haustein K.O., Arzneimittelkommission der deutschen Ärzteschaft) [1]

	Odds Ratio	Bewertung
Reduziertes Rauchen		↓↓
Selbsthilfe-Interventionen	1,23 (1,01–1,49)	↔
Selbsthilfe-Intervention mit Telefonberatung	1,62 (1,33–1,97)	↑
Beratung durch eine Funktionsschwester	1,43 (1,24–1,66)	↑
Ärztliche Beratung	1,69 (1,45–1,98)	↑
Gruppentherapie (Verhaltenstherapie)	2,10 (1,64–2,70)	↑↑
Hypnotherapie		+
Akupunktur	1,22 (0,99–1,49)	↓↓

↓   keine Wirksamkeit
↑   Wirksamkeit

Nach den Richtlinien der American Medical Association sollte allen Patienten, die aufhören wollen zu rauchen, auch eine pharmakologische Therapie empfohlen werden [57]. Dazu eignet sich die Nikotinersatztherapie (NET). Sie wurde in den vergangenen zwölf Jahren an über 30 Millionen Rauchern durchgeführt. Der Nutzen ist durch mehrere Metaanalysen belegt, in denen über 100 Stunden ausgewertet wurden [58]. Alternativ oder zusätzlich zur NET kann Buproprion als Mittel zweiter Wahl eingesetzt werden (s. Tab. 3.3). Bupropion besitzt eine schlechtere

Nutzen-Risiko-Relation, d.h. 1–2% schwerste unerwünschte Arzneimittelwirkungen, bis hin zum Suizid [59]. Durch Kombination von Verhaltenstherapie mit medikamentöser Behandlung lässt sich eine Erfolgsquote von etwa 30% erreichen. Dabei wurde Erfolg als Nichtrauchen ein Jahr nach Beendigung der Therapie definiert [11]. Erfahrungen aus der Raucherzentrale Erfurt belegen, dass sich die Erfolgsquote durch ärztliche Betreuung in Kombination mit Nikotinpräparaten, die von der WHO gegenüber Bupropion favorisiert werden, auf 41% steigern lässt [60].

Tab. V.3.3: Bewertung der medikamentösen Raucherentwöhnung [1]

Medikamentöse Verfahren	Odds Ratio	Bewertung
Nikotinersatz (gesamt)*	1,73 (1,60–1,82)	↑↑
Kaugummi	1,63 (1,49–1,79)	↑↑
2- versus 4-mg-Kaugummi	2,67 (1,69–4,22)	↑↑
Pflaster	1,73 (1,56–1,93)	↑↑
Nasalspray	2,27 (1,61–3,20)	↑↑
Inhaler	2,08 (1,43–3,04)	↑↑
Sublingualtablette	1,73 (1,07–2,80)	↑↑
Lozenge 4 mg	3,69 (2,74–4,96)	↑
Bupropion	2,73 (1,90–3,94)	↑↑
Mit Nikotin kombiniert	2,65 (1,58–4,40)	↑

3.4.3 Finanzielle Aspekte

Wenn so weiter geraucht wird wie bisher, werden im Jahre 2050 weltweit etwa 520 Millionen Menschen sterben. Sollte die Hälfte der jüngeren Erwachsenen bis 2020 das Rauchen einstellen, wäre immer noch mit etwa 340 Millionen Tabaktoten zu rechnen (The curbing epidemic).

Im deutschen Bundeshaushalt ist die Tabaksteuer der fünftgrößte Posten (jährliche Einnahmen 11,5 Mrd. EUR). Je weniger Bürger rauchen, umso mehr würden diese Einnahmen sinken. Unter dem Blickwinkel einer finanziellen Gesamtbilanz für unser Land herrscht unter Ökonomen keine Übereinstimmung darüber, ob sich Prävention finanziell lohnt, d.h., ob der Einsatz von Mitteln beispielsweise zur Erstellung einer Infrastruktur für bessere Prävention in einem vernünftigen Verhältnis zur Einsparung von Geldern steht, die derzeit für die Krankheitsbehandlung aufgebracht werden müssen.

Wäre Prävention finanziell nicht zumindest kostenneutral, wäre das Schicksal der Prävention wohl besiegelt. Schließlich gewann die Diskussion über die Notwendigkeit zur Verbesserung der Prävention nicht auf Grund medizinisch-moralisch-ethischer Überlegungen ihre aktuelle Bedeutung, sondern aus finanziellen Gründen, d.h. wegen der Hoffnung, das finanziell marode Gesundheitssystem zu entlasten. Die Frage nach den finanziellen Auswirkungen einer verbesserten Prävention lässt sich allerdings derzeit nicht wissenschaftlich exakt beantworten. Hinsichtlich der Begründung sei u.a. auf Kapitel III.8 verwiesen. Es spricht aber vieles dafür, dass diejenigen Recht behalten werden, die eine finanzielle Entlastung des Gesundheitssystems prognostizieren [11] (s. Kap. III.8).

3.5 Ausblick

Tabakkonsum ist eine wesentliche Ursache für den Anstieg nicht übertragbarer chronischer Krankheiten. Die Weltgesundheitsorganisation empfahl deswegen den Regierungen, Maßnahmen zur Eindämmung des Tabakkonsums hohe Priorität einzuräumen [61]. Die steigenden Kosten für die Behandlung tabakbedingter chronischer Krankheiten, beispielsweise allein für mehr als drei Millionen Menschen mit chronisch obstruktiver Lungenerkrankung, werden letztlich die Politik dazu zwingen, effektive Maßnahmen zur Eindämmung des Tabakkonsums zu ergreifen.

Wie die Zahl von über 15 Millionen Rauchern zeigt, war die Primärprävention des Tabakkonsums nicht sonderlich erfolgreich. Zu den Konsequenzen, die daraus gezogen werden müssen, gehört es, die Sekundärprävention (Raucherentwöhnung) zu forcieren. Um die Erfolge der Prävention des Tabakrauchens zu verbessern, gilt es, sowohl die Möglichkeiten der Verhältnisprävention als auch der Verhaltensprävention intelligenter zu nutzen als bisher.

Die Einstellung der Politik zur Prävention des Tabakkonsums ist ambivalent. So legte die Bundesregierung Widerspruch gegen die Absicht der Europäischen Union ein, die Werbung für Tabakprodukte zu verbieten. Auch die Diskussion über die Modalitäten der Erhöhung der Tabaksteuer zeigt, dass gesundheitliche Belange der Bevölkerung gelegentlich hinter finanzielle Interessen der Politik zurücktreten.

Manche Maßnahmen zur Verhältnisprävention lassen sich durch die Bürger selbst, d.h. auch ohne politische Unterstützung, umsetzen, beispielsweise die Ausweitung raucherfreier Zonen. Hier ist vieles auf einem guten Weg. Zu den positiven Entwicklungen gehört auch, dass inzwischen eine Reihe von Krankenkassen die Verhaltensprävention unterstützen, d.h. Maßnahmen zur Raucherentwöhnung. Um die Ergebnisse zu optimieren, muss noch manches getan werden. Einer der sinnvollsten Wege ist die Förderung einer entsprechenden Versorgungsforschung. Jedenfalls ist es nicht länger hinzunehmen, dass in einem Gesundheitssystem, in dem immer höhere Beträge in die High-Tech-Medizin zur Behandlung von Spätfolgen des Tabakkonsums investiert werden, darunter Herzinfarkt, Apoplex, Lungenkrebs und COPD, so wenig zur Prävention des Tabakkonsums getan wird, und damit gegen den vorzeitigen Tod von 110.000 bis 140.000 Menschen pro Jahr.

Literatur

[1] Arzneimittelkommission der deutschen Ärzteschaft (2001) Tabakabhängigkeit. In: Bundesärztekammer (Hrsg.), Arzneiverordnung in der Praxis, 1–29. Deutscher Ärzte-Verlag, Köln

[2] Haustein KO (2002) Tobacco or Health? Physiological and Social Damages Caused by Tobacco Smoking. Springer, Berlin, Heidelberg, New York

[3] Deutsches Krebsforschungszentrum (2002) Gesundheit fördern – Tabakkonsum verringern: Handlungsempfehlungen für eine wirksame Tabakkontrollpolitik in Deutschland. Heidelberg

[4] Deutsche Hauptstelle für Suchtfragen (2003) Jahrbuch Sucht 2003. Neuland, Geesthacht

[5] Statistisches Bundesamt (Hrsg.) (2000) Fachserie 12: Gesundheitswesen, Reihe 3, Fragen zur Gesundheit 1992. Metzler-Poeschel, Stuttgart

[6] Junge B, Nagel M, Auswertung des Bundesgesundheitssurveys 1998 (unveröffentlicht)

[7] Bundeszentrale für gesundheitliche Aufklärung (Hrsg.) (2001) Die Drogenaffinität Jugendlicher in der Bundesrepublik Deutschland – Wiederholungsbefragung 2001. Köln

[8] Welte R, König H-H, Leidl R, The costs of health damage and productivity losses attributable to cigarette smoking in Germany. Eur J Public Health (2000), 10, 31–38

[9] John U, Hanke M, Tabakrauch-attributable Mortalität in den deutschen Bundesländern. Gesundheitswesen (2001), 63, 363–369

[10] Doll R, Hill AB (2004) The mortality of Doctors in relation to their smoking habits: a preliminary report. 1954. BMJ (2004); 328 (7455) 1529–1533

[11] Parrot S et al., Smoking Cessation Guidelines. Thorax (1998), 53 (Suppl. 5), 1–27

[12] Kannel WB, Update of the role of cigarette smoking in coronary artery disease. Am Heart J (1981), 101, 319–328

[13] Green MS, Jucha E, Luz Y, Blood pressure in smokers and nonsmokers: Epidemiologic findings. Am Heart J (1986), 111, 932–940

[14] Narkiewicz K et al., Cigarette smoking increases sympathetic outflow in humans. Circulation (1998), 98, 528–534

[15] Mahmud A, Feely J, Effect of smoking on arterial stiffness and pulse pressure amplification. Hypertension (2003), 41 (1), 183–187

[16] Mann SJ et al., Elevation of ambulatory systolic blood pressure in hypertensive smokers. JAMA (1991), 265, 2226–2228

[17] Bolinder G, Fire U, Ambulatory 24-h blood pressure monitoring in healty, middle-aged smokeless tobacco users, smokers, and non-tobacco users. Am J Hypertens (1998), 11, 1153–1163

[18] Halimi JM et al., The risk of hypertension in men: direct and indirect effects of chronic smoking. J Hypertens (2002), 20 (2), 187–193

[19] Minami J, Ishimitsu T, Matsuoka H, Effects of smoking cessation on blood pressure and heart rate variability in habitual smokers. Hypertension (1999), 33 (1 Part 2), 586–590

[20] Oncken CA et al., Impact of smoking cessation on ambulatory blood pressure and heart rate in postmenopausal women. Am J Hypertens (2001), 14 (9 Part 1), 942–949

[21] Kushima K et al., Effect of smoking cessation on body mass index, blood pressure and serum lipids in middle-aged male workers. Japanese J of Public Health (1998), 45 (10), 1000–1010

[22] Lee DH et al., Effects of smoking cessation on changes in blood pressure and incidence of hypertension: a 4-year-follow-up study. Hypertension (2001), 37 (2), 194–198

[23] Friedman GD et al., Mortality in cigarette smokers and quitters. Effects of baseline differences. N Engl J Med (1981), 304, 1407–1410

[24] Suskin N et al., Relationship of current and past smoking to mortality and morbidity in patients with left ventricular dysfunction. J Am Coll Cardiol (2001), 37 (6), 1677–1682

[25] Medalie JH et al., Major factors in the development of diabetes mellitus in 10.000 men. Arch Int Med (1975), 135, 811–817

[26] Butler WJ et al., Diabetes mellitus in Tecumseh, Michgan. Prevalence, incidence, and associated conditions. Am J Epidemiol (1982), 116, 971–980

[27] Wilson PW, Anderson KM, Kannel WB, Epidemiology of diabetes mellitus in the elderly: the Framingham study. Am J Med (1986), 80 (Suppl. 5A), 3–9

[28] Feskens EJM, Kromhout D, Cardiovascular risk factors and the 25-year incidence of diabetes mellitus in middle-aged men. The Zutphen study. Am J Epidemiol (1989), 130, 1101–1108

[29] Rimm EB et al., Cigarette smoking and the risk of diabetes in women. Am J Public Health (1993), 83, 211–214

[30] Rimm EB et al., Prospective study of cigarette smoking, alcohol use, and the risk of diabetes in men. BMJ (1995), 310, 555–559

[31] Wannamethee SG, Shaper AG, Perry IJ, Smoking as an modifiable risk factor for type 2 diabetes in middle-aged men. Diab Care (2001), 24 (9), 1590–1595

[32] Attvall S et al., Smoking induces insulin resistance – a potential link with the insulin resistance syndrome. J Intern Med (1993), 233 (4), 327–332

[33] Facchini FS et al., Insulin resistance and cigarette smoking. Lancet (1992), 339 (8802), 1128–1130

[34] Eliasson B, Cigarette smoking and diabetes. Prog Cardiovasc Dis (2003), 45 (5), 405-413

[35] Biesenbach G et al., Influence of cigarette smoking on the progression of clinical diabetic nephropathy in type 2 diabetic patients. Clin Nephrol (1997), 48 (3), 146–150

[36] Eliasson B et al., Smoking cessation improves insulin sensitivity in healthy middle-aged men. Eur J Clin Invest (1997); 27 (5), 450–456

[37] Axelsen M et al., Lipid intolerance in smokers. J Int Med (1995), 237, 449–455

[38] Craig WY, Palomaki GE, Haddow JE, Cigarette smoking and lipid and lipoprotein concentrations: an analysis of published data: BMJ (1989), 298 (6676), 784–788

[39] Whitehead TP, Robinson D, Allaway SL, The effects of cigarette smoking and alcohol consumption on blood lipids: a dose related study on man. Ann Clin Biochem (1996), 33, 99–106

[40] Eliasson B et al., Effect of smoking reduction and cessation on cardiovascular risk factors. Nicotine Tob Res (2001), 3 (3), 249–255

[41] Stubbe I, Eskilsson J, Nilsson Ehle P, High density lipoprotein concentrations increase after stopping smoking. BMJ (1982), 284, 1511–1513

[42] Kershbaum A et al., The role of catecholamines in the free fatty acid respnose to cigarette smoking. Circulation (1963), 28, 52–57

[43] Hojnacki JL et al., Effect of cigarette smoke and dietary cholesterol on plasma lipoprotein composition. Artery (1981), 3, 285–304

[44] Halbert RJ et al., Interpreting COPD prevalence estimates: what is the true burden of disease? Chest (2003), 123, 1684–1692

[45] Fletcher C, Peto R, The natural history of chronic airflow obstruction. BMJ (1977), 1, 1645–1648

[46] Anto ÜM et al., Epidemiology of chronic obstructive pulmonary disease. Eur Respir (2001), 17, 982–994

[47] Jaen Diaz JI et al. Prevalence of chronic obstructive pul-monary disease and risk factors in smokers and ex-smokers. Arch Broncopneumol (2003), 39, 554–558

[48] Anthonisen NR et al., Effects of smoking intervention and the use of an inhaled anticholinergic bronchodilator on the rate of decline of FEV1: the Lung Health Study. JAMA (1984), 272, 1497–1505

[49] Cornuz J et al., Smoking, smoking cessation, and risk of hip fracture in women. Am J Med (1999), 106 (3), 311–314

[50] Stampfer MJ et al., A prospective study of postmenopausal estrogen therapy and coronary heart disease. N Engl J Med (1985), 313, 1044–1049

[51] Huopio J et al., Risk factors for perimenopausal fractures: a prospective study. Osteoporosis Int (2000), 11 (3), 219–227

[52] Brot C et al., The influence of smoking on vitamin D Status and calcium metabolism. Eur Clin Nutr (1999), 53 (12), 920–926

[53] Hollenbach KA et al., Cigarette smoking and bone mineral density in older men and women. Am J Public Health (1993), 83 (9), 1265–1270

[54] Cummings SR et al., Risk factors for hip fracture in white women. N Engl J Med (1995), 332 (12), 767–773

[55] Department of Health and Human Services, Centers for Disease Control, Center for Chronic Disease Prevention and Health Promotion, Office on Smoking and Health (1990) The Heathl Benefits of Smoking cessation. DHHS published No (CDC), 90–8416. CDC, Washington D.C.

[56] Górecka D et al., Diagnosis of airflow limitation combined with smoking cessation advice increases stop-smoking rate. Chest (2003), 123, 1916–1923

[57] The Tobacco Use and Dependence Clinical Practice Guideline Panel, Staff, and Consortium Representatives, A clinical practice guideline for treating tobacco use and dependence: A US Public Health Service report. JAMA (2000), 283 (24), 3244–3254

[58] Silagy C et al., Nicotine replacement therapy for smoking cessation. Cochrane Database Syst Rev (2002), CD000146. Oxford

[59] Haustein KO, Bupropion: pharmacological and clinical profile in smoking cessation. Int J Clin Pharmacol Therap (2003), 41, 55–66

[60] Haustein KO et al., Die Behandlung der Tabakabhängigkeit mit Nikotin – Erfahrungen aus der Raucherberatungszentrale Erfurt. Z Allg Med (2004), 80, 108–112

[61] WHO, Diet, nutrition and the prevention of chronic diseases. World Health Organ. Tech Rep Ser (2003), 916 (i-viii), 1–149

4 Körperliche Aktivität – Bewegungstherapie

M. Halle, C. Bongarth, A. Berg

Die Auswirkung sportlicher Aktivität auf die körperliche und geistige Gesundheit wurde bisher zu wenig berücksichtigt. Inzwischen ist die zentrale Bedeutung einer aktiven Lebensweise in Verbindung mit gezielter, möglichst täglicher körperlicher Belastung mäßiger Intensität von mindestens 30 Minuten Dauer zur Primär- und Sekundärprävention chronischer Krankheiten wissenschaftlich unumstritten [62]. Damit verfügt die Medizin über eine wirksame Strategie zur Senkung der hohen Zahl chronisch Kranker. Die Liste chronischer Krankheiten, die sich durch vernünftige körperliche Aktivität vermeiden, im Auftreten verzögern oder wieder beseitigen lassen, ist lang und sie wächst stetig. Als jüngstes Beispiel für eine chronische Krankheit, die vermutlich durch angemessene körperliche Aktivität günstig beeinflusst werden kann, wurde die Altersdemenz identifiziert. Derzeit leiden in Deutschland etwa eine Million Menschen an einer demenziellen Erkrankung (s. Kap. VII.2).

4.1 Epidemiologie des Bewegungsmangels

Obwohl regelmäßige körperliche Aktivität für den Erhalt unserer Gesundheit eine herausragende Bedeutung einnimmt, sind heute 30% der deutschen Erwachsenen körperlich kaum aktiv, 45% treiben keinen Sport und lediglich 13% erreichen die derzeitige Empfehlung für ein ausreichendes körperliches Aktivitätsniveau. Diese Empfehlung beinhaltet, dass jeder mindestens an drei, am besten an allen Tagen der Woche wenigstens eine halbe Stunde körperlich so aktiv sein sollte, dass er oder sie dabei leicht ins Schwitzen gerät.

Die Entwicklung körperlicher Aktivität in Deutschland zwischen den Jahren 1991 und 1998 hat gezeigt, dass die Zahl der Frauen und Männer im Alter zwischen 25 und 40 Jahren, die keinen Sport trieben, sogar zunahm. Diese trifft insbesondere auf Personen mit geringem sozioökonomischen Status zu, sodass der Anteil der Inaktiven in der Gruppe mit geringem Sozialindex sowohl bei Männern als auch bei Frauen fast doppelt so hoch ist wie in der Gruppe mit hohem Sozialindex [56]. Auch bei Kindern ist eine Aktivitätsabnahme zu beobachten. Hingegen zeigt sich bei älteren Personen eine erfreulicherweise tendenziell gegenläufige Entwicklung. Insgesamt ist der Anteil der sportlich Aktiven in der Bevölkerung jedoch weiterhin völlig unzureichend.

4.2 Folgen des Bewegungsmangels

Wer sich nicht ausreichend körperlich betätigt, steigert statistisch gesehen sein Risiko, eine chronische Krankheit zu entwickeln. Daraus resultiert eine Verschlechterung der Lebensqualität und eine verkürzte Lebenserwartung.

4.2.1 Bewegungsmangel und nicht übertragbare chronische Krankheiten

Einige nicht übertragbare chronische Krankheiten, deren Manifestation durch Bewegungsmangel mitbeeinflusst wird, sind in der folgenden Liste aufgeführt. Zu ihnen gehören der Typ-2-Diabetes, die arterielle

Hypertonie, die koronare Herzerkrankung (KHK) und die Altersdemenz, d.h. Krankheiten, die wesentlich zur Morbidität und vorzeitigen Mortalität in den Industrienationen beitragen und deren Häufigkeit weiter zunimmt.

Durch Bewegungsmangel mitbedingte chronische Krankheiten:

◢ Koronare Herzerkrankung

◢ Herzinsuffizienz

◢ Adipositas

◢ Typ-2-Diabetes

◢ Arterielle Hypertonie

◢ Fettstoffwechselstörungen

◢ Osteoporose

◢ Chronisch obstruktive Lungenerkrankung

◢ Demenzielle Erkrankungen

◢ Krebserkrankungen wie Darm- und Brustkrebs

Es ist wissenschaftlich gut belegt, dass ein aktiver Lebensstil in Kombination mit gezielter körperlicher Aktivität die Entwicklung chronischer Erkrankungen verhindern bzw. den Zeitpunkt ihrer Manifestation verzögern kann (**Compression of Morbidity**; s. Kap. VII.1), wie z.B. Typ-2-Diabetes mellitus [34; 83], Übergewicht [38], Herzinsuffizienz [3], koronare Herzerkrankung [78; 40], Osteoporose [2; 82], Depression [64], Demenz [81] sowie Brust- und Darmkrebs [66; 79]. Auch das Fortschreiten dieser Krankheiten kann durch Bewegungstherapie günstig beeinflusst werden.

4.2.2 Bewegungsmangel und Gesamtmortalität

Bewegungsmangel begünstigt das Auftreten zahlreicher chronischer Krankheiten und trägt somit erheblich zur Gesamtmortalität und verkürzter Lebenserwartung bei. Durch einen aktiven Lebensstil mit gezielter körperlicher Aktivität lässt sich dieses Risiko senken [6; 40; 47; 57; 59; 73]. Hierbei sind die Faktoren, die durch körperliche Aktivität verbes-

sert werden können, vielfältig. So kann z.B. ein gestörter Zucker- und Fettstoffwechsel wie auch die damit häufig assoziierte Gefäßdysfunktion verbessert werden [30].

4.3 Körperliche Aktivität und arterielle Hypertonie

Bewegungsmangel gehört zu den gesicherten Ursachen für das Auftreten einer arteriellen Hypertonie. Körperliche Aktivität kann das Auftreten einer arteriellen Hypertonie verhindern und zur Therapie eingesetzt werden.

4.3.1 Pathogenese

Körperliche Aktivität führt zu einer Verminderung des peripheren Widerstandes und somit zu einer Verringerung des Ruheblutdruckes. Die Reduktion des Gefäßwiderstandes wird zum einen durch strukturelle und neurohumorale Anpassungserscheinungen, zum anderen durch eine geänderte vaskuläre Antwort auf bestimmte vasoaktive Stimuli vermittelt.

Die strukturellen Veränderungen sind durch ein vaskuläres Remodeling mit Vergrößerung des Gefäßdurchmessers, Verbesserung der Gefäßelastizität und Verminderung der Intima-Media-Dicke gekennzeichnet, weiterhin gibt es Hinweise für eine Angioneogenese [17; 37].

Teil der neurohumoralen Anpassungsvorgänge ist eine Verringerung des Sympathikotonus, der durch verschiedene Mechanismen beeinflusst wird. Gesichert ist ein Abfall des Norepinephrinspiegels im Blut [39]; darüber hinaus werden verschiedene weitere, die Sympathikusaktivität direkt oder indirekt beeinflussende Faktoren wie die Baroreflexkontrolle des sympathischen Nervensystems und die verbesserte Insulinsensitivität diskutiert [35; 74]. Weiterhin wird durch körperliche Aktivität die α-adrenerge

Vasokonstriktion reduziert und der Endothelin-1-Spiegel, ein potenter Vasokonstriktor, im Blut gesenkt, also ebenfalls Mechanismen, die zu einer Verringerung des peripheren Widerstandes beitragen [71; 75].

Zudem ist bekannt, dass eine arterielle Hypertonie mit einer endothelialen Dysfunktion assoziiert ist, die wiederum mit einem erhöhten Gefäßtonus und verringerter Dilatationsfähigkeit verbunden ist. Durch körperliche Aktivität kommt es zu einer Verbesserung der Endothelfunktion durch Steigerung der lokalen endothelvermittelten NO-Produktion und somit zu einer Verbesserung der Vasodilatation [30].

Die Verbesserung dieser komplexen pathophysiologischen Veränderungen führt zu einer Reduktion des peripheren Widerstands und somit zu einer Senkung des Blutdrucks.

4.3.2 Primärprävention

Übergewicht erhöht das Risiko für das Auftreten einer Hypertonie deutlich. So zeigt sich in einer aktuellen epidemiologischen Studie an über 17.000 Männern und Frauen im Alter zwischen 25 und 64 Jahren, dass übergewichtige Personen (BMI 25–30 kg/m^2 bzw. BMI > 30 kg/m^2) im Vergleich zu normalgewichtigen (BMI < 25 kg/m^2) ein um 20% bzw. 30–65% erhöhtes Hypertonie-Risiko haben, welches für Männer nochmals größer als für Frauen ist. Dieses Risiko kann durch regelmäßige körperliche Aktivität deutlich reduziert werden. Bei Personen, die regelmäßig moderate bzw. intensive körperliche Aktivität durchführen, entwickeln über einen Zeitraum von elf Jahren weniger eine medikamentös zu behandelnde arterielle Hypertonie. So zeigt sich eine Risikoreduktion von 37% bzw. 41% bei Männern und 18% bzw. 39% bei Frauen für moderate bzw. intensive körperliche Aktivität. Körperliche Aktivität leichter Intensität hat keinen Einfluss auf die Hypertonieinzidenz. Bewegungsmangel begünstigt nicht nur bei übergewichtigen Personen, sondern auch bei Normalgewichtigen die Entwicklung einer Hypertonie [36]. Dies bedeutet, dass körperliche Aktivität einen eigenständigen protektiven Einfluss auf die Inzidenz der arteriellen Hypertonie hat und somit ein wesentlicher Teil der Primärprävention sein sollte.

4.3.3 Sekundärprävention

Körperliches Training senkt bei milder Hypertonie den systolischen und den diastolischen Blutdruck im Mittel jeweils um 10 mmHg [1]. Eine Intensivierung der körperlichen Aktivität kann in Kombination mit einer Gewichtsreduktion die alleinige Therapie von Patienten mit milder Hypertonie darstellen. Dabei scheint es keine Dosisabhängigkeit zwischen der Intensität des Trainings und der Reduktion des Blutdrucks zu geben. So führt die Aufnahme von moderater körperlicher Aktivität zu vergleichbaren Effekten wie körperliche Aktivität höherer Intensität. Generell wird eine körperliche Aktivität von dreimal pro Woche für 20–60 Minuten bei einer Intensität von 50–85% der maximalen Sauerstoffaufnahme bzw. Herzfrequenz empfohlen, während von reinem Krafttraining abgeraten wird [1].

Auch bei schwerer Hypertonie wirkt körperliche Aktivität blutdrucksenkend. So konnte ein Trainingsprogramm (dreimal/ Woche, 60–80% der maximalen Herzfrequenz) bei Patienten mit schwerer Hypertonie insbesondere den diastolischen Blutdruck zusätzlich senken (von 88 ± 7 auf 83 ± 8 mmHg) und diese Werte trotz deutlicher Dosisreduktion der antihypertensiven Medikation während eines Beobachtungszeitraums von vier Monaten niedrig halten. Bemerkenswert dabei ist, dass es nur in der Trainingsgruppe zu einer Abnahme der linksventrikulären Hypertrophie kam [44].

Hierdurch wird erklärt, dass die kardiovaskuläre Mortalität bei Hypertonikern mit guter körperlicher Fitness im Vergleich zu Hypertonikern mit eingeschränkter Fitness geringer ist [13].

4.4 Körperliche Aktivität und kardiale Erkrankungen

Körperliche Aktivität kann die Funktion und Struktur von Koronararterien und Myokard günstig beeinflussen. Individuell angepasste Bewegungstherapie gehört zu den wissenschaftlich etablierten Methoden der Primär- und Sekundärprävention kardialer Erkrankungen.

4.4.1 Koronare Herzerkrankung

Mechanismus der Koronarprotektion durch körperliche Aktivität

Ein wesentlicher Mechanismus, über den körperliche Aktivität koronarprotektiv wirkt, ist die positive Beeinflussung von Krankheiten wie Adipositas, Typ-2-Diabetes oder Fettstoffwechselstörungen, zu deren Spätfolgen die koronare Herzerkrankung gehört. Von besonderer Bedeutung ist, dass körperliche Aktivität zur Normalisierung der Endothelfunktion in Koronararterien und zu einer Reduktion der Plaqueprogression führt [26]. Ein vierwöchiges Training auf dem Fahrradergometer von täglich zehn Minuten bei 80% der maximalen Herzfrequenz kann die Endotheldysfunktion normalisieren, während sich in der Kontrollgruppe ohne Training kein Effekt zeigte [30]. Durch erhöhten Fluss und erhöhte Gefäßwandspannung während körperlicher Aktivität kommt es zur Induktion der endothelialen NO-Synthese [20]. Eine erhöhte Konzentration von NO am Endothel wirkt der Atherogenese entgegen, und zwar durch Reduktion der endothelialen Adhäsion und subendothelialen Migration von Makrophagen sowie durch Verminderung der Oxidation von Lipoproteinen, der Schaumzellbildung und der Proliferation glatter Muskelzellen. Nach einer Beobachtungszeit von sechs Jahren lässt sich eine verringerte Progression der Koronarstenosen nur bei KHK-Patienten beobachten, die ein gezieltes körperliches Training auf dem Ergometer von täglich 30 Minuten bei 75% der maximalen Herzfrequenz absolvierten und zusätzlich zweimal wöchentlich für jeweils 45 Minuten an einem Bewegungsprogramm einer „Herzgruppe" teilnahmen [58].

Primärprävention

Regelmäßige körperliche Aktivität und gute körperliche Fitness können das Risiko für die Entwicklung einer KHK erheblich reduzieren [50]. Vergleicht man den Effekt verschiedener Lebensstilinterventionen auf die 10-Jahres-Mortalität bei Personen im Alter von 45–84 Jahren, so zeigt sich, dass die Aufnahme von moderater körperlicher Aktivität entsprechend 4,5 MET (Metabolisches Äquivalent) bei vorher Inaktiven die Mortalität um durchschnittlich 23% über einen Zeitraum von über zehn Jahren senkt [60]. Das metabolische Äquivalent (MET) als Ausdruck körperlicher Aktivität ist folgendermaßen definiert: Sauerstoffaufnahme pro kg Körpergewicht pro Minute. 1 MET entspricht einer Sauerstoffaufnahme von 3,5 ml pro kg Körpergewicht pro Minute im Sitzen. Schnelles Spazierengehen entspricht ca. 4–5 MET.

Sekundärprävention

Günstige Effekte körperlicher Aktivität bei klinisch manifester KHK sind überzeugend belegt. So zeigt der Cochrane Report, basierend auf einer Metaanalyse bei 8.440 Patienten mit klinisch gesicherter koronarer Herzerkrankung [40], dass durch alleinige Intensivierung der körperlichen Aktivität sowohl die Gesamt- als auch die KHK-Mortalität um 27% bzw. 31% reduziert werden kann. Diese Effekte körperlicher Aktivität waren im Vergleich zu anderen Lebensstilinterventionen deutlich ausgeprägter [40].

Bei manifester KHK ist neben der körperlichen Aktivität auch die körperliche Fitness ein wesentlicher Mortalitätsprädiktor. In einer prospektiven Studie über einen Beobachtungszeitraum von sechs Jahren an über 6.000 Personen zeigte sich eine inverse Beziehung zwischen körperlicher Leistungsfähigkeit bzw. Belastbarkeit in der Ergometrie und der Mortalität [57]. KHK-Patienten mit der höchsten Belastbarkeit von > 10,5 MET hatten eine vierfach geringere Mortalität als Patienten, die nur eine körperliche Leistungsfähigkeit von < 5 MET aufwiesen.

Auch die Progression von Koronarstenosen wird durch körperliche Aktivität verringert [58]. So wird eine Regression des Stenosegrades bei einem Gesamtkalorienverbrauch der körperlichen Bewegung über ca. 1.750 kcal/Woche beobachtet [58]. Bei körperlicher Bewegung geringeren Ausmaßes wird die Koronarmorphologie oder Restenoserate nach PTCA bzw. Stentimplantation nicht beeinflusst.

Aktuelle Studienergebnisse gehen sogar noch weiter. Sie zeigen, dass Patienten mit stabiler KHK und Stenosen > 50%, die ein tägliches Ergometertraining von 20 Minuten bei 70% der maximalen Herzfrequenz durchführten, nach zwölf Monaten signifikant geringere Komplikationsraten (70% vs. 88% in der Kontrollgruppe) hatten und niedrigere Folgekosten (3.700,– EUR vs. 7.000,– EUR) verursachten, verglichen mit Patienten mit vergleichbarer Koronarmorphologie, die eine interventionelle Therapie mit PTCA und Stentimplantation erhielten [29].

Diese Studien zeigen, dass körperliche Bewegung in der Sekundärprävention der KHK eine zentrale Rolle in der Therapie einnehmen muss.

4.4.2 Körperliche Aktivität und Herzinsuffizienz

Mechanismen körperlicher Aktivität bei Herzinsuffizienz

Körperliches Training bei Herzinsuffizienz wirkt sich primär auf die periphere Muskulatur günstig aus und hat nur geringen Einfluss auf die myokardiale Funktion. Zu den Veränderungen der peripheren Muskulatur bei Herzinsuffizienz gehören:

◢ Reduzierte maximale Muskelkraft
◢ Atrophie bzw. Reduktion der Gesamtmuskelmasse
◢ Reduzierte Durchblutung
  – NO erniedrigt
  – Endothelin, Katecholamine und RAAS erhöht
◢ Reduzierter Muskelstoffwechsel
  – Reduzierte Mitochondrienzahl
  – Reduzierte aerobe Enzyme/Stoffwechsel
  – Vermehrte Typ-II-Muskelfasern (anaerob)
  – Katabolie

Primärprävention

Studien, die direkt zeigen, dass körperliche Bewegung das Risiko für die Entwicklung einer Herzinsuffizienz unabhängig von anderen Erkrankungen, die zu einer Herzinsuffizienz führen, wie Herzinfarkt oder langjährige arterielle Hypertonie, senken kann, sind bisher nicht publiziert worden. Es gibt Hinweise, dass Adipositas ein unabhängiger Risikofaktor zur Entwicklung einer Herzinsuffizienz ist [41]. Nachweislich hat körperliche Aktivität aber indirekt einen günstigen Einfluss auf die Herzinsuffizienzrate, da körperlich Aktive weniger kardiovaskuläre Risikofaktoren und eine geringere Myokardinfarktinzidenz haben als Inaktive.

Sekundärprävention

Selbst im aktuellen Standardwerk der Inneren Medizin wird immer noch empfohlen, Patienten mit Herzinsuffizienz möglichst zu schonen, damit die myokardiale Funktion keinen weiteren Schaden nimmt [7]. Trotzdem ist schon viele Jahre bekannt, dass die körperliche Belastbarkeit dieser Patienten unabhängig von kardialer Hämodynamik und linksventrikulärer Funktion ist und wesentlich von der Adaptation der peripheren Muskulatur abhängt. So führt ein Trainingsprogramm (Daten von 426 Patienten in 15 randomisierten Studien) zu einem Anstieg der maximalen Sauerstoffaufnahme von 12–31%, abhängig von Intensität, Dauer und Umfang des Trainingsprogramms [14]. Bei maximaler Belastung der peripheren Skelettmuskulatur steigen Zahl und Größe der Mitochondrien, und die Konzentration zirkulierender Katecholamine sinkt [14]. Diese Veränderungen in der Skelettmuskulatur korrelieren mit einer erhöhten Belastbarkeit, einer Reduktion der Hospitalisationsrate und mit einer Verbesserung der Lebensqualität der Patienten [4]. Erstmalig konnte in dieser Studie über einen Beobachtungszeitraum von einem Jahr bei Patienten mit primär ischämischer Kardiomyopathie (NYHA-Stadium II–IV, Ejektionsfraktion < 40%) gezeigt werden, dass durch körperliche Aktivität bei manifester Herzinsuffizienz die Mortalität um 40% gesenkt werden kann [4]. Das zwölfmonatige Programm beinhaltete ein zweimonatiges gezieltes Ergometertraining von dreimal 60 Minuten/Woche mit einer nachfolgenden Reduktion auf zweimal 60 Minuten/Woche. Diese vorläufigen Ergebnisse werden derzeit in einer großen prospektiven Studie in den USA (HF-ACTION: „Heart Failure – A Controlled Trial Investigating Outcomes of Exercise Training") überprüft.

4.5 Körperliche Aktivität und peripher-arterielle Verschlusskrankheit

Studien zur Primärprävention der peripheren arteriellen Verschlusskrankheit (PAVK) durch körperliche Bewegung wurden bisher nicht durchgeführt. Bewegungstherapie ist allerdings fester Bestandteil der Behandlung bei Claudicatio intermittens, der Kardinalsymptomatik der PAVK, die sich als Schmerzen beim Gehen äußert. Eine Metaanalyse von 21 Trainingsstudien bei PAVK zeigt, dass durch körperliche Aktivität die schmerzfreie Gehstrecke um 180% bzw. 225 m sowie die maximale Gehstrecke um 120% bzw. 400 m verlängert werden kann [19]. Zwar gibt es bisher nur wenige direkte Vergleiche zwischen pharmakologischer Intervention und körperlichem Training, aber die Ergebnisse der Trainingsprogramme scheinen insgesamt besser zu sein [77]. Die Effekte körperlichen Trainings sind besonders groß, wenn die Übungsstunden an mindestens drei Tagen pro Woche für 30 Minuten über mindestens sechs Monate stattfinden und die Patienten bis zur submaximalen Schmerzgrenze belastet werden [77].

4.6 Körperliche Aktivität und apoplektischer Insult

Hinweise auf die Möglichkeit, das Risiko eines apoplektischen Insultes durch regelmäßige körperliche Aktivität zu senken, zeigten sich in einer prospektiv-epidemiologischen Studie an 11.130 ehemaligen Absolventen der Harvard-Universität mit einem mittleren Alter von 58 Jahren [48]. Über einen Zeitraum von elf Jahren reduzierte sich die Inzidenz eines apoplektischen Insultes in Abhängigkeit von der wöchentlichen körperlichen Aktivität (1.000–1.999, 2.000–2.999, 3.000–3.999 bzw. ≥ 4.000 kcal/Woche) um 24%, 46%, 22% bzw. 18% selbst unter Berücksichtigung weiterer Faktoren wie Alter, Rauchen, Alkohol oder frühem Tod der Eltern. Spazierengehen von ≥ 20 km/Woche war unabhängig von anderen körperlichen Aktivitäten mit einem signifikant erniedrigten Apoplexrisiko assoziiert. Allerdings sollte die Intensität über 4,5 MET liegen, da geringere Intensitäten das Risiko nicht beeinflussen [48]. Dieses entspricht Belastungen ab einer Intensität von schnellem Spazierengehen.

Auch körperliche Fitness ist invers mit der Inzidenz eines zerebrovaskulären Ereignisses assoziiert. So besteht ein 3,5fach erhöhtes Risiko eines ischämischen Insultes, wenn die maximale Sauerstoffaufnahme unter 25 ml/kg/min liegt im Vergleich zu einer $VO_2max > 35$ ml/kg/min [46].

4.7 Körperliche Aktivität und Typ-2-Diabetes

4.7.1 Wirkungsmechanismus körperlicher Aktivität

Körperliche Bewegung erhöht die periphere Insulinsensitivität insbesondere der Muskelzellen, sodass Blutzuckerwerte, beispielsweise im Nüchternzustand oder postprandial, günstig beeinflusst werden. Hierbei verbessert körperliche Aktivität den transmembranösen Glukosetransport, indem die Konzentration von Glukosetransportern, und hier insbesondere GLUT-4, an der Muskelmembran erhöht wird [31]. Dieses erfolgt unabhängig vom Insulinrezeptor.

4.7.2 Primärprävention

Epidemiologische Studien belegen, dass gute körperliche Fitness das Risiko zur Entwicklung eines manifesten Diabetes mellitus reduzieren kann, selbst wenn bereits eine Glukoseintoleranz vorliegt. Bereits eine durchschnittliche körperliche Leistungsfähigkeit in der Ergometrie wirkt protektiv [83].

Körperliche Aktivität senkt das Risiko der Entwicklung eines manifesten Typ-2-Diabetes, insbesondere bei Risikopatienten (BMI > 26 kg/m², Hypertoniker, positive Familienanamnese) [34; 55]. So kann das mit zuneh-

mendem BMI exponentiell ansteigende Risiko bereits durch einmalige gezielte intensive körperliche Aktivität pro Woche im Sinne von „Sporttreiben" gesenkt werden [55]. Intensitäten von mindestens 5,5 MET bei einem Umfang von 20 Minuten pro Woche sind notwendig, um das Risiko eines Typ-2-Diabetes zu reduzieren. Je höher die Intensität und je länger die Belastung, umso größer die Risikoreduktion [51].

Interventionsstudien belegen, wie wichtig Lebensstiländerungen zur Prävention des Typ-2-Diabetes besonders bei übergewichtigen Personen mit eingeschränkter Glukosetoleranz sind [42; 80]. In einem Interventionszeitraum von drei Jahren konnte durch gezielte Intensivierung der körperlichen Aktivität in Kombination mit einer Ernährungsumstellung bei übergewichtigen Männern und Frauen mit eingeschränkter Glukosetoleranz die Manifestation des Typ-2-Diabetes um fast 60% reduziert werden [42; 80]. Die körperliche Aktivität entsprach einem zusätzlichen wöchentlichen Kalorienverbrauch von 600 kcal entsprechend ca. 10 km Spazierengehen. Dieser Effekt war deutlich größer als der von Metformin (850 mg zweimal täglich), das die Manifestation des Typ-2-Diabetes nur um 31% senken konnte [42].

4.7.3 Sekundärprävention

Angesichts der hohen Prävalenz des Typ-2-Diabetes ist es eine besondere Herausforderung an die moderne Medizin und damit an die Präventiv- und Sportmedizin, alle Möglichkeiten der Sekundärprävention zur Senkung der Zahl von Typ-2-Diabetikern zu nutzen (s. auch Kap. VI.2). Es ist zweifelsfrei belegt, dass diese Möglichkeit prinzipiell besteht. So wird beispielsweise in der chirurgischen Fachliteratur immer wieder darüber berichtet, dass nach gastralen Eingriffen an erheblich adipösen Typ-2-Diabetikern eine nachhaltige Gewichtsreduktion eintritt, als deren Folge es bei der überwiegenden Anzahl der Betroffenen zur Normoglykämie und zur Normalisierung der Glukosetoleranz kommt [65].

Welchen Beitrag die Sportmedizin zur Senkung der Zahl von Typ-2-Diabetikern leisten kann, wurde bisher nicht systematisch untersucht. Allerdings ist belegt, dass körperliche Aktivität und Fitness Spätkomplikationen des Diabetes wie Nephropathie, Retinopathie und autonome Neuropathie in Kombination mit intensiver Pharmakotherapie um bis zu 60% senken können [18]. Zusätzlich zeigt sich auch eine Senkung der Mortalität mit zunehmender Fitness. So ist die Überlebensrate bereits bei durchschnittlicher körperlicher Fitness signifikant höher als bei schlechter Leistungsfähigkeit (> 50%). Die empfohlene körperliche Aktivität sollte mindestens zwölf MET-Stunden pro Woche entsprechen [83]. Dies entspricht einer Belastung mit Schwitzen (ca. 6 MET) für zwei Stunden pro Woche. Diese Aktivität liegt über den Empfehlungen zur Primärprävention des Typ-2-Diabetes. Regelmäßige körperliche Aktivität von über 1.000 kcal/Woche ist mit einer reduzierten KHK-Mortalität bei Diabetes mellitus assoziiert, unabhängig davon, ob weitere kardiovaskuläre Risikofaktoren außer einem Bewegungsmangel vorliegen [73].

4.8 Körperliche Aktivität und Fettstoffwechsel

4.8.1 Wirkungsmechanismus körperlicher Aktivität

Körperliche Aktivität führt zu signifikanten Verbesserungen des Lipidstoffwechsels mit Senkung des LDL-Cholesterins und der Triglyceride sowie Erhöhung des HDL-Cholesterins [5]. Diese wird durch eine Aktivitätsänderung der Enzyme des Lipidstoffwechsels vermittelt. So kommt es nach körperlichem Training zu einer erhöhten Aktivität der endo-thelialen Lipoproteinlipase und einer reduzierten Aktivität der Triglyceridlipase. Dieses führt in Verbindung mit einer reduzierten Aktivität des Cholesterinester-Transferproteins zu den positiven Veränderungen der Serumlipoprotein-Konzentrationen.

4.8.2 Primärprävention

Epidemiologische Studien zeigen, dass Personen mit guter körperlicher Fitness und regelmäßiger körperlicher Aktivität weniger Fettstoffwechselstörungen aufweisen als übergewichtige, inaktive Personen. Mit zunehmender körperlicher Aktivität steigt der HDL-Cholesterinspiegel kontinuierlich an und ist bei Ausdauerathleten besonders hoch [84]. Dieses ist für den LDL-Cholesterinspiegel in deutlich geringerem Ausmaß zu beobachten. Hier zeigt sich allerdings, dass eine Subfraktion der LDL-Partikel, die atherogenen, kleinen LDL-Partikel, mit zunehmender Fitness in niedrigeren Konzentrationen zu messen sind [23].

4.8.3 Sekundärprävention

Körperliche Aktivität verbessert den Lipidstoffwechsel besonders bei Patienten mit Dyslipoproteinämie oder metabolischem Syndrom. Gleichzeitige Ernährungsumstellung wirkt additiv. Ein einjähriges aerobes Training mit schnellem Spazierengehen bzw. Joggen von 16 km pro Woche kann bei adipösen Frauen und Männern einen Anstieg des HDL-Cholesterins von 3% bzw. 4% induzieren. Erst bei zusätzlicher Umstellung auf eine fettärmere Ernährung (NCEP-Step-1- und 2-Diät) kommt es auch zu einer Reduktion des LDL-Cholesterins von 7–10% [76; 86]. Die Auftrennung von LDL-Partikeln in Unterfraktionen zeigt, dass kleine LDL-Subfraktionspartikel durch Intervention mittels Ernährungsumstellung und Intensivierung der körperlichen Aktivität bei übergewichtigen Diabetikern um 50% reduziert werden können [24; 25].

Bei Patienten mit bekannter KHK kann körperliches Training und Ernährungsumstellung ohne pharmakologische Therapie in den ersten Monaten nach Myokardinfarkt eine Reduktion des LDL-Cholesterins von 20% induzieren [58; 72]. Dieser positive Effekt lässt sich allerdings auf lange Sicht nur mit additiver, lipidsenkender Therapie aufrechterhalten [32], deren Wirkungen denen der Lebensstilintervention überlegen sind.

4.9 Körperliche Aktivität und Entzündungskonstellation

In den letzten Jahren hat sich gezeigt, dass eine Entzündungskonstellation als wichtiger Indikator für ein erhöhtes kardiovaskuläres Risiko einzustufen ist [43; 49]. Zu den diesbezüglich untersuchten Markern gehören C-reaktives Protein, Fibrinogen oder Adhäsionsmoleküle. Ihre Wertigkeit entspricht der klassischer kardiovaskulärer Risikofaktoren wie LDL-Cholesterin [67]. Unklar bleibt, ob diese Entzündungsfaktoren eigenständig für eine Progression der Atherosklerose verantwortlich sind oder nur den aktiven Progress der Atherogenese widerspiegeln. Erste Studien deuten darauf hin, dass körperliche Aktivität durch Beeinflussung der Entzündungskonstellationen direkt die Endothelfunktion von Koronararterien günstig beeinflussen kann.

Durch körperliche Aktivität lassen sich die systemischen Konzentrationen der Entzündungsfaktoren Tumor-Nekrose-Faktor-α und Interleukin-6 sowie die der zellulären Adhäsionsmoleküle ICAM-1, VCAM-1 oder des P-Selektin senken [87]. Möglicherweise ist damit ein neuer Mechanismus identifiziert, durch den körperliche Aktivität und Ernährungsumstellung das erhöhte kardiovaskuläre Risiko beim metabolischen Syn-

drom, welches mit einer erhöhten Entzündungskonstellation assoziiert ist, senken kann [27; 28].

4.10 Körperliche Aktivität, Osteoporose und sturzinduzierte Frakturen

Es ist allgemein akzeptiert, dass körperliche Aktivität einen wesentlichen Einfluss auf Struktur und Belastbarkeit des Skelettsystems hat und umgekehrt Immobilisation bereits in relativ kurzer Zeit zu Knochenstrukturabbau führt. Der Einfluss körperlicher Aktivität und seine präventiven Aspekte muss allerdings hinsichtlich Art, Häufigkeit, Dauer, Intensität und Lebensalter differenziert betrachtet werden. So bestimmt z.B. körperliche Aktivität im Kindesalter ganz wesentlich die Ausprägung der Osteoporose im Erwachsenenalter. Krafttraining scheint in der Prävention effektiver zu sein als Ausdauertraining. Diese vermehrte körperliche Aktivität vermag direkt oder indirekt das Risiko für Frakturen insbesondere im Oberschenkelbereich zu reduzieren [2].

4.10.1 Wirkungsmechanismen körperlicher Aktivität

Durch regelmäßige körperliche Aktivität kommt es zu einer Zunahme der Knochendichte und zu einem verminderten Abbau von Knochenmasse. Gleichzeitig wird die Muskelkraft, Koordination und Flexibilität verbessert und somit die Frakturhäufigkeit reduziert. Die exakten grundlegenden Mechanismen der körperlichen Aktivität auf den Knochenstoffwechsel sind allerdings noch zu wenig bekannt. Im Tiermodell wurde beobachtet, dass ein kontinuierliches Training eine erhöhte Aktivität der Osteoblasten induziert, welche zu einer erhöhten Mineralisation führt. Gleichzeitig kommt es über eine verminderte Aktivität der Osteoklasten zu verringerten Resorptions- und Umbauzonen [2].

4.10.2 Prävention Osteoporose

Es ist bekannt, dass die Phase der Pubertät entscheidend für die Ausbildung der Knochenstruktur und damit für die Entwicklung einer Osteoporose im Erwachsenenalter ist. Zwei randomisierte Studien bei Jungen und Mädchen zwischen neun und zwölf Jahren haben zeigen können, dass ein Trainingsprogramm (Ballspiele, Sprungtraining) von sieben Monaten zu einer Zunahme der Knochendichte führt [52; 63]. Hierbei ist der Effekt bei Jugendlichen in der Pubertät größer als bei jüngeren Kindern und besonders ausgeprägt, wenn sie über die ganze Zeitspanne von Kindheit bis Pubertät körperlich aktiv gewesen sind [15].

4.10.3 Sturzprävention

Neben der alleinigen Verbesserung der Knochenstruktur hat körperliche Aktivität auch günstige Effekte in der Prävention von Stürzen mit Frakturfolge. So ist bei älteren Menschen das Risiko einer Oberschenkelhalsfraktur dann deutlich geringer, wenn diese Personen im Verlauf ihres Lebens regelmäßig körperlich aktiv waren. Dies wird an einer Studie mit einem Beobachtungszeitraum von 21 Jahren deutlich, die gezeigt hat, dass körperliche Aktivität moderater bis intensiver Intensität das Risiko einer Oberschenkelfraktur um 60% reduzieren kann [45]. Individuell konzipierte Trainingsprogramme über ein Jahr mit Spazierengehen, Krafttraining sowie Koordinations- und Gleichgewichtstraining können die Häufigkeit von Stürzen und Verletzungen signifikant reduzieren [8; 9; 68]. Diese positiven Effekte sind auch für Patienten, die bereits Verletzungen durch Stürze erlitten, nachweisbar. Im Rahmen von Gruppentherapien können die Interventionsmaßnahmen nur mit einem geringeren Erfolg umgesetzt werden, da weniger auf individuelle Defizite eingegangen werden kann.

Somit kann empfohlen werden, dass Kinder insbesondere während der Pubertät möglichst regelmäßig körperlich aktiv sind und sportliche Aktivitäten wie Ballspiele oder Turnen aufnehmen und diese im Erwachsenenalter beibehalten. Zusätzlich hat sich kraftorientiertes Training in der Prävention der Osteoporose als besonders effektiv erwiesen. Ältere Personen, insbesondere mit bekannter Osteoporose oder Sturzanamnese, sollten in individuelle Trainingsprogramme integriert werden, die die Kräftigung der Muskulatur und Verbesserung der Koordination zum Ziel haben.

4.11 Körperliche Aktivität und chronisch obstruktive Lungenerkrankung

Einschränkung der körperlichen Belastbarkeit ist eines der zentralen Symptome von Patienten mit chronisch obstruktiver Lungenerkrankung (COPD). So führt eine reduzierte ventilatorische Kapazität bei bereits niedrigen körperlichen Belastungen zu einer intolerablen Dyspnoesymptomatik, die zu einer deutlich reduzierten körperlichen Gesamtaktivität führt und Aktivitäten mit höherer Intensität deutlich einschränkt. Hieraus resultiert zwangsläufig eine Atrophie der peripheren Muskulatur mit reduzierter Kapillardichte und Abnahme der Mitochondrienanzahl und oxidativer Enzyme [54]. Bedingt hierdurch kommt es zu einer Verschiebung in Richtung eines primär anaeroben Stoffwechsels mit frühem und steilerem Lactatanstieg unter Belastung, welcher wiederum die körperliche Belastbarkeit einschränkt.

4.11.1 Wirkungsmechanismen körperlicher Aktivität

Körperliche Aktivität kann gerade bei Patienten mit COPD die Belastbarkeit und Beschwerdesymptomatik verbessern. Die günstigen Effekte werden alleinig mit einer Stoffwechselanpassung der peripheren Muskulatur begründet, denn eine Verbesserung der Lungenfunktion kann nicht beobachtet werden. Hierbei wirkt körperliche Aktivität insbesondere der peripheren Muskelatrophie entgegen, indem es die oxidative Kapazität in der trainierten Muskulatur durch Zunahme der Kapillardichte, der aeroben Enzymaktivität und Mitochondriendichte verbessert [10; 53].

4.11.2 Primärprävention

Studien zur Primärprävention körperlicher Aktivität und der Inzidenz chronisch obstruktiver Lungenerkrankungen gibt es bisher nicht. Allerdings ist mit erhöhter Aktivität eine gesündere Lebensweise insbesondere hinsichtlich des Rauchverhaltens assoziiert. So ist zu vermuten, dass körperliche Aktivität nicht direkt, sondern indirekt das Risiko einer respiratorischen Insuffizienz bei COPD günstig beeinflusst.

4.11.3 Sekundärprävention

Rehabilitationsprogramme für Patienten mit COPD können deren Belastbarkeit, Dyspnoesymptomatik und Lebensqualität deutlich verbessern [21; 22; 70]. Hier hat sich gezeigt, dass diese Programme nur dann effektiv sind, wenn körperliche Aktivität einen wesentlichen Bestandteil einnimmt; die alleinige Atemtherapie hat keinen vergleichbaren Effekt [70]. Die positiven Effekte von Ausdauertraining können bei leichter und moderater COPD bereits innerhalb relativ kurzer Zeit beobachtet werden, während sie sich bei schwerer COPD frühestens nach sechs Monaten einstellen [70].

Allerdings ist die Planung dieser Programme komplex. So profitieren z.B. Patienten mit moderater COPD wesentlich mehr, wenn körperliche Aktivität im anaeroben Bereich durchgeführt wird [11], eine Belastungsintensität, die für Patienten mit schwerer Form der COPD auf Grund der allgemeinen Limitierung keine Effekte zeigt [12].

Neben den günstigen Effekten von Ausdauertraining gibt es aktuelle klinische Hinweise, dass Krafttraining einen additiven, positiven Effekt auf die Belastbarkeit von COPD-Patienten hat. Diese günstigen Effekte werden durch eine Kräftigung der atrophen Muskulatur induziert, die auch bei solchen Patienten erzielt werden kann, die respiratorisch für ein ausdauerorientiertes Training zu eingeschränkt sind [61]. Durch Kraftübungen von dreimalig acht bis zwölf Wiederholungen bei einer Intensität von 30–60% der Einwiederholungs-Maximalkraft zeigten Personen im Alter von 60 Jahren, dass dieses Training an zwei Tagen in der Woche zusätzlich zum aeroben Basistraining die klinischen Parameter deutlich im Vergleich zum alleinigen Ausdauertraining besserte. So war die Distanz, die im 12-Minuten-Gehtest zurückgelegt werden konnte, signifikant größer und standardisierte Aufgaben des täglichen Lebens konnten deutlich besser erledigt werden als in der Kontrollgruppe. Hier ist exzentrisches Krafttraining auf Grund geringerer respiratorischer Belastung effektiver als konzentrische Belastungsformen [69]. Um die Belastungstoleranz weiter zu erhöhen und den belastungsinduzierten Abfall des Sauerstoffpartialdrucks zu reduzieren, kann eine nicht invasive Beatmung als unterstützende Maßnahme während körperlicher Belastung empfohlen werden, die im Verlauf die allgemeine Leistungsunfähigkeit und subjektive Dyspnoesymptomatik reduzieren kann [16; 33].

4.12 Körperliche Aktivität als Teil einer gesundheitsbewussten Lebensführung

Bewegungsmangel geht oft mit weiteren Risikofaktoren einher, darunter Fehlernährung, Rauchen und Alkoholabusus, die chronische Krankheiten wie Typ-2-Diabetes, arterielle Hypertonie oder Adipositas und ihre Folgeerkrankungen begünstigen. Zu den Spätkomplikationen dieser Krankheiten gehören u.a. der apoplektische Insult, die koronare Herzerkrankung, terminale Niereninsuffizienz und Erblindung.

Die genannten Risikofaktoren besitzen für die Genese chronischer Krankheiten und ihrer Komplikationen eine unterschiedliche Relevanz. Dabei summiert sich der Schaden verschiedener, gleichzeitig einwirkender Risikofaktoren exponentiell; der Nutzen bei gleichzeitiger Ausschaltung mehrerer Risikofaktoren durch körperliche Aktivität ist vergleichsweise wenig untersucht.

4.12.1 Bewegungsmangel und Fehlernährung

Bewegungsmangel und Fehlernährung im Sinne von Überernährung sind die klassische Konstellation für die Entwicklung einer Adipositas. Etwa 90% der Typ-2-Diabetiker sind adipös (s. Kap. VI.2), und der Typ-2-Diabetes ist inzwischen die Ursache Nummer eins für die hohe Inzidenz von Patienten mit dialysepflichtiger Niereninsuffizienz (s. Kap. III.4). Die gleichzeitige Beseitigung dieser beiden Risikofaktoren, d.h. vermehrte körperliche Bewegung und Diät (Reduktion der Kalorienzufuhr) unter Berücksichtigung der Nährstoffrelation und des Bedarfs an Mikronährstoffen, ist die Basis für eine erfolgreiche, nachhaltige Gewichtsreduktion. Randomisierte, kontrollierte Untersuchungen, in denen Diät allein, vermehrte körperliche Bewegung allein sowie eine Kombination

beider Maßnahmen untersucht wurden, belegen, dass die Kombination die besten Resultate liefert [85].

4.12.2 Empfehlungen zur körperlichen Belastung

Erst seit wenigen Jahren weiß man, dass es offensichtlich nicht notwendig ist, sich körperlich intensiv zu belasten, um aus körperlicher Aktivität gesundheitlichen Nutzen zu ziehen. Neue Empfehlungen aus Großbritannien und den USA sprechen sich für regelmäßige sportliche Aktivität von mittlerer Intensität aus. Schon 30-minütiges tägliches schnelles Gehen („brisk walking") fördert die physische und mentale Gesundheit. Sport in mehreren kleinen Einheiten von beispielsweise zwei- oder dreimal je zehn Minuten ist fast ebenso wirksam wie die gleiche Aktivität „auf einmal". Auch unter den heutigen Bedingungen des beruflichen Alltags lassen sich kurzzeitige sportliche Einheiten meist in den Tagesablauf integrieren. Hierbei ist es wichtig, dass zu Beginn die Intensität und der Umfang nicht zu hoch gewählt werden, da sonst die Abbruchrate zunimmt. Tägliche kurze und gezielte körperliche Aktivitäten von zunächst nur wenigen Minuten sind bei bisher inaktiven und ggf. adipösen Patienten empfehlenswert. Dieses fördert die Implementierung körperlicher Aktivität in den Tagesablauf. Nachfolgend sollte der Umfang um ca. fünf Minuten pro Monat gesteigert werden, sodass Umfänge von 15–20 Minuten täglich nach drei bis vier Monaten geleistet werden. Dieses langsame Heranführen an tägliche körperliche Aktivität ist entscheidend für den Erfolg der Intervention.

Wer für Sport nicht zu begeistern ist, hat gute Ausweichmöglichkeiten. Zum Beispiel kurze Strecken zu laufen, anstatt das Auto zu benutzen, oder Treppen zu steigen, auch wenn es mit dem Aufzug gemütlicher ist. Vor Aufnahme körperlicher Aktivität insbesondere bei Risikopatienten sollte unbedingt ein Arzt aufgesucht werden, um kardio-pulmonale Erkrankungen auszuschließen und individuelle Trainingsempfehlungen zu erhalten.

4.12.3 Fazit

Körperliche Inaktivität in Kombination mit Fehlernährung ist die klassische Konstellation, die das Auftreten chronischer Krankheiten wie Adipositas, Typ-2-Diabetes, arterielle Hypertonie oder Fettstoffwechselstörungen verursacht. Zu den Spätfolgen dieser Krankheiten gehören koronare Herzerkrankung bis hin zum Myokardinfarkt, Apoplex, terminale Niereninsuffizienz sowie Erblindung.

Durch regelmäßige körperliche Aktivität und gute körperliche Leistungsfähigkeit lässt sich die Prävalenz chronischer Krankheiten und ihrer Spätkomplikationen senken. Bei bereits manifesten Erkrankungen besteht die Möglichkeit, durch eine gezielte Sporttherapie die Krankheitssymptome zu lindern oder gar zu beseitigen sowie die Mortalität zu senken.

Dieses Potenzial der Sportmedizin zur Primär- und Sekundärprävention chronischer Krankheiten in den „medizinischen Alltag" zu integrieren, bleibt eine der zentralen Aufgaben der Prävention. In der dazu notwendigen Versorgungsforschung sollte auf interdisziplinäre Zusammenarbeit geachtet werden, um unter anderem zu klären, wie sich sportmedizinische und ernährungsmedizinische Maßnahmen optimal koordinieren und individuell anpassen lassen.

Literatur

[1] American College of Sports Medicine. Position Stand. Physical activity, physical fitness, and hypertension. Med Sci Sports Exerc (1993), 25 (10), i–x

[2] American College of Sports Medicine position stand. Osteoporosis and exercise. Med Sci Sports Exerc (1995), 27 (4), i–vii

[3] Recommendations for exercise training in chronic heart failure patients. Eur Heart J (2001), 22 (2), 125–135

[4] Belardinelli R et al., Randomized, controlled trial of long-term moderate exercise training in chronic heart failure: effects on functional capacity, quality of life, and clinical outcome. Circulation (1999), 99 (9), 1173–1182

[5] Berg A et al., Physical activity and lipoprotein lipid disorders. Sports Med (1994), 17 (1), 6–21

[6] Blair SN et al., Influences of cardiorespiratory fitness and other precursors on cardiovascular disease and all-cause mortality in men and women. JAMA (1996), 276 (3), 205–210

[7] Braunwald E et al. (2001) Harrisons Principles of Internal Medicine, 15. Aufl. McGraw-Hill

[8] Campbell AJ et al., Psychotropic medication withdrawal and a home-based exercise program to prevent falls: a randomized, controlled trial. J Am Geriatr Soc (1999), 47 (7), 850–853

[9] Campbell AJ et al., Randomised controlled trial of a general practice programme of home based exercise to prevent falls in elderly women. BMJ (1997), 315 (7115), 1065–1069

[10] Casaburi R, Skeletal muscle function in COPD. Chest (2000), 117 (5 Suppl. 1), S 267–271

[11] Casaburi R et al., Reductions in exercise lactic acidosis and ventilation as a result of exercise training in patients with obstructive lung disease. Am Rev Respir Dis (1991), 143 (1), 9–18

[12] Casaburi R et al., Physiologic benefits of exercise training in rehabilitation of patients with severe chronic obstructive pulmonary disease. Am J Respir Crit Care Med (1997), 155 (5), 1541–1551

[13] Church TS et al., Usefulness of cardiorespiratory fitness as a predictor of all-cause and cardiovascular disease mortality in men with systemic hypertension. Am J Cardiol (2001), 88 (6), 651–656

[14] Coats AJ, Exercise training in heart failure. Curr Control Trials Cardiovasc med (2000), 1 (3), 155–160

[15] Cooper C et al., Childhood growth, physical activity, and peak bone mass in women. J Bone Miner Res (1995), 10 (6), 940–947

[16] Costes F et al., Noninvasive ventilation during exercise training improves exercise tolerance in patients with chronic obstructive pulmonary disease. J Cardiopulm Rehabil (2003), 23 (4), 307–313

[17] Dinenno FA et al., Age-associated arterial wall thickening is related to elevations in sympathetic activity in healthy humans. Am J Physiol Heart Circ Physiol (2000), 278 (4), H 1205–1210

[18] Gaede P et al., Multifactorial intervention and cardiovascular disease in patients with type 2 diabetes. N Engl J Med (2003), 348 (5), 383–393

[19] Gardner AW, Poehlman ET, Exercise rehabilitation programs for the treatment of claudication pain. A meta-analysis. JAMA (1995), 274 (12), 975–980

[20] Gielen S, Schuler G, Hambrecht R, Exercise training in coronary artery disease and coronary vasomotion. Circulation (2001), 103 (1), E 1–6

[21] Goldstein RS et al., Randomised controlled trial of respiratory rehabilitation. Lancet (1994), 344 (8934), 1394–1397

[22] Griffiths TL et al., Results at 1 year of outpatient multidisciplinary pulmonary rehabilitation: a randomised controlled trial. Lancet (2000), 355 (9201), 362–368

[23] Halle M et al., Association of physical fitness with LDL and HDL subfractions in young healthy men. Int J Sports Med (1999), 20 (7), 464–469

[24] Halle M et al., Influence of 4 weeks' intervention by exercise and diet on low-density lipoprotein subfractions in obese men with type 2 diabetes. Metabolism (1999), 48 (5), 641–644

[25] Halle M et al., Concurrent reductions of serum leptin and lipids during weight loss in obese men with type II diabetes. Am J Physiol (1999), 277(2 Pt 1), E 277–282

[26] Halle M, Berg A, Hasenfuss G, Sekundärprävention der koronaren Herzerkrankung – körperliches Training als Therapiepfeiler. Dtsch Ärztebl (2003), 100 (41), 2650–2657

[27] Halle M, Berg A, Keul J, Overweight as a risk factor for cardiovascular diseases and its possible significance as a promotor of an increased inflammatory reaction. Dtsch Med Wschr (1999), 124 (30), 905–909

[28] Halle M et al., Importance of TNF-alpha and leptin in obesity and insulin resistance: a hypothesis on the impact of physical exercise. Exerc Immunol Rev (1998), 4, 77–94

[29] Hambrecht R et al., Percutaneous coronary angioplasty compared with exercise training in patients with stable coronary artery disease: a randomized trial. Circulation (2004), 109 (11), 1371–1378

[30] Hambrecht R et al., Effect of exercise on coronary endothelial function in patients with coronary artery disease. N Engl J Med (2000), 342 (7), 454–460

[31] Hamdy O, Goodyear LJ, Horton ES, Diet and exercise in type 2 diabetes mellitus. Endocrinol Metab Clin North Am (2001), 30 (4), 883–907

[32] Haskell WL et al., Effects of intensive multiple risk factor reduction on coronary atherosclerosis and clinical cardiac events in men and women with coronary artery disease. The Stanford Coronary Risk Intervention Project (SCRIP). Circulation (1994), 89 (3), 975–990

[33] Hawkins P et al., Proportional assist ventilation as an aid to exercise training in severe chronic obstructive pulmonary disease. Thorax (2002), 57 (10), 853–859

[34] Helmrich SP et al., Physical activity and reduced occurrence of non-insulin-dependent diabetes mellitus. N Engl J Med (1991), 325 (3), 147–152

[35] Henriksen EJ, Invited review: Effects of acute exercise and exercise training on insulin resistance. J Appl Physiol (2002), 93 (2), 788–796

[36] Hu G et al., Relationship of physical activity and body mass index to the risk of hypertension: a prospective study in Finland. Hypertension (2004), 43 (1), 25–30

[37] Huonker M, Halle M, Keul J, Structural and functional adaptations of the cardiovascular system by training. Int J Sports Med (1996), 17 (Suppl. 3), S 164–172

[38] Jakicic JM et al., American College of Sports Medicine position stand. Appropriate intervention strategies for weight loss and prevention of weight regain for adults. Med Sci Sports Exerc (2001), 33 (12), 2145–2156

[39] Jennings G et al., The effects of changes in physical activity on major cardiovascular risk factors, hemodynamics, sympathetic function, and glucose utilization in man: a controlled study of four levels of activity. Circulation (1986), 73 (1), 30–40

[40] Jolliffe JA et al., Exercise-based rehabilitation for coronary heart disease. Cochrane Review (2003), Issue 1 (Oxford: Update Software)

[41] Kenchaiah S et al., Obesity and the risk of heart failure. N Engl J Med (2002), 347 (5), 305–313

[42] Knowler WC et al., Reduction in the incidence of type 2 diabetes with lifestyle intervention or metformin. N Engl J Med (2002), 346 (6), 393–403

[43] Koenig W et al., Atherosklerose als inflammtorischer Prozeß: C-reaktives Protein und koronares Risiko. Dtsch Ärztebl (2003), 100 (3), A 117–126

[44] Kokkinos PF et al., Effects of regular exercise on blood pressure and left ventricular hypertrophy in African-American men with severe hypertension. N Engl J Med (1995), 333 (22), 1462–1467

[45] Kujala UM et al., Physical activity and osteoporotic hip fracture risk in men. Arch Intern Med (2000), 160 (5), 705–708

[46] Kurl S et al., Cardiorespiratory fitness and the risk for stroke in men. Arch Intern Med (2003), 163 (14), 1682–1688

[47] Lee IM, Hsieh CC, Paffenbarger RS, Jr, Exercise intensity and longevity in men. The Harvard Alumni Health Study. JAMA (1995), 273 (15), 1179–1184

[48] Lee IM, Paffenbarger RS, Jr, Physical activity and stroke incidence: the Harvard Alumni Health Study. Stroke (1998), 29 (10), 2049–2054

[49] Libby P, Ridker PM, Maseri A, Inflammation and atherosclerosis. Circulation (2002), 105 (9), 1135–1143

[50] Löllgen H, Primärprävention kardialer Erkrankungen. Dtsch Ärztebl (2003), 100 (15), A 987–996

[51] Lynch J et al., Moderately intense physical activities and high levels of cardiorespiratory fitness reduce the risk of non-insulin-dependent diabetes mellitus in middle-aged men. Arch Intern Med (1996), 156 (12), 1307–1314

[52] MacKelvie KJ et al., Bone mineral response to a 7-month randomized controlled, school-based jumping intervention in 121 prepubertal boys: associations with ethnicity and body mass index. J Bone Miner Res (2002), 17 (5), 834–844

[53] Mador MJ, Bozkanat E, Skeletal muscle dysfunction in chronic obstructive pulmonary disease. Respir Res (2001), 2 (4), 216–224

[54] Maltais F et al., Altered expression of myosin heavy chain in the vastus lateralis muscle in patients with COPD. Eur Respir J (1999), 13 (4), 850–854

[55] Manson JE et al., A prospective study of exercise and incidence of diabetes among US male physicians. JAMA (1992), 268 (1), 63–67

[56] Mensink GB, Physical activity. Gesundheitswesen (1999), 61 (Spec No), S 126–131

[57] Myers J et al., Exercise capacity and mortality among men referred for exercise testing. N Engl J Med (2002), 346 (11), 793–801

[58] Niebauer J et al., Attenuated progression of coronary artery disease after 6 years of multifactorial risk intervention: role of physical exercise. Circulation (1997), 96 (8), 2534–2541

[59] Paffenbarger RS et al., Physical activity, all-cause mortality, and longevity of college alumni. N Engl J Med (1986), 314 (10), 605–613

[60] Paffenbarger RS, Jr et al., The association of changes in physical-activity level and other lifestyle characteristics with mortality among men. N Engl J Med (1993), 328 (8), 538–545

[61] Panton LB et al., The effects of resistance training on functional outcomes in patients with chronic obstructive pulmonary disease. Eur J Appl Physiol (2004), 91 (4), 443–449

[62] Pate RR et al., Physical activity and public health. A recommendation from the Centers for Disease Control and Prevention and the American College of Sports Medicine. JAMA (1995), 273 (5), 402–407

[63] Petit MA et al., A randomized school-based jumping intervention confers site and maturity-specific benefits on bone structural properties in girls: a hip structural analysis study. J Bone Miner Res (2002), 17 (3), 363–372

[64] Pollock KM, Exercise in treating depression: broadening the psychotherapist's role. J Clin Psychol (2001), 57 (11), 1289–1300

[65] Polyzogopoulou EV et al., Restoration of euglycemia and normal acute insulin response to glucose in obese subjects with type 2 diabetes following bariatric surgery. Diabetes (2003), 52 (5), 1098–1103

[66] Quadrilatero J, Hoffman-Goetz L, Physical activity and colon cancer. A systematic review of potential mechanisms. J Sports Med Phys Fitness (2003), 43 (2), 121–138

[67] Ridker PM et al., Comparison of C-reactive protein and low-density lipoprotein cholesterol levels in the prediction of first cardiovascular events. N Engl J Med (2002), 347 (20), 1557–1565

[68] Robertson MC et al., Effectiveness and economic evaluation of a nurse delivered home exercise programme to prevent falls. 1: Randomised controlled trial. BMJ (2001), 322 (7288), 697–701

[69] Rooyackers JM, Berkeljon DA, Folgering HAT, Eccentric exercise training in patients with chronic obstructive pulmonary disease. Int J Rehabil Res (2003), 26 (1), 47–49

[70] Salman GF et al., Rehabilitation for patients with chronic obstructive pulmonary disease: meta-analysis of randomized controlled trials. J Gen Intern Med (2003), 18 (3), 213–221

[71] Schiffrin EL, Endothelin and endothelin antagonists in hypertension. J Hypertens (1998), 16 (12 Pt 2), 1891–1895

[72] Schuler G et al., Regular physical exercise and low-fat diet. Effects on progression of coronary artery disease. Circulation (1992), 86 (1), 1–11

[73] Sesso HD, Paffenbarger RS, Jr, Lee IM, Physical activity and coronary heart disease in men: The Harvard Alumni Health Study. Circulation (2000), 102 (9), 975–980

[74] Silva GJ et al., Acute and chronic effects of exercise on baroreflexes in spontaneously hypertensive rats. Hypertension (1997), 30 (3 Pt 2), 714–719

[75] Spier SA, Laughlin MH, Delp MD, Effects of acute and chronic exercise on vasoconstrictor responsiveness of rat abdominal aorta. J Appl Physiol (1999), 87 (5), 1752–1757

[76] Stefanick ML et al., Effects of diet and exercise in men and postmenopausal women with low levels of HDL cholesterol and high levels of LDL cholesterol. N Engl J Med (1998), 339 (1), 12–20

[77] Stewart KJ et al., Exercise training for claudication. N Engl J Med (2002), 347 (24), 1941–1951

[78] Thompson PD et al., Exercise and physical activity in the prevention and treatment of atherosclerotic cardiovascular disease: a statement from the Council on Clinical Cardiology (Subcommittee on Exercise, Rehabilitation, and Prevention) and the Council on Nutrition, Physical Activity, and Metabolism (Subcommittee on Physical Activity). Circulation (2003), 107 (24), 3109–3116

[79] Thune I et al., Physical activity and the risk of breast cancer. N Engl J Med (1997), 336 (18), 1269–1275

[80] Tuomilehto J et al., Prevention of type 2 diabetes mellitus by changes in lifestyle among subjects with impaired glucose tolerance. N Engl J Med (2001), 344 (18), 1343–1350

[81] Verghese J et al., Leisure activities and the risk of dementia in the elderly. N Engl J Med (2003), 348 (25), 2508–2516

[82] Vuori IM, Dose-response of physical activity and low back pain, osteoarthritis, and osteoporosis. Med Sci Sports Exerc (2001), 33 (Suppl. 6), S 551–586

[83] Wei M et al., Low cardiorespiratory fitness and physical inactivity as predictors of mortality in men with type 2 diabetes. Ann Intern Med (2000), 132 (8), 605–611

[84] Williams PT, High-density lipoprotein cholesterol and other risk factors for coronary heart disease in female runners. N Engl J Med (1996), 334 (20), 1298–1303

[85] Wing RR et al., Exercise in a behavioural weight control programme for obese patients with Type 2 (non-insulin-dependent) diabetes. Diabetologia (1988), 31 (12), 902–909

[86] Wood PD et al., The effects on plasma lipoproteins of a prudent weight-reducing diet, with or without exercise, in overweight men and women. N Engl J Med (1991), 325 (7), 461–466

[87] Ziccardi P et al., Reduction of inflammatory cytokine concentrations and improvement of endothelial functions in obese women after weight loss over one year. Circulation (2002), 105 (7), 804–809

5 Alkoholkarenz – Einschränkung des Alkoholkonsums

H. K. Seitz, B. Maurer

Im öffentlichen Bewusstsein sowie in gewissem Umfang auch innerhalb der Medizin, beruht die Einstufung des Alkohols als wichtiger Faktor für die Entstehung zahlreicher Krankheiten vorwiegend auf der Basis altbekannter Zusammenhänge zwischen Alkoholkonsum und „charakteristischen" Folgeleiden wie Alkoholhepatitis, Leberzirrhose oder Pankreatitis. Vergleichsweise geringe Aufmerksamkeit findet hingegen die Bedeutung des Alkohols für Genese und Verlauf der „Volkskrankheiten" arterielle Hypertonie, Diabetes mellitus Typ 2, Fettstoffwechselstörungen, chronisch obstruktive Lungenerkrankung und Osteoporose.

Angesichts der vielen Millionen Bürger, die an diesen Krankheiten leiden, wächst das Interesse, möglichst exakt zu klären, ob bzw. wie Alkohol die Entstehung dieser Krankheiten begünstigt und wie sich gegebenenfalls die Zahl der Betroffenen durch Verzicht auf Alkohol bzw. durch Einschränkung des Alkoholkonsums senken lässt.

5.1 Epidemiologie des Alkoholkonsums

Die Daten des Jahrbuches der Deutschen Hauptstelle für Suchtfragen für das Jahr 2003 zeigen Folgendes [1]: Bei gleich bleibendem Pro-Kopf-Konsum von 1998 bis 2001 von 10,5 Litern reinen Alkohols pro Einwohner liegt Deutschland im europäischen Vergleich mit Frankreich an sechster Stelle und damit noch vor Spanien und weit vor Italien mit 7,5 Litern. Folglich konsumiert aus statistischer Sicht – wobei in die Berechnung nicht

nur der Erwachsenenanteil der Bevölkerung eingeht – jeder Deutsche täglich ca. 24 g Alkohol, d.h. etwa einen viertel Liter Wein oder einen halben Liter Bier, bei hochprozentigen Getränken entsprechend weniger.

Aus diesen Daten resultiert eine Vielzahl weiterer ernüchternder Tatsachen, die sich auch wiederum durch Zahlen erhärten lassen. Neben 1,6 Millionen Alkoholabhängigen betreiben 9,3 Millionen Menschen zwischen 18 und 69 Jahren einen riskanten Alkoholkonsum und 2,7 Millionen Erwachsene einen Alkoholmissbrauch mit der Folge alkoholassoziierter Organschäden. Bezüglich der Grenze zwischen unbedenklicher Trinkmenge und der Gefahr gesundheitlicher Schäden durch Alkoholkonsum finden sich je nach Studiendesign relativ unterschiedliche Angaben, je nachdem welche weiteren Einfluss nehmenden Faktoren (z.B. Geschlecht, Alter, Begleiterkrankungen, Trinkmuster, Art des alkoholischen Getränks, Zeitdauer des Konsums u. a.) berücksichtigt wurden. Unabhängig von dieser Vielzahl belegen Studien die Existenz einer individuellen Schwellendosis, sodass das Risiko des Einzelnen letztlich eine nicht kalkulierbare und höchstens abschätzbare Größe darstellt. Maßvoller Alkoholkonsum wird in vielen Studien als eine Konsummenge von weniger als drei „Drinks" pro Tag definiert, wobei die als unbedenklich erachtete tägliche Trinkmenge unter Umständen schon darunter liegt. Die Deutsche Gesellschaft für Ernährung sowie der von dem Bundesministerium für Gesundheit veranlasste Bericht der Universität Bonn [2] kamen zu dem Schluss, dass für den gesunden Mann die Schwellendosis bei 20 g Alkohol und für die gesunde Frau bei 10 g täglich liegt. Rein statistisch gesehen überschreiten die Deutschen mit einer täglichen durchschnittlichen Trinkmenge von 24 g bereits die toxische Grenze, sodass bereits maßvoller Alkoholkonsum als eigenständige Größe in der Entstehung und Therapie chronischer Erkrankungen berücksichtigt und somit in seinem Stellenwert für Gesundheitswesen und Gesellschaft höher eingestuft werden sollte.

Allein die (direkt) alkoholinduzierten Erkrankungen stellen mit jährlich 20 Mrd. EUR einen beträchtlichen Kostenfaktor im Gesundheitssystem dar. Mittlerweile überschreiten diese Aufwendungen den wirtschaftlichen Rückfluss aus Steuern und Abgaben. Seit der Mitte der 1990er Jahre sind die staatlichen Einnahmen aus Alkoholsteuern um 1,3% zurückgegangen. Diese Summe von 3,4 Mrd. EUR im Jahr 2001 entspricht weniger als 10% der alkoholbezogenen Gesamtausgaben.

Tab. 5.1 gibt die wichtigsten epidemiologischen Daten noch einmal wieder.

5.2 Folgen des Alkoholkonsums und der Alkoholabhängigkeit

Alkoholkonsum ist Bestandteil unseres Alltags und eng mit sozialen Anlässen verbunden, wie Familienfesten oder dem Feiern beruflicher Erfolge. Viele Aspekte des Alkoholkonsums werden als positiv empfunden, beispielsweise seine entspannende Wirkung. Andererseits verursachen Alkoholkonsum und Alkoholabhängigkeit erhebliche soziale und medizinische Probleme.

5.2.1 Alkoholassoziierte Erkrankungen

Die Auswirkungen des Alkohols auf den Körper des Menschen sind vielfältig und komplex. Neben akuten Effekten sind es jedoch vor allem chronische Erkrankungen, die zu einer Beeinträchtigung der Gesundheit und unter Umständen zu einem Verlust an Lebensjahren führen. Unabhängig davon führt Alkohol zu einer Aggravation bereits bestehender Erkrankungen und verstärkt die negativen Effekte anderer Konsumgifte wie z.B. Nikotin. Tab. 5.2 gibt einen Überblick über alkoholassoziierte Erkrankungen.

Tab.V. 5.1: Epidemiologische Daten zum Alkoholkonsum in Deutschland [modifiziert nach 1 und 2]

Pro-Kopf-Konsum	
pro Jahr	10,5 Liter
pro Tag	24 g
Toxische Schwellendosis	
für Frauen	10 g/d
für Männer	20 g/d
Problematischer Alkoholkonsum	
Alkoholabhängigkeit	1,6 Millionen Einwohner
Alkoholmissbrauch mit Folgeerkrankungen	2,7 Millionen Einwohner
Riskanter Konsum	9,3 Millionen Einwohner
Wirtschaftliche Aspekte	
Kosten durch alkoholinduzierte Erkrankungen	20 Mrd. EUR pro Jahr
Staatliche Einnahmen aus Alkoholsteuern	3,4 Mrd. EUR pro Jahr

Tab. V.5.2: Alkoholassoziierte Erkrankungen

Ernährung:	Primäre und sekundäre Malnutrition
Gastrointestinaltrakt:	(Reflux-)Ösophagitis, Mallory-Weiss-Syndrom, Ösophagusvarizen; akute und chronische Gastritis, Fundusvarizen; Maldigestion, Malabsorption, Diarrhö
Leber	Fettleber, -hepatitis, Fibrose, Zirrhose, Zieve-Syndrom, Porphyria cutanea tarda, Abschwächung/Verstärkung von Arzneimittelwirkungen, Aktivierung von (Pro-)Karzinogenen
Pankreas	Akute und chronische Pankreatitis
Stoffwechsel	Hypertriglyzeridämie Hypoglykämie Diabetes mellitus (?) Gichtanfall Mangel an Vitaminen, Mineralstoffen und Spurenelementen mit Folgeerkrankungen
Herz-Kreislauf-System	Arterielle Hypertonie, KHK, Myokardinfarkt, Apoplex Links-ventrikuläre Dysfunktion/Hypertrophie Herz-Rhythmusstörungen Dilatative Kardiomyopathie
Lunge	Chronisch obstruktive Lungenerkrankungen (?)
Hämatopoese	Knochenmarksdepression, Hypersplenismus
Skelettsystem	Osteoporose (?)
Muskulatur	Myositis, Myopathie
Haut	Psoriasis, Seborrhö, Urtikaria, Rosazea, Infektionen, Melanom (?)
Neurologisch-psychiatrische Störungen	Akute Alkoholintoxikation Pathologischer Rausch Alkoholentzugssyndrom m./o. Delirium Psychotische Störungen Epileptische Anfälle Korsakow-Syndrom Wernicke-Enzephalopathie Kleinhirnrindenatrophie Demenz Zentrale pontine Myelinolyse Sensomotorische Polyneuropathie
Krebs	Pharynx-, Larynx-, Ösophagus-, Kolon-, Rektum-, Leber-, Pankreas-, Mammakarzinom, weitere (?)

Die Problematik alkoholassoziierter organspezifischer Morbidität und vor allem auch Mortalität wird in der Arbeit von Bofetta und Garfinkel [3] sehr klar dargestellt. Tab. 5.3 verdeutlicht, dass eine täglich konsumierte Alkoholmenge von 12 g, die laut Definition als nicht toxische Dosis gilt und mit einer erniedrigten Mortalität für kardiovaskuläre und koronare Erkrankungen sowie einer reduzieren Gesamtmortalität einher-

Tab. V.5.3: Alkohol und Mortalität (RR) [modifiziert nach 3]

Todesursache	Alkohol (g/d)							
	0	Gel.	12	24	36	48	60	72
Total	1,0	0,88	0,84	0,93	1,02	1,08	1,22	1,38
KHK	1,0	0,86	0,79	0,8	0,83	0,74	0,85	0,92
KVE	1,0	0,94	0,78	1,0	1,15	1,35	1,27	1,51
Leberzirrhose	1,0	1,55	**1,21**	3,15	5,39	8,67	10,6	18,9
Krebs	1,0	0,89	0,91	1,06	1,13	1,31	1,48	1,61
Ösophaguskarzinom	1,0	1,12	**1,37**	1,61	3,52	5,35	3,53	5,79
Unfälle	1,0	0,96	0,98	0,95	1,32	1,22	1,22	1,73
Suizid	1,0	1,08	**1,31**	1,54	1,77	2,12	2,58	2,52

geht, aber bereits eine Erhöhung der Mortalität anderer Erkrankungen wie z.B. Leberzirrhose oder Ösophaguskarzinom oder der Suizidalität zur Folge hat.

5.2.2 Alkohol und Gesamtmortalität

Bezogen auf die Gesamtbevölkerung scheint zwischen Alkoholkonsum und Gesamtmortalität ein U- bzw. J-förmiger Zusammenhang zu bestehen, d.h., leichter bis maßvoller Alkoholkonsum korreliert mit dem niedrigsten Mortalitätsrisiko. Als „maßvoll" gilt in vielen Studien eine tägliche Trinkmenge von ca. 20 g Alkohol bei Männern und 10 g bei Frauen [3–8]. In einzelnen Untersuchungen werden Mengen genannt, die von diesen Zahlen erheblich abweichen. Dies spricht für ein populations- und individualspezifisches Risiko beim Alkoholkonsum. Für die Beobachtung, dass Gelegenheitskonsumenten gegenüber Abstinenzlern ein niedrigeres Mortalitätsrisiko aufweisen, gibt es noch keine befriedigende Erklärung. Die Auswahl der Kontrollgruppen, Lebensstil und Ernährungsgewohnheiten sowie psychische Faktoren könnten in diesem Zusammenhang eine Rolle spielen.

Für jüngere Bevölkerungsgruppen (< 40 Jahre) existiert kein U- oder J-förmiger Zusammenhang, sondern eine positiv lineare Beziehung zwischen Alkoholkonsum und Mortalitätsrisiko [8]. Maßvoller Alkoholkonsum bei jungen Menschen korreliert somit nicht mit einer erniedrigten Gesamtmortalität.

Der Anteil alkoholbedingter Todesfälle im Alter zwischen 35 und 64 Jahren beträgt bei Männern 25% und bei Frauen 13%. Ungeachtet des insgesamt höheren Männeranteils versterben insbesondere Frauen jüngeren Alters an alkoholassoziierten Erkrankungen und erfahren somit einen besonders hohen Verlust an potenziellen Lebensjahren. Jährlich sterben in Deutschland etwa 42.000 Personen direkt durch Alkoholkonsum oder indirekt durch Folgeerkrankungen [1].

Mit zunehmendem Alter und steigendem Risiko für kardiovaskuläre Erkrankungen scheint leichter bis maßvoller Alkoholkonsum allerdings mit einer Reduktion der Gesamtmortalität einherzugehen [3, 6–8]. Der Grund für das verminderte Mortalitätsrisiko bei maßvollem Alkoholkonsum in bestimmten Populationen mag in einer günstigen Beeinflussung der Arteriosklerose der Koronarien und der zerebralen Arterien sowie in einer verbesserten Rheologie begründet liegen (s. Abschnitt 5.3.2).

5.3 Alkohol und arterielle Hypertonie

Alkohol gehört zu den gesicherten Ursachen für das Auftreten einer arteriellen Hypertonie (s. auch Kap. III.5).

5.3.1 Ausmaß des Alkoholkonsums und arterielle Hypertonie

Ein Zusammenhang zwischen chronischem Alkoholkonsum und dem Auftreten einer arteriellen Hypertonie ist schon seit langem bekannt. Er wurde sowohl in retrospektiven Studien und Fall-Kontroll-Studien als auch in prospektiven Studien und Interventionsstudien bei Männern und Frauen dokumentiert, und zwar unabhängig von der betrachteten Population [9]. Die beobachteten Effekte hängen von vielen Variablen ab, insbesondere von der zugeführten Alkoholmenge sowie davon, ob ein chronischer oder akuter Alkoholkonsum vorliegt. Für chronischen Alkoholkonsum scheint im Niedrig-Dosis-Bereich eine lineare Beziehung zwischen konsumierter Alkoholmenge und dem Blutdruck zu bestehen [4]. Bereits ab einer Menge von ein bis zwei „Drinks" pro Tag ist ein signifikanter Anstieg des systolischen Blutdrucks zu verzeichnen, der ab sechs „Drinks" pro Tag einen Höhepunkt erreicht [10–13]. Bereits bei einer täglichen Trinkmenge von 25–30 g Alkohol kommt diesem eine z.B. der Adipositas gleichwertige Rolle in der Entstehung der arteriellen Hypertonie zu [14].

Das relative Risiko für das Auftreten einer arteriellen Hypertonie steigt bei einem regelmäßigen Konsum ab drei „Drinks" pro Tag um 50%, ab sechs und mehr sogar um 100% [10]. Ausschlaggebend scheint dabei die Gesamtmenge des Alkohols und nicht die Art des alkoholischen Getränks zu sein. Unter Alkoholkarenz konnte eine Normalisierung des Bluthochdrucks beobachtet werden, nach Wiederaufnahme des Konsums ein erneuter Anstieg [14, 15]. Epidemiologischen Studien zufolge beläuft sich der Anteil der alkoholassoziierten Hypertonie an der Gesamtprävalenz auf fünf bis fünfzig Prozent [10]. Dieser Schwankungsbreite liegen wohl ihrerseits wirksame Kofaktoren wie Lebens-, Ernährungsgewohnheiten und Begleiterkrankungen zugrunde.

5.3.2 Pathogenese

Die meisten Studien stimmen darin überein, dass akute Alkoholzufuhr eher zu einer Vasodilatation [10, 14, 15] und somit durch die Senkung des peripheren Widerstandes zu einer Blutdrucksenkung führt.

Wie der Blutdruckanstieg bei chronischem Alkoholkonsum zustande kommt, ist nicht genau bekannt. Es gibt Hinweise auf Veränderungen der zentralen Blutdruckregulation, auf eine frühzeitig auftretende Hemmung des Barorezeptor-Reflexes, auf eine Stimulation der Nebennierenrinde mit erhöhter Exkretion von Katecholaminen, von Kortisol und Renin, auf Störungen des Elektrolythaushaltes mit einem Ungleichgewicht v.a. von Natrium, Kalzium und Magnesium sowie auf eine Veränderung des Nährstoffmetabolismus [10, 14–16]. Modulierende Effekte von Ernährungs- und Lebensstilfaktoren lassen sich nicht sicher abgrenzen.

Bei ausgeprägtem, chronischem Alkoholabusus ist der Blutdruck oft erniedrigt. Dies wird auf alkoholbedingte Folgeerkrankungen wie Leberzirrhose oder Kardiomyopathie zurückgeführt [14]. Akuter Alkoholentzug bei Alkoholikern kann eine arterielle Hypertonie mit Sinustachykardie bewirken, vermutlich durch akute Veränderungen des zentralen Nervensystems und vor allem des sympathoadrenalen Systems, verbunden mit erhöhter Katecholaminausschüttung [14].

5.3.3 Primärprävention

Studien, die gezielt darauf angelegt sind, den Stellenwert des Alkoholverzichts oder der Einschränkung des Alkoholkonsums bei Normotonikern, d.h. für die Primärprävention der arteriellen Hypertonie, zu charakterisieren, fehlen. Dennoch besteht ein vergleichsweise breiter Konsens, dass die Modifikation von Lebensstilfaktoren, darunter der Alkoholkonsum, als **primärpräventive** Maßnahme zur Senkung der Prävalenz der arteriellen Hypertonie sinnvoll ist (s. auch Kap. III.5.4).

5.3.4 Sekundärprävention

Reduktion der Alkoholzufuhr bzw. Alkoholkarenz führt zu einer Senkung des Blutdrucks. Dies ist durch Interventionsstudien gut belegt.

Eine im Jahr 2001 veröffentlichte Metaanalyse von 15 zwischen 1985 und 1999 durchgeführten klinischen randomisierten Untersuchungen (auf Grund einer zahlenmäßigen Beschränkung der Literaturangaben sei bzgl. der zugrunde liegenden Studien auf die Metaanalyse verwiesen) fasst deren Ergebnisse folgendermaßen zusammen [17]: Eine Verminderung des Alkoholkonsums (um durchschnittlich 67%) ging mit einer signifikanten Senkung sowohl des systolischen als auch des diastolischen Blutdrucks um durchschnittlich 3,31 mmHg bzw. 2,04 mmHg einher. Zwischen der prozentualen Reduktion des Alkoholkonsums und der erzielten Blutdrucksenkung konnte eine Dosis-Wirkungs-Beziehung beobachtet werden, wobei die Effekte bei Individuen mit höheren Ausgangsblutdruckwerten am ausgeprägtesten waren. Diese Ergebnisse bestätigen weitere in den Jahren 2001 bis 2003 [18–20] veröffentlichte Studien. Auf der Basis dieser Studien wird eine Reduktion des Alkoholkonsums als wichtige und eigenständige

sowie vor allem modifizierbare Größe empfohlen.

Wie stark die Zahl der Hypertoniker bei intensiver Primär- und Sekundärprävention der alkoholassoziierten arteriellen Hypertonie sinken würde, lässt sich mangels entsprechend angelegter Studien derzeit nicht quantifizieren. Angesichts der hohen Zahl der Bürger, die regelmäßig Alkohol trinken, und auf Grund der Häufigkeit der arteriellen Hypertonie, ist das Senkungspotenzial jedoch erheblich. Bezüglich der Sekundärprävention der arteriellen Hypertonie ist zu erwähnen, dass Alkoholkonsum unter Umständen die hepatische Metabolisierung von Antihypertensiva beeinflusst und dadurch deren Wirksamkeit vermindert [21, 22].

Da die arterielle Hypertonie zu den etablierten Risikofaktoren für das Auftreten einer koronaren Herzerkrankung bzw. eines Schlaganfalls gehört (s. Kap. IV.2–3), ist es notwendig, die Zusammenhänge zwischen Alkoholkonsum, koronarer Herzerkrankung und Schlaganfall zu charakterisieren.

5.3.5 Alkohol und koronare Herzkrankheit

Alkohol kann das Koronarrisiko erhöhen oder erniedrigen. Welcher Effekt zu erwarten ist, hängt vom Ausmaß des Alkoholkonsums ab.

Alkohol als Risikofaktor

Die Bedeutung des Alkohols bezüglich der koronaren Herzerkrankung und des Schlaganfalls muss unter zwei Gesichtspunkten betrachtet werden. Auf der einen Seite korreliert Verzicht auf Alkohol bzw. Einschränkung des Alkoholkonsums mit einem niedrigen Blutdruck, d.h. mit Effekten, die erwünscht sind, um die Prävalenz und den Verlauf der koronaren Herzerkrankung bzw. des Apoplex günstig zu beeinflussen. Andererseits liegen Berichte darüber vor, dass „niedriger" Alkoholkonsum mit einer Reduktion des koronaren Risikos korreliert und möglicherweise auch mit einer Reduktion des Schlaganfallrisikos [4, 21]. Da Alkohol den Blutdruck erhöhen kann, muss er als kardialer Risikofaktor eingestuft werden. Höhere Alkoholmengen gehen mit einer Risikozunahme nicht nur bezüglich der Gesamtmortalität (ab drei „Drinks" pro Tag), sondern auch für kardiovaskuläre Erkrankungen einher (ab fünf „Drinks" pro Tag) [4, 14].

Starker Alkoholkonsum erhöht, verglichen mit Nichttrinkern und Konsumenten mäßiger Alkoholmengen, das Risiko, einen Myokardinfarkt zu entwickeln bzw. einen plötzlichen Herztod zu erleiden [21, 22]. Es scheint also eine U-förmige Abhängigkeit des kardiovaskulären Risikos von der konsumierten Alkoholmenge zu bestehen [23]. Ab fünf Drinks „pro Tag" ist das kardiovaskuläre Risiko erhöht [4, 14]. Auch das Trinkmuster spielt eine Rolle. Alkoholexzesse („binge drinking") sind mit einem erhöhten Risiko für koronare Morbidität und Mortalität assoziiert [23].

Alkohol als Schutzfaktor

Eine Vielzahl von Untersuchungen belegt, dass moderater Alkoholkonsum, trotz des zu verzeichnenden leichten Blutdruckanstiegs, mit einer Reduktion des koronaren Risikos und der Mortalität korreliert [4, 21]. Das Risiko, eine koronare Herzerkrankung zu entwickeln, sinkt ebenso wie das Myokardinfarktrisiko, und zwar um ca. 25–45% [2–8, 10, 14, 21, 24]. Die maximale Risikominimierung liegt für Frauen bei einer täglichen Zufuhr unter 14 g und für Männer zwischen 29 und 34 g, unabhängig von anderen eventuell vorhandenen Risikofaktoren wie Nikotinabusus, arterieller Hypertonie und Hypercholesterinämie [4].

In den größten epidemiologischen, prospektiven Studien zum protektiven Effekt von Alkoholkonsum war die Reduktion des koronaren Risikos geschlechtsabhängig, d.h. ausgeprägter bei Männern als bei Frauen, altersabhängig, d.h. ausgeprägter bei Patienten über 60 Jahren, sowie abhängig von der Zahl von Risikofaktoren der koronaren Herzkrankheit. Die durch moderaten Alkoholkonsum erzielte Risikominderung ist – verglichen mit der effektiven Kontrolle anderer kardiovaskulärer Risikofaktoren (Nikotinabusus, Hypercholesterinämie, arterielle Hypertonie, körperliche Aktivität etc.) – allerdings eher gering. Bei Frauen muss bezüglich der protektiven Wirkung von mäßigem Alkoholkonsum berücksichtigt werden, dass ihr koronares Risiko vor der Menopause vergleichsweise gering ist und dass der Konsum schon geringer Mengen Alkohols mit einem erhöhten Brustkrebsrisiko korreliert [4].

Mögliche Mechanismen der Kardioprotektion

Die kardioprotektive Wirkung maßvollen Alkoholkonsums resultiert aus einem komplexen Zusammenspiel von Mechanismen, die zu einer verminderten Atherombildung und geringerer Koagulabilität des Blutes führen. Dem liegen wahrscheinlich u.a. günstige Effekte auf den Lipoproteinstoffwechsel zugrunde, d.h. Erhöhung von HDL-Cholesterin bei gleichzeitiger Senkung von LDL-Cholesterin und Lipoprotein a im Serum (s. Kap. VI) in Verbindung mit einer Steigerung der Fibrinolyse bei verminderter Thrombozytenaggregation [4, 21, 22, 25]. Bezüglich des Alkoholeffekts auf Blutfette bei fettreichen Mahlzeiten [21, 26] siehe auch Abschnitt 5.5.

Der koronarprotektive Effekt von Alkohol lässt sich nicht eindeutig einem bestimmten Getränketyp zuordnen [27]. Die in manchen Studien beobachtete nachhaltigere Risikoreduktion bei Wein, besonders Rotwein, die auf einer antioxidativen Wirkung darin enthaltener Polyphenole und Flavonoide beruhen soll [26, 28, 29], ist nicht gesichert. Manche Autoren führen scheinbar getränkespezifische Effekte auf

Tab. V.5.4: Mögliche Mechanismen der Kardioprotektion durch moderaten Alkoholkonsum [modifiziert nach 21]

Effekte auf den Lipidstoffwechsel	Effekte auf Blutgerinnung	Weitere Mechanismen
HDL-Erhöhung	Thrombozytenaggregation und -funktion	Veränderung von Vasomotorik und NO-Stoffwechsel
Lp(a)-Senkung	Erhöhte Fibrinolyse	Polyphenole und Flavonoide
Veränderte Apolipoproteinsynthese und -struktur	Verminderte Fibrinogenspiegel	Modifikation des postprandialen Stoffwechsels
Veränderung der Aktivität verschiedener Enzyme des Fettstoffwechsels	Upregulation von t-PA und u-PAI	Erhöhung der Östrogenspiegel
Effekte von Fettsäureethylestern	Vermehrte Prostazyklinbildung	
Modifikation der postprandialen Lipidämie	Hemmung der Thromboxansynthese und -sekretion	

besondere Charakteristika ihrer Konsumenten zurück [4, 21]. Dabei wird z.B. Weintrinkern ein moderateres Konsummuster, ein gehobener Lebensstil, ein jüngeres Lebensalter und eine geringere Zahl an (kardiovaskulären) Risikofaktoren und Begleiterkrankungen im Vergleich zu Konsumenten von höherprozentigen Spirituosen zugeschrieben. Mögliche Mechanismen der Kardioprotektion durch moderaten Alkoholkonsum sind in Tabelle 5.4 gezeigt.

Interventionsstudien. Derzeit liegen bezüglich des Zusammenhangs von moderatem Alkoholkonsum und koronarer Herzerkrankung keine Interventionsstudien vor. Angesichts zahlreicher epidemiologischer, darunter auch prospektiver Studien über eine Reduktion des koronaren Risikos bei moderatem Alkoholkonsum, d.h. ein „Drink" (10 g Alkohol) bei Frauen und ein bis zwei „Drinks" pro Tag (10–20 g Alkohol) bei gesunden Männern, sollte nicht zu Abstinenz geraten werden, andererseits sollte aber abstinenten Personen nicht geraten werden, in moderaten Mengen Alkohol zu trinken, um ihr koronares Risiko zu senken. Aus Sicht der evidenzbasierten Medizin fehlt dafür eine ausreichende Basis.

5.3.6 Alkohol und ischämischer Insult

Alkohol als Risikofaktor
Die arterielle Hypertonie ist die wohl wichtigste Ursache des Schlaganfalls, der sich in etwa 85% der Fälle auf einen ischämischen Insult zurückführen lässt (s. Kap. IV.2). Alkohol erhöht als eine der Ursachen der arteriellen Hypertonie das Risiko für die Entwicklung eines Apoplex.

Alkohol als Schutzfaktor
Der Zusammenhang zwischen maßvollem Alkoholkonsum und ischämischem Schlaganfall wurde in Studien untersucht, die sich bemühten, die Trinkmenge mit dem geringsten assoziierten Risiko festzulegen. Erst eine unlängst veröffentlichte Arbeit lieferte kritikresistentere Ergebnisse [30]. In dieser Studie korrelierte das niedrigste Risiko, einen ischämischen Insult zu entwickeln, mit einem Alkoholkonsum von einem bis vier „Drinks" pro Woche (bis ca. 50 g Alkohol). Außerhalb dieses Bereichs war ein Risikozuwachs zu verzeichnen. Liegen jedoch weitere kardiovaskuläre Risikofaktoren vor, wie z.B. arterielle Hypertonie, oder werden Patienten zusätzlich mit Antikoagulantien behandelt, ist der Nutzen moderaten Alkoholkonsums in der

Insultprävention mehr als fragwürdig, zumal gleichzeitig das Risiko für einen hämorrhagischen Insult deutlich ansteigt [21].

Mechanismus der Schutzwirkung. Einzelheiten sind nicht bekannt. Vermutlich sind die in Tabelle 5.4 aufgeführten Mechanismen beteiligt.

Interventionsstudien. Es gibt keine Interventionsstudien, die belegen, dass moderater Alkoholkonsum zu einer Risikoreduktion des ischämischen Insults führt. Derzeit gilt es als nicht sinnvoll, moderaten Alkoholkonsum zur Risikoreduktion des ischämischen Insults zu empfehlen [4, 21]. Dabei spielt auch die Überlegung eine Rolle, dass der alkoholassoziierte geringe Anstieg des Bluthochdrucks das Risiko eines hämorrhagischen Insults erhöht.

5.4 Alkohol und Diabetes mellitus Typ 2

Die Datenlage zur Beurteilung der Rolle, die dem Alkohol für die Entstehung des Diabetes mellitus Typ 2 zukommt, ist uneinheitlich und widersprüchlich. Es häufen sich die Hinweise für eine U- oder J-förmige Beziehung [31], in der moderater Alkoholkonsum (< 3 „Drinks"/d) mit der niedrigsten Inzidenz eines Typ-2-Diabetes [31] und schwerer chronischer Alkoholkonsum mit einem deutlich erhöhten (> 50%) Risiko einhergeht [32–34]. Einige Publikationen zeigen geschlechtsspezifische Unterschiede mit einem generell erhöhten Risiko für Männer. Es gibt Hinweise, dass Alkohol in niedrigen Mengen bei Frauen mit einem erniedrigten Risiko zur Entwicklung eines Diabetes mellitus Typ 2 korreliert (49, 51). Diese Daten werden mit großer Skepsis betrachtet [33].

Häufig tritt ein Diabetes mellitus Typ 2 als Komplikation des metabolischen Syndroms auf [35], (s. Kap. III.4). Bei dieser Konstellation, die besonders stark das koronare Risiko erhöht [36], muss besonders vom Alkoholkonsum abgeraten werden [37].

5.4.1 Wirkungsmechanismus

Der wichtigste Mechanismus, durch den chronischer Alkoholkonsum in „niedrigen" Dosen die Entwicklung eines Diabetes mellitus fördert, ist die Induktion einer Gewichtszunahme [33, 38]. Sie ist u.a. Folge einer alkoholinduzierten Hemmung der Fettsäurenoxidation mit vermehrter Bildung von Triglyzeriden in der Leber. Gewichtsanstieg/Adipositas gilt als entscheidender Faktor für die Entwicklung eines Diabetes mellitus Typ 2 (s. Kap. III.4).

Bei Alkoholkonsum in „hohen" Dosen kommt es häufig zu einer Gewichtsabnahme, die ebenfalls zu einer diabetischen Stoffwechsellage führt. Neben alkoholinduzierten Störungen des Glukosestoffwechsels in der Leber ist die diabetische Stoffwechsellage Folge einer endokrinen Pankreasinsuffizienz mit Verminderung der Insulinsekretion und Abnahme der B-Zellen in den Langerhans-Inseln des Pankreas [39].

Für Diabetiker ist außerdem auch wichtig, dass es nach Alkoholkonsum zu Hypoglykämien kommen kann, da Alkohol Auswirkungen auf die hepatische Glukoneogenese hat (s. Kap. III.4).

5.4.2 Primärprävention

Interventionsstudien zur Primärprävention des Diabetes mellitus belegen, dass Vermeidung von Übergewicht bzw. Adipositas sowie ausreichende körperliche Aktivität das Risiko vermindern, die Krankheit zu entwickeln [32, 40, 41] (s. Kap. VI). Welche Bedeutung Alkoholkarenz oder eine Einschränkung des Alkoholkonsums zur Primärprävention des Diabetes mellitus leisten kann, wurde bisher nicht gezielt untersucht. Unabhängig davon besteht ein Konsens dahin gehend, dass moderater Alkoholkonsum, sofern er nicht mit Gewichtszunahme verbunden ist, nicht zu einer Risikoerhöhung führt und eventuell sogar die Insulinsensitivität erhöht, sodass keine strikte Alkoholkarenz eingehalten werden muss [32, 40, 41].

5.4.3 Sekundärprävention

Beseitigung von Übergewicht/Adipositas und Steigerung der körperlichen Aktivität sind evidenzbasierte Verfahren zur Sekundärprävention des Diabetes mellitus Typ 2. Vieles spricht dafür, dass sich durch diese Maßnahme die Zahl von derzeit vier Millionen Diabetikern deutlich senken lässt (s. Kap. VI). Welchen Beitrag Alkoholkarenz bzw. Einschränkung des Alkoholkonsums dabei leisten könnte, wurde bisher nicht systematisch untersucht. Entsprechende Versorgungsforschung wäre sinnvoll und notwendig.

5.5 Alkohol und Fettstoffwechselstörungen

Alkohol kann das Lipidprofil im Blut beeinflussen. Alle Lipoproteinfraktionen sind betroffen [59]. Dabei können Konstellationen entstehen, die mit einem erhöhten Risiko für die Entwicklung einer koronaren Herzerkrankung einhergehen (Hypertriglyzeridämie, oxidiertes LDL-Cholesterin) oder mit einer Verminderung des Risikos (Anstieg des HDL-Cholesterin, Abfalls von Lipoprotein a) [21, 42–44] (s. Kap. VI). Alkoholinduzierte Änderungen im Lipidmuster hängen in erster Linie von der Konsummenge sowie vom Konsummuster (akut oder chronisch) ab. Schon in einem frühen Stadium des maßvollen chronischen Alkoholkonsums kann das HDL-Cholesterin ansteigen und das Lipoprotein a abfallen („günstige" Konstellation). Die Triglyzeridspiegel steigen allerdings. Das LDL-

Cholesterin wird wenig beeinflusst. Thesen, dass Alkohol LDL vor der Oxidation schützen könnte, sind nicht belegt. Für die Ausprägung des Alkoholeffekts spielen verschiedene Faktoren eine Rolle, darunter die Zusammensetzung der Nahrung (u.a. Fettgehalt, Fettsäurenmuster), die Körperzusammensetzung (Adipositas), Begleiterkrankungen (vor allem der Leber) und andere unvollständig erfasste Interaktionen von genetischer Prädisposition und Lebensstil [21].

5.5.1 Wirkungsmechanismus

Die alkoholbedingte Hypertriglyzeridämie ist Folge einer Hemmung der Lipoproteinlipase sowie einer hepatischen Mehrsekretion von VLDL. Bei fettreichen Mahlzeiten manifestieren sich diese Veränderungen mehr, bei körperlicher Aktivität vor oder nach dem Essen weniger [26].

Der Anstieg des HDL-Cholesterins geht u.a. auf eine erhöhte hepatische Produktion und Sekretion verschiedener Lipoproteine [26, 42, 45], auf peripheren Lipidtransfer innerhalb der unterschiedlichen Lipidfraktionen sowie auf verminderten Abbau von HDL zurück [46].

LDL wirkt im oxidativen Zustand atherogen. Manche sekundären Pflanzenstoffe, wie Polyphenole und Flavonoide, die in alkoholischen Getränken wie Wein, besonders Rotwein, enthalten sind, besitzen einen antioxidativen Effekt. Ob durch Genuss von Wein die LDL-Oxidation sinkt, ist eher fraglich, da den antioxidativen Effekten sekundärer Pflanzenstoffe ausgeprägte oxidative Eigenschaften des Alkohols entgegenstehen [21, 43].

Wie Alkohol das atherogene Lipoprotein a senkt, ist vergleichsweise wenig erforscht. Ein kleiner Anteil von Ethanol wird unter Bildung von Fettsäureethylesther metabolisiert. Ob dies für die Entstehung alkoholassoziierter Erkrankungen eine Rolle spielt, lässt sich nicht eindeutig beantworten [21, 44].

5.5.2 Konsequenzen aus Interventionsstudien

Angesichts eines Nebeneinander von alkoholbedingten „günstigen" und „ungünstigen" Veränderungen des Lipidmusters, die nicht exakt vorhersehbar sind und die große individuelle Unterschiede aufweisen, kann regelmäßiger, selbst moderater Alkoholkonsum kein Mittel zur Prävention von Fettstoffwechselstörungen sein bzw. zur Senkung des koronaren Risikos. Diese Bewertung berücksichtigt unerwünschte Wirkungen des Alkohols, wie Gewichtszunahme und Blutdruckanstieg [21, 44, 45].

5.6 Alkohol und chronisch obstruktive Lungenerkrankung

Der Zusammenhang von Alkoholkonsum und chronisch obstruktiven Lungenerkrankungen ist bislang sehr wenig untersucht und durch Daten belegt. Daher gehen die Meinungen, ob Alkohol Einfluss auf Entstehung und Unterhaltung dieses Krankheitsbildes hat, auseinander. Eine größere retrospektive Studie konnte für Männer einen U-förmigen Zusammenhang bzgl. Alkoholkonsum und Lungenfunktion sowie Alkoholkonsum und dem Versterben an einer chronisch obstruktiven Lungenerkrankung aufzeigen [47].

5.6.1 Pathogenese

Es gibt einige Studien, die belegen, dass Alkohol sowohl einen akuten Asthmaanfall provozieren als auch längerfristig auf Grund bronchokonstriktorischer Eigenschaften sowie durch eine Erhöhung der Histaminspiegel zu einer Verschlechterung der obstruktiven Situation führen kann [48, 49]. Auf Grund der zytotoxischen Eigenschaften des Azetaldehyds wird zudem ein vermehrter

Untergang von Surfactant produzierenden Pneumozyten angenommen, nicht zuletzt auch durch eine Erhöhung des oxidativen Stresses durch Inhibition des Glutathionsystems [50]. Dadurch würde der Übergang einer chronisch obstruktiven Bronchitis in ein Lungenemphysem induziert. Auch die Zilienfunktion soll durch Alkoholkonsum negativ beeinflusst werden.

Im Gegensatz dazu gibt es Untersuchungen, die einen eher präventiven Effekt auf Grund immuninhibitorischer Eigenschaften mit daraus resultierender Reduktion der Zahl der Entzündungszellen und -mediatoren vermuten [51].

5.6.2 Primär- und Sekundärprävention

Weder für die Primär- noch für die Sekundärprävention chronisch obstruktiver Erkrankungen existieren derzeit aussagekräftige Studien.

Während akute Ingestion die pulmonale Situation zu verschlechtern scheint, ist derzeit noch ungeklärt, ob chronischer (maßvoller) Alkoholkonsum Effekte auf die chronisch obstruktive Lungenerkrankung hat. Wenngleich völlige Abstinenz nicht unbedingt erforderlich scheint, ist ein Nutzen chronischen Alkoholkonsums eher zweifelhaft und ein negativer Effekt auf Grund der zytotoxischen und (co-)karzinogenen Eigenschaften des Azetaldehyds nicht auszuschließen.

5.7 Alkohol und Osteoporose

Alkoholabusus gilt als Risikofaktor für die Entstehung einer Osteoporose und damit auch als Ursache für das vermehrte Auftreten von Frakturen. Diese Einschätzung basiert auf vergleichsweise wenigen epidemiologischen Studien. Auch bezüglich der Pathogenese der alkoholassoziierten Osteoporose gibt es nur wenig Untersuchungen.

Tierexperimente zeigen, dass Alkohol zu einem Verlust von Knochenmasse führt, und zwar durch Reduktion der Knochenneubildung infolge erniedrigter Proliferationsraten von Osteoblasten [52]. Anders als bei Frauen findet sich bei Männern eine Korrelation zwischen Alkoholkonsum und Abnahme der Knochenneubildung [53]. Bei postmenopausalen Frauen korreliert moderater Alkoholkonsum mit erhöhter Knochendichte. Dies ist möglicherweise Folge eines niedrigen Knochenumbaus auf Grund einer verminderten Parathormonkonzentration oder einer Erhöhung des Serumöstrogenspiegels [54].

Es bestehen gesicherte Zusammenhänge zwischen Osteoporose und Mangelernährung, d.h. einer zu niedrigen Zufuhr von Kalzium, Vitamin D und Protein (s. Kap. VI). Inwieweit das Osteoporoserisiko bei chronischem Alkoholismus auf solche Defizite zurückgeht, d.h. auf eine alkoholassoziierte Mangelernährung, und wie weit auf den Alkohol selbst, ist im Einzelfall schwer zu beantworten. Die Zusammenhänge zwischen Alkoholkonsum, Osteoporose und Frakturrate sind unzureichend untersucht.

5.8 Alkohol und demenzielle Erkrankungen

Wie in Tabelle 5.2 gezeigt, gehört zu den alkoholassoziierten zerebralen Erkrankungen auch die Demenz. Inzwischen jedoch gibt es Studien, dass geringer wöchentlicher und monatlicher Konsum mit einem niedrigeren Demenzrisiko verbunden ist. Dabei kommen wahrscheinlich die positiven rheologischen Effekte des Alkohols zum Tragen (Einzelheiten s. Kap. VII.2). Natürlich dürfen bei der Bewertung dieses Effektes die negativen Auswirkungen – auch moderaten Alkoholkonsums – nicht vergessen werden.

5.9 Zusammenfassung

Alkohol gehört zu den gesicherten Risikofaktoren für die Entstehung einer arteriellen Hypertonie. Alkoholverzicht bzw. Einschränkung des Alkoholkonsums sind evidenzbasierte Maßnahmen zur Senkung der arteriellen Hypertonie. Wie stark sich dadurch die Zahl der Hypertoniker senken lässt, wurde bisher nicht systematisch erforscht.

Weniger gut belegt sind die Zusammenhänge zwischen Alkoholkonsum und Entstehung bzw. Verlauf des Diabetes mellitus Typ 2 oder der Fettstoffwechselstörungen. Regelmäßiger, selbst moderater Alkoholkonsum ist keine empfehlenswerte Strategie zur Primär- oder Sekundärprävention von Fettstoffwechselstörungen.

Vergleichsweise am wenigsten weiß man über die Zusammenhänge zwischen Alkohol, Osteoporose und chronisch obstruktiver Lungenerkrankung.

Um die Bedeutung des Alkoholverzichts bzw. der Einschränkung des Alkoholkonsums für die Primär- und Sekundärprävention der genannten Volkskrankheiten besser zu charakterisieren und das vorhandene Senkungspotenzial möglichst vollständig zu nutzen, sollte eine zielgerichtete, patientenorientierte Versorgungsforschung gefördert werden.

5.10 Allgemeine Empfehlungen zum Umgang mit Alkohol

Patienten mit arterieller Hypertonie, Diabetes mellitus Typ 2, Fettstoffwechselstörungen, chronisch obstruktiver Lungenerkrankung oder Osteoporose sollten konsequent die allgemeinen Empfehlungen für die Bevölkerung zum Umgang mit Alkohol beachten.

1. In folgenden Situationen sollte Alkohol gänzlich gemieden werden:

◢ am Arbeitsplatz, am Steuer eines Kraftfahrzeugs, bei der Bedienung von Maschinen

◢ in der Schwangerschaft zur Vermeidung einer alkoholischen Embryopathie

◢ in der Laktationsphase zur Vermeidung alkoholtoxischer Effekte auf den Säugling

◢ bei Einnahme mancher Medikamente (u.a. Antidiabetika; potenzielle hepatotoxische Präparate)

◢ bei Erkrankungen des zentralen oder peripheren Nervensystems, psychiatrischen Erkrankungen, Stoffwechselerkrankungen, wie Gicht oder hepatische Porphyrie oder Erkrankungen der Leber, des Pankreas, des Herzmuskels und des Gastrointestinaltrakts.

2. Wenn Alkohol getrunken wird, sollte(n)

◢ an mindestens zwei Tagen/Woche auf Alkohol verzichtet werden,

◢ eine Alkoholmenge von 10 g bei Frauen und 20 g bei Männern nicht überschritten werden,

◢ Mahlzeiten keinen überhöhten Fettgehalt aufweisen (d.h. 30 kcal% oder weniger),

◢ durch körperliche Bewegung vor und/oder nach dem Essen ungünstige Effekte von Alkohol auf die Metabolisierung des Nahrungsfetts kompensiert werden.

3. Besonders Jugendliche und junge Erwachsene sollten möglichst wenig Alkohol trinken.

Literatur

[1] Deutsche Hauptstelle für Suchtfragen (2003) Jahrbuch Sucht 2003. Neuland, Geesthacht

[2] Bundesministerium für Gesundheit (2000) Alkohol und Gesamtmortalität. In: Bundesministerium für Gesundheit, Alkohol und Krankheiten. Abschlußbericht zum Forschungsvorhaben im Auftrag des Bundesministeriums für Gesundheit, 8–10. Nomos, Baden-Baden

[3] Bofetta P, Garfinkel L, Alcohol drinking and mortality among men enrolled in an American Cancer Society prospective study. Epidemiology (1990), 1, 342–348

[4] Inoue H, Stickel F, Seitz HK, Individuelles Risikoprofil bei chronischem Alkoholkonsum. Aktuel Ernähr Med (2001), 26, 39–46

[5] Rehm J, Greenfield T, Rogers J, Average Volume of alcohol consumption, patterns of drinking, and all-cause mortality: Results from the US National Alcohol Survey. Am J Epidemiol (2001), 153, 65–71

[6] Thun M, Peto R, Lopez A, Alcohol consumption and mortality among middle aged elderly U.S. adults. N Engl J Med (1997), 337, 1705–1714

[7] Fuchs CS et al., Alcohol consumption and mortality among women. N Engl J Med (1995), 332, 1245–1250

[8] Seitz HK, Wieviel Alkohol macht krank? Trägt Alkohol zur Gesundheit bei? Dtsch Ärztebl (2000), 22, A 1538–1541, B 1304–1307, C 1169–1172

[9] Fuchs FD et al., Alcohol consumption and the incidence of hypertension: The Atherosclerosis Risk in Communities Study. Hypertension (2001), 37, 1242–1250

[10] Strotmann J, Ertl G (1999) Alkohol und Herz-Kreislauf. In: MV Singer, S Tryssen (hrsg.): Alkohol und Alkoholfolgekrankheiten, 391–410. Springer, Berlin, Heidelberg, New York

[11] Nakanishi N et al., Relationship of light to moderate alcohol consumption and risk of hypertension in Japanese male office workers. Alcohol Clin Exp Res (2002), 26, 988–994

[12] Nakanishi N et al., Alcohol consumption and risk for hypertension in middle-aged Japanese men. J Hypertens (2001), 19, 851–855

[13] Ohmori S et al., Alcohol intake and future incidence of hypertension in a general Japanese population: the Hisayama study. Alcohol Clin Exp Res (2002), 26, 1010–1016

[14] Strasser RH, Rauch B, Kübler W (2000) Alkohol und kardiovaskuläres System. In: Seitz, HK, Lieber CS, Simanowski MA (Hrsg.): Handbuch Alkohol. Alkoholismus und alkoholbedingte Organschäden, 443–459. Johann Ambrosius Barth, Heidelberg

[15] Puddey IB et al., Evidence for a direct effect of alcohol consumption on blood pressure in normotensive men, a randomized controlled trial. Hypertension (1985), 7, 707–713

[16] Zhang Y et al., Effects of alcohol on blood pressure and production of vascular aldosterone and corticosterone. Horm Res (2001), 55, 245–248

[17] Xin X et al., Effects of alcohol reduction on blood pressure: a meta-analysis of randomized controlled trials. Hypertension (2001), 38, 1112–1117

[18] Mattila R et al., Effectiveness of multidisciplinary lifestyle intervention for hypertension: a randomised controlled trial. J Hum Hypertens (2003), 17, 199–205

[19] Okubo Y, Suwazono Y, Kobayashi E, Nogawa K, Alcohol consumption and blood pressure change: 5-year follow-up study of the association in normotensive workers. J Hum Hypertens (2001), 15, 367–372

[20] Kawano Y et al., Effects of alcohol consumption and restriction on home blood pressure in hypertensive patients: serial changes in the morning and evening records. Clin Exp Hypertens (2002), 24, 33–39

[21] Suter PM (2000) Alkohol, Lipidstoffwechsel und Koronarprotektion. In: Seitz HK, Lieber CS, Simanowski MA (Hrsg.): Handbuch Alkohol. Alkoholismus und alkoholbedingte Organschäden, 171–181. J. A. Barth, Heidelberg

[22] Klatsky AL, Alcohol and cardiovascular diseases: a historical overview. Ann N Y Acad Sci (2002), 957, 7–15

[23] Murray RP et al., Alcohol volume, drinking pattern, and cardiovascular disease morbidity and mortality: is there a U-shaped function? Am J Epidemiol (2002), 155, 242–248

[24] Agarwal DP, Cardioprotective effects of light-moderate consumption of alcohol: a review of putative mechanisms. Alcohol (2002), 37, 409–415

[25] Redmond EM, Sitzmann J V, Cahill P A, Potential mechanisms for cardiovascular protective effect of ethanol. Acta Pharmacol Sin (2000), 21, 385–390

[26] Suter PM et al., Alcohol effects on postprandial lipemia with and without preprandial exercise. J Am Coll Nutr (2001), 20, 58–64

[27] Mukamal K et al., Roles of drinking pattern and type of alcohol consumed in coronary heart disease in men. N Engl J Med (2003), 384, 109–118

[28] Gaetano GD, Cerletti C, Wine and cardiovascular disease. Nutr Metab Cardiovasc Dis (2001), 11, 47–50

[29] Auger C et al., Red wine phenolic compounds reduce plasma lipids and apolipoprotein B and prevent early aortic atherosclerosis in hypercholesterolemic golden Syrian hamsters (Mesocricetus auratus). J Nutr (2002), 132, 1207–1213.

[30] Berger K et al., Light-to-moderate alcohol consumption and risk of stroke among U.S. male physisians. N Engl J Med (1999), 341, 1557–1564

[31] Conigrave KM et al., A prospective study of drinking patterns in relation to risk of type 2 diabetes among men. Diabetes (2001), 50, 2390–2395

[32] Choi BC, Shi F, Risk factors for diabetes mellitus by age and sex: results of the National Population Health Survey. Diabetologia (2001), 44, 1221–1231

[33] Kao WH et al., Alcohol consumption and the risk of type 2 diabetes mellitus: atherosclerosis risk in communities study. Am J Epidemiol (2001), 154, 748–757

[34] Vegt FD et al., Moderate alcohol consumption is associated with lower risk for incident diabetes and mortality: the Hoorn Study. Diabetes Res Clin Pract (2002), 57, 53–60

[35] Dominiczak M, Metabolic syndrome. Curr Opin Lipidol (2003), 14, 329–332

[36] Liu S, Manson JE, Dietary carbohydrates, physical inactivity, obesity, and the „metabolic syndrome" as predictors of coronary heart disease. Curr Opin Lipidol (2001), 12, 395–404

[37] Godsland I et al., Associations of smoking, alcohol and physical activity with risk factors for coronary heart disease and diabetes in the first-follow-up cohort of the Heart Disease and Diabetes Risk Indicators in a Screened Cohort study (HDDRISC-1). J Intern Med (1998), 244, 33–41

[38] Seitz HK, Suter PM (2002) Ethanol toxicity and nutritional status. In: Mackey M A, Nutritional Toxicology, 122–154. Tailor and Francis, London, New York

[39] Seitz HK, Homann N, (2001) Effect of alcohol on the orogastrointestinal tract , the pancreas and the liver. In: Stockwell T, International handbook of alcohol dependence and problems, 149–168. John Wiley & Sons, Chichester, New York, Weinheim, Brisbane, Singapore, Toronto

[40] Hu FB et al., Diet, lifestyle, and the risk of type 2 diabetes mellitus in women. N Engl J Med (2001), 345, 790–797

[41] Perry IJ, Healthy diet and lifestyle clustering and glucose intolerance. Proc Nutr Soc (2002), 61, 543–551

[42] Manttari M et al., Alcohol and coronary heart disease. J Intern Med (1997), 214, 157–163

[43] Fuhrman B, Lavy A, Aviram M, Consumption of red wine with meals reduces the susceptibility of human plasma and low-density-lipoprotein to lipid peroxidation. Am J Clin Nutr (1995), 61, 549–554

[44] Laposata M, Fatty acid ethyl esters: nonoxidative ethanol metabolites with emerging biological and clinical significance. Lipids (1999), 34, S 281–285

[45] Oliveira ESERD et al., Alcohol consumption raises HDL cholesterol levels by increasing the transport rate of apolipoproteins A-I and A-II. Circulation (2000), 102, 2347–2352

[46] Perret B et al., Alcohol consumption is associated with enrichment of high-density lipoprotein particles in polyunsaturated lipids and increased cholesterol esterification rate. Alcohol Clin Exp Res (2002), 26, 1134–1140

[47] Tabak C et al., Alcohol consumption in relation to 20-year COPD mortality and pulmonary function in middle-aged men from three European countries. Epidemiology (2001), 12, 239–245

[48] Gong J, Tashkin D, Calvarese B, Alcohol-induces broncho-spasm in asthmatic patient: pharmacologic evaluation of the mechanism. Chest (1981), 80, 167–173

[49] Takao A et al., Correlation between alcohol-induced asthma and acetaldehyde dehydrogenase-2 genotype. J Allergy Clin Immunol (1998), 101, 575–580

[50] Guidot DM et al., Ethanol ingestion impairs alveolar epithelial glutathione homeostasis and function, and predisposis to endotoxin-mediated acute lung-injury. Chest (1999), 116, 82

[51] Pratt P, Vollmer R, The beneficial effect of alcohol consumption on the prevalence and extent of centrilobular emphysema. A retrospective autopsy analysis. Chest (1984), 85, 372–377

[52] Turner RT et al., Moderate alcohol consumption suppresses bone turnover in adult female rats. J Bone Miner Res (2001), 16, 589–594

[53] Turner RT, Skeletal response to alcohol. Alcohol Clin Exp Res (2000), 24, 1693–1701

[54] Rapuri PB et al., Alcohol intake and bone metabolism in elderly women. Am J Clin Nutr (2000), 72, 1206–1213

6 Medikamentöse Behandlung am Beispiel der kardiovaskulären Prävention

H. Berthold

6.1 Evidenz für den Nutzen von Arzneimitteln in der Primär- und Sekundärprävention kardiovaskulärer Erkrankungen und ihrer Risikofaktoren

Die Morbidität und Mortalität bei kardiovaskulären Erkrankungen (koronare Herzkrankheit, Myokardinfarkt, Schlaganfall) ist in den Industrieländern eine wesentliche Herausforderung für alle Beteiligten im Gesundheitssystem. Es werden deshalb zunehmend Überlegungen angestellt, wie kardiovaskuläre Erkrankungen auch präventiv am besten angegangen werden können.

Primärprävention kardiovaskulärer Krankheiten kann an Gesunden, an Gesunden mit ungesunder Lebensweise (z.B. Raucher) und an Kranken erfolgen. Kranke, beispielsweise Diabetiker oder Patienten mit einer arteriellen Hypertonie, sind zwar häufig noch „herzgesund", ihr Risiko, als Spätkomplikation ihrer Krankheit eine kardiovaskuläre Erkrankung zu entwickeln, z.B. einen Apoplex, ist jedoch erheblich (s. auch IV.2). Bei der Prävention von kardiovaskulären Erkrankungen ergänzen sich nicht medikamentöse und medikamentöse Maßnahmen. In Abhängigkeit davon, ob die Primärprävention kardiovaskulärer Erkrankungen bei Gesunden oder Kranken („Risikopatienten") ansetzt, ist das Vorgehen unterschiedlich, d.h., der Stellenwert nicht medikamentöser und medikamentöser Verfahren ist abhängig von der individuellen Situation. Medikamentöse Ansatzpunkte ergeben sich aus der vielfältigen Pathogenese der Atherosklerose und deren Beeinflussbarkeit, wie der Hyper- und Dyslipoproteinämie, der Thromboseneigung, der Plaque-Instabilität, dem Einfluss freier Radikaler, erhöhten Homozysteinkonzentrationen, vaskulären Endzündungsreaktionen und Endotheldysfunktion. Im Zentrum der pharmakologischen Möglichkeiten stehen die Hypertoniebehandlung, die Behandlung eines Diabetes mellitus, die Lipidsenkung und die Gabe von Thrombozytenfunktionshemmern.

Natürlich sind Gesunde weniger gefährdet, in absehbarer Zeit eine kardiovaskuläre Erkrankung zu entwickeln als „Risikopatienten". Um Präventionsmaßnahmen möglichst gezielt und intensiv auf Risikogruppen zu konzentrieren, wird heute allgemein eine Risikostratifizierung des Individuums empfohlen. Dabei müssen die entsprechenden Instrumente zur Risikoabschätzung für die gegebene Population oder Region validiert sein [1]. Die Liste von Faktoren mit Einfluss auf die Entwicklung kardiovaskulärer Erkrankungen ist lang. Die besten für die deutsche Population zur Verfügung stehenden Daten wurden in der GRIPS-Studie [2] und in der PROCAM-Studie gesammelt [3]. Auf Grund des in der PROCAM-Studie ermittelten Algorithmus lässt sich mit den individuellen Parametern Geschlecht, Alter, Raucherstatus, Diabetes, systolischer Blutdruck, LDL-Cholesterin, HDL-Cholesterin, Triglyzeride und Familienanamnese für vorzeitige kardiovaskuläre Ereignisse das Risiko ermitteln, in den nächsten zehn Jahren einen Herzinfarkt zu erleiden. Der Risikokalkulator ist über das Internet zugänglich (s. http://www.chd-taskforce.de).

Ziel der individuellen Risikoberechnung ist es, Personen mit einem erhöhten Gesamtrisiko zu identifizieren und einer aggressiveren vorbeugenden Behandlung zuzuführen. Dabei hilft der Risikokalkulator, den Anteil der einzelnen behandelbaren und nicht behandelbaren Risikofaktoren plastisch darzustellen und den Effekt einer Behandlung zu simulieren. Als Hochrisikopatienten gelten Individuen mit einer erwarteten 10-Jahres-Ereignisrate von > 20%, für die prinzipiell auch in der Primärprävention eine als wirksam anerkannte medikamentöse Maßnahme in Frage kommt [4; 5].

Ein wichtiger Parameter der Wirksamkeit einer medikamentösen präventiven Maßnahme ist die Anzahl der Patienten, die für ein Jahr (oder einen anderen Bezugszeitraum) behandelt werden muss, um ein Ereignis zu verhindern (sog. number needed to treat, NNT). In diese Zahl geht einerseits die erwartete Ereignisrate und andererseits die Wirksamkeit (= Verminderung der Ereignisrate) der Intervention ein. Im Allgemeinen werden NNT von < 200/Jahr als sinnvoll angesehen. Bei der Beurteilung der NNT spielen einerseits Kosten-Nutzen-Aspekte eine Rolle und andererseits muss auch die Nebenwirkungsrate der Intervention („number needed to harm", NNH) in Rechnung gestellt werden.

6.2 Arterielle Hypertonie

Die Hypertonie ist der bedeutendste Risikofaktor für zerebrovaskuläre Ereignisse und einer der wichtigsten Risikofaktoren für kardiale Ereignisse. Dabei korreliert die kardiovaskuläre Mortalität sowohl mit dem systolischen als auch mit dem diastolischen Blutdruck [6]. Das Risiko eines tödlichen kardialen Ereignisses nimmt um 17 bzw. 13% je 10 bzw. 5 mmHg erhöhten systolischen bzw. diastolischen Blutdruck zu [7]. Die Indikation zur Therapie wird auf der Basis des Gesamtrisikos gestellt. Dabei sind neben den kardiovaskulären Risikofaktoren typische Endorganschäden besonders zu berücksichtigen (links-ventrikuläre Hypertrophie, Nierenschäden).

Für verschiedene nicht medikamentöse Maßnahmen konnte anhand kontrollierter klinischer Studien eine Blutdrucksenkung belegt werden, eine Reduktion der Morbidität und Mortalität allein durch die Therapie der Hypertonie ist für nicht medikamentöse Maßnahmen jedoch nicht belegt [8]. Allerdings zeigte die Analyse von Studien zur Modifikation des Lebensstils, dass nicht medikamentöse Maßnahmen sehr wohl in der Lage sind, auch Endpunkte günstig zu beeinflussen [9], der Anteil dieser Maßnahmen auf die Hypertonietherapie ist jedoch nicht quantifizierbar. Unabhängig davon, eine Behandlungsindikation mit Arzneimitteln besteht bei Patienten mit mittlerem Risiko, wenn innerhalb von sechs Monaten mit nicht medikamentösen Maßnahmen keine Zielblutdruckwerte von < 140/90 mmHg erreicht werden. Dabei kann kein einheitlicher Zielblutdruckwert und damit keine allgemeine Behandlungsindikation für alle Patienten beschrieben werden. Bei älteren Patienten sind höhere Blutdruckzielwerte eher akzeptabel, bei Hochrisikopatienten (Niereninsuffizienz, KHK, Diabetes mellitus mit Mikroalbuminurie) gelten als Zielwerte < 130/80 mmHg, bei ausgeprägter Proteinurie sogar noch niedriger [10]. In der HOT-Studie [11] fand sich die niedrigste Rate von kardiovaskulären Ereignissen bei einem diastolischen Blutdruck von 82,6 mmHg, die kardiovaskuläre Mortalität war bei einem diastolischen Blutdruck von 86,5 mmHg am geringsten.

Am besten gesichert ist der Nutzen der medikamentösen Therapie der Hypertonie für niedrig dosierte Thiaziddiuretika und selektive Betablocker [12–15]. Dies gilt insbesondere für Patienten mit Diabetes mellitus, bei denen im Übrigen schärfere Zielwerte empfohlen werden als bei nichtdiabetischen Patienten. In einer Meta-Analyse wurden Thiaziddiuretika als besonders geeignet als Arzneimittel der ersten Wahl identifiziert [16]. Diese Empfehlung konnte in der ALLHAT-Studie bestätigt werden [17], wobei die Beeinflussung von kardiovaskulären Endpunkten in erster Linie von der Absenkung des Blutdrucks und nicht so sehr von der Wahl des verwendeten Arzneimittels abhängt. In einer weiteren großen Studie, die erst kürzlich abgeschlossen wurde, wurden Thiaziddiuretika und ACE-Hemmer als Initialtherapie der Hypertonie untersucht [18]. Die beiden genannten sowie weitere Studien, die eine Initialtherapie mit Thiaziden untersuchten, haben keinen Unterschied zwischen den einzelnen Substanzklassen bezüglich Gesamtmortalität, KHK und fortgeschrittener Nierenerkrankung gezeigt. Der größte Morbiditätsunterschied fand sich in Form eines signifikanten Anstiegs der Häufigkeit der Herzinsuffizienz unter Therapie mit Kalziumantagonisten im Vergleich zu Thiaziden oder ACE-Hemmern [17]. Darüber hinaus reduzierten Thiazide im Vergleich zu ACE-Hemmern die Häufigkeit von Schlaganfällen.

Studienabbrüche wegen Nebenwirkungen waren häufiger unter ACE-Hemmern als unter Thaiziden oder Kalziumantagonisten [17]. Die von den Thiaziden verursachten signifikanten, jedoch im Ausmaß nur geringen ungünstigen metabolischen Effekte (Kaliumhaushalt, Nüchternblutzucker, Cholesterin) hatten keinen Einfluss auf die Endpunkte.

In einer Netzwerk-Meta-Analyse (diese Methode vergleicht, im Gegensatz zur normalen Meta-Analyse, Arzneimittel auf „indirektem" Weg, also zwischen verschiedenen Studien) konnte für die Initialtherapie mit niedrig dosierten Thiaziden (üblicherweise 12,5 oder 25 mg/Tag Chlortalidon oder Hydrochlorothiazid) eine Überlegenheit über andere blutdrucksenkende Arzneimittel zur Vermeidung kardiovaskulärer Endpunkte gesichert werden [19]. Dabei kamen 42 randomisierte kontrollierte Studien mit einer mittleren Dauer von drei bis vier Jahren an 192.478 Patienten zur Auswertung. Die Ergebnisse der Studie sind in Tabelle 6.1 dargestellt. Die Autoren empfehlen die Verwen-

Tab. V.6.1: Relatives Risiko (95%-Konfidenzintervall) für niedrig dosierte Thiazide vs. Plazebo oder andere antihypertensive Substanzen [19]

Endpunkt	Niedrig dosiertes Thiazid vs. Plazebo	vs. Beta-blocker	vs. ACE-Hemmer	vs. Kalzium-antago-nisten	vs. AT$_1$-Anta-gonisten	vs. Alpha-blocker
Koronare Herzkrankheit	0,79 (0,69–0,92)*	0,87 (0,74–1,03)	1,00 (0,88–1,14)	0,89 (0,76–1,01)	0,83 (0,59–1,16)	0,99 (0,75–1,31)
Herzinsuffizienz	0,51 (0,42–0,62)*	0,83 (0,68–1,01)	0,88 (0,89–0,96)*	0,74 (0,67–0,81)*	0,88 (0,66–1,16)	0,51 (0,43–0,60)*
Schlaganfall	0,71 (0,63–0,81)*	0,90 (0,76–1,06)	0,86 (0,77–0,97)*	1,02 (0,91–1,14)	1,20 (0,93–1,55)	0,85 (0,66–1,10)
Kardiovaskuläre Ereignisse	0,76 (0,69–0,83)*	0,89 (0,80–0,98)*	0,94 (0,89–1,00)	0,94 (0,89–1,00)	1,00 (0,85–1,18)	0,84 (0,75–0,93)*
Kardiovaskuläre Mortalität	0,81 (0,73–0,92)*	0,93 (0,81–1,07)	0,93 (0,85–1,02)	0,95 (0,87–1,04)	1,07 (0,85–1,36)	1,00 (0,75–1,34)
Gesamtmortalität	0,90 (0,84–0,96)*	0,99 (0,91–1,07)	1,00 (0,95–1,05)	1,03 (0,98–1,08)	1,09 (0,96–1,22)	0,98 (0,88–1,10)

Alle als signifikant* markierten Unterschiede finden eine Überlegenheit von niedrig dosierten Thiaziden. Ein RR < 1,0 zeigt eine Überlegenheit des niedrig dosierten Thiazids an, ein RR > 1,0 eine Überlegenheit der alternativen Substanz.

dung von Thiaziden zur initialen Therapie der Hypertonie. Hauptkritikpunkt an der Studie ist die Methodik der Netzwerk-Meta-Analyse.

Eine neuere Meta-Analyse untersuchte vergleichend die Effektivität und Sicherheit von fünf verschiedenen Klassen von Antihypertensiva [20]. In den 354 Studien mit 55.696 Patienten wurden sieben Thiazide, 15 Betablocker, zwölf ACE-Hemmer, acht AT_1-Antagonisten und elf Kalziumantagonisten untersucht. Die Substanzen der fünf Klassen bewirkten vergleichbare Blutdrucksenkungen. Innerhalb einer Klasse waren die Effekte ebenfalls vergleichbar. Bei Gabe in Kombination waren die Effekte additiv, die Nebenwirkungen jedoch geringer als additiv. Die mittlere Plazebo-adjustierte Blutdrucksenkung war 9,1 (8,8–9,3) mmHg für den systolischen und 5,5 (5,4–5,7) mmHg für den diastolischen Blutdruck bei der Verwendung von Standarddosen und 7,1 (6,8–7,5) mmHg bzw. 4,4 (4,2–4,6) mmHg bei der Verwendung von Halb-Standarddosen. Bei der Zweierkombination (verwendet in 50 Studien) betrug die Blutdrucksenkung systolisch 14,6 und diastolisch 8,6 mmHg.

6.3 Fettstoffwechselstörungen

Die Konzentration des LDL-Cholesterins ist positiv mit dem Risiko für Myokardinfarkte korreliert, während das HDL-Cholesterin protektive Eigenschaften aufweist. Die Behandlungsindikation für Hyper- und Dyslipoproteinämien wird heute ebenfalls im Rahmen einer individuellen Gesamtrisiko-Abschätzung vorgenommen, beispielsweise durch Anwendung des PROCAM-Algorithmus [3]. Neben nicht medikamentösen Allgemeinmaßnahmen (Diät, Gewichtsnormalisierung, Ausdauersport) stehen verschiedene Arzneimittelklassen zur effektiven Lipidsenkung zur Verfügung. Goldstandard sind heute die Hemmstoffe der HMG-CoA-

Reduktase, des Schlüsselenzyms der endogenen Cholesterinsynthese (sog. Statine), wegen der guten Beleglage der mit ihnen durchgeführten Endpunktstudien. Daneben finden hauptsächlich Fibrate, Austauscherharze und Hemmer der Gallensäurenresorption Anwendung [21].

6.3.1 Lipidsenkung

Für die Angehörigen all dieser Substanzklassen sind lipidsenkende Effekte gut belegt. Dabei liegt nach den Statinen die größte klinische Erfahrung mit den Fibraten vor, welche über multiple Beeinflussungen des Lipidstoffwechsels wirken (z.B. Effekte auf Transkriptionsfaktoren wie PPARalpha oder auf die Lipoproteinlipase). In großen klinischen Studien konnte jedoch keine eindeutige Senkung der Mortalität durch Fibrate gezeigt werden, weder in der Primärprävention [22; 23] noch in der Sekundärprävention [24–26]. Dies liegt möglicherweise daran, dass Fibrate die Nicht-KHK-Mortalität erhöhen können [27]. Für Austauscherharze liegen ebenso wie für Ezetimib, eine Substanz aus der Gruppe der Gallensäurenresorptionshemmer, keine Endpunktstudien vor. Im Coronary-Drug-Project konnte mit Niacin eine Reduktion der Endpunktrate (Myokardinfarkt oder kardiovaskulärer Tod) gezeigt werden, die Substanz ist jedoch schlecht verträglich [24]. Der klinische Nutzen einer cholesterinsenkenden Therapie (mit Statinen) in der Sekundärprävention (s. Abschnitt 7.5 Kardiovaskuläre Ereignisse) besteht in einer relativen Risikoreduktion um > 30% für kardiovaskuläre Ereignisse [28].

6.3.2 Primärprävention

Es ist keine Frage, dass die Statine zu den Arzneimitteln mit den bestgesicherten Effekten auf Endpunkte bei der Sekundärprävention kardiovaskulärer Erkrankungen gehören (s.u.). Die Frage, ob sie auch in der Primärprävention eingesetzt werden sollen, hat noch keine so klare Beantwortung gefunden. In einer Meta-Analyse von 1999 [29] fanden sich unter einer Therapie mit Statinen über vier bis sechs Jahre signifikante Wirkungen zwar auf die Häufigkeit von koronaren Ereignissen (RR 0,66 [0,57–0,76]) und die kardiovaskuläre Mortalität (RR 0,68 [0,50–0,93]), nicht jedoch auf die KHK-Mortalität (RR 0,73 [0,51–1,05]) und auf die Gesamtmortalität (RR 0,87 [0,71–1,06]).

Zur Primärprävention sind in neuerer Zeit drei randomisierte, kontrollierte Studien erschienen, die den Stellenwert der Statine in der Primärprävention näher definieren könnten [30–32].

In der PROSPER-Studie [31] hatte Pravastatin keinen Einfluss auf die Rate der Myokardinfarkte oder Schlaganfälle bei den 56% der Patienten, die sich in der Primärprävention befanden. Bei den 44% Patienten in der Sekundärprävention jedoch war dieser kombinierte Endpunkt signifikant reduziert (RR 0,80 [0,68–0,94], ARR 4,3%, NNT 23 über 3,2 Jahre). Die Gesamtmortalität wie auch die Häufigkeit von schweren unerwünschten Ereignissen war nicht verändert.

Die ALLHAT-LLT-Studie [30] hat untersucht, ob Pravastatin bei älteren hypertensiven Patienten mit moderater Hypercholesterinämie und mindestens einem zusätzlichen Risikofaktor die Gesamtmortalität vermindert. Daten liegen nur für die Gesamtpopulation vor, in welcher 86% der Patienten in der Primärprävention waren. Weder Gesamtmortalität noch die Rate der Herzinfarkte oder Schlaganfälle waren vermindert.

Die ASCOT-LLA-Studie [32] untersuchte den Einfluss von Atorvastatin bei Patienten mit Hypertonie und durchschnittlichen Cholesterinkonzentrationen sowie mindestens drei anderen Risikofaktoren. Die Daten beziehen sich ebenfalls auf die Gesamtpopulation, wobei sich 82% der Patienten in der

Primärprävention befanden. Die auf fünf Jahre geplante Studie wurde nach 3,3 Jahren abgebrochen, weil die Zahl der kardialen Ereignisse signifikant vermindert war. Die Rate der Myokardinfarkte oder Schlaganfälle war vermindert (RR 0,82 [0,70–0,96], ARR 1,2%, NNT 83), während die Gesamtmortalität unverändert war.

In einer Meta-Analyse wurden die genannten drei Studien sowie zwei weitere Studien zur Primärprävention, die AFCAPS/TexCAPS- [33] und die WOSCOP-Studie [34] auf die Frage hin untersucht, ob Statine in der Primärprävention sinnvoll sind, auch unter Berücksichtigung der Häufigkeit ihrer unerwünschten Wirkungen [35]. In der Gesamtpopulation, die zu 84% aus Patienten der Primärprävention bestand, ergab sich bei den kardiovaskulären Ereignissen, Myokardinfarkt bzw. Schlaganfall, eine signifikante absolute Risikoreduktion um 1,4%, was einer NNT von 71 über drei bis fünf Jahren entspricht. Dies steht einer entsprechenden ARR von 4,8% (NNT 21 über fünf Jahre) in der Sekundärprävention gegenüber (s.u.).

Nur aus zwei der geprüften Studien lagen Daten über die Häufigkeit der schweren unerwünschten Ereignisse vor [31; 33]. Der Risikoreduktion bei den kardiovaskulären Ereignissen stand eine in der Statin- und der Plazebogruppe vergleichbare Rate der gesamten unerwünschten Ereignisse gegenüber. Die Gesamtmortalität war bei den gepoolten Daten der fünf Studien nicht unterschiedlich zwischen Statin und Plazebo (RR 0,95 [0,88–1,02]). Wird also die Verminderung der kardiovaskulären Ereignisse isoliert betrachtet, kann eine NNT von 71 über drei bis fünf Jahre zur Verhinderung eines Myokardinfarkts oder Schlaganfalls angenommen werden. Bei Berechnung eines Gesamtbenefits („overall health impact"), der sich auch in der Gesamtmortalität und der Rate der schweren unerwünschten Ereignisse ausdrückt, kann die Gabe von Statinen in der Primärprävention nicht empfohlen werden.

6.3.3 Sekundärprävention

Die Vorteile von Statinen in der Sekundärprävention der kardiovaskulären Erkrankungen gehören mit zu den am besten dokumentierten Erkenntnissen in der Medizin. Gut durchgeführte randomisierte kontrollierte Studien haben zu Beginn der 1990er Jahre den Grundstein für den Einsatz der Statine gelegt [36–38]. Während die Gesamtvorteile der Statine in der Primärprävention angezweifelt werden müssen (s.o.), haben weitere Studien den Vorteil in der Sekundärprävention untermauert.

Die LIPS-Studie [39] hat untersucht, ob bei Patienten nach perkutaner Angioplastie die Rate der MACE („major adverse cardiac events") durch Fluvastatin vermindert werden kann. Weder Myokardinfarkte (RR 0,69 [0,47–1,01]) noch die Gesamtmortalität (RR 0,73 [0,48–1,10]) wurden signifikant reduziert. In der bereits zitierten PROSPER-Studie [31] jedoch wurden kardiovaskuläre Ereignisse (RR 0,80 [0,68–0,94], ARR 4,3%, NNT 23 über 3,2 Jahre) bei den überwiegend älteren Patienten (70–82 Jahre) signifikant reduziert und damit der Beweis erbracht, dass auch ältere Patienten von Statinen profitieren.

Die GREACE-Studie [40] hat bei Patienten mit kürzlich zurückliegendem Myokardinfarkt oder einer > 70%igen Stenose einer Koronararterie eine „Standardversorgung" mit einer Titrierung der Dosis von Atorvastatin entsprechend den Vorgaben des National Cholesterol Education Panel [41] verglichen (Zielwert LDL-Cholesterin < 2,6 mmol/l entspr. < 100 mg/dl). Die Rate der kardiovaskulären Ereignisse (Myokardinfarkt oder Schlaganfall) wurde signifikant reduziert (RR 0,47 [0,34–0,65], ARR 7,0%, NNT 14 über drei Jahre). Ebenso konnte die Gesamtmortalität gesenkt werden (RR 0,58 [0,35–0,95], ARR 2,1%, NNT 48 über drei Jahre).

In der größten bisher vorliegenden Statin-Studie, der HPS-Studie [42], reduzierte Simvastatin bei Patienten mit Hypercholesterinämie die Rate der kardiovaskulären Ereignisse (Myokardinfarkt oder Schlaganfall) signifikant (RR 0,75 [0,70–0,80], ARR 4,4%, NNT 23 über fünf Jahre) wie auch die Gesamtmortalität (RR 0,87 [0,81–0,94], ARR 1,8%, NNT 56 über fünf Jahre). Interessanterweise war der Vorteil des Statins unabhängig vom Ausgangswert der Cholesterinkonzentration und ebenfalls unabhängig vom Ausmaß der Verminderung des LDL-Cholesterins. Insbesondere profitierten Patienten mit Ausgangs-LDL < 2,6 mmol/l (entspr. 100 mg/dl) in gleicher Weise wie Patienten, die initial über diesen Werten lagen. Wegen einer Drop-out-Rate von etwa einem Drittel der in einer offenen Run-in-Periode eingeschlossenen Patienten kann über die Sicherheit und Verträglichkeit von Simvastatin in dieser Studie jedoch keine Aussage gemacht werden, da ein großer Teil der Patienten wegen Unverträglichkeit bereits vor der Randomisierung ausschied.

In der MIRACL-Studie [43] wurde gezeigt, dass eine hoch dosierte Therapie mit Atorvastatin bei Patienten mit akutem Koronarsyndrom die Rate der ischämischen Schlaganfälle reduzieren kann. Diese Daten sind jedoch bis zu ihrer Bestätigung als vorläufig zu deuten.

Während die Indikation für Statine als relativ gesichert erscheint, ist die richtige Strategie der Dosierung noch nicht bekannt. In einer Analyse wurden

◢ die Strategie der fixen Dosierung mit der
◢ LDL-Zielwert-Strategie und dem
◢ Ansatz, durchschnittliche Cholesterinsenkungen zu erzielen,

gegenübergestellt [44]. Vorteile der ersten Strategie, die in vielen Studien eingesetzt wurde [31; 36; 38; 39; 42], ist die gute Beleglage nach Studien und die Nicht-Notwendigkeit häufiger Lipoproteinbestimmungen. Nachteil ist, dass damit für bestimmte Patienten zu hoch oder nicht ausreichend dosiert sein könnte. Der Vorteil der Dosistitrierung [33; 37; 40] ist die sich an Zielwerten orientierende leitliniengerechte Thera-

Tab. V.6.2: Häufigkeit von kardiovaskulären Endpunkten und deren Beeinflussung durch lipidsenkende Therapie mit Statinen in der Primär- und Sekundärprävention: Je höher das kardiovaskuläre Risiko, umso eher profitiert ein Patient [63]

Studie	Statin	Durchschnittliches Gesamtcholesterin zu Studienbeginn	Häufigkeit der Ereignisse * in der Kontrollgruppe	ARR**	NNT*** (bezogen auf ca. 5 Jahre)
4S [37] (Sekundärprävention)	Simvastatin	6,7 mmol/l (260 mg/dl)	21,5%	8,0%	13
LIPID [36] (Sekundärprävention)	Pravastatin	5,6 mmol/l (217 mg/dl)	17,2%	3,9%	26
CARE [38] (Sekundärprävention)	Pravastatin	5,4 mmol/l (210 mg/dl)	13,7%	2,7%	37
WOSCOPS [34] (Primärprävention)	Pravastatin	7,0 mmol/l (270 mg/dl)	8,4%	2,6%	38
AFCAPS/TexCAPS [33] (Primärprävention)	Lovastatin	5,7 mmol/l (220 mg/dl)	3,6%	1,4%	71

*Myokardinfarkt oder kardiovaskulärer Tod; **Absolute Risikoreduktion; ***Number needed to treat

pie, wobei die optimalen Zielwerte noch nicht als gesichert angesehen werden können. Es sind höhere Statindosen (Kosten!) erforderlich, und es müssen die Lipoproteine öfters gemessen werden. In den meisten kontrollierten Studien wurde eine Reduktion des Gesamtscholesterins um etwa 20–25% erreicht. Diese Senkung ist mit kleinen bis mittleren Dosen der Statine möglich [45] und reduziert somit Kosten und wahrscheinlich auch die Häufigkeit von Nebenwirkungen. Vergleichende Studien zur Findung einer optimalen Dosis liegen nicht vor.

In einer zusammenfassenden Bewertung der lipidsenkenden Therapie zur Primär- oder Sekundärprophylaxe muss herausgestellt werden, dass ein Patient umso eher von einer Therapie mit Statinen profitiert, je höher sein Risiko ist (Tabelle 6.2). Insgesamt waren Frauen in den großen Studien deutlich unterrepräsentiert (insgesamt ca. < 15%), sodass eine gesicherte Aussage nur für Männer gemacht werden kann.

6.4 Thrombozytenfunktionshemmung

Zu den Thrombozytenfunktionshemmern rechnet man die Acetylsalicylsäure (ASS), die Thienopyridine Ticlopidin und Clopidogrel sowie Dipyridamol. Lediglich ASS und Clopidogrel haben eine wesentliche klinische Bedeutung. Die Basis für eine Bewertung der Thrombozytenfunktionshemmer ist die Übersicht der Antiplatelet Trialists' Collaboration [46]. Danach ist ASS in einem breiten Dosisbereich (75–325 mg/Tag) wirksam zur Vermeidung weiterer vaskulärer Ereignisse in der Sekundärprävention (ARR 3,3%, NNT 30 über 2,5 Jahre). Diese Wirkungen sind bei einer Reihe von Indikationen gesichert (vermuteter akuter Myokardinfarkt, Z.n. Myokardinfarkt, instabile oder stabile Angina pectoris, Z.n. Schlaganfall, akuter ischämischer Schlaganfall, transitorische ischämische Attacke, arterielle Bypass-Chirurgie, Z.n. Angioplastie und bei PAVK). Die genannte Übersicht stellte für die Primärprävention fest, dass der Nutzen die Risiken nicht überwiegt.

6.4.1 Acetylsalicylsäure

Die Acetylsalicylsäure (ASS) gehört zu den am längsten verfügbaren und billigsten Arzneimitteln in der Therapie kardiovaskulärer Erkrankungen. Trotzdem ist ihr Stellenwert in der Primärprävention noch nicht zweifelsfrei geklärt. Eine der wichtigsten Fragen in der Rolle von ASS ist die nach der gesicherten Evidenz für die Primärprävention kardiovaskulärer Ereignisse. In der HOT-Studie wurde die niedrig dosierte Gabe von ASS bei Patienten mit behandelter Hypertonie untersucht [11]. Die Gabe von ASS konnte die Wahrscheinlichkeit für schwer wiegende kardiovaskuläre Ereignisse um 15% senken, und auch die Gesamtzahl aller Herzinfarkte wurde um 36% gesenkt, während die Zahl der Schlaganfälle nicht beeinflusst war. Die NNT zur Verhinderung eines Herzinfarkts betrug 667/Jahr, bei Diabetikern 400/Jahr. Die Daten lassen einen Einsatz daher nur bei Patienten mit hohem Risiko als sinnvoll erscheinen. In einer Meta-Analyse der Literatur bis zum Jahr 2001 [47] wurde berechnet, dass ASS bei 1.000 Patienten mit einem niedrigen Ausgangsrisiko (5% KHK-Risiko in den nächsten fünf Jahren) etwa sechs bis 20 Herzinfarkte verhindern würde, dafür aber null bis zwei Schlaganfälle und zwei bis vier schwere gastrointestinale Blutungen verursachen würde. Bei einer gleichen Zahl von Patienten mit einem noch geringeren Risiko (1% in den nächsten fünf Jahren) würden nur ein bis vier Myokardinfarkte verhindert.

Das „Cardiovascular and Renal Drugs Advisory Committee" der FDA hat auf seiner Sitzung am 08.12.2003 beschlossen, dass die Verwendung von ASS in der Primärprävention bei Patienten mit moderatem Risiko (10% Risiko in den nächsten zehn Jahren) nicht empfohlen werden soll. Die Entscheidung beruht auf dem Antrag des Herstellers auf Zulassungserweiterung, der dazu eine Meta-Analyse aus fünf Studien zur Primärprävention vorlegte. Zusammen wurden in diesen Studien > 55.000 Patienten behandelt, und es wurde eine signifikante Reduktion des Risikos für einen ersten Myokardinfarkt um 32% gezeigt. Berücksichtigt wurden die Physician's-Health-Study [48], das British-Doctor's-Trial [49], das Thrombosis-Prevention-Trial [50], die Hypertension-Optimal-Treatment-Study [11] und das Primary-Prevention-Project [51].

Das Komitee kritisierte, dass die in die Studie aufgenommenen Patienten zu heterogen seien und dass keine eindeutigen Aussagen zu Frauen gemacht werden könnten. Darüber hinaus seien die Ergebnisse nicht konsistent in Bezug auf die Unterscheidung zwischen tödlichen und nicht tödlichen Infarkten. Eine klare Verminderung der tödlichen und nicht tödlichen Infarkte hätte nur die Physician's-Health-Study (PHS) gezeigt. Auch hätte ASS in keiner der Studien die prädefinierten primären Endpunkte kardiovaskuläre Mortalität oder kardiovaskuläre Morbidität und Mortalität im Vergleich mit Plazebo reduziert.

Die **Risiken der Therapie mit ASS** (Blutungskomplikationen) sind in Tabelle 6.3 zusammengestellt. Danach ergeben sich nach Analyse von über 50.000 behandelten Patienten in fünf großen Studien nicht signifikant mehr intrakranielle Blutungen, jedoch etwa 70% mehr größere extrakranielle Blutungen, unter denen hauptsächlich Blutungen des Magen-Darm-Traktes zu verstehen sind (RR 1,7 [1,4–2,1]). Die Erhöhung des Risikos macht 0,7 zusätzliche schwere Blutungen pro 1.000 Patientenjahre aus.

6.4.2 Clopidogrel

Neben Acetylsalicylsäure hat die Substanz Clopidogrel weite Verbreitung als Thrombozytenfunktionshemmer gefunden. Clopidogrel hemmt irreversibel die Thrombozytenaggregation durch selektive Bindung an den ADP-Rezeptor. Es ist zur Prävention athero-

Tab. V.6.3: Blutungskomplikationen unter Acetylsalicylsäure [64]

Studie	ASS	Kontrolle	Gesamt-Odds ratio (95%- Konfidenzintervall)	Zusätzliche Blutungen pro 1.000 Patientenjahre
Intrakranielle Blutungen				
UK-Doctors [49]	0,379%	0,351%		
US-Physicians [48; 65]	0,208%	0,109%		
Thrombosis-Prevention-Trial [50]	0,472%	0,236%		
Hypertension-Optimal-Treatment [11]	0,15%	0,16%		
Primary-Prevention-Project [51]	0,09%	0,13%		
Alle Studien	64/28.636 0,22%	48/28.654 0,17%	1,4 (0,9–2,0)	0,1 (P = 0,1)
Größere extrakranielle Blutungen				
UK-Doctors [49]	0,61%	0,58%		
US-Physicians [48; 65]	0,43%	0,25%		
Thrombosis-Prevention-Trial [50]	0,79%	0,51%		
Hypertension-Optimal-Treatment [11]	1,3%	0,48%		
Alle Studien	211/26.410 0,8%	134/28.095 0,5%	1,7 (1,4–2,1)	0,7 (P < 0,00001 =

thrombotischer Ereignisse bei Patienten mit kurz zurückliegendem Myokardinfarkt, ischämischem Schlaganfall und peripherer arterieller Verschlusskrankheit zugelassen. Darüber hinaus kann es beim akuten Koronarsyndrom ohne ST-Streckenhebung in Kombination mit ASS eingesetzt werden.

In der CAPRIE-Studie [52] wurde ASS mit Clopidogrel bei 19.185 Patienten mit ischämischem Schlaganfall, Myokardinfarkt, peripherer arterieller Erkrankung über knapp zwei Jahre verglichen. Der primäre kombinierte Endpunkt (ischämischer Schlaganfall, Myokardinfarkt oder Tod durch ein vaskuläres Ereignis) trat unter Clopidogrel in 9,8% und unter ASS in 10,7% auf (RRR 8%; ARR 0,87% [– 1,7% bis – 0,08%]; P = 0,049; NNT 115 [59–1.250] über zwei Jahre). Die Gesamtmortalität unterschied sich nicht zwischen den Gruppen (Clopidogrel 5,83%, ASS 5,96%).

In der CURE-Studie [53] erhielten 12.562 Patienten mit akutem Koronarsyndrom ran-

domisiert Clopidogrel zusammen mit ASS oder ASS allein. Nach durchschnittlich 9,4 Monaten trat der primäre Endpunkt (kardiovaskulär bedingte Todesfälle oder nicht tödliche Myokardinfarkte oder Schlaganfälle) in der kombiniert behandelten Gruppe um 18% (RRR) und 2,1% (ARR) signifikant weniger auf (9,3% vs. 11,4%). Es ergab sich eine NNT von 48 Patienten. Diese Reduktion kam in erster Linie durch die geringere Inzidenz von nicht tödlichen Q-Zacken-Myokardinfarkten (5,2% vs. 6,7%) zustande. Die Mortalität auf Grund kardiovaskulärer Ereignisse unterschied sich nicht signifikant (5,1% vs. 5,5%). Auch die Gesamtmortalität war nicht signifikant unterschiedlich (5,7% vs. 6,2%). Allerdings traten schwere und lebensbedrohliche Blutungen in der kombiniert behandelten Gruppe mit 3,75% vs. 2,7% bzw. 2,2% vs. 1,8% häufiger auf. Das heißt, dass es nach Behandlung von 100 bzw. 250 Patienten bei einem Patienten zu einer schweren bzw. lebensbedrohlichen Blutung kommt. Die

CURE-Studie konnte somit nicht beweisen, dass die kombinierte Behandlung mit Clopidogrel und ASS gegenüber ASS-Monotherapie in allen Endpunkten signifikante Überlegenheit ergab. Ein maximaler Nutzen zeichnet sich auch nur innerhalb der ersten drei Monate ab. Bei längerer Therapiedauer ist durch evtl. vermehrte Blutungen eine Änderung des Nutzen-Risiko-Verhältnisses nicht ausgeschlossen.

Angesichts der klinisch fraglich relevanten Wirksamkeitsunterschiede von Clopidogrel und ASS sowie der hohen Kosten sollte die Indikationsstellung für Clopidogrel nur erfolgen, wenn ASS nicht verabreicht werden kann. Wie in aktuellen evidenzbasierten Leitlinien empfohlen, sollte nach wie vor ASS zur prophylaktischen Behandlung von Zuständen nach einem Myokardinfarkt oder ischämischen Schlaganfall im Sinn der Verhinderung eines Zweitereignisses verwendet werden. Ausgenommen davon wären durch ASS ausgelöste Unverträglichkeitsreaktionen einschließlich Allergien oder Asthma bronchiale. Das Umsetzen von ASS auf Clopidogrel **auf Grund eines vaskulären Ereignisses ("Versagertherapie")** ist hingegen nicht durch Studiendaten begründbar.

In einer Meta-Analyse wurde festgestellt, dass sich aus der kombinierten Behandlung mit ASS und Pravastatin additive Effekte auf Endpunkte ergeben [54]. So fand sich eine signifikante relative Risikoreduktion von 31% für Pravastatin plus ASS versus ASS allein und um 26% für die Kombination versus Pravastatin allein bei tödlichen und nicht tödlichen Myokardinfarkten. Beim ischämischen Schlaganfall betrug die relative Risikoreduktion 29% bzw. 31%.

6.5 Kardiovaskuläre Ereignisse bei Patienten mit Diabetes mellitus

In Bezug auf das kardiovaskuläre Risiko wird der Diabetes mellitus als KHK-Äquivalent gesehen, d.h., es gelten die Lipoprotein- und Blutdruckzielwerte der Sekundärprävention, unabhängig davon, ob bereits eine KHK dokumentiert ist [21]. Diabetiker haben ein etwa dreifach erhöhtes Risiko für kardiovaskuläre Morbidität [55] und ihr Risiko in der Gesamtmortalität ist etwa um 75% erhöht [56]. Sie haben zwar ein typisch atherogen verändertes Lipidmuster (hohe Triglyzeride, niedriges HDL, kleine dichte LDL), ihre LDL-Konzentrationen sind jedoch von denen der Normalbevölkerung meist nicht unterschiedlich. Die Empfehlungen des National Cholesterol Education Program NCEP sehen zwar einen Zielwert von LDL < 100 mg/dl vor, viele Diabetiker erhalten diese Therapie jedoch nicht. Studien, die speziell an Diabetikern durchgeführt wurden, waren bisher eher limitiert, meist wurden nur Subgruppenanalysen aus den großen Interventionsstudien gemacht.

In die Heart-Protection-Study [57] wurden 5.963 Diabetiker und 14.573 Patienten mit kardiovaskulären Erkrankungen (ohne Diabetes) eingeschlossen und randomisiert über fünf Jahre mit Simvastatin oder Plazebo behandelt. Während der fünfjährigen Studie wurde eine durchschnittliche LDL-Senkung von 39 mg/dl erreicht. Es gab eine Verminderung des Risikos für ein erstes großes Ereignis um 33% bei Diabetikern in der Primärprävention und um 27% bei Diabetikern, die als Ausgangswert ein LDL < 116 mg/dl hatten. Die Schlussfolgerung aus der Studie lautet: Diabetiker sollten ein Statin erhalten, selbst dann, wenn sie noch keine KHK haben oder wenn sie keine erhöhten LDL-Konzentrationen haben. Es wurde berechnet, dass in der Primärprävention 45 Patienten über fünf Jahre therapiert werden müssen, um ein großes Ereignis zu verhindern.

6.6 Antioxidativa

Oxidiertes LDL scheint eine Rolle in der Pathogenese der Atherosklerose zu spielen. Beobachtungsstudien haben gezeigt, dass alpha-Tocopherol (Vitamin E), Betacarotin oder beides kardiovaskuläre Ereignisse reduzieren, dies ist aber in klinischen Studien nicht bestätigt worden. Eine neuere Meta-Analyse untersuchte sieben randomisierte kontrollierte Studien mit Vitamin E und acht Studien mit Betacarotin [58]. Jede einzelne Studie umfasste mehr als 1.000 Teilnehmer. Die verwendeten Dosierungen waren 50–800 IU Vitamin E und 15–50 mg Betacarotin, der Beobachtungszeitraum betrug 1,4–12 Jahre.

In den Vitamin-E-Studien sind insgesamt > 80.000 Patienten, in den Betacarotin-Studien fast 140.000 Patienten berücksichtigt. Bei der Therapie mit Vitamin E zeigten sich keine signifikanten Effekte. Bei Betacarotin zeigte sich ein kleiner, aber signifikanter Anstieg der Mortalität (7,4 vs. 7,0%) und der kardiovaskulären Todesfälle (3,4 vs. 3,1%). Die Verwendung dieser antioxidativen Vitamine kann deshalb gegenwärtig nicht empfohlen werden.

Die **United States Preventive Services Task Force** stellte im Jahr 2003 fest, dass zum gegenwärtigen Zeitpunkt die Evidenz ungenügend ist, um den Gebrauch der Vitamine A, C, E, Multivitaminpräparate mit Folsäure oder antioxidative Kombinationen zur Prävention kardiovaskulärer Erkrankungen zu empfehlen oder abzulehnen [59; 60]. Die Verwendung von Betacarotin bei Rauchern sei abzulehnen, weil Betacarotin das Risiko für ein Bronchialkarzinom bei Rauchern, insbesondere bei starken Rauchern, erhöht.

6.7 Das Konzept „Polypill"

Im Jahre 2003 wurde durch die beiden englischen Wissenschaftler Wald und Law das Konzept der Polypill vorgestellt [61]. Es handelt sich hier um die Formulierung von sechs pharmakologisch wirksamen Substanzen in einer Tablette, nämlich ASS, einem Statin, Folsäure und drei blutdrucksenkenden Substanzen (Thiazid, Betablocker und ACE-Hemmer in jeweils niedriger Dosierung oder eine andere Kombination). Grundlage des Vorschlags war die Auswertung von 750 Studien an über 400.000 Patienten. Auf der Basis dieser Daten sollen mit der Polypill 88 (84–91)% aller Myokardinfarkte und 80 (71–87)% aller Schlaganfälle verhindert werden können. Die Pille soll allen Menschen über 55 Jahren in der Primärprävention und allen sekundärpräventiven Patienten gegeben werden. Die Studie kommt zu dem Schluss, dass einer von drei Patienten profitieren und die Patienten im Durchschnitt elf bis zwölf eventfreie Extrajahre erhalten. Die Autoren weisen darauf hin, dass keine andere Einzelintervention einen so ausgeprägten Effekt hat.

Der Vorschlag ist teilweise als unverantwortlich kritisiert worden, weil damit genau die falsche Botschaft für das Patientenverhalten gegeben werde. Die Verfügbarkeit einer Wunderpille würde die Selbstverantwortung des Patienten zur Umstellung der Lebensführung eher mindern als steigern. Besonderen Widerspruch hat der Vorschlag hervorgerufen, die Pille ohne Durchführung der entsprechenden Diagnostik zu geben. So sollen beispielsweise nicht die Lipide oder der Blutdruck gemessen werden. Dieser Vorschlag erfolgt im Rahmen eines Konzeptes von Gesundheitssystemen, in denen auch die Kosten für Diagnostik in Erwägung gezogen werden müssen. Die Autoren verteidigen ihr Konzept, indem sie darauf hinweisen, dass nicht Risikofaktoren, sondern Risiken (im Sinne des „ganzen Menschen") behandelt werden. Sie weisen auch darauf hin, dass zwar die bekannten Risikofaktoren (Hypertonie, Hyperlipoproteinämie) das Risiko für Ereignisse steigern, die zahlenmäßig meisten Ereignisse aber bei Menschen ohne diese Risikofaktoren auftreten.

6.8 Schlussfolgerungen und pharmako-ökonomische Überlegungen

Der primärpräventive Nutzen von Arzneimitteln ist bei kardiovaskulären Erkrankungen vergleichsweise gering, der sekundärpräventive Nutzen ist jedoch hoch. Vereinfachend, deshalb aber nicht weniger anwendbar in der Praxis, kann zusammengefasst werden, dass je höher das Risiko eines Patienten, umso höher sein Nutzen von einer medikamentösen Sekundärprophylaxe. In den Gruppen der Antihypertensiva, Lipidsenker und Thrombozytenfunktionshemmer stehen eine Reihe von wirksamen Substanzen zur Verfügung, deren Effekte auf klinische Endpunkte in gut dokumentierten Studien gesichert wurde. In der Praxis wird das individuelle Risiko eines Patienten evaluiert und die Behandlungsintensität daran ausgerichtet. Bei der Auswahl bestimmter Arzneimittel fließen auch patientenseitige Faktoren, wie Verträglichkeit, Begleiterkrankungen, Begleitmedikationen und Patientenpräferenzen, mit ein.

Angesichts von leeren Kassen im Gesundheitswesen müssen auch zunehmend Überlegungen in Bezug auf kostengünstige Präventionsstrategien (im Sinne einer bevölkerungsweiten Kosten-Nutzen-Analyse) angestellt werden. In einer neueren Arbeit wurde eine solche Analyse für das United Kingdom erstellt, wobei die Untersuchung zu ASS, einer initialen Hypertonietherapie (Diuretikum und Betablocker), einer intensivierten Hypertonietherapie (zusätzlich Enalapril), einem Statin (Simvastatin) und Clopidogrel durchgeführt wurde [62]. Für alle untersuchten Substanzen liegen Effektivitätsstudien vor. Der Autor hält es jedoch für sinnvoll, zuerst die kosteneffektivsten Therapien zu verwenden. Er kommt zu dem Schluss, dass im Rahmen einer effektiven Präventionsstrategie allen Patienten mit einem 5-Jahresrisiko > 7,5% ASS und eine initiale antihypertensive Therapie (Thiazid/Betablocker) angeboten werden müsse, ehe Statine für Patienten mit einem 5-Jahresrisiko von 30% verschrieben werden. Mit ASS, Diuretika und Betablockern könne für einen Bruchteil der Kosten von Statinen oder Clopidogrel kostengünstig präventiv therapiert werden.

Literatur

[1] Hense HW, Risk factor scoring for coronary heart disease. BMJ (2003), 327: 1238–1239

[2] Cremer P et al., Incidence rates of fatal and nonfatal myocardial infarction in relation to the lipoprotein profile: first prospective results from the Gottingen Risk, Incidence, and Prevalence Study (GRIPS). Klin Wschr (1988), 66 (Suppl. 11), 42–49

[3] Assmann G, Cullen P, Schulte H, Simple scoring scheme for calculating the risk of acute coronary events based on the 10-year follow-up of the prospective cardiovascular Munster (PROCAM) study. Circulation (2002), 105, 310–315

[4] Wood D, European and American recommendations for coronary heart disease prevention. Eur Heart J (1998), 19 (Suppl. A), A 12–19

[5] Smith SC Jr, Greenland P, Grundy SM, AHA Conference Proceedings. Prevention conference V: Beyond secondary prevention: Identifying the high-risk patient for primary prevention: executive summary. American Heart Association. Circulation (2000), 101, 111–116

[6] Domanski M et al., Pulse pressure and cardiovascular disease-related mortality: follow-up study of the Multiple Risk Factor Intervention Trial (MRFIT). JAMA (2002), 287, 2677–2683

[7] Van den Hoogen PC et al., The relation between blood pressure and mortality due to coronary heart disease among men in different parts of the world. Seven Countries Study Research Group. N Engl J Med (2000), 342, 1–8

[8] Mulrow C, Cardiovascular disorders. Primary prevention. What are the effects of lifestyle changes in asymptomatic people with primary hypertension? Clinical Evidence Issue (2001), 5, 72–77

[9] Unbekannt: Bewertung von Studien zur Modifikation des Lebensstils mit Hilfe der Number Needed to Treat. Arzneimittelbrief (2003), 37, 63–64

[10] Arzneimittelkommission der deutschen Ärzteschaft: Empfehlungen zur Therapie der arteriellen Hypertonie, 2. Auf. Arzneiverordnung in der Praxis (2004), 31 (Sonderheft 2), 31, 1–30

[11] Hansson L et al., Effects of intensive blood-pressure lowering and low-dose aspirin in patients with hypertension: principal results of the Hypertension Optimal Treatment (HOT) randomised trial. HOT Study Group. Lancet (1998), 351, 1755–1762

[12] Amery A et al., Mortality and morbidity results from the European Working Party on High Blood Pressure in the Elderly trial. Lancet (1985), 1, 1349–1354

[13] SHEP Cooperative Research Group, Prevention of stroke by antihypertensive drug treatment in older persons with isolated systolic hypertension. Final results of the Systolic Hypertension in the Elderly Program (SHEP). JAMA (1991), 265, 3255–3264

[14] Dahlof B et al., Morbidity and mortality in the Swedish Trial in Old Patients with Hypertension (STOP-Hypertension). Lancet (1991), 338, 1281–1285

[15] MRC Working Party, Medical Research Council trial of treatment of hypertension in older adults: principal results. BMJ (1992), 304, 405–412

[16] Wright JM, Lee CH, Chambers GK, Systematic review of antihypertensive therapies: does the evidence assist in choosing a first-line drug? CMAJ (1999), 161, 25–32

[17] Major outcomes in high-risk hypertensive patients randomized to angiotensin-converting enzyme inhibitor or calcium channel blocker vs diuretic: The Antihypertensive and Lipid-Lowering Treatment to Prevent Heart Attack Trial (ALLHAT). JAMA (2002), 288, 2981–2997

[18] Wing LM et al., A comparison of outcomes with angiotensin-converting—enzyme inhibitors and diuretics for hypertension in the elderly. N Engl J Med (2003), 348, 583–592

[19] Psaty BM et al., Health outcomes associated with various antihypertensive therapies used as first-line agents: a network meta-analysis. JAMA (2003), 289, 2534–2544

[20] Law MR et al., Value of low dose combination treatment with blood pressure lowering drugs: analysis of 354 randomised trials. BMJ (2003), 326, 1427

[21] Arzneimittelkommission der deutschen Ärzteschaft (2005) Empfehlungen zur Therapie von Fettstoffwechselstörungen, 3. Aufl. Köln (in Druck)

[22] Committee of Principal Investigators, A cooperative trial in the primary prevention of ischaemic heart disease using clofibrate. Report from the Committee of Principal Investigators. Br Heart J (1978), 40, 1069–1118

[23] Frick MH et al., Helsinki Heart Study: primary-prevention trial with gemfibrozil in middle-aged men with dyslipidemia. Safety of treatment, changes in risk factors, and incidence of coronary heart disease. N Engl J Med (1987), 317, 1237–1245

[24] Clofibrate and niacin in coronary heart disease: JAMA (1975), 231, 360–381

[25] Rubins HB et al., Gemfibrozil for the secondary prevention of coronary heart disease in men with low levels of high-density lipoprotein cholesterol. Veterans Affairs High-Density Lipoprotein Cholesterol Intervention Trial Study Group. N Engl J Med (1999), 341, 410–418

[26] Secondary prevention by raising HDL cholesterol and reducing triglycerides in patients with coronary artery disease: the Bezafibrate Infarction Prevention (BIP) study. Circulation (2000), 102, 21–27

[27] Gould AL et al., Cholesterol reduction yields clinical benefit: impact of statin trials. Circulation (1998), 97, 946–952

[28] LaRosa JC, He J, Vupputuri S Effect of statins on risk of coronary disease: a meta-analysis of randomized controlled trials. JAMA (1999), 282, 2340–2346

[29] Katerndahl DA, Lawler WR, Variability in meta-analytic results concerning the value of cholesterol reduction in coronary heart disease: a meta-meta-analysis. Am J Epidemiol (1999), 149, 429–441

[30] Major outcomes in moderately hypercholesterolemic, hypertensive patients randomized to pravastatin vs usual care: The Antihypertensive and Lipid-Lowering Treatment to Prevent Heart Attack Trial (ALLHAT-LLT). JAMA (2002), 288, 2998–3007

[31] Shepherd J et al., Pravastatin in elderly individuals at risk of vascular disease (PROSPER): a randomised controlled trial. Lancet (2002), 360, 1623–1630

[32] Sever PS et al., Prevention of coronary and stroke events with atorvastatin in hypertensive patients who have average or lower-than-average cholesterol concentrations, in the Anglo-Scandinavian Cardiac Outcomes Trial – Lipid Lowering Arm (ASCOT-LLA): a multicentre randomised controlled trial. Lancet (2003), 361, 1149–1158

[33] Downs JR et al., Primary prevention of acute coronary events with lovastatin in men and women with average cholesterol levels: results of AFCAPS/TexCAPS. Air Force/Texas Coronary Atherosclerosis Prevention Study. JAMA (1998), 279, 1615–1622

[34] Shepherd J et al., Prevention of coronary heart disease with pravastatin in men with hypercholesterolemia. West of Scotland Coronary Prevention Study Group. N Engl J Med (1995), 333, 1301–1307

[35] Therapeutics Initiative, Do statins have a role in primary prevention? Therapeutics Letter (2003), 48, 1–2

[36] The Long-Term Intervention with Pravastatin in Ischaemic Disease (LIPID) Study Group, Prevention of cardiovascular events and death with pravastatin in patients with coronary heart disease and a broad range of initial cholesterol levels. N Engl J Med (1998), 339, 1349–1357

[37] Randomised trial of cholesterol lowering in 4444 patients with coronary heart disease: the Scandinavian Simvastatin Survival Study (4S). Lancet (1994), 344, 1383–1389

[38] Sacks FM et al., The effect of pravastatin on coronary events after myocardial infarction in patients with average cholesterol levels. Cholesterol and Recurrent Events Trial investigators. N Engl J Med (1996), 335, 1001–1009

[39] Serruys PW et al., Fluvastatin for prevention of cardiac events following successful first percutaneous coronary intervention: a randomized controlled trial. JAMA (2002), 287, 3215–3222

[40] Athyros VG et al., Treatment with atorvastatin to the National Cholesterol Educational Program goal versus 'usual' care in secondary coronary heart disease prevention. The GREek Atorvastatin and Coronary-heart-disease Evaluation (GREACE) study. Curr Med Res Opin (2002), 18, 220–228

[41] Expert Panel on Detection, Evaluation, And Treatment of High Blood Cholesterol In Adults (Adult Treatment Panel III), Executive Summary of The Third Report of The National Cholesterol Education Program (NCEP). JAMA (2001), 285, 2486–2497

[42] MRC/BHF Heart Protection Study of cholesterol lowering with simvastatin in 20,536 high-risk individuals: a randomised placebo-controlled trial. Lancet (2002), 360, 7–22

[43] Waters DD et al., Effects of atorvastatin on stroke in patients with unstable angina or non-Q-wave myocardial infarction: a Myocardial Ischemia Reduction with Aggressive Cholesterol Lowering (MIRACL) substudy. Circulation (2002), 106, 1690–1695

[44] Therapeutics Initiative, Statin's benefit for secondary prevention confirmed. What is the optimal dosing strategy? Therapeutics Letter (2003), 49, 1–2

[45] Maron DJ, Fazio S, Linton MF, Current perspectives on statins. Circulation (2000), 101, 207–213

[46] Antiplatelet Trialists' Collaboration, Collaborative overview of randomised trials of antiplatelet therapy-I: Prevention of death, myocardial infarction, and stroke by prolonged antiplatelet therapy in various categories of patients. BMJ (1994), 308, 81–106

[47] Hayden M et al., Aspirin for the primary prevention of cardiovascular events: a summary of the evidence for the U.S. Preventive Services Task Force. Ann Intern Med (2002), 136, 161–172

[48] Physician's health study: aspirin and primary prevention of coronary heart disease. N Engl J Med (1989), 321, 1825–1828

[49] Peto R et al., Randomised trial of prophylactic daily aspirin in British male doctors. Br Med J (Clin Res Ed) (1988), 296, 313–316

[50] The Medical Research Council's General Practice Research Framework, Thrombosis prevention trial: randomised trial of low-intensity oral anticoagulation with warfarin and low-dose aspirin in the primary prevention of ischaemic heart disease in men at increased risk. Lancet (1998), 351, 233–241

[51] Avanzini F et al., Effects of low-dose aspirin on clinic and ambulatory blood pressure in treated hypertensive patients. Collaborative Group of the Primary Prevention Project (PPP-) Hypertension study. Am J Hypertens (2000), 13, 611–616

[52] CAPRIE Steering Committee, A randomised, blinded, trial of clopidogrel versus aspirin in patients at risk of ischaemic events (CAPRIE). Lancet (1996), 348, 1329–1339

[53] Yusuf S et al. Effects of clopidogrel in addition to aspirin in patients with acute coronary syndromes without ST-segment elevation. N Engl J Med (2001), 345, 494–502

[54] Hennekens CH et al., Additive benefits of pravastatin and aspirin to decrease risks of cardiovascular disease: randomized and observational comparisons of secondary prevention trials and their meta-analyses. Arch Intern Med (2004), 164, 40–44

[55] Stamler J et al., Diabetes, other risk factors, and 12-yr cardiovascular mortality for men screened in the Multiple Risk Factor Intervention Trial. Diabetes Care (1993), 16, 434–444

[56] Panzram G, Mortality and survival in type 2 (non-insulin-dependent) diabetes mellitus. Diabetologia (1987), 30, 123–131

[57] Collins R et al., MRC/BHF Heart Protection Study of cholesterol-lowering with simvastatin in 5963 people with diabetes: a randomised placebo-controlled trial. Lancet (2003), 361, 2005–2016

[58] Vivekananthan DP et al., Use of antioxidant vitamins for the prevention of cardiovascular disease: meta-analysis of randomised trials. Lancet (2003), 361, 2017–2023

[59] Morris CD, Carson S, Routine vitamin supplementation to prevent cardiovascular disease: a summary of the evidence for the U.S. Preventive Services Task Force. Ann Intern Med (2003), 139, 56–70

[60] Routine vitamin supplementation to prevent cancer and cardiovascular disease: recommendations and rationale: Ann Intern Med (2003), 139, 51–55

[61] Wald NJ, Law MR, A strategy to reduce cardiovascular disease by more than 80%. BMJ (2003), 326, 1419

[62] Marshall T, Coronary heart disease prevention: insights from modelling incremental cost effectiveness. BMJ (2003), 327, 1264

[63] Therapeutics Initiative, Review and update 1998: Lipid lowering therapy. Therapeutics Letter (1998), 27, 2

[64] Clinical Evidence writers on primary prevention, Primary prevention. Clinical Evidence (2002), 7, 91–123

[65] Steering Committee of the Physicians' Health Study Research Group, Final report on the aspirin component of the ongoing Physicians' Health Study. N Engl J Med (1989), 321, 129–135

7 Sekundärprävention der koronaren Herzkrankheit durch Lebensstilintervention und medikamentöse Therapie im Vergleich

K.-D. Kolenda

7.1 Hintergrund

Zu den häufigsten nicht übertragbaren chronischen Krankheiten gehören der Typ-2-Diabetes, die arterielle Hypertonie sowie die Adipositas (s. Prolog, Tab. 1). Diese Krankheiten weisen zwei medizinisch bedeutsame Gemeinsamkeiten auf: Sie sind in erheblichem Maße lebensstilbedingt, und sie sind, wenn auch in unterschiedlichem Ausmaß, eine wichtige Ursache der koronaren Herzkrankheit (KHK).

Adipositas entsteht nahezu immer durch eine Kombination aus Bewegungsmangel, Überernährung und Aufnahme zusätzlicher Energie in Form von Alkohol. Etwa 90% aller Typ-2-Diabetiker (s. Kap. III.4.1) und 50% aller Hypertoniker (s. Kap. III.5.1) sind adipös. Da sich lebensstilbedingte Krankheiten per definitionem vermeiden lassen, besteht ein erhebliches Potenzial zur Senkung der Prävalenz der KHK, besonders wenn man zwei weitere Lebensstilfaktoren berücksichtigt, die in der Tabelle 7.1 aufgeführt sind, d.h. Rauchen und chronische Stressbelastungen.

Die Möglichkeiten zur Primärprävention der KHK durch Lebensstilinterventionen werden leider ungenügend genutzt. Dies gilt auch bezüglich der Sekundärprävention.

7.2 Komplikationen der koronaren Herzkrankheit

Nach den Veröffentlichungen des Statistischen Bundesamtes ist die KHK in Deutschland der häufigste Grund für einen Todesfall [8]. Mit Zunahme der Prävalenz der KHK in den letzten Jahren kam es auch zu einem erheblichen Anstieg der Zahl ihrer Komplikationen, darunter der akute Herzinfarkt (s. Kap. IV.3) und die Herzinsuffizienz.

Etwa die Hälfte aller KHK-Patienten, die einen akuten Infarkt erleiden, sterben innerhalb der ersten 28 Tage, die meisten, bevor sie das Krankenhaus erreichen [32]. Patienten, die das akute Stadium des Herzinfarktes überleben, werden entsprechend dem Ausgangsrisiko in drei prognostische Gruppen eingeteilt [31]:

Tab. V.7.1: Risikofaktoren (RF) der koronaren Herzkrankheit

Nicht beeinflussbare RF	Somatische RF	Psychosoziale RF
Alter	Rauchen	Chronische (berufliche) Stressbelastungen
Geschlecht	Ernährungsabhängige RF:	
Vererbung	Cholesterin ↑	
	Triglyzeride ↑	Feindseliges Verhalten/Ärgerbereitschaft
	Adipositas	
	Diabetes mellitus Typ 2	Depression/Angst
	Bluthochdruck	Sozioökonomische Benachteiligung
	Körperliche Inaktivität	

◢ Hohes Risiko mit einer 1-Jahres-Mortalität von 10–50% (ca. 20% der Überlebenden)

◢ Mäßiges Risiko mit einer 1-Jahres-Mortalität von 10% (ca. 55%)

◢ Geringes Risiko mit einer 1-Jahres-Mortalität von 2–5% (ca. 25%)

Die Langzeitprognose ist maßgeblich vom Grad der links-ventrikulären Dysfunktion, von Rest-Ischämien und vom Ausmaß der elektrischen Instabilität abhängig.

Im Folgenden soll anhand der Ergebnisse der einschlägigen Studien auf dem Boden der evidenzbasierten Medizin die Wirksamkeit der medikamentösen Therapien mit CSE-Hemmern, Thrombozytenaggregationshemmern, Betablockern, ACE-Hemmern und Fischölkapseln so dargestellt werden, dass sie miteinander und mit den Effekten von Lebensstilveränderungen verglichen werden können, d.h. mit der Beendigung des Rauchens, der Einhaltung einer koronarprotektiven Ernährung und regelmäßiger körperlicher Aktivität sowie dem Abbau von chronischen Stressbelastungen.

7.3 Beurteilung klinischer Studien aus Sicht der evidenzbasierten Medizin

Wenn man auf der Basis der evidenzbasierten Medizin die Ergebnisse von verschiedenen Studien miteinander vergleichen will, muss zuerst entsprechend der unterschiedlichen Studiendesigns zwischen verschiedenen „Evidenzgraden" unterschieden werden. Randomisierte und kontrollierte Interventionsstudien mit harten klinischen Endpunkten stehen an der Spitze der Beweiskraft und werden als Grad I bezeichnet. Liegen mehrere RCTs zu einer Fragestellung vor, wird eine Metaanalyse bzw. ein systematischer Review als Grad I gefordert [6]. Kontrollierte nicht randomisierte Studien, Kohorten- oder Fallkontrollstudien werden als Grad II einge-

stuft. Die üblichen epidemiologischen Studien gehören zu dieser Stufe. In der vorliegenden Arbeit werden, soweit vorhanden, nur Grad-I-Studien berücksichtigt.

Zur Beurteilung der Wirksamkeit in verschiedenen Grad-I-Studien wird in den meisten Arbeiten die relative Risikoreduktion (RRR) angegeben. Hier finden sich meist Prozentwerte im zweistelligen Bereich. Es besteht jedoch Übereinstimmung darin, dass nicht die relative Risikoreduktion, sondern nur die absolute Risikoreduktion (ARR) für die Beurteilung der Wirksamkeit in quantitativer Hinsicht ein geeigneter Parameter ist. Deren reziproker Wert als „number needed to treat" (NNT) bringt die Effektivität anschaulich zum Ausdruck [6, 15, 19]. In Tabelle 7.2 ist dargestellt, dass in verschiedenen Studien mit abnehmender Ereignisrate in der Kontrollgruppe (Ausgangsrisiko) die relative Risikoreduktion bei 33% unbeeinflusst bleibt, während die absolute Risikoreduktion von klinisch bedeutsamen 10% (Studie A) auf bedeutungslose 0,1% (Studie C) absinkt. Die Anzahl der Patienten, die 5 Jahre behandelt werden muss, um ein Ereignis, z.B. einen Todesfall, zu verhindern, steigt dementsprechend von 10 in Studie A auf 1.000 in Studie C an.

Der Vergleich von Studienergebnissen ist dann schwierig, wenn die Studiendauer deutlich unterschiedlich ist. Zur reinen Orientierung ist dann die Berechnung der NNT-Werte auf die gleiche Therapiedauer, z.B. ein Behandlungsjahr, möglich, wird auch in der Literatur durchgeführt und ergibt interessante und informative Aspekte [30]. Dieses Vorgehen ist jedoch wissenschaftlich nicht exakt und durchaus angreifbar, setzt es doch voraus, dass die Ereignisse über die Zeit verteilt gleichmäßig auftreten. Das ist jedoch keineswegs immer der Fall. Bei den meisten medizinischen Betrachtungen ist die Annahme exponentiell verteilter Ereignisse realistischer. Die Berücksichtigung dieses Gesichtspunkts würde wahrscheinlich

Tab. V.7.2: Theoretische Zusammenhänge zwischen Ereignisrate, relativer Risikoreduktion (RRR), absoluter Risikoreduktion (ARR) und „number needed to treat" (NNT), bezogen auf eine Studiendauer von 5 Jahren bzw. (rechnerisch) auf 1 Jahr

Studie	Verstorbene		Ereignisrate %		RRR %	ARR %	NNT	
	KG	IG	KG	IG			5 Jahre	1 Jahr
A	3.000	2.000	30	20	33	10	10	50
B	300	200	3	2	33	1	100	500
C	30	20	0,3	0,2	33	0,1	1.000	5.000

A, B, C: Randomisierte kontrollierte Studien mit jeweils 10.000 Patienten in der Kontrollgruppe (KG) und in der Interventionsgruppe (IG)

ergeben, dass der Korrekturwert für die NNT, bezogen auf ein Jahr, um 10–20% variiert. Da es uns in unserer Untersuchung darum ging, die Effektivität der untersuchten Therapieverfahren hinsichtlich ihrer Größenordnung cum grano salis miteinander zu vergleichen, haben wir auf die exaktere Berechnung auf der Basis der Annahme exponentiell verteilter Ereignisse verzichtet. Der NNT-Wert, bezogen auf ein Jahr, der demnach nur als eine ungefähre Rechengröße zu betrachten ist, steigt von 50 in Studie A auf 5.000 (!) in Studie C an (vgl. Tab. 7.2). Die letztere Zahl bedeutet auch, dass 4.999 Patienten ein Jahr unnötig behandelt werden müssen, da sie hinsichtlich des Endpunktes nicht profitieren.

Aus den dargelegten Gründen finden in den hier dargestellten, von mir ausgewählten Studien nur die ARRs und NNTs Beachtung, insbesondere, weil nur sie einen Vergleich der Wirksamkeit zwischen den verschiedenen Studien erlauben. Die ARR

wird jedoch leider auch heute noch aus Marketinggründen selten angegeben. Sie kann aber in der Regel leicht aus den Originaldaten errechnet werden. Obwohl diese Zusammenhänge schon seit vielen Jahren bekannt sind [15, 19], ergab eine Auswertung von 360 RCTs in anerkannten internationalen Fachschriften aus den Jahren 1989 bis 1998, dass nur 18-mal die ARRs und nur 8-mal die NNTs angegeben waren [9].

7.4 Wirksamkeit der medikamentösen Therapie

Die Auswahl stützt sich vor allem auf die umfangreiche Übersichtsarbeit von Sudlow und Mitarbeiter [31] und die Arbeit von Kreuzer und Kübler [14]. Da für die CSE-Hemmer in den letzten Jahren die umfangreichsten Untersuchungen durchgeführt wurden, wird diese Gruppe als erste und am ausführlichsten behandelt.

Tab. V.7.3: Ergebnisse der 4S-Studie mit Simvastatin [29]

Ereignisse	Ereignisrate %		ARR (%)	NNT	
	Plazebo(n = 2223)	Simvastatin(n = 2221)		5,4 Jahre	1 Jahr
Gesamtsterblichkeit	11,5	8,2	3,3	30	164
Kardiale Mortalität	8,5	5	3,5	29	154
Koronare Ereignisse	22,6	15,9	6,7	15	81
Ballondilatation, Bypass-Operation	17,2	11,3	5,9	17	92

ARR: absolute Risikoreduktion, NNT: „number needed to treat"

7.4.1 CSE-Hemmer

Die 1994 publizierte 4S-Studie war die erste multizentrische RCT, in der anhand von 4.444 Patienten die Auswirkungen einer Simvastatin-Medikation in einer Dosierung von 20–40 mg im Rahmen der Sekundärprävention untersucht wurden [29]. Einschlusskriterien waren eine Anamnese mit KHK oder Herzinfarkt. Die Dauer der Studie betrug 5,4 Jahre. Hinsichtlich aller Todesfälle ergab sich eine ARR von 3,3%, entsprechend einer NNT von 164 (s. Tab. 7.3 u. 7.4).

Tab. V.7.4: Übersicht über die Wirksamkeit der medikamentösen Therapie bei der Sekundärprävention der KHK

Medikamente	ARR (%)	Studiendauer (Jahre)	NNT/ 1 Jahr
Simvastatin	3,3	5,4	164
Azetylsalizylsäure	1,2	2	167
Betablocker	1,8	1,5	83
Captopril	5	3,5	70
Fischölkapseln	2,1	3,5	167

ARR: absolute Risikoreduktion, NNT/1Jahr: „number needed to treat", bezogen auf 1 Jahr

Die 1998 veröffentlichte LIPID-Studie [18] hat an einem etwas unterschiedlichen Patientenkollektiv mit Pravastatin ähnliche Ergebnisse erbracht, die 1996 veröffentlichte CARE-Studie [28] allerdings nur für den kombinierten Endpunkt kardiale Todesfälle und nicht tödlicher Herzinfarkt.

Die jüngste und zugleich größte Studie mit Simvastatin ist die Heart-Protection-Study [7]. Es handelt sich um eine multizentrische RCT, in die 20.536 Patienten eingegangen sind. Einschlusskriterien waren Patienten mit koronarer Herzkrankheit, peripherer arterieller Verschlusskrankheit, Diabetes mellitus und/oder Hypertonie. Für alle Todesfälle ergab sich eine ARR von 1,8%, entsprechend einer NNT von 278, bezogen auf ein Jahr. Wenn man berücksichtigt, dass

bei etwa zwei Drittel der Patienten dieser Studie eine gesicherte oder wahrscheinliche KHK bestand, so liegen die angeführten Ergebnisse im Vergleich zur 4S-Studie im erwarteten Bereich. Für alle Gefäßereignisse (Herzinfarkte, Schlaganfälle und Revaskularisationen) ergab sich in dieser Studie eine ARR von 5,4%, entsprechend einer NNT von 93, bezogen auf ein Jahr. Bemerkenswert ist, dass diese Ergebnisse vom Alter der Patienten und vom Ausgangscholesterinwert unabhängig waren. Vitamin E, Vitamin C und Beta-Carotin hatten keinen positiven Einfluss auf die Endpunkte.

7.4.2 Thrombozytenaggregationshemmer

Mit Hilfe der Thrombozytenaggregationshemmung mit Acetylsalicylsäure gelang in den 1980er Jahren zum ersten Mal der Nachweis einer Mortalitätssenkung im Rahmen der Sekundärprävention der KHK. Tabelle 7.4 zeigt das Ergebnis der Antiplatelet Trialists' Collaboration [1], einer systematischen Arbeit über 20.000 Patienten mit einer KHK, die eine Langzeitbehandlung mit Azetylsalizylsäure in einer Dosierung von 75–375 mg erhielten. Die Beobachtungsdauer betrug zwei Jahre. Die ARR für alle Todesfälle betrug 1,2%, entsprechend einer NNT von 167.

7.4.3 Betarezeptorenblocker

Eine weitere wichtige Medikamentengruppe mit positiven Effekten im Rahmen der Sekundärprävention sind die Betablocker. Jusuf et al. [34] haben die Ergebnisse einer Metaanalyse über 25 RCTs bei insgesamt über 23.000 Patienten nach Herzinfarkt beschrieben, die sofort oder einige Tage nach dem Ereignis mit Betablockern behandelt wurden. Die Dauer der Beobachtung betrug im Mittel 1,5 Jahre. Tabelle 7.4 zeigt das Ergebnis dieser Metaanalyse. Sie ergab für alle Todesfälle eine ARR von 1,8%, entsprechend einer NNT von 83.

7.4.4 ACE-Hemmer

Während die Wirksamkeit der ACE-Hemmung nach Herzinfarkt ohne links-ventrikuläre Dysfunktion noch nicht angemessen untersucht worden ist [31], gibt es aus den 1990er Jahren mehrere RCTs, in denen bei Patienten mit niedriger links-ventrikulärer Ejektionsfraktion positive Effekte einer ACE-Hemmer-Behandlung im Rahmen der Sekundärprävention nachgewiesen wurden. Als Beispiel sei die Arbeit von Pfeffer et al. angeführt [26]. Es handelt sich um eine multizentrische RCT, in der 3–16 Tage nach einem Herzinfarkt 2.231 Patienten mit einer Ejektionsfraktion von 40% und weniger entweder Captopril stufenweise bis 3 x 25 mg/die oder Placebo erhielten. Die Dauer betrug 3,5 Jahre. Die ARR für alle Todesfälle betrug 5%, entsprechend einer NNT von 70 (s. Tab. 7.4).

7.4.5 Fischölkapseln

In der GISSI-Präventionsstudie wurde der Effekt von Omega-3-Fettsäuren im Rahmen der Sekundärprävention untersucht [5]. Es handelt sich um eine multizentrische RCT mit 11.324 Patienten nach akutem Herzinfarkt, die entweder Fischölkapseln (1 g/die), Fischölkapseln plus Vitamin E (300 mg/die), Vitamin E alleine oder keine Supplementation erhielten. Die übliche Postinfarkttherapie mit Thrombozytenaggregationshemmern, Betarezeptorenblockern, ACE-Hemmern und CSE-Hemmern war in allen Gruppen gleich verteilt. Die Beobachtungszeit betrug 3,5 Jahre. Hinsichtlich aller Todesfälle ergab sich eine ARR von 2,1%, entsprechend einer NNT von 167 (s. Tab. 7.4).

7.5 Wirksamkeit von Lebensstilveränderungen

Die Auswahl stützt sich ebenfalls auf die Übersichtsarbeit von Sudlow und Mitarbeitern [31]. Außerdem wurde eine Literaturrecherche über die Medline-Datenbank mit den Schlüsselwörtern „Coronary heart disease/secondary prevention/lifestyle changes" durchgeführt, die 200 Literaturstellen für 1998–2004 ergab. Während für einen Teil der Lebensstilveränderungen (Beendigung des Rauchens, regelmäßige körperliche Aktivität) gute wissenschaftliche Daten vorliegen, um ihre Wirksamkeit bei der Sekundärprävention der KHK zu beurteilen, ist die Datenlage für andere Lebensstilveränderungen (koronarprotektive Ernährung, Abbau von chronischen Stressbelastungen) lückenhaft. Dabei muss berücksichtigt werden, dass Studien über Effekte von Lebensstilveränderungen selten randomisiert und nie doppelblind sein können. Trotzdem lassen sich auch hier positive Einschätzungen begründen [13].

7.5.1 Beendigung des Rauchens

Wilson und Mitarbeiter haben 2000 eine Metaanalyse von 12 Kohortenstudien über den Effekt einer Beendigung des Rauchens auf die Sterblichkeit nach Herzinfarkt vorgelegt [33]. Insgesamt gingen 5.878 Patienten in diese Studie ein, die im Mittel 4,8 Jahre nachbeobachtet wurden. In allen Studien konnten für die Beendigung des Rauchens günstige Effekte auf die Mortalität nachgewiesen werden. Für die Studiendauer wird in dieser Metaanalyse die NNT bzw. die „number needed to quit smoking to save one life" mit 13 angegeben, entsprechend einer NNT von 62 (s. Tab. 7.5). Daraus errechnet sich eine ARR von 7,7%. Eventuelle Störgrößen („confounding parameters") wurden in der Arbeit sorgfältig berücksichtigt. Es muss

Tab. V.7.5: Übersicht über die Wirksamkeit von Lebensstilveränderungen bei der Sekundärprävention der KHK

Lebensstilveränderungen	ARR (%)	Studiendauer (Jahre)	NNT/1 Jahr
Beendigung des Rauchens	7,7	4,8	62
Koronarprotektive Ernährung	16	3	19
Fettarme Kost	38	12	32
Mediterrane Kost	12*	4	33*
Regelmäßige körperliche Aktivität	2,2	3	136
Abbau von chronischen Stressbelastungen	20,9**	5	24**

ARR: absolute Risikoreduktion, NNT/1Jahr: „number needed to treat", bezogen auf 1 Jahr.
* Kombinierter Endpunkt (Tod und Reinfarkt);
** Endpunkt „kardialer Zwischenfall" (kardialer und nicht kardialer Tod, nicht tödlicher Herzinfarkt, Bypass-Operation, Ballondilatation)

allerdings beachtet werden, dass in dieser Arbeit nur kontrollierte Kohortenstudien (Grad-II-Studien) berücksichtigt werden konnten. Grad-I-Studien gibt es auf diesem Gebiet natürlich nicht.

7.5.2 Koronarprotektive Ernährung

Auf Grund einer Vielzahl von epidemiologischen Studien ist seit langem bekannt, dass eine fettarme Ernährung (Fettanteil < 20%) sich wahrscheinlich günstig auf den Langzeitverlauf der koronaren Herzkrankheit auswirkt [4, 11]. 1951 und 1960 veröffentlichte Morrison [20, 21] eine RCT über den Effekt einer fettarmen Kost bei 50 Patienten mit Zustand nach Herzinfarkt. 50 Patienten der Kontrollgruppe erhielten Normalkost. Die Studie ergab, dass nach drei Jahren in der Interventionsgruppe 14%, in der Kontrollgruppe jedoch 30% der Patienten verstorben waren, nach zwölf Jahren betrugen die Zahlen 62% bzw. 100%. Daraus errechnet sich eine ARR nach drei Jahren von 16%, entsprechend einer NNT von 19, bezogen auf ein Jahr. Für die Beobachtungszeit von zwölf Jahren ergab sich eine NNT von 32 (s. Tab. 7.5).

Leider sind in der Literatur – außer in der Morrison-Studie – keine weiteren Interventionsstudien mit fettarmer Kost zu finden. Es sind jedoch mehrere Studien mit einer gering fettreduzierten Kost (Fettanteil ca. 30% und mehr) durchgeführt worden, die aber keine signifikanten Effekte auf die Mortalität ergeben haben [4, 11].

Trotzdem wurde eine fett- und cholesterinarme Kost als eine wichtige Interventionskomponente in verschiedenen multifaktoriellen RCTs eingesetzt, bei denen die Ergebnisse der quantitativen Koronarangiographie für die Beurteilung der Effektivität bei der Sekundärprävention herangezogen wurden. Als eine Pionierarbeit auf diesem Gebiet gilt das Lifestyle-Heart-Trial von Ornish und Mitarbeitern [23]. In dieser RCT konnte gezeigt werden, dass eingreifende Interventionsmaßnahmen wie eine streng fettarme Kost, Nichtrauchen, Maßnahmen zur Stressbewältigung und regelmäßige körperliche Aktivität schon nach einem Jahr zu einer Rückbildung der Koronarstenosen führen können. 1988 wurden die Ergebnisse der fünfjährigen Nachbeobachtung publiziert [24]. In der Interventionsgruppe fand sich eine Reduktion der Stenosen um 3%, in der Kontrollgruppe eine Zunahme der Stenosen um 12%. Die Daten zu den kardialen Ereignissen (Tod, PTCA, koronarer Bypass, Myokardinfarkt, Krankenhausbehandlung) waren in der Interventionsgruppe (0,9 pro Patient) im Vergleich zur Kontrollgruppe (2,3 pro Patient) mehr als halbiert.

In den 1990er Jahren wurde in Frankreich ein anderer Ansatz untersucht, die „mediterrane Kost". Es handelt sich um eine Ernährung, die reich an ungesättigten und mehrfach ungesättigten Fettsäuren und Omega-3-Fettsäuren ist. In der Lyon-Diet-Heart-Study wurde die Effektivität dieser Ernährungsweise bei KHK-Patienten überprüft [3]. Es handelt sich um eine RCT mit insgesamt 605 Patienten mit Zustand nach Herzinfarkt. Die Patienten der Interventionsgruppe wurden mit reichlich Brot, Gemüse, Obst, Fisch, Olivenöl, wenig Fleisch und einer Margarine mit angereicherter Alpha-Linolen-Säure ernährt. Für den kombinierten Endpunkt Tod und Reinfarkt ergab sich nach einer Beobachtungszeit von vier Jahren eine ARR von 12%, entsprechend einer NNT von 33 (s. Tab. 7.5). Der Wert für die Summe aus Gesamtsterblichkeit und koronaren Ereignissen in der 4S-Studie betrug 10%, entsprechend einer NNT von 54, bezogen auf ein Jahr (vgl. auch Tab. 7.3).

7.5.3 Regelmäßige körperliche Aktivität

Auf Grund von epidemiologischen Studien ist seit vielen Jahren bekannt, dass regelmäßige körperliche Aktivität von mittlerer Intensität (z.B. zügiges Spazierengehen, Fahrradfahren, Walking, langsamer Dauerlauf, aber auch leichte Gartenarbeit, Hausarbeit) einen günstigen primärpräventiven Einfluss auf die KHK hat [12, 16, 25]. Dabei ist die regelmäßige Durchführung (möglichst täglich, mindestens drei- bis viermal pro Woche) und die Dauer (jeweils mindestens 30–60 min. pro Tag) wichtiger als die Intensität der Belastung. Über die Wirksamkeit von regelmäßiger körperlicher Aktivität im Rahmen der Sekundärprävention lassen sich auf Grund der Metaanalyse von O'Connor und Mitarbeitern ebenfalls eindeutige Aussagen machen [22]. Es handelt sich um eine Metaanalyse von 22 RCTs nach Herzinfarkt mit körperlicher Aktivität als Intervention. Eingeschlossen waren 4.554 Patienten, die Beobachtungszeit betrug drei Jahre. Hinsichtlich der Gesamtmortalität betrug die ARR in der Interventionsgruppe 2,2%, entsprechend einer NNT von 136 (s. Tab. 7.5). Vergleichbare Ergebnisse wurden kürzlich in einem systematischen Review der Cochrane Library vorgelegt [10].

7.5.4 Abbau chronischer Stressbelastungen

Ein Zusammenhang zwischen psychosozialen Risikofaktoren wie chronischen Stressbelastungen und dem Auftreten einer KHK wurde in zahlreichen epidemiologischen Studien nachgewiesen (ausführliche Übersicht bei [27]). Dagegen finden sich nur wenige RCTs, in denen z.B. der Effekt des Abbaus von chronischen Stressbelastungen auf harte Endpunkte wie die Mortalität überprüft worden ist. Zwar liegt eine systematische Arbeit aus dem Jahre 1996 vor, die 23 RCTs zu dieser Thematik umfasst [17], Daten zur Mortalität werden jedoch nur in einem Teil dieser Studien angegeben.

Von besonderer Bedeutung ist in diesem Zusammenhang jedoch die Untersuchung von Blumenthal und Mitarbeitern [2]. Es handelt sich um eine RCT mit 107 Patienten mit mental induzierbarer Myokardischämie, die in drei Gruppen aufgeteilt wurden. Eine Gruppe erhielt ein viermonatiges Stressmanagement, die zweite Gruppe nur körperliches Training und die dritte Gruppe nur eine Standardbehandlung (Kontrollgruppe). Die Nachbeobachtungszeit betrug fünf Jahre. Für den Endpunkt „kardialer Zwischenfall" (kardialer und nicht kardialer Tod, nicht tödlicher Herzinfarkt, Bypass-Operation, Ballondilatation) ergab sich für die Stressmanagement-Gruppe im Vergleich zur Kontrollgruppe eine ARR von 20,9%, entsprechend einer NNT von 24 (s. Tab. 7.5). Für den entsprechenden kombinierten Endpunkt findet sich in der 4S-Studie eine ARR von 15,9%, entsprechend einer NNT von 34, bezogen auf ein Jahr (vgl. auch Tab. 7.3).

7.6 Vergleich der Wirksamkeit von Lebensstilinterventionen und medikamentöser Therapie

Die Wirksamkeit einer Interventionsmaßnahme kann nur mit der absoluten Risikoreduktion (ARR) und der sich daraus ableitenden „number needed to treat" (NNT) verlässlich beurteilt werden. Diese Werte werden in Veröffentlichungen nur selten angegeben und müssen daher aus den Originaldaten errechnet werden. Für die medikamentösen Behandlungsmaßnahmen finden sich im Rahmen der Sekundärprävention meist NNT-Werte (bezogen auf ein Jahr) zwischen 50 und 200. Diese Zahlen sind zunächst gewöhnungsbedürftig, zeigen sie doch an, dass die Effektivität der einzelnen Behandlungsmaßnahmen, im Vergleich z.B. zur medikamentösen Schmerzbehandlung bei Angina pectoris, als relativ gering eingeschätzt werden muss.

Das gilt insbesondere für die Wirksamkeit der Behandlung mit CSE-Hemmern, über die in den letzten Jahren eine Reihe von RCTs mit großen Patientenzahlen vorgelegt wurden, deren Ergebnisse unter Berücksichtigung der Patientenzusammensetzung in guter Übereinstimmung stehen. Die 4S-Studie hat für alle Todesfälle eine NNT von 164, bezogen auf ein Jahr, ergeben, d.h., es müssen im Rahmen der Sekundärprävention der koronaren Herzkrankheit 164 Patienten ein Jahr lang behandelt werden, um einen Todesfall zu vermeiden. In der Heart-Protection-Study fand sich ebenfalls mit Simvastatin für alle Gefäßereignisse eine NNT von 93. Dabei waren diese Ergebnisse unabhängig vom Alter und vom Gesamtcholesterinwert zu Beginn der Studie. Ob diese Effekte eine

ausreichende Begründung dafür sind, alle KHK-Patienten im Rahmen der Sekundärprävention mit CSE-Hemmern, wie z.B. Simvastatin oder Pravastatin, zu behandeln, muss auf Grund einer sorgfältigen Nutzen-Risiko-Analyse und unter Berücksichtigung der damit verbundenen Kosten beurteilt werden. Für die Behandlung mit dem Thrombozytenaggregationshemmer Azetylsalizylsäure findet sich eine NNT in der gleichen Größenordnung wie für Simvastatin (vgl. Tab. 7.4). Für die Betablockerbehandlung findet sich ein NNT-Wert, der halb so groß ist, d.h., eine Betablockerbehandlung ist doppelt so wirksam wie die Behandlung mit Simvastatin. Dabei sind allerdings die deutlich kürzeren Studienzeiten zu berücksichtigen, sodass streng genommen diese Aussagen nur für zwei bzw. 1,5 Jahre nach dem akuten Ereignis gültig sind. Für Patienten mit einer KHK und begleitender Herzinsuffizienz finden sich für den ACE-Hemmer Captopril NNT-Werte, bezogen auf ein Jahr, die ebenfalls in der Größenordnung derjenigen der Betablockerbehandlung liegen. Die GISSI-Präventionsstudie hat gezeigt, dass auch die Behandlung mit Fischölkapseln eine mit der Simvastatin-Behandlung vergleichbare Effektivität aufweist. Auf Grund dieser Ergebnisse ist zu diskutieren, ob bei Patienten, die nicht bereit sind, regelmäßig in ausreichender Menge Fisch zu essen, Fischölkapseln einzusetzen sind.

Während eine Reihe von epidemiologischen Studien die Wirksamkeit von Antioxydantien im Rahmen der Sekundärprävention der koronaren Herzkrankheit nahe legten, haben Interventionsstudien wie die Heart-Protection-Study und die GISSI-Präventionsstudie keine positiven Wirkungen von Vitamin C, E oder Beta-Carotin im Rahmen der Sekundärprävention ergeben.

Zu erwarten ist, dass durch das Zusammenwirken der angeführten medikamentösen Maßnahmen ein günstigerer Gesamteffekt erreicht werden kann als durch die einzelnen Maßnahmen alleine. Hier handelt es sich jedoch lediglich um eine Hoffnung, einen wissenschaftlichen Beleg durch RCTs für diese These gibt es nicht. Trotzdem werden auf Grund von klinischen Erfahrungen im Rahmen der Sekundärprävention, falls keine Kontraindikationen vorliegen, in der Regel Thrombozytenaggregationshemmer, z.B. Azetylsalizylsäure, Betablocker und CSE-Hemmer in Kombination eingesetzt, und auch ACE-Hemmer, wenn eine begleitende Herzinsuffizienz besteht. Für eine Kombinationstherapie mit Simvastatin, Azetylsalizylsäure und Betablocker im Rahmen der Sekundärprävention der KHK errechnet sich unter der Voraussetzung, dass die Effekte der einzelnen Medikamente einen additiven Gesamteffekt ergeben, eine NNT von etwa 40, bezogen auf ein Jahr (vgl. Tab. 7.4).

Im Vergleich dazu hat von den Lebensstilveränderungen die Beendigung des Rauchens allein einen Effekt, der der angeführten medikamentösen Kombinationstherapie in etwa entspricht (vgl. Tab. 7.5). Eine koronarprotektive Ernährung hat ebenfalls eine Wirksamkeit, die in dieser Größenordnung liegen dürfte. Die Effekte einer regelmäßigen körperlichen Aktivität und des Abbaus von chronischen Stressbelastungen liegen in dem Bereich der Wirksamkeit der Behandlung mit Simvastatin oder etwas darüber. Insgesamt lässt sich sagen, dass die Effektivität der angeführten Lebensstilveränderungen in der Summe die Effektivität auch einer kombinierten medikamentösen Therapie um das Mehrfache überschreiten dürfte. Es wäre wünschenswert, wenn sich diese Tatsachen auch unter Ärzten mehr herumsprechen würden, weil deren Kenntnis eine Hilfe bei der Motivation der betroffenen Patienten sein könnte.

7.7 Fazit

Die derzeit noch zu beobachtende Vernachlässigung der Lebensstilintervention zur Sekundärprävention der KHK ist ein medizinischer Fehler. Wenn es nicht gelingt, das Potenzial der Lebensstilintervention zur Primär- und Sekundärprävention der KHK wirksamer abzurufen als bisher, wird es nicht gelingen, die Prävalenz und Inzidenz der KHK und ihrer Komplikationen signifikant zu senken bzw. die Manifestation der KHK in eine spätere Lebensphase zu verschieben (Compression of Morbidity) (s. Kap. VII.1).

Glossar

ACE: Angiotensin-Converting-Enzym
ARR: Absolute Risikoreduktion
CSE: Cholesterin-Synthese-Enzym
KHK: Koronare Herzkrankheit
RCT: Randomisierte und kontrollierte Interventionsstudie
RRR: Relative Risikoreduktion
NNT: Number needed to treat

Literatur

[1] Antiplatelet Trialists Collaboration, Collaborative overview of randomised trials of antiplatelet therapy: I. Prevention of death, myocardial infarction, and stroke by prolanged antiplatelet therapy in various categories of patients. BMJ (1994), 308, 81–106

[2] Blumenthal JA et al., Stress management and exercise training in cardiac patients with myocardial ischemia. Arch Intern Med (1997), 157, 2213–2223

[3] De Longeril M et al., Mediterranean diet, traditional risk factors, and the rate of cardiovascular complications after myocardial infarction. Final report of the Lyon Diet Heart Study. Circulation (1999), 99, 779–785

[4] Diel H (1994) Reversing coronary heart disease. In: Temple NJ, Burkett DP (Ed.), Western diseases – their dietary prevention and and reversibility, 237–316. Humana Press, Totowa, New Yersey

[5] GISSI Prevenzione Investigators, Dietary supplementation with n-3-olyunsaturated fatty acids and vitamin E after myocardial infarction: results of the GISSI prevenzione trial. Lancet (1999), 354, 447–455

[6] Greenhalgh T (2000) Einführung in die Evidence-based medicine, 231. Verlag Hans Huber, Bern, Göttingen, Toronto, Seattle

[7] Heart Protection Study Collaborative Group, MRC/BHF Heart Protection Study of cholesterol lowering with simvastatin in 20536 high-risk individuals: a randomised placebo-controlled trial. Lancet (2002), 360, 7–22

[8] www.statistik-bund.de

[9] Jaeschke R (2002) Therapy and understanding the results. In: Guyatt G, Ronné D (Ed.), Users guide of the medical literature. AMA press, Chicago; zitiert nach Arzneimittelbrief (2002), 36, 71–72

[10] Jollife JA et al. (2004) Exercise-based rehabilitation for coronary heart disease (Cochrane Review). In: The Cochrane Library, Issue 3. John Wiley and sons, Chicester, UK

[11] Kolenda KD, Ernährungstherapie bei der Rehabilitation von Patienten mit koronarer Herzkrankheit. Intern Prax (1997), 37, 701–720

[12] Kolenda KD, Maurer S, Sport und Bewegungstherapie in stationären und ambulanten Herzgruppen in Abhängigkeit von Belastung und Belastbarkeit. Intern Prax (1999), 39, 467–480

[13] Kolenda KD, Die koronare Herzkrankheit. Wie wirken sich Veränderungen des Lebensstils auf den Behandlungserfolg aus? Intern Prax (2002), 42, 695–708

[14] Kreuzer J, Kübler W, Sekundärprävention nach Herzinfarkt – therapeutische Effizienz–Kosten–Nutzen-Relation. Internist (2001), 42, 713–719

[15] Kunz R et al. (2000) Lehrbuch Evidenzbasierte Medizin in Klinik und Praxis, 128–132. Deutscher Ärzte-Verlag, Köln

[16] Leon AS et al., Leisure time, physical activity levels and risk of coronary heart disease and death. The Multiple-Risk-Factor-Intervention-Trial. JAMA (1987), 258, 2388–2395

[17] Linden W, Stossel C, Maurice J, Psychosocial interventions for patients with coronary artery disease. A metaanalysis. Arch Intern Med (1996), 156, 745–752

[18] Lipid Study Group, Prevention of cardiovascular events and death with pravastatin in patients with coronary heart disease and a broad range of cholesterol levels. N Engl J Med (1998), 339, 1349–1357

[19] Meyer FP, Statine in der Sekundär- und Primärprävention der koronaren Herzkrankheit? Intern Prax (1999), 39, 849–858

[20] Morrison LM, Reduction of mortality-rate in coronary atherosclerosis by low cholesterol, low fat diet. Am Heart J (1951), 42, 538–554

[21] Morrison LM, Diet in coronary atherosclerosis. JAMA (1960), 173, 884–888

[22] O'Connor GT et al., An overview of randomised trials of rehabilitation with exercise after myocardial infarction. Circulation (1989), 80, 234–244

[23] Ornish D et al., Can lifestyle changes reverse coronary heart disease? The Lifestyle Heart Trial. Lancet (1990), 336, 129–134

[24] Ornish D et al., Intensive lifestyle changes for reversal of coronary heart disease. JAMA (1998), 280, 2001–2007

[25] Paffenbarger RS, Physical activity as an index of heart attack risk in college alumnie. Am J Epidemiol (1978), 108, 161–175

[26] Pfeffer MA, Braunwald E, Moyé LA, Effect of captropril on mortality and morbidity in patients with left ventricular dysfunction after myocardial infarction. Results of the survival and ventricular enlargement trial. The SAVE Investigators. N Engl J Med (1992), 327, 669–677

]27] Rozanski A, Blumenthal JA, Kaplan J, Impact of psychological factors on the pathogenesis of cardiovascular disease and implications for therapy. Circulation (1999), 99, 2192–2217

[28] Sacks FM, Pfeffer MA, Moyé LA, The effect of pravastatin on coronary events after myocardial infarction in patients with average cholesterol levels. N Engl J Med (1996), 335, 1001–1009

[29] Scandinavian Simvastatin Survival Study Group, Randomised trial of cholesterol lowering in 4444 patients with coronary heart disease: the Scandinavian Simvastatin Survivel Study (4S). Lancet (1994), 344, 1383–1389

[30] Strödter D: Evidenz-basierte Therapie in der Kardiologie, 26. Uni-Med Verlag AG, Bremen

[31] Sudlow C (2000) Sekundärprävention koronarischämischer Komplikationen. In: Godlee F (Hrsg.), Clinical Evidence. Die besten Studien für die beste klinische Praxis, 67–99. Verlag Hans Huber, Bern, Göttingen, Toronto, Seattle

[32] Wagner S et al., Akuter Myokardinfarkt in Deutschland im Zeitraum zwischen 1996 und 1998. Therapie und hospitaler Verlauf. Ergebnisse des Myokardinfarktregisters (MIR) in Deutschland. Z Kardiol (1999), 88, 857–867

[33] Wilson K et al., Effect of smoking cessation on mortality after myocardial infarction. Arch Intern Med (2000), 160, 939–944

[34] Yusuf S, Wittes I, Friedmann L, Overview of results of randomised clinical trials in heart disease. I. Treatment following myocardial infarction. JAMA (1988), 260, 2088–2093

VI Unerwünschte Wirkungen präventiver Maßnahmen

1 Mögliche Risiken ernährungsmedizinischer Maßnahmen

P. Schauder, A. Hahn

1.1 Hintergrund

Bei Behandlungsmaßnahmen, die nach aktuellem Stand des Wissens belegbar günstige Wirkungen auf den menschlichen Organismus ausüben, muss oft auch mit unerwünschten Wirkungen („Nebenwirkungen") gerechnet werden. Sie können somatische oder psychische Veränderungen hervorrufen. Weniger oft wird an unerwünschte ökologische Folgen oder an ökonomische „Nebenwirkungen" gedacht. Über unerwünschte Wirkungen ernährungsmedizinischer Maßnahmen zur Primär- und Sekundärprävention nicht übertragbarer chronischer Krankheiten wurde kaum wenig geforscht.

Für die Bevölkerung ist es nicht einfach, sich über Wirkungen und Nebenwirkungen einer primärpräventiv ausgerichteten Ernährung zu informieren. Zu Wirkungen und Nebenwirkungen der Ernährung äußern sich nicht nur ausgewiesene Experten auf dem Gebiet der Ernährungswissenschaft oder der Ernährungsmedizin. Kaum ein Tag vergeht, ohne dass die Medien über Ernährung berichten. Journalisten und Redakteure vereinfachen oft Informationen. Dabei kann es zu fehlerhafter Darstellung komplexer Zusammenhänge kommen. Eine Informationsquelle, deren Verlautbarungen einer besonders sorgfältigen Überprüfung bedarf, ist das Internet. Es gibt auch im Internet seriöse, wissenschaftlich fundierte Informationen. Viele Seiten liefern aber nur Anzeigen, um für Ernährungsideologien oder spezielle Produkte zu werben.

Der für die Primärprävention durch Ernährung in Deutschland hauptsächlich zuständige Ansprechpartner ist die **Deutsche Gesellschaft für Ernährung** in Bonn [1]. Sie steht in ständiger enger Kooperation mit nationalen und internationalen Fachgesellschaften. Verlässliche Informationsquellen zu **therapeutischen** Aspekten der Ernährung (Sekundär- und Tertiärprävention) sind die Deutsche Gesellschaft für Ernährungsmedizin sowie viele andere medizinisch-wissenschaftliche Fachgesellschaften. Wenn sie sich allerdings zur Primärprävention „ihrer" Krankheiten durch Ernährung äußern, beispielsweise des Typ-2-Diabetes sowie von Herz-Kreislauf-Erkrankungen und Krebs, gilt es, in der Bevölkerung den Eindruck zu vermeiden, es handele sich dabei um spezielle Ernährungsformen zum Schutz vor einzelnen Krankheiten. Es sollte mehr als bisher darauf hingewiesen werden, dass alle diese Ernährungsempfehlungen auf den Prinzipien der von der Ernährungswissenschaft erarbeiteten primärpräventiv ausgerichteten Ernährung beruhen. Eine solche Ernährung schützt nicht nur vor dem Auftreten einer, sondern vieler nicht übertragbarer chronischer Krankheiten.

1.2 Primärprävention

Manche von nicht wissenschaftlicher Seite zur Ernährung empfohlene Diäten entsprechen nicht den Prinzipien einer primärpräventiv ausgerichteten Ernährung [2]. Es gibt viele Varianten primärpräventiv wirksamer Ernährungsformen, darunter die an Obst, Gemüse, Fisch und Olivenöl reiche so genannte Mittelmeerkost. Der Nutzen einer nach diesen Prinzipien aufgebauten Kost für die Primärprävention des Typ-2-Diabetes [3, 4], der Osteoporose [5] sowie von Krebs- [6, 7] und Herz-Kreislauf-Erkrankungen [8] gilt als evidenzbasiert.

1.2.1 Primärpräventiv ausgerichtete Ernährung

Zu unerwünschten somatischen oder psychischen Wirkungen einer primärpräventiv ausgerichteten Ernährung lässt sich nach derzeitigem Wissensstand Folgendes feststellen:

Derzeit liegen keine Hinweise dafür vor, dass die zur Senkung nicht übertragbarer chronischer Krankheiten empfohlene primärpräventiv ausgerichtete Ernährung unerwünschte somatische Wirkungen hat.

Die Übernahme von Ernährungsgewohnheiten im Sinne einer primärpräventiv ausgerichteten Ernährung sollte der Gesundheit dienen, ohne die Freuden des Lebens und die Geselligkeit bei Tisch einzuschränken. Dabei können allerdings Probleme von Krankheitswert auftreten. Zunehmend ist eine neue Art der Ess-Störung zu beobachten, bei der die Betroffenen eine Besessenheit für eine gesundheitsfördernde Ernährung entwickeln. Laut der Schweizerischen Vereinigung für Ernährung nimmt die Häufigkeit dieser als **Orthorexie** oder **Orthorexia nervosa** (vom griechischen „Orthos" = richtig und „Orexis" = Appetit) bezeichneten neuen Ess-Störung bedenkliche Ausmaße an [9].

Aus einem extremen Verlangen nach einer gesunden Ernährung oder im Bestreben, sich von einer bestimmten Ess-Störung zu kurieren, entwickeln die von Orthorexia nervosa Betroffenen ihre eigenen spezifischen Essgewohnheiten. Die Ausarbeitung eines den selbst auferlegten Ernährungsvorschriften folgenden Diätplans nimmt zunehmend Zeit in Anspruch und die Betroffenen müssen ihre Mahlzeiten mehrere Tage im

Voraus planen. Sie neigen dazu, beim Ausgehen eine „Überlebensration" ihrer eigenen Lebensmittel mitzunehmen, da sie aus Furcht vor Fett, Chemikalien oder anderen speziellen Phobien die sonst überall erhältlichen Lebensmittel nicht essen können. Eine starke Willenskraft ist notwendig, um die eigenen Regeln einzuhalten. Orthorektiker haben ein hohes Selbstgerechtigkeitsgefühl und fühlen sich anderen, die sich nicht im gleichen Maße selbst kontrollieren, überlegen. Wenn Orthorektiker ihre Essensregeln brechen und dem Verlangen nach „verbotenem Essen" erliegen, fühlen sie sich schuldig und schändlich. In der Folge bestrafen sie sich mit immer strikteren Essensregeln oder gar Abstinenz. Dieses Verhalten ähnelt dem von Mager- und Fettsüchtigen mit dem Unterschied, dass bei Orthorektikern nicht die Menge des Essens im Vordergrund steht, sondern die angenommene Qualität der Lebensmittel [10]. Für Deutschland gibt es keine repräsentativen Zahlen zur Häufigkeit der Orthorexia nervosa.

Aus ökologischer und ökonomischer Sicht können Empfehlungen zum Verzehr einer primärpräventiv ausgerichteten Ernährung zu Problemen führen. Ein charakteristisches Merkmal der präventiv ausgerichteten Ernährung ist der regelmäßige Verzehr von Fisch unter Bevorzugung von Sorten mit einem hohen Gehalt an Omega-3-Fettsäuren, u.a. Lachs, Hering und Makrele (s. auch Kap. V.2). Es wurde bislang empfohlen, einmal in der Woche Fisch zu essen [11]. Davon ist die deutsche Bevölkerung weit entfernt, und die Weltmeere sind bereits jetzt überfischt.

Die am klarsten evidenzbasierte Empfehlung zur Primärprävention nicht übertragbarer chronischer Krankheiten ist der vermehrte Verzehr von Obst und Gemüse [12]. „Genießen sie fünf Portionen Gemüse und Obst am Tag, möglichst frisch, nur gegart oder auch als Saft – idealerweise zu jeder Hauptmahlzeit und auch als Zwischenmahlzeit: Damit werden Sie reichlich mit Vitaminen, Mineralstoffen sowie Ballaststoffen und sekundären Pflanzenstoffen (z.B. Carotinoiden, Flavonoiden) versorgt. Das Beste, was Sie für Ihre Gesundheit tun können" [11, 13]. Das ist sicher richtig und wünschenswert, doch frisches Obst und Gemüse sind teuer und für manchen in der angegebenen Menge unerschwinglich.

Die Empfehlungen zur Zusammensetzung einer primärpräventiv ausgerichteten Ernährung werden auf der Basis neuer wissenschaftlicher Erkenntnisse ständig aktualisiert. Ein Beispiel ist die geänderte Empfehlung zum Verzehr von Fett. Bis Anfang der 1990er Jahre wurde hinsichtlich der Fettsäuren im Nahrungsfett dazu geraten, zu gleichen Teilen gesättigte, einfach ungesättigte und mehrfach ungesättigte Fettsäuren zu verzehren (so genannte „Drittelregel"). Aus heutiger Sicht empfiehlt es sich, einfach ungesättigte Fettsäuren zu bevorzugen (Olivenöl, Rapsöl) und den Anteil mehrfach ungesättigter Fettsäuren in der Nahrung zu senken (z.B. Distelöl). Zu den Gründen gehören der Abfall der Konzentration des kardioprotektiven HDL-Lipoprotein im Blut bei zu hohem Verzehr mehrfach ungesättigter Fettsäuren (s. auch Kap. V.2).

1.2.2 Nährstoffsupplementierung

Definitionsgemäß sichert eine primärpräventiv ausgerichtete Ernährung den Bedarf an allen Nährstoffen. Andererseits treten auf Grund verschiedener Besonderheiten in manchen Regionen oder in bestimmten Lebensabschnitten Versorgungsengpässe auf, insbesondere bei Mikronährstoffen (Spurenelemente, Elektrolyte, Vitamine). In diesen Situationen ist Supplementierung sinnvoll, beispielsweise durch Zusatz von Mikronährstoffen zu verschiedenen Lebensmitteln oder durch ihre Gabe in Tablettenform.

Wissenschaftlich empfohlene Supplementierung

Deutschland ist infolge eines allgemeinen Jodmangels ein Struma-(„Kropf"-)Endemiegebiet [14]. Deswegen wurden seit 1959 Maßnahmen zur Verbesserung der Jodversorgung der Bevölkerung ergriffen. Um die Angelegenheit zu beschleunigen, erfolgte 1984 die Gründung des **Arbeitskreises Jodmangel** (in der Bundesrepublik) und 1985 der interdisziplinären **Jodkommission** (in der Deutschen Demokratischen Republik). Ein entscheidender Fortschritt war die Jodierung von Speisesalz und seine Verwendung beispielsweise in Großküchen und bei der Lebensmittelherstellung, darunter von Back-, Fleisch-, Wurstwaren und Käse. Dadurch gelang es, die Jodversorgung der Bevölkerung zu verbessern [14].

In der Frühschwangerschaft kann es infolge eines Mangels an Folat zu Hemmungsmissbildungen im Rückenmarksbereich kommen, d.h. zu einem unterschiedlich ausgeprägte Ausbleiben des Verschlusses des Neuralrohrs (Spina bifida). Deswegen empfehlen die zuständigen wissenschaftlichen Fachgesellschaften, in der Frühschwangerschaft – möglichst aber schon vor Beginn einer geplanten Schwangerschaft – die tägliche Einnahme von Folat in Tablettenform [15].

Die Supplementierung von Jod und Folat im Rahmen der Primärprävention ist von nachgewiesenem Nutzen. Hinweise auf unerwünschte Wirkungen bestehen nach aktuellem Wissensstand nicht.

Wissenschaftlich nicht empfohlene Supplementierung

Verglichen mit den wissenschaftlichen Gesellschaften, die seit 1959 für die Einführung der Jodsupplementierung kämpfen mussten, hatten kommerzielle Anbieter keine Mühe, Mikronährstoffe in unterschiedlicher Zusammensetzung und unterschiedlicher Konzentration beispielsweise in

Tablettenform oder als Zusatz zu Getränken zu verkaufen. Für die Verbraucher ist es schwer, die behaupteten günstigen Wirkungen zu bewerten. Lege artis durchgeführte wissenschaftliche Untersuchungen zum Nutzen einer Supplementierung von Mikronährstoffen im Rahmen der Primärprävention wurden schwerpunktmäßig in der Erwartung durchgeführt, das Erkrankungsrisiko an Herz-Kreislauf-Leiden oder Krebs zu senken. In der Regel ließ sich keine Wirksamkeit nachweisen. Als Beispiel sei auf eine Studie verwiesen, in der bei 34.486 Frauen nach Supplementierung von Vitamin A und C die Sterblichkeit an koronarer Herzerkrankung analysiert wurde [16]. Einige Studien, die den höchsten wissenschaftlichen Qualitätskriterien entsprechen, d.h. die randomisiert, doppelblind und placebokontrolliert durchgeführt wurden, erbrachten desaströse Ergebnisse. Supplementation mit Betacarotin oder einer Kombination aus Betacarotin und Vitamin A erhöhten das Risiko, an Lungenkrebs zu erkranken [17] bzw. an Lungenkrebs und Herz-Kreislauf-Krankheiten zu sterben [18]. Die letztgenannte Studie wurde an 18.314 ehemaligen Rauchern, Noch-Rauchern und an Arbeitern mit Asbestexposition durchgeführt.

Die Supplementation von Mikronährstoffen (Vitaminen) kann also wie eine falsche Ernährungsweise unerwünschte Wirkungen haben. Die natürliche Zufuhr von Vitaminen, beispielsweise durch den Verzehr von Obst und Gemüse, ist der isolierten Vitamingabe vorzuziehen.

1.3 Sekundärprävention

Bei der ernährungsmedizinischen Betreuung nicht übertragbarer chronischer Krankheiten im Rahmen der Sekundärprävention ist zwischen Initialtherapie und Dauertherapie zu unterscheiden. Sind die Ziele der Initialtherapie erreicht, gilt für die Dauertherapie die

Empfehlung zum Verzehr einer primärpräventiv ausgerichteten Ernährung (s. Kap. V.2), d.h., unerwünschte Wirkungen sind nicht zu erwarten.

In der Initialphase der Behandlung wird zunächst oft eine Änderung des Körpergewichts angestrebt, meist eine Gewichtsabnahme, wie bei vielen Patienten mit Typ-2-Diabetes, arterieller Hypertonie oder Fettstoffwechselstörungen, seltener ein Gewichtsanstieg, beispielsweise bei chronisch obstruktiver Lungenerkrankung (s. Kap. III.8). Dazu ist die Verordnung von energiearmen oder energiereichen Diäten notwendig.

1.3.1 Beseitigung von Übergewicht

Bei Gewichtsabnahme besteht ein erhöhtes Risiko für Gallensteinerkrankungen. Die Gallensteinbildung ist um so häufiger, je schneller und ausgeprägter die Gewichtsabnahme erfolgt [19]. Im Zusammenhang mit drastischer Gewichtsreduktion kann es zu einer Abnahme der Knochendichte kommen. Bei weißen Frauen, die nach dem 50. Lebensjahr eine Gewichtsabnahme begannen, wurde eine erhöhte Inzidenz von Hüftfrakturen festgestellt [20]. Der Einfluss von Gewichtsschwankungen auf die Knochendichte gilt aber als noch nicht ausreichend untersucht. Gesundheitliche Nachteile durch „Weight cycling" konnten bislang nicht nachgewiesen werden [21]. Auch fehlt bisher ein gesicherter Beleg, dass Diäten bzw. Gewichtsreduktionsprogramme die Entwicklung von Ess-Störungen fördern könnten [22].

1.3.2 Beseitigung von Untergewicht

Zu den in Kapitel III besprochenen Krankheiten, bei denen Untergewicht ein häufiges Problem darstellt, gehören die Osteoporose und die chronisch obstruktive Lungenerkrankung.

Dem krankheitsassoziierten Untergewicht wurde bisher vergleichsweise wenig Aufmerksamkeit gewidmet, obwohl die klinischen Folgen, auch quoad vitam, erheblich sein können. In der Regel wird in den entsprechenden wissenschaftlichen Untersuchungen die übliche Kost mit Formuladiät („Trinkdiät") supplementiert. Das Standardwerk zur krankheitsassoziierten Mangelernährung wurde von Stratton, Green und Elia 2003 veröffentlicht [23]. Der Europarat hat kürzlich eine Resolution zur Verbesserung der Prävention der krankheitsassoziierten Mangelernährung verabschiedet [24, 25].

Auch wegen der wissenschaftlich oft unbefriedigenden Qualität der Studien äußern sich Stratton, Green und Elia zum Nutzen der Ernährungsbehandlung bei krankheitsassoziierter Mangelernährung zurückhaltend: „Die derzeit verfügbaren Studien sprechen dafür, dass ernährungsmedizinische Intervention zur Behandlung der krankheitsassoziierten Mangelernährung wirksam eingesetzt werden kann." Bei einigen auslösenden Krankheiten sind präzisere Aussagen möglich [23].

Osteoporose
Bei Osteoporose besteht ein hohes Risiko zur Entwicklung von Knochenbrüchen, darunter Schenkelhalsfrakturen. Die Betroffenen sind oft mangelernährt und weisen aus verschiedenen Gründen eine erhöhte Fallneigung auf. Der klinische Verlauf nach osteoporoseassoziierten Knochenbrüchen kann durch Ernährungstherapie verbessert werden. „Solche Patienten profitieren, wenn sie zusätzlich zu ihrer üblichen Ernährung täglich eine orale Supplementation mit 200–300 kcal und 20 g Eiweiß durchführen [26]. Unerwünschte Wirkungen einer ernährungsmedizinischen Behandlung untergewichtiger Patienten mit Osteoporose sind bisher nicht bekannt geworden [23].

Chronisch obstruktive Lungenerkrankung
Bezüglich der Mangelernährung bei chronisch obstruktiver Lungenerkrankung ist die Datenlage uneinheitlich. Studien an stationären Patienten sprechen für eine funktionelle Verbesserung der Atemfunktion sowie für eine Verkürzung des stationären Aufenthaltes bei Ernährungstherapie. Hingegen lässt sich der Nutzen einer Ernährungstherapie unter ambulanten Bedingungen nicht eindeutig beurteilen [23]. Es gibt eine Studie, in der es unter Therapie zu einer Verschlechterung der Atemfunktion kam [27].

Zur Therapie der krankheitsassoziierten Mangelernährung gehört nicht nur die Zufuhr von ausreichend Energie, sondern auch eine Supplementation mit Mikronährstoffen bis zur Normalisierung der Körperbestände. Wenn dabei die von den wissenschaftlichen Gesellschaften empfohlenen Dosierungen erheblich überschritten werden, kann es zu unerwünschten Wirkungen kommen. Sichere Obergrenzen für die tägliche Mikronährstoffzufuhr bei Erwachsenen wurden kürzlich veröffentlicht [1].

1.4 Zusammenfassung

Eine primärpräventiv ausgerichtete Ernährung kann die Prävalenz nicht übertragbarer chronischer Krankheiten drastisch senken. Sie verursacht keine unerwünschten somatischen Wirkungen. Vermutlich können unerwünschte psychische Wirkungen (Orthorexia nervosa) auftreten. Über die Häufigkeit in Deutschland ist nichts bekannt. Supplementation von Mikronährstoffen im Rahmen der Primärprävention sollte auf die von den wissenschaftlichen Gesellschaften empfohlenen Ausnahmen begrenzt bleiben.

Bei der Sekundärprävention chronischer Krankheiten besteht in der Initialphase häufig die Notwendigkeit, das Körpergewicht zu reduzieren, seltener muss Untergewicht ausgeglichen werden. Als unerwünschte Wir kung bei Gewichtsreduktion ist mit Gallensteinbildung zu rechnen sowie bei postmenopausalen Frauen mit einer erhöhten Inzidenz von Hüftfrakturen. Über Nebenwirkungen einer ernährungsmedizinischen Therapie zur Beseitigung von Untergewicht ist nahezu nichts bekannt. Es besteht ein großer Bedarf an Studien, um die Zusammenhänge zwischen ernährungsmedizinischer Intervention und Beseitigung krankheitsassoziierter Mangelernährung besser zu verstehen.

Literatur

[1] Deutsche Gesellschaft für Ernährung, Österreichische Gesellschaft für Ernährung, Schweizerische Gesellschaft für Ernährungsforschung, Schweizerische Vereinigung für Ernährung (Hrsg.) (2000) Referenzwerte für die Nährstoffzufuhr, 1. Aufl. Umschau Braun, Frankfurt/Main

[2] Zunft H-J (2003) Aussenseiterdiäten. In: Schauder P, Ollenschläger G (Hrsg.), Ernährungsmedizin Prävention und Therapie, 175–187. Urban und Fischer, München, Jena

[3] Costacou T, Mayer-Davis EJ, Nutrition and prevention of type 2 diabetes. Ann Rev Nutr (2003), 23, 147–170

[4] Kanaya AM, Narayan KM, Prevention of type 2 diabetes: data from recent trials. Prim Care (2000), 30, 511–526

[5] Ott SM, Diet for the heart or the bone: a biological tradeoff. Am J Clin Nutr (2004), 79, 4–5

[6] Adami HO et al., Primary and secondary prevention in the reduction of cancer morbidity and mortality. Eur J Cancer (2001), 37 (Suppl. 8), S 118–127

[7] Key TJ et al., Diet, nutrition and the prevention of cancer. Public Health Nutr (2004), 7, 187–200

[8] Hu FB, Willet WC, Optimal diets for the prevention of coronary heart disease. JAMA (2002), 288, 2569–2578

[9] Schweizerische Vereinigung für Ernährung. http://www.sve.org

[10] FOODTODAY. Newsletter des europäischen Informationszentrums für Lebensmittel, Nr. 42 (März 2004). http://www.eufic.org

[11] Deutsche Gesellschaft für Ernährung (2001) Vollwertig essen und trinken nach den zehn Regeln der DGE. Deutsche Gesellschaft für Ernährung, Bonn

[12] Trichopoulos A et al., Vegetable and fruit: the evidence in their favour and the public health perspective. Int J Vitam Nutr Res (2003), 73, 63–69

[13] Oberritter H (2003) Prinzipien vollwertiger Ernährung. In: Schauder P, Ollenschläger G (Hrsg.), Ernährungsmedizin. Prävention und Therapie, 147–164. Urban und Fischer, München, Jena

[14] Deutsche Gesellschaft für Ernährung (2000) Ernährungsbericht 2000: Jodversorgung und Jodmangelprophylaxe in Deutschland. „Jod-Monitoring 1996", 58–65, (Bearbeitet von Manz F). Henrich, Frankfurt/Main.

[15] Deutsche Gesellschaft für Ernährung (Ausschuss für Nahrungsbedarf), Deutsche Gesellschaft für Gynäkologie und Geburtshilfe, Deutsche Gesellschaft für Humangenetik, Deutsche Gesellschaft für Kinderheilkunde, Gesellschaft für Neuropädiatrie, Bearbeitet von B. Koletzko und R von Kries, Prävention von Neuralrohrdefekten durch Folsäurezufuhr in der Frühschwangerschaft. Der Frauenarzt (1994), 35, 1007–1010

[16] Kushi LH et al., Dietary antioxidant vitamins and death from coronary heart disease in postmenopausal women. N Engl J Med (1996), 334, 1156–1162

[17] Alpha-Tocopherol, Beta Carotene Cancer Prevetion Study Group, The effect of vitamin E and beta carotene on the incidence of lung cancer and other cancers in male smokers. N Engl J Med (1994), 330, 1029–1035

[18] Ommen GS et al., Effects of a combination of beta carotene and vitamin A on lung cancer and cardiovascular disease. N Engl J Med (1996), 334, 1150–1155

[19] Everhart J, Contribution of obesity and weight loss to gallstone disease. Ann Intern Med (1993), 119, 1029–1035

[20] Langlois JA et al., Weight change between age 50 years and old age is associated with risk of hip fracture in white women aged 67 years and older. Arch Intern Med (1996), 156, 989–994

[21] National Task Force on the Prevention and Treatment of obesity, Weight cycling. JAMA (1994), 272, 1196–1202

[22] National Task Force on the Prevention and Treatment of Obesity, Dieting and development of eating disorders in overweight and obese adults. JAMA (2000), 160, 2581–2589

[23] Stratton RJ, Green CJ, Elia M (2003) Disease-related malnutriton. An Evidence-based Approach to Treatment. CABI Publishing. CAB International, Cambridge, MA

[24] Beck AM et al., Food and nutritional care in hospitals: how to prevent undernutrition – report and guidelines from the Council of Europe. Clin Nutr (2001), 20, 455–460

[25] Council of Europe. Committee of Ministers. Resolution ResAP 3 on food and nutritional care in hospitals (2003). https://wcm.coe.int/rsi/CM/index.jsp

[26] Openbrier DR et al., Factors affecting nutritional status and the impact of nutritional support in patients with emphysema. Chest (1984), 85, S 67–69

[27] Jallut D et al., Energy balance in elderly patients after surgery for a femoral neck fracture. J Parent Ent Nutr (1990), 14, 563–568

2 Risiken und Komplikationen körperlicher Aktivität bei chronisch Kranken

M. Halle, S. Schwarz, A. Berg

Bevor körperliche Aktivität und Bewegungstherapie der breiten Bevölkerung und chronisch Kranken empfohlen werden kann, sollten deren Risiken und mögliche Komplikationen beachtet werden. Jede Art der medizinischen Therapie, ob medikamentöse, chirurgische, ernährungsmedizinische oder Bewegungstherapie, beinhaltet ein potenzielles Risiko. Unerwünschte Wirkungen sind bei körperlicher Aktivität oder bei Bewegungstherapie vergleichsweise selten. Bei diesen Maßnahmen besteht also eine sehr günstige Nutzen-Risiko-Relation [4; 10; 22; 25]. Durch eine gezielte medizinische Untersuchung und eine individuell an den Patienten und seine Erkrankung angepasste Bewegungstherapie ggf. in Form eines ärztlich überwachten Programms kann die ohnehin niedrige Rate unerwünschter Wirkungen zusätzlich gesenkt werden.

2.1 Typ-2-Diabetes

Etwa 90% der Typ-2-Diabetiker leiden an Übergewicht oder Adipositas (s. III.4). Bei diesen Patienten können sich während körperlicher Belastung bzw. Sporttherapie sowohl orthopädische wie metabolische Komplikationen ergeben.

Adipositas ist oft mit erheblichen orthopädischen Problemen assoziiert. Viele Patienten, bei denen seit Jahren ein Übergewicht besteht, haben arthrotisch vorgeschädigte Gelenke. Dies muss bei der Empfehlung zur vermehrten sportlichen Betätigung bzw. bei der Einleitung einer Bewegungstherapie berücksichtigt werden. Außerdem besteht bei Adipositas ein erhöhtes Risiko für muskuloskeletale Verletzungen, bedingt durch eingeschränkte Koordination und fehlende Übung. Daher sollten Übergewichtige knöchelstützendes Schuhwerk tragen, gewichtsentlastende Sportarten (z.B. Radfahren und Schwimmen) wählen sowie bei insgesamt geringerer Belastbarkeit Sportarten wie schnelles Spazierengehen oder „Nordic Walking" bevorzugen.

Bei Diabetikern, d.h. sowohl bei adipösen Typ-2- als auch bei Typ-1-Diabetikern, ist bei der Durchführung von Sportprogrammen mit metabolischen Risiken zu rechnen. Körperliche Aktivität steigert die Empfindlichkeit sowohl von endogenem als auch von exogen zugeführtem Insulin. Dadurch kann es bei vermehrter körperlicher Belastung zu Hypoglykämien kommen [1, 30]. Symptome dieser Hypoglykämie sind Schwäche, Zittern, Schwitzen, Hunger und Verwirrtheitszustände sowie Bewusstlosigkeit. Diabetiker sollten beim Einstieg in ein Trainingsprogramm vor, während und nach dem Training eine Blutzuckerkontrolle durchführen. Die Insulindosis sollte dem Training und der Kohlenhydrataufnahme vor dem Training angepasst werden. Um das Risiko eines hypoglykämischen Zustandes zu minimieren, sollten Diabetiker Snacks mit rasch resorbierbaren Kohlenhydraten mit sich führen und bei Bedarf konsumieren. Insulinabhängige Diabetiker sollten subkutane Insulininjektionen in weniger beanspruchte Gewebe wie zum Beispiel die Bauchhaut anstelle des Oberschenkels applizieren, da es bei körperlicher Bewegung infolge mechanischer Stimulation des Gewebes und auch Mehrdurchblutung des Injektionsgebietes zu einer vermehrten Ausschwemmung von Insulin kommen kann [1].

Bei schlecht eingestellten Diabetikern kann es durch körperliche Aktivität zu einer Verschlechterung der Stoffwechsellage kommen. Bei erhöhten Blutzuckerspiegeln und gleichzeitig fehlendem Insulin kann eine Ketoazidose induziert werden. Wenn der Blutzuckerspiegel vor der Belastung über 300 mg/dl beträgt, sollte ein Trainingsprogramm nicht begonnen werden, sondern es sind zunächst Maßnahmen zur metabolischen Optimierung einzuleiten. Bei einem Typ-2-Diabetiker ist das Risiko einer hyperglykämisch-ketoazidotischen Stoffwechselentgleisung infolge vermehrter körperlicher Aktivität allerdings vergleichsweise gering, da in den meisten Fällen noch eine ausreichende körpereigene Restinsulinmenge vorhanden ist.

Bei Typ-2-Diabetikern sollte auf Grund der häufigen Inzidenz von Mikro- und Makroangiopathien eine detaillierte klinische Abklärung insbesondere hinsichtlich einer koronaren Herzerkrankung erhoben werden. Hierbei ist zu beachten, dass sich gerade bei Diabetikern auf Grund der Polyneuropathie eine kardiale Symptomatik klinisch seltener manifestiert. Besondere Beachtung verlangt auch die Neuropathie im Bereich der Füße. Sport treibende Diabetiker, die von dieser Diabeteskomplikation betroffen sind, müssen unbedingt auf gut angepasstes und gedämpftes Schuhwerk achten, da es bei längeren körperlichen Belastungen zu Ulzerationen und Infektionen an den Füßen kommen kann, ohne dass es vom Patienten bemerkt wird. Zur Prävention des „diabetischen Fußes" ist eine regelmäßige Fußpflege und Kontrolle der Füße auf kleine Verletzungen obligatorisch [1].

2.2 Arterielle Hypertonie

Körperliche Aktivität im Rahmen einer arteriellen Hypertonie ist besonders für Patienten mit einer hypertonie- oder KHK-bedingten Myokardschädigung mit einem erhöhten Risiko verbunden, sodass das Ausmaß der pathologischen Veränderungen die Sporttauglichkeit bestimmt. Deshalb sollten Hypertoniker, bevor sie mit einer sportlichen Betätigung beginnen, eine ärztliche Untersuchung durchführen lassen, um mögliche hypertoniebedingte Folgeerkrankungen auszuschließen. Dabei sind ein Ruhe- und Belastungs-EKG mit Blutdruckmessung obligat. Besteht der Verdacht einer Hochdruckfolgekrankheit, sollte auch eine Echokardiographie durchgeführt werden. Eine konzentrische Hypertrophie als Beispiel einer Hochdruckfolgekrankheit des Herzens schränkt die Belastbarkeit ein und muss zu einer Anpassung der Trainingsempfehlungen führen. Dies betrifft vor allem Sportarten mit hoher statischer Belastung, die durch einen hohen Krafteinsatz, wie z.B. beim Gewichtheben, Klettern oder auch beim Surfen, zu besonders ausgeprägten Blutdruckspitzen führen können. Für Hypertoniker sind dynamische, ausdauerorientierte Sportarten am besten geeignet, da sie zu einer ausgeprägteren Blutdrucksenkung führen und im Gegensatz zu statischen Kraftsportarten bei korrekter Trainingsführung nicht mit massiven Blutdruckspitzen einhergehen. Eingeschränkt belastbare Hypertoniker sollten ausdauerorientierte Sportarten mit niedriger bis moderater Belastungsintensität, beispielsweise „Nordic Walking" oder ein herzfrequenzgesteuertes Ergometertraining, bevorzugen. Bei medikamentös behandelten Hypertonikern ist zu beachten, dass mit Betablockade die Herzfrequenz um 20–30% sinkt. Dies schränkt die Leistungsfähigkeit ein und geht mit vorzeitiger muskulärer Ermüdung einher.

2.3 Kardiale Komplikationen

Unter den nicht traumatischen Komplikationen körperlicher Aktivität nehmen kardiale Komplikationen den größten Stellenwert ein. Während körperlicher Belastung steigt das Risiko des Auftretens kardialer Komplikationen deutlich an, besonders beim Vorliegen einer koronaren Herzerkrankung. Die Kombination ist die häufigste Todesursache bei Erwachsenen [26; 28]. Das Risiko, beim Sport einen plötzlichen Herztod zu erleiden, wird auf vier bis zehn pro eine Million Sporttreibender pro Jahr geschätzt [15]. In Deutschland versterben beim Freizeitsport jährlich ca. 1.000 Personen am plötzlichen Herztod. Bei 90% der Todesfälle unter Männern im mittleren und höheren Lebensalter liegt eine KHK als Ursache vor, bei jüngeren Sportlern ist häufig eine nicht erkannte oder bestehende Kardiomyopathie, Myokarditis oder eine Koronaranomalie die Ursache für einen plötzlichen Herztod; weitaus seltener finden sich angeborene Herzfehler oder Anomalien des Reizleitungssystems als Ursache [16].

Bei Beachtung der absoluten Fallzahlen ereignen sich die meisten nicht traumatischen Todesfälle in Deutschland beim Fußball und Jogging. Bezieht man die Anzahl der Todesfälle auf die Anzahl der Sporttreibenden, so liegen die eigentlich harmlosen Sportarten wie Golfen und Kegeln, aber auch Tennis an der Spitze der Mortalitätsstatistik. Dies ist dadurch zu erklären, dass gerade diese Sportarten von Personen mit hohem Risiko, nämlich Männern im mittleren und hohen Lebensalter ausgeübt werden, bei denen häufig bereits Erkrankungen des Herz-Kreislauf-Systems vorliegen [23].

Obwohl die absolute Inzidenz eines plötzlichen Herztodes im Rahmen körperlicher Belastung sehr gering ist, ist die Häufigkeit im Vergleich zu inaktiven Phasen doch insgesamt erhöht [26; 28]. Diese trifft sowohl auf die Inzidenz des akuten Myokardinfarktes wie auf die des plötzlichen Herztodes zu. So ereignen sich ca. 5–10% aller Myokardinfarkte im Rahmen anstrengender körperlicher Belastung [9; 19; 26]. Dabei nimmt das Risiko eines plötzlichen Herztodes mit steigender Belastung zu, wobei das Risiko umso ausgeprägter ist, je weniger der Betroffene regelmäßig körperlich aktiv ist [9; 26]. Daher sollten zur Risikominimierung isolierte Wechsel von anstrengender und vor allem ungewohnter Belastung vermieden und die Belastungsintensität langsam und schrittweise erhöht werden. Diese Empfehlung stützt sich auf die Beobachtung, dass das Risiko belastungsbezogener kardialer Ereignisse bei den selten aktiven Personen am größten ist [9; 26].

Bei Patienten, die regelmäßig am Programm ambulanter Herzsportgruppen teilnehmen, muss mit einem Todesfall pro 750.000 Übungsstunden gerechnet werden [29], verglichen mit einer Häufigkeit von 1:396.000 Stunden beim Jogging [28]. Dies zeigt, dass bei optimaler Überwachung und Betreuung vor und während der sportlichen Betätigung in ambulanten Herzgruppen das Risiko des Auftretens kardialer Notfallsituationen nicht erhöht ist.

2.4 Herzinsuffizienz

Die Empfehlungen zu körperlicher Aktivität bei chronischer Herzinsuffizienz haben sich in den letzten Jahren dramatisch geändert. So wurde noch bis in die 1990er Jahre befürchtet, dass körperliche Anstrengung zu einer Verschlechterung der kardialen Funktion führen könnte [7; 14]. Dies konnte in nachfolgenden Studien aber nicht bestätigt werden [5; 8]. Das Risiko einer Sporttherapie bei Herzinsuffizienz ist dabei wesentlich abhängig von der myokardialen Funktion und klinischen Symptomatik. Zudem treten ventrikuläre Arrhythmien auf Grund der belastungsabhängigen adrenergen Stimulation gehäuft in Kombination mit potenziellen Elektrolytverschiebungen während Belastungen auf. Studien zu überwachtem Training bei Patienten mit Herzinsuffizienz zeigten allerdings, dass gefährliche Arrhythmien insgesamt selten auftraten und unerwünschte Ereignisse in der Trainings- und Kontrollgruppe identisch waren. Allerdings ist zu berücksichtigen, dass diese Studienpopulationen ein ausgesuchtes Patientenkollektiv darstellten und meistens jünger waren als die Mehrzahl der Patienten mit Herzinsuffizienz im klinischen Alltag [18]. Unverändert gelten weiterhin folgende Kontraindikationen für körperliches Training bei Herzinsuffizienz:

◢ dekompensierte Herzinsuffizienz
◢ instabile Angina pectoris
◢ unkontrollierte, potenziell lebensbedrohliche Arrhythmien
◢ schwere Aortenstenose
◢ hypertroph-obstruktive Kardiomyopathie
◢ rezidivierende Embolien (zentral und peripher)
◢ akuter fieberhafter Infekt
◢ aktive Myokarditis
◢ schlecht eingestellte arterielle Hypertonie

2.5 Periphere arterielle Verschlusskrankheit

Körperliches Training ist bei Patienten mit peripherer arterieller Verschlusskrankheit (PAVK) eine wichtige Säule der Therapie, da es die symptomfreie Gehstrecke deutlich zu bessern vermag. Histologische Befunde zeigen allerdings, dass eine muskuläre Ischämie eine lokale Entzündungsreaktion als Antwort auf den erhöhten oxidativen Stress hervorruft. So wird eine diffuse Schädigung der mitochondrialen DNA sowie des gesamten oxidativen Systems des Muskels und eine erhöhte Anzahl denervierter Muskelfasern nach Training im Ischämiebereich beobachtet [11]. Auch eine multifokale Neuropathie, die vornehmlich die Motoneurone betrifft,

kann durch Training bei PAVK induziert werden [6]. Allerdings sind die klinischen Erfolge so überzeugend, dass diese Beobachtungen derzeit kein Anlass sind, das etablierte Therapiekonzept bei PAVK zu ändern. Allerdings bleiben Langzeitergebnisse aus Trainingsstudien abzuwarten.

Zusätzlich muss beachtet werden, dass bei Patienten mit PAVK in der Regel ein erhöhtes kardiales Risiko besteht. Meist findet sich bei diesen Patienten eine KHK, ein Diabetes mellitus oder eine Hypertonie, sodass auch hier vor Trainingsbeginn eine ärztliche Untersuchung mit EKG und Belastungs-EKG erfolgen sollte. Die jeweiligen Krankheiten sind optimal zu behandeln und weitere Risikofaktoren nach Möglichkeit auszuschalten (Nikotinkarenz). Kardial besonders gefährdete Patienten sollten zumindest in den ersten Trainingsstunden unter ärztlicher Aufsicht trainieren.

2.6 Lungenerkrankungen

Körperliches Training ist auch bei chronisch obstruktiven Lungenerkrankungen (COPD) einer der wesentlichen Therapieansätze [24]. Trotz der Komplexität der Trainingsprogramme scheinen Komplikationen relativ selten zu sein. Dies mag allerdings auch durch häufig fehlende Angaben in den entsprechenden Interventionsstudien bedingt zu sein. Hier sollte in weiterführenden Studien auf akute und langfristige Komplikationen wie Sauerstoffabfall oder Exazerbation der COPD geachtet werden.

2.7 Osteoporose

Patienten mit Osteoporose haben eine erhöhte Verletzungs- und Frakturgefahr. Deshalb sollte bei der Auswahl einzelner Sportarten das sportartspezifische Verletzungsrisiko berücksichtigt werden. Bei fehlender

Übung sollten Sportarten mit erhöhtem Sturz- und Stauchungsrisiko, z.B. Radfahren, Reiten und Turnen, nicht mehr betrieben werden. Bei genügend Erfahrung in der jeweiligen Sportart kann jedoch das Training in dosierter Form und unter Minimierung des Sturz- und Stauchungsrisikos (z.B. glattes Straßenprofil und gute Achsenfederung beim Radfahren) fortgeführt werden. Weiterhin sollten axiale Belastungen der Wirbelsäule wie Sprünge, plötzliche Stauchungen und Heben mit ungünstigen Winkeln vermieden werden.

So positiv in vernünftigem Ausmaß durchgeführte körperliche Aktivität zur Prävention der Osteoporose zu bewerten ist, so negativ kann sich im Einzelfall ein langjähriges leistungssportliches Training bei Männern und Frauen auswirken. So wurde bei einer Untersuchung an männlichen Hochleistungsradsportlern eine verminderte Knochendichte im Vergleich mit gleichaltrigen Kontrollpersonen festgestellt [21]. Ähnliche Befunde sind auch bei männlichen Langstreckenläufern beobachtet worden [3]. Bei Frauen zeigt sich ein ähnliches Bild in Disziplinen des Leistungs-, aber auch des Breitensports, in denen ein niedriges Körpergewicht ein leistungsfördernder Faktor sein kann. Dazu zählen u.a. Langstreckenlauf, Eiskunstlauf, Ballett und die rhythmische Sportgymnastik. Bei untergewichtigen Sportlerinnen muss immer an Störungen des Essverhaltens wie Anorexia nervosa und Bulimie gedacht werden. Diese Erkrankungen gehen mit einer mangelhaften Zufuhr von Mineralien, Vitaminen und Proteinen einher. Dies kann bei den Sportlerinnen zu einer Demineralisierung des Knochens mit erhöhter Gefahr für Ermüdungs- und Impressionsfrakturen führen. Ab einem gewissen Untergewicht steigt auch die Inzidenz von Zyklusstörungen als Folge erniedrigter Sexualhormonspiegel. Auch dies wirkt sich ungünstig auf den Knochenstoffwechsel aus.

2.8 Traumatische Verletzungen

„Nebenwirkungen" körperlicher Aktivität sind insbesondere Verletzungen des Bewegungsapparates [12; 27]. Wie eine Studie zur Verletzungshäufigkeit von Frauen in der Grundausbildung bei der amerikanischen Armee gezeigt hat, waren davon in einem Zeitraum von zwei Monaten bis zu 50% der Frauen betroffen. Grundsätzlich sind Verletzungen aber nur dann mit einer erhöhten Verletzungsinzidenz behaftet, wenn die Belastung ungewöhnlich intensiv und repetitiv ist [13]. Eine Untersuchung mit überdurchschnittlich aktiven Personen aller Altersklassen zeigte, dass ein Viertel der Teilnehmer innerhalb eines Jahres über Verletzungen des Bewegungsapparates berichtete und ein Drittel das Training auf Grund dieser Verletzung aussetzen oder beenden musste [12].

Bei älteren Personen, die unter kontrollierten Trainingsbedingungen trainieren, sind deutlich weniger Verletzungen zu beobachten. Dies mag auch an der Selektionierung des Patientenkollektivs im Rahmen der Studien liegen, da Personen mit erhöhtem Verletzungsrisiko häufig von vornherein von der Bewegungstherapie ausgeschlossen werden.

Das Risiko einer Verletzung ist von verschiedenen Einflussfaktoren abhängig, wie Übergewicht, Ausmaß der körperlichen Aktivität und Teilnahme an körperbetonten Sportarten [12; 20; 27]. Hingegen nimmt das Verletzungsrisiko mit zunehmender körperlicher Fitness, überwachtem und sinnvoll aufgebautem Training ab. Zur Verhinderung schwerer Verletzungen und Unfälle ist die Verwendung von geeigneter Schutzausrüstung erforderlich. So sollten beim Fahrradfahren ein Sturzhelm und beim Inlineskaten zusätzlich Protektoren getragen werden [12; 17].

Bei chronisch Kranken hat ein strukturiert aufgebautes Training eine besondere Bedeutung. Hierbei ist immer das gleiche Grundprinzip entscheidend: zunächst langsame Steigerung des Umfangs und der Dauer und erst nachfolgend eine Steigerung der Belastungsintensität. Wird dieses Prinzip eingehalten, so führt dies zu einer deutlichen Risikoreduktion [22]. Ein Beispiel hierfür ist die weit verbreitete Sportart „Walking", die bei insgesamt moderater Belastungsintensität mit einem sehr geringen Verletzungsrisiko verbunden ist. Dabei zeigte sich auch, dass eine langsame Steigerung der Trainingsdauer zu keinem erhöhten Verletzungsrisiko führt [12]. Die durch das regelmäßige Training verbesserte Fitness führt zu einer weiteren Abnahme der Verletzungshäufigkeit. Eindrucksvoll zeigt sich dieses Konzept bei älteren Menschen, bei denen eine regelmäßige körperliche Aktivität zu einer Reduktion der Fallhäufigkeit und der fallbedingten Verletzungen führt [2]. Generell ist eine individuelle Differenzierung des körperlichen Trainingsprogramms wichtig, um den Nutzen der körperlichen Aktivität besonders hoch und das Risiko niedrig zu halten.

2.9 Fazit

Nicht übertragbare chronische Krankheiten, darunter der Typ-2-Diabetes, die arterielle Hypertonie oder die koronare Herzerkrankung, lassen sich durch angemessene körperliche Aktivität und gezieltes körperliches Training günstig beeinflussen, und zwar durch Primär- und Sekundärprävention. Um diese günstigen Effekte zu erreichen, ist es nicht notwendig, Leistungssport zu betreiben, moderate Belastungen sind vielfach ausreichend. Die zur Krankheitsprävention empfohlene körperliche Aktivität verursacht vergleichsweise wenig unerwünschte Effekte. Ihre Zahl kann noch vermindert werden, wenn folgende Punkte beachtet werden:

◢ Ärztliche Vorsorgeuntersuchungen vor Trainingsbeginn

◢ Berücksichtigung der individuellen Fähigkeit und des Leistungsniveaus

◢ Individuell auf den Patienten und die zugrunde liegende Erkrankung ausgerichtete Bewegungstherapie („Körperliche Aktivität auf Rezept")

◢ Gezielter und fachlich betreuter Trainingsaufbau (Beginn mit niedriger Intensität und Umfang; zunächst Steigerung von Umfang und nachfolgend Intensität)

◢ Sportartgeeignete Sportausrüstung

Literatur

[1] American Diabetes Association, Diabetes mellitus and exercise. Diabetes Care (1997), 20 (12), 1908–1912

[2] American Geriatrics Society, British Geriatrics Society, and American Academy of Orthopaedic Surgeons Panel on Falls Prevention, Guideline for the prevention of falls in older persons. J Am Geriatr Soc (2001), 49 (5), 664–672

[3] Bilanin JE, Blanchard MS, Russek-Cohen E Lower vertebral bone density in male long distance runners. Med Sci Sports Exerc (1989), 21 (1), 66–70

[4] Blair SN et al., Influences of cardiorespiratory fitness and other precursors on cardiovascular disease and all-cause mortality in men and women. JAMA (1996), 276 (3), 205–210

[5] Dubach P et al., Effect of exercise training on myocardial remodeling in patients with reduced left ventricular function after myocardial infarction: application of magnetic resonance imaging. Circulation (1997), 95 (8), 2060–2067

[6] England JD et al., Progression of neuropathy in peripheral arterial disease. Muscle Nerve (1995), 18 (4), 380–387

[7] Gentilucci M et al., Exercise training at conventional workload can negatively impact on the left ventricle in heart failure. J Am Coll Cardiol (1997), Suppl. 1, A 425

[8] Giannuzzi P et al., Long-term physical training and left ventricular remodeling after anterior myocardial infarction: results of the Exercise in Anterior Myocardial Infarction (EAMI) trial. EAMI Study Group. J Am Coll Cardiol (1993), 22 (7), 1821–1829

[9] Giri S et al., Clinical and angiographic characteristics of exertion-related acute myocardial infarction. JAMA (1999), 282 (18), 1731–1736

[10] Halle M, Berg A, Hasenfuss G, Sekundärprävention der koronaren Herzerkrankung – körperliches Training als Therapiepfeiler. Dtsch Ärztebl (2003) 100 (41), 2650–2657

[11] Hiatt WR et al., Effect of exercise training on skeletal muscle histology and metabolism in peripheral arterial disease. J Appl Physiol (1996), 81 (2), 780–788

[12] Hootman JM et al., Epidemiology of musculoskeletal injuries among sedentary and physically active adults. Med Sci Sports Exerc (2002), 34 (5), 838–844

[13] Jones BH, Knapik JJ, Physical training and exercise-related injuries. Surveillance, research and injury prevention in military populations. Sports Med (1999), 27 (2), 111–125

[14] Jugdutt BI, Michorowski BL, Kappagoda CT, Exercise training after anterior Q wave myocardial infarction: importance of regional left ventricular function and topography. J Am Coll Cardiol (1988), 12 (2), 362–372

[15] Kindermann W et al. (2003) Sportkardiologie – Körperliche Aktivität bei Herzerkrankungen. Steinkopff, Darmstadt

[16] Maron BJ, Sudden death in young athletes. N Engl J Med (2003), 349 (11), 1064–1075

[17] McDermott FT et al., The effectiveness of bicyclist helmets: a study of 1710 casualties. J Trauma (1993), 34 (6), 834–844

[18] Meyer K, Exercise training in chronic heart failure: is it really safe? Eur Heart J (1999), 20 (12), 851–853

[19] Mittleman MA et al., Triggering of acute myocardial infarction by heavy physical exertion. Protection against triggering by regular exertion. Determinants of Myocardial Infarction Onset Study Investigators. N Engl J Med (1993), 329 (23), 1677–1683

[20] Nicholl JP, Coleman P, Williams BT, The epidemiology of sports and exercise related injury in the United Kingdom. Br J Sports Med (1995), 29 (4), 232–238

[21] Nichols JF, Palmer JE, Levy SS, Low bone mineral density in highly trained male master cyclists. Osteoporos Int (2003), 14 (8), 644–649

[22] Pate RR et al., Physical activity and public health. A recommendation from the Centers for Disease Control and Prevention and the American College of Sports Medicine. JAMA (1995), 273 (5), 402–407

[23] Rost R (1990) Herz und Sport. perimed, Erlangen

[24] Salman GF et al., Rehabilitation for patients with chronic obstructive pulmonary disease: meta-analysis of randomized controlled trials. J Gen Intern Med (2003), 18 (3), 213–221

[25] Sesso HD, Paffenbarger RS, Jr, Lee IM, Physical activity and coronary heart disease in men: The Harvard Alumni Health Study. Circulation (2000), 102 (9), 975–980

[26] Siscovick DS et al., The incidence of primary cardiac arrest during vigorous exercise. N Engl J Med (1984), 311 (14), 874–877

[27] Sutton AJ et al., A case-control study to investigate the relation between low and moderate levels of physical activity and osteoarthritis of the knee using data collected as part of the Allied Dunbar National Fitness Survey. Ann Rheum Dis (2001), 60 (8), 756–764

[28] Thompson PD et al., Incidence of death during jogging in Rhode Island from 1975 through 1980. JAMA (1982), 247 (18), 2535–2538

[29] Unverdorben M et al., Kardiovaskuläre Risiken der ambulanten kardiologischen Rehabilitation. Herz/Kreislauf (1996), 28, 59–62

[30] Zinman B et al., Physical activity/exercise and diabetes. Diabetes Care (2004), 27 (Suppl. 1), 58–62

3 Medikamentöse Behandlung

H. Berthold

3.1 Hintergrund

Der Stellenwert eines Arzneimittels bemisst sich aus der gemeinsamen Betrachtung seines therapeutischen Nutzens (ausgedrückt als Verminderung von Endpunkt-Ereignissen) vor dem Hintergrund der assoziierten Risiken. In einer viel zitierten Arbeit aus den USA wird geschätzt, dass unerwünschte Arzneimittelwirkungen (UAW) für sich genommen auf einer Liste der führenden Todesursachen den fünften Platz einnehmen würden [1]. Die Kosten arzneimittelbedingter Probleme für das Gesundheitssystem werden für die USA mit jährlich ca. 80–100 Mrd. USD angegeben [2; 3]. Dabei ist vor allem in der ambulanten Medizin ein Großteil der UAW im Prinzip vermeidbar und damit präventiven Ansätzen zugänglich [4].

Ein wichtiger Parameter zur Beurteilung des therapeutischen Nutzens eines Medikamentes ist die Anzahl der Patienten, die für ein Jahr (oder einen anderen Bezugszeitraum) behandelt werden muss, um ein Ereignis zu verhindern (sog. number needed to treat, NNT). In diese Zahl geht einerseits die erwartete Ereignisrate und andererseits die Wirksamkeit (= Verminderung der Ereignisrate) der Intervention ein. Bei der Beurteilung der NNT spielen Kosten-Nutzen-Aspekte eine Rolle. Aus rein ärztlich-medizinischer Sicht muss besonders die Nebenwirkungsrate der Intervention (number needed to harm, NNH) in Rechnung gestellt werden. Diese Information wird häufig in den Publikationen der großen Interventionsstudien nicht geliefert, u.a. weil die NNH nicht erfasst oder dokumentiert wurde.

3.2 Unerwünschte Arzneimittelwirkungen bei medikamentösen und nicht medikamentösen Verfahren

Unerwünschte Arzneimittelwirkungen treten erheblich häufiger auf als Nebenwirkungen nicht medikamentöser Verfahren, beispielsweise bei ernährungsmedizinischen oder sportmedizinischen Maßnahmen (s. Kap. VI.1 u. 2). Deswegen ist es in Situationen, in denen im Prinzip eine gleiche Wirksamkeit medikamentöser und nicht medikamentöser Verfahren angenommen werden kann, immer sinnvoll, zunächst die nicht medikamentösen Verfahren einzusetzen, beispielsweise bei der Behandlung des Typ-2-Diabetes oder der arteriellen Hypertonie. Das Problem der UAW ist bei den verschiedenen Arzneimittelgruppen sehr unterschiedlich. Bei manchen wirksamen Arzneimitteln sind UAW äußerst selten, wobei die Absolutzahl dieser Ereignisse natürlich von der Häufigkeit der medikamentös behandelten Krankheit abhängt. Der folgende Beitrag beschränkt sich auf die Analyse der Nebenwirkungen von Antidiabetika.

3.3 Häufigkeit und Kosten der Behandlung mit Antidiabetika

Der Diabetes mellitus gehört bei uns zu den häufigsten Erkrankungen. In einer neueren Analyse einer Stichprobe von Versichertendaten [5] wurde für das Jahr 2001 eine alters- und geschlechtskorrigierte Prävalenz des Diabetes von 6,9% berechnet. Die Rate der insulinbehandelten Diabetiker betrug 1,9%.

Bei den über 70-Jährigen betrug die Prävalenz 25%. Von diesen wurden etwa 6% mit Insulin behandelt.

Natürlich stellt sich beim Diabetes mellitus nicht nur die Frage nach der optimalen Behandlung überhöhter Blutglukosekonzentrationen durch Antidiabetika. In Bezug auf das kardiovaskuläre Risiko wird der Diabetes mellitus als KHK-Äquivalent gesehen, d.h., es gelten die Lipoprotein- und Blutdruckzielwerte der Sekundärprävention, unabhängig davon, ob bereits eine KHK dokumentiert ist [6]. Diabetiker haben ein etwa dreifach erhöhtes Risiko für kardiovaskuläre Morbidität [7], und ihr Risiko in der Gesamtmortalität ist etwa um 75% erhöht [8]. Über die der medikamentösen Blutdruck- und Lipidsenkung wird an anderer Stelle in diesem Buch berichtet.

Bedingt durch die Häufigkeit der Erkrankung und durch teure Neueinführungen von Arzneimitteln, stellt der Diabetes einen wesentlichen Kostenfaktor im Gesundheitswesen dar. Laut Arzneiverordnungsreport verursachte beispielsweise der Einsatz von Insulinanaloga 2002 Mehrkosten in Höhe von 74 Mio. EUR und von teuren oralen Antidiabetika in Höhe von 25 Mio. EUR [9]. Über die Gesamtkosten für Diagnostik und Therapie des Diabetes gibt es erst ansatzweise zuverlässige Daten. Die Gesamtkosten zu Lasten der Gesetzlichen Krankenversicherung werden auf jährlich 9,5 Mrd. EUR geschätzt [10]. Ebenso fehlt es an ökonomischen Analysen, die günstige und nachteilige Effekte der Pharmakotherapie zuverlässig berechnen. Tabelle 3.1 zeigt Verordnungshäufigkeiten und Kosten der wichtigsten beim Diabetes verwendeten Arzneimittel.

Die Frage, ob die Verbesserung von krankheitsbedingten Symptomen und/oder Morbidität und Mortalität durch Antidiabetika nicht durch Nebenwirkungen oder häufigere schwere Ereignisse aufgehoben werden, soll im Folgenden diskutiert werden, indem die Sicherheitsprofile der Antidiabetika in Bezug zu ihrem gesicherten therapeutischen Nutzen gesetzt werden.

3.4 Beim Diabetes verwendete Arzneimittel

Die spezifischen beim Diabetes mellitus verwendeten Arzneimittel können in orale Antidiabetika und Insulin unterteilt werden. Unter den oralen Antidiabetika finden

Tab. VI.3.1: Verordnungen von Antidiabetika im Jahr 2002 [9]

Gruppe	DDD[1] (in Mio.)	DDD-Kosten in Euro		
Kurz wirkende Insuline	126,7	1,46		
Verzögerungsinsuline	92,0	1,44		
Mischinsuline	223,5	1,45		
Insulinanaloga*	149,2	1,90	Summe Insuline	591,5
Glibenclamid	227,9	0,14		
Andere SH (v.a. Glimepirid)	245,4	0,39		
Glinide	21,4	1,98	Summe insulinotrope Antidiabetika	494,7
Metformin	271,6	0,37		
Alpha-Glucosidasehemmer	41,6	1,35		
Glitazone	21,0	2,34	Summe andere orale Antidiabetika	334,2

[1] DDD = daily defined dose
* Insuline lispro, aspart und glargin

Alpha-Glucosidasehemmer (Acarbose, Miglitol), Biguanide (Metformin), Sulfonylharnstoffderivate (z.B. und v.a. Glibenclamid), Glinide (Repaglinid, Nateglinid) und Thiazolidindione (Rosiglitazon, Pioglitazon) Verwendung. Bei den Insulinen unterscheidet man Humaninsulin aus biotechnologischer Herstellung (als Normalinsulin oder Verzögerungsinsulin oder fixe Mischungen dieser beiden Arten) sowie Insulin-Analoga (Insulin lispro und aspart als kurz wirksame, Insulin glargin als lang wirksame Substanzen) [11].

3.5 Symptomatische Wirksamkeit und Effekte auf Endpunkte

Bei der Beurteilung der beim Diabetes verwendeten Substanzgruppen muss zwischen der Wirksamkeit auf die Symptomatik einer schlechten Stoffwechseleinstellung und auf die Beeinflussung der Häufigkeit von Endpunkten (z.B. Koronarereignisse, Mortalität) unterschieden werden. Die effektive Senkung des Blutzuckers und des HbA_{1c} vermag hyperglykämiebedingte Beschwerden zu vermindern [12; 13]. Die zur Beurteilung des Nutzens einer medikamentösen Therapie des Diabetes erforderlichen Langzeitstudien mit harten Endpunkten sind erst begrenzt verfügbar [14–16]. Es kann auf Grund der United-Kingdom-Prospective-Diabetes-Study (UKPDS) davon ausgegangen werden, dass sich mit Glibenclamid, Metformin, Acarbose oder Insulin bei Typ-2-Diabetikern bei intensiver Therapie das HbA_{1c} um etwa 10% senken lässt [15; 17; 18]. Die Häufigkeit mikroangiopathischer, nicht jedoch makroangiopathischer Komplikationen, lässt sich durch Glibenclamid oder Insulin vermindern [15]. Die Inzidenz makroangiopathischer Komplikationen und die Mortalität kann bei übergewichtigen Typ-2-Diabetikern durch Metformin gesenkt werden [17].

3.5.1 Biguanide (Metformin)

Aus der Klasse der Biguanide findet bei uns nur das hydrophile Metformin Verwendung. Es ist in Europa und in den USA das meistverschriebene orale Antidiabetikum. Metformin senkt die Nüchternglukose und das HbA_{1c}, indem es vorwiegend die Glukoneogenese hemmt und die periphere Glukoseutilisation verbessert [19]. Die Senkung des HbA_{1c} betrug in der UKPDS etwa 0,6%-Punkte [17; 19]. Diese Studie belegte eine Senkung der Gesamtzahl diabetischer Komplikationen bei übergewichtigen Diabetikern, eine Reduktion der Zahl von Myokardinfarkten und eine Senkung der diabetesbedingten Gesamtmortalität [17; 19]. Die zusätzliche Gabe von Metformin bei mit Sulfonylharnstoffen behandelten Patienten führt zu einer weiteren Senkung des HbA_{1c}, aber auch zu einem erhöhten Mortalitätsrisiko [17; 19].

Die häufigsten UAW unter Metformin sind unspezifische gastrointestinale Unverträglichkeitserscheinungen, die sich meist in Anorexie, Übelkeit, Erbrechen oder Durchfall äußern [20]. Auch wird häufig über einen metallischen Geschmack berichtet. Diese Beschwerden treten meist nur initial auf, sind dosisabhängig und in der Regel reversibel. Selten tritt die sehr gefährliche, häufig zum Tode führende Lactatazidose auf. Sie hat nach dem neuesten Cochrane-Review eine Inzidenz von 0,084 pro 1.000 Patientenjahre [21]. In den meisten Fällen beruht sie auf Überdosierungen oder Nichtbeachtung von Kontraindikationen (Nierenfunktion, Alter, Herzinsuffizienz, pulmonale Störungen, Narkosen, Röntgenkontrastmittel etc.). Die Häufigkeit der Lactatazidose bei nicht mit Metformin behandelten Diabetikern liegt in einer vergleichbaren Größenordnung wie bei Diabetikern, die Metformin erhalten [22]. Eine Monotherapie mit Metformin führt nicht zu Hypoglykämie und auch kaum zur Gewichtszunahme.

Bewertung: Metformin gilt nach den Therapieempfehlungen der Arzneimittelkommission der deutschen Ärzteschaft [23] und nach zahlreichen anderen Leitlinien bei übergewichtigen Typ-2-Diabetikern als orales Antidiabetikum der ersten Wahl, wenn keine Kontraindikationen vorliegen. Es hat sich in der UKPDS gegenüber Insulin und Sulfonylharnstoffen als überlegen gezeigt [17]. Seine Vorteile liegen in der fehlenden oder nur schwach ausgeprägten Gewichtszunahme und dem im Vergleich zu anderen Antidiabetika fehlenden Hypoglykämierisiko. Das Nutzen-Risiko-Profil kann, insbesondere bei Vorliegen von positiven Endpunktstudien, als günstig angesehen werden. Trotzdem bleibt Metformin ein Arzneimittel, dem unter dem Aspekt der Arzneimittelsicherheit eine erhöhte Aufmerksamkeit zukommen muss.

3.5.2 Sulfonylharnstoffe

Sulfonylharnstoffe wirken über die Blockade von ATP-abhängigen Kaliumkanälen an den B-Zellen des Pankreas und führen zur Freisetzung von Insulin. Sie senken den Blutzucker und das HbA_{1c} (um ca. 0,7%-Punkte) [15]. In der UKPDS 33 zeigte sich unter Glibenclamid eine um etwa 25% niedrigere Rate der mikrovaskulären Diabeteskomplikationen, der Summe diabetesbezogener Endpunkte und plötzlicher Todesfälle im Vergleich zur konventionellen Therapie [15]. Eine Verminderung makroangiopathischer Komplikationen konnte hingegen nicht belegt werden [15]. Auf Grund dieser Studie kann nicht geschlossen werden, dass unter Sulfonylharnstoffen ein erhöhtes kardiovaskuläres Risiko besteht, obgleich zu dieser Frage widersprüchliche Daten vorliegen.

Die wichtigsten UAW von Sulfonylharnstoffen sind Hypoglykämie, Gewichtszunahme, selten Übelkeit, Erbrechen, allergische Hautreaktionen, Vaskulitis, Leberfunktions-

störungen, Arthralgien, Blutbildveränderungen, Proteinurie sowie Seh- und Akkomodationsstörungen. Die häufigste und schwerste UAW von Sulfonylharnstoffen ist die Hypoglykämie – bedingt durch die pharmakodynamischen Wirkungen auf die Insulinsekretion. Die Häufigkeit kann mit 0,19 bis 19 pro 1.000 Behandlungsjahren angegeben werden. Diese können protrahiert verlaufen. Bei intensivierter Therapie ist die Häufigkeit schwerer Hypoglykämien < 10 pro 1.000 Behandlungsjahren [24]. Weiterhin kommt es zu teilweise deutlicher Gewichtszunahme. Allergische Hautreaktionen treten in 0,2 bis 1,4% der behandelten Patienten auf. Selten, häufig aber ernst, sind Blutbildstörungen.

Bewertung: Sulfonylharnstoffe sind ein wichtiger Bestandteil der oralen Therapie des Diabetes mellitus Typ 2, wenngleich sie bei den meist übergewichtigen Patienten aber Substanzen zweiter Wahl bleiben. Ihr Nutzen in Bezug auf die Verminderung mikroangiopathischer Komplikationen konnte gezeigt werden. Bei insgesamt gutem Sicherheitsprofil ist die Gefahr der Hypoglykämien nachteilig. Darüber hinaus muss bei längerer Therapiedauer mit einem Nachlassen der Wirkung gerechnet werden ("Sekundärversagen"). Fast obligat ist eine Gewichtszunahme unter der Therapie.

3.5.3 Glinide

Repaglinid und Nateglinid sind insulinotrope Substanzen, die sich chemisch von den Sulfonylharnstoffen unterscheiden. Die Einnahme vor den Mahlzeiten führt zu einer Senkung der Blutglukose. Die Senkung des HbA_{1c} ist mit der durch Sulfonylharnstoffe erreichbaren Senkung vergleichbar [25; 26].

Es liegen jedoch keine Studien zu klinischen Endpunkten mit Gliniden vor. Die Verträglichkeit ist weit gehend mit der der Sulfonylharnstoffe vergleichbar. Die wichtigsten UAW der Glinide sind Hypoglykämie und gastrointestinale Symptome. Selten sind Sehstörungen, Anstieg der Leberenzyme sowie Überempfindlichkeitsreaktionen der Haut bzw. allgemein allergische Reaktionen.

Bewertung: Auf Grund des Fehlens von Langzeitstudien mit harten klinischen Endpunkten muss die Verschreibung von Gliniden kritisch erfolgen. Die Substanzgruppe ist in Wirkungen und Nebenwirkungen den Sulfonylharnstoffen sehr ähnlich. Das schnelle Einsetzen der Insulinsekretion scheint eine flexiblere Handhabung der Mahlzeiten zu erlauben, was einen gewissen Vorteil in der Lebensführung des Patienten erlauben würde.

3.5.4 Thiazolidindione (Glitazone)

Die derzeit verfügbaren Thiazolidindione Rosiglitazon und Pioglitazon sind Liganden des Peroxisomenproliferator-aktivierten Rezeptors gamma, einem nukleären Rezeptor, der an der Regulation des Glukose- und Lipidmetabolismus beteiligt ist. Sie erhöhen die Insulinempfindlichkeit, hemmen die Glukoneogenese, steigern die Glukoseaufnahme und Glykogensynthese und senken den Insulinspiegel. Sie können mit Metformin oder Glibenclamid kombiniert werden oder auch zur Monotherapie eingesetzt werden. Beide Substanzen führen zu einer Senkung der Nüchternglukose und des HbA_{1c}, die bei Kombination mit anderen oralen Antidiabetika stärker ausgeprägt ist [27; 28]. Die Kombination mit Insulin ist wegen des erhöhten Risikos für Herzinsuffizienz kontraindiziert.

Es fehlen Studien zu klinischen Endpunkten. Das Sicherheitsprofil der Substanzklasse weist teilweise schwere UAW auf. So musste der erste Vertreter, Troglitazon, wegen Hepatotoxizität mit teilweise letalem Ausgang wieder vom Markt genommen werden. Schwere Leberreaktionen sind auch bei

den beiden jetzt verfügbaren Substanzen in Einzelfällen beschrieben worden. Diese scheinen aber nicht das lebertoxische Potenzial von Troglitazon zu haben [29; 30].

Ein weiterer ernst zu nehmender Symptomenkomplex im Sicherheitsprofil der Substanzklasse ist die Flüssigkeitsretention, die zu Gewichtszunahme und Ödemen führen kann [27; 31]. Höheres Alter, Herz- oder Niereninsuffizienz, gleichzeitige Gabe von Insulin oder nichtsteroidalen Antiphlogistika führen zu einem häufigeren Auftreten bzw. einer Verstärkung einer Herzinsuffizienz. Es wird diskutiert, ob die langfristige Gewichtszunahme ihrerseits wiederum eine Insulinresistenz auslöst [32]. Glitazone können Anämien durch Hämodilution hervorrufen. Pioglitazon beeinflusst in geringem Maße das Lipoproteinprofil günstig, während Rosiglitazon zu einem Anstieg des LDL-Cholesterins führt.

Bewertung: Mit den Thiazolidindionen steht zweifelsohne eine interessante neue Substanzgruppe zur Verfügung, deren Attraktivität sich vor allem aus ihrem Wirkmechanismus und den damit verbundenen Effekten auf die Pathophysiologie des Diabetes ableiten lässt. Dem steht das völlige Fehlen von ausreichenden Studien mit klinischen Endpunkten gegenüber. Angesichts des nicht unerhebl-ichen Sicherheitsprofils sollte ein Einsatz nicht unkritisch erfolgen und die Langzeit-sicherheit muss in der Zukunft an klinischen Endpunkten für einen Nutzen gemessen werden.

3.5.5 Alpha-Glucosidaseinhibitoren

Alpha-Glucosidaseinhibitoren (Acarbose, Miglitol) wirken über eine Hemmung der Kohlenhydrat spaltenden Enzyme im Magendarmtrakt und verzögern so die Geschwindigkeit des Anstiegs der Glukosekonzentration im Blut nach Nahrungsaufnahme. Es kommt neben einer Senkung der postprandialen Glukosekonzentration auch zu einer geringen Senkung der Nüchternglukose und des HbA_{1c} [18; 33].

Die häufigsten UAW von Glucosidasehemmern betreffen, bedingt durch ihren Wirkmechanismus, den Gastrointestinaltrakt. Sie sind als eher harmlos zu bezeichnen (Blähungen, Darmgeräusche, Bauchschmerzen und Flatulenz). Aber auch Erhöhungen der Leberenzyme, Hepatitis und allergische Hautreaktionen kommen vor. In den Jahren zwischen 1976 und 1989 wurden Sicherheitsdaten an ca. 8.800 Patienten dokumentiert, und es zeigte sich ein signifikanter Anstieg der Transaminasen durch Acarbose (3,8% der Patienten bei Acarbose, 0,9% in den Kontrollen), der zu einer verzögerten Zulassung in den USA führte [34].

Wirksamkeitsbelege zu klinischen Endpunkten liegen für Acarbose nicht vor. Obgleich sich in einer Studie an Patienten mit verminderter Glukosetoleranz Hinweise auf eine verzögerte Manifestation des Diabetes gezeigt haben [35], sind diese Daten wegen Defiziten in der Qualität der Studie kritisch zu sehen [36].

Bewertung: Bei gutem Sicherheitsprofil und weitgehend fehlender Beleglage für Endpunkte muss eine Indikation für Acarbose zurückhaltend gestellt werden. Vorteile sind ein fehlendes Hypoglykämierisiko und ein gewisser Stellenwert bei der Therapie ausgeprägter postprandialer Blutzuckerspitzen, deren klinische Bedeutung jedoch kontrovers diskutiert wird. Nachteilig ist die hohe Rate an Therapie-Abbrechern wegen der häufigen und subjektiv als störend empfundenen gastrointestinalen Nebenwirkungen.

3.5.6 Insulin und Insulinanaloga

Insulin ist beim Diabetes mellitus Typ 2 geeignet, eine mit Diät und oralen Antidiabetika nicht mehr kontrollierbare Stoffwechselsituation erfolgreich zu behandeln. Dies kann bei Insulinresistenz auch unter Einsatz von hohen Dosierungen erfolgen [37]. Häufig erfolgt die Umstellung auf Insulin in der Folge des so genannten Sekundärversagens der oralen Antidiabetika [38]. In der UKPDS wurde gezeigt, dass durch die intensivierte Insulintherapie das HbA_{1c} um etwa 10% gesenkt wird [15] und die Senkung etwa 0,8%-Punkte besser ist als durch konventionelle Therapie. Insulin hatte keinen Einfluss auf einen kombinierten Endpunkt („clinical complications linked to diabetes"), aber ein Surrogatparameter wurde signifikant verbessert („microangiopathic complications of diabetes") [15]. Das Lipoproteinprofil ändert sich durch Insulintherapie günstig [39].

Die Studie DCCT zeigte erstmals bei insulinabhängigen Diabetikern, dass eine intensivierte Insulintherapie sowohl in der Primär- als auch in der Sekundärprävention in der Lage ist, die Entwicklung einer Retinopathie, Nephropathie und Neuropathie zu verzögern [40]. Kehrseite einer schärferen Stoffwechseleinstellung ist das gehäufte Vorkommen von schweren Hypoglykämien, das umgekehrt mit dem erreichten HbA_{1c} korrelierte. Ein $HbA_{1c} < 7\%$ war dabei mit einem zwei- bis dreifach erhöhten Risiko für schwere Hypoglykämien assoziiert. Die abnorme Gewichtszunahme war in derselben Studie unter intensivierter Therapie bei 33% der Patienten, unter konventioneller Therapie nur bei 19% der Patienten zu beobachten.

Die wichtigsten UAW der Insulintherapie sind die Hypoglykämie und die Gewichtszunahme [24; 41]. Schwere Hypoglykämien kamen in der UKPDS 2,3- bis elfmal pro 100 Patientenjahre vor [41]. Die Gewichtszunahme war in der UKPDS größer als bei allen anderen Therapiearmen [15]. Mit intensivierter Insulintherapie ist das Risiko mikrovaskulärer Komplikationen [15] und der Neuropathie [14] signifikant geringer als unter konventioneller Therapie, während eine Reduktion kardiovaskulärer Ereignisse jedoch nicht gezeigt werden konnte [15].

Weitere UAW der Insuline sind neben den Hypoglykämien selbst die Induktion von Wahrnehmungsstörungen für Hypoglykämien, Überempfindlichkeitsreaktionen (gegen Begleitstoffe, selten gegen Insulin), Refraktionsanomalien und Insulinödeme.

Die kurz wirksamen Insulinanaloga Insulin lispro und aspart scheinen gewisse pharmakokinetische Vorteile gegenüber Normalinsulin aufzuweisen, was die Gabe unmittelbar vor den Mahlzeiten erlaubt. Dies wird von vielen Patienten als Verbesserung der Lebensqualität angesehen und postprandiale Blutglukosespitzen werden eventuell besser gesenkt als mit Normalinsulin [42; 43]. Daraus resultiert jedoch keine bessere Stoffwechseleinstellung, gemessen am HbA_{1c} [44]. Darüber hinaus fehlen für die Insulinanaloga Studien mit harten klinischen Endpunkten zu diabetischen Organkomplikationen oder zur Mortalität. Die blutzuckersenkende Wirkung des lang wirksamen Insulinanalogons Insulin Glargin ist der von NPH-Insulin vergleichbar [45], jedoch scheinen nächtliche Hypoglykämien seltener zu sein [46].

Insulinanaloga werden inzwischen sehr häufig verordnet (s. Tab. 3.1). Während kontrovers diskutiert wird, ob die Therapie mit Insulinanaloga einer Behandlung mit konventionellen Insulinen überlegen ist (es liegen keine Beweise aus Studien mit harten Endpunkten für eine Überlegenheit vor), muss die Langzeitsicherheit dieser Substanzen kritisch gesehen werden, vor allem unter dem Aspekt der Mitogenität und Kanzerogenität [47]. Für entsprechende Beobachtungen im Tierversuch wird ihre strukturelle Ähnlichkeit mit dem Insulin-Like-Growth-Factor (IGF-1) angenommen, der einen Einfluss auf das Wachstum verschiedener Tumoren hat [48]. Die Sicherheitsbedenken sind durch die vorliegenden bzw. veröffentlichten präklinischen und klinischen Studien nicht ausgeräumt. Daher kann eine breite Anwendung erst nach gemeinsamer Vorlage von Daten zur Langzeitsicherung in Verbindung mit einem Überlegenheitsnachweis über Humaninsulin empfohlen werden [49]. Dies kann schon auf Grund der für das Gesundheitssystem nicht unerheblichen Kosten gefordert werden.

3.6 Nutzenabwägung bei der medikamentösen Therapie des Diabetes

Unter dem Gesichtspunkt, dass die Zahl chronisch Kranker gesenkt werden muss, besteht das oberste Ziel der Diabetestherapie darin, bei den Betroffenen durch kombinierten Einsatz nicht medikamentöser Maßnahmen alle Symptome der Erkrankung zu beseitigen (s. Prolog).

Gelingt dies nicht, muss versucht werden, durch optimale medikamentöse Therapie Krankheitssymptome zu beseitigen und Spätkomplikationen zu vermeiden oder zu verzögern (kardiovaskuläre Morbidität und Mortalität, Retinopathie, Nephropathie etc.). Zusammenfassend muss konstatiert werden, dass die medikamentöse Therapie des Diabetes noch immer unzureichend untersucht ist. So gibt es nur zwei Substanzen mit bewiesenen günstigen Wirkungen auf die Komplikationen des Diabetes mellitus Typ 2, Metformin und Glibenclamid. Dem stehen mit den Gliniden, Glitazonen und Glucosidaseinhibitoren Substanzgruppen gegenüber, die in signifikanten Häufigkeiten verordnet werden, bei denen ein Nachweis der Wirksamkeit auf harte Endpunkte aber fehlt. Die Sicherheitsprofile dieser Substanzklassen sind teilweise unzureichend untersucht.

Besondere Defizite in den Kenntnissen bestehen im Bereich der Kombinationstherapie von Antidiabetika. So erreichten in der UKPDS 53% der Patienten unter Glibenclamid Monotherapie und 56% der übergewichtigen Patienten unter Metformin Monotherapie nach drei Jahren nicht den Zielwert des HbA_{1c} von < 7% [50]. Nach neun Jahren waren diese Anteile 80% bzw. 87%. Viele Patienten benötigen daher Kombinationstherapien, die in ihren langfristigen Wirksamkeiten, aber auch unter ihren jeweiligen Sicherheitsaspekten wenig erforscht sind.

Ein Großteil der Medikationskosten entsteht im Zusammenhang mit der Behandlung der Komplikationen des Diabetes. Dabei ist den arzneimittelbedingten oder -verursachten Komplikationen noch nicht die gebührende Aufmerksamkeit zugekommen. Auch Berechnungen der durch frühzeitige Komplikationen entstehenden Kosten zu Lasten der Sozialkassen sind schwer zu fassen und fließen noch nicht in Gesamtberechnungen mit ein. Die Ergebnisse der Medikationskostenanalyse der CODE-2-Studie [10] weisen eindeutig darauf hin, dass eine präventive Medizin auch unter dem Kostenaspekt der bessere Weg für die Zukunft ist.

Angesichts der doch großen Unterschiede in der Beleglage für krankheitsbedingte Endpunkte zwischen den verschiedenen Substanzklassen bei den Antidiabetika muss es sehr verwundern, in welchem Umfang Arzneimittel mit eher ungenügender Beleglage verschrieben werden, deren Sicherheitsprofil vielfach noch nicht einmal ausreichend charakterisiert ist. Es muss daher gefordert werden,

◢ den Patienten deutlicher über die Beleglage und die Sicherheitsaspekte seiner jeweiligen Therapie aufzuklären und

◢ die Hersteller in die Pflicht zu nehmen, nach der Markteinführung für kontinuierlichen Erkenntnisgewinn über neu eingeführte Arzneimittel zu sorgen.

Es sollte von Seiten des Gesetzgebers auch nicht ausgeschlossen werden, die Erstattungsfähigkeit für Arzneimittelinnovationen ohne Nachweis eines Langzeitnutzens an einen Beitrag zu unabhängig durchgeführten Phase-IV-Studien zu koppeln.

3.7 Zusammenfassung

Nicht übertragbare chronische Krankheiten lassen sich durch medikamentöse und/oder nicht medikamentöse Verfahren behandeln. Unerwünschte Arzneimittelwirkungen treten dabei häufiger auf als Nebenwirkungen nicht medikamentöser Verfahren. Wie am Beispiel der Antidiabetika gezeigt, besteht ein Bedarf an aussagekräftigen Studien zur Nutzenabwägung der medikamentösen Therapie. Dies gilt auch für nicht medikamentöse Verfahren.

Literatur

[1] Lazarou J, Pomeranz BH, Corey PN, Incidence of adverse drug reactions in hospitalized patients: a meta-analysis of prospective studies. JAMA (1998), 279, 1200–1205

[2] Kohn L, Corrigan J, Donaldson M (Hrsg.) (1999) To err is human: Building a safer health system. National Academy Press, Washington, D.C – http://books.nap.edu/html/to_err_is_human/

[3] Bates DW et al., The costs of adverse drug events in hospitalized patients. Adverse Drug Events Prevention Study Group. JAMA (1997), 277, 307–311

[4] Gandhi TK et al., Adverse drug events in ambulatory care. N Engl J Med (2003), 348, 1556–1564

[5] Hauner H, Koster I, von Ferber L, Prevalence of diabetes mellitus in Germany 1998–2001. Secondary data analysis of a health insurance sample of the AOK in Hesse/KV in Hesse. Dtsch Med Woschr (2003), 128, 2632–2637

[6] Arzneimittelkommission der deutschen Ärzteschaft (2006) Empfehlungen zur Therapie von Fettstoffwechselstörungen, 3. Aufl. Berlin (im Druck)

[7] Stamler J et al., Diabetes, other risk factors, and 12-yr cardiovascular mortality for men screened in the Multiple Risk Factor Intervention Trial. Diabetes Care (1993), 16, 434–444

[8] Panzram G, Mortality and survival in type 2 (non-insulin-dependent) diabetes mellitus. Diabetologia (1987), 30, 123–131

[9] Joost H-G, Mengel K (2004) Antidiabetika. In: Schwabe U, Paffrath D (Hrsg.), Arzneiverordnungs-Report 2003, 210–227. Springer, Berlin, Heidelberg, New York

[10] Liebl A et al., Complications, co-morbidity, and blood glucose control in type 2 diabetes mellitus patients in Germany – results from the CODE-2 study. Exp Clin Endocrinol Diabetes (2002), 110, 10–16

[11] Arzneimittelkommission der deutschen Ärzteschaft: Empfehlungen zur Therapie des Diabetes mellitus, 1. Aufl. Arzneiverordnung in der Praxis, (2004), Sonderheft 3, 29

[12] Goddijn PP et al., Longitudinal study on glycaemic control and quality of life in patients with Type 2 diabetes mellitus referred for intensified control. Diabet Med (1999), 16, 23–30

[13] Testa MA, Simonson DC, Health economic benefits and quality of life during improved glycemic control in patients with type 2 diabetes mellitus: a randomized, controlled, double-blind trial. JAMA (1998), 280, 1490–1496

[14] Ohkubo Y et al., Intensive insulin therapy prevents the progression of diabetic microvascular complications in Japanese patients with non-insulin-dependent diabetes mellitus: a randomized prospective 6-year study. Diabetes Res Clin Pract (1995), 28, 103–117

[15] UK Prospective Diabetes Study (UKPDS) Group, Intensive blood-glucose control with sulphonylureas or insulin compared with conventional treatment and risk of complications in patients with type 2 diabetes (UKPDS 33). Lancet (1998), 352, 837–853

[16] Effects of hypoglycemic agents on vascular complications in patients with adult-onset diabetes. VIII. Evaluation of insulin therapy: final report: Diabetes (1982), 31 (Suppl. 5), 1–81

[17] UK Prospective Diabetes Study (UKPDS) Group, Effect of intensive blood-glucose control with metformin on complications in overweight patients with type 2 diabetes (UKPDS 34). Lancet (1998), 352, 854–865

[18] Holman RR, Cull CA, Turner RC, A randomized double-blind trial of acarbose in type 2 diabetes shows improved glycemic control over 3 years (U.K. Prospective Diabetes Study 44). Diabetes Care (1999), 22, 960–964

[19] Dunn CJ, Peters DH, Metformin. A review of its pharmacological properties and therapeutic use in non-insulin-dependent diabetes mellitus. Drugs (1995), 49, 721–749

[20] Bailey CJ, Turner RC, Metformin. N Engl J Med (1996), 334, 574–579

[21] Salpeter S et al., Risk of fatal and nonfatal lactic acidosis with metformin use in type 2 diabetes mellitus. Cochrane Database Syst Rev CD002967 2003.

[22] Brown JB et al., Lactic acidosis rates in type 2 diabetes. Diabetes Care (1998), 21, 1659–1663

[23] Arzneimittelkommission der deutschen Ärzteschaft: Empfehlungen zur Therapie des Diabetes mellitus, 1. Aufl. Arzneiverordnung in der Praxis (2002), Sonderheft 3, 29

[24] Turner R, Cull C, Holman R, United Kingdom Prospective Diabetes Study 17: a 9-year update of a randomized, controlled trial on the effect of improved metabolic control on complications in non-insulin-dependent diabetes mellitus. Ann Intern Med (1996), 124, 136–145

[25] Wolffenbuttel BH, Landgraf R, A 1-year multicenter randomized double-blind comparison of repaglinide and glyburide for the treatment of type 2 diabetes. Dutch and German Repaglinide Study Group. Diabetes Care (1999), 22, 463–467

[26] Marbury T et al., Repaglinide versus glyburide: a one-year comparison trial. Diabetes Res Clin Pract (1999), 43, 155–166

[27] Fonseca V et al., Effect of metformin and rosiglitazone combination therapy in patients with type 2 diabetes mellitus: a randomized controlled trial. JAMA (2000), 283, 1695–1702

[28] Hanefeld M, Göke B, Combining pioglitazone with sulfonylurea or metformin in the management of type 2 diabetes. Exp Clin Endocrinol Diabetes (2000), 108 (Suppl. 2), S 256–266

[29] Lebovitz HE, Kreider M, Freed MI, Evaluation of liver function in type 2 diabetic patients during clinical trials: evidence that rosiglitazone does not cause hepatic dysfunction. Diabetes Care (2002), 25, 815–821

[30] Scheen AJ, Thiazolidinediones and liver toxicity. Diabetes Metab (2001), 27, 305–313

[31] Thomas ML, Lloyd SJ, Pulmonary edema associated with rosiglitazone and troglitazone. Ann Pharmacother (2001), 35, 123–124

[32] Schoonjans K, Auwerx J, Thiazolidinediones: an update. Lancet (2000), 355, 1008–1010

[33] Lebovitz HE, alpha-Glucosidase inhibitors. Endocrinol Metab Clin North Am (1997), 26, 539–551

[34] Hollander P, Safety profile of acarbose, an alpha-glucosidase inhibitor. Drugs (1992), 44 (Suppl. 3), 47–53

[35] Chiasson JL et al., Acarbose for prevention of type 2 diabetes mellitus: the STOP-NIDDM randomised trial. Lancet (2002), 359, 2072–2077

[36] Kaiser T, Sawicki PT, Acarbose for prevention of diabetes, hypertension and cardiovascular events? A critical analysis of the STOP-NIDDM data. Diabetologia (2004), 47, 575–580

[37] Hayward RA et al., Starting insulin therapy in patients with type 2 diabetes: effectiveness, complications, and resource utilization. JAMA (1997), 278, 1663–1669

[38] Shen SW, Bressler R, Clinical pharmacology of oral antidiabetic agents (second of two parts). N Engl J Med (1977), 296, 787–793

[39] Lindstrom T, Arnqvist HJ, Olsson AG, Effect of different insulin regimens on plasma lipoprotein and apolipoprotein concentrations in patients with non-insulin-dependent diabetes mellitus. Atherosclerosis (1990), 81, 137–144

[40] The Diabetes Control and Complications Trial Research Group, The effect of intensive treatment of diabetes on the development and progression of long-term complications in insulin-dependent diabetes mellitus. N Engl J Med (1993), 329, 977–986

[41] United Kingdom Prospective Diabetes Study Group, United Kingdom Prospective Diabetes Study 24: a 6-year, randomized, controlled trial comparing sulfonylurea, insulin, and metformin therapy in patients with newly diagnosed type 2 diabetes that could not be controlled with diet therapy. Ann Intern Med (1998), 128, 165–175

[42] Anderson JH et al., Mealtime treatment with insulin analog improves postprandial hyperglycemia and hypoglycemia in patients with non-insulin-dependent diabetes mellitus. Multicenter Insulin Lispro Study Group. Arch Intern Med (1997), 157, 1249–1255

[43] Anderson JH et al., Improved mealtime treatment of diabetes mellitus using an insulin analogue. Multicenter Insulin Lispro Study Group. Clin Ther (1997), 19, 62–72

[44] Davey P et al., Clinical outcomes with insulin lispro compared with human regular insulin: a meta-analysis. Clin Ther (1997), 19, 656–674

[45] EMEA The European Agency for the Evaluation of Medicinal Products (2000) Ausschuss für Arzneispezialitäten. Europäischer öffentlicher Beurteilungsbericht (EPAR) CPMP / 615/00. Lantus. Internationaler Freiname (INN): Insulin glargin: Scientific discussion, 1–17, www.emea.eu.int

[46] Yki-Jarvinen H, Dressler A, Ziemen M, Less nocturnal hypoglycemia and better post-dinner glucose control with bedtime insulin glargine compared with bedtime NPH insulin during insulin combination therapy in type 2 diabetes. HOE 901/3002 Study Group. Diabetes Care (2000), 23, 1130–1136

[47] Kurtzhals P et al., Correlations of receptor binding and metabolic and mitogenic potencies of insulin analogs designed for clinical use. Diabetes (2000), 49, 999–1005

[48] LeRoith D, Roberts CT, Jr, The insulin-like growth factor system and cancer. Cancer Lett (2003), 195, 127–137

[49] Bolli GB, Owens DR, Insulin glargine. Lancet (2000), 356, 443–445

[50] Turner RC et al., Glycemic control with diet, sulfonylurea, metformin, or insulin in patients with type 2 diabetes mellitus: progressive requirement for multiple therapies (UKPDS 49). UK Prospective Diabetes Study (UKPDS) Group. JAMA (1999), 281, 2005–2012

VII   Senkung des Krankenstandes im Alter

1 Prävention im Alter

T. Nikolaus

Die demographische Entwicklung in Deutschland führt zu einer relativen Zunahme der Anzahl Betagter bei gleichzeitiger Abnahme der Anzahl Jugendlicher. Dieser Prozess wird in Deutschland seinen Höhepunkt voraussichtlich um 2030 erreichen, wenn die Baby-Boom-Generation zwischen 75 und 85 Jahre alt sein wird. Die Lebenserwartung, die unverändert kontinuierlich zunimmt, bringt eine Reihe von Problemen mit sich. Die Anzahl Hochbetagter wird in Zukunft stärker zunehmen als diejenige jüngerer Betagter. In Abhängigkeit vom Lebensalter ist auch mit einer Zunahme chronischer Erkrankungen und Behinderungen zu rechnen. Im Gegensatz zur Lebenserwartung (Life-Expectancy/LE) wird daher die behinderungsfreie Lebenserwartung (Disability-Free-Life-Expectancy/DFLE) nicht im selben

Maße ansteigen. Einige größere epidemiologische Untersuchungen beziffern den Prozentsatz der behinderungsfreien Lebenserwartung mit 80–85% der Gesamtlebenserwartung [Robine 1991].

In einer Infratestuntersuchung von 1994 zeigte sich ein sprunghafter Anstieg von Pflegebedürftigen in Privathaushalten ab dem 85. Lebensjahr. In dieser Alterskohorte waren 21,2% der Männer und 28,2% der Frauen pflegebedürftig.

Ziel präventiver Maßnahmen muss es daher sein, nicht nur die allgemeine Lebenserwartung zu steigern, sondern die Phase behinderungsfreier Lebenszeit innerhalb der zu erwartenden Lebensspanne auszudehnen ("Compression of Morbidity", s. Abb. 1.1) [Fries 1980]. Ausgehend vom Modell des Disablement, das von Verbrugge und Jette

Abb. 1.1: „Compression of Morbidity"

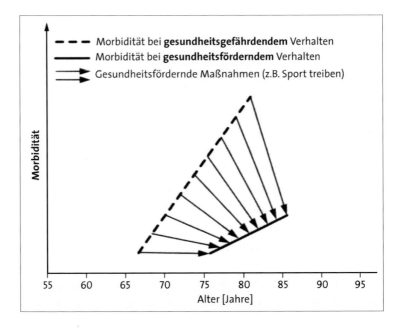

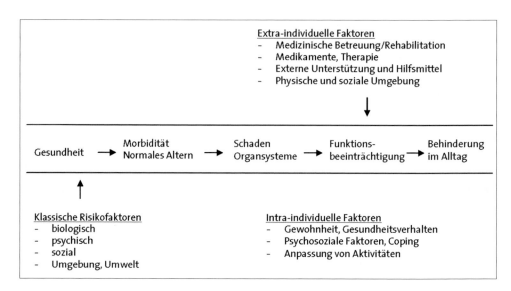

Abb. 1.2: Entstehungsprozess von Behinderung im Alter. Modif. nach [Verbrugge, Jette 1994]

[Verbrugge 1994] auf der Basis des WHO-Konstruktes der International Classification of Impairments Disabilities and Handicaps (ICIDH) entwickelt wurde, lassen sich mehrere Stufen der Prävention darstellen (s. Abb. 1.2).

1.1 Primäre Prävention

Die primäre Prävention setzt bei den klassischen Risikofaktoren an, um den Übergang von Gesundheit zur Morbidität zu verhindern. Die Grippeimpfung ist ein Beispiel für eine potenziell wirksame primärpräventive Maßnahme im Alter. Die Nützlichkeit einer Grippeimpfung für über 65-jährige Personen ist heute unumstritten. In einem Review von 1.283 wissenschaftlichen Publikationen zur Identifikation von Risikofaktoren für den Verlust von Selbstständigkeit, die potenziell beeinflussbar sind, fanden sich 78 Längsschnittuntersuchungen [Stuck 1999]. Dabei wurden folgende Faktoren identifiziert:

◢ Affekt
◢ Alkohol
◢ Kognition
◢ Komorbidität
◢ Stürze
◢ Hören
◢ Soziale Faktoren
◢ Rauchen
◢ Körperliche Aktivität
◢ Ernährung
◢ Medikation
◢ Sehen

Zahlreiche epidemiologische Studien zeigen einen klaren Zusammenhang zwischen Lebensstil und dem Auftreten von Behinderungen.

In einer Beobachtungsstudie an 1.097 Menschen über 65 Jahre korrelierte das Maß körperlicher Aktivität mit dem Auftreten bzw. dem Vermeiden von Behinderungen. Die Wahrscheinlichkeit, nicht behindert zu sterben, war unter den körperlich Aktiven nahezu doppelt so hoch wie unter den Inaktiven [Leveille 1999].

Zu ähnlichen Ergebnissen kommt die „Longitudinal Study of Aging" mit 3.841 Teilnehmern über 70 Jahre. In dieser Untersuchung war die Wahrscheinlichkeit, funktionelle Fähigkeiten zu verlieren, unter den körperlich Inaktiven 1,5-mal so hoch [Mor 1989].

In einer 25-jährigen Beobachtungsstudie an 1.741 Universitätsabgängern zeigte es sich, dass Rauchen, der Body-Mass-Index und körperliche Aktivitäten das Auftreten von Behinderungen und die Sterblichkeit beeinflusste. Die Autoren führen aus, dass ein gesunder Lebensstil das Auftreten von Behinderungen um fünf Jahre verzögerte [Vita 1998].

In einer Beobachtungsstudie an 707 nicht rauchenden Rentnern führte regelmäßiges Wandern zu einer Reduktion der Sterblichkeit. Die Sterblichkeitsrate war unter den inaktiven Menschen doppelt so hoch [Hakim 1998].

In einer Untersuchung an 6.981 Personen im Alter von über 65 Jahren über einen Beobachtungszeitraum von vier Jahren zeigte sich, dass ein gesunder Lebensstil ohne Rauchen, Alkohol und Übergewicht und mit moderater körperlicher Anstrengung nicht nur lebensverlängert wirkte, sondern auch die Selbstständigkeit erhalten half [LaCroix 1993]. Dies wird bestätigt durch die „Mac Arthur Study of Successful Aging", die zusätzlich das soziale Netzwerk und die soziale Unterstützung als positiven Prädiktor identifizierte [Seeman 1995].

Das Risiko, eine körperliche Behinderung zu entwickeln, wird zusätzlich erhöht durch Komorbidität, neu aufgetretene Erkrankungen und bereits schlechte funktionelle Ausgangsleistungen.

In der „Women's Health and Aging Study" führte die wechselseitige Beeinflussung von Behinderungen zu einem größeren Effekt als von der Summe der einzelnen Beeinträchtigungen zu erwarten gewesen wäre [Rantanen 1999].

1.2 Sekundäre Prävention

Die sekundäre Präventionsstufe soll die frühzeitige Diagnose und Behandlung von Beschwerden im Alter unterstützen. Bluthochdruck z.B. ist ein wichtiger Risikofaktor für Herzinfarkt, und es konnte gezeigt werden, dass durch Behandlung des Bluthochdrucks die Wahrscheinlichkeit für einen Schlaganfall reduziert werden kann. Die Behandlung von lediglich der Hälfte der 65- bis 74-jährigen Patienten, die unter einem erhöhten diastolischen oder isoliert systolischen Blutdruck leiden, könnte das Auftreten eines Apoplexes in den USA um mindestens 3% oder 1.500 Fälle reduzieren [Siu 1993].

Inwieweit gezielte Interventionen die Entwicklung von Behinderungen auch bei alten und sehr alten Menschen aufhalten oder verlangsamen können, war lange Zeit umstritten. Erst in jüngster Zeit konnte durch Interventionsstudien auch in dieser Bevölkerungsgruppe gezeigt werden, dass die Intensivierung körperlicher Aktivität die funktionellen Fähigkeiten verbessern hilft. So zeigte Ausdauertraining wie Fahrradergometrie oder leichtes Lauftraining eine Besserung der funktionellen Fähigkeiten. Dies führt bei Patienten mit stabiler Herzinsuffizienz zu besserer kardialer Funktion [Hambrecht 2000] und bei Patienten mit koronarer Herzkrankheit zu verzögerter Progredienz [Niebauer 1997].

1.3 Tertiäre Prävention

Schwerpunkt der tertiären Präventionsstufe ist die Erhaltung und Wiederherstellung von Funktionen. Die stationäre Rehabilitation nach zerebrovaskulärem Insult (Hirnschlag) ist ein Beispiel einer wirksamen tertiären Prävention.

Im Bereich der Sturzprävention konnten gerade in jüngster Zeit verschiedene Interventionsstudien eindrucksvoll belegen, dass Präventionsmaßnahmen (z.B. Kraft- oder koordinatives Training, wie z.B. Tai-Chi) zur Verhinderung von Stürzen selbst bei sehr gebrechlichen älteren Menschen effektiv sind [Becker 2003, Fiatarone 1994].

1.4 Prähabilitation

Bei der Definition von präventiven Maßnahmen besteht in der Regel ein Bezug zu einer akuten Erkrankung oder Verletzung. Diese Definition greift jedoch nicht bei gebrechlichen älteren Personen mit schleichenden funktionellen Einschränkungen. So ist es beispielsweise offensichtlich, dass eine zunehmende Gebrechlichkeit zu einer Verminderung der Gehfähigkeit mit entsprechend erhöhter Sturzgefährdung führt. Bei diesem Personenkreis, die keine akute Erkrankung oder Verletzung aufweisen, ist es schwierig, Eckpunkte zu definieren, an denen Präventionsmaßnahmen festgemacht werden können und/oder begonnen werden sollen, da der funktionelle Abbau schleichend verläuft. Im angloamerikanischen Schrifttum wurde daher der Vorschlag gemacht, bei dieser Personengruppe Maßnahmen, die der Prävention dienen, als Prähabilitation zu bezeichnen.

1.5 Multidimensionales geriatrisches Assessment

Auch in der sekundären und tertiären Prävention sind Methoden erforderlich, mit denen die verschiedenen, oft gleichzeitig vorhandenen Probleme bei betagten Personen angegangen werden können. Multidimensionales geriatrisches Assessment ist das gebräuchlichste bei älteren Menschen angewendete Verfahren zur umfassenden Sekundär- und Tertiärprävention. Sie dient der diagnostischen Abklärung, berücksichtigt die medizinischen, psychosozialen, funktionellen und umgebungsbedingten Faktoren und Probleme älterer Menschen und ordnet sie zu einem Gesamtplan für Behandlung und Nachuntersuchung. Die Wirksamkeit der multidimensionalen Vorgehensweise wurde in einer Meta-Analyse untersucht [Stuck 1993]. Hierbei konnte gezeigt werden, dass solche Programme, die geriatrische Untersuchungen mit intensiver Langzeitbetreuung verbinden, zu höheren Überlebenschancen und besserer Funktionsfähigkeit führen. Die Mortalität, Lebensumstände wie auch der funktionelle Status im physischen und kognitivem Bereich können durch dieses Verfahren signifikant positiv beeinflusst werden. So sinkt beispielsweise das 6-Monats-Mortalitätsrisiko um 35%, die Lebenszeit zu Hause wird verlängert und die kognitiven Fähigkeiten der Betroffenen werden günstig beeinflusst.

1.6 Zusammenfassung

Alle Prognosen sprechen dafür, dass die Anzahl pflegebedürftiger betagter Patienten in den nächsten Jahrzehnten in Deutschland deutlich zunehmen wird. Hierfür ist die demographische Entwicklung mit einer überproportionalen Zunahme der Anzahl hochbetagter Personen verantwortlich. In verschiedenen epidemiologischen Studien konnten Risikofaktoren identifiziert werden, die mit einer funktionellen Beeinträchtigung im späteren Lebensalter in Zusammenhang stehen und die potenziell beeinflussbar sind. Auf Grund dieser Erkenntnisse sind neue präventive Ansätze möglich. Gerade im Bereich der Sturzforschung konnte gezeigt werden, dass selbst bei sehr gebrechlichen alten Personen Präventionsstrategien sehr effektiv sind. Problematisch ist nach wie vor der nicht klar zu definierende Zeitpunkt für präventive Maßnahmen bei schleichenden funktionellen Einschränkungen mit zunehmender Gebrechlichkeit, obwohl eindeutig ist, dass auch hier präventive Maßnahmen nutzbringend umgesetzt werden können (Prähabilitation). Das multidimensionale geriatrische Assessment ist eine wichtige Methode zur Aufdeckung der oft multiplen Risiken bei betagten alten Menschen, um einen individuellen Behandlungsplan zu erstellen.

Literatur

Becker C et al., Effectiveness of a multifaceted intervention on falls in nursing home residents. J Am Geriatr Soc (2003), 51, 306–313

Fiatarone MA et al., Exercise training and nutritional supplementation for physical frailty in very old people. N Engl J Med (1994), 330, 1769–1775

Fries JF, Aging, natural death and the compression of morbidity. N Engl J Med (1980), 303, 130–135

Hakim AA et al., Effects of walking on mortality among nonsmoking retired men. N Engl J Med (1998), 338, 94–99

Hambrecht R et al., Effects of exercise training on left ventricular function and peripheral resistance in patients with chronic heart failure: A randomized trial. J Am Med Assoc (2000), 283, 3095–3101

La Croix AZ et al., Maintaining mobility in late life. II. Smoking, alcohol consumption, physical activity, and body mass index. Am J Epidemiol (1993), 137, 858–869

Leveille SG et al., Aging successfully until death in old age: opportunities for increasing active life expectancy. Am J Epidemiol (1999), 149, 654–664

Mor V et al., Risk of functional decline among well elders. L Clin Epidemiol (1989), 42, 895–904

Niebauer J et al., Attenuated progression of coronary artery disease after 6 years of multifactorial risk intervention: role of physical exercise. Circulation (1997), 96, 2534–2541

Rantanen T et al., Coimpairments: strength and balance as predictors of severe walking disability. J Gerontol (1999), 54, M 172–176

Robine JM, Richie K, Healthy life expectancy: Evaluation of global indicator of change in population health. Br Med J (1991), 302, 457–460

Seeman TE et al., Behavioral and psychosocial predictors of physical performance: MacArthur studies of successful aging. J Gerontol (1995), 50, M 177–183

Siu AL, Beers MH, Morgenstern H, The geriatric 'Medical and Public Health' imperative revisited. J Am Geriatr Soc (1993), 41, 78–84

Stuck AE et al., Risk factors for functional status decline in community-living elderly people: A systematic review of the literature. Soc Sci Med (1999), 48, 445–469

Stuck AE et al., Comprehensive geriatric assessment: a meta-analysis of controled trials. Lancet (1993), 342, 1032–1036

Verbrugge LM, Jette Am, The disablement process. Soc Sci Med (1994), 24, 132–139

Vita AJ et al., Aging, health risks, and cumulative disability. N Engl J Med (1998), 338, 1035–1041

2 Präventive Möglichkeiten bei demenziellen Erkrankungen

H. Wormstall, C. Laske

2.1 Einführung

In Deutschland leben über eine Million Menschen mit einer Demenzerkrankung. Die Alzheimer-Krankheit (DAT) bildet hierbei mit etwa 55% die häufigste Ursache, gefolgt von der vaskulären Demenz und Mischformen beider Krankheitsbilder [Cobb JL et al. 1995]. Die Prävalenz demenzieller Erkrankungen nimmt mit fortschreitendem Lebensalter kontinuierlich zu und steigt von etwa 1,5% in der Gruppe der 65- bis 69-Jährigen auf etwa 20% bei den 85- bis 89-Jährigen an [Kokmen E et al. 1993].

Angesichts der hohen Kosten und der noch begrenzten Möglichkeiten in der Behandlung chronischer Krankheiten wie der Demenzerkrankungen sollte zukünftig ein besonderes Augenmerk des Gesundheitssystems auf präventiven Maßnahmen mit entsprechender Aufklärung der Patienten liegen. Wie Abbildung 2.1 zeigt, hat das wissenschaftliche Interesse auf dem Gebiet der Demenzprävention in den letzten Jahrzehnten stetig zugenommen. Der Abbildung 2.2 ist das breite Themenspektrum der aktuellen Forschung auf dem Gebiet der Demenzprävention zu entnehmen. In der vorliegenden Arbeit soll auf die wissenschaftlichen Erkenntnisse der letzten Jahre zu präventiven Möglichkeiten demenzieller Erkrankungen eingegangen werden.

2.2 Antidementiva

Die modernen Antidementiva gehören zu der Wirkgruppe der Cholinesterase-(ChE-)Hemmer oder der Glutamat-(NMDA-)Antagonisten mit nachgewiesener Wirksamkeit auf kognitive Fähigkeiten, die Fähigkeit zur Alltagsbewältigung und die Belastung der Angehörigen bei Patienten mit DAT [Lanctot KL et al. 2003; Reisberg B et al. 2003]. Die ChE-Hemmer sind für die Behandlung der leichten bis mittelschweren DAT zugelassen,

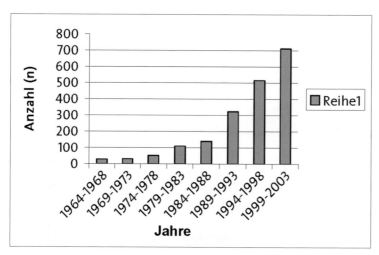

Abb. 2.1: Anzahl publizierter Artikel in der MEDLINE zum Thema Demenz und Prävention seit 1964

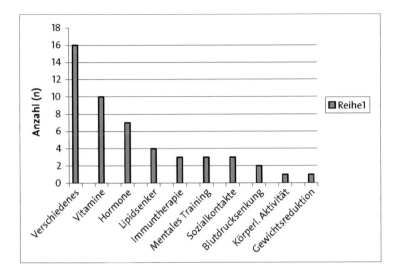

Abb. 2.2: Inhalte der letzten 50 Artikel in der MEDLINE zum Thema Demenz und Prävention im Jahr 2003

die Glutamat-Antagonisten derzeit nur für die mittelschwere bis schwere Form der DAT. Für beide Substanzklassen konnte inzwischen auch eine Wirksamkeit bei der vaskulären Demenz nachgewiesen werden [Wilkinson et al. 2003; Orgogozo JM et al. 2002]. Ob die ChE-Hemmer auch die Konversion einer leichtgradigen kognitiven Störung (MCI) in eine DAT verhindern können, ist derzeit Gegenstand laufender Therapie-Studien. Ein primärpräventiver Effekt der modernen Antidementiva in Hinblick auf eine demenzielle Entwicklung konnte hingegen bisher noch nicht nachgewiesen werden.

2.3 Hormontherapie

Frauen in der Menopause entwickeln häufiger eine DAT als gleichaltrige Männer. Dies führte zur Vermutung, dass niedrige Östrogenspiegel hierbei eine Rolle spielen. In mehreren Fall-Kontroll-Studien konnte eine 30–60%ige Verringerung des Demenzrisikos bei Frauen nach postmenopausaler Einnahme von Östrogenen demonstriert werden. Der protektive Effekt bezüglich einer DAT steigt mit zunehmender Dosis und Dauer der Einnahme bis zum Erreichen eines relativen

Risikos von 0,48 (95%-Konfidenzintervall [KI]: 0,19–1,17) an [Paganini-Hill 1996]. In einer Kohortenstudie mit 1.124 älteren Frauen entwickelten 15% der Frauen innerhalb von fünf Jahren eine DAT. Dabei erkrankten Frauen unter Hormoneinnahme im Vergleich zur Kontrollgruppe bei einem um 60% erniedrigtem relativen Demenzrisiko signifikant später an einer DAT (relatives Risiko 0,4, 95%-KI: 0,22–0,85) [Tang MX 1996]. Eine Metaanalyse ergab für die regelmäßige Östrogeneinnahme ein vermindertes relatives Risiko bezüglich der Entwicklung einer Demenz von 0,66 (95%-KI: 0,53–0,82) [LeBlanc ES et al. 2001]. Der protektive Effekt ist neben der Therapiedauer auch vom Zeitpunkt der Hormoneinnahme abhängig und zeigt sich – in Abhängigkeit von der Untersuchung – erst bei einer Einnahme länger als sechs Monate [Waring SC et al. 1999] bis mehr als zehn Jahre vor Beginn der DAT [Zandi PP et al. 2002]. Eine Östrogen-Substitutionstherapie schützt zwar vor der Entwicklung einer DAT, hat allerdings keinen nennenswerten Effekt auf die Kognition bei bereits eingetretener Demenz [Zec RF et al. 2002; LeBlanc ES et al. 2001]. Die präventive Wirkung der Östrogene beruht u.a. auf einem neuroprotektiven Effekt mit Schutz hippocampaler Neuronen vor Exzitotoxinen, oxidativem Stress und Beta-Amyloid [Goodman Y et al. 1996]. Eine Monotherapie mit Östrogenen hat aber den Nachteil eines erhöhten Erkrankungsrisikos sowohl für ein Mammakarzinom als auch für ein Zervixkarzinom. Der Gestagenzusatz hat bezüglich Gebärmutterkrebs eine protektive Wirkung. Dies ist der Grund, dass die Mehrzahl der Frauen bisher Kombinationspräparate verordnet bekamen. Nach den Ergebnissen einer aktuellen, randomisierten, doppelblinden und plazebokontrollierten Studie an 4.532 älteren Frauen fand sich allerdings für die Gruppe mit kombinierter Einnahme von Östrogen und Gestagen im Vergleich zur Plazebogruppe bereits ein Jahr nach Aufnahme in die Studie ein zweifach erhöhtes Risiko für die Entwicklung einer Demenz. Hinzu kam, dass in der Verumgruppe auch häufiger Herzerkrankungen, Lungenembolien, Schlaganfälle und Brustkrebs aufgetreten waren. Die ursprünglich für 8,5 Jahre geplante Studie musste daher aus ethischen Gründen nach 5,6 Jahren vorzeitig abgebrochen werden [Shumaker SA et al. 2003]. In Anbetracht des erhöhten Krebsrisikos auch einer Östrogen-Monotherapie kann die Hormonbehandlung zur Demenzprävention trotz nachgewiesener Effektivität nur eingeschränkt empfohlen werden.

2.4 Kontrolle zerebrovaskulärer Risikofaktoren

2.4.1 Cholesterinsenker

Statine sind Hemmstoffe des bei der endogenen Bildung von Cholesterin notwendigen Enzyms 3-Hydroxy-3-methylglutaryl-Coenzym-A- (HMG-CoA-) Reduktase und werden weltweit als Cholesterinsenker verordnet. Sie verringern die Entstehung von Arteriosklerose und damit die Entwicklung zerebro- und kardiovaskulärer Erkrankungen. Zusätzlich reduziert die Einnahme von Statinen bei

Patienten unter 80 Jahren das Risiko einer Demenzentwicklung, insbesondere der DAT (relatives Risiko 0,26; 95%-KI: 0,08–0,88) [Rockwood K et al. 2002]. Dieses Ergebnis konnte auch in einer weiteren aktuellen Untersuchung bestätigt werden. Unter regelmäßiger Einnahme von Statinen betrug das relative Risiko 0,23 (95%-KI: 0,1–0,56) bezüglich einer Demenz unterschiedlicher Ätiologie, 0,37 (95%-KI: 0,19–0,74) für die DAT sowie 0,25 (95%-KI: 0,08–0,85) bezüglich einer vaskulären Demenz. Ein positiver Effekt der Einnahme von Statinen zeigte sich auch in Form einer Verlangsamung der kognitiven Verschlechterung bei bereits bestehender Demenz [Hajjar I et al. 2002].

2.4.2 Antihypertensiva

Eine schwedische Longitudinal-Studie über 15 Jahre fand bei Alzheimer-Patienten im Alter von 79 bis 85 Jahren erhöhte Blutdruckwerte im Zeitraum von zehn bis 15 Jahren vor Krankheitsbeginn. Ein bis zwei Jahre vor Manifestation der DAT kam es zu einem beginnenden Blutdruckabfall mit Erreichen normaler oder erniedrigter Blutdruckwerte im Vergleich zu einer nicht dementen Vergleichsgruppe [Skoog I et al. 1996]. Aus diesem Untersuchungsergebnis wurde abgeleitet, die Entwicklung einer DAT durch eine antihypertensive Therapie möglicherweise verzögern zu können. Nachfolgend durchgeführte Therapiestudien bestätigten diese Annahme sowohl für die vaskuläre Demenz als auch für die DAT. Bei Vorliegen einer arteriellen Hypertonie reduziert eine frühzeitig begonnene effektive antihypertensive Therapie insbesondere bei Einsatz von Diuretika die Inzidenz, Prävalenz und Verlaufsgeschwindigkeit einer Demenz. Dabei beträgt das relative Risiko für das Auftreten einer Demenz unter dreijähriger Monotherapie mit Diuretika 0,6 (95%-KI: 0,4–0,9). Die Verwendung anderer Antihypertensiva (Kalziumantagonisten oder Betablocker) ist nur in der Subpopulation mit initial erhöhtem systolischen (> 160 mmHg) oder diastolischen (> 95 mmHg) Blutdruck mit einer vergleichbaren Risiko-Reduktion für die Alzheimer-Krankheit verbunden (relatives Risiko 0,6, 95%-KI: 0,3–1,2) [Guo et al. 1999]. Eine große prospektive Fall-Kontroll-Studie mit insgesamt über 2.800 Patienten ergab für die mit Antihypertensiva (Nifedipin ± Enalapril ± Hydrochlorothiazid) behandelte Gruppe nach fünfjähriger Behandlungsdauer eine um 55% erniedrigte allgemeine Demenzrate. Statistisch berechnet verhindert die antihypertensive Behandlung von 1.000 Patienten über fünf Jahre insgesamt 20 Demenz-Erkrankungen (95%-KI: 7–33) [Forette F et al. 2002]. Der präventive Effekt der Antihypertensiva könnte auf einer Reduktion vaskulärer Läsionen u.a. in der weißen Substanz des Gehirns beruhen, welche sowohl bei der vaskulären Demenz als auch bei der DAT – allerdings in unterschiedlichem Ausmaß – gefunden werden können [Pantoni L et al. 1995].

2.4.3 Reduktion von Übergewicht

Eine prospektive Studie über einen Zeitraum von 18 Jahren konnte belegen, dass das Übergewicht bei Frauen im fortgeschrittenen Alter einen Risikofaktor für die Entwicklung einer Demenz, insbesondere die DAT, darstellt. Dabei erhöht sich das Risiko der Entwicklung einer DAT im Alter von 70 Jahren um 36% pro Zunahme um 1,0 BMI-Einheit [Gustafson D et al. 2003].

2.4.4 Regelmäßige körperliche und geistige Aktivität

Regelmäßige körperliche Betätigung ist mit einem verminderten allgemeinen Demenz-Risiko (relatives Risiko 0,63, 95%-KI: 0,4–

0,98), insbesondere bezüglich einer DAT (relatives Risiko 0,50, 95%-KI: 0,28–0,90), verbunden. Dieser protektive Effekt zeigt sich besonders bei Frauen, nimmt mit dem Grad körperlicher Aktivität zu und könnte u.a. auf einer Abnahme des Blutdrucks und der Serumlipide beruhen [Laurin D et al. 2001; Lindsay J et al. 2002]. In einer aktuell veröffentlichten Kohortenstudie an 469 Patienten im Alter von über 75 Jahren wurden über einen Beobachtungszeitraum von im Median 5,1 Jahren das Freizeitverhalten und die kognitiven Fähigkeiten analysiert. Dabei wurde ein vermindertes Demenzrisiko bei mehrmals wöchentlichem Ausüben der folgenden Freizeitaktivitäten gefunden: Lesen, Musizieren, Brettspiele und Tanzen [Verghese J et al. 2003].

2.4.5 Leichter bis mäßiger Alkoholkonsum

Es konnte gezeigt werden, dass monatlicher und wöchentlicher Weinkonsum mit einem niedrigeren Demenzrisiko verbunden ist [Truelsen T et al. 2002]. Eine prospektive Rotterdamer Studie zu diesem Thema an 7.983 Personen ≥ 55 Jahre ergab für leichten bis mäßigen Alkoholkonsum (ein bis drei Gläser täglich) einen signifikant protektiven Effekt bezüglich jeder Art von Demenz (relatives Risiko 0,58; 95%-KI: 0,38–0,90) sowie für die vaskuläre Demenz (relatives Risiko 0,29; 95%-KI: 0,09–0,93), wobei die Getränkeart keine Rolle spielte [Ruitenberg A et al. 2002]. Bei den genannten positiven Ergebnissen sollten allerdings nicht die möglichen Folgekrankheiten eines regelmäßigen Alkoholkonsums wie z.B. äthyltoxische Enzephalopathie, Polyneuropathie oder Leberschädigung vergessen werden.

2.5 Ernährung

2.5.1 Antioxidanzien: Vitamine E und C

Die Einnahme von Antioxidanzien soll die im Übermaß neurotoxisch wirkenden freien Radikalen im Körper abfangen. Als Antioxidanzien dienen überwiegend Vitamine und Spurenelemente. Eine prospektive epidemiologische Kohorten-Studie mit Beteiligung von 5.395 Personen über einen Untersuchungszeitraum von sechs Jahren kam zu dem Ergebnis, dass die Einnahme der Vitamine E bzw. C durch die Nahrung protektiv gegen die DAT wirkt (relatives Risiko 0,82, 95%-KI: 0,66–1,00 bzw. relatives Risiko 0,82, 95%-KI: 0,68–0,99) [Engelhart M et al. 2002]. Hierzu kontrastierend konnte die Untersuchung von Luchsinger et al. [2003] diesen protektiven Effekt nicht bestätigen.

2.5.2 Substitution von Vitamin-B6-, -B12- und Folsäure-Mangel

Patienten mit erniedrigten Vitamin-B12- (≤ 150 pmol/l) oder Folsäure- (≤ 10 nmol/l) Serumspiegeln haben ein doppelt so hohes Risiko bezüglich der Entwicklung einer DAT als Personen mit normaler Vitaminversorgung (relatives Risiko 2,1, 95%-KI: 1,2–3,5) [Wang HX et al. 2001]. Das erhöhte Demenzrisiko könnte auf den bei Vitamin-B12- und Folsäure-Mangel nachgewiesenen erhöhten Homocystein-Serumspiegeln beruhen. In einer prospektiven Kohortenstudie an über 1.000 älteren Probanden ohne Demenz konnte gezeigt werden, dass eine Erhöhung von Homocystein um 5 µmol/l das Demenzrisiko um 40% ansteigen lässt. Bemerkenswert ist hierbei, dass diese Risikoerhöhung für vaskuläre und degenerative Demenzen gleichermaßen Gültigkeit hat [Seshadri S et al. 2002]. Bisher gibt es aber noch zu wenig gesicherte Daten, die generell einen protektiven Einsatz dieser Vitamine erlauben würden [Joosten E 2001].

2.6 Kaffeekonsum

Für regelmäßige Koffeinzufuhr konnte in experimentellen Versuchen nach Hypoxie und Ischämie eine neuroprotektive Wirkung nachgewiesen werden [de Mendonca A et al. 2000]. Von diesem Untersuchungsergebnis wurde ein möglicher präventiver Effekt von Koffein auf eine Demenzentwicklung abgeleitet. Eine retrospektive Untersuchung über 20 Jahre konnte darstellen, dass regelmäßiger Kaffeekonsum mit einem signifikant niedrigeren Risiko bezüglich der Entwicklung einer DAT verbunden ist (relatives Risiko 0,40, 95%-KI: 0,25–0,67) [Maia L et al. 2002]. Dieses Untersuchungsergebnis konnte auch in einer fünfjährigen prospektiven Studie bestätigt werden (relatives Risiko 0,69, 95%-KI: 0,50–0,96) [Lindsay J et al. 2002].

2.7 Medikamentöse Beeinflussung des Immunsystems

2.7.1 Nichtsteroidale Antiphlogistika (NSAP)

Eine antiinflammatorische Behandlung bei rheumatoider Arthritis wirkt präventiv auf die Entwicklung einer DAT; dabei beträgt das relative Risiko unter Behandlung mit Steroiden oder ACTH 0,25 (95%-KI: 0,06–0,95), unter täglicher Einnahme von NSAP ≥ 1 Jahr 0,50 (95%-KI: 0,10–2,23) sowie unter Behandlung mit Steroiden oder ACTH und täglicher Einnahme von NSAP 0,24 (95%-KI: 0,07–0,74) [Breitner et al. 1994]. Die am häufigsten verwendeten nichtsteroidalen Antiphlogistika sind Diclofenac (100 mg Tagesdosis), Ibuprofen (1.200 mg Tagesdosis) und Naproxen (500 mg Tagesdosis) [in`t Veld BA et al. 2001]. Eine weitere Untersuchung ergab für eine mindestens dreijährige Behandlung mit NSAP ein Absinken des relativen Risikos für die DAT auf 0,54 (95%-KI: 0,16–1,78) [Andersen et al. 1995]. Die präventive Wirkung der NSAP bezüglich der DAT wächst mit zunehmender Einnahmedauer an, wobei das relative Risiko nach einer Einnahmedauer von $\geq$ zwei Jahren je nach Studie 0,45 [Zandi PP et al. 2002] bzw. 0,20 (95%-KI: 0,05–0,83) beträgt [in't Veld BA et al. 2001]. Ein vergleichbarer Effekt auf die vaskuläre Demenz konnte nicht beobachtet werden [in't Veld BA et al. 2001]. Dies spricht dafür, dass die protektive Wirkung der NSAP über die alleinige Verhinderung von zerebrovaskulären Läsionen hinausgeht und u.a. eine antiinflammatorische Wirkung einschließt. Die Dosis der NSAP scheint keinen relevanten Einfluss auf den neuroprotektiven Effekt zu haben [Broe GA et al. 2000; in`t Veld BA et al. 2001]. Von der Behandlung mit NSAP profitieren auch Patienten mit bereits manifester DAT im Sinne einer verlangsamten kognitiven Verschlechterung bezüglich verbaler Flüssigkeit, räumlichem Erkennen und Orientierung [Rich et al. 1995]. Eine andere Untersuchung fand hingegen keinen protektiven Effekt für die Einnahme von NSAP auf die nachfolgende Entwicklung einer DAT [Wolfson C et al. 2002].

2.7.2 Aktive und passive Beta-Amyloid-Immunisierung

Im Tierversuch wurde inzwischen nachgewiesen, dass sowohl eine Immunisierung mit Beta-Amyloid-Peptiden als auch die intravenöse Gabe von Beta-Amyloid-spezifischen Antikörpern die Anzahl seniler Plaques im Gehirn vermindern und die kognitive Funktion (Lern- und Gedächtnisleistungen) verbessern können. Eine internationale Phase-2a-Studie zur aktiven Immunisierung mit Beta-Amyloid an Patienten mit DAT im frühen bis mittleren Stadium führte allerdings postvakzinal bei etwa 5% der Patienten zur Entwicklung einer aseptischen Meningoenzephalitis, was im März 2002 zu einem Studienabbruch führte [Lemere CA et al. 2003].

Ein wichtiges Ziel besteht daher in einer Verbesserung der Verträglichkeit der Impfung für weitere Studien. Erste Ergebnisse einer Teilpopulation der vorgenannten Studie ein Jahr nach aktiver Immunisierung sprechen dafür, dass der Verlust kognitiver Funktionen bei Patienten mit anhaltender Bildung von spezifisch gegen aggregiertes Beta-Amyloid gerichteten Antikörpern im Blut (= Responder) signifikant niedriger ausfällt als bei Patienten ohne anhaltende Antikörperproduktion (= Non-Responder) [Hock C et al. 2003].

2.8 Intelligenz, Ausbildung und kognitives Training

Eine Follow-up-Studie über den Verlauf von 50 Jahren führte zu dem Ergebnis, dass Intelligenz und Ausbildung im frühen Erwachsenenalter einen prädiktiven Wert für den kognitiven Status im späteren Leben besitzen [Plassman BL et al. 1995]. Auch konnte gezeigt werden, dass Personen mit einem höheren Ausbildungsniveau ein niedrigeres Demenzrisiko besitzen als jene mit einem niedrigeren Bildungsstand [Le Carret N et al. 2003]. Dieses Ergebnis wurde auch neuroradiologisch mit einer erhöhten zerebralen Reservekapazität bei Personen mit höherer Bildung korreliert [Coffey et al. 1999]. Dabei stellt sich die Frage, ob Personen mit höherer Bildung tatsächlich ein niedrigeres Demenzrisiko besitzen oder nur ihre kognitiven Defizite besser kompensieren und damit vor ihrer Umgebung verbergen können. Andere Untersuchungen ergaben hingegen keinen protektiven Effekt einer gehobenen Ausbildung auf das Erkrankungsrisiko an einer DAT [Munoz et al. 2000] und auf deren Verlauf. Bei Personen mit niedrigerem Ausbildungsniveau fanden sich vergleichsweise häufiger vaskuläre Demenzerkrankungen in höherem Alter, was auf ein weniger ausgeprägtes Gesundheitsbewusstsein zurückgeführt werden könnte [Del Ser T et al. 1999].

2.9 Soziales Netzwerk und soziale Kontakte

Eine Longitudinal-Studie konnte für das Vorhandensein eines sozialen Netzwerkes einen protektiven Effekt in Bezug auf eine spätere Demenzentwicklung nachweisen. Bei fehlenden oder als unbefriedigend erlebten sozialen Kontakten zu Verwandten, Freunden, Bekannten und Sozialbediensteten zeigte sich ein um 60% (95%-KI: 1,2–2,1) erhöhtes Demenzrisiko. Dabei wächst das Demenzrisiko graduell mit abnehmenden sozialen Kontakten. Für die Determinanten „Single sein" und „allein leben" ergab sich ein fast doppelt so hohes Demenzrisiko. Der Nutzen sozialer Kontakte könnte auf emotionaler und intellektueller Stimulierung sowie auf praktischer Unterstützung beruhen, die zu einer Verlangsamung bzw. Kompensierung kognitiver Defizite führen könnten [Fratiglioni L et al. 2000].

2.10 Zusammenfassung und Schlussfolgerungen

Präventive Maßnahmen bezüglich einer Altersdemenz sind auf unterschiedlichen Ebenen möglich. Die Alzheimer-Krankheit sowie die vaskuläre Demenz sind die beiden häufigsten Demenzerkrankungen. Bei den primär unterschiedlichen Krankheitsformen gibt es in neueren Arbeiten inzwischen Hinweise auf ein gemeinsames zerebrovaskuläres Risikoprofil [de la Torre JC 2002], was zu erweiterten therapeutischen Konsequenzen führen muss. In der Konsequenz erachten wir eine Primär- und Sekundärprävention für vaskuläre Störungen nicht nur für die spezielle Krankheitsgruppe der vaskulären Demenz, sondern auch für Demenz-Erkrankungen aus dem Alzheimer-Formenkreis in Zukunft als Erfolg versprechend. Aktuelle Studien belegen, dass die modernen Antidementativa aus der Wirkgruppe der Acetylcholin-Esterase-Hemmer und Glutamat-

Antagonisten nicht nur bei der DAT, sondern auch bei der vaskulären Demenz die Krankheitsprogression verlangsamen. Ein primär präventiver Effekt dieser Antidementativa konnte jedoch bisher noch nicht nachgewiesen werden. Bei Langzeiteinsatz von NSAP, Östrogenen, Cholesterinsenkern und Antihypertensiva bei arterieller Hypertonie zeigten sich signifikante Hinweise auf ein vermindertes Erkrankungsrisiko an einer DAT. Dies gilt auch für leichten bis mäßigen Alkoholkonsum, Kaffeekonsum, regelmäßige körperliche und geistige Aktivität sowie ausreichend soziale Kontakte.

Nicht vergessen werden darf, dass einige der genannten Medikamente, wie z.B. Vitaminpräparate, NSAP, Östrogene, Cholesterinsenker und Antihypertensiva, für andere Krankheitsbilder zum Teil bereits langjährige Zulassungen besitzen, diese sich jedoch nicht auf die Indikation der speziellen Prävention und Therapie von Demenzerkrankungen erstrecken. Trotzdem erscheint es uns interessant, für zukünftige Langzeitstrategien den frühzeitigen Einsatz dieser Pharmaka auch unter präventiven Gesichtspunkten weiter zu evaluieren. Jedoch erfordert das Nebenwirkungsrisiko dieser Präparate beim Einsatz in der Demenzprävention eine äußerst kritische Indikationsstellung. So ist an möglichen Nebenwirkungen z.B. bei den NSAP das erhöhte Ulkusrisiko sowie bei den Hormonen ein erhöhtes Krebs- und Thromboserisiko zu nennen. Die prophylaktische Einnahme von Vitaminen (E, C, B6, B12 und Folsäure) zur Demenzprävention kann nach der aktuellen Datenlage nicht generell empfohlen werden. Gleiches gilt auch für den leichten bis mäßigen Alkoholkonsum auf Grund der möglichen Folgekrankheiten.

Angesichts der in den nächsten Jahrzehnten zu erwartenden Zunahme demenzieller Erkrankungen und der bisher eingeschränkten therapeutischen Möglichkeiten wird die Prävention nicht zuletzt aus volkswirtschaftlichen Gründen eine zunehmende

Bedeutung für die Medizin der Zukunft bekommen. Die Chance zur Senkung der Zahl von Menschen mit einer Demenz-Erkrankung bzw. zur Verschiebung des Zeitpunkts der Krankheitsmanifestation ist groß. Dafür spricht unter anderem, dass sich wichtige Risikofaktoren für die Entstehung von Demenz-Erkrankungen, darunter arterielle Hypertonie und Adipositas, durch Primär- oder Sekundärprävention in erheblichem Umfang verhindern oder ggf. beseitigen lassen (s. Kap. V).

Literatur

Andersen K et al., Do nonsteroidal anti-inflammatory drugs decrease the risk for Alzheimer`s disease? The Rotterdam Study. Neurology (1995), 45 (8), 1441–1445

Breitner JC et al., Inverse association of antiinflammatory treatments and Alzheimer`s disease: initial results of a co-twin control study. Neurology (1994), 44 (2), 227–232

Broe GA et al., Anti-inflammatory drugs protect against Alzheimer disease at low doses. Arch Neurol (2000), 57, 1586–1591

Cobb JL et al., The effect of education on the incidence of dementia and Alzheimer's disease in the Framingham Study. Neurology (1995), 45 (9), 1707–1712

Coffey CE et al., Relation of education to brain size in normal aging: implications for the reserve hypothesis. Neurology (1999), 53 (1), 189–196

De la Torre JC, Alzheimer disease as a vascular disorder: nosological evidence. Stroke (2002), 33 (4), 1152–1162

Del Ser T et al., An autopsy-verified study of the effect of education on degenerative dementia. Brain (1999), 1222, 2309–2319

de Mendonca A, Sebastiao AM, Ribeiro JA, Adenosine: does it have a neuroprotective role after all? Brain Res Rev (2000), 33, 258–274

Engelhart MJ et al., Dietary intake of antioxidants and risk of Alzheimer disease. JAMA (2002), 287 (24), 3223–3229

Forette F et al., The prevention of dementia with antihypertensive treatment: new evidence from the Systolic Hypertension in Europe (Syst Eur) study. Arch Intern Med (2002), 162 (18), 2046–2052

Fratiglioni L et al., Influence of social network on occurrence of dementia: a community-based longitudinal study. Lancet (2000), 355 (9212), 1315–1319

Goodman Y et al., Estrogens attenuate and corticosterone exacerbates excitotoxicity, oxidative injury and amyloid beta-peptide toxicity of hippocampal neurons. J Neurochem (1996), 66, 1836–1844

Guo Z et al., Occurrence and progression of dementia in a community population aged 75 years and older: relationship of antihypertensive medication use. Arch Neurol (1999), 56 (8), 991–996

Gustafson D et al., An 18-year follow-up of overweight and risk of Alzheimer disease. Arch Intern Med (2003), 163 (13), 1524–1528

Hajjar I et al., The impact of the use of statins on the prevalence of dementia and the progression of cognitive impairment. J Gerontol A Biol Sci Med Sci (2002), 57 (7), M 414–418

Hock C et al., Antibodies against beta-amyloid slow cognitive decline in Alzheimer`s disease. Neuron (2003), 38 (4), 547–554

in't Veld BA et al., Nonsteroidal antiinflammatory drugs and the risk of Alzheimer's disease. N Engl J Med (2001), 345 (21), 1515–1521

Josten E, Homocysteine, vascular dementia and Alzheimer's disease. Clin Chem Lab Med (2001), 39 (8) 717–720

Kokmen E et al., Is the incidence of dementing illness changing? A 25 years time trend study in Rochester, Minnesota (1960–1984). Neurology (1993), 43, 1887–1892

Lanctot KL et al., Efficacy and safety of cholinesterase inhibitors in Alzheimer's disease: a meta-analysis. CMAJ (2003), 169 (6), 557–564

Laurin D et al., Physical activity and risk of cognitive impairment and dementia in elderly persons. Arch Neurol (2001), 58 (3), 498–504

LeBlanc ES et al., Hormone replacement therapy and cognition: systematic review and meta-analysis. J Am Med Assoc (2001), 285 (11), 1489–1499

Le Carret N et al., The effect of education on cognitive performances and its implication for the constitution of the cognitive reserve. Dev Neuropsychol (2003), 23 (3), 317–337

Lemere CA et al., Amyloid-beta immunization in Alzheimer's disease transgenic mouse models and wildtype mice. Neurochem Res (2003), 28 (7), 1017–1027

Lindsay J et al., Risk factors for Alzheimer's disease: a prospective analysis from the Canadian Study of Health and Aging. Am J Epidemiol (2002), 156 (5), 445–453

Luchsinger JA et al., Antioxidant vitamin intake and risk of Alzheimer disease. Archives of neurology (2003), 60 (2), 203–208

Maia L, de Mendonca A, Does coffeine intake protect from Alzheimer's disease? Eur J Neurol (2002), 9 (4), 377–382

Munoz DG et al., Educational attainment and socio-economic status of patients with autopsy-confirmed Alzheimer disease. Archives of Neurology (2000), 57 (1), 85–89

Orgogozo JM et al., Efficacy and safety of memantine in patients with mild to moderate vascular dementia: a randomised, placebo-controlled trial (MMM 300). Stroke (2002), 33 (7), 1834–1839

Paganini Hill A, Henderson VW, Estrogen replacement therapy and risk of Alzheimer disease. Arch Intern Med (1996), 156 (19), 2213–2217

Pantoni L, Garcia JH, The significance of cerebral white matter abnormalities 100 years after Binswanger's report: a review. Stroke (1995), 26, 1293–1301

Plassman BL et al., Intelligence and education as Predictors of cognitive state in late life: a 50-year follow-up. Neurology (1995), 45 (8), 1446–1450

Reisberg B et al., Memantine in moderate-to-severe Alzheimer's disease. N Engl J Med (2003), 348, 1333–1341

Rich JB et al., Nonsteroidal anti-inflammatory drugs in Alzheimer's disease. Neurology (1995), 45 (1), 51–55

Rockwood K et al., Use of lipid-lowering agents, indication bias, and the risk of dementia in community-dwelling elderly people. Arch Neurol (2002), 59 (2), 223–227

Ruitenberg A et al., Alcohol consumption and risk of dementia: the Rotterdam Study. Lancet (2002), 359 (9303), 281–286

Seshadri S et al., Plasma homocysteine as a risk factor for dementia and Alzheimer's disease. N Engl J Med (2002), 346 (7), 476–483

Shumaker SA et al., Estrogen plus Progestin and the incidence of dementia and mild cognitive impairment in postmenopausal women. The Women's Health initiative Memory Study: a randomised controlled trial. J Am Med Ass (2003), 289, 2651–2662

Skoog I et al., 15-year longitudinal study of blood pressure and dementia. Lancet (1996), 347 (9009), 1141–1145

Tang MX et al., Effect of oestrogen during menopause on risk and age at onset of Alzheimer's disease. Lancet (1996), 348 (9025), 429–432

Truelsen T, Thudium D, Gronbaek M, Amount and type of alcohol and risk of dementia: the Copenhagen City Heart Study. Neurology (2002), 59 (9), 1313–1319

Verghese J et al., Leisure activities and the risk of dementia in the elderly. N Engl J Med (2003), 348, 2508–2516

Wang HX et al., Vitamin B12 and folate in relation to the development of Alzheimer's disease. Neurology (2001), 56, 1188–1194

Waring SC et al., Postmenopausal estrogen replacement therapy and risk of AD: a population-based study. Neurology (1999), 52 (5), 965–970

Wilkinson D et al., Donepezil in vascular dementia: A randomised, placebo-controlled study. Neurology (2003), 61 (4), 479–486

Wolfson C et al., A case-control analysis of nonsteroidal anti-inflammatory drugs and Alzheimer's disease: are they protective? Neuroepidemiology (2002), 21 (2), 61–66

Zandi PP et al., Hormone replacement therapy and incidence of Alzheimer disease in older women: the Cache County Study. JAMA (2002), 288 (17), 2123–2129

Zec RF, Trivedi MA, The effects of estrogen replacement therapy on neuropsychological functioning in postmenopausal women with and without dementia: a critical and theoretical review. Neuropsychol Rev (2002), 12 (2), 65–109

3 Prävention der Mangelernährung im Alter

H. Heseker

3.1 Einleitung

Die Ernährungssituation junger Senioren/-innen unterscheidet sich nicht wesentlich von der noch im Berufsleben stehenden Erwachsenen. Dagegen treten bei chronisch kranken älteren Menschen und bei hochbetagten Menschen sowohl im Krankenhaus oder Altenheim als auch in Privathaushalten häufig Defizite in der Nahrungs- und Flüssigkeitszufuhr auf. Diese können mit schweren Folgen für den Gesundheits- und Allgemeinzustand, das Wohlbefinden und die Lebensqualität verbunden sein und zu einer erhöhten Morbidität sowie Mortalität führen. Ernährungsdefizite werden allerdings oft vom älteren und besonders vom geriatrischen Patienten und den mit der Pflege betrauten Personen nicht oder erst sehr spät wahrgenommen. Dies trägt zum beschleunigten Verlust von Körperfunktionen und der Entwicklung sowie Progression von Krankheiten bei. Die Diagnose von Ernährungsdefiziten ist bei alten Menschen genauso ernst zu nehmen wie bei anderen chronischen Erkrankungen und mit geeigneten diätetischen Maßnahmen rechtzeitig und konsequent zu therapieren.

3.2 Häufigkeit von Malnutrition

Altersassoziierte Veränderungen, zunehmende Multimorbidität mit konsekutiver multipler Medikation prädisponieren geriatrische Patienten für die Entwicklung einer Malnutrition [Volkert 2000]. In epidemiologischen Studien wurde bei zu Hause lebenden Senioren eine Prävalenz der Mangelernährung von 5–10% und bei in Heimen versorgten Menschen von 25–50% gefunden. Besonders ungünstig ist die Ernährungssituation in geriatrischen Einrichtungen [Schlierf et al. 1989; Seiler 1999]. Dehydratation ist eine der zehn häufigsten Diagnosen bei alten, akut in ein Krankenhaus aufgenommenen Patienten. So weisen 7% aller älteren Krankenhauspatienten als Haupt- oder Nebendiagnose eine Dehydratation auf [Boeck, Kutschke 1997].

Während eines Krankenhausaufenthaltes nehmen ältere Patienten/-innen häufig nur geringe Nahrungsmengen mit nicht mehr als 1.000–1.200 kcal/Tag auf [Schlierf et al. 1989]. Dies ist einerseits auf den negativen Einfluss akuter Krankheiten zurückzuführen und andererseits auf eine Vernachlässigung der Mahlzeiteneinnahme durch die krankenhausspezifischen Bedingungen [Bates et al. 2001]. So wird z.B. bei einer Einlieferung am Nachmittag am ersten Abend nicht immer Essen bereitgestellt. Zusätzlich erfordern viele Untersuchungen und operative Eingriffe längere Nüchternbedingungen. Nicht selten kommt es kurzfristig zu einer Verschiebung der ärztlichen Maßnahme, sodass auch gebrechliche Patienten manchmal zwei bis drei Tage ohne ausreichende Nahrungszufuhr bleiben. Wird die Nahrungsaufnahme nicht protokolliert, dann wird leicht übersehen, dass der Patient zu wenig isst bzw. hungert. Dies hat zur Folge, dass es häufig während des Krankenhausaufenthalts zu einer deutlichen Verschlechterung des Ernährungszustandes und zu einem weiteren Gewichtsverlust kommt [Volkert 2000].

3.3 Diagnose von Mangel- und Unterernährung

Dem Problem der Mangel- und Unterernährung wird bei alten Menschen häufig nicht die erforderliche Aufmerksamkeit geschenkt. Körpergewicht und Körperlänge werden oft nicht erfasst, unfreiwillige Gewichtsverluste und Ernährungsprobleme bleiben daher unbemerkt. Dies liegt zum einen daran, dass beim älteren Menschen bei der Erfassung und Interpretation der Daten zum Ernährungs- und Gesundheitszustand besondere Schwierigkeiten auftreten, und zum anderen, dass es oft einfach vergessen wird, eine Körpergewichtskurve anzulegen und auf den Ernährungszustand zu achten [Heseker, Schmid 2000]. Besonders beim bettlägerigen Patienten fallen Gewichtsabnahmen zunächst kaum auf. Viele Untersuchungsverfahren sind außerdem zeit- und geräteintensiv oder scheitern an unzureichenden finanziellen und personellen Ressourcen. Daher gelten Mangel- und Unterernährung bei alten Menschen als die am häufigsten übersehenen Befunde.

Für den Erfolg ernährungstherapeutischer Maßnahmen ist von entscheidender Bedeutung, dass diese in einem möglichst frühen Stadium der Mangelernährung beginnen, bevor ein erheblicher Verlust an Körpermasse eingetreten ist. Klinische Studien haben gezeigt, dass ältere Menschen verloren gegangene Körper-/Muskelmasse zwar wieder aufbauen können, dass dies aber im Vergleich zu jüngeren Menschen wesentlich größere Anstrengungen und sehr viel mehr Zeit erfordert [Fiatarone et al. 1994]. Eine Beurteilung des Ernährungszustandes gehört daher im Rahmen der medizinischen Betreuung von alten Patienten sowohl ambulant als auch stationär zu den Routinemaßnahmen.

Inzwischen wurden aussagekräftige Methoden zur Identifikation von Personen mit einem erhöhten Risiko für eine Mangelernährung entwickelt. Einfache Screening-Verfahren zur Abschätzung des Ernährungszustandes alter Menschen haben sich als genauso aussagekräftig erwiesen wie umfangreiche biochemische und anthropometrische Tests. Als Anamnese-Fragebogen für ältere Menschen hat sich besonders der Mini-Nutritional-Assessment- (MNA-) Test etabliert [Guigoz et al. 1994]. Der MNA-Test ermöglicht im Klinik- und Praxisalltag eine Identifizierung von Risikopatienten. Derartige Erhebungsinstrumente erlauben die Diagnose einer Unterernährung in einer frühen Phase und ermöglichen somit eine frühzeitige Einleitung effektiver ernährungstherapeutischer Maßnahmen.

3.4 Ursachen und Behebung von Ernährungsdefiziten im Alter

Die wesentlichen Einflussfaktoren (s. Tab. 3.1) auf den Ernährungszustand konnten inzwischen identifiziert werden [Volkert 2000]. Je nach Ursache einer beginnenden oder bestehenden Malnutrition sind bestimmte, nicht medizinische Interventionsmaßnahmen zur Prävention oder Therapie der Unterernährung erforderlich (s. Tab. 3.2).

Dehydratation: Bei älteren Menschen kann das Durstempfinden so stark abgeschwächt sein, dass sie nicht in der Lage sind, ein bestehendes Flüssigkeitsdefizit bzw. Durstgefühl adäquat wahrzunehmen. Zusätzlich stellen Angst vor nächtlichen Toilettengängen oder Prostatabeschwerden nicht zu unterschätzende Trinkhemmnisse dar. Mögliche Zeichen einer Dehydratation sind u.a. Blutdruckabfall, Pulsfrequenzanstieg, Schwäche/Schwindel, Lethargie, trockene Haut und Schleimhäute, reduzierte Harnmenge sowie Verwirrtheitszustände. Auch gesunde Senioren/-innen trinken oft nicht genügend Flüssigkeit. Die Flüssigkeitszufuhr sollte 1.500 ml/Tag nicht unterschreiten. Beson-

Tab. VII.3.1: Einflussfaktoren auf den Ernährungszustand [nach Volkert 2000]

Altersassoziierte Veränderungen	Altersanorexie: veränderte Hunger- und Sättigungsregulation
	nachlassende Sinneswahrnehmungen
	Kaubeschwerden durch Zahnverlust
	schlecht sitzende Zahnprothesen
	physiologische Altersveränderungen der Verdauungsfunktion
	veränderte Körperzusammensetzung
Ernährungsverhalten	einseitige Ernährung
	unzureichende Anpassung an veränderten Nährstoffbedarf
Krankheits- und Medikamenteneffekte	Anorexie
	Behinderung bei der Nahrungsaufnahme
	Maldigestion und Malabsorption
	erhöhte Nährstoffverluste
	erhöhter Nährstoffbedarf
	Riech- und Geschmacksstörungen
Körperliche Behinderungen	Mobilitätsstörungen, Immobilität
	Behinderungen der oberen Extremitäten
	Kaubeschwerden
	Schluckstörungen
Geistige und psychische Beeinträchtigungen	Vergesslichkeit, Verwirrtheit, Demenz
	Depressionen, Angst vor Vergiftung
	Psychosen
Sozioökonomische Faktoren	Bildung
	Einkommen, finanzielle Situation
	Wohnsituation, Hilfsangebote

ders bei hohen Außen- oder Zimmertemperaturen und starkem Schwitzen, bei Fieber oder Diarrhöen besteht ein wesentlich höherer Flüssigkeitsbedarf. Zur Sicherung einer ausreichenden Trinkmenge sollten Trinkprotokolle geführt, regelmäßig bevorzugte Getränke (auch zum Essen) in geeigneten Trinkgefäßen angeboten werden [Volkert 1997]. Bei Ödemen, Nieren- oder Herzinsuffizienz, Leberinsuffizienz mit Aszites kann allerdings eine Restriktion der täglichen Flüssigkeitszufuhr erforderlich sein.

Kauschwierigkeiten: Zahnverlust, schlecht sitzende Prothesen und andere Kaubeschwerden sind im Seniorenalter weit verbreitet und spielen bei ca. 20% aller Senioren eine wichtige Rolle. Sind Gaumen und Zahnfleisch durch eine Prothese abgedeckt, kommt es zu erheblichen Einbußen des Mundgefühls von Speisen. Die Nahrungsauswahl ist oft eingeschränkt, und es wird insgesamt weniger gegessen. Vollkornprodukte und andere kauintensive oder faserige Lebensmittel (z.B. Frischobst und -gemüse oder Fleisch) werden gemieden. Eine gründliche Zerkleinerung der Nahrung unterbleibt

Tab. VII.3.2: Ursachen der Malnutrition und nicht medizinische Interventionsmaßnahmen zur Behebung [nach MSD 2003]

Mögliche Ursachen einer Malnutrition	nicht medizinische Interventionsmaßnahmen
Direkte Ernährungsfaktoren	
Einseitige Lebensmittelauswahl Auslassen von Mahlzeiten hoher Alkoholkonsum restriktive Diäten	qualifizierte Ernährungsberatung Gespräche mit Angehörigen Nahrungssupplemente Eingehen auf Bedürfnisse und Vorlieben Überprüfung der Notwendigkeit von restriktiven Diäten bedarfsgerechtes Speiseangebot in der Gemeinschaftsverpflegung
Gesundheitliche Situation	
Krankheiten mit Einfluss auf Appetit, Nahrungsaufnahme, Nährstoffverwertung und -bedarf	optimale Krankheitsbehandlung nach geriatrischen Therapieprinzipien optimale Schmerzbehandlung optimale medikamentöse Einstellung angemessene Diätverordnung gezielte Nährstoffergänzung orale Nahrungssupplemente künstliche Ernährung
Medikamenteneinnahme	
≥ 3 Medikamente/Tag Medikamente mit negativen Effekten auf den Ernährungszustand Sedativa, Schlafmittel	kritische Überprüfung der Verordnung Reduktion der Medikamentenzahl Überprüfung der Dosierung
Körperliche Behinderungen	
Kaustörungen Schluckstörungen Probleme beim Schneiden und Essen angepasste Konsistenz der Speisen Immobilität	Zahnbehandlung, Zahnsanierung Mundpflege, -hygiene Logopädie, Schlucktraining Hilfsmittel, Ergotherapie, Esstraining Krankengymnastik, Mobilisierung, Muskelkräftigungsübungen Hilfe bei Einkauf und Zubereitung Essen auf Rädern
Geistige und psychische Gesundheit	
Verwirrtheit Demenz Depression	Aufforderung zum Essen und Trinken Anreichern der Nahrung Hilfe bei Einkauf und Zubereitung Gesellschaft beim Essen; Zuwendung Überprüfen der Medikation Hilfsmittel Beratung der Angehörigen
Soziale und finanzielle Situation	
Einsamkeit Armut ungünstige Essensumgebung	gemeinsames Essen (inkl. Pflegepersonal) Besuchsdienste angenehme Tischatmosphäre schaffen

und erschwert die weitere Ausnutzung der Nahrung. Dies erfordert zusätzliche küchentechnische oder lebensmitteltechnologische Maßnahmen (z.B. Kleinschneiden oder Pürieren).

Mundtrockenheit: Die ausreichende Speichelbildung ist für den Kauprozess, die Freisetzung von Geschmacks- und Geruchsstoffen aus der Nahrung und für den Schluckvorgang erforderlich. Viele ältere Menschen (bis zu 50%) klagen häufig über mangelnde Speichelbildung und Mundtrockenheit (Xerostomie). Als eine Ursache wird die Einnahme bestimmter Medikamente (z.B. Antidepressiva, Diuretika) und eine zu geringe Flüssigkeitszufuhr angenommen. Bei Mundtrockenheit ist daher auf eine ausreichende Flüssigkeitszufuhr bei den Mahlzeiten zu achten. Saure Speisen oder Getränke regen den Speichelfluss an.

Sensorik: Aussehen, Geschmack und Geruch spielen eine Schlüsselrolle für die Akzeptanz von Speisen, die Nahrungsauswahl und den Appetit. Viele ältere Menschen leiden an Sehstörungen (z.B. grauer Star) und haben Schwierigkeiten, die Nahrungsmittel optisch richtig wahrzunehmen. Auch werden verdorbene Lebensmittel u.U. nicht als solche erkannt. Die Abnahme des Geschmacks- und Geruchsvermögens führt dazu, dass viele Speisen als gleich schmeckend und normal gewürzte Gerichte als fade schmeckend empfunden werden [Schmid et al. 2002]. Der besonders ausgeprägte Verlust von Geschmackspapillen der Zunge für „süß" und „salzig" führt zu einem relativen Überwiegen der Papillen für „sauer" und „bitter". Die resultierende Geschmacksstörung beeinflusst den Appetit ebenfalls negativ. Ältere Menschen benötigen daher gut gewürzte, appetitlich angerichtete Speisen.

Schluckstörungen: Schluckstörungen reduzieren den Appetit und erhöhen das Risiko für eine Aspirationspneumonie. Bei Schlaganfallpatienten liegen oft erhebliche Schluckbeschwerden vor, die eine normale Nahrungsaufnahme nicht erlauben. Bei der Diagnose „krankhafte Störungen des Schluckaktes" besteht als Maßnahme zur Verbesserung bzw. Normalisierung des Schluckaktes die Möglichkeit der Verordnung von speziellen Stimm-, Sprech- und Sprachtherapiesitzungen [MDS 2003].

Anorexie: Als Hauptursache für Unterernährung und Untergewicht muss die Appetitlosigkeit alter Menschen und die damit einhergehende geringe Nahrungsaufnahme gesehen werden. Nicht selten kommt es zu einer Dysregulation der Hunger-Sättigungs-Funktion. Die im Rahmen einer Mahlzeit aufgenommenen Nahrungsmengen werden kleiner, weil vorzeitig eine Sättigung eintritt. Diese frühzeitige Sättigung entsteht zum einen, weil die Magendehnung, die bei einer Nahrungsaufnahme üblicherweise einsetzt, vermindert ist, sodass der Magen schneller gefüllt ist. Zum anderen treten erhebliche Veränderungen der an der Hunger-Sättigungs-Steuerung beteiligten Sättigungshormone (u.a. Cholezystokinin, Leptin, Neuropeptide Y, Ghrelin) auf. Die Folge ist, dass das Sättigungszentrum im Gehirn vorzeitige Sättigungssignale erhält. Die Nahrungsaufnahme wird abgebrochen, ohne dass der Energiebedarf bereits gedeckt ist [Morley 1999]. Mit einer stark reduzierten Nahrungszufuhr von oft weniger als 1.500 kcal/Tag ist eine bedarfsdeckende Aufnahme essenzieller Nährstoffe mit herkömmlichen Lebensmitteln fast nicht möglich [Schmid et al. 2003].

In Untersuchungen konnte gezeigt werden, dass ältere Menschen – im Gegensatz zu jüngeren – nach einer Phase mit einer deutlichen Körpergewichtsabnahme während der Rekonvaleszenz ihr früheres Körpergewicht nicht oder nur sehr langsam wieder erreichen können [Roberts 2002]. Dies hat fast zwangsläufig zur Folge, dass die Inzidenz von Untergewicht mit steigendem Alter deutlich zunimmt.

Für die Praxis bedeutet das: Appetit und Körpergewicht der Senioren/-innen beobachten sowie Gewichtskurven anlegen. Bei schlechtem Appetit und ungewollter Gewichtsabnahme: kleinere Portionen mit erhöhter Energie- und Nährstoffdichte sowie geeignete Zwischenmahlzeiten anbieten.

Gastrointestinaltrakt: Neben der erhöhten Aktivität von Sättigungshormonen kommt es gelegentlich zu einem Nachlassen der Verdauungsfunktionen (z.B. verminderte Sekretion von Pepsinogen oder Magensäure). Dies hat zur Folge, dass die Lebensmittel im Rahmen des Verdauungsprozesses nicht mehr vollständig aufgeschlossen werden können. Essenzielle Nährstoffe werden nicht in ausreichenden Mengen aus Lebensmitteln freigesetzt und können folglich nicht gut absorbiert werden. In Verbindung mit einem Mangel an Intrinsic-Factor kommt es z.B. trotz genügender Vitamin-B_{12}-Zufuhr bei hochbetagten Personen daher häufig zu einer perniziösen Anämie. Mehr als 25% aller Hochbetagten sind irgendwann davon betroffen [Bates et al. 2001].

Medikamente: Es gibt kaum Senioren, die keine Medikamente einnehmen. Nicht selten werden fünf, zehn oder mehr Medikamente verordnet. Zu den unerwünschten Nebenwirkungen vieler Medikamente zählen Übelkeit, eine Beeinträchtigung des Appetits und des Geschmacksempfindens. Gelegentlich führen auch falsch dosierte Beruhigungs- oder Schlafmittel dazu, dass ältere Menschen bei den Mahlzeiten schläfrig sind und daher nur wenig essen [Volkert 2000].

Weitere Einflussfaktoren: Zusätzlich beeinflussen auch direkte Ernährungsfaktoren, akute oder chronische Krankheiten, körperliche und geistige Beeinträchtigungen sowie sozioökonomische Faktoren den Ernährungszustand. Einschneidende Lebensereignisse, wie z.B. schwere akute Erkrankungen,

Umzug ins Heim oder Trauer nach dem Verlust eines Angehörigen schränken den Appetit zumindest zeitweise stark ein.

3.5 Stufenschema mit diätetischen Maßnahmen bei nachlassendem Appetit

Eine altersgerechte Ernährung sollte energieärmer und gleichzeitig besonders nährstoffreich sein. Die Lebensmittel sollten demzufolge eine hohe Nährstoffdichte aufweisen, das heißt im Verhältnis zum Energiegehalt besonders reich an Proteinen, Vitaminen und Mineralstoffen sein. Wichtig ist außerdem, dass die Lebensmittel leicht kaubar und gut schluckfähig sind, hervorragend schmecken und traditionell verzehrten Produkten nicht unähnlich sind. Da häufig nur kleine Mengen gegessen werden, sollten die Portionen einerseits zwar kleiner sein, aber andererseits die Nährstoffgehalte einer normalen Portion enthalten [Heseker, Odenbach 2005].

Tab. VII.3.3: Stufenschema mit diätetischen Maßnahmen bei nachlassendem Appetit und bei Mangelernährungszuständen [nach Kwetkat 2001]

1. Stufe: Kostumstellung
Aufhebung unnötiger Nahrungsrestriktionen Wunschkost, energie- und nährstoffreiche Kost ansprechend gewürzt Anpassung der Lebensmittelkonsistenz Andicken der Speisen (>> Senkung des Aspirationsrisikos)
2. Stufe: Orale Nahrungssupplemente
unterschiedliche Geschmacksvarianten zur Steigerung der Energie- und Nährstoffzufuhr
3. Stufe: Enterale Ernährung
invasive Maßnahmen (nasogastrale Sonden; PEG)
4. Stufe: Parenterale Ernährung
Ultima Ratio bei ausgewählten Indikationen (z.B. Kurzdarmsyndrom)

Wenn sich der Appetit in einer späteren Lebensphase weiter vermindert und es zu unfreiwilligen Gewichtsverlusten kommt, ist die Bevorzugung energiereicher Lebensmittel mit einem hohen Nährstoffgehalt vorteilhaft (s. Tab. 3.3). Wird eine ausreichende Nährstoffversorgung durch herkömmliche Nahrungsmittel und altersgerechte Zubereitungsmethoden nicht erreicht, dann kann der Ernährungsstatus z.B. durch orale Zusatznahrungen signifikant verbessert werden. Bei gestörtem bzw. fehlendem Schluckreflex oder massiven Störungen der Verdauungsfunktion muss auch bei ausgewählten Indikationen eine Sondenernährung oder parenterale Ernährung in Erwägung gezogen werden. Auf die dabei auftretenden ethischen Probleme soll an dieser Stelle nicht eingegangen werden.

Literatur

Bates CJ et al., Hohenheimer Konsensusgespräch – Ernährung und Altern. Akt Ernähr Med (2001), 26, 285–302

Boeck G, Kutschke A, Dehydratation – wenn der Durst ausbleibt. Forum Sozialstation (1997), 84, 38–41

Fiatarone MA et al., Exercise training and nutritional supplementation for physical frailty in very elderly people. N Engl J Med (1994), 330, 1769–1775

Guigoz Y, Vellas B, Garry PJ, Mini Nutritional Assessment: a practical tool for grading the nutritional state of elderly patients. Facts Res Gerontol Suppl (1994), 2, 15–59

Heseker H, Odenbach V (Hrsg.) (2005) Ernährung von Senioren in Pflegeeinrichtungen und Kliniken. Behr's Vlg., Hamburg

Heseker H, Schmid A, MNA – der Unterernährung auf die Spur kommen. Geriatrie Journal (2000), 8, 19–22

Kwetkat A (2001) Enterale Ernährung in der Geriatrie. In: Löser Ch, Kemling M, Praxis der enteralen Ernährung, 167–174, Thieme, Stuttgart

MDS, Grundsatzstellungnahme: Ernährung und Flüssigkeitsversorgung älterer Menschen. http://www.mds-ev.org (30.07.03)

Morley JE, Thomas DR, Anorexia and aging: pathophysiology. Nutrition (1999), 15, 499–503

Roberts SB (2002) Impaired regulation of energy intake in old age. In: Rosenberg IH, Sastre A, Nutrition and Aging, 49–62. Karger, Basel

Schlierf G et al., Fehlernährung bei geriatrischen Patienten: Die Bethanien-Ernährungsstudie (BEST). Z Gerontol (1989), 22, 2–5

Schmid A, Weiss M, Heseker H, Recording the nutrient intake of nursing home residents by food weighing method and measuring the physical activity. J Nutr Health & Aging (2003), 7, 294–295

Schmid A, Weiss M, Heseker H, Ernährung und Bewegung als zentrale Einflussfaktoren auf den Gesundheitszustand im Alter – Ergebnisse der Paderborner Seniorenstudie. Eur J Geriatrics (2002), 4, 135–143

Seiler WO, Ernährungsstatus bei kranken Betagten. Z Gerontol (1999), 32 (Suppl. 1), 7–11

Volkert D (2000) Malnutrition. In: Nikolaus T, Klinische Geriatrie, 338–350. Springer, Berlin, Heidelberg, New York

Volkert D (1997) Ernährung im Alter. UTB, Quelle & Meyer, Wiesbaden

4 Prävention durch körperliche Aktivität und Sport im Alter

A. Berg

4.1 Hintergrund

Sozialpolitisch ist es unumgänglich, auch mit zunehmendem Lebensalter in Eigenverantwortung das individuelle Gesundheitsrisiko zu verbessern, um dadurch Risikofaktoren und die Progression chronischer Erkrankungen zu senken. Von zentraler Bedeutung ist dabei vor allem das wachsende Problem von Übergewicht/Adipositas und der damit verbundenen Folgeerkrankungen wie Typ-2-Diabetes, arterielle Hypertonie, Fettstoffwechselstörungen, metabolisches Syndrom sowie die daraus resultierenden Komplikationen, darunter Schlaganfall, Herzinfarkt oder dialysepflichtige Niereninsuffizienz. Zu den nicht medikamentösen Maßnahmen, die dazu beitragen, in Gesundheit alt zu werden und gegebenenfalls chronische Krankheiten wieder zu beseitigen oder zu lindern, gehören ganz wesentlich vernünftige körperliche Aktivität bzw. Sport. Eine dauerhafte Umstellung des Aktivitätsverhaltens in Richtung auf eine energetisch ausgeglichene Lebensweise ist eine wichtige Voraussetzung für gesundes Altern.

Körperliche Aktivität beeinflusst den Energieumsatz, die Muskelmasse und damit die Körperzusammensetzung. Auch der biologische Alterungsprozess wird über den Erhalt oder Verlust von Muskelmasse signifikant beeinflusst [39]. Aus diesem Grunde legen aktuelle Empfehlungen wie die „Adult Treatment Panel (ATP) III guidelines" des „National Cholesterol Education Program"-(NCEP-) Expertenausschusses großen Wert auf therapeutische Lebensstilveränderungen („therapeutic lifestyle changes", TLC), die das persönliche Verhalten mit Kontrolle der Freizeitaktivität, der Ernährungsgewohnheiten und des Körpergewichts miteinbeziehen [11, 26, 30].

Anwendbar sind diese Empfehlungen für den Einsatz der Bewegungstherapie bei nahezu allen chronischen Erkrankungen (s. hierzu: http://www.cochrane.org, RCTs zu Sport bei chronischen Erkrankungen). Die über einen aktiven Lebensstil oder Sporttherapie vermittelte und für Zielgruppen auf Dauer angestrebte Umstellung des Lebensstils hat über die direkte und indirekte Kontrolle von Schutz- und Risikofaktoren prognostisch mindestens dieselbe Effizienz wie anerkannte pharmakologische Maßnahmen [18, 24]. Bei bereits dokumentierten Erkrankungen zielen sportmedizinisch-sportwissenschaftliche Interventions- und Schulungsprogramme im Sinne der Rehabilitation nach § 43, 2 SGB V vorrangig auf die langfristige und anhaltende Integration der Betroffenen in die Anforderungen des Alltags. Ziel von Präventionsprogrammen auch für Ältere muss daher sein, im Sinne eines ganzheitlichen Therapieansatzes die jeweiligen körperlichen, geistigen und seelischen Fähigkeiten der Betroffenen, und damit deren motorische Kompetenz und körperliche Leistungsfähigkeit, zu verbessern. So sollen bewegungsorientierte Schulungsprogramme ermöglichen, mit dem Betroffenen individuelle Strategien zu entwickeln, um positive Verhaltensmuster dauerhaft zu etablieren und in Eigenverantwortung einen gesunden Lebensstil zu erlernen und beizubehalten. Um dies zu erreichen, werden drei wesentliche Ziele angestrebt:

◢ Erhalt der Muskelmasse
◢ Erreichen einer ausgeglichenen Energie-
bilanz und Reduktion der altersüblichen
Zunahme der Fettmasse
◢ Erhalt von motorischer Kompetenz und
Lebensqualität

4.2 Erhalt der Muskelmasse

Motorische Kompetenz und Kraft der
Muskulatur bzw. der Muskelmasse besitzen
große präventivmedizinische Bedeutung [1,
2, 26]. Vor dem Hintergrund epidemiologischer Daten und von Bevölkerungsstatisti-
ken, die eine Zunahme des Anteils älterer
und inaktiver Menschen in der Bevölkerung
belegen, sowie wegen des epidemieartigen
Anstiegs der Zahl übergewichtiger Personen
mit eingeschränkter metabolischer Fitness in
allen Altersgruppen, müssen aus medizinischen und gesundheitspolitischen Gründen

Maßnahmen zur Förderung der Bewegung
mehr als bisher unterstützt werden. Es ist
unbestritten, dass Inaktivität neben dem
Altern selbst eine wesentliche exogene Ein-
flussgröße für den Erhalt des Gleichgewich-
tes von endogenen Wachstumsfaktoren darstellt (s. Abb.4.1). Inaktivität verstärkt
endogene, mit dem Alter zunehmende
Änderungen im anabol-katabol regulierten
Strukturgleichgewicht, die letztendlich in
ihrer Summe für Stör- und Krankheitsprozes-
se im Organismus verantwortlich sind [17].
Die pathophysiologische Folge dieses individuell sich unterschiedlich äußernden
Ungleichgewichts ist schließlich die Einschränkung des aeroben, mitochondrialen
Energie- und Funktionsstoffwechsels [37].
Störungen der mitochondrialen Funktion,
die über den Muskel als quasi „motorisch-
endokrines" Regulations- und Zentralorgan
gesteuert zu werden scheinen, stehen heute
im Mittelpunkt des wissenschaftlichen Inter-

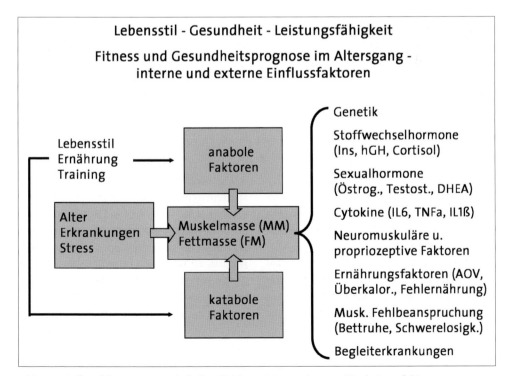

Abb. 4.1: Einflussfaktoren zum Erhalt des Gleichgewichts endogener Wachstumsfaktoren

Lebensstil - Gesundheit - Leistungsfähigkeit
Gesundheitsrisiko durch Inaktivität (muscle disuse)

Immobilisierung und Ausmaß der Muskelatrophie
Vergleich von Säugetieren und Menschen als Lebewesen
mit unterschiedlicher körpermassen-spezifischer Energierate

Spezies	Immobil.Tage	Atrophie	Std. Atrophie
Maus	4	15 %	45 %
Ratte	21	50 %	28 %
Meerschweinchen	28	43 %	18 %
Hund	21	31 %	17 %
Katze	42	24 %	7 %
Mensch	28	21 %	9 %

Std. Atrophie: auf 12 Immob.Tage normalisierte Atrophierate

Hudson NJ and Franklin CE 2002, J Experimental Biol 205, 2297-2303

Abb. 4.2: Studie zur Atrophie der Muskelmasse

esses bei Untersuchungen des Alterns und der mit dem Alter einhergehenden Einschränkung der unterschiedlichen Organfunktionen [14]. Dieser Aspekt spielt inzwischen beispielsweise eine große Rolle bei der Erforschung der Pathophysiologie der Herzinsuffizienz [10], aber auch in Studien zum Chronic Fatigue Syndrom (CFS) und des Morbus Parkinson [27, 34].

Bettlägerigkeit und Inaktivierung führen in Abhängigkeit von der Dauer der Inaktivierungsphase zu einer Reihe unerwünschter und mit zunehmendem Alter nur erschwert zu kompensierender Begleiteffekte. Sie sind regulativ-funktionell, metabolisch, hormonell sowie auch strukturell-morphologisch nachweisbar und in der Regel auf fehlende muskuläre Beanspruchung und Aufhebung der gewichtsüberwindenden Kraft durch den Stütz- und Bewegungsapparat zurückzuführen [29]. Frühere Daten zum Einfluss von Bettruhe und experimenteller Inaktivierung [33] sind heute um Befunde aus der Weltraumforschung ergänzt worden [15, 17].

Nachteilig ist im Besonderen die erhebliche Muskelatrophie mit begleitendem Kraftverlust. Der Kraftverlust kann pro Tag mehr als 1% der Ausgangskraft ausmachen. Im Rahmen einer zwölftägigen Immobilisationsphase kann es beim Menschen zu einer Atrophie von etwa 10% der Muskelmasse kommen (s. Abb.4.2) [17]. Darüber hinaus wird durch längere Immobilisation die motorische Kompetenz auch infolge einer herabgesetzten intra- und intermuskulären sowie neuromuskulären Koordination und Steuerung vermindert. Aber auch der Stützapparat wird bei fehlender Muskelarbeit beeinträchtigt. So kommt es zu einem Abbau von Knochensubstanz mit negativer Kalziumbilanz und Verlust an Knochendichte. Dieser Prozess geht mit Veränderungen biochemischer Marker einher, die eine erhöhte osteoklastische Aktivität anzeigen [15].

Für die therapeutische Wirkung von Sport und Bewegung sind eine regelmäßige muskuläre Beanspruchung sowie die Nutzung der Energiebereitstellung während des

Zeitraums der körperlichen Belastung verantwortlich [38]. Die Trainierbarkeit der oxidativen und glykolytischen metabolischen Kapazität sowie die Anpassung des Muskels auf struktureller und neuromuskulärer Ebene sind für den alternden Menschen ebenso bewiesen wie für zuvor inaktive Personen [26]. Von präventivmedizinischer Bedeutung für die Altersmedizin sind aktuelle experimentelle Ergebnisse zur Pathophysiologie des altersbedingten Muskelschwunds (Sarkopenie), die auf die Möglichkeit einer positiven Beeinflussung von systemisch wirksamen, katabolen Regulationsfaktoren wie IL-6, TNF-alpha oder PPAR auf zellulärer Ebene durch körperliche Aktivität im Rahmen von Trainingsprogrammen hinweisen [16, 25]. Diese Ergebnisse sind gut mit epidemiologischen Befunden vereinbar, die darauf hinweisen, dass regelmäßige Freizeitaktivität die Entzündungsreaktion sowie die metabolisch-regulatorische Kompetenz der Fettzelle

günstig beeinflusst – Prozesse, die als signifikante, unabhängige Risikofaktoren für die Entwicklung von chronischen Erkrankungen im Alter eingestuft werden [9, 31, 40].

Unter dem Aspekt des Erhaltes der Muskelmasse bei zunehmendem Alter ist zu betonen, dass dafür vorwiegend die Stimulation der Muskelfaser und die positive Beeinflussung der altersabhängigen Regression des Muskelfaserquerschnitts verantwortlich sind [26]. Bei vergleichenden Untersuchungen zur Proteinexpression und Morphologie am alternden Muskel bei Personen um das siebzigste Lebensjahr weisen nur Krafttrainierte, nicht aber ausdauertrainierte Läufer und Schwimmer Befunde wie junge Normalpersonen auf [19]. Dies betrifft nicht nur die schnelligkeitsorientierten Typ-IIa- und Typ-IIb-Fasern, sondern auch die auf Halte- und Ausdauerarbeit ausgerichteten Typ-I-Fasern (s. Abb.4.3). In Übereinstimmung damit zeigen Längsschnittuntersuchungen, dass eine

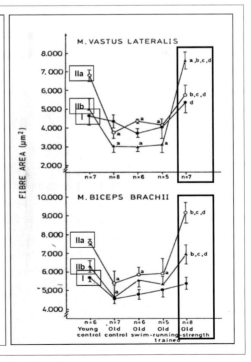

Lebensstil
Gesundheit
Leistungsfähigkeit

Steuerung des Körperzustands
über den Aktivitätszustand
und die Beanspruchung
der Skelettmuskulatur

Proteinexpression und Morphologie am
alternden Muskel: Vergleichende
Untersuchung bei Männern im höheren
Lebensalter (70J) und mit unterschiedlicher
Trainingsanamnese

Kontrollgruppe: Normalpers. 28J
Gruppe 1: Normalpersonen 68J
Gruppe 2: Schwimmtrain. 69J
Gruppe 3: Lauftrainierte 70J

Gruppe 4: Krafttrainierte 68J

Klitgaard H, Saltin B et al. 1990
Acta Physiol Scand 140: 41-54

Abb. 4.3: Musklelmasse bei unterschiedlich trainierten Menschen

unspezifische Erhöhung der Freizeitaktivität nicht mit einer Erhöhung der Muskelmasse verbunden ist. Im höheren Lebensalter unterscheiden sich gesunde Personen mit unterschiedlichem Aktivitätsumsatz nur unwesentlich in Bezug auf ihre absolute Muskelmasse [39]. Daraus wird ersichtlich, dass weniger ein ausdauerorientiertes, sondern vielmehr ein kraftorientiertes Training im höheren Lebensalter für den Erhalt der Muskelmasse von Vorteil ist.

4.3 Ausgeglichene Energiebilanz – Reduktion der altersüblichen Zunahme der Fettmasse

Es ist unbestritten, dass für den Altersvorgang Zusammenhänge zwischen Körperzusammensetzung und Energiebilanz große Bedeutung besitzen [20]. Eine gute körperliche Fitness und motorische Kompetenz tragen vor allem im höheren Lebensalter entscheidend dazu bei, die Energiebilanz in einem stabilen Gleichgewicht zu halten und die Körperzusammensetzung nicht durch Zunahme der Fettmasse ungünstig zu beeinflussen (s. Abb.4.4). Bei guter körperlicher Fitness und guter motorischer Kompetenz lässt sich das Ausmaß der Alltagsaktivitäten und damit der aktivitätsinduzierte Energieverbrauch („activity induced energy expenditure", AEE) steuern und gegebenenfalls erhöhen [39]. Dabei muss hervorgehoben werden, dass der tägliche Gesamtenergieverbrauch („total energy expenditure", TEE) vorrangig über den aktivitätsinduzierten Energieumsatz („activity induced energy expenditure", AEE) variiert wird. Da zudem der basale Energieumsatz (Grundumsatz, „resting metabolic rate", „resting energy expenditure", REE) eng – allerdings unabhängig vom Alter – mit der fettfreien Körpermasse bzw. der Muskelmasse korreliert, die ihrerseits bewegungsabhängig ist, hat das Bewegungsverhalten einen zusätzlichen indirekten Einfluss auf den Tagesenergieverbrauch (TEE) [39]. Bei oftmals überkalorischer Ernährung und gleichzeitig fehlender körperlicher Aktivität mit zunehmendem Alter kommt es zu einer positiven Energiebilanz und damit zu einer Gewichtszunahme. Die Daten der PROCAM-Studie zeigen in den vier ersten Lebensdekaden des Erwachsenenalters für die deutsche Bevölkerung eine Gewichtszunahme mit einem Anstieg des Body-Mass-Index (BMI) von 23,2 auf 26,5 kg/m^2 (im Mittel 0,825 BMI-Einheiten pro Lebensdekade) bei Männern. Bei Frauen findet sich eine Zunahme von 21,9 auf 26,6 kg/m^2 (im Mittel 1,175 BMI-Einheiten pro Lebensdekade) [35].

Unter Ausdauerbelastung kann der Energieumsatz um ein Vielfaches des Ruheumsatzes (bei gesunden Normalpersonen um das Vier- bis Fünffache, bei Ausdauertrainierten sogar um das Acht- bis Zehnfache gesteigert werden [4, 6]. Allerdings wird bezüglich des Sports, für den im Tagesverlauf in der Regel ja nur recht wenig Zeit verbleibt, der Kalorienbedarf für körperliche Aktivität und sein Anteil an der Tageskalorienbilanz oftmals überschätzt. Für körperliche Belastungen werden (auch) vom alten Menschen beispielsweise bei einer Leistung von 100 Watt pro Stunde nur etwa 350 kcal zusätzlich zum Ruheumsatz verbraucht [6].

Aus physikalischer Sicht sind ein Kalorienverbrauch durch Mehraktivität und eine Kalorieneinsparung durch Kalorienrestriktion gleichzusetzen [32]. Bei der Kalorieneinsparung durch Kalorienrestriktion, beispielsweise im Rahmen von Interventionsprogrammen zum Abbau von Übergewicht, muss bei älteren Menschen allerdings mit besonderer Sorgfalt vorgegangen werden. Wenn zur Bewahrung der Muskelmasse die körperliche Aktivität und damit der Energieverbrauch gesteigert werden, ist es medizinisch allenfalls vertretbar, die Energiezufuhr so zu begrenzen, dass kurzfristig ein Energiedefizit von höchstens 700 kcal/Tag entsteht.

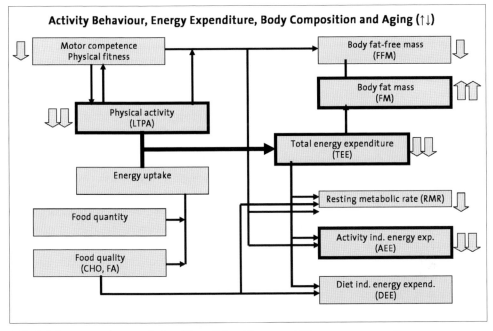

Abb. 4.4: Zusammenhang zwischen körperlicher Fitness und Körperzusammensetzung

Dabei gilt es zu bedenken, dass bei einer Energiezufuhr von 1.200 bis 1500 kcal/Tag mit Defiziten in der Versorgung von Protein und Mikronährstoffen (Vitamine, Spurenelemente, Elektrolyte) gerechnet werden muss. Bei unterkalorischer Ernährung zum Zwecke der Gewichtsreduktion müssen diese Nährstoffe substituiert werden. Grundlage medizinischer Programme zur Behandlung von Übergewicht/Adipositas ist die Kombination aus Steigerung der körperlichen Aktivität und Reduktion der Energiezufuhr, die gerade im Alter an die individuelle Situation angepasst werden muss. Auf ausreichende Gabe von Eiweiß und Mikronährstoffen ist zu achten. Dies sind gute Voraussetzungen zu einer Gewichtsabnahme vorwiegend durch Abbau von Körperfett bei weitgehender Schonung der fettfreien Körpermasse [5, 13].

4.4 Erhalt der motorischen Kompetenz und der Lebensqualität

Wenn weltweit der Anteil älterer und inaktiver Menschen zunimmt und gleichzeitig der Anteil der Übergewichtigen in unserer Bevölkerung wächst, stellt sich medizinisch und volkswirtschaftlich die Notwendigkeit, so früh wie möglich durch einen gezielten Lebensstil die Gesundheit und Selbständigkeit im Alltag zu fördern und zu erhalten [18]. Trotz des Nachweises seiner positiven Wirkung ist eine weit reichende Akzeptanz von Training als Therapiemaßnahme bisher noch nicht erreicht. Bewegungstraining, z.B. als Krafttraining oder sensomotorisches Training mit älteren und körperlich eingeschränkt belastbaren Personen, wird vor allem im klinischen Bereich häufig negativ beurteilt [26]. Evidenzbasierte Daten belegen allerdings, dass der Großteil der auch in Fachkreisen geäußerten Bedenken als unbegründet anzusehen ist. Entgegen früherer Annahmen konnten verschiedene Untersuchungen zeigen, dass auch im Alter und bei chronisch Kranken von einer guten Trainierbarkeit auszugehen ist und dass dadurch die koronare Herzerkrankung und der Typ-2-Diabetes günstig beeinflusst werden. Zur Beurteilung der Wirkung von sportmedizinischen Programmen auf andere chronische Krankheiten bzw. deren Komplikationen fehlen noch Studien in ausreichender Zahl.

Verschiedene Fachgesellschaften haben sportmedizinische Trainingsempfehlungen in ihre Präventions- und Rehabilitationsprogramme integriert [1–3, 26]. Sie sind in den Grundsätzen für gleichaltrige gesunde und kranke Erwachsene sehr ähnlich und unterscheiden sich für Kranke, Alte oder eingeschränkt belastbare Personen vorrangig in der reduzierten Intensität der Übungen, der verlangsamten Erhöhung der Trainingsumfänge und einem intensivierten Monitoring sowohl der Teilnehmer als auch der empfohlenen Trainingsprogramme. Von entscheidender Bedeutung für die Betroffenen, ob chronisch krank, übergewichtig oder alt, erscheint letztlich die Ausrichtung des Trainings auf die situativen Bedingungen des alltäglichen Lebens. Nur so können die Verbesserung oder der Erhalt der motorischen Kompetenz auch die Selbständigkeit unter Alltagsbedingungen fördern und zur Verbesserung der Lebensqualität des alternden Menschen beitragen. Bei der Auswahl der Ziele, an denen der Erfolg von Interventionsprogrammen bei älteren Menschen gemessen werden kann, sollten sowohl Kenngrößen zur Beurteilung von Gesundheit und Fitness (Körperzusammensetzung, ergometrische Leistungsfähigkeit, laborchemische Parameter, z.B. Blutfette oder Entzündungsmarker) als auch Angaben zur Beurteilung des Verhaltens (Aktivitätsfragebogen, Ernährungsprotokolle) und des Wohlbefindens Berücksichtigung finden. An der Erstellung und Evaluation eines entsprechenden Erhe-bungsbogens für ältere Teilnehmer von Lifestyle-Programmen wird derzeit in der Abteilung für Rehabilitative und Präventive Sportmedizin der Universität Freiburg gearbeitet.

4.5 Erfolgreiches Altern

Das chronologische Altern lässt sich nicht beeinflussen, wohl aber die biologischen Altersvorgänge. Aus diesem Grund wird älteren Menschen nicht nur zur regelmäßigen täglichen Bewegung und körperlichen Aktivität, sondern auch zu altersangepassten Trainingsprogrammen geraten [18, 26]. Wie kürzlich im Deutschen Ärzteblatt ausführlich dargestellt, umfasst diese körperliche Aktivität den Bereich des Ausdauertrainings, des Kraft- und sensomotrischen Trainings, der Gymnastik mit Beweglichkeitsübungen und des Trainings der lokalen Muskelausdauer. Ziel einer vermehrten körperlichen Aktivität ist ein „erfolgreiches Altern". Als erfolgreiches Altern wird die behinderungs- und krankheitsfreie aktive Lebenserwartung definiert oder diejenige, die der Mensch subjektiv in Gesundheit erlebt [18]. Werden zu diesem Thema kontrollierte und randomisierte prospektive Studien herangezogen, so lassen sich mit unterschiedlichen Fragestellungen und Zielvariablen positive Korrelationen zwischen regelmäßiger körperlicher Aktivität und einem erfolgreichen Altern finden. Dies trifft für beide Geschlechter zu, und es lässt sich sowohl für den Verlust an Mobilität und die Reduktion definierter Parameter der körperlichen Leistungsfähigkeit als auch für die Häufigkeit von Hospitalisationen sowie für die absolute und krankheits- bzw. behinderungsfreie Lebenserwartung dokumentieren [8, 12, 18, 21–23, 36] (s. Abb. 4.5, entnommen aus [18]). Auch das mit dem Alter zunehmende Sturzrisiko und die Wahrscheinlichkeit einer Schenkelhalsfraktur und ihrer Konsequenzen für die Eigenständigkeit und Lebensqualität stehen dabei in inverser

Körperliche Aktivität und erfolgreiches Altern
D. Jeschke et al. DÄB,101, A789-A798: Altern und körperliche Aktivität

Tabelle 1
Körperliche Aktivität und erfolgreiches Altern

Autoren	Probanden: Anzahl (n); Alter (J); Geschlecht (M / F)	Follow-up (Jahre)	Körperliche Aktivität	Effektstärke Relatives Risiko (RR), Odds Ratio (OR) 95%-Konfidenzintervall (KI)	
1. La Croix et al., 1993	6 981 > 65 J (35 % > 75 J) M / F	4	Hoch versus niedrig – Häufigkeit Gehen, Gartenarbeit, Training	RR 0,6 (0,4–0,7)	
2. Seeman et al., 1995	1 015 70–79 J M / F	2,5	Mittlere/starke versus niedrige in Häufigkeit und Intensität	OR 0,52 (0,34–0,79)	
3. La Croix et al., 1996	1 645 > 65 J (31 % > 75 J) M / F	4–5	Gehen > 4 h / Wo versus < 4 h / Wo	RR 0,69 (0,52–0,90)	
4. Ferrucci et al., 1999	8 604 65–85 J M / F	6	Häufigkeit, Intensität, Gehen, Gartenarbeit, Training	Männer – Nichtraucher	Frauen – Nichtraucherinnen
			Hoch	Ø 16,2 (KI 15,2–17,2) J	18,4 (17,6–19,5) J
			Mittel	Ø 14,4 (KI 13,6–15,2) J	16,2 (15,6–16,9) J
			Niedrig	Ø 11,1 (KI 10,3–12,0) J	12,7 (11,9–13,4) J
			bezogen auf 65 Jahre		
5. Leveille et al., 1999	610; M, > 72 J 487; 5, > 77 J	2–8	Hoch versus niedrig in Häufigkeit und Intensität	OR 1,86 (1,24–2,79)	
6. Burke et al., 2001	3 342 > 65 J M / F	6,5	Keine systematische Aktivität	OR 1,00	
			Niedrige	1,25 (1,03–1,52)	
			Mittlere	1,34 (1,09–1,64)	
			Hohe Intensität	1,42 (1,09–1,85)	

Fragestellungen (Endpunkte) der prospektiven Studien: 1. Verlust Mobilität: < Treppensteigen, < 0,8 km Gehen; 2. Reduktion definierter Leistungsfähigkeiten; 3. Hospitalisation wegen kardiovaskulärer Krankheiten; 4. aktive Lebenserwartung; 5. Wahrscheinlichkeit nicht behinderter Lebenserwartung; 6. verbleibende Jahre ohne kardiovaskuläre Krankheiten, Krebs, chronisch obstruktive Lungenerkrankung; J, Jahre; M, Männer; F, Frauen; Ø, durchschnittlich.

Abb. 4.5: Tabelle 1 über Untersuchungen zu körperlicher Aktivität und Altern

Korrelation zum wöchentlichen Aktivitätsgrad [18].

Sämtliche Empfehlungen und Ratschläge müssen die individuelle Belastbarkeit des älteren und oftmals bereits chronisch kranken Menschen berücksichtigen. Art, Umfang und Intensität der Beanspruchung sind auf den aktuellen Gesundheitszustand abzustimmen. Dazu sind gezielte ärztliche Eingangsuntersuchungen notwendig sowie Kontrolluntersuchungen zur Beurteilung des Therapieerfolges [7, 28]. Zur Vermeidung orthopädischer Verletzungen ist bei älteren Patienten die sorgfältige Beurteilung der Belastbarkeit des Stütz- und Bewegungsapparates eine wesentliche Voraussetzung für die Aufnahme eines gezielten Trainings [26]. Der kompetenten ärztlichen Beratung kommt bei der Veränderung des Lebensstils in jedem Alter eine wesentliche Bedeutung zu [7, 28]. Sie reicht von der Basisempfehlung, Alltagsaktivitäten bewusst zu steigern und sportorientierte Hobbys wahrzunehmen, bis zur Hinführung an gezielte Bewegungsprogramme mit definierten Inhalten, die unter Aufsicht und Anleitung von Bewegungsexperten stehen.

4.6 Zusammenfassung

Das Potenzial von körperlicher Aktivität und Sport für ein Altern in Gesundheit wird derzeit nicht ausreichend genutzt. Dies gilt auch für den Einsatz dieser Maßnahmen zur Sekundär- und Tertiärprävention nicht übertragbarer chronischer Krankheiten.

Literatur

[1] American College of Sports Medicine Position Stand, Exercise and physical activity for older adults. Med Sci Sports Exerc (1998), 30, 992–1008

[2] American College of Sports Medicine Position Stand, The recommended quantity and quality of exercise for developing and maintaining cardiorespiratory and muscular fitness, and flexibility in healthy adults. Med Sci Sports Exerc (1998), 30, 975–91

[3] Recommendations for exercise training in chronic heart failure patients. Eur Heart J (2001), 22, 125–135

[4] Ainsworth BE et al., Compendium of physical activities: an update of activity codes and MET intensities. Med Sci Sports Exerc (2000), 32, S 498–504

[5] Berg A et al., Gewichtsreduktion ist machbar. Ernährungs Umschau (2003), 50, 386–392

[6] Berg A et al., Aktuelle Aspekte der modernen Ergometrie. Pneumologie (1990), 44, 2–13

[7] Bray GA, Ryan DH, Clinical evaluation of the overweight patient. Endocrine (2000), 13, 167–186

[8] Burke GL et al., Factors associated with healthy aging: the cardiovascular health study. J Am Geriatr Soc (2001), 49, 254–262

[9] Church TS et al., Associations between cardiorespiratory fitness and C-reactive protein in men. Arterioscler Thromb Vasc Biol (2002), 22, 1869–1876

[10] Drexler H, Nitric oxide synthases in the failing human heart: a doubled-edged sword? Circulation (1999), 99, 2972–2975

[11] Ernst ND, Cleeman JI, National cholesterol education program keeps a priority on lifestyle modification to decrease cardiovascular disease risk. Curr Opin Lipidol (2002), 13, 69–73

[12] Ferrucci L et al., Smoking, physical activity, and active life expectancy. Am J Epidemiol (1999), 149, 645–653

[13] Forbes GB, Body fat content influences the body composition response to nutrition and exercise. Ann NY Acad Sci (2000), 359–365

[14] Fukuzako H et al., Metabolite changes with age measured by proton magnetic resonance spectroscopy in normal subjects. Psych Clin Neurosci (1997), 51, 261–263

[15] Giangregorio L, Blimkie CJ, Skeletal adaptations to alterations in weight-bearing activity: a comparison of models of disuse osteoporosis. Sports Med (2002), 32, 459–476

[16] Greiwe JS et al., Resistance exercise decreases skeletal muscle tumor necrosis factor alpha in frail elderly humans. FASEB J (2001), 15, 475–482

[17] Hudson NJ, Franklin CE, Maintaining muscle mass during extended disuse: aestivating frogs as a model species. J Exp Biol (2002), 205, 2297–2303

[18] Jeschke D, Zeilberger K, Altern und körperliche Aktivität. Dtsch Ärztebl (2004), 101, A 789–798

[19] Klitgaard H et al., Function, morphology and protein expression of ageing skeletal muscle: a cross-sectional study of elderly men with different training backgrounds. Acta Physiol Scand (1990), 140, 41–54

[20] Kyle UG, Genton L, Pichard C, Body composition: what's new? Curr Opin Clin Nutr Metab Care (2002), 5, 427–433

[21] LaCroix AZ et al., Maintaining mobility in late life. II. Smoking, alcohol consumption, physical activity, and body mass index. Am J Epidemiol (1993), 137, 858–869

[22] LaCroix AZ et al., Does walking decrease the risk of cardiovascular disease hospitalizations and death in older adults? J Am Geriatr Soc (1996), 44, 113–120

[23] Leveille SG et al., Aging successfully until death in old age: opportunities for increasing active life expectancy. Am J Epidemiol (1999), 149, 654–664

[24] Löllgen H, Primärprävention kardialer Erkrankungen: Stellenwert der körperlichen Aktivität. Dtsch Ärztebl (2003), 100, A 987–996

[25] Luquet S et al., Peroxisome proliferator-activated receptor delta controls muscle development and oxidative capability. FASEB J (2003), 17, 2299–2301

[26] Mayer F, Gollhofer A, Berg A, Krafttraining mit Älteren und chronisch Kranken. Dtsch Z Sportmed (2003), 54

[27] McCully KK et al., Reduced oxidative muscle metabolism in chronic fatigue syndrome. Muscle Nerve (1996), 19, 621–625

[28] Mokdad AH et al., The continuing epidemics of obesity and diabetes in the United States. JAMA (2001), 286, 1195–1200

[29] Mujika I, Padilla S, Detraining: loss of training-induced physiological and performance adaptations. Part II: Long term insufficient training stimulus. Sports Med (2000), 30, 145–154

[30] Pate RR, Pratt M, Blair SN et al. Physical activity and public health. A recommendation from the Centers for Disease Control and Prevention and the American College of Sports Medicine. JAMA 1995;273:402-7.

[31] Ravussin E, Smith SR, Increased fat intake, impaired fat oxidation, and failure of fat cell proliferation result in ectopic fat storage, insulin resistance, and type 2 diabetes mellitus. Ann NY Acad Sci (2002), 967, 363–378

[32] Ross R et al., Reduction in obesity and related comorbid conditions after diet-induced weight loss or exercise-induced weight loss in men. A randomized, controlled trial. Ann Intern Med (2000), 133, 92–103

[33] Saltin B et al., Response to exercise after bed rest and after training. Circulation (1968), 38, VII 1–78

[34] Schapira AH et al., Mitochondrial function in Parkinson's disease. The Royal Kings and Queens Parkinson's Disease Research Group. Ann Neurol (1992), 32 (Suppl.), S 116–124.

[35] Schulte H, Cullen P, Assmann G, Obesity, mortality and cardiovascular disease in the Munster Heart Study (PROCAM). Atherosclerosis (1999), 144, 199–209

[36] Seeman TE et al., Behavioral and psychosocial predictors of physical performance: MacArthur studies of successful aging. J Gerontol A Biol Sci Med Sci (1995), 50, M 177–183

[37] Sohal RS, Orr WC, Relationship between antioxidants, prooxidants, and the aging process. Ann NY Acad Sci (1992), 663, 74–84

[38] Wareham NJ et al., A quantitative analysis of the relationship between habitual energy expenditure, fitness and the metabolic cardiovascular syndrome. Br J Nutr (1998), 80, 235–241

[39] Westerterp KR, Meijer EP, Physical activity and parameters of aging: a physiological perspective. J Gerontol A Biol Sci Med Sci (2001), 56 (Spec No 2), 7–12

[40] Wong SL et al., Cardiorespiratory fitness is associated with lower abdominal fat independent of body mass index. Med Sci Sports Exerc (2004), 36, 286–291

VIII Voraussetzungen zur Senkung der Häufigkeit nicht übertragbarer chronischer Krankheiten

1 Konsens über ein Gesamtkonzept zur Senkung der Zahl chronisch Kranker

P. Schauder

1.1 Ausgangslage

Genauso wie die Zahl der Arbeitslosen den Zustand unserer Wirtschaft anzeigt, ist auch die Zahl der Kranken ein Indikator für die Leistungsfähigkeit unseres Gesundheitssystems. Hohe Zahlen gehen mit ethisch-moralischen und ökonomischen Verwerfungen in der Gesellschaft einher. Von denen, die diese Zahlen zu verantworten haben, werden dafür gern Entwicklungen verantwortlich gemacht, hinter denen sie sich verstecken können. Im Bereich der Wirtschaft ist dies beispielsweise die zunehmende Globalisierung, und im Gesundheitssystem der Hinweis auf die Vergreisung der Gesellschaft. Dies lenkt von hausgemachten Fehlern ab.

Der wesentliche Grund für die hohe Zahl chronisch Kranker, ist die medizinische Fehlsteuerung unseres Gesundheitssystems. Es ist vorwiegend darauf eingestellt chronische Krankheiten wie Typ 2-Diabetes, Bluthochdruck, chronisch obstruktive Lungenerkrankung oder koronare Herzerkrankung zu behandeln. Die Möglichkeiten diese Krankheiten zu vermeiden, in eine spätere Lebensphase zu verschieben oder wieder zu beseitigen, werden ungenügend genutzt.

Das Potenzial zur Senkung der Zahl chronisch Kranker ist sehr groß, denn Lebensstilfaktoren wie Überernährung, Bewegungsmangel, Alkoholabusus und Tabakrauchen tragen wesentlich zur Entwicklung chronischer Krankheiten bei. So sind etwa 80 bis 90 % der über 4 Millionen Typ-2-Diabetiker übergewichtig, und etwa 80% der mindestens 4 Millionen Patienten mit chronisch obstruktiver Lungenerkrankung rauchen (s. Kap. III.8 und V.3).

Bei den Reformen des Gesundheitssystems in der Vergangenheit stand die Beseitigung seiner medizinischen Fehlsteuerung nicht auf der Tagesordnung. Es ging ausschließlich um die finanzielle Absicherung des Systems in seiner bestehenden Form. Dies ist nicht weiter verwunderlich, denn davon profitieren viele Berufsgruppen, Verbände und Industrieunternehmen. Hohe und wachsende Zahlen chronisch Kranker sind eine sichere Basis für die Entwicklung des Medizinsektors zu einem boomenden Wirtschaftszweig. Das kürzlich von der Bundesregierung vorgelegte Präventionsgesetz ist der bisher klarste Beleg dafür, dass in der Politik der Wunsch nach medizinischen Reformen besteht, die zur Senkung der Zahl chronisch Kranker führen. Aufgrund medizinisch-konzeptioneller Probleme des Gesetzentwurfes ist es jedoch fraglich, ob er dazu beiträgt, in absehbarer Zeit die Zahl chronisch Kranker deutlich zu senken. Der Gesetzentwurf trägt den Titel: „Gesetz zur Stärkung der gesundheitlichen Prävention".

1.2 Gesetz zur Stärkung der gesundheitlichen Prävention

Im **Abschnitt 1, Allgemeine Regelungen,** wird zum Zweck des Präventionsgesetzes folgendes ausgeführt:

§ 1

„Zweck dieses Gesetzes ist es, Gesundheit, Lebensqualität, Selbstbestimmung und Beschäftigungsfähigkeit durch gesundheitliche Aufklärung und Beratung sowie durch Leistungen zur gesundheitlichen Prävention altersgerecht zu erhalten und zu stärken. Dem Auftreten von Krankheiten und ihrer Verschlimmerung soll entgegengewirkt werden; Einschränkungen der Erwerbsfähigkeit sowie der Eintritt von krankheitsbedingter Behinderung oder Pflegebedürftigkeit sowie deren Verschlimmerung sollen vermieden oder verzögert werden."

Der Gesetzesvorlage liegt kein Gesamtkonzept zur Senkung der Zahl chronisch Kranker zugrunde. Es fördert de facto nur die Primärprävention. Dies wird durch den Titel der Gesetzesvorlage („Gesetz zur Stärkung der gesundheitlichen Prävention"), und den eindeutigen Verzicht auf Sekundärprävention (es soll nur „dem Auftreten von Krankheiten und ihrer Verschlimmerung entgegengetreten werden") klar belegt.

Chronische Krankheiten können bei rechtzeitiger Therapie beseitigt werden (Sekundärprävention) (s. Kap. II.3). Durch eine Verfälschung des wissenschaftlich etablierten Begriffs „Sekundärprävention" in der Gesetzesvorlage wird diese Möglichkeit geradezu in Abrede gestellt. Diese medizinischen Schwachstellen sind offensichtlich Folge eines politischen Auftrages „Begriffe zu vereinheitlichen" (siehe § 2).

§ 2

Gesundheitliche Prävention im Rahmen der Zwecksetzung nach § 1 ist:

◢ 1. Vorbeugung des erstmaligen Auftretens von Krankheiten (primäre Prävention);

◢ 2. Früherkennung von symptomlosen Krankheitsvor- und -frühstadien (sekundäre Prävention);

◢ 3. Verhütung der Verschlimmerung von Erkrankungen und Behinderungen sowie Vorbeugung von Folgeerkrankungen (tertiäre Prävention);

◢ 4. Aufbau von individuellen Fähigkeiten sowie gesundheitsförderlichen Strukturen, um das Maß an Selbstbestimmung über die Gesundheit zu erhöhen (Gesundheitsförderung).

Die in Paragraph 2 erfolgte Verfälschung des wissenschaftlich etablierten Begriffs „Sekundärprävention" besteht in der Einengung auf die „Früherkennung von symptomenlosen Krankheitsvor- und -frühstadien", während die Frühtherapie ausgeklammert wurde (s. Kap. II.3). Außerdem warnen Experten mit überzeugenden Argumenten davor, die Begriffe „Prävention" und „Gesundheitsförderung" miteinander zu verknüpfen.

1.3 Politischer Auftrag zur Vereinheitlichung von Begriffen

In der Begründung zum Gesetzentwurf (A. Allgemeiner Teil; I. Handlungsbedarf und Ziele) heißt es: „Der Deutsche Bundestag forderte am 24.9.2003 die Bundesregierung auf, im Laufe eines Jahres ein Präventionsgesetz vorzulegen. Inhaltlich wurde u.a. gefordert, das Bewusstsein der Bevölkerung für Prävention zu schärfen und die Begriffe zu vereinheitlichen". Das Ergebnis dieser Vereinheitlichung ist der wissenschaftlich nicht etablierte Begriff „Gesundheitliche Prävention". Was man darunter verstehen soll, regelt § 2 im Abschnitt 1:

1.4 Prävention und Gesundheitsförderung

Vor der Verknüpfung der Termini wird deswegen gewarnt, weil „Prävention" wissenschaftlich klar definiert ist, „Gesundheitsförderung" hingegen nicht. Die Problematik der politisch verordneten Vereinheitlichung der Begriffe „Prävention" und „Gesundheitsförderung" zum Oberbegriff „Gesundheitliche Prävention" geht exemplarisch aus folgender Aussage hervor: „Prävention und Gesundheitsförderung werden häufig in einem Atemzug genannt. Die Selbstverständlichkeit, mit der dies geschieht, unterstreicht einerseits die Bedeutung dieser Konzepte im

Rahmen von Public Health, lässt jedoch andererseits auf einen häufig unreflektierten Gebrauch der Termini schließen, der dem potenziellen Nutzen dieser Schlüsselkonzepte gelegentlich sogar schadet" [4].

Prävention

Aus medizinischer Sicht bedeutet „Prävention" Vorbeugung von Krankheiten und Krankheitsfolgen und zwar durch Primär-, Sekundär- und Tertiärprävention. Alle diese Begriffe sind wissenschaftlich klar definiert. Die Zahl chronisch Kranker lässt sich durch Primär- und Sekundärprävention senken [2,3] (s. auch Kap. II.3). Der Nutzen der dazu eingesetzten Maßnahmen, d.h. besonders Beseitigung von Überernährung, Bewegungsmangel, Alkoholabusus und Tabakrauchen, ist evidenzbasiert. Die Weltgesundheitsorganisation empfiehlt den Regierungen unermüdlich, den Einsatz dieser Maßnahmen zu fördern [1].

Gesundheitsförderung

Anders als bei dem Begriff „Prävention" gibt es keine allgemein akzeptierte wissenschaftliche Definition des Begriffs „Gesundheitsförderung". Im Lehrbuch der Gesundheitsförderung [5] wird zur Definierung der Gesundheitsförderung Folgendes aufgeführt: „Der Begriff der Gesundheitsförderung wird für die Bezeichnung sehr unterschiedlicher Aktivitäten und Maßnahmen verwandt, häufig ohne eine Klärung dessen, was damit genau gemeint ist." 1985, als der Begriff bereits breite Anwendung fand, bezeichnete Tannahill ihn als nichts sagend, weil er in so unterschiedlicher Weise benutzt wurde [11]. Über ein Jahrzehnt später beschrieb Seedhouse das Arbeitsfeld der Gesundheitsförde-

rung als durcheinander, schlecht formuliert und ohne klare Philosophie [10]. Diese unterschiedlichen Auffassungen spiegeln die Anfänge der Gesundheitsförderung wider und umfassen Beschreibungen wie

- „geschicktes Verkaufen von Gesundheit" [6];
- „Versuche, Individuen zu überreden, zu verleiten oder anderweitig zu beeinflussen, damit sie ihre Lebensweise ändern" [7];
- „jede Kombination von erzieherischen und damit verbundenen gesetzlichen, ökonomischen, sozialen und organisatorischen Maßnahmen zur Erreichung von mehr Gesundheit und zur Vermeidung von Krankheit" [12];
- „eine Strategie und Philosophie der Gesundheitsversorgung, die das Bewusstsein über die Vielfalt der Einflussfaktoren auf die Gesundheit widerspiegelt und die Menschen dazu ermutigt, ihre Entscheidungen darüber selbständig und frei zu treffen" [9].

„Gesundheitsförderung ist ein neu entstehender Praxis- und Forschungsbereich, der noch dabei ist, seine Aufgaben und Grenzen abzustecken. Eine allgemeine Übereinstimmung darüber, was mit Gesundheitsförderung gemeint ist oder was jemand tut, der die Gesundheit zu fördern versucht, und was letztlich eine erfolgreiche Gesundheitsförderung ausmacht, gibt es jedoch nicht" [5]. Damit stellt sich die Frage, was der Gesetzgeber unter Gesundheitsförderung versteht. Im Präventionsgesetz ist Gesundheitsförderung definiert als „Aufbau von individuellen Fähigkeiten sowie gesundheitsförderlichen Strukturen, um das Maß an Selbstbestimmung über die Gesundheit zu erhöhen". Was sich hinter diesen Allgemeinplätzen konkret verbirgt, wird erst erkennbar, wenn man berücksichtigt, von welchem Gesundheitsbegriff der Gesetzentwurf ausgeht.

1.5 Definition von Krankheit und Gesundheit

„Krankheit wird heutzutage als ein objektiver Zustand der Erkrankung verstanden, der durch allgemein anerkannte Formen des Nachweises belegt werden kann. In unserer Gesellschaft werden diese Nachweise einer Krankheit durch die Medizin bestimmt" [5]. Typ-2-Diabetes, arterielle Hypertonie, Krebs und die anderen nicht übertragbaren chronischen Krankheiten sind nach weltweit anerkannten wissenschaftlichen Kriterien verbindlich definiert.

Hinsichtlich des Begriffs „Gesundheit" sind die Vorstellungen uneinheitlich. Der Ansicht „Gesundheit ist Abwesenheit von Krankheit" steht die Auffassung gegenüber „Gesundheit ist **mehr** als Abwesenheit von Krankheit" (s. Kap. II.3). Unter „mehr" lässt sich eine Vielzahl vorwiegend sozialer Aspekte verstehen, oft ohne klaren Bezug zu einer Krankheit. Zu den Dimensionen von Gesundheit zählen manche beispielsweise so schwer zu definierende Entitäten wie emotionale und spirituelle Gesundheit [5]. Von einer Einigkeit darüber, was genau unter Gesundheit zu verstehen ist, sind wir noch weit entfernt [5], und daran hat sich auch nichts geändert, seitdem die WHO ihr Programm zur Gesundheitsförderung 1984 startete, das durch die Konferenzen von Ottawa (1986), Adelaide (1988), Sundsvall (1991), Jakarta (1997) und Mexiko City (2000) weiterentwickelt wurde. Es gibt auch einen berufsspezifischen Umgang mit den Termini „Gesundheit" und Krankheit.

„Sozialwissenschaftler betrachten Gesundheit und Krankheit als sozial strukturierte subjektive Wirklichkeiten. Gesundheit und Krankheit sind für sie keine Zustände objektiver Wirklichkeit, die nur darauf warten, von der Medizin entdeckt und untersucht zu werden. Sie werden vielmehr im Alltag der Menschen hergestellt und behandelt" [5]. Klinisch erfahrene Ärzte, sowie insbesondere die mindestens 10 Millionen chronisch Kranken, sehen dies in der Regel vermutlich anders.

1.6 Begründung des Entwurfs des „Gesetzes zur Stärkung der gesundheitlichen Prävention"

In der Begründung des Entwurfs des Gesetzes zur Stärkung der gesundheitlichen Prävention (B. Besonderer Teil) heißt es: „Der umfassende Ansatz bezieht die Aspekte des Lebens, die mit Gesundheit in einer Wechselwirkung stehen, ein und erhebt ihre Erhaltung und Stärkung zu einem zentralen Ziel der Maßnahmen zur gesundheitlichen Prävention. Er macht sogleich deutlich, dass Gesundheit mehr ist als die Abwesenheit von Krankheit". Gesundheitsförderung bedeutet „Aufbau von individuellen Fähigkeiten sowie gesundheitsförderlichen Strukturen, um das Maß an Selbstbestimmung über die Gesundheit zu erhöhen". Im Vergleich dazu waren die Aussagen des Orakels von Delphi ein Muster an Präzision.

Es muss auf die derzeit mindestens 10 Millionen chronisch Kranker mehr als befremdlich wirken, wenn zur Begründung des Gesetzentwurfs ausgeführt wird, dass Gesundheit mehr ist als Abwesenheit von Krankheit. Vermutlich würden diese Patienten die Abwesenheit von Krankheiten wie Diabetes, Krebs oder koronare Herzerkrankung als einen Segen empfinden. Was noch getan werden könnte, um ihre Gesundheit zu fördern, interessiert diese Menschen wohl erst, wenn ihre Krankheit beseitigt ist. Die borniierte Missachtung des Naheliegenden gipfelt in der Verfälschung der wissenschaftlichen Definition des Begriffs „Sekundärprävention" d.h. einer Strategie, die evidenzbasiert zur Senkung der Zahl chronisch Kranker beitragen kann.

Die Ausformulierung des „Gesetz zur Stärkung der gesundheitlichen Prävention" basiert vorwiegend auf sozialwissenschaftlichen und nicht auf medizinwissenschaftlichen Vorstellungen. Ärztlicher Sachverstand wurde kaum berücksichtigt. Es war auch nicht vorgesehen, dies bei der Implementierung der gesetzlichen Maßnahmen in nennenswerten Umfang zu tun. Das geplante Präventionsgesetz ist im Hürdenlauf der Gesetzgebung allerdings vorläufig zu Fall gekommen. Nachdem der Gesetzentwurf den Bundestag passiert hatte, wurde er vom Bundesrat an den Vermittlungsausschuss überwiesen, jedoch nicht wegen seiner medizinischen Mängel, sondern aufgrund eines Streites um die Finanzierung des Präventionsgesetzes.

1.7 Gesamtkonzept zur Senkung der Zahl chronisch Kranker

Die Vorlage des Gesetzentwurfs war ein mutiger, richtungsweisender und vor allen Dingen unbedingt notwendiger Schritt. Das Scheitern des Gesetzentwurfs bietet die Chance, in einer Neuvorlage ein medizinisch sinnvolles und erfolgsversprechendes Gesamtkonzept zur Senkung der Zahl chronisch Kranker zu erarbeiten. Chronisch krank bedeutet nicht notwendigerweise lebenslang krank. Deswegen gehören zu einem Gesamtkonzept für die Senkung der Zahl chronisch Kranker nicht nur Maßnahmen zur Verbesserung der Primärprävention, sondern auch der Sekundärprävention.

Mindestens 10 Millionen Bürger leiden an wissenschaftlich exakt definierten chronischen Krankheiten, die sich im Prinzip durch Primärprävention verhindern und durch Sekundärprävention wieder beseitigen lassen. Darauf sollte sich das Präventionsgesetz konzentrieren. Was auch immer an Maßnahmen unter der Flagge des Präventionsgesetzes gefördert wird, es sollten möglichst engmaschige Überprüfungen erfolgen, um zu klären, ob es dabei zur Senkung der Zahl chronisch Kranker gekommen ist. Die dazu von der WHO empfohlenen Präventionsmaßnahmen, d.h. in erster Linie vernünftige Ernährung, mehr Bewegung, Verzicht auf Tabakrauchen und maßvoller Konsum von Alkohol, sind die Grundpfeiler des Erfolges sowohl in der primären als auch der sekundären Prävention. Ärzte können im Rahmen eines solchen Gesamtkonzepts wesentlich zur Senkung der Zahl chronisch Kranker beitragen

Literatur

[1] World Health Organization (2003): Diet, nutrition and the prevention of chronic diseases. Report of a Joint WHO/FAO Expert Consultation. WHO Technical Report Series 916, Genf. (www.who.int/dietphysicalactivity/publications/trs916/kit/en/)

[2] Caplan G (1964) Principles of preventive psychiatry. Basic Books, New York

[3] Bundesärztekammer, Gesundheitsförderung als Aufgabe der Heilberufe. Stellungnahme der Bundesärztekammer. Deutsches Ärzteblatt (1993), 90 (Heft 47), C 2129–2139

[4] Manz R, Konzeptionelle Überlegungen zur Prävention. Public Health Forum (2000), 350, 2438–2440

[5] Naidoo J, Wills J (2003) Lehrbuch der Gesundheitsförderung. Umfassend und anschaulich mit vielen Beispielen und Projekten aus der Praxis der Gesundheitsförderung. Bundeszentrale für gesundheitliche Aufklärung (Hrsg.), 71–88, Köln

[6] Williams G, Health promotion – caring concern or slick salesmanship. J Medical Ethics (1984), 10 (4), 191–195

[7] Gott M, O'Brien M, Attitudes and beliefs in health promotion. Nursing Standards (1990), 5 (2), 30–32

[8] Tones K, Empowerment and the promotion of health. Journal of the Institute of Health Education (1992), 30, 4

[9] Wilson-Barnett J (1993) The meaning of health promotion: a personal view. In: Wilson-Barnett J, Macleod Clark K (Ed.), Research in health promotion and nursing. Macmillan, Basingstoke

[10] Seedhouse D (1997) Health promotion: philosophy, prejudice and practice. Wiley, Chicester

[11] Tannahill A, What is health promotion ? Health Education Journal (1985), 44:4

[12] Tones K, Why theorise: Ideology in Health Education. Health Educational Journal (1990), 49:1

2 Ärztliche Aus-, Weiter- und Fortbildung

P. Schauder, U. Auerswald † , H. Eckel, H. H. Koch

2.1 Hintergrund

Wenn tief greifende und langfristig zu beobachtende Veränderungen des medizinischen Umfeldes zum Schlechteren eintreten, die das Gesundheitssystem offensichtlich nicht meistern kann, muss auch bei der Ausbildung zum Arzt reagiert werden [1]. Die Veränderungen, auf die es zu reagieren gilt, lassen sich folgendermaßen charakterisieren:

◢ Seit etwa 50 Jahren steigt die Prävalenz nicht übertragbarer chronischer Krankheiten.

◢ Inzwischen leben in Deutschland mindestens zehn Millionen Bürger mit solchen Krankheiten, darunter der Diabetes mellitus Typ 2, die arterielle Hypertonie, Fettstoffwechselstörungen, die chronisch obstruktive Lungenerkrankung, die Osteoporose und Krebs.

◢ Spätfolgen nicht übertragbarer chronischer Krankheiten wie Apoplex, Herzinfarkt, dialysepflichtige Niereninsuffizienz, Fragilitätsfrakturen, Demenz, Lungeninsuffizienz, Erblindung und nicht traumatisch bedingte Amputationen rauben immer mehr Menschen die Möglichkeit, jemals wieder ein Leben in voller Gesundheit zu führen.

◢ Die Zahl chronisch Kranker wird vermutlich kurzfristig noch erheblich ansteigen, z.B. die der Typ-2-Diabetiker von derzeit etwa vier auf etwa acht Millionen im Jahr 2010 [2].

Bei der Ausbildung zum Arzt haben viele Staaten auf diese Entwicklung nicht rechtzeitig reagiert. „Nicht nur in Deutschland befindet sich die Ausbildung zum Arzt in einer permanenten Krise, dieses ist nahezu ein weltweites Phänomen. Und das kann auch gar nicht anders sein, weil wissenschaftlicher Fortschritt in der Medizin, sozialpolitische Entwicklungen und ökonomische Rahmenbedingungen immer schneller aufeinander folgenden Veränderungen unterliegen, denen die ärztliche Aus-, Weiter- und Fortbildung im wahrsten Sinne des Wortes nur folgen, sie aber nur ausnahmsweise begleiten und nie antizipieren kann" [1].

Nicht übertragbare chronische Krankheiten lassen sich prinzipiell verhindern, in ihrer Manifestation verzögern („compression of morbidity") oder wieder beseitigen. Um diese Möglichkeit optimal zu nutzen, muss eine ausreichend hohe Zahl von Ärztinnen und Ärzten entsprechend geschult werden. Durch lebenslange Behandlung chronischer Krankheiten wird ihre Flut nicht eingedämmt. Dazu müssen sie erfolgreicher als bisher durch Primärprävention vermieden und durch Sekundärprävention beseitigt werden.

2.2 Qualifizierung der Ärzteschaft zur Senkung der Zahl chronisch Kranker

Aus Sicht der Weltgesundheitsorganisation (WHO) kommt unter den primärpräventiven und sekundärpräventiven Maßnahmen wie vernünftige Ernährung, ausreichende körperliche Bewegung, Vermeidung von Tabakkonsum und Alkoholabusus der Ernährung besondere Bedeutung zu. „In setting out ways to decrease the burden of chronic diseases such as obesity, type-2 diabetes, cardiovascular diseases (including hypertension and stroke), cancer, dental diseases and osteoporosis, nutrition should be placed at the forefront of the public health policies and programmes" [3]. Der kompetente Einsatz von Ernährungsmaßnahmen zur Primär- und Sekundärprävention nicht übertragbarer chronischer Krankheiten muss erlernt werden. Dieser Aspekt kommt bei der Ausbildung von Medizinstudenten bisher zu kurz. Die 1991 in Göttingen gegründete Deutsche Gesellschaft für Ernährungsmedizin (DGEM) setzte sich das Ziel, diese Defizite zu beseitigen.

Anlässlich der Gründung der DGEM erschien im Deutschen Ärzteblatt ein Beitrag zur ernährungsmedizinischen Qualifizierung der Ärzteschaft unter dem Titel „Ernährungsmedizin – Herausforderung und Chance". Er enthält folgende Ankündigung: „Die DGEM wird sich dafür einsetzen, dass Ernährungsmedizin als Lehr- und Prüfungsfach in das Medizinstudium integriert wird und dass an den Universitäten selbständige Abteilungen für Ernährungsmedizin eingerichtet werden" [4]. Inzwischen hat der Ministerrat des Europarates gleich lautende Empfehlungen an die Regierungen der Mitgliedsstaaten des „Partial Agreement in the Social and Public Health Field" verabschiedet [5].

Nach Abschluss ihres Studiums sind Ärztinnen und Ärzte auf Grund der ärztlichen Berufsordnung zur Fortbildung verpflichtet, und sie können sich freiwillig weiterbilden. Die ärztliche Weiter- und Fortbildung fällt in den Zuständigkeitsbereich der Ärztekammern. Deswegen war es nahe liegend, dass sich die Deutsche Gesellschaft für Ernährungsmedizin um eine enge Zusammenarbeit mit den Ärztekammern bemühte. „Um möglichst schnell Verbesserungen der ernährungsmedizinischen Betreuung zu erreichen, wird die DGEM in enger Kooperation mit den ärztlichen Standesorganisationen ein Fortbildungsprogramm erarbeiten und flächendeckend anbieten" [4]. Seit Gründung der DGEM wurden Fortschritte in der ernährungsmedizinischen Aus-, Weiter- und Fortbildung erzielt, allerdings vorwiegend in der Weiter- und Fortbildung und kaum in der Ausbildung.

2.2.1 Aktueller Stand der Ausbildung in Ernährungsmedizin

Für die ärztliche Ausbildung sind die Universitäten zuständig. Nachdem der Europarat 1999 beschlossen hatte, Informationen über „nutrition programmes in hospitals" sammeln zu lassen [5, 6], ergab sich eine günstige Gelegenheit, den aktuellen Stand der ernährungsmedizinischen Ausbildung von Medizinstudenten in den Universitäten zu ermitteln. Die Dekane der Medizinischen Fakultäten erhielten zusammen mit Informationsmaterial über die Ziele der Europaratsinitiative einen Fragebogen mit der Bitte, folgende vier Fragen zu beantworten (s. Tab. 2.1):

Tab. VIII.2.1: Fragebogen des Europarates zum aktuellen Stand der ernährungsmedizinischen Ausbildung von Medizinstudenten in den Universitäten

1. Is a Nutrition Curriculum (Vorlesung Ernährungsmedizin) integral part of medical education?	yes ❑	no ❑
2. If yes, please specify.		
3. If no, are there plans to implement a Nutrition Curriculum for medical students?	yes ❑	no ❑
4. If yes, please specify.		

Die Umfrage wurde im Mai 2003 beendet. Es beteiligten sich alle Medizinischen Fakultäten mit Ausnahme von Essen, Heidelberg und Mannheim, d.h. 34 von 37 (91,9%).

14 von 34 Universitätskliniken (41%) gaben an, Vorlesungen in Ernährungsmedizin als integralen Bestandteil der Ausbildung anzubieten. Von den 20 Universitäten ohne ernährungsmedizinisches Vorlesungsangebot hatten zwölf keine Pläne, dies zu ändern (s. Tab. 2.2).

Tab. VIII.2.2: Vorlesung Ernährungsmedizin als integraler Bestandteil der ärztlichen Ausbildung an deutschen Universitäten [4]

Vorlesungsangebot	Universitäten	
	N	**%**
Vorhanden	14	41
Nicht vorhanden	20	59
Geplant	8	40
Nicht geplant	12	60

Daten aus 34 von 37 Universitätskliniken (91,9%)

Angaben der acht Universitäten zu ihren Plänen für ein ernährungsmedizinisches Vorlesungsangebot:

◢ A teaching curriculum is being developed.

◢ It is planed to implement a Nutrition Curriculum (1 hour + training programme).

◢ Seminar in Clinical Nutrition

◢ A concept will be designed with the upcoming chair of nutritional medicine.

◢ Within the bounds of possibility we will make the nutritional care and support of hospitalized patients as an integral part within the lectures of the third and fifth semester.

◢ Some electives about oral, enteral and parenteral nutrition in the next time

◢ Based on the initiative „Gesundheitsforum Baden-Württemberg" in cooperation with the Dept. of Biological Chemistry and Nutrition a nutrition curriculum will be implemented in the near future.

◢ Im Rahmen eines interdisziplinären Studiengangs und evtl. eines interdisziplinären wissenschaftlichen Zentrums „Ernährungsmedizin"

Die Angaben aus den acht Universitäten mit entsprechenden Plänen erlauben kaum Rückschlüsse zum Umfang und zu den Inhalten der geplanten Vorlesungen. Wie aus der nachfolgenden Aufzählung entnommen werden kann, gilt dies allerdings auch weit gehend für die 14 Universitäten, die angaben, ein ernährungsmedizinisches Vorlesungsangebot vorzuhalten. Vier dieser Universitäten lieferten keine zusätzlichen Informationen, weder zum zeitlichen Umfang noch zu den Themen (a), während sich von den verbleibenden zehn Universitäten vier nur zum zeitlichen Umfang (b), zwei nur zu den Themen (c) und vier zu beiden Aspekten (d) äußerten.

Angaben aus 14 Universitäten zur Charakterisierung ihres ernährungsmedizinischen Vorlesungsangebotes:

◢ (a) Behandlung der Ernährungsmedizin im Rahmen der Hauptvorlesung „Innere Medizin", Seminare zu Fragen der Ernährungsmedizin

◢ As a part of „core curriculum"
  – Pathophysiology (Lecture 3rd year)
  – Internal Medicine (Lecture 4th year)
  – As a special lecture (elective) in the clinical part of medical education

◢ It is integrated in the „Basisvorlesung Innere Medizin" in the blocks of the „Schwerpunkte", e.g. Endocrinology – Diabetology – Metabolism , Nephrology, Gastroenterology

◢ Specification is not possible

◢ (b) Eine Stunde/Woche im Rahmen einer Vorlesung nach der Approbationsordnung für Ärzte

◢ Sechs Stunden Vorlesung im vierten Studienjahr Medizin

- ◢ Ringvorlesung Ernährungsmedizin: eine Semesterwochenstunde
- ◢ There is a facultative weekly session on medical nutrition over four weeks
- ◢ (c) Lecture „prevention of chronic diseases by dietary modification"
- ◢ Vorlesung: Ernährung in der Kinderheilkunde; Ringvorlesung: Naturheilverfahren unter besonderer Berücksichtigung der Ernährung Erwachsener, alternder Menschen und Patienten im Klimakterium.
- ◢ (d) Integrated in various courses and workshops as one essential component. Since 1995 a nutrition Curriculum is available for medical students.
  The course is open to students of medicine and nutritional sciences.
  The course is oriented towards the „Curriculum Ernährungsmedizin der Bundesärztekammer". Im Sommersemester 2001

und Wintersemester 2001 wurden elf bzw. 15 Vorlesungen angeboten.
- ◢ Ernährung und Herz-/Kreislauferkrankungen (eine Stunde); Ernährungsanamnese, Flüssigkeitstherapie (zwei Stunden).
- ◢ Part of general lecture (2h)
  Seminar: Nutritional support (12h-block)
- ◢ Seit 1991 fakultative Vorlesung „Krankheitsprävention durch Ernährung"
  – eine akademische Stunde/Woche
  – 30 Lehrwochen im Jahr
  – Die Vorlesungsthemen sind spezifiziert.
  – Anzahl der Studenten 2001/2002: 66

In Tabelle 2.3 ist das Vorlesungsangebot der Universitäten in Ernährungsmedizin zusammengefasst. Die Ergebnisse der Umfrage mit den Daten von 32 Fakultäten wurden anlässlich eines Forums des Europarates veröffentlicht [7].

Tab. VIII.2.3: Zur Situation der ernährungsmedizinischen Ausbildung von Medizinstudenten in Deutschland

Stadt	Universität	Ernährungsmedizinisches Vorlesungsangebot als integraler Bestandteil des Studiums			
		vorhanden	geplant	zeitlicher Umfang	Thema
Aachen	Rheinisch-Westfälische Technische Hochschule	nein	nein		
Berlin	Freie Universität	nein	ja	keine Angaben	keine Angaben
Berlin	Humboldt-Universität	ja		im ersten Semester drei Stunden	Ernährungsanamnese, Flüssigkeitshaushalt, Ernährung bei Herz-Kreislauf-Erkrankungen
Bochum	Ruhr-Universität	ja		keine Angaben	keine Angaben
Bonn	Rheinische Friedrich-Wilhelms-Universität	ja		insgesamt 26 Stunden in zwei Semestern	Detaillierte Angaben der Vorlesungsthemen. Ernährung u.a. bei Schwangerschaft und zahlreichen Krankheiten
Dresden	Technische Universität	ja		im vierten Studienjahr sechs Stunden	keine Angaben
Düsseldorf	Heinrich-Heine-Universität	nein	nein		

Tab. VIII.2.3: (Fortsetzung)

Stadt	Universität	Ernährungsmedizinisches Vorlesungsangebot als integraler Bestandteil des Studiums			
		vor-handen	geplant	zeitlicher Umfang	Thema
Erlangen/ Nürnberg	Friedrich Alexander Universität	ja		a) im Rahmen der Allgemein-vorlesung b) Vorlesung, 4 Monate	nicht spezifiziert Ambulante künstliche Ernährung
Frankfurt/M	Johann-Wolfgang-Goethe-Universität	nein	ja	keine Angaben	keine Angaben
Freiburg	Albert-Ludwig-Universität	nein	nein		
Gießen	Justus-Liebig-Universität	ja		keine Angaben	keine Angaben
Göttingen	Georg-August-Universität	nein	nein		
Greifswald	Ernst-Moritz-Arndt-Universität	nein	nein		
Halle/ Wittenberg	Martin-Luther-Universität	nein	ja	keine Angaben	keine Angaben
Hamburg	Universität	ja		eine Stunde	keine Angaben
Hannover	Medizinische Hochschule	nein	ja	eine Stunde	keine Angaben
Homburg	Universität des Saarlandes	nein	nein		
Jena	Friedrich-Schiller-Universität	nein	ja	keine Angaben	keine Angaben
Kiel	Christian-Albrechts-Universität	ja		vier Stunden	keine Angaben
Köln	Universität	ja		keine Angaben	keine Angaben
Leipzig	Universität	ja		im dritten Studienjahr insgesamt 60 Stunden	Krankheitsprävention der Ernährung. Detail-lierter Vorlesungsplan
Lübeck	Medizinische Universität	nein	nein		
Magdeburg	Otto-von-Guericke-Universität	nein	nein		
Mainz	Johannes-Gutenberg-Universität	nein	nein		
Marburg	Philipps-Universität	nein	nein		
München	Ludwig-Maximilians-Universität	ja		keine Angaben	keine Angaben
München	Technische Universität	nein	ja	keine Angaben	keine Angaben
Münster	Westfälische Wilhelms-Universität	nein	nein		
Regensburg	Universität	nein	nein		

Tab. VIII.2.3: (Fortsetzung)

Stadt	Universität	Ernährungsmedizinisches Vorlesungsangebot als integraler Bestandteil des Studiums			
		vor-handen	geplant	zeitlicher Umfang	Thema
Rostock	Universität	ja		keine Angaben	Ringvorlesung: Naturheilverfahren unter besonderer Berücksichtigung der Ernährung erwachse-ner, alternder Menschen und Patienten im Klimakterium
Tübingen	Eberhard-Karls-Universität	nein	ja	keine Angaben	keine Angaben
Ulm	Universität	ja		eine Stunde	keine Angaben
Witten/Herdecke	Universität	nein	ja	keine Angaben	keine Angaben
Würzburg	Bayerische Julius-Maximilians-Universität	ja		keine Angaben	Prävention chronischer Krankheiten durch diätetische Maßnahmen

Aus der Analyse der Angaben zum Vorlesungsangebot ergibt sich, dass die ernährungsmedizinische Ausbildung der Medizinstudenten in Deutschland von Universität zu Universität außerordentlich variabel ist. Manche Universitäten bieten nichts an, andere auf freiwilliger Basis eine spärliche Zahl von Vorlesungen zu ernährungsmedizinischen Spezialthemen, beispielsweise künstliche Ernährung. Nur in wenigen Universitäten wird ein zeitlich und inhaltlich vergleichsweise gutes Angebot vorgehalten, beispielsweise in der Universität Leipzig, die auch dokumentiert hat, dass ihr Angebot von den Medizinstudenten angenommen wird. Die Auswertung belegt, dass an vielen Universitäten eine erstaunliche Ahnungslosigkeit und Indifferenz bezüglich der Aufgaben der Ernährungsmedizin herrscht. Ernährungsmedizin beinhaltet die Aufklärung von Zusammenhängen zwischen Ernährung und Krankheit, die Anwendung wissenschaftlich abgesicherter Ernährungsmaßnahmen zur Prophylaxe und Therapie ernährungsbedingter Erkrankungen oder krankheitsbedingter Ernährungsstörungen sowie die Verbesserung bestehender und die Entwicklung neuer ernährungsmedizinischer Behandlungsstrategien. Dem wird das derzeitige ernährungsmedizinische Vorlesungsangebot keiner deutschen Universität voll gerecht.

Es wäre im Prinzip einfach, zumindest das Defizit in der Lehre zu beseitigen, denn es gibt seit langem angelsächsische [z.B. 8, 9] und inzwischen auch deutsche Lehrbücher [z.B. 10, 11, 12], in denen die Ernährungsmedizin detailliert dargestellt ist. Nachdem kürzlich in der Freien Universität Berlin sowie in der Technischen Universität München Lehrstühle für Ernährungsmedizin eingerichtet wurden, ist zu erwarten, dass an diesen Universitäten die ernährungsmedizinische Ausbildung der Studenten bald akademisches Niveau erreichen wird.

2.2.2 Aktueller Stand der Weiter- und Fortbildung in Ernährungsmedizin

Die Weiter- und Fortbildung, d.h. die ernährungsmedizinische Qualifizierung der Ärzte nach ihrem Studium, fällt in den Verantwortungsbereich der Ärztekammern. Der entscheidende Anstoß, um dieser Aufgabe gerecht zu werden, erfolgte durch den Vorstand der Bundesärztekammer. Er initiierte das so genannte Curriculum Ernährungsmedizin, und zwar durch eine Stellungnahme an den 95. Deutschen Ärztetag 1992, in der es u.a. heißt: „… dass die Versorgung der Bevölkerung auf dem Sektor ernährungsabhängiger Erkrankungen unbefriedigend ist" [13, 14].

Curriculum Ernährungsmedizin

Das 1998 veröffentlichte Curriculum Ernährungsmedizin bietet 80 Stunden theoretischen Unterricht über die Grundlagen der Ernährungsmedizin und vermittelt Kenntnisse sowie Fähigkeiten zur ernährungsmedizinischen Patientenbetreuung, die in einer 20-stündigen Praktikumsphase vertieft werden [14]. Der thematische Schwerpunkt (40 Stunden) ist in Tabelle 2.4 gezeigt.

Weitere Schwerpunkte betreffen u.a. die biochemischen Grundlagen der Ernährung, die verschiedenen Ernährungsformen, die Erfassung des Ernährungszustandes und die Praxis der Ernährungstherapie. Das Curriculum Ernährungsmedizin ist derzeit der Goldstandard für die postgraduelle ernährungsmedizinische Qualifizierung. Es wird von der Mehrzahl der Ärztekammern sowie von verschiedenen kommerziellen Organisationen angeboten.

Akzeptanz des Curriculums in der Ärzteschaft

In seinem Buch „The Strategy of Preventive Medicine" schreibt Geoffry Rose mit Bezug zur präventivmedizinischen Qualifizierung der Ärzteschaft: „It remains to be discovered how many doctors would acquire such skills and enjoy using them, if they had appropriate training" [15]. In einem Beitrag zur Primärprävention der koronaren Herzerkrankung heißt es: „Prävention wird immer noch im Wesentlichen als administrative Aufgabe gesehen …, die wenig klinische Fähigkeiten benötigt und die zu Lasten der eigentlichen Aufgaben geht, symptomatische Krankheiten zu behandeln" [16]. Es bestand also für alle, die daran gearbeitet haben, entsprechende Qualifizierungsmöglichkeiten zu schaffen, ein hohes Risiko, enttäuscht zu werden, d.h. erkennen zu müssen, dass kein besonderes Interesse an ernährungsmedizinischer Weiter- und Fortbildung besteht. Seit

Tab. VIII.2.4: Themen im Block 2 (40 Stunden) des Curriculums Ernährungsmedizin

Themen im Block 2 (40 Stunden) des Curriculums Ernährungsmedizin	
Adipositas	Nahrungsmittelunverträglichkeit/- allergien
Dyslipoproteinämie/Arteriosklerose	Hautkrankheiten
Diabetes mellitus	Mukoviszidose
Arterielle Hypertonie	Rheumatische Erkrankungen
Gicht	Generalisierte Mangelernährung
Urolithiasis	Isolierte Mangelernährung
Niereninsuffizienz/Dialyse	Tumorerkrankungen
Gastrointestinale Krankheiten	HIV-Infektion/AIDS
Struma	Essstörungen (u.a. Anorexia nervosa)
Osteoporose	Angeborene Stoffwechselerkrankungen
Karies/Parodontose	Diarrhoe im Säuglings- und Kindesalter

der Einführung des Curriculums Ernährungsmedizin vor etwa sechs Jahren ist die Zahl der Ärztekammern, die es anbieten, allerdings ständig gestiegen. Über die Gesamtzahl der Ärztinnen und Ärzte, die das Curriculum inzwischen absolviert haben, gibt es zwar noch keine bundesweit repräsentativen Daten, nach fundierten Schätzungen liegt die Zahl jedoch bei über 4.000.

Das Qualifizierungsangebot richtet sich an alle Ärzte. Damit stellt sich auch die Frage nach der Akzeptanz des Curriculums durch Ärztinnen und Ärzte unterschiedlicher Fachrichtung. Dazu sind ebenfalls noch keine bundesweit repräsentativen Daten verfügbar. Aus den Unterlagen der etwas über 1.000 Absolventen, die bis einschließlich 2005 das Qualifizierungsangebot der Akademie für Ernährungsmedizin Hannover genutzt haben, lässt sich entnehmen, dass der Anteil von Ärztinnen und Ärzten etwa gleich groß ist und dass mehr Kursteilnehmer im ambulanten als im stationären Bereich arbeiten.

Zertifizierung

Die erfolgreiche Teilnahme am Curriculum Ernährungsmedizin wird in den 17 deutschen Ärztekammern unterschiedlich zertifiziert. Als erste Kammer hat die Ärztekammer Niedersachsen dafür eine Fachkunde Ernährungsmedizin eingeführt und damit die Ernährungsmedizin in der ärztlichen Weiterbildungsordnung verankert. Dies war ein entscheidender Schritt zur Aufwertung des Fachs Ernährungsmedizin. Nach dem Beschluss der Kammerversammlung, eine Fachkunde Ernährungsmedizin einzuführen, und der Zustimmung des niedersächsischen Landtags zur Änderung der Weiterbildungsordnung, wurde dies 1999 rechtskräftig und im niedersächsischen Ärzteblatt verkündet [17]. Im März 2004 hat sich auch die Ärztekammer Berlin dafür ausgesprochen, die Ernährungsmedizin in die ärztliche Weiterbildungsordnung aufzunehmen. Von den etwas über 1.000 in der Akademie für Ernäh-

rungsmedizin Hannover weitergebildeten Ärztinnen und Ärzten erhielten inzwischen 362 die Fachkunde Ernährungsmedizin. Kursteilnehmern aus anderen Bundesländern wird eine Bescheinigung über die erfolgreiche Teilnahme am Curriculum zur Vorlage bei ihrer jeweiligen Ärztekammer ausgestellt. Ärztinnen und Ärzte, die ohne Facharztanerkennung in Niedersachsen tätig sind und die erfolgreich am Curriculum teilnahmen, erhalten die Fachkunde Ernährungsmedizin erst nach dem Erwerb einer Facharztanerkennung. In Tabelle 2.5 sind die bisher anerkannten Fachkunden in Ernährungsmedizin nach Fachgebieten aufgeführt. Am stärksten vertreten sind Allgemeinmediziner und Internisten, gefolgt von Gynäkologen, Anästhesisten, Hautärzten, Arbeitsmedizinern und Kinderärzten.

Tab. VIII.2.5: Anerkannte Fachkunden Ernährungsmedizin nach Fachgebieten

Gebietsbezeichnung	Fachkunden[1]	
	N	%
Allgemeinmedizin	147	40,6
Innere Medizin	130	35,9
Frauenheilkunde und Geburtshilfe	19	5,2
Anästhesiologie	12	3,3
Haut- und Geschlechtskrankheiten	10	2,8
Kinderheilkunde	9	2,5
Arbeitsmedizin	9	2,5
Physikalische und rehabilitative Medizin	7	1,9
Orthopädie	7	1,9
Neurologie/Nervenheilkunde	5	1,4
Psychiatrie	3	0,8
Hals-, Nasen- und Ohrenheilkunde	2	0,6
Urologie	1	0,3
Öffentliches Gesundheitswesen	1	0,3
Psychotherapeutische Medizin	0	0

1 Stichtag: 02.05.2005

2.3 Maßnahmen zur Intensivierung der ernährungsmedizinischen Qualifizierung

Wie aus den Daten der Tabellen 2.2, 2.3 und 2.5 ersichtlich wird, muss die ernährungsmedizinische Qualifizierung der Ärzteschaft noch erheblich intensiviert werden.

2.3.1 Ärztekammern

Obwohl Bundesärztekammer und Landesärztekammern zur Förderung der ernährungsmedizinischen Weiter- und Fortbildung bereits viel geleistet haben, liegt das Ziel, eine flächendeckende Verbesserung der ernährungsmedizinischen Versorgung der Bevölkerung sicherzustellen, noch in weiter Ferne. Wenn seit Einführung des Curriculums Ernährungsmedizin vor sechs Jahren etwa 4.000 Ärztinnen und Ärzte das Angebot genutzt haben, entspricht das etwas mehr als 1% der Ärzteschaft. Bei einer gleich bleibenden Zahl von Kursabsolventen auch in den kommenden Jahren, würde der Anteil im Jahr 2025 auf etwa 5% ansteigen. Es sind also gezielte Maßnahmen notwendig, um die Bereitschaft der Ärzteschaft zur Annahme des Qualifizierungsangebotes zu fördern.

Mit dieser Absicht hat der Vorstand der Bundesärztekammer (Drucksache II-02) den Delegierten des 106. Deutschen Ärztetages 2003 einen Antrag zur Diskussion und Beschlussfassung unterbreitet. Er bezweckte, die Ernährungsmedizin **bundesweit** in das ärztliche Weiterbildungsrecht auf der Ebene der Zusatzweiterbildung aufzunehmen. Der Antrag wurde zur weiteren Beratung an den Vorstand der Bundesärztekammer zurücküberwiesen. Angesichts der gesundheitspolitischen Erfordernisse unserer Zeit und der Zusage des drei Monate zuvor durchgeführten **außerordentlichen** Deutschen Ärztetages 2003, Maßnahmen der Politik zur Förderung der Prävention zu unterstützen [18],

wäre zu erwarten gewesen, dass der Deutsche Ärztetag dem Vorschlag des Vorstandes der Bundesärztekammer zustimmen würde.

Einige Aktivitäten des Vorstandes zur Verbesserung der ernährungsmedizinischen Qualifizierung bedürfen nicht der Zustimmung des Deutschen Ärztetages, darunter die Aktualisierung des Curriculums Ernährungsmedizin. Es wäre sinnvoll, die im Curriculum vermittelten ernährungsmedizinischen Möglichkeiten zur Primär- und Sekundärprävention mehr als bisher im Kontext mit anderen Strategien zur Senkung der Zahl nicht übertragbarer chronischer Krankheiten vorzustellen. Auch sollte die Liste der Krankheiten, bei denen ernährungsmedizinische Behandlungsmöglichkeiten existieren, erweitert werden. In der Erstauflage des Curriculums sind beispielsweise chronisch obstruktive Lungenerkrankungen nicht aufgeführt (s. Tab. 2.4). Die bereits erwähnte Empfehlung des Europarates zur Aufwertung der Ernährungsmedizin erfolgte vorwiegend in der Absicht, die Prävention der krankheitsassoziierten Mangelernährung zu verbessern [5]. Auch dies sollte im Curriculum verstärkt Berücksichtigung finden.

2.3.2 Universitäten

Der größte Engpass für die ernährungsmedizinische Qualifizierung der Ärzteschaft sind die Universitäten. Anders als bei der ernährungsmedizinischen Weiter- und Fortbildung der Ärzte, wurden im vergangenen Jahrzehnt in der Ausbildung der Medizinstudenten kaum Fortschritte erzielt.

Die im Auftrag der Bundesärztekammer von der Deutschen Gesellschaft für Ernährungsmedizin (DGEM) und der Deutschen Gesellschaft für Ernährung (DGE) zusammengestellten Wissensinhalte zum Thema „Ernährungsmedizin" wurden 1991 der Bundesärztekammer und den Dekanen der deutschen Medizinischen Fakultäten zur Verfügung gestellt. Die Präambel ist in Abbildung 2.1 gezeigt. Der letzte Satz des Begleitschreibens an die Dekane, in dem um Stellungnahme zum Curriculum gebeten wurde, lautete folgendermaßen: „Wir hoffen, dass es, basierend auf den Inhalten des Curriculums, möglichst schnell gelingt, Ernährungsmedizin als Lehr- und Prüfungsfach in das Medizinstudium zu integrieren." Vier Universitäten haben geantwortet, darunter drei aus den neuen Bundesländern. Insofern ist es ein Fortschritt, dass auf die Umfrage des Europarates nun etwa 90% der Medizinischen Fakultäten reagiert haben (s. Tab. 2.2). Wie die Umfrage allerdings belegt, muss ein akademischen Ansprüchen genügendes ernährungsmedizinisches Vorlesungsangebot noch erarbeitet werden.

Die 9. Novelle der Approbationsordnung, die am 1. Oktober mit Beginn des Wintersemesters 2003/04 in Kraft trat, wäre ein geeigneter Anlass, Studentinnen und Studenten der Medizin besser darauf vorzubereiten einen Beitrag zur Vermeidung (Primärprävention) oder Beseitigung (Sekundärprävention) nicht übertragbarer chronischer Krankheiten zu leisten. Sie räumt den Universitäten vermehrten Gestaltungsspielraum

Abb. 2.1:
Präambel der Deutschen Gesellschaft für Ernährungsmedizin

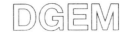

Deutsche Gesellschaft für Ernährungsmedizin

Präambel

Lehrinhalte für das Fach "Ernährungsmedizin"

Ernährungsbedingte Erkrankungen und krankheitsbedingte Ernährungsstörungen tragen erheblich zur Gesamtmorbidität und Mortalität der Bevölkerung bei. Beeinflussung dieser Faktoren durch Verbesserung der ernährungsmedizinischen Versorgung der Bevölkerung ist eine zunehmend wichtige ärztliche Aufgabe. Dem sollte bereits im Rahmen des Medizinstudiums durch intensivere Vermittlung intensivmedizinischen Wissens Rechnung getragen werden.

Ernährungsmedizin ist fachübergreifend und fachspezifisch zugleich. Die Lehrinhalte sollten deshalb sowohl im Rahmen des Unterrichts der verschiedenen Fachrichtungen der gesamten Medizin angeboten, als auch in Form von fachübergreifenden speziellen Kursen der Ernährungsmedizin (z. B. Ernährungsberatung, Erfassung des Ernährungszustandes, Anwendung ernährungsmedizinischer Maßnahmen) vermittelt werden. Auf diese Weise könnten sehr spezielle und fachübergreifende Aspekte gleichermaßen berücksichtigt werden. Es sollten besonders die Lehrinhalte Berücksichtigung finden, die für das ärztliche Handeln zur Prophylaxe und Therapie von Erkrankungen unmittelbare Relevanz besitzen. Diese Lehrinhalte müssen auch durch eine angemessene Zahl von Prüfungsfragen aus dem Fach "Ernährungsmedizin" im Staatsexamen repräsentiert sein.

Präsidium:
Präsident: Prof. Dr. P. Schauder, Robert-Koch-Straße 40, 3400 Göttingen, Tel.: (0551) 39-8557
1. Vizepräsident: Prof. Dr. G. Wolfram, In Weihenstephan, 8050 Freising, Tel.: (08161) 71-3760
2. Vizepräsident: Prof. Dr. V. Zumtobel, Gudrunstraße 56, 4630 Bochum, Tel.: (0234) 509221
Präsidiumsmitglied: Prof. Dr. H. Kasper, Joseph-Schneider-Straße 4, 8700 Würzburg, Tel.: (0931) 2013183
Präsidiumsmitglied: PD Dr. G. Schmoz, Hospitalstraße 1, 8250 Meißen, Tel.: (003753) 651
Sekretär: Dr. M. Adolph, Postfach 101920, 8900 Augsburg, Tel.: (0821) 400-2393
Schatzmeister: Prof. Dr. M. Halmagyi, Langenbeckstraße 1, 6500 Mainz, Tel.: (06131) 17-7171
Bankverbindung: Deutsche Bank AG, Mainz (BLZ 550 700 40) Kto.-Nr. 112391

auch für den Unterricht ein. Der Vorsitzende des Deutschen Medizinischen Fakultätentages, der dem 106. Deutschen Ärztetag über den Stand der Umsetzung der neuen Approbationsordnung berichtete, wird im Deutschen Ärzteblatt u.a. folgendermaßen zitiert: „Am Ende des klinischen Studienabschnitts sollen die Studierenden in der Lage sein, häufige und wichtige (sofort behandlungsbedürftige) Erkrankungen zu diagnostizieren und zu behandeln" [19]. Von Vermeidung oder Beseitigung „häufiger und wichtiger" Erkrankungen ist hingegen nicht die Rede.

Wie Medizinstudenten zur Einführung einer praxisrelevanten ernährungsmedizinischen Ausbildung an den Universitäten stehen, wurde bisher nicht untersucht. Junge Ärzte, die nach Abschluss ihres Studiums zur Qualität der Ausbildung befragt wurden, äußerten sich über die fehlende Praxisorientierung des Studiums sehr kritisch und vergaben dafür die Note „schlecht" [19]. Möglicherweise wäre die Kritik noch deutlicher ausgefallen, wenn bei der Umfrage auch praxisrelevante ernährungsmedizinische Aspekte zur Versorgung nicht übertragbarer chronischer Krankheiten eine Rolle gespielt hätten [20].

2.3.3 Resolution – ResAP(2003)3 – des Europarates

Eine entscheidender und für viele wohl unerwarteter Vorstoß zur Intensivierung der ernährungsmedizinischen Qualifizierung der Ärzteschaft ist die Resolution „ResAP(2003)3" des Europarates. Sie wurde am 12. November 2003 vom Ministerrat des Europäischen Parlaments verabschiedet, und zwar zur Prävention der Mangelernährung im Krankenhaus. In ihr sind folgende Empfehlungen zur ernährungsmedizinischen Qualifizierung der Ärzteschaft enthalten [5]:

◢ „Clinical nutrition should be included in under- and post-graduate education of physicians.
◢ Chairs in clinical nutrition should be established.
◢ Clinical nutrition for both adults and children should be recognised as a specialised discipline by medical schools. The teaching should cover preventive as well as therapeutic aspects of nutritional care and support."

Der vollständige Text der Resolution ist im Internet unter http://wcm.coe.int/rsi/CM/index.jsp nachzulesen. Die deutschen Daten, die in die Resolution eingegangen sind, wurden in allen Bundesländern mit Unterstützung der Ärztekammern erhoben [21].

2.4 Ausblick

Das derzeitige Krankheitsspektrum, das sich auf absehbare Zeit wohl nicht wesentlich ändern wird, verlangt es, Ärzte in ausreichender Zahl u.a. ernährungsmedizinisch zu qualifizieren, damit die Zahl chronisch Kranker sinkt. Deswegen werden die seit etwa zehn Jahren erkennbaren Maßnahmen in diese Richtung – vorwiegend der Ärztekammern, aber auch der Universitäten – vermutlich eher zu- als abnehmen, auch weil die angesehensten gesundheitspolitischen und politischen Organisationen der Welt und Europa für dieses Ziel werben.

Die Weltgesundheitsorganisation verweist in immer engeren Abständen und mit zunehmender Klarheit auf die Belastungen der Gesundheitssysteme durch ernährungsabhängige, nicht übertragbare chronische Krankheiten wie Adipositas, Typ-2-Diabetes, kardiovaskuläre Erkrankungen, darunter die arterielle Hypertonie und der Schlaganfall, Krebs, Zahnerkrankungen oder Osteoporose [3]. Deswegen empfiehlt die WHO der Gesundheitspolitik, Fragen der Ernährung vorrangig Aufmerksamkeit zu widmen

(„… proposes that nutrition should be placed at the forefront of public health policies and programmes") [3].

Der Europarat hat mit seiner Resolution ResAP(2003)3 an die Regierungen der Mitgliedsstaaten ein unübersehbares Zeichen zur Intensivierung der ärztlichen Aus-, Weiter- und Fortbildung in Ernährungsmedizin gesetzt. Er empfiehlt die weitestgehende Verbreitung dieser Resolution, darunter auch bei Patienten [5]. Die sich daraus ergebenden Konsequenzen liegen auf der Hand, zumal in der Resolution vom Recht der Patienten auf ernährungsmedizinische Versorgung gesprochen wird („fundamental human right").

Angesichts der Empfehlungen der Weltgesundheitsorganisation und des Europarates können sich die Ärztekammern in der Richtigkeit ihrer Entscheidung bestätigt fühlen, vergleichsweise frühzeitig die ernährungsmedizinische Qualifizierung der Ärzteschaft forciert zu haben. Vermutlich werden die Hochschulen „nachziehen". Dies entspricht durchaus auch ihren Eigeninteressen. Unter anderem gestützt auf die Empfehlungen des Europarates und die darin enthaltenen Hinweise auf Patientenrechte, kann die Gesellschaft darauf verweisen, dass sie die Medizinischen Fakultäten auch deswegen mit enormen Summen alimentiert, weil sie gut ausgebildete Ärzte benötigt, die in der Lage sind, die Millionen Bürger mit nicht übertragbaren chronischen Krankheiten unter Berücksichtigung des aktuellen Wissensstandes optimal zu versorgen. Die Bundesregierung verfügt über Möglichkeiten, die Universitäten an diese Zusammenhänge zu erinnern.

Unser Hochschulwesen soll modernisiert und durch gezielte Eliteförderung international wettbewerbsfähig gemacht werden. Ursprünglich war geplant, bis zu fünf „Super-Unis" ab 2006 durch den Bund für mindestens fünf Jahre mit 50 Millionen EUR jährlich zu unterstützen [22]. Gesellschaft und Patienten sollten unter Verweis auf die immer noch steigende Zahl chronisch Kranker sowie unter Berufung auf die Resolution des Europarates die Forderung erheben, bei der Förderung von „Spitzen-Universitäten" – sollten sie denn zustande kommen – nur solche Universitäten zu berücksichtigen, die bereit sind, den medizinischen Nachwuchs so auszubilden, dass er in der Lage ist, erfolgreich zur Senkung der Zahl chronisch Kranker beizutragen. Anstatt über die Einrichtung von „Elite-Universitäten" zu bramabarsieren, wäre es sinnvoller, den Universitäten gezielte Hilfen u.a. zur Beseitigung von Defiziten in der ernährungsmedizinischen Patientenversorgung, Forschung und Lehre anzubieten.

2.5 Zusammenfassung

Angesichts der steigenden Flut nicht übertragbarer, vermeidbarer chronischer Krankheiten sind vermehrt Gegenmaßnahmen notwendig. Erfolgreiche primärpräventive und sekundärpräventive Tätigkeit muss erlernt werden. Bei der Ausbildung zum Arzt ist dies noch nicht ausreichend berücksichtigt.

Die Medizinischen Fakultäten stehen u.a. vor der Aufgabe, eine akademischen Ansprüchen gerecht werdende ernährungsmedizinische Ausbildung der Medizinstudenten sicherzustellen. Die Bundesregierung könnte im Rahmen des geplanten Förderungsprogramms für „Elite-Universitäten" dabei behilflich sein.

Die positiven Ansätze in der postgraduellen ernährungsmedizinischen Qualifizierung müssen verstärkt werden. Es wäre deswegen wünschenswert, dass der Deutsche Ärztetag Bemühungen des Vorstandes der Bundesärztekammer zur Aufwertung der Ernährungsmedizin nachhaltig unterstützt. Dies entspräche auch der Resolution des außerordentlichen Deutschen Ärztetages 2003, Maßnahmen der Politik zur Stärkung der Prävention zu unterstützen [18]. Die Initiative des Vorstandes der Bundesärztekammer zur

Förderung der Ausbildung ernährungsmedizinisch geschulter Ärzte ist auch deswegen folgerichtig, weil die Bundesärztekammer als eine von etwa 70 Organisationen dem 2002 gegründeten „Forum für Prävention und Gesundheitsförderung" angehört [23].

Literatur

[1] Hoppe JD, Welche Ärzte braucht das Volk? Der Internist (2000), 9, M 206–211

[2] Amos AF, McCarthy DJ, Zimmer PC, The rising global burden of diabetes and its complications: estimates and projections to the year 2010. Diabet Med (1997), 14 (Suppl.5), 1–85

[3] WHO, Diet nutrition and the prevention of chronic diseases. World Health Organ Tech Rep Ser (2003), 916, i-viii, 1–149

[4] Schauder P, Ernährungsmedizin. Herausforderung und Chance. Dtsch Ärztebl (1991), 88 (Heft 40), B 2220–2221

[5] Council of Europe. Resolution ResAP (2003)3 on food and nutritional care in hospitals (Adopted by the Committee of Ministers on 12 November 2003 at the 860th meeting of the Ministers' Deputies). http://wcm.coe.int/rsi/CM/index.jsp

[6] Beck AM et al., Food and nutritional care in hospitals how to prevent undernutrition – report and guidelines from the Council of Europe. Clin Nutr (2001), 20 (5), 455–460

[7] Schauder P (2001) European Forum. Food and Nutritional Care in Hospitals. Acting together to prevent undernutrition. Proceedings. In: Council of Europe (Hrsg) 109-114. Strasbourg

[8] Weinsier RL, Heimburger DC, Butterworth CE (Ed.) (1981) Handbook of Clinical Nutrition, 1. edition. C.V. Mosby Company, St. Louis, Baltimore, Toronto

[9] Alpers DH, Clouse RE, Stenson WF (Ed.) (1983) Manual of Nutritional Therapeutics, 1. edition. Little, Brown and Company. Boston, Toronto

[10] Biesalski HK et al. (Hrsg) (1995) Ernährungsmedizin, 1. Aufl. Thieme Verlag, Stuttgart

[11] Schauder P, Ollenschläger G (Hrsg) (1999) Ernährungsmedizin. Prävention und Therapie, 1. Aufl. Urban und Fischer, München, Jena

[12] Stein J, Jauch KW (Hrsg) (2003) Praxishandbuch klinische Ernährung und Infusionstherapie, 1. Aufl. Springer, Berlin, Heidelberg, New York, Hongkong, London, Mailand, Paris, Tokio

[13] Bundesärztekammer, Deutscher Ärztetag (1992) Tätigkeitsbericht 92'. Dem 95. Deutschen Ärztetag 1992 in Köln vorgelegt von Vorstand und Geschäftsführung. Deutscher Ärzte-Verlag, Köln

[14] Bundesärztekammer (Hrsg) (1998) Curriculum Ernährungsmedizin , Text und Materialien zur Fortbildung. 1. Aufl., Köln

[15] Rose G (1992) The Strategy of Preventive Medicine, Oxford University Press, Oxford, New York, Tokyo

[16] Hart JT, Prevention of coronary heart disease in primary care: seven lessons from three decades. Fam Practice (1990), 7, 288–294

[17] Mitteilungen der Ärztekammer Niedersachsen. Änderungen der Kammersatzung. Niedersächsisches Ärzteblatt (1999), 72, 46–47

[18] Resolution des außerordentlichen Deutschen Ärztetages 2003. Für eine soziale Krankenversicherung – Individuelle Gesundheitsversorgung für alle. Dtsch Ärztebl (2003), 100, B 388–389

[19] Richter-Kuhlmann EA, Medizinabsolventen. Unsicher in die Praxis. Umfrage an 7 Universitäten: Angehende Ärzte fühlen sich für praktische Tätigkeiten ungenügend ausgebildet. Dtsch Ärztebl (2003), 100 (Heft 33), B 1760–1761

[20] Jungbauer J et al., Vermittlung psychosozialer Kompetenzen mangelhaft. Ergebnisse einer Befragung ehemaliger Medizinstudierender an sieben deutschen Universitäten. Psychother Med Psychol (2003), 53, 319–321

[21] Schauder P et al., Mangelernährung im Krankenhaus in Deutschland. Umfrage im Rahmen der Initiative des Europarates „Food and nutritional care in hospitals: how to prevent undernutrition". In Vorbereitung

[22] Richter-Kuhlmann EA, Rabbata S, Hochschulen. Die Politik entdeckt die Elite. Dtsch Ärztebl (2004), 101 (Heft 7), B 323–324

[23] Rühmkorf D, Prävention – Gesamtgesellschaftliche Aufgabe. Dtsch Ärztebl (2003), 100 (Heft 23), B 1309

3 Neue Schwerpunkte im Arzt-Patienten-Verhältnis

G. Richter

3.1 Einleitung

Die Krise des deutschen Gesundheitssystems, zu der die Versorgungsaufwendungen für die hohe Zahl chronisch Kranker erheblich beigetragen haben, lässt sich nur dadurch meistern, dass chronische Krankheiten nicht nur behandelt, sondern auch vermieden und geheilt werden. Damit wird die Senkung der Zahl chronisch Kranker zwangsläufig zu einem zentralen Ziel der Gesundheitsreform. Das Erreichen des Ziels setzt unter anderem Verhaltensänderungen sowohl in der Ärzteschaft als auch in der Bevölkerung bzw. bei Patienten voraus. In der Bevölkerung muss die Bereitschaft wachsen, mehr Eigenverantwortung für die Gesundheit zu übernehmen. Die Ärzteschaft muss besser als bisher dafür ausgebildet werden, die nachgewiesenermaßen guten Möglichkeiten zur Primär- und Sekundärprävention chronischer Krankheiten konsequent zu nutzen.

Als Folge der empfohlenen Verhaltensänderungen bei Ärzten und Patienten werden sich die Schwerpunkte im Arzt-Patienten-Verhältnis verschieben, und zwar in Richtung des so genannten partnerschaftlichen, deliberativen Modells. Es gilt, diese Entwicklung zu fördern, weil das partnerschaftliche, deliberative Modell bessere Voraussetzungen liefert, die Zahl chronisch Kranker zu senken, als andere Modelle der Arzt-Patient-Beziehung. Dies lässt sich aus dem Vergleich der folgenden drei Modelle der Arzt-Patient-Beziehung entnehmen, die sich idealtypisch unterscheiden lassen:

◢ Das paternalistische Modell: der Patient als passiv Kranker
◢ Das Vertragsmodell: der Patient als Kunde oder Konsument
◢ Das partnerschaftliche, deliberative Modell mit dem Modus des „shared decision making process"

Die Arzt-Patient-Beziehung ist durch eine konstitutive Asymmetrie gekennzeichnet. Unterschiedliche Wissensverteilung führt dazu, dass der Arzt in der Regel Experte, der Patient in der Regel Laie ist. Die daraus resultierenden Informations- und Handlungsmöglichkeiten geben dem Arzt Expertenmacht. Neben dem Unterschied hinsichtlich fachlicher Kompetenz und medizinischem Wissen kommen in dieser Beziehung auch unterschiedliche Grade der Involviertheit und Betroffenheit zum Tragen, die auf den ersten Blick diese Asymmetrie zusätzlich verstärken.

Seit den 70er Jahren des 20. Jahrhunderts ist diese grundlegende Beziehungsasymmetrie jedoch einer Wandlung unterworfen, die vor allem in einem veränderten Rollenverständnis der Patienten zum Ausdruck kommt, auf das sich Ärzte einzustellen haben. Der gesamtgesellschaftliche Modernisierungs- und Liberalisierungsprozess hin zu Selbstbestimmung und Autonomie wirkt sich auch auf die Arzt-Patient-Beziehung aus. Autoritative, paternalistische Einstellungen und Verhaltensweisen auf Seiten der Ärzte weichen mehr und mehr einer Dienstleistungsmentalität, in der Patienten als Klienten behandelt und beraten werden. Trotz aller Bestrebungen nach einer kooperativen therapeutischen Beziehung lassen sich weiterhin die drei o.g. idealtypischen

Modelle der Arzt-Patient-Beziehung feststellen und charakterisieren. Ihr Verständnis ist im Rahmen unserer Initiative von großer Wichtigkeit, sodass sie im Folgenden kurz beschrieben und in ihrer Funktionalität dargestellt werden.

3.2 Idealtypen der Arzt-Patient-Beziehung

3.2.1 Das paternalistische Modell

Dieses Modell ist dadurch gekennzeichnet, dass der Arzt auf Grund seiner Expertendominanz den Patienten bei der Bestimmung dessen, was das Beste für das akute Problem des Kranken ist, in einer abhängigen und passiven Rolle bindet. Dem liegt die Ansicht zugrunde, dass der Arzt auf Grund seines fachlichen Wissens am besten weiß, was für den Patienten das Beste ist. Das Modell der paternalistischen Arzt-Patient-Beziehung geht davon aus, dass allgemein gültige und objektive Kriterien zur Bestimmung des für den Patienten Besten existieren. Es setzt voraus, dass Patientenpräferenzen objektiv sind und immer von beiden Seiten geteilt werden. Der Arzt handelt in diesem stark asymmetrischen Beziehungsmodell gegenüber dem passiv Kranken als Fürsorgender und artikuliert sowie implementiert, was nach seinem ärztlichen Urteil für den Patienten das Beste ist. Ein solches paternalistisches Beziehungsmodell kann in Fällen von medizinischen Notfallsituationen gerechtfertigt sein. Allerdings weist dieses Beziehungsmodell enge Grenzen auf, da in der heutigen modernen, pluralistischen Gesellschaft nicht mehr vorausgesetzt werden kann, dass Arzt und Patient gleiche oder ähnliche Ansichten über dasjenige teilen, was das Beste für den Patienten ist. Hier spielen Wertentscheidungen und Ansichten über das selbst zu gestaltende Leben eine wichtige Rolle, die diesen Grundtypus der Arzt-Patient-Beziehung in Frage gestellt haben.

3.2.2 Das Vertragsmodell

Dieser Typus der Arzt-Patient-Beziehung ist seit den 90er Jahren des 20. Jahrhunderts immer mehr in Mode gekommen, gerade durch die ökonomischen Veränderungen im Gesundheitswesen, wobei Krankenkassen sich neuerdings als Gesundheitskassen definieren und den Patienten als „Klienten" oder „Kunden" bezeichnen, dem sie Beratung, Behandlung und Gesundheitsleistungen anbieten. Dieses Modell der Arzt-Patient-Beziehung wird auch als Informationsmodell bezeichnet, wobei für diese Interaktion von Arzt und Patient charakteristisch und entscheidend ist, dass der Arzt dem Patienten alle relevanten Informationen hinsichtlich seiner Erkrankungssituation zur Verfügung stellt, um ihn in die Lage zu versetzen, unter verschiedenen medizinischen Interventionsmöglichkeiten auswählen zu können. Wenn der Arzt den Patienten über seine Erkrankung sowie die Möglichkeiten der diagnostischen und therapeutischen Interventionen aufklärt und die möglichen Risiken und Vorteile aufzeigt, sollten sie – so die Theorie des Vertragsmodells – befähigt sein, über das weitere Procedere frei und unbeeinflusst zu entscheiden. Auch in diesem Beziehungsmodell ist die Faktenebene von der Werteebene komplett getrennt, allerdings – im Unterschied zum paternalistischen Modell – in der Art und Weise, dass der Arzt lediglich sein technisches Expertenwissen zur Verfügung stellt, sodass dann der Patient auf Grund seines Lebensentwurfes und seiner Werteinstellungen eine Wahl vollziehen kann. Dieses Konsumenten- oder Kundenmodell der Arzt-Patient-Beziehung ist jedoch nur sehr begrenzt auf das Gesundheitswesen übertragbar, da hier die Patientenautonomie gegenüber der Fürsorge von Seiten des Arztes stark in den Vordergrund gestellt wird. Dies könnte dazu führen, dass Patienten in einer solchen Beziehung überfordert und unter Umständen handlungsunfähig werden. Im

Kontext dieses Modells lässt der Begriff der Patientenautonomie bzw. Entscheidungsautonomie seine graduelle Begrifflichkeit vermissen. Das diesem Modell zugrunde liegende Autonomieethos birgt die Gefahr, dass Patienten auch dann beim Wort genommen werden, wenn sie nicht wirklich verstanden haben, was sie mit ihrer Entscheidung veranlassen. Dieses Modell ist daher als fürsorgedefizitär zu bezeichnen. Das Konsumenten- oder Vertragsmodell kann nur sehr begrenzt im Gesundheitswesen in Anspruch genommen werden, z.B. bei umschriebenen High-Tech-Zusatzuntersuchungen.

3.2.3 Das partnerschaftliche, deliberative Modell

Bei diesem Idealtypus der Arzt-Patient-Beziehung geht es darum, dass trotz unterschiedlicher Wissensverteilung der jeweils andere den Gegenüber als gleichrangigen Partner ernst nimmt. In diesem Modell der Arzt-Patient-Beziehung wird die Asymmetrie der Beziehung hinsichtlich des medizinischen Expertenwissens zwar nicht geleugnet, es würdigt jedoch auch das Wissen des Patienten und dessen Verantwortung für seine Krankheit. Konstitutiv ist für dieses Modell, dass der Patient als „beteiligter Experte" hinsichtlich seiner Biographie und seines Lebensentwurfs ernst genommen wird, der durch seine Mitwirkung am Prozess der medizinischen Dienstleistung selbst aktive Leistungen übernimmt und dadurch wesentlich zur Prozess- und Ergebnisqualität des Leistungsgeschehens beiträgt. Dabei ist von entscheidender Bedeutung, dass Patient und Arzt in einem gemeinsamen Prozess zu einer gemeinsam zu tragenden und gemeinsam zu verantwortenden Entscheidung kommen. Dies geschieht im so genannten „shared decision making process", wobei der Arzt dem Patienten dazu verhilft, die medizinische Situation und die sich daraus ergeben-

den Konsequenzen sowie Diagnostik- und Therapiemöglichkeiten zu verstehen. Dies ermöglicht es dem Patienten, nach Deliberation seiner Wünsche und Bedenken zu einer eigenständigen Entscheidung zu kommen.

Von besonderer Bedeutung ist es, dass sich Arzt und Patient über ein gemeinsames Ziel einigen, das die medizinischen Fakten ebenso berücksichtigt wie die Patientenbedürfnisse und Patientenpräferenzen. Im partnerschaftlichen, deliberativen Modell der Arzt-Patient-Beziehung agiert der Arzt als „facilitator", in dem er mit dem Patienten in einen Dialog tritt, um eine gemeinsame Entscheidung darüber zu treffen, was für den Patienten in der individuellen Situation das Beste ist. Das deliberative Modell vermeidet die unrealistische Idealisierung der Patientenautonomie. Es ist eine Verkennung des philosophischen Gehalts des Prinzips der Patientenautonomie, wenn diese verwechselt wird mit der einfachen Möglichkeit, dass eine Person zwischen mehreren Alternativen wählen kann, unbeeinflusst durch Zwang, Ignoranz, physischer Abhängigkeit oder sonstigen Beeinträchtigungen. Freiheit und Kontrolle über medizinische Entscheidung allein konstituiert nicht die Patientenautonomie. Patientenautonomie im Rahmen der Arzt-Patient-Beziehung erfordert, dass Individuen kritisch ihre eigenen Präferenzen und Wertvorstellungen bedenken, dass sie in der Lage sind, kritisch abzuwägen, welche Wertvorstellungen sie mit der zu treffenden medizinischen Entscheidung verfolgen wollen, um in Freiheit zu einer individuellen Entscheidung zu gelangen, die sie dann auch selbst verantworten können.

Das Modell der deliberativen Arzt-Patient-Beziehung lässt die ethischen Prinzipien von Patientenautonomie und Fürsorge des Arztes nebeneinander zur Geltung kommen. Dabei sind die fürsorglichen Bestrebungen des Arztes auf größtmögliche Herstellung der Patientenautonomie ausgerichtet, so dass am Ende eines solchen deliberativen Prozesses eine gemeinsame Entscheidung im Sinne des „shared decision making process" steht. Diese kann dann von beiden Partnern verantwortet werden. Hierzu ist es allerdings notwendig, dass der Arzt mit dem Patienten eine evaluative Diskussion hinsichtlich der angestrebten Gesundheitsziele führt. In dieser Diskussion kommen Verantwortlichkeiten und Rechte des Patienten zu Sprache wie auch mögliche Ziele einer medizinischen Intervention (Diagnostik, Therapie, Präventionsmaßnahmen). Die Konsequenzen für ein mögliches Verfehlen des gemeinsamen Zieles sind ebenfalls zu verbalisieren. In einer solchen Diskussion gibt es selbstverständlich neben den Patientenvorstellungen auch Platz für ärztliche Empfehlungen, die allerdings in den Kontext der jeweils individuellen Patientenbiographie gestellt werden müssen. In diesem Setting kommt der die Patientenautonomie respektierende Aspekt und der fürsorgende Aspekt einer Medizin zum Ausdruck, die den Patienten als gleichrangigen Partner und „Experten" ernst nimmt. Verglichen mit dem paternalistischen Modell oder dem Vertragsmodell der Arzt-Patient-Beziehung, ist das partnerschaftliche, deliberative Modell deutlich zeitintensiver. Um die Chance zur Verhinderung bzw. Heilung chronischer Erkrankungen zu nutzen, müssen die finanziellen und strukturellen Rahmenbedingungen für diese Art der Arzt-Patient-Beziehung geschaffen werden.

Von den drei Modellen der Arzt-Patient-Beziehung erscheint lediglich das partnerschaftliche, deliberative Modell geeignet, die Zahl chronisch Kranker durch Primär- oder Sekundärprävention wirkungsvoll zu senken. Der dem Modell zugrunde liegende „shared decision making process" fördert in besonderer Weise die Eigenverantwortung jedes Einzelnen für seine Gesundheit. Ohne die Übernahme von mehr Eigenverantwortung lässt sich – wie die letzten Jahrzehnte unmissverständlich gezeigt haben – keine Senkung der Zahl chronisch Kranker erreichen.

3.3 Konkretisierung

Am Beispiel von Patienten mit eingeschränkter Glukosetoleranz lässt sich eindrucksvoll das Potenzial der Vorsorgemedizin zur Verhinderung einer chronischen Krankheit, d.h. eines manifesten Typ-2-Diabetes, zeigen. Der große Zeitaufwand, u.a. zur überzeugenden Darlegung der Tatsache, dass sich der Typ-2-Diabetes tatsächlich vermeiden lässt, sowie zur Vermittlung der zahlreichen Details, die zur Änderung des Lebensstils dazu in jedem Einzelfall, und zwar je nach Situation in unterschiedlicher Weise, besprochen werden müssen, ist im partnerschaftlich-deliberativen Modell berücksichtigt.

Wie im Kapitel III.4.3 aufgeführt, gibt es in Deutschland derzeit mindestens vier Millionen Patienten mit Typ-2-Diabetes. Die Prävalenz dieser Erkrankung lässt sich nachweislich deutlich senken, wenn vor ihrem Ausbruch bei Risikopatienten eine „Frühdiagnostik" zum Nachweis bzw. Ausschluss einer gestörten Glukosetoleranz durchgeführt wird, gegebenenfalls gefolgt von gezielten Präventionsmaßnahmen, die vor allem Lebensstilveränderungen zum Ziel haben.

Es existieren verschiedene Empfehlungen zur Erfassung von Risikopatienten, beispielsweise die der Amerikanischen Diabetes-Gesellschaft (ADA) [1]. Demnach sollten über 45 Jahre alte Patienten mit Übergewicht (BMI > 25 kg/m^2) sowie über 45 Jahre alte Patienten ohne Übergewicht (BMI < 25 kg/m^2), jedoch mit einem zusätzlichen Risikofaktor (erstgradige Verwandtschaft mit einem Typ-2-Diabetiker, anamnestischer Gestations-Diabetes, arterielle Hypertonie, Dyslipidämie), auf das Vorliegen einer Glukosetoleranzstörung untersucht werden. Sofern sich bei diesen Personen eine solche Störung zeigt, sollten sie in ein Interventionsprogramm aufgenommen werden, das auf Lebensstilfaktoren abzielt, vor allem auf vernünftige Ernährung und vermehrte körperliche Bewegung, um Gewichtskonstanz zu bewahren oder gegebenenfalls Übergewicht – Adipositas – zu reduzieren. Dass damit die Entwicklung eines manifesten Typ-2-Diabetes aufzuhalten ist, haben u.a. die finnische Diabetes Prevention Study (DPS) [2] und das Diabetes Prevention Program (DPP) [3] eindrucksvoll belegt.

Die geschilderte partnerschaftliche, deliberative Arzt-Patient-Beziehung ist eine entscheidende Grundlage zur erfolgreichen Prävention des Typ-2-Diabetes. Dabei obliegt es dem Arzt, Risikopatienten frühzeitig zu untersuchen und sich ggf. mit ihnen in einem tragfähigen Arbeitsbündnis zu einigen, gemeinsam an der Verhinderung einer manifesten Diabeteserkrankung zu arbeiten. Dabei geht es nicht lediglich um das paternalistische, gut gemeinte Aussprechen von wohlbekannten Empfehlungen und Appellen, eventuell gekoppelt an eine allgemeine Ernährungsberatung, sondern um kontinuierliche Kooperation zum Erreichen des gemeinsam erarbeiteten Ziels. Wie entsprechende Studien nahe legen, gelingt dies offensichtlich am sichersten im Rahmen von Interventionsprogrammen. Entscheidende Voraussetzung für den Erfolg ist jedoch die Motivation und Leistungsbereitschaft der Patienten, d.h. die Übernahme von mehr Eigenverantwortung.

Neben der Etablierung einer tragfähigen und andauernden Arzt-Patient-Beziehung ist eine Kooperation mit verschiedenen Gruppen des Gesundheitssystems wünschenswert, darunter mit Sporttherapeuten und Ökotrophologen. Kostenträger und Politiker sollten über ein erfolgsorientiertes Bonussystem für Patienten nachdenken, die bereit sind, mehr Eigenverantwortung für ihre Gesundheit zu übernehmen.

Gegenwärtig existieren aus finanziellen, strukturellen und persönlichen Gründen kaum Interventionsprogramme, nicht einmal für Kinder, bei denen sich der Typ-2-Diabetes inzwischen zunehmend ausbreitet (s. Kap. III.2). Leider wird von Seiten der Medizin oft ins Feld geführt, dass sich das anspruchsvolle Ziel einer Vermeidung des Typ-2-Diabetes wegen zu geringer Patientencompliance nicht erreichen lässt. Diese Äußerungen stammen in der Regel von Anhängern der paternalistischen Arzt-Patient-Beziehung, einem Modell, in dem „non compliance" lediglich als Fehlverhalten des Patienten angesehen wird und nicht als Ausdruck einer unzeitgemäßen Arzt-Patient-Beziehung.

3.4 Zusammenfassung

Wesentliche Voraussetzung zur Senkung der Zahl chronisch Kranker ist die Betreuung von Patienten gemäß dem partnerschaftlichen, deliberativen Modell der Arzt-Patient-Beziehung. Zweifelsohne bedarf die Implementierung dieses Modells zur Verstärkung der Primär- und Sekundärprävention chronischer Krankheiten einer finanziellen Unterstützung. Diese Ausgaben müssen einer Kosten-Nutzen-Analyse unterliegen. Natürlich sind dabei die Kosten zur Primär- und Sekundärprävention mit dem Ziel, die Zahl chronisch Kranker zu senken, denen gegenüberzustellen, die für die lebenslange Behandlung einer chronischen Krankheit und ihrer Spätfolgen anfallen.

Literatur

[1] American diabetes Association, National Institute of Diabetes Digestive and Kidney Diseases, The prevention or delay of type 2 diabetes. Diabetes Care (2002), 25, 742–749

[2] Toumiletho J et al., Prevention of type 2 diabetes mellitus by changes in lifestyle among subjects with impaired glucose tolerance. N Engl J Med (2001), 344, 1343–1350

[3] The diabetes Prevention Program Research Group, Reduction in the incidence of type 2 diabetes with lifestyle intervention or metformin. N Engl J Med (2002), 346, 393–403

4 Nationales Leitlinienprogramm

G. Ollenschläger

4.1 Leitlinien – Definition, Ziele

Medizinische Leitlinien sind systematisch entwickelte Entscheidungshilfen, die allgemein übliche medizinische Maßnahmen bei speziellen Gesundheitsrisiken und Gesundheitsstörungen beschreiben. Leitlinien haben dabei die Aufgabe, das umfangreiche Wissen (wissenschaftliche Evidenz und Praxiserfahrung) zu speziellen Versorgungsproblemen zu werten, gegensätzliche Standpunkte zu klären und unter Abwägung von Nutzen und Schaden das derzeitige Vorgehen der Wahl zu definieren, wobei als relevante Zielgrößen (Outcomes) nicht nur Morbidität und Mortalität, sondern auch Patientenzufriedenheit und Lebensqualität zu berücksichtigen sind [AWMF 2001]. Ihr vorrangiges Ziel ist die Unterstützung und Förderung guter medizinischer Praxis und damit der Qualität der Patientenversorgung.

Im Idealfall motivieren sie Ärzte und Patienten zu rationalen Entscheidungen der medizinischen Versorgung. Leitlinien **können** so auch zu einer Effizienzsteigerung und damit zur Kostendämpfung im Gesundheitswesen beitragen [Europarat 2001]. In Anbetracht dieser Zielsetzung sollten sich Leitlinien nachdrücklich auf wissenschaftliche Erkenntnisse und klinische Ergebnisdaten (die so genannte Evidenz) stützen, auf der Grundlage ärztlicher Erfahrung interpretiert und nötigenfalls durch Expertenmeinungen vervollständigt werden. Darüber hinaus müssen Leitlinien systematisch „implementiert" werden. Implementierung bedeutet, die zu Papier gebrachten Informationen und Kenntnisse im **Rahmen des Versorgungssystems in praktisches Handeln umzusetzen**. Dabei hängen Erfolg oder Misserfolg von Leitlinien von ihrem medizinischen Wert ab, von einschlägigen sozialen, juristischen und

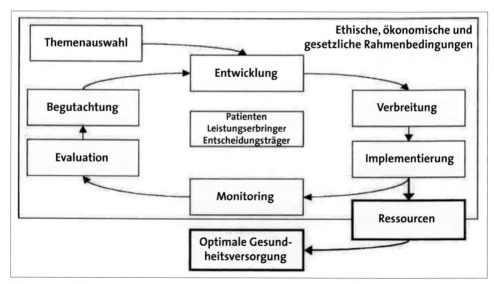

Abb. 4.1: Entwicklung und Nutzung von Leitlinien im Gesundheitswesen [Europarat 2002]

ethischen Rahmenbedingungen sowie von ihrer Akzeptanz und Berücksichtigung in der täglichen Praxis. Der gesamte Prozess der Leitlinienerstellung und -implementierung ist in Abbildung 4.1 dargestellt.

4.2 Leitlinieninitiativen in Deutschland

In den letzten Jahren wurden im In- und Ausland umfangreiche Initiativen zur Erstellung, Qualitätsförderung und Verbreitung von Leitlinien auf nationaler, regionaler und lokaler Ebene realisiert [s. Übersicht bei Ollenschläger et al. 2002a, Burgers et al. 2003]. Dabei beruht das derzeitige Interesse auf der Tatsache, dass die Gesundheitssysteme der industrialisierten Staaten mit vergleichbaren Problemen konfrontiert werden: steigenden Kosten infolge erhöhter Nachfrage nach Gesundheitsdienstleistungen, immer teurer werdenden Technologien, alternden Bevölkerungen, Qualitätsschwankungen mit zum Teil inadäquater Gesundheitsversorgung (Über- und Unterversorgung) und dem selbstverständlichen Wunsch der Leistungsanbieter bzw. der Patienten nach bestmöglicher Versorgung [Muir Gray 1997].

In Deutschland erstellen seit Mitte der 1990er Jahre die mehr als 140 medizinischen Fachgesellschaften fachspezifische Leitlinien, die Arzneimittelkommission der deutschen Ärzteschaft (AkdÄ) multiprofessionelle Leitlinien zur Pharmakotherapie. Auf Grund der Fülle dieses Angebots – mit teilweise konkurrierenden Leitlinien – wurde 1999 das Deutsche Leitlinien-Clearingverfahren eingerichtet. Das Programm ist beim Ärztlichen Zentrum für Qualität in der Medizin (ÄZQ) angesiedelt und unterhält Verzeichnisse qualitätsgeprüfter, nationaler Leitlinien. Darüber hinaus sind in letzter Zeit durch die Selbstverwaltung von Ärzten und Krankenkassen verschiedene Leitlinienprogramme auf Landesebene etabliert worden,

so zum Beispiel in Hessen, Sachsen [Schulze et al. 1998], Thüringen und Nordrhein-Westfalen. Diese Projekte zielen auf die Anpassung der von nationalen Organisationen erstellten Leitlinien an regionale Versorgungsprobleme, Strukturen und Ressourcen. Sie bieten die Chance zur Berücksichtigung von bewerteten, wissenschaftlichen Erkenntnissen bei lokalen Entscheidungsprozessen.

4.3 Das Programm für Versorgungsleitlinien bei der Bundesärztekammer

Trotz all dieser Bemühungen lassen bisher vorliegende Studienergebnisse zur Nutzung von Leitlinien eher den Schluss zu, dass in der Ärzteschaft häufig Unkenntnis oder Vorbehalte gegenüber Leitlinien existieren [Schneider et al. 2001]. Für diese Situation werden verschiedene Faktoren verantwortlich gemacht, wie zum Beispiel mangelnde Praxisrelevanz von Leitlinien, ihre unzureichende Verbreitung in der praktizierenden Ärzteschaft, schlechte inhaltliche und formale Qualität von Leitlinien, widersprüchliche Empfehlungen, fehlende Berücksichtigung der strukturellen Rahmenbedingungen der Gesundheitsversorgung (zum Beispiel des Honorierungssystems).

Vor diesem Hintergrund hat die Bundesärztekammer im Frühjahr 2002 ein „Nationales Programm für Versorgungs-Leitlinien" (NPL) initiiert [Ollenschläger et al. 2002b]. Im Sommer 2003 wurde die Trägerschaft ausgeweitet auf die Arbeitsgemeinschaft der wissenschaftlichen medizinischen Fachgesellschaften (AWMF) und die Kassenärztliche Bundesvereinigung (KBV). Die Belange der Patienten sollen künftig durch Beteiligung des Patientenforums bei der Bundesärztekammer systematisch berücksichtigt werden [Sänger et al. 2002].

Im Mittelpunkt des Programms stehen Darlegung und Implementierung abgestimmter Schlüsselempfehlungen deutscher Leitlinien und evidenzbasierter Handlungsempfehlungen verschiedener Herausgeber zu einer bestimmten Versorgungsproblematik. Hierdurch soll insbesondere die Nutzung evidenzbasierter Leitlinien der wissenschaftlichen medizinischen Fachgesellschaften, der Arzneimittelkommission der deutschen Ärzteschaft und weiterer Verfasser in der Patientenversorgung gefördert werden. Besonderer Wert wird auf die Anforderungen der Gremien gelegt, die gemäß SGB V für die Entwicklung von Programmen zur strukturierten Krankenversorgung nach SGB V (Disease-Management-Programmen) verantwortlich sind. Die Entwicklung der Versorgungsleitlinien erfolgt in standardisierter Vorgehensweise.

Bei der Erstellung einer nationalen Versorgungsleitlinie sind folgende Vorgaben zu beachten [Ollenschläger et al. 2002b]:

◢ Berücksichtigung der Leitlinienmethodik von AWMF und ÄZQ [AWMF 2001]

◢ Berücksichtigung der Kriterien der Evidenzbasierten Medizin

◢ Berücksichtigung der Empfehlungen des Leitlinien-Clearingverfahrens beim ÄZQ

◢ Darlegung der Evidenzen zu den Schlüsselempfehlungen der Versorgungsleitlinie

◢ Obligatorische interne Abstimmung zwischen Fachgesellschaften und jeweiligen Berufsverbänden im Vorfeld zur Federführung

◢ Gemeinsame Autorenschaft durch BÄK, AWMF, KBV und die Herausgeber der einer Versorgungsleitlinie zugrunde liegenden Leitlinien/evidenzbasierten Handlungsempfehlungen

◢ Moderation des Abstimmungsprozesses durch neutrale Experten

◢ Einstimmige Beschlussfassung bzw. Kennzeichnung abweichender Voten mit Darlegung von Autorenschaft und zugrunde liegender Evidenz

◢ Vorrangige Ziele des Projektes sind die
 – Abstimmung und Konsentierung von Schlüsselempfehlungen deutscher Leitlinien zur Vermeidung widersprüch-

licher Empfehlungen verschiedener Leitlinien-Herausgeber;
 – Entwicklung multiprofessioneller, evidenzbasierter Leitlinien zu prioritären Versorgungsproblemen;
 – Implementierung der Versorgungsleitlinien insbesondere im Rahmen von strukturierten Behandlungsprogrammen für chronische Krankheiten nach SGB V.

2002 wurde die erste Versorgungsleitlinie zum Thema Typ-2-Diabetes mellitus erarbeitet. 2005 wurden die Versorgungsleitlinien Asthma veröffentlicht [Ollenschläger et al.], Anfang 2006 die Versorgungsleitlinien COPD unf KHK.

4.4 Konsequenzen des Leitlinienprogramms für den Umgang mit chronischen Erkrankungen

Mit dem Programm für Versorgungsleitlinien wurde erstmalig der Versuch unternommen, einheitliche, für ganz Deutschland gültige Therapieempfehlungen in Verantwortung aller relevanten Akteure zu entwickeln. Die Vorgehensweise orientiert sich an Vorbildern aus dem In- und Ausland, insbesondere auch am Leitlinienprogramm der Fachkommission Sachsen [Schulze et al. 1998].

Dabei wird vor allem auf die Berücksichtigung folgender Faktoren, die man als bedeutsam für den Erfolg von Leitlinienprojekten ansieht [Europarat 2001], Wert gelegt:

◢ Konzentration der Bemühungen auf allgemein akzeptierte Versorgungsprioritäten unter Berücksichtigung des Bedarfs der Leistungserbringer für standardisierte Empfehlungen

◢ inhaltliche – und nicht nur formelle – Beteiligung der von der Leitlinie betroffenen Akteure an der Entwicklung

◢ praxisnahe Beschreibung der relevanten Versorgungsprobleme und -routinen

◢ Anreize zur Berücksichtigung der Empfehlungen durch Verknüpfung einer Leit-

linie mit Regelungen zum Qualitätsmanagement und zur Finanzierung
◢ Bearbeitung der gesamten Spannbreite der Patientenversorgung von Prävention über Therapie bis hin zur Rehabilitation

Insbesondere der letzte Punkt erscheint bedeutsam für den möglichen Einfluss einer Leitlinie auf den Umgang mit chronischen Erkrankungen. Da sich die überwiegende Mehrzahl der bisher in Deutschland vorhandenen Leitlinien auf die „Akutmedizin" bezieht, müssen gerade bei chronischen Erkrankungen Schnittstellen und unterschiedliche Krankheitsbegriffe bzw. Krankheitsfolgen in Prävention, Akutversorgung und Rehabilitation berücksichtigt werden [Kirchner, Fiene, Ollenschläger 2003].

Die obligatorische Beteiligung von Experten aus allen Versorgungsbereichen an der Leitlinienerstellung garantiert, dass insbesondere die Definition der Schnittstellen praxisorientiert erfolgt. Dieser bereichsübergreifende Ansatz der Versorgungsleitlinien entspricht zwar den internationalen Standards der Leitlinienentwicklung, ist aber im deutschen Gesundheitssystem etwas vollständig Neues. Im Folgenden wird die Definition der Schnittstellen zwischen hausärztlicher, fachärztlicher, akutstationärer und rehabilitativer Betreuung am Beispiel der Überweisungskriterien bei chronischer KHK dargestellt [ÄZQ 2003]:

◢ **Behandelnder Arzt – Facharzt/qualifizierte Einrichtung**
Es ist zu prüfen, ob insbesondere bei folgenden Indikationen eine Überweisung/Weiterleitung zur Mitbehandlung und zur erweiterten Diagnostik und Risikostratifizierung von Patienten mit chronischer KHK zum jeweils qualifizierten Facharzt/qualifizierte Einrichtung bzw. bei psychotherapeutischer Mitbehandlung zum Psychotherapeuten erfolgen soll:
– zunehmende oder erstmalige Angina-pectoris-Beschwerden

– Indikationsstellung zur invasiven Diagnostik und Therapie
– neu aufgetretene Herzinsuffizienz
– Durchführung der invasiven Diagnostik und Therapie
– neu aufgetretene oder symptomatische Herzrhythmusstörungen
– Rehabilitation
– medikamentöse Non-Responder
– Psychiatrische/Psychotherapeutische Mitbehandlung
– Patienten mit Komorbiditäten (z.B. Hypertonie, Diabetes, Depression)
– Schulung von Patienten
– Mitbehandlung von Patienten mit zusätzlichen kardiologischen Erkrankungen (z.B. Klappenvitien)

◢ **Veranlassung einer Rehabilitationsmaßnahme**
Die Durchführung einer multidisziplinären Rehabilitation wird empfohlen
– nach akutem ST-Hebungsinfarkt,
– nach koronarer Bypassoperation (auch in Kombination mit Klappenoperation),
– in ausgewählten Fällen nach Nicht-ST-Hebungsinfarkt und elektiver PC (z.B. bei ausgeprägtem Risikoprofil, bei besonderem Schulungsbedarf, bei Compliance-Problemen).

◢ **Behandelnder Arzt/Facharzt/Reha – Krankenhaus**
Indikationen zur stationären Behandlung von Patienten mit chronischer KHK in einer qualifizierten stationären Einrichtung sind insbesondere:
– akutes Koronarsyndrom
– Verdacht auf lebensbedrohliche Dekompensation von Folge- und Begleiterkrankungen (z.B. Hypertonie, Herzinsuffizienz, Rhythmusstörungen, Diabetes mellitus)
– Darüber hinaus ist eine Einweisung zur stationären Behandlung zu erwägen bei Patienten, bei denen eine invasive Diagnostik und Therapie indiziert ist.

4.5 Leitlinien – Instrumente zur Verhaltensänderung von Ärzten und Konsumenten

Die Übertragung wissenschaftlicher Erkenntnisse in den Praxisalltag ist ein generelles Problem. In diesem Zusammenhang wies der Sachverständigenrat kürzlich darauf hin, dass „die bisherigen Erfahrungen mit der Anwendung von Leitlinien unter den Bedingungen der Routineversorgung gezeigt haben, dass Leitlinien oftmals auf Grund von vermeidbaren Defiziten und Versäumnissen bei der Planung, Entwicklung, Dissemination und Implementierung auf Grund der unzureichenden vorausschauenden Berücksichtigung potenzieller Barrieren und Widerstände gegen ihre Anwendung nicht ihr volles Wirksamkeitspotenzial entfalten können. Fehlschläge und Enttäuschungen sind somit in der überwiegenden Zahl nicht dem Qualitätsinstrument Leitlinie an sich, sondern seiner unsachgemäßen Entwicklung und Umsetzung anzulasten" [SVR 2001]. Diese Fehler sollen beim Programm für Versorgungsleitlinien durch den expliziten Bezug auf die Disease-Management-Programme nach SGB V mit ihrem umfassenden Ansatz zur Implementierung evidenzbasierter Versorgungsroutinen vermieden werden [BMGS 2003].

Die verantwortliche Entscheidung des Verbrauchers und Patienten für oder gegen gesundheitliches Verhalten und/oder medizinische Intervention setzt gründliche und vor allem verständliche Aufklärung und Information voraus. Aus diesem Grund sollen die Schlüsselempfehlungen von Leitlinien bei Konsumenten und Patienten bekannt gemacht werden. Dies zielt zum einen auf die Stärkung der gesundheitlichen Kompetenz und Förderung der Eigenverantwortung der Bevölkerung. Zum anderen kann insbesondere die gezielte Information der Patienten über medizinische Fragen einen starken Einfluss auf das Verhalten der Ärzte ausüben und Verhaltensänderungen unterstützen [Davis et al. 1995]. Viele Leitlinienprogramme sehen aus diesem Grund die Erstellung von Patientenversionen neben und auf der Grundlage der Ärzteversion vor. Diese Version wird im Idealfall in einer für Laien verständlichen Sprache verfasst und befasst sich mit denjenigen Aspekten der Leitlinie, die für die Mehrzahl der Patienten relevant sind. Die Verteilung der Patientenversionen kann durch Patientenorganisationen, Gesundheitszeitschriften sowie über andere Marketingkanäle erfolgen. In Deutschland wurden entsprechende Ansätze vom Patienteninformationsdienst des ÄZQ in Kooperation mit dem Patientenforum bei der Bundesärztekammer initiiert [Sänger et al. 2002]. Diese Erfahrungen werden der Verbreitung von Versorgungsleitlinien bei Konsumenten und Patienten zugute kommen.

Literatur

AWMF, ÄZQ, Das Leitlinien-Manual. Z Ärztl Fortbild Qualitätssich (2001), 95 (Suppl. 1) – http://www.leitlinien.de

Ärztliches Zentrum für Qualität in der Medizin (ÄZQ) (2003) Diskussionspapier zum Entwurf der Versorgungsleitlinie Chronische KHK. – http://www.leitlinien.de

Bundesministerium für Gesundheit und Soziale Sicherung (2003) Anforderungen an Programme zur strukturierten Krankenversorgung.– http://www.bmgs.bund.de

Burgers JS et al. for the AGREE Collaboration. Towards evidence-based clinical practice: an international survey of 18 clinical guideline programs. Int J Qual Health Care (2003), 15, 31–45

Davis DA et al. changing physician performance, A systematic review of the effect of continuing medical education strategies. JAMA (1995), 274, 700–705

Europarat (Hrsg.), Entwicklung einer Methodik für die Ausarbeitung von Leitlinien für optimale medizinische Praxis. Empfehlung Rec(2001)13 des Europarates und erläuterndes Memorandum, Deutschspr. Ausgabe. Z Ärztl Fortbild Qualitätssich (2002), 96 (Suppl. III), 12 – http://www.azq.de

Kirchner H, Fiene M, Ollenschläger G, Bewertung und Implementierung von Leitlinien. Rehabilitation (2003), 42, 74–82

Muir Gray JAM (1997) Evidence based healthcare. Churchill Livingstone, New York, Edinburgh

Ollenschläger G et al., Aktuelle Initiativen zur Realisierung nationaler Leitlinien in Deutschland – eine Übersicht. Gesundheitswesen (2002a), 64, 513

Ollenschläger G et al., Nationales Programm für Versorgungs-Leitlinien bei der Bundesärztekammer – Methoden-Report. Z Ärztl Fortbild Qualitätssich (2002b), 96, 545–548

Ollenschläger G et al: Nationale Versorgungsleitlinie Asthma, www.asthma.versorgungsleitlinie.de, 02.02.06

Sachverständigenrat für die Konzertierte Aktion im Gesundheitswesen (2001) Bedarfsgerechtigkeit und Wirtschaftlichkeit, Band II: Qualitätsentwicklung in Medizin und Pflege. Bonn – http://www. svr-gesundheit de

Sänger S et al., Gut informiert über Gesundheitsfragen, aber wie? Das Deutsche Clearingverfahren für Patienteninformationen – Zielsetzung, Hintergrund, Arbeitsweise. Gesundheitswesen (2002), 96, 391–397

Schneider CA et al., Leitlinien-adäquate Kenntnisse von Internisten und Allgemeinmedizinern am Beispiel der arteriellen Hypertonie. Z Ärztl Fortbild Qualitätssich (2001), 95, 339–344

Schulze J et al., Ärztliche Leitlinien Diabetes mellitus in Sachsen. Z Ärztl Fortbild Qualitätssich (1998), 92, 503–507

5 Neue Kooperationsformen: evidenzbasierte Versorgung mit Hilfe von Gesundheitszielen

G. Ollenschläger

5.1 Gesundheitsversorgung mit Hilfe von Zielvereinbarungen

Zielvereinbarungen über konkrete Maßnahmen, die in einem festgelegten Zeitraum zu erreichen sind, gelten als wichtiges Instrument des Qualitätsmanagements. In Anlehnung an die Entwicklung eines zielorientierten Managements in der Wirtschaft hat sich auch im Gesundheitswesen die Auffassung durchgesetzt, dass Gesundheitspolitik an definierten Zielen als Grundlage von Planungsentscheidungen ausgerichtet werden sollte. Mit der Vereinbarung von Gesundheitszielen setzen gesundheitspolitische Akteure, wie z.B. Politik, Ärzteschaft, Krankenhäuser, Krankenkassen, Bürger(-innen), Patient(-inn)en und Wissenschaft gemeinsam Schwerpunkte dort, wo sie Bedarf zur Verbesserung festgestellt haben. Gemeinsam

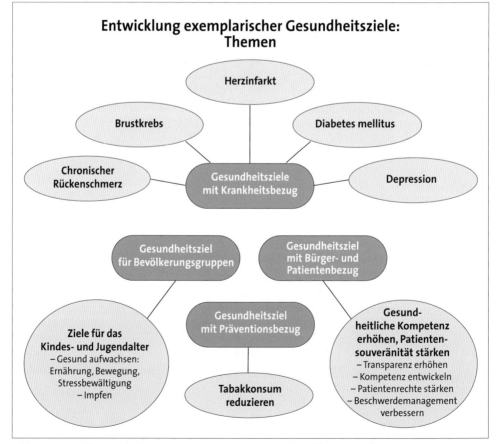

Abb. 5.1: Gesundheitsziele des Programms „gesundheitsziele.de" [GVG 2003]

werden auch die Verfahren und Verantwortlichkeiten zur Umsetzung dieser Schwerpunkte entwickelt. Die Vereinbarung von Zielen erfolgt dabei auf verschiedenen Ebenen als Prozess, der regelmäßige Evaluation und Anpassung einschließt. Gesundheitsziele können direkt auf die Verbesserung der Gesundheit in definierten Bereichen oder für bestimmte Gruppen ausgerichtet sein, aber auch auf verbesserte Strukturen, die Einfluss auf die Gesundheit der Bevölkerung und die Krankenversorgung haben (s. Abb. 5.1).

In den letzten zwanzig Jahren wurden im In- und Ausland zahlreiche Zielprogramme entwickelt in der Absicht, neben der Diskussion ökonomischer Notwendigkeiten sichtbar die Gesundheit der Bevölkerung in den Fokus der Gesundheitspolitik zu stellen. 1979 verabschiedete die WHO ihr erstes weltweites Zielprogramm „Health for All". Dieses Programm umfasste 38 Gesundheitsziele „für eine bessere Gesundheit, eine gesundheitlich förderliche Lebensweise, eine gesunde Umwelt, eine bedarfsgerechte Versorgung und darauf bezogene Entwicklungsstrategien". Auf der Grundlage der Programmevaluation wurde 1998 ein neues, überarbeitetes Zielprogramm für das 21. Jahrhundert („Health 21") aufgelegt (s. Tab. 5.1) [WHO 2003].

Seit Ende der 1970er Jahre wurden außerdem in verschiedenen Ländern Gesundheits-

Tab. VIII.5.1: Die Ziele der WHO zu „Gesundheit für alle" im 21. Jahrhundert [WHO 2002]

I. Solidarität für Gesundheit und gesundheitliche Chancengleichheit	Ziel 1:	Solidarität für die Gesundheit in der Europäischen Region
	Ziel 2:	Gesundheitliche Chancengleichheit
II. Bessere Gesundheit für die Menschen in der Europäischen Region der WHO	Ziel 3:	Ein gesunder Lebensanfang
	Ziel 4:	Gesundheit junger Menschen
	Ziel 5:	Altern in Gesundheit
	Ziel 6:	Verbesserung der psychischen Gesundheit
	Ziel 7:	Verringerung übertragbarer Krankheiten
	Ziel 8:	Verringerung nicht übertragbarer Krankheiten
	Ziel 9:	Verringerung von auf Gewalteinwirkung und Unfälle zurückzuführenden Verletzungen
III. Eine multisektorale Strategie für nachhaltige Gesundheit	Ziel 10:	Eine gesunde und sichere natürliche Umwelt
	Ziel 11:	Gesünder Leben
	Ziel 12:	Verringerung der durch Alkohol, Drogen und Tabak verursachten Schäden
	Ziel 13:	Settings zur Förderung der Gesundheit
	Ziel 14:	Multisektorale Verantwortung für die Gesundheit
IV. Den Schwerpunkt verschieben: ein resultatorientierter Gesundheitssektor	Ziel 15:	Ein integrierter Gesundheitssektor
	Ziel 16:	Qualitätsbewusstes Management der Versorgung
	Ziel 17:	Finanzierung des Gesundheitswesens und Ressourcenzuweisung
	Ziel 18:	Qualifizierung von Fachkräften für gesundheitliche Aufgaben
V. Den Wandel zum Nutzen der Gesundheit steuern	Ziel 19:	Forschung und Wissen zur Förderung der Gesundheit
	Ziel 20:	Mobilisierung von Partnern für gesundheitliche Belange
	Ziel 21:	Konzepte und Strategien zur „Gesundheit für alle"

ziele entwickelt, so z.B. in Australien, Dänemark, Frankreich, Großbritannien, Irland, Italien, Polen, Neuseeland und den USA. In Deutschland wurde diese Konzeption erst sehr verzögert durch verschiedene Bundesländer – jedoch nicht durch die Bundespolitik – aufgenommen, so z.B. in Hamburg ab 1992, Nordrhein-Westfalen ab 1995. Seit Ende der 1990er Jahre dokumentieren Berlin, Niedersachsen, Sachsen-Anhalt, Schleswig-Holstein ihr Interesse an der Entwicklung von Gesundheitszielen. Ein erstes bundesweites Projekt zur Steuerung der Gesundheitsversorgung anhand von Zielvereinbarungen existiert seit Ende 2000 im Rahmen des Programms **gesundheitsziele.de** in Kooperation des Bundesministeriums für Gesundheit mit der **GVG** (Gesellschaft für Versicherungswissenschaft und -gestaltung). Im Zentrum dieser Aktivitäten steht die Erarbeitung gemeinsamer Ziele der verantwortlichen Akteure, um die Gesundheit und die Gesundheitsversorgung der Menschen zu verbessern [GVG 2002]. Die Vorteile einer derart systematisierten Kooperation liegen auf der Hand:

◢ Feststellung gemeinsamer Werte und Prioritäten

◢ Partizipation und Selbstverpflichtung der Beteiligten

◢ Transparenz von Strukturen und Verfahren zur Zielerreichung

◢ Zielorientiertes gemeinsames Handeln ermöglicht zielorientierte Verbesserung bestehender Strukturen

◢ An umfassenden Konzepten orientiertes Handeln

5.2 Evidenzbasierte Gesundheitsziele

Bei der Entwicklung und Durchführung von Maßnahmen zur Gesundheitsversorgung wird zunehmend die Frage nach deren Rationalität und empirisch belegten Nutzen gestellt. In diesem Zusammenhang wird die Realisierung einer **evidenzbasierten Gesundheitsversorgung"** gefordert. [Gray 1997, SVR 2001] (s. Abb. 5.2). Dies bedeutet, dass „Entscheidungen zur Einzelgesundheit und zur Bevölkerungsgesundheit sich mehr als bisher auf relevante und vor allem nachprüfbare empirische Informationen stützen sollen. Dabei gilt dieses Prinzip sowohl für den gesundheitlichen Versorgungs- als auch den politischen Entscheidungsprozess. **Eine solche Evidenzbasierung von Politik ist ohne einen vorgeschalteten Zielfindungsprozess undenkbar"** [SVR 2001].

In diesem Zusammenhang werden unter Evidenz nicht nur und nicht vorrangig die Ergebnisse wissenschaftlicher Studien verstanden, sondern in gleicher Weise z.B. auch

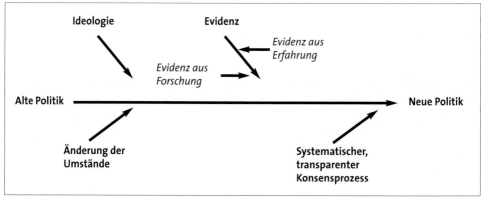

Abb. 5.2: Evidenzbasierung der Gesundheitspolitik

Daten über die Bedürfnisse der Bevölkerung/von Patienten oder über die Verfügbarkeit von Ressourcen. Evidenzbasierte Gesundheitspolitik bedeutet demnach die Definition, Durchführung und Evaluation von Zielen und Maßnahmen auf der Grundlage formalisierter Konsensprozesse unter angemessener Berücksichtigung der besten verfügbaren Evidenz (bzw. validen und relevanten Informationen und Belege): systematische und transparente Verfahren der wissenschaftlichen Recherche/Analyse und der Konsensbildung treten an die Stelle von Zufallsexpertisen und -entscheidungen.

Dabei ist der Qualität der Konsensbildung eine mindestens ebenso wichtige Rolle zuzumessen wie der Qualität der wissenschaftlichen Fundierung [Helou et al 2000].

5.3 Wissenschaftliche Begründung von Maßnahmen der Gesundheitsförderung

Die Auswahl von Maßnahmen zur Gesundheitsförderung sollte sich am objektiven Bedarf, am Nachweis der Intervenierbarkeit, aber auch am Bedürfnis der Öffentlichkeit orientieren. Zu diesem Zweck wurde ein 3-Stufen-Programm für die evidenzbasierte Definition von Gesundheitszielen vorgeschlagen (s. Tab. 5.2) [Ollenschläger 2002]. Dabei wechseln Phasen systematischer Evidenzrecherchen und -bewertungen mit formalisierten Konsultations- und Entscheidungsprozessen ab. Auf diese Weise kann gewährleistet werden, dass die Maßnahmen, die aus Gesundheitszielen resultieren sollen,

◢ einem objektiv feststellbaren Bedarf entsprechen,

Tab. VIII.5.2: 3-Stufen-Programm zur evidenzbasierten Auswahl von Gesundheitszielen [Ollenschläger 2002]

Stufe	Aufgaben	Ziele
I. Grundlagen und Rahmenbedingungen festlegen	Programmziele und (Ziel-) Vorgaben definieren	Gesellschaftliche/ politische (Ziel-) Vorgabe
	Rahmenbedingungen festlegen	x Themen pro Zeiteinheit
	Priorisierungs- bzw. Auswahl-kriterien festlegen	Valide und relevante Priorisierungs- bzw. Auswahlkriterien
II. Wissenschaftliche Orientierung gewährleisten	Themenvorschläge systematisch recherchieren	Themen, die Priorisierungs- bzw. Auswahlkriterien berücksichtigen
	Evidenz recherchieren	Belege für Sinnhaftigkeit der Vorschläge finden
	Themenvorschläge analysieren und bewerten, vorläufige Themenaus-wahl	Themenvorschläge vor dem Hintergrund der recherchierten Belege systematisch bewerten
III. Partizipation bei der Themenauswahl realisieren	Expertenbewertung der vorläufigen Themenauswahl	Strukturierter Expertenkonsens zu prioritären Gesundheitszielen (z.B. durch Delphi-Verfahren)
	Öffentliche Diskussion von Themen-vorschlägen, Evidenz und Experten-konsens	Partizipation der Öffentlichkeit an der Themenauswahl
	Endauswahl der evidenzbasierten Gesundheitsziele	x prioritäre evidenzbasierte Gesundheitsziele

▲ zu seiner Beeinflussung geeignet sind und dabei zugleich einen positiven Nettonutzen für die Bevölkerung aufweisen (der gesundheitliche Nutzen – wie etwa Lebenserwartung oder Lebensqualität – übersteigt den möglichen Nachteil – zum Beispiel im Sinne von unerwünschten Risiken/Wirkungen),

▲ fachgerecht erbracht werden, d.h. derart, dass nicht durch Defizite der Qualität ihrer Erbringung vermeidbare Schäden verursacht werden oder möglicher Nutzen nicht ausgeschöpft wird,

▲ ferner nicht nur bedarfsgerecht, sondern auch in effizienter Form erbracht werden.

Die öffentlichen, in formalisierter Weise durchgeführten Konsultations- und Konsensverfahren garantieren, dass Gesundheitsziele und Interventionen, die einem öffentlichen Bedürfnis entsprechen, ohne im engen Sinne wissenschaftlich belegt zu sein, nicht unberücksichtigt bleiben können und in die letztendlich politischen Entscheidungen einfließen können. Dieser „pragmatische Ansatz" beruht auf der Erkenntnis, dass Priorisierungs- bzw. Auswahlprozesse weder rein wissenschaftlich noch rein partizipativ bzw. politisch erfolgen können. Vielmehr sollen Konsensentscheidungen handlungsorientiert und zugleich wissenschaftlich reflektiert werden. Auf diese Weise kann Befürchtungen, nach denen die Übertragung von Kriterien der Evidenzbasierten Medizin auf die Gesundheitsförderung zur Bevorzugung besser untersuchter, in der Regel weniger komplexer Interventionen führt, begegnet werden.

Tab. VIII.5.3: Beispiel für eine Evidenzanalyse zu den Gesundheitszielen von „Saving Lives: Our Healthier Nation" [Ollenschläger 2002]

CHAPTER	
Introduction	Introduction, materials and methods, contents and acknowledgements
A National Contract on Cancer	Cochrane Cancer Network. Allison Hirst, Sally Hunt, Mark Lodge and Chris Williams.
National Contract on Coronary Heart Disease and Stroke	Cochrane Heart Group: Karen Rees, Debbie A Lawlor and Shah Ebrahim. Cochrane. Stroke Group: Jonathan Mant.
A National Contract on Accidents	Cochrane Injuries Group: Frances Bunn, Ian Roberts and Carolyn DiGiuseppi.
A National Contract on Mental Health	Cochrane Schizophrenia Group: Clive Adams and Simon Gilbody. Cochrane Depression, Anxiety and Neurosis Group: Simon Wessley (with inputfrom Philip Davies, Geraldine Macdonald and Anthony Petrosino).
Education	Campbell Education Group: Philip Davies and Lizi Holmes.
Social Care and Social Welfare	Cochrane Psychological, Developmental and Learning Problems Group: Geraldine Macdonald, Jane Dennis and Margaret Burke
Crime, Drugs and Alcohol	Campbell Crime and Justice Group: Anthony Petrosino.
Appendix 1: Search Strategies	NHS Centre for Reviews and Dissemination: Julie Glanville and Kate Misso
Appendix 2: References to all systematic reviews cited in this report	

Die Realisierbarkeit eines solchen Vorgehens ist durch zahlreiche Projekte im In- und Ausland belegt. Beispielhaft für die Festlegung von Grundlagen und Rahmenbedingungen für die Auswahl wissenschaftlich orientierter Gesundheitsziele sind zum Beispiel die Projekte „Saving Lives – Our Healthier Nation" aus Großbritannien, die Gesundheitsziele von Nordrhein-Westfalen sowie die Priorisierungs- bzw. Auswahlkriterien der U.S. Preventive Services Task Force (USPSTF) oder etwa der GVG . Vorbildlich für die systematische Bewertung möglicher Gesundheitsziele vor dem Hintergrund der recherchierten Evidenz ist die Vorgehensweise des Evidenzreports „Evidence from systematic reviews of research relevant to implementing the ‚wider public health' agenda" (UK) (s. Tab. 5.3).

Hier wurden die einzelnen Vorschläge für ein nationales Gesundheitszielprogramm systematisch auf Sinnhaftigkeit, Wissenschaftlichkeit und Realisierbarkeit überprüft. Die Ergebnisse wurden in einem „Evidenzreport" zusammengestellt, der die wissenschaftliche Orientierung der weiteren politischen Diskussion ermöglicht und die inhaltliche Grundlage für den Priorisierungsprozess darstellt.

5.4 Partizipation und Priorisierung von Themen der Gesundheitsförderung

Die Vielzahl möglicher Interventionen in der Gesundheitsförderung sowie die Begrenzung der zur Verfügung stehenden personellen, organisatorischen und finanziellen Ressourcen machen eine Priorisierung bei der Auswahl von Maßnahmen – und damit auch bei der Auswahl der Gesundheitsziele – sinnvoll und notwendig. Um auf der Grundlage eines Evidenzberichtes einen breiten gesellschaftlichen Konsens zu evidenzbasierten Gesundheitszielen zu erreichen, bedarf

es eines partizipativen Ansatzes in mehreren Schritten unter Nutzung systematischer Priorisierungsverfahren und Beteiligung der Betroffenen.

Der Gesamtprozess der Priorisierung besteht aus einem methodischen Teil (Recherche und Analyse sowie Aufarbeitung der Sammelliste), einem Konsensprozess, in dem die Reihenfolge für die zu bearbeitenden Themen in einer Vorschlagsliste erarbeitet wird, und der abschließenden Entscheidung der Verantwortlichen über die Abfolge der zu bearbeitenden Themen. Dabei sind allgemein akzeptierte Auswahlkriterien zu berücksichtigen, wie im Folgenden aufgeführt [GVG 2003]:

◢ Das Gesundheitsproblem verursacht hohe Mortalität und Krankheitslast.

◢ Das Gesundheitsproblem ist weit verbreitet.

◢ Das Gesundheitsproblem verursacht hohe direkte Kosten (stationäre Behandlung und Krankengeld).

◢ Es bestehen hohe Chancen zur Verbesserung des Gesundheitsproblems.

◢ Es gibt Instrumente und Verfahren zur Verbesserung des Problems.

◢ Es gibt Akteure, mit denen das Gesundheitsziel umgesetzt werden kann.

◢ Das Problem ist wichtig für Bevölkerung und Politik.

◢ Es bestehen gute Möglichkeiten zur Verbesserung gesundheitlicher Ungleichheit.

◢ Fortschritte können gemessen werden.

◢ Bürger(-innen) und Patient(-inn)en können aktiv zur Umsetzung des Gesundheitsziels beitragen.

◢ Es liegen keine ethischen Bedenken gegen das Gesundheitsziel vor.

Der Konsensprozess soll die Vergabe der Prioritäten für die Themen zum einen durch die Beteiligung verschiedener Gruppen an diesem Einteilungsprozess gleichberechtigt ermöglichen und zum anderen transparent und nachvollziehbar gestalten. Für die Kon-

Tab. VIII.5.4: Gesundheitsziel-Definition, Beispiel „gesundheitsziele.de" - Thema: „Gesund aufwachsen: Ernährung, Bewegung, Stressbewältigung" [GVG 2003]

Ziel 1:	Ein gesundes Ernährungsverhalten bei Kindern und Jugendlichen wird gefördert, Fehlernährung ist reduziert, Setting Familie und Freizeit
Ziel 2:	Motorische Fähigkeiten bei Kindern und Jugendlichen sind gestärkt, Bewegungsmangel ist reduziert, Setting Familie und Freizeit
Ziel 3:	Fähigkeiten zur Stressbewältigung bei Kindern und Jugendlichen sind gestärkt, Stressoren reduziert, Schutzfaktoren gefördert, Setting Familie und Freizeit
Ziel 4:	Ein gesundes Ernährungsverhalten bei Kindern wird gefördert, Fehlernährung ist reduziert. Setting KiTa
Ziel 5:	Motorische Fähigkeiten bei Kindern sind gestärkt, Bewegungsmangel ist reduziert, Setting KiTa
Ziel 6:	Fähigkeiten zur Stressbewältigung bei Kindern sind gestärkt, Stressoren reduziert, Schutzfaktoren gefördert, Setting KiTa
Ziel 7:	Ein gesundes Ernährungsverhalten bei Kindern und Jugendlichen wird gefördert, Fehlernährung ist reduziert, Setting Schule
Ziel 8:	Motorische Fähigkeiten bei Kindern und Jugendlichen sind gestärkt, Bewegungsmangel ist reduziert, Setting Schule
Ziel 9:	Fähigkeiten zur Stressbewältigung bei Kindern und Jugendlichen sind gestärkt, Stressoren reduziert, Schutzfaktoren gefördert, Setting Schule Beispielhafte geeignete Maßnahmen zur Zielerreichung von Ziel 9 (Stressbewältigung): In Schulen existieren ausreichend Entspannungsangebote und -räume. Die Themen Gesundheitsförderung, Stress und Stressbewältigung sowie Kommunikations- und Konfliktlösungsstrategien werden in der Lehrer(-innen-)aus-, -weiter- und -fortbildung fächerübergreifend verankert und zeitgemäß und qualitätsgesichert weiterentwickelt. Integrative Angebote für chronisch erkrankte und behinderte Kinder werden entwickelt und umgesetzt (um Krankheitsbewältigungs-Stress zu minimieren).
Ziel 10:	Die Rahmenbedingungen für Gesundheitsförderung in der KiTa, in der Schule und in Familie und Freizeit sind optimiert.

sensbildung im Priorisierungsverfahren muss überprüft werden, welches der gängigen Konsensverfahren (z.B. nominaler Gruppenprozess und/oder Delphi-Technik) praktikabel ist [ÄZQ 2002].

5.5 Schlussfolgerung

Evidenzbasierte Gesundheitszielprogramme sind ein international bewährtes, aber in Deutschland neues Instrumentarium zur problemorientierten Priorisierung und Steuerung von Versorgungsstrukturen und -maßnahmen. Mit dem kürzlich etablierten Programm

„gesundheitsziele.de" existiert erstmalig eine breit akzeptierte Diskussionsplattform zur zielorientierten Gesundheitsversorgung über alle Sektoren hinweg. Eine neue kooperative Diskussions- und Entscheidungskultur ist in diesem Programm gewährleistet. Sie ermöglicht die Konsentierung von Gesundheitszielen und Maßnahmen zur Zielerreichung für prioritäre Versorgungsprobleme.

Die Verknüpfung dieser Aktivitäten mit weiteren neuen Kooperationsstrukturen in Wissenschaft, Selbstverwaltung und Versorgung (z.B. Kompetenznetzwerke, Netzwerk Evidenzbasierte Medizin, Leitlinien-Clearingverfahren, Nationales Programm für Versorgungsleitlinien, Patientenforum bei der Bundesärztekammer) sind ein ermutigender Schritt hin zu einem besseren, da systematischen, evidenzbasierten und multidisziplinären Umgang mit chronischen Erkrankungen.

Literatur

ÄZQ – Ärztliche Zentralstelle Qualitätssicherung, Priorisierung von Gesundheits- oder Versorgungsproblemen als Themen des Leitlinien-Clearingverfahrens. Z Ärztl Fortbild Qualitätssich (2002), 96 (Heft 5), Dokument 2, 16–24

Gray JAM (1997) Evidence-based Health Care. How to Make Health Policy and Health Decisions. Churchill Livingstone, New York, Edinburgh

GVG – Gesellschaft für Versicherungswissenschaft und -gestaltung, gesundheitsziele.de – Forum zur Entwicklung und Umsetzung von Gesundheitszielen in Deutschland, Bericht (2003). http://www.gesundheitsziele.de

GVG – Gesellschaft für Versicherungswissenschaft und -gestaltung (Hrsg.) gesundheitsziele.de – Forum Gesundheitsziele Deutschland: Gesundheitsziele (für Deutschland; Entwicklung, Ausrichtung, Konzepte. GVG Schriftenreihe Band 37. Berlin, AKA 2002

Helou A et al., Methodische Standards der Entwicklung evidenz-basierter Leitlinien in Deutschland. Z Ärztl Fortbild Qualitätssich (2000), 94, 330–339

Ollenschläger G (2002) Tragfähige Gesundheitsziele – Orientierung an wissenschaftlichen Erkenntnissen. In: Gesellschaft für Versicherungswissenschaft und -gestaltung (Hrsg.), Gesundheitsziele.de – Forum Gesundheitsziele Deutschland: Gesundheitsziele für Deutschland; Entwicklung, Ausrichtung, Konzepte. GVG Schriftenreihe Band 37, 51–69. Berlin, AKA 2002

SVR – Sachverständigenrat für die Konzertierte Aktion im Gesundheitswesen (2001) Gutachten 2000/2001: Bedarfsgerechtigkeit und Wirtschaftlichkeit. Band I: Zielbildung, Prävention, Nutzerorientierung und Partizipation, Abs. 74, Nomos Verlagsgesellschaft, Baden-Baden

WHO, Health for all in the 21st Century (2003). http://www.euro.who.int/document/EHFAS-E.pdf (Zunft 1.6.2005)

6 Versorgungsforschung fördern

C. Fuchs, H. Kunath, J. Schulze

6.1 Einführung

Das deutsche Gesundheitswesen steht vor grundlegenden Änderungen. Die sozialen Sicherungssysteme heutiger Prägung werden nicht mehr in der Lage sein, die Ressourcen bereitzustellen, die in Folge des medizinischen Fortschrittes und der demographischen Entwicklung benötigt werden.

Die primäre Prävention von chronischen Erkrankungen durch Ausschalten von Risikofaktoren und die sekundäre Prävention durch Früherkennung und wirksame Frühbehandlung sind erstrangige Ziele zur Vermeidung von Morbidität und Mortalität. Oft sind die bekannten Risikofaktoren nicht beeinflussbar. Wirksame Sekundärpräventionen sind nur für wenige chronische Krankheiten belegt und werden dann, falls verfügbar, nur unzureichend genutzt. Die Zahl der chronisch Kranken, die im hohen Alter Störungen mehrerer Organsysteme aufweisen, wird weiter zunehmen. Das Gesundheitswesen muss sich auf diese Herausforderung einstellen [1]. All dies wirft zwangsläufig Fragen des rationalen Einsatzes der verfügbaren Mittel und deren Finanzierung auf – Fragen, die auch ethische Aspekte berühren.

Das Gesundheitssystem in der Bundesrepublik Deutschland muss sich seit Jahren einer kritischen Diskussion stellen. Neben Bedarfsgerechtigkeit, Effektivität und Effizienz geht es im hohen Maße um Finanzierungsfragen sowohl auf der Einnahmen- wie auch auf der Ausgabenseite. Die Frage der gerechten Mittelaufbringung und -verteilung in der Kranken- und Gesundheitsversorgung ist für die Zukunft des deutschen Gesundheitswesens und dessen solidarische Ausrichtung entscheidend.

Im Spannungsfeld zwischen medizinischer und ökonomischer Orientierung ist eine Weichenstellung in Richtung Listenmedizin, Absenkung von Versorgungsstandards und Verstaatlichung des Gesundheitssystems zu befürchten. Dies droht mit einer versteckten Rationierung einherzugehen. Wenn jedoch das deutsche Gesundheitswesen vor fundamentalen Veränderungen steht, sollten diese auf der Basis vernünftiger empirischer Daten eingeleitet, begleitet und evaluiert werden. Eine solche Basis besteht zur Zeit nicht.

So hatte der Sachverständigenrat der Konzertierten Aktion in seinem Gutachten zur Über-, Unter- und Fehlversorgung mit großem Nachdruck eine Intensivierung der Versorgungsforschung gefordert: „In Deutschland bestehen Defizite hinsichtlich der Daten zum Versorgungsgeschehen" [2]. Scriba weist darauf hin, dass es dem Sachverständigenrat bei seinen Vorschlägen um ein ausreichend ausgestattetes Programm zur Gesundheitsforschung, insbesondere zur Versorgungsforschung, geht, an dessen Umsetzung sich BMBF und BMGS inhaltlich und finanziell beteiligen [3]. Der Aufbau der Versorgungsforschung erweist sich als zwingend geboten.

Das Gesundheitsziel „Senkung der Zahl chronisch Kranker" wird nur dann zu erreichen sein, wenn der Versorgungsbedarf, die Versorgungsprozesse und deren Ergebnisse wissenschaftlich untermauert und evaluiert werden. Die Anliegen der Prävention sind dabei einzubeziehen. Allerdings bleibt das Ziel der Absenkung der Prävalenz chronisch

Kranker unter den gegenwärtigen Bedingungen ein vom Gesundheitswesen nicht erfüllbares Desiderat.

6.2 Verständnis von Versorgungsforschung

Versorgungsforschung ist nach einer Definition der Deutschen Krankenhausgesellschaft ein Anwendungsbereich der Gesundheitssystemforschung, der sich mit Versorgungsstrukturen, -prozessen und -ressourcen befasst. Ihr Schwerpunkt liegt in anwendungsorientierten und praxisrelevanten Vorschlägen für die Entwicklung des medizinischen Versorgungssystems. Die Versorgungsforschung verfolgt das von Public Health definierte Ziel, eine optimale medizinische Versorgung für einen möglichst großen Anteil der Bevölkerung unter den Bedingungen begrenzter Ressourcen zu ermöglichen, sie ist aber nicht auf die ideale Versorgung einzelner Personen oder kleiner Gruppen gerichtet. Die Komplexität der Probleme erfordert multifaktorielle Betrachtungen der biopsychosozialen Interdependenz einschließlich von Merkmalen der Patienten sowie kultureller und nationaler/regionaler Aspekte.

Allerdings wird die Breite des Verständnisses von Versorgungsforschung beispielhaft an der Definition des 1. Deutschen Kongresses für Versorgungsforschung deutlich [4]. Danach ist die Versorgungsforschung eine problemorientierte Forschung, welche die Kranken- und Gesundheitsversorgung und ihre Rahmenbedingungen

◢ beschreibt und analysiert,
◢ darauf aufbauend Versorgungskonzepte entwickelt,
◢ deren Umsetzung begleitend erforscht und
◢ unter Alltagsbedingungen evaluiert.

Sie bezieht sich daher auf das gesamte medizinische Leistungsgeschehen. Nach Häussler kann Versorgungsforschung die Realität beschreiben, sie kann Bestehendes und Innovatives bewerten, sie kann Neues entdecken und entwickeln und sie kann Empfehlungen aussprechen [5].

Koch weist darauf hin, dass Versorgungsforschung den Weg des Kranken durch das Versorgungssystem beschreibt und analysiert. Dabei sind alle Institutionen und Leistungsbereiche einbezogen. Die Versorgungsforschung kann als Bindeglied zwischen klinischer Therapieforschung und Public-Health-Forschung verstanden werden, wobei als wichtige Themenbereiche Zugang und Assessment, Behandlungsprozesse und Outcome in Frage kommen [6]. Die Versorgungsforschung erweist sich als notwendige Ergänzung zur experimentellen Grundlagenforschung, die Potenziale für klinische Innovationen erzeugt, zur epidemiologischen und klinischen Forschung, in der der ätiologische, auf das Verständnis kausaler Mechanismen und die Wirksamkeit von Interventionen unter idealen Studienbedingungen („efficacy", absolute Wirksamkeit) gerichtete Forschungsansatz den Schwerpunkt bildet. Unter dem Versorgungsforschungs-Paradigma werden Hypothesen zur Wirksamkeit unter Alltagsbedingungen („effectiveness", relative Wirksamkeit) und im Hinblick auf die Effizienz in der realen Versorgungswelt getestet. Der methodische Forschungsansatz ist komplementär. Er schließt von den fünf Forschungsebenen

◢ experimentelle Grundlagenforschung (erzeugt Innovationspotenziale),
◢ epidemiologische und klinische Forschung (schafft Evidenz zur Wirksamkeit),
◢ Metaanalyse (kompiliert und bewertet verfügbare Evidenz),
◢ Evidenzbasierte Medizin (implementiert Evidenz in die Praxis) und
◢ Evaluation der Wirksamkeit und Effizienz unter Alltagsbedingungen

die Ebenen drei bis fünf ein. Untersucht werden Outcomes von praktischer Relevanz für Patienten, Kostenträger und Leistungserbringer [7]. Hierzu ist eine Ethik der Dokumentation und Evaluierung von Prozessen und Outcomes in der Routineversorgung zu entwickeln, und es sind informationstechnische Standards zu deren Umsetzung mit ausreichenden Follow-up-Zeiten bereitzustellen. Darüber hinaus sind die relevanten Datenbestände der Institutionen (Qualitätssicherung) und der Selbstverwaltungen hierfür besser verfügbar zu machen.

Zusammenfassend kann zur Zeit Versorgungsforschung in Deutschland nach Schrappe wie folgt definiert werden: Systematische Erforschung der Krankenversorgung auf der Ebene der relativen Wirksamkeit („effectiveness") in Reflexion der absoluten Wirksamkeit („efficacy") unter Verwendung der Perspektiven der Epidemiologie, der Institutionen (Qualitätsmanagement, Medizinische Soziologie), der Gesundheitssystemforschung (Public Health), der Gesundheitsökonomie in interdisziplinärer Kooperation mit den klinischen Fächern [8]. Auf das vom Arbeitskreis Versorgungsforschung beim Wissenschaftlichen Beirat der Bundesärztekammer erarbeitete Papier zur Definition und Abgrenzung der Versorgungsforschung [9] sei besonders hingewiesen.

Das breite inhaltliche Spektrum der Versorgungsforschung kann somit auch als Grundlage für eine systematische Gesundheitsberichterstattung verstanden werden. Versorgungsforschung kann dazu dienen, die Defizite in der Versorgungsepidemiologie abzubauen. Solche Defizite sind Ausdruck einer mangelnden Tradition der Versorgungsforschung in Deutschland, was u.a. auf die höchst unbefriedigende Forschungsförderung auf diesem Gebiet zurückzuführen ist.

6.3 Motivationslage der Bundesärztekammer

Die auf dem 106. Deutschen Ärztetag im Mai 2003 beschlossene Beteiligung der Bundesärztekammer an der Förderung der Versor-

gungsforschung [10] ist der folgerichtige Teil einer strategischen Konzeption der verfassten Ärzteschaft. Es gilt, eine Antwort zu finden auf die von politischer Seite behauptete und unzureichend begründete Über-, Unterund Fehlversorgung im deutschen Gesundheitswesen. Anstelle von Schuldzuweisungen geht es um seriöse wissenschaftliche Aussagen zur Versorgungsrealität, die sowohl den internationalen Vergleich als auch die Evaluation aller innovativen Maßnahmen zur Steuerung und Finanzierung des Gesundheitswesens einschließen. Eine wichtige Motivation bilden die zur Kenntnis genommenen Probleme bei der Praxisübertragung von Erkenntnissen aus randomisierten kontrollierten klinischen Versuchen, die den Goldstandard der Evidenzbasierten Medizin bilden [11]. Auszugsweise seien genannt:

◢ unzureichende Erfassung der Komplexität der Versorgungspopulation,

◢ zu kurze Beobachtungszeit,

◢ zu geringes Erkennen von Risiken,

◢ Variation der Patientencompliance und von Patientenpräferenzen etc.

Sie können zu den Phänomenen des „effectiveness gap" und „Evidenzfalle" unter der Flagge SGB-V-fixierter Versorgungsprogramme führen [8, 12]. Die Ergebnisse der Versorgungsforschung werden allerdings nur dann in gutes ärztliches Handeln münden können, wenn der Wissenstransfer zum Arzt gewährleistet und damit evidenzbasierte Handlungsempfehlungen für den einzelnen Arzt gefördert werden. Da Versorgungsleitlinien zur Zeit nur bedingt zur Verfügung stehen, hat die Bundesärztekammer ein nationales Programm für Versorgungsleitlinien (NPL) initiiert und dessen Schirmherrschaft übernommen. Darüber hinaus ist eine Weiterentwicklung der kontinuierlichen berufsbegleitenden Fortbildung (Continuing Medical Education, CME) hin zur kontinuierlichen und beruflichen Kompetenzerhaltung und -entwicklung (Continuing Professional Development, CPD) erforderlich.

Unter der Zielvorstellung, die Sozialsysteme unter Berücksichtigung von Solidarität, Subsidiarität, Verantwortung und Gerechtigkeit weiterzuentwickeln, muss die Bundesärztekammer eine offen geführte gesellschaftliche Diskussion darüber anstreben, was auch zukünftig als notwendige medizinische Versorgung gilt. Die Erfahrungen mit der Einführung von Disease-Management-Programmen im Zusammenhang mit dem Risiko-Strukturausgleich haben deutlich gemacht, dass eine schleichende und aus rein ökonomischen Erwägungen vorgenommene Absenkung von Versorgungsleistungen nichts anderes als heimliche Rationierung bedeutet. Ziel der Bundesärztekammer ist es, Impulse für die Weiterentwicklung der Versorgungsforschung zu geben.

6.4 Ziele und Schwerpunkte der Förderung der Versorgungsforschung durch die Bundesärztekammer

Für die Bundesärztekammer bietet es sich an, die Unterstützung von grundlagen- und problemorientierter, interdisziplinär betriebener Forschung im Bereich der Kranken- und Gesundheitsversorgung und ihrer Rahmenbedingungen zu fördern. Diese Forschung richtet sich einerseits auf die Betreuung, Pflege, Diagnostik, Behandlung und Nachsorge von Patienten und andererseits auf die Bereiche der individuellen Gesundheitsförderung und Prävention.

Unter Einbeziehung der Perspektiven, zum Beispiel der Versorgungsepidemiologie, der Gesundheitssystemforschung und der Gesundheitsökonomie, und in Kooperation mit den wissenschaftlichen Fachgesellschaften, insbesondere der AWMF, kann die Unterstützung der Versorgungsforschung durch die Bundesärztekammer darin bestehen, die Entwicklung von Versorgungskonzepten sowie deren Umsetzung und Evaluation vor allem unter Alltagsbedingungen in den einzelnen Versorgungsbereichen zu fördern [13].

Ein möglicher Ansatz besteht darin,

◢ auf der Systemebene und im internationalen Vergleich eine Stärken-Schwächen-Analyse der Kranken- und Gesundheitsversorgung vorzunehmen, die auch regionale Unterschiede berücksichtigt,

◢ jeweils einschlägige Studien zusammenzutragen, zu prüfen und unter Einbeziehung von Kosten-Nutzen-Analysen die Schlüsseldeterminanten der Versorgungsqualität (zum Beispiel ärztliche Weiterbildung, technische Ausstattung, aber auch von patientenabhängigen Variablen, zum Beispiel Compliance) zu bestimmen,

◢ die zumeist den Selbstverwaltungen (zum Beispiel Krankenkassen, KVen) vorliegenden Routinedaten zugänglich zu machen und zu nutzen und

◢ die bestehenden Datenpools (zum Beispiel klinische Krebsregister der Tumorzentren und epidemiologische Krebsregister der Länder) in die Forschung einzubeziehen.

Ein wesentlicher Gegenstand der Forschung sollte auch die Untersuchung von Fehlern im finanziellen Anreizsystem sein.

Auch wenn es noch zu früh ist, einzelne Projekte, die Gegenstand der Versorgungsforschung werden können, zu diskutieren, könnte sich aus der Sicht der Bundesärztekammer die Versorgungsforschung konkreter mit folgenden Fragen befassen:

◢ Wofür wird im deutschen Gesundheitswesen tatsächlich das meiste Geld ausgegeben (Krankheiten, Verfahren, Personengruppen)?

◢ Inwieweit sind die bislang für Deutschland vorliegenden Ergebnisse einzelner Leistungsbereiche international vergleichbar?

◢ Welche Veränderungen könnten im deutschen Gesundheitswesen erfolgreich wirken (zum Beispiel Hausarzt als Lotse, Gesundheitskarte, DRG, DMPs, Risikostrukturausgleich)?

6.5 Strukturelle Anforderungen – methodische und institutionelle Fragen

Für die Bundesärztekammer erscheint weder ein eigenes wissenschaftliches Institut noch die Einrichtung eines Stiftungslehrstuhls verfolgenswert. Anzustreben ist eher eine Einrichtung, die in enger Kooperation mit dem Wissenschaftlichen Beirat der Bundesärztekammer gemeinsam mit der AWMF als Initiatorin eines zu knüpfenden Netzwerks dienen kann. Zu denken wäre bei diesem Netz an die Arzneimittelkommission der Deutschen Ärzteschaft (AkdÄ), das Ärztliche Zentrum für Qualität in der Medizin (ÄZQ), das Cochrane-Zentrum, das Zentralinstitut der Kassenärztlichen Bundesvereinigung (ZI) oder das Deutsche Netzwerk Evidenzbasierte Medizin (DNEbM). Dabei könnte die Bundesärztekammer eine unterstützende Funktion für die Versorgungsforschung zeitlich befristet und modellhaft institutionalisieren.

6.6 Ausblick

Die Versorgungsforschung sollte outcomeorientiert betrieben werden. Mögliche Projekte sollten sich auf die Beschreibung und die Erklärung von Rahmenbedingungen (Schlüsseldeterminanten), der Kranken- und Ge-sundheitsversorgung sowie auf die Untersuchung von Endresultaten von Versorgungskonzepten und -leistungen im Gesundheitswesen beziehen. Ein rein indikationsbezogener Forschungsansatz dürfte nicht ausreichend sein. Zielführender wäre ein „initiales Transparenzprojekt" oder eine „Barriere-Analyse" („Wer verfügt über welche Daten, wer verweigert aus welchen Gründen die Transparenz dieser Daten?").

Das Gesundheitsmodernisierungsgesetz (GMG) stimmt insofern hoffnungsvoll, als in

§ 303 f SGB V vorgesehen ist, dass die Datenaufbereitungsstelle Materialien für die Versorgungsforschung bereitstellt [14]. Eine solche Bereitstellung könnte diesem jungen Wissenschaftszweig die erforderliche Unterstützung geben. Der Beschluss des 108. Deutschen Ärztetages, ein Rahmenkonzept zur Förderung der Versorgungsforschung zu realisieren, wird diesem jungen Wissenschaftszweig wichtige Impulse geben [15].

Literatur

[1] Davis RM, Wagner EH, Managing chronic disease. BMJ (1999), 318, 1090–1091

[2] Sachverständigenrat für die Konzertierte Aktion im Gesundheitswesen (2002) Bedarfsgerechtigkeit und Wirtschaftlichkeit: Über-, Unter- und Fehlversorgung. Nomos, Baden-Baden

[3] Scriba PC (2003) Versorgungsforschung – medizinische Ziele und Ansätze. In: Pfaff H et al., Gesundheitsversorgung und Disease-Management – Grundlagen und Anwendungen der Versorgungsforschung, 25–28. Huber, Bern, Göttingen, Toronto, Seattle

[4] Pfaff H (2003) Versorgungsforschung – Begriffsbestimmung, Gegenstand und Aufgaben. In: Pfaff H et al. (Hrsg.), Gesundheitsversorgung und Disease-Managementgrundlagen und Anwendungen der Versorgungsforschung, 13–23. Huber, Bern, Göttingen, Toronto, Seattle

[5] Häussler B (2002) Antrittsvorlesung am 22. November zur Honorarprofessur: Evaluation der Gesundheitsversorgung, Institut für Gesundheitswissenschaften, Technische Universität Berlin

[6] Koch U, Versorgungsforschung tut Not. Bundesgesundheitsbl – Gesundheitsforsch – Gesundheitsschutz (2003), 46, 623–624

[7] Narayan KMV et al., Translation Research for Chronic Disease. Diabetes Care (2000), 23, 1794–1798

[8] Schrappe M, Wie groß ist der Effectiveness Gap? 4. Symposium Evidenzbasierte Medizin 14./15. 3. 2003 (2003). http//www.schrappe.com

[9] http://www.versorgungsforschung.net

[10] Bundesärztekammer, Transparenz und Leistungsfähigkeit im deutschen Gesundheitswesen, Leitantrag zum 106. Deutschen Ärztetag vom 20.–23. Mai 2003 in Köln, Beschlussprotokoll (2003). http//www.baek.de

[11] Fletcher RH, Fletcher SW, Wagner EH (1988) Clinical Epidemiology. Williams & Wilkins, Baltimore, Hong Kong, London, Sydney

[12] Kunz R et al. (2000) Lehrbuch Evidenzbasierte Medizin in Klinik und Praxis, Deutscher Ärzte-Verlag, Köln

[13] Fuchs C (2003) Aufgaben der Versorgungsforschung aus Sicht der Ärzteschaft. In: Pfaff H et al. (Hrsg.), Gesundheitsversorgung und Disease-Managementgrundlagen und Anwendungen der Versorgungsforschung, 47–57. Huber, Bern, Göttingen, Toronto, Seattle

[14] Deutscher Bundestag, 15. Wahlperiode (2003) GKV-Modernisierungsgesetz. Drucksache 15/1525 vom 8.09.2003

[15] Bundesärztekammer, Förderung der Versorgungsforschung durch die Bundesärztekammer, Antrag zum 108. Ärztetag vom 3.–6. Mai in Berlin, Beschlussprotokoll (2005) http://www.baek.de

7 Individualisierte Risikoprofile

S. N. Willich, J. Müller-Nordhorn

7.1 Bedeutung von Prävention durch Risikokontrolle

Herz-Kreislauf-Erkrankungen sind für fast 50% der Gesamtmortalität in Deutschland verantwortlich [1]. Etwa zwei Drittel aller koronaren Todesfälle ereignen sich bereits vor dem Erreichen des Krankenhauses, und die betroffenen Patienten sterben häufig vor dem Einsatz medizinischer Hilfe [2]. Trotz tendenziell abnehmender koronarer Mortalitätsraten über die letzten Jahrzehnte in westlichen Industrienationen [3] ist der prozentuale Anteil des plötzlichen Herztodes, je nach Definition ein kardialer Tod innerhalb von Minuten bis zu 24 Stunden nach dem Auftreten von Symptomen, unverändert geblieben [4].

Das relative Risiko für einen plötzlichen Herztod ist vor allem bei Hochrisikopatienten und bei Patienten mit bekannter koronarer Herzkrankheit deutlich erhöht. Am höchsten ist das relative Risiko bei den Patienten, die bereits außerhalb des Krankenhauses reanimiert worden sind oder die vor kurzem einen Herzinfarkt hatten. Auf Grund der insgesamt niedrigen Patientenzahlen in diesen Gruppen ist jedoch das absolute Risiko, d.h. die tatsächlich anfallenden zusätzlichen Todesfälle pro 1.000, in der Allgemeinbevölkerung deutlich höher (s. Abb. 7.1) [5]. Dies unterstreicht die Bedeutung der frühen Identifizierung von Hochrisikopatienten in der Bevölkerung, d.h. bevor ein Ereignis eingetreten ist.

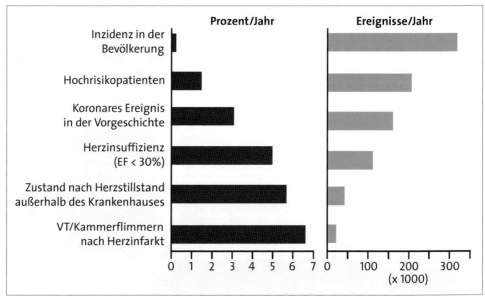

Abb. 7.1: Verhältnis zwischen Inzidenz (Prozent/Jahr) und der Zahl absoluter Todesfälle für die Gesamtbevölkerung und in Gruppen mit zunehmendem Risiko in den USA [5]. EF = Ejektionsfraktion; VT = Ventrikuläre Tachykardie

Eines der großen Defizite der modernen Kardiologie ist die bislang nur begrenzte Möglichkeit des erfolgreichen Screenings in der Bevölkerung. Präventive Konzepte stützen sich daher vor allem auf die Kontrolle kardiovaskulärer Risikofaktoren.

7.2 Hochrisikostrategie vs. Bevölkerungsstrategie

Präventive Maßnahmen können gezielt bei Patienten mit einem erhöhten Risiko für Herz-Kreislauf-Erkrankungen ansetzen. Dabei handelt es sich dann um die so genannte Hochrisikostrategie, die Risikopatienten über individualisierte Risikoprofile ermittelt. Das Risiko einer kardiovaskulären Erkrankung im

Verlauf steigt mit jedem weiteren Risikofaktor deutlich an, wie u.a. in der MRFIT-Studie (Multiple Risk Factor Intervention Trial) in den USA beschrieben wurde (s. Abb. 7.2) [6].

So ist z.B. das Risiko eines koronaren Todesfalls bei Rauchern mit stark erhöhtem Cholesterin und erhöhten systolischen Blutdruckwerten etwa doppelt so hoch wie bei Nichtrauchern mit ansonsten gleichem Risikoprofil (altersadjustierte Mortalitätsrate 63 vs. 34 pro 10.000 Personenjahre).

Zur Entscheidung über das weitere therapeutische Vorgehen ist daher die Abschätzung des Gesamtrisikos einer kardiovaskulären Erkrankung unter Einbeziehung sämtlicher Risikofaktoren erforderlich. Die Bestimmung und Therapie eines Risikofaktors alleine sind für die weiteren Therapie-

Abb. 7.2: Altersstandardisierte Mortalitätsraten der koronaren Herzkrankheit je 10.000 Personenjahre in der MRFIT-Studie (Multiple Risk Factor Intervention Trial), eingeteilt jeweils in Quintile nach systolischem Blutdruck und Cholesterinwert. A) Mortalitätsraten für Nichtraucher und B) für Raucher [6]

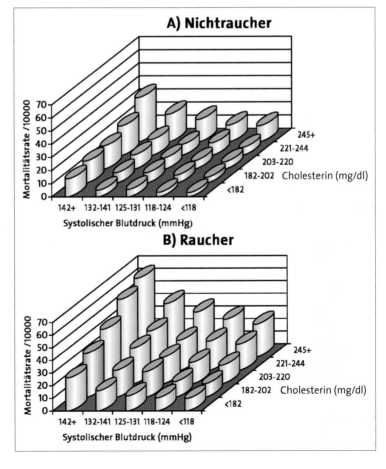

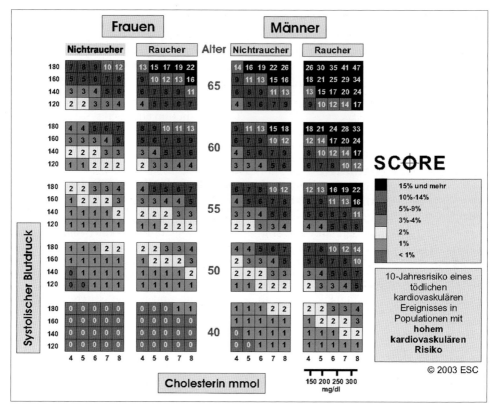

Abb. 7.3: 10-Jahresrisiko einer tödlichen kardiovaskulären Erkrankung in Hochrisikoländern innerhalb von Europa für Männer und Frauen [7]

entscheidungen nicht ausreichend. Kliniker müssen in der Lage sein, das gesamte kardiovaskuläre Risiko jedes einzelnen Patienten zu schätzen. In den aktuellen europäischen kardiovaskulären Leitlinien verschiedener Fachgesellschaften werden Hochrisikopatienten als Patienten mit einem Risiko von ≥ 5% für eine kardiovaskuläre Erkrankung in den nächsten zehn Jahren definiert [7]. Risikokarten ermöglichen die Berechnung des kardiovaskulären Risikos, wie hier am Beispiel von Ländern mit einem höheren Risiko (u.a. Deutschland) dargestellt (s. Abb. 7.3).

Präventive Maßnahmen können auch primär das Ziel haben, einen Risikofaktor,

z.B. Übergewicht, in der gesamten Bevölkerung zu senken; dies wird als Bevölkerungsstrategie bezeichnet. Dabei werden präventive Interventionen auf die Bevölkerung verteilt, unabhängig vom Risiko der Einzelnen, d.h., eine Risikoabschätzung erfolgt dabei nicht. Rose fasste Vor- und Nachteile der Hochrisiko- und der Bevölkerungsstrategie zusammen und schlussfolgert, dass fast alle wesentlichen Verbesserungen der Gesundheit auf Grund von präventiven Maßnahmen erfolgt sind und die meisten davon durch Veränderungen auf der Bevölkerungsebene (s. Tab. 7.1) [8].

Tab. VIII.7.1: Vor- und Nachteile der Hochrisiko- und Bevölkerungsstrategie zur Prävention im Vergleich

	Hochrisikostrategie	Bevölkerungsstrategie
Vorgehen	Identifizierung von Hochrisikopatienten durch Screening Arten der Prävention: – Minderung der Exposition – Schutz vor dem Effekt der Exposition	Weit verbreitete präventive Maßnahmen, da häufige Erkrankungen und Expositionen/Risikofaktoren oft durch das Verhalten und die Lebensverhältnisse in der Bevölkerung als Ganzes bedingt sind.
Vorteile	Höhere Motivation und Compliance An Risiko des Einzelnen angepasst Keine Interventionen ohne erhöhtes Risiko Kompatibel mit medizinischer Organisation Kosteneffektiver Einsatz von Ressourcen Besseres Risiko-Nutzen-Verhältnis Medikamente nur in Hochrisikogruppe	Berücksichtigt Ursachen von Risikofaktoren Oft hoher kumulativer Effekt durch Verschiebung der ganzen Verteilung eines Risikofaktors Berücksichtigt soziale Konditionierung des persönlichen Lebensstils
Nachteile	Prävention v.a. im medizinischen Bereich Meist nur palliativer Ansatz Schwierigkeiten der Risikoabschätzung Beitrag zur Gesamtkontrolle oft nur gering	Geringe Akzeptanz Probleme der Machbarkeit Kosten Sicherheit

Adaptiert nach [8]

7.3 Risikoabschätzung durch individualisierte Risikoprofile

Die Berechnungen des Risikos in Leitlinien basieren vor allem auf den Daten von Kohortenstudien wie der Framingham-Studie in den USA, die seit Mitte des 20. Jahrhunderts ein Meilenstein der Herz-Kreislauf-Epidemiologie ist [9]. Bei der Framingham-Studie wurden insgesamt 5.209 Männer und Frauen im Alter von 28–62 Jahren eingeschlossen, die zu Beginn frei von kardiovaskulären Erkrankungen waren. Die Teilnehmer wurden dann alle zwei Jahre klinisch untersucht. 1971 wurden die Kinder der Teilnehmer bzw. die Ehepartner der Kinder für die so genannte Framingham Offspring Study rekrutiert [10]. Die aus diesen Daten ermittelte Formel zur Berechnung des 10-Jahresrisikos war die Basis für die erste und zweite Version der europäischen Leitlinien zur Prävention der koronaren Herzkrankheit [11, 12]. Allerdings ergaben sich einige methodische Probleme bei der Verwendung der Risikofunktion aus der Framingham-Studie [13]. So basiert die

Risikofunktion auf Daten aus den USA und ist daher nur eingeschränkt auf die europäischen Länder übertragbar. Einige Studien, die die Framingham-Risikofunktion bei europäischen Kohorten anwendeten und vorhergesagte und tatsächliche koronare Ereignisse verglichen, zeigten eine Überschätzung der Ereignisse durch die Framingham-Risikofunktion [14–16]. Dies liegt zum einen daran, dass die koronare Mortalität in den westlichen Industrienationen über die letzten Jahrzehnte kontinuierlich abgenommen hat und die in diesen Studien verwendete Framingham-Risikofunktion auf einer Veröffentlichung von 1991 beruht [17]. In einer englischen Studie wurden die Teilnehmer des Health Survey for England (1998) in Risikokategorien für koronare Ereignisse eingeteilt, unter Verwendung der Framingham-Risikofunktion von 1991 und einer neueren Version von 2000 (s. Tab. 7.2) [18, 19]. Allerdings war mit der neueren Version der Framingham-Risikofunktion nur die Risikoabschätzung über einen Zeitraum von vier Jahren möglich. Bei dem Vergleich ergab sich eine deutliche Abnahme des Prozentsatzes an Teilnehmern in den Hochrisikokategorien bei Verwendung der neueren Version. Insgesamt wären 20% der Männer und 43% der Frauen mit der Risikofunktion von 2000 nicht mehr als Hochrisikopatienten eingestuft und daher nach britischen Leitlinien nicht mehr therapiebedürftig.

Tab.VIII. 7.2: Prozentsatz der Teilnehmer des Health Survey for England (1998) in den einzelnen Risikokategorien für koronare Ereignisse unter Verwendung der beiden Framingham-Risikofunktionen aus den Jahren 1991 und 2000 über einen 4-Jahreszeitraum [18]

Risikokategorie*	Männer (%)		Frauen (%)	
	1991	2000	1991	2000
< 2	34,0	34,5 ↑	66,6	70,3 ↑
= 2, < 4	23,3	28,6 ↑	19,3	19,6 ↑
= 4, < 5	7,5	8,0 ↑	5,4	4,0 ↓
= 5, < 6	7,7	6,1 ↓	2,5	2,4 ↓
= 6, < 8	9,4	9,3 ↓	3,6	2,1 ↓
= 8, < 10	6,9	5,1 ↓	1,3	0,9 ↓
= 10	11,3	8,4 ↓	1,3	0,8 ↓

* Zahl der koronaren Ereignisse pro 100 der Bevölkerung

Außerdem hat die Framingham-Risikofunktion zwar eine gute Vorhersagekraft in Ländern mit einer ähnlich hohen koronaren Mortalität wie in den USA gezeigt, aber nicht bei Ländern mit einer geringeren koronaren Mortalität. Innerhalb von Europa gibt es erhebliche regionale Unterschiede mit einer niedrigen Mortalität in Ländern wie Italien, Spanien oder Griechenland, deren Ereignisraten dann die Framingham-Risikofunktion überschätzt [14].

Nationale Kohortenstudien können unter Umständen das Risiko in den einzelnen Ländern besser widerspiegeln. Als nationale Kohortenstudien für Deutschland sind die PROCAM-Studie (Prospektive Cardiovaskuläre Münster) und die Kohorten aus der MONICA-Augsburg-Studie (Monitoring of Trends and Determinants in Cardiovascular

Disease) zu nennen [16]. Die PROCAM-Studie wurde 1979 initiiert und schloss Arbeitnehmer aus dem Raum Münster im Alter zwischen 16 und 65 Jahren ein. Ziel der PROCAM-Studie war es, kardiovaskuläre Risikofaktoren und das Auftreten von kardiovaskulären Ereignissen prospektiv zu untersuchen. Dabei betrug der mittlere Beobachtungszeitraum 11,6 Jahre für Männer und 11,1 Jahre für Frauen. Die beiden Kohorten aus der MONICA-Augsburg-Studie erfassten die Teilnehmer der beiden Querschnittsstudien von 1984/85 und 1989/90 im Alter zwischen 35 und 64 Jahren und beobachteten diese bis 1997 nach. Sowohl in den PROCAM-Studien als auch in den MONICA-Kohorten wurden die Endpunkte „nicht tödlicher Herzinfarkt" und „koronarer Todesfall" bestimmt. Dadurch konnte die Framingham-Risikofunktion zur Vorhersage dieser koronaren Endpunkte verwendet werden und das Verhältnis zwischen vorhergesagten und tatsächlichen Ereignissen berechnet werden. Dabei ergab sich ein Risikoverhältnis, je nach Altersgruppe, zwischen vorhergesagten und tatsächlichen koronaren Ereignissen im Bereich zwischen 1,7 und 5,7. Hier gilt es allerdings zu bedenken, dass sowohl die PROCAM-Kohorte als auch die MONICA-Kohorten selektierte Studienpopulationen darstellen und daher die jeweiligen koronaren Ereignisraten nur eingeschränkt für Deutschland repräsentativ sind [20]. Die PROCAM-Studie ist eine Kohorte aus Arbeitnehmern, die im Sinne eines „healthy worker effects" in der Regel gesünder als die Allgemeinbevölkerung sind, während die Framingham-Studie dagegen Teilnehmer aus Haushalten auswählte. Eine Studie zeigte, dass Berufstätige im Vergleich zur Allgemeinbevölkerung eine standardisierte Mortalitätsratio bei kardiovaskulären Erkrankungen von 75% haben [21]. Bezüglich der MONICA-Kohorten gilt es zu bedenken, dass der Freistaat Bayern, zu dem Augsburg gehört, im Südwesten Deutschlands liegt und damit zu den Bundesländern mit der geringsten koronaren Mortalität im nationalen Vergleich gehört [22]. Eine Generalisierbarkeit der Ergebnisse der MONICA-Augsburg-Studie mit Risikoabschätzung ist daher vermutlich nur eingeschränkt möglich und würde zu einer Unterschätzung des Risikos in den meisten anderen Bundesländern führen.

7.4 Kontrolle von Risikofaktoren im Versorgungsalltag

Ziel der Ermittlung von Hochrisikopatienten in der Primärprävention kardiovaskulärer Ereignisse ist die adäquate Einstellung der Risikofaktoren durch einen gesundheitsfördernden Lebensstil und, falls erforderlich, mit Hilfe einer entsprechenden medikamentösen Therapie. Allerdings liegen wenig Daten dazu vor, ob die Einstellung der Risikofaktoren in der Primärprävention den aktuellen Leitlinien entspricht. In der Sekundärprävention nach kardiovaskulären Ereignissen ergaben Studien jedoch eine deutliche Diskrepanz zwischen den Empfehlungen zur Therapie und der Versorgung im Alltag. Die EUROASPIRE-I- und -II-Studien (European Action on Secondary Prevention by Intervention to Reduce Events) beschreiben die Medikation von Patienten nach koronarem Ereignis in neun Ländern in den

Jahren 1995–96 und 1999–2000 (s. Tab. 7.3) [23]. Zwar kam es in diesem Zeitraum zu einer Verbesserung in der medikamentösen Therapie, aber weiterhin wird ein hoher Prozentsatz der Patienten nicht den Leitlinien entsprechend behandelt. Ähnliche Ergebnisse zeigte die PIN-Studie (Post Infarkt Nachsorge), die Patienten in Deutschland ein Jahr nach Entlassung aus kardiologischer Rehabilitation beobachtete [24].

Insgesamt ist eine nicht leitliniengetreue Behandlung mit einer erhöhten Morbidität und Mortalität der Patienten verbunden. Die Gründe für eine Nichteinhaltung von Leitlinien sind vielfältig und liegen sowohl in einer fehlenden Compliance der Ärzte mit den Leitlinien als auch in einer fehlenden Compliance der Patienten mit den Anordnungen der Ärzte. Beides ist nicht unabhängig voneinander, sondern korreliert häufig miteinander.

Etwa 50% der Patienten nehmen ihre Medikamente wie von den Ärzten verschrieben ein, mit einer Spannbreite von 0% bis 100% [25, 26]. Vor allem bei Patienten mit asymptomatischen Erkrankungen, wie z.B. der Hypercholesterinämie oder Hypertonie, ist das Problem der Compliance ausgeprägter als bei Patienten, die Medikamente direkt zur Linderung ihrer Beschwerden nehmen [27]. Der zu erwartende Benefit für Patienten liegt bei asymptomatischen Erkrankungen häufig weit in der Zukunft und ist damit oft schwer

Tab. VIII.7.3: Einhaltung der europäischen Leitlinien in der Sekundärprävention der koronaren Herzkrankheit bei Patienten in neun Ländern nach koronarem Ereignis: Ergebnisse der EUROASPIRE*-I- und -II-Studien [23] und der PIN†-Studie [24]

	EUROASPIRE I (1995-96)	EUROASPIRE II (1999-2000)	PIN (1998)
Thrombozytenaggregationshemmer, z.B. Aspirin	81%	84%	77%
β-Blocker	54%	66%	70%
ACE‡-Hemmer	30%	43%	53%
Lipidsenker	32%	63%	62%,

* European Action on Secondary Prevention by Intervention to Reduce Events
† Post Infarkt Nachsorge
‡ Angiotensin converting enzyme

vorstellbar. Innerhalb von klinischen Studien liegt die Compliance meist höher, z.B. betrug die Compliance in den großen Studien zur Therapie mit Statinen 70% in der Primärprävention der koronaren Herzkrankheit bzw. 81–94% in der Sekundärprävention [28]. Außerhalb von klinischen Studien liegt die Compliance bei Patienten mit Statin-Therapie in der Sekundärprävention zwischen 39% und 58% und nimmt im Verlauf deutlich ab. In einer Kohortenstudie bei Patienten, die älter als 65 Jahre waren, beobachteten Jackevicius et al. eine Compliance von 36% bei Patienten mit koronarer Herzkrankheit und von 25% bei Patienten mit Hypercholesterinämie [29]. Gründe für fehlende Compliance waren primäre Prävention, zunehmendes Alter, männliches Geschlecht, eine höhere Anzahl an verschriebenen Medikamenten und mehrere behandelnde Ärzte. In der Heart Protection Study berechneten die Autoren, dass Simvastatin bei vollständiger Compliance die Raten an kardiovaskulären Ereignissen um ein Drittel statt ein Viertel reduzieren würde [30]. Eine Risikostratifizierung ist daher insgesamt ohne eine Förderung der Compliance von Patienten nicht effektiv.

7.5 Bevölkerungsstrategie am Beispiel der „Polypill"

Als hypothetische Alternative zur Risikostratifizierung und der damit verbundenen Hochrisikostrategie in der Prävention kardiovaskulärer Erkrankungen wird der Polypill-Ansatz als modernes Beispiel einer Bevölkerungsstrategie diskutiert [31]. Hierbei ist die Reduktion des kardiovaskulären Risikos für den Fall berechnet worden, dass alle, die älter als 55 Jahre sind und/oder eine kardiovaskuläre Erkrankung haben, die so genannte Polypill erhalten würden. Die Polypill enthielte medikamentöse Wirkstoffe zur gleichzeitigen Senkung von vier kardiovas-

kulären Risikofaktoren (LDL-/„low density lipoprotein"-Cholesterin, Blutdruck, Homozystein und Thrombozytenfunktion). Die potenzielle Risikoreduktion wurde dann basierend auf den Ergebnissen von Metaanalysen durch die Multiplikation der relativen Risiken berechnet; es ergab sich eine Reduktion im Auftreten von koronaren Ereignissen um 88% und von Schlaganfällen um 80%. Etwa ein Drittel der Menschen, die die Polypill nehmen würden, würde davon mit durchschnittlich elf gewonnenen Lebensjahren ohne ein kardiovaskuläres Ereignis profitieren. Die Nebenwirkungsrate läge bei 8–15%. Der Einsatz einer Polypill würde die mit der Risikostratifizierung verbundenen Probleme, z.B. durch regionale Unterschiede in Inzidenz und Mortalität, vermeiden und würde auch in stärkerem Maße präventiv vor der Entstehung einer Erkrankung ansetzen. Allerdings würden hier auch Menschen eine Medikation erhalten, die primär gesund sind und bei denen kein erhöhtes Risiko einer kardiovaskulären Erkrankung besteht. Nach Rose ist der langfristige Einsatz von Medikamenten nur bei Patienten mit erhöhtem Risiko legitimiert, zumal die meisten randomisierten Interventionsstudien nur über einige Jahre laufen und wenig über die Auswirkungen einer lebenslangen medikamentösen Therapie bekannt ist [8].

7.6 Ausblick

Zur weiteren Verbesserung der Risikoabschätzung ist es erforderlich, individuelle Risikoprofile differenzierter erstellen zu können, z.B. durch die Ermittlung effektiver Prädiktoren für kardiovaskuläre Ereignisse in der Routineversorgung. Zusätzlich sollten regionale Unterschiede in Inzidenz und Mortalität nicht nur auf der Länderebene in Leitlinien berücksichtigt werden, sondern auch innerhalb einzelner Länder. Hier wäre eine Adjustierung der Risikofunktionen für regionale Mortalitätsraten denkbar. Genetische Prädiktoren für das kardiovaskuläre Risiko sind bisher ohne Durchbruch geblieben, können aber möglicherweise in Zukunft in Kombination mit Umwelt- und Lebensstilfaktoren eine verbesserte Risikoabschätzung ermöglichen [32]. Ein alternatives Vorgehen zu individualisierten Risikoprofilen, z.B. mit Hilfe des Polypill-Ansatzes („eine Pille für alle"), bedarf vor einer breiteren Anwendung der umfassenden, langjährigen Evaluation der Effektivität. Hier sind zunächst randomisierte, kontrollierte Interventionsstudien, die den Einsatz der Polypill mit der Hochrisikostrategie vergleichen, erforderlich.

Literatur

[1] Statistisches Bundesamt (Hrsg.) (1998) Gesundheitsbericht für Deutschland. Metzler-Poeschel, Stuttgart

[2] Löwel H et al., Geschlechtsspezifische Trends von plötzlichem Herztod und akutem Herzinfarkt. Dtsch Med Wschr (2002), 127, 2311–2316

[3] Hunink MG et al., The recent decline in mortality from coronary heart disease, 1980–1990. The effect of secular trends in risk factors and treatment. JAMA (1997), 277, 535–542

[4] Myerburg RJ et al., Frequency of sudden cardiac death and profiles of risk. Am J Cardiol (1997), 80 (Suppl. 2), F 10–19

[5] Myerburg RJ, Kessler KM, Castellanos A, Sudden cardiac death. Structure, function, and time-dependence of risk. Circulation (1992), 85 (Suppl. 1), I 2–10

[6] Neaton JD, Wentworth D, Serum cholesterol, blood pressure, cigarette smoking, and death from coronary heart disease. Overall findings and differences by age for 316,099 white men. Multiple Risk Factor Intervention Trial Research Group. Arch Intern Med (1992), 152, 56–64

[7] De Backer G et al., European guidelines on cardiovascular disease prevention in clinical practice. Third Joint Task Force of European and Other Societies on Cardiovascular Disease Prevention in Clinical Practice. Eur Heart J (2003), 24, 1601–1610

[8] Rose G (1992) The strategy of preventive medicine. Oxford University Press, Oxford

[9] Dawber TR, Meadors GF, Moore FE, Epidemiological approaches to heart disease: the Framingham study. Am J Public Health (1951), 41, 279–286

[10] Mosterd A et al., Trends in the prevalence of hypertension, antihypertensive therapy, and left ventricular hypertrophy from 1950 to 1989. N Engl J Med, (1999) 340, 1221–1227

[11] Pyorala K et al., Prevention of coronary heart disease in clinical practice. Recommendations of the Task Force of the European Society of Cardiology, European Atherosclerosis Society and European Society of Hypertension. Eur Heart J (1994), 15, 1300–1331

[12] Wood D et al., Prevention of coronary heart disease in clinical practice. Recommendations of the Second Joint Task Force of European and other Societies on coronary prevention. Eur Heart J (1998), 19, 1434–1503

[13] Conroy RM et al. for the SCORE project group, Estimation of ten-year risk of fatal cardiovascular disease in Europe: the SCORE project. Eur Heart J (2003), 24, 987–1003

[14] Menotti A, Puddu PE, Lanti M, Comparison of the Framingham risk function-based coronary chart with risk function from an Italian population study. Eur Heart J (2000), 21, 365–370

[15] Thomsen TF et al., A cross-validation of risk-scores for coronary heart disease mortality based on data from the Glostrup Population Studies and Framingham Heart Study. Int J Epidemiol (2002), 31, 817–822

[16] Hense HW et al., Framingham risk function overestimates risk of coronary heart disease in men and women from Germany – results from the MONICA Augsburg and the PROCAM cohorts. Eur Heart J (2003), 24, 937–945

[17] Anderson KM et al., An updated coronary risk factor profile: a statement for health professionals. Circulation (1991), 83, 356–362

[18] Nanchahal K et al., Analysis of predicted coronary heart disease risk in England based on Framingham study risk appraisal models published in 1991 and 2000. BMJ (2002), 325, 194–195

[19] D'Agostino RB et al., Primary and subsequent coronary risk appraisal: new results from the Framingham study. Am Heart J (2000), 139, 272–281

[20] Müller-Nordhorn J, Willich SN, Population-based cardiovascular risk prediction. Eur Heart J (2003), 24, 1796

[21] Froom P et al., Healthy volunteer effect in industrial workers. J Clin Epidemiol (1999), 52, 731–735

[22] Willich SN et al., Regionale Unterschiede der Herz-Kreislauf-Mortalität in Deutschland. Dtsch Ärztebl (1999), 96, A 483–488

[23] EUROASPIRE I and II Group. Clinical reality of coronary prevention guidelines: a comparison of EUROASPIRE I and II in nine countries. Lancet (2001), 357, 995–1001

[24] Willich SN et al., PIN Study Group, Cardiac risk factors, medication, and recurrent clinical events after acute coronary disease – a prospective cohort study. Eur Heart J (2001), 22, 307–313

[25] Sackett DL, Snow JC (1997) Compliance in Health Care. Johns Hopkins University Press, Baltimore

[26] Haynes RB et al., Interventions for helping patients to follow prescriptions for medications (Cochrane Review). In: Cochrane Library, Issue 2, 2003. Oxford: Update Software

[27] Houston Miller N, Compliance with treatment regimens in chronic asymptomatic diseases. Am J Med (1997), 102, 43–49

[28] Müller-Nordhorn J, Willich SN, Increasing adherence to statin therapy with a disease management program. Disease Management & Health Options. (2005), 13, 73-82

[29] Jackevicius CA, Mamdani M, Tu JV, Adherence with statin therapy in elderly patients with and without acute coronary syndromes. JAMA (2002), 288, 462–467

[30] Heart Protection Study Collaborative Group. MRC/BHF Heart Protection Study of cholesterol lowering with simvastatin in 20 536 high-risk individuals: a randomized placebo-controlled trial. Lancet (2002), 360, 7–22

[31] Wald NJ, Law MR, A strategy to reduce cardiovascular disease by more than 80%. BMJ (2003), 326, 1419–1424

[32] Willett WC, Balancing life-style and genomics research for disease prevention. Science (2002), 296, 695–698

8 Stärkung der Eigenverantwortung für die Gesundheit

H. Raspe

8.1 Einleitung

Ist heute ohne weitere Erläuterungen von einer „Stärkung der Eigenverantwortung der Versicherten im Gesundheitswesen" die Rede, dann kann man Kranken und Patienten nur raten, ihre Geldbörse fester an sich zu nehmen. In aller Regel zielen entsprechende Bemerkungen von Gesundheitspolitikern, Leistungserbringern, Krankenkassenvertretern und schließlich auch einzelne Normen des Gesetzgebers darauf, den Versicherten weitere finanzielle Belastungen schmackhaft zu machen. Einerseits steht dies im Dienst einer Kofinanzierung von Versicherungsleistungen und/oder der Verringerung einer vermuteten Überinanspruchnahme aus „Anspruchsdenken", andererseits sollen Versicherte zum Einkauf von Leistungen auf dem „zweiten Gesundheitsmarkt" animiert werden, etwa in Form sog. Individueller Gesundheitsleistungen (IGeL). Auch hier zeigt die Krankenversorgung ihr ökonomisches Doppelgesicht als belastender Kostenfaktor (für die Krankenversicherung) und als Wachstumsbranche (für Leistungserbringer, Industrie und Arbeitsmarkt).

Die Förderung von Eigenverantwortung hat glücklicherweise weitere Facetten und Potenziale. Einige sollen im Folgenden am Beispiel eines der epidemiologisch häufigsten „unspezifischen" Schmerzsyndrome, der Rückenschmerzen, illustriert und diskutiert werden. Solche Syndrome werden in diesem Buch nur am Rande behandelt. Im Vordergrund standen bisher pathophysiologisch definierte somatische Erkrankungen wie die Hypertonie, der Diabetes mellitus, die COPD und Osteoporose.

Bei solchen Erkrankungen hat Eigenverantwortung eine entscheidende Bedeutung in der primären wie sekundären Prävention. Es gibt heute eine überzeugende Evidenz für die Möglichkeit, das Auftreten z.B. eines Diabetes mellitus Typ 2 durch Lebensstiländerungen verhindern zu können [Centre for Disease Control and Primary Privention Working Group 2004].

Eigenverantwortung ist auch eine zentrale Größe im „mangement of chronic disease by patients" [Clark 2004], also in der Tertiärprävention und „Bewältigung" solcher heute noch unheilbaren Krankheiten wie der rheumatoiden Arthritis oder multiplen Sklerose. Ein chronisch Kranker „hat" nicht nur seine Krankheit, und er „ist" nicht nur krank, er „macht" die Krankheit auch, ist an ihrer Ausgestaltung, ihrem Verlauf und Ausgang mehr oder weniger beteiligt.

Einen wieder anderen Stellenwert haben Eigenverantwortung und Eigentätigkeit im Bereich unspezifischer Schmerzsyndrome. Dies soll an ihrem Vergleich mit der zuerst genannten Gruppe der somatischen Krankheiten mit verhaltensgebundenen Risikofaktoren verdeutlicht werden. Für sie gilt ein relativ einfaches Modell der Krankheitsentstehung: Gesunde unterliegen solchen Risiken mit geklärter biologischer Wirksamkeit, die nach ausreichend langer und intensiver Exposition zur unübersehbaren klinischen Manifestation und damit zum Arztkontakt führen.

Bei den „unspezifischen" Schmerzstörungen ist die Sequenz komplizierter. Nicht jede Schmerzmanifestation führt zu einer ärztlichen Konsultation (s. Tab. 8.1). Nicht jede

Tab. VIII.8.1: Von der Beschwerde zur medizinischen Leistung bei zwei analytisch unterschiedenen Typen von Gesundheitsstörungen

„Objektive" Krankheit (z.B. Myokardinfarkt bei KHK)	„Unspezifische" Schmerzen (z.B. Rückenschmerzen)
Gesundheit Risiken	Gesundheit Risiken
	Erste Beschwerden
	Normalisierung
Latente Krankheit (präklinische Phase)	Episodische Rezidive
	Eigene Erklärung und Bewertung im lebensweltlichen Kontext
	Selbstbehandlung
	Rezidiv(e)
	Erneute Bewertung
	„Krank" oder „bedingt gesund"
Manifeste Krankheit	Kranksein, subjektive Krankheit
Arztbesuch, medizinische Leistungen	Arztbesuch, medizinische Leistungen
Heilung, Besserung, Tertiärprävention	Erfolglosigkeit, weitere Leistungen
	Chronisches Schmerzsyndrom

ärztliche Untersuchung findet eine somatische Ursache der Schmerzen; und kaum eine somatisch orientierte Therapie und Rehabilitation wird so erfolgreich sein, dass Chronifizierungsprozesse gestoppt, umgekehrt oder wenigstens verlangsamt werden.

Von akuten und schweren Beeinträchtigungen abgesehen (z.B. durch eine Lumbago), lässt die unspezifische Gesundheitsstörung vor dem möglichen Arztbesuch in der Regel Raum für unterschiedliche Interpretationen und Reaktionen. Die Betroffenen können sich, unter Selbstinterpretation und -behandlung und oft unter tätiger Mitwirkung ihrer Gruppe, entscheiden, ob sie sich als eher „krank" oder eher „gesund" verstehen und verhalten wollen. Im ersten Fall werden sie sich früher oder später an einen Arzt, bei uns oft auch (noch) an einen Facharzt für Orthopädie, wenden.

Bisher war es hier üblich (und einträglich), neben Anamnese und klinischer Untersuchung auch rasch labor- und bildgebende Verfahren zu veranlassen und therapeutisch auf Analgetika, Antiphlogistika, Injektionen, physikalische Anwendungen und Krankengymnastik zu setzen. Und damit konnte ein Circulus vitiosus in Gang gesetzt werden, dessen Pathomechanismus mit den Begriffen somatische Fixierung und iatrogene Chronifizierung nur angedeutet werden soll.

Um es vorwegzunehmen: Weder ist das in Abbildung 8.1 entworfene Schema in seiner Sequenz und allen Stufen „evidenzbasiert", noch sind es die Kategorien von Kranksein und Gesundsein. Es geht hier um den z.T. gedanklichen, z.T. datengestützten Entwurf eines konzeptuellen Rahmens von Gesundheitsförderung und Prävention bei unspezifischen Schmerzstörungen, in dem der sog. Eigenverantwortung und intelligenten Nichtinanspruchnahme ärztlicher Leistungen eine prognostisch möglicherweise entscheidende Rolle zugewiesen werden kann. Aus diesen Überlegungen lassen sich günstigenfalls empirisch testbare Hypothesen ableiten.

8.2 Rückenschmerzen und ihre Folgen: die epidemiologische Perspektive

Rückenschmerzen sind eine der häufigsten und aufwendigsten Gesundheitsstörungen in Deutschland und vergleichbaren europäischen und nordamerikanischen Ländern. Zu jedem beliebigen Zeitpunkt betreffen sie zwischen 35% und 40% der Erwachsenen (Punktprävalenz); Frauen berichten etwas häufiger von Rückenschmerzen als Männer. Die Punktprävalenz von Rückenschmerzen erreicht in der sechsten Lebensdekade ein Maximum und nimmt danach wieder ab. Über 80% aller befragten Erwachsenen berichten von Rückenschmerzen „jemals" in ihrem Leben [Raspe 2001].

Angesichts dieser epidemischen Verbreitung liegt es nahe, nach weiteren Differenzierungen zu suchen. Wir unterscheiden heute verschiedene Schweregrade und verschiedene Chronifizierungsstadien von Rückenschmerzen: Schwere Rückenschmerzen zeichnen sich durch eine hohe Schmerzintensität und eine erhebliche Einschränkung bei Aktivitäten des täglichen Lebens aus [Kohlmann, Raspe 1994]. Chronische Rückenschmerzen weisen unterschiedliche Grade der Ausbreitung der initial lokalisierten Schmerzen in Zeit, Raum und auf andere körperliche und psychische Systeme auf [Raspe et al. 2003]. Nach unserem Modell der Amplifikation sind raum-zeitliche Ausbreitungen der Rückenschmerzen, die Einbeziehung weiterer auch nicht rheumatischer Schmerzen, Vitalitätsstörungen, weitere funktionelle Beschwerden, katastrophisierende Kognitionen, Depressivität und Angst sowie dysfunktionale Verhaltensweisen (wie ausufernder Schmerzmittelgebrauch) zu berücksichtigen.

Die Häufigkeit von Rückenschmerzen scheint zwischen verschiedenen Regionen und Ländern zu variieren. Eigene Daten zeigen geringere Prävalenzen in den östlichen Bundesländern mit einer sich seit Anfang der 1990er Jahre verringernden Differenz zum Westen Deutschlands. Noch geringere Häufigkeiten fanden wir im Vereinigten Königreich [Raspe et al. 2004]. Da genetische Unterschiede wenig plausibel sind und die Lebensverhältnisse im UK und der ehemaligen DDR sicher nicht günstiger waren als in den sog. Alten Bundesländern, sind für die Unterschiede vor allem soziokulturelle Einflüsse in Erwägung zu ziehen. Anders gesagt könnte die Häufigkeit von Rückenschmerzen in Bevölkerungen durch soziale Einflüsse (und ihre gezielte Veränderung) modulierbar sein. Besonders bemerkenswert ist der epidemiologische Befund, dass sich die Prävalenz von Rückenschmerzen im Osten Deutschlands in der letzten Dekade der des Westens angenähert hat. Sind Rückenschmerzen ansteckend, ein „communicable disease"?

Rückenschmerzen sind auch einer der häufigsten Anlässe, ärztliche Hilfe in Anspruch zu nehmen. In allgemeinärztlichen Praxen erhalten rund 16% aller Patienten die Diagnose „Rückenschmerzen" (ICD 10: M54). Dies gilt für beide Geschlechter in gleichem Umfang. Rückenschmerzen stehen heute nach der Hypertonie und den Fettstoffwechselstörungen auf dem dritten Rang der hausärztlichen Diagnosestatistik [Kerek-Bodden et al. 2000]. Weniger überraschend ist die Häufigkeit der Diagnose Rückenschmerzen bei niedergelassenen Orthopäden (Daten aus dem KV-Bezirk Nordrhein, 2002): mit 47% nehmen sie den ersten Rang unter allen Diagnosen ein. Es findet sich kein wesentlicher Geschlechtsunterschied. Der Altersgang folgt annähernd dem o.g. epidemiologischen Muster. Der genannte Ost-West-Unterschied lässt sich bisher auch in den Behandlungsdaten nachweisen.

Zwei innerhalb einer Dekade durchgeführte Bevölkerungssurveys unter deutschen Einwohnern der Stadt Lübeck im Alter von 25 bis 74 Jahren zeigten – bei im Wesentlichen gleicher Methodik – sehr ähnliche (rohe) Prävalenzen von Rückenschmerzen „heute" (1991/93: 40%; 2003: 37%). Dies stimmt mit Beobachtungen aus anderen europäischen Regionen überein [Leino et al. 1994; Heistaro et al. 1998]. Auch die Verteilung der Rückenschmerzen auf verschiedene Schweregrade scheint sich in den letzten zehn Jahren (in Lübeck) nicht wesentlich verändert zu haben.

Im gleichen Zeitraum war es dagegen zu deutlichen Schwankungen in den sozialmedizinischen Folgen von Rückenschmerzen gekommen – auch wenn diese weiterhin in jedem Fall die jeweiligen Diagnosetabellen anführen. Die Daten der Abbildung 8.1 entstammen der Krankheitsartenstatistik des AOK-Bundesverbandes (Arbeitsunfähigkeit/ AU-Tage pro 10.000 Pflichtmitglieder/ Jahr). Ab dem Jahr 2000 wird nicht mehr zwischen den Alten und Neuen Bundesländern unterschieden. Zudem gilt die ICD 10. Für 1986 und 1987 stehen nur Daten aus der damaligen Bundesrepublik zur Verfügung. Daten aus den Jahren 1988 bis 1990 fehlen. Die Datenreihe der AOK-Ost beginnt 1991.

Der Vergleich der epidemiologischen und sozialmedizinischen Datenreihen legt es nahe, eine Rückenschmerzepidemie von einer Epidemie der rückenschmerzbezogenen Arbeitsunfähigkeit zu unterscheiden.

Es ist offensichtlich, dass die zweite Epidemie variabler verläuft, vermutlich auch weil sie u.a. vom Krankheitsverhalten der Betroffenen und den möglicherweise nachfolgenden Aktionen und Reaktionen ihrer Ärzte abhängt. Arbeitsunfähigkeit ist eine komplexe Folge von Gesundheitsstörungen. Ihre Feststellung erfordert eine aktive Mitwirkung der Versicherten und ihrer (Vertrags-)Ärzte.

8.3 „Bedingtes Gesundsein" und „Neutralitas"

Der jetzt emeritierte Ordinarius für Innere Medizin der Medizinischen Hochschule Hannover, Fritz Hartmann, entwickelte im Anschluss an den Internisten und Diabetesforscher Gerhardt Katsch (und dessen Garzer Thesen von 1937) das Konzept des „bedingten Gesundseins", später des „gelingenden bedingten Gesundseins" [Hartmann 1987].

Personen in bedingtem Gesundsein sind nicht vollständig gesund, objektiv können

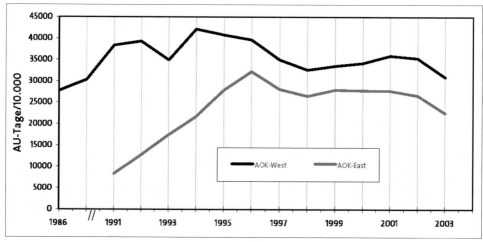

Abb.8.1: Arbeitsunfähigkeitstage/10.000 Pflichtmitglieder/Jahr wegen Rückenleiden 1990 bis 2001 (AOK-Bundesverband, ICD 9: 720-724 bzw. ICD 10: M40-M54)

sie sogar an einer symptomatischen oder asymptomatischen chronischen Krankheit (z.B. einem Diabetes, einer rheumatoiden Arthritis) leiden. An ihnen zeigt sich das sog. Paradox der Gesundheit: trotz ihrer Krankheit fühlen sie sich, verstehen sich und verhalten sich wie bzw. als Gesunde.

Ihr Gesundsein ist jedoch labil und nicht ohne Gefährdungen, und es ist an Bedingungen geknüpft, daher „bedingt". Eine ist, dass die klinischen Krankheitssymptome nicht überhand nehmen, sondern längerfristig kontrolliert sind. Dies erfordert zweitens eine angemessene medizinische Betreuung und drittens ein erfahrenes und effektives „Selbst-Management". Dies wiederum setzt, viertens, eine ausreichende Patientenaufklärung und -schulung voraus. Eine fünfte Bedingung ist eine verlässliche und zurückhaltende soziale Unterstützung im und durch das sog. Laiensystem, ggf. auch im beruflichen Alltag und durch die Kollegenschaft. Eine sechste liegt in einer krankheitsangepassten Umgebung ohne wesentliche Barrieren. Und schließlich ist die Haltung der Kranken zur eigenen Erkrankung von entscheidender Wichtigkeit: Gelingt es ihnen, die Erkrankung anzunehmen und ihre negativen Konsequenzen aktiv „abzupuffern", immer wieder neue psychosoziale Gleichgewichte zu finden, die genannten ökologischen Bedingungen herzustellen oder zu suchen und schließlich trotz Krankheit gesund zu sein?

„Krank und doch gesund": Es ist offensichtlich, dass solches nur im Rahmen eines hierarchischen Modells von Krankheit, Kranksein, Gesundsein und Gesundheit gedacht werden kann. Eine Krankheit haben und krank sein ist darin nicht die Alternative von Gesundheit/gesund sein, sondern eine ihrer Determinanten. Andersherum ist es durchaus möglich, sich trotz objektiver Gesundheit wie ein Kranker zu fühlen und zu verhalten. Auch hierbei spielen das medizinische und das Laiensystem eine Rolle:

Denn wer als Kranker bezeichnet und wie ein Kranker behandelt wird, wird sich über kurz oder lang wie ein Kranker verhalten.

Es ist nun zu fragen, wie man allen Beschwerden und Einschränkungen chronisch-unspezifischer Schmerzsyndrome zum Trotz wieder – bedingt – gesund werden und dann gesund bleiben kann.

Diese Frage stellt sich natürlich auch bei chronisch-unheilbaren Krankheiten, etwa bei Patienten mit einer rheumatoiden Arthritis oder multiplen Sklerose. Zu Gesundsein und Lebensqualität zurückzufinden gelingt vielen Kranken, wenn auch erst nach Jahren der Krankheit und des Krankseins. Bei der rheumatoiden Arthritis wollte die anthropologische Medizin in der endlichen Aussöhnung mit und Normalisierung der Krankheit sogar ein krankheitsspezifisches Persönlichkeitsmerkmal sehen [Raspe 1996].

Wie kann es bei den Schmerzsyndromen gelingen, der Chronifizierung und Ausweitung des Syndroms primär vorzubeugen? Denn höhere Grade der Amplifikation (etwa die Fixierung katastrophisierender Kognitionen: „Ich bin ein hoffnungsloser Fall.") scheinen grundsätzlich unvereinbar mit dem zu sein, was oben bedingtes Gesundsein genannt wurde. Ist dies richtig, dann geht es darum, den Chronifizierungsprozess frühzeitig anzuhalten bzw. zurückzuführen, sodass die Gesundheitsstörung die Schwelle zum chronisch Kranksein nicht dauerhaft überschreitet und sich nicht zu einer chronischen Krankheit ausdifferenziert.

Ein frühes Stadium auf dem Weg vom Gesund- zum Kranksein scheint die sog. Neutralitas zu sein, ein Neutrum, ein Nichtrichtig-Dies und Nicht-richtig-Das, ein Raum zwischen Gesundsein und Kranksein. Es handelt sich um eine Kategorie der römischen Medizin (Galen). Viele kennen diesen Zustand aus eigenem Erleben, zu Beginn einer banalen Erkältungserkrankung, bei Beginn oder unter der Monatsblutung, im Klimakterium der Frau und des Mannes, bei einem erheblichen „Muskelkater", nach längerer Schlaflosigkeit. Man könnte Neutralitas als so etwas wie einen Warte- und Durchgangsraum ansehen. Wäre es denkbar, chronische Rückenschmerzen in diesem Raum festzuhalten und dafür zu sorgen, dass das Selbstverständnis der Betroffenen schließlich zum Pol Gesundsein tendiert? Auch dafür dürften die oben genannten Bedingungen von Bedeutung sein.

8.4 Rückenschmerzen, bedingtes Gesundsein und Eigenverantwortung

Akute Lumbago

Eine akute Lumbago („Hexenschuss"), d.h. ein sich in Sekunden bis Minuten manifestierendes heftiges und behinderndes Schmerzsyndrom mit oder ohne distale Ausstrahlung, gilt (zu Recht) als Krankheit und wird fast immer eine ärztliche Konsultation veranlassen.

Folgt man der Leitlinie „Kreuzschmerzen" der Deutschen Gesellschaft für Allgemeinmedizin (s. http://www.degam.de), dann ist es Aufgabe in erster Linie der Hausärzte, mit einfachen Mitteln „abwendbar gefährliche" Ursachen und Verläufe solcher Rückenschmerzen auszuschließen und damit die gutartige Natur des Syndroms festzustellen, den Patienten entsprechend aufzuklären, eine symptomatische Behandlung vorzuschlagen und gleichzeitig in die Verantwortung des Patienten zu geben und die Fallstricke einer unangemessen intensiven Diagnostik und Therapie zu vermeiden.

Die Leitlinie empfiehlt, in solchen Fällen auf bildgebende Verfahren, Bettruhe und invasive Therapien (Spritzen, Operationen) zu verzichten. Ein Bandscheibenvorfall mit interventionspflichtigem radikulärem Syndrom wird nur selten zu diagnostizieren sein.

Eine weitere Aufgabe liegt in der prognostischen Abschätzung des weiteren Schmerz-

und Behinderungsverlaufs. Eine einzelne Episode akuter Rückenschmerzen hat eine ausgezeichnete Prognose; der Langzeitverlauf ist in vielen Fällen jedoch von Rezidiven und der oben beschriebenen Amplifikation mit Folgen für die Teilhabe am gesellschaftlichen Leben, vor allem am Arbeitsleben, belastet [Tubach et al. 2004]. Zur prognostischen Abschätzung sind Merkmale der Anamnese, des aktuellen Schmerzsyndroms der betroffenen Person, ihres Verhaltens und ihrer Arbeitssituation und weiterer psychosozialen Lage zu berücksichtigen. Ungünstig sind unter anderem eine längere Vorgeschichte von Rückenschmerzen mit Episoden von Arbeitsunfähigkeit, Anzeichen einer Ausweitung im oben definierten Sinne, schwere körperliche Arbeit, ein exklusiv biomechanisches Krankheits- und Risikofaktorenmodell, ein von Schonung und Rückzug gekennzeichnetes Krankheitsverhalten, eine ausgeprägte Rentenneigung, die leichte Erreichbarkeit von Sozialleistungen, eine längere Arbeitslosigkeit.

Manche dieser prognostischen Faktoren sind im Bereich der ärztlichen Reichweite und Verantwortung, z.B. die Depressivität mit ihren emotionalen und kognitiven („katastrophisierenden") Elementen, das subjektive Krankheitsmodell, Teile des Krankheitsverhaltens, eine Rentenneigung, Krankschreibungen. Und Ärzte sind in der Lage, die ihnen vom Patienten übertragene Verantwortung wahrzunehmen, auch mit Hilfe der genannten und weiterer Leitlinien (in Deutschland z.B. die der Arzneimittelkommission der deutschen Ärzteschaft oder des Medizinischen Wissensnetzwerks der Universität Witten/Herdecke). Das Patientengespräch kann vor- und/oder nachbereitend durch Patientenversionen der Leitlinien unterstützt werden (s. z.B. http://www.patientenleitlinien.de des Wissensnetzwerks).

Die Verantwortung ist teils aktiv wahrzunehmen, z.B. durch eine gezielte Anamnese

(Rückenschmerzvorgeschichte, Krankheitsmodell), den Einsatz von standardisierten Instrumenten (Schmerzzeichnung, Fragebögen zu Depressivität, Angst, dysfunktionalen Kognitionen, weitere Komponenten der Amplifikation), die Besprechung der Ergebnisse, die bewusste Enttäuschung über die Attraktivität und Effekte von Arbeitsunfähigkeit und Berentung, gezielte Verordnungen.

Nicht weniger wichtig scheint das Unterlassen vor allem von unkontrollierten und grundsätzlich nicht revozierbaren Aussagen und Urteilen („Ihre Bandscheiben sind eine Katastrophe", „verheerende Wirbelsäule", „Ein Wunder, dass Sie nicht noch mehr Schmerzen haben"), aber auch von ungünstigen Ratschlägen und Verordnungen, z.B. zu längerer Bettruhe und Schonung.

Für die Eigenverantwortung der Kranken ist in der ersten Konsultation wenig Raum. In solchen akuten, schmerzhaft behindernden Situationen übertragen die Betroffenen Verantwortung primär auf den Arzt ihres Vertrauens. Er soll sie – lege artis – behandeln, beraten, beruhigen.

Dies ändert sich schon mit dem Ende des ersten Arzt- oder Hausbesuchs: Denn dann liegt es vor allem beim Patienten selbst, ob er sich schont oder ob er verbissen weitermacht, welche Selbstbehandlungen er anwendet, ob er sein Rezept einlöst und die verschriebenen Medikamente einnimmt.

Mit jeder neuen Rückenschmerzepisode wachsen nicht nur die Erfahrungen der Betroffenen, sondern auch Weite und Potenzial ihrer Eigenverantwortung. Diese kann sich nach und nach erstrecken auf

- ◢ die Suche nach relevanten und praktisch brauchbaren Informationen über Rückenschmerzen, ihre Behandlung und Prävention; dabei spielt das Internet eine zunehmend wichtige Rolle, ebenso die genannten Patientenversionen von Praxisleitlinien,
- ◢ eine verständige Selbstbeobachtung (bekannter oder unvertrauter Rücken-

schmerz, neue Begleiterscheinungen, neue Krankheitsfolgen?),
- ◢ Selbstbehandlungsversuche (begrenzte Schonung, physikalische Anwendungen, selbstverantwortlicher Gebrauch nicht verschreibungspflichtiger Medikamente),
- ◢ die erneute Inanspruchnahme des Haus- oder eines Facharztes,
- ◢ die Bitte um Krankschreibung oder um Unterstützung eines Antrags auf Kur- oder Rehabilitations- oder Rentenleistungen,
- ◢ die frühzeitige Wiederaufnahme der Arbeit,
- ◢ die Inanspruchnahme sonstiger professioneller Hilfe, u.a. durch Beratungsdienste der Kranken- oder Rentenversicherung oder der Arbeitsverwaltung,
- ◢ den Anschluss an eine Selbsthilfegruppe,
- ◢ die Initiierung präventiver Maßnahmen (Vermeidung bekannter Risiken, Aufnahme von Ausdauersport oder gezieltem Krafttraining),
- ◢ die Anpassung des Arbeitsplatzes.

Offensichtlich liegen viele günstige Bedingungen der Rückkehr zum Gesundsein in ärztlicher Reichweite und Verantwortung. Immer ist dabei die ärztliche Aufklärung im dreifachen Sinne von Information, praktischer Beratung und psychosozialer Unterstützung gefordert. Inzwischen existiert eine reiche Literatur zu den Effekten entsprechender Beratungsprogramme [Atlas, Deyo 2001; Nordin et al. 2002; Karjaleinen et al. 2004].

Rezidivierende Rückenschmerzen

Treten nach der ersten relevanten Episode erneut Rückenschmerzen auf, und dies scheint bei fast allen Fällen unvermeidlich zu sein, dann haben die Betroffenen auch und vor allem zu entscheiden, ob, in welchem Umfang und mit welchen Zielen sie erneut ärztliche Hilfe in Anspruch nehmen wollen. Bei einem mit Arbeitsunfähigkeit einhergehenden Lumbago-Rezidiv wird sich dies schon aus sozialmedizinischen Gründen (Krankschreibung!) nicht vermeiden lassen.

Anders sieht es bei weniger dramatischen Rückfällen aus und dort, wo eine Krankschreibung nicht angestrebt wird. Immerhin gaben gut zwei Fünftel aller Personen mit Rückenschmerzen in den letzten drei Monaten und zugleich schweren Rückenschmerzen „heute" an, in diesem Zeitraum keinerlei ärztliche Hilfe in Anspruch genommen zu haben (unveröffentlichte Daten aus einem gerade abgeschlossenen Survey in Lübeck).

Bewegen sich die rezidivierenden, fluktuierenden oder persistierenden Rückenschmerzen in den vertrauten Bahnen, und sind sie nicht von unvertrauten Beschwerden oder Befunden begleitet, dann scheinen weitere Arztbesuche wenig sinnvoll. Die Wiederholung oder Ausweitung der Diagnostik bringt in der Regel keine neuen therapierelevanten Erkenntnisse, und die Wiederholung oder Ausweitung der therapeutischen Bemühungen führt weder akut noch präventiv entscheidend weiter. Im Gegenteil, sie festigen, wenn sie allein auf die Wirbelsäule zielen und die Besserung unbefriedigend bleibt, die Vorstellung der Betroffenen, am Rücken strukturell „krank" zu sein.

So gewinnt die Hypothese an Attraktivität, dass eine Entmedikalisierung solcher chronischen Rückenschmerzen langfristig zu besseren Ergebnissen, zu mehr Gesundsein führen könne. Denn eigentlich könnten sich Rückenschmerz-Erfahrene selbst behandeln. Gehen sie dennoch immer wieder zu einem Arzt, werden sie immer wieder dazu eingeladen („… und wenn es schlimmer wird, dann stellen Sie sich bitte sofort wieder bei mir vor"), dann kann diese Interaktion zu einem Teil des Problems, nicht zu einem Teil seiner Lösung werden. Es sei denn, der Arztbesuch diente ausschließlich der emotionalen Entlastung der besorgten Kranken und ihrer erneuten gesundheitsförderlichen Beratung.

Personen mit chronischen und in einer gewissen Bandbreite stabilen Beschwerdemustern können grundsätzlich selbst für alle die Bereiche Verantwortung übernehmen, die oben schon der Eigenverantwortung der Lumbago-Opfer zugeordnet worden waren. Sie könnten selbst für ein „gelingendes bedingtes Gesundsein" sorgen.

Ist dies realistisch, würde es die von chronischen Rückenschmerzen Betroffenen nicht überfordern? Nein und ja: Sie wären überfordert, wenn nicht gleichzeitig für die o.g. Bedingungen des Gesundseins gesorgt worden ist und gesorgt wird. Sie wären in ihrer Mehrzahl nicht überfordert, wenn erstens diese Bedingungen gegeben sind und zweitens gesamtgesellschaftlich unterstützt werden.

Dafür ist der Horizont abschließend noch einmal um bevölkerungsbezogene Initiativen der Gesundheitsförderung zu erweitern. Solche werden in Schottland (s. http://www. workingbacksscotland.com) aktuell durchgeführt, und sie wurden im Staat Victoria in Australien implementiert und wissenschaftlich auf ihre Effektivität geprüft [Buchbinder et al. 2001, 2004]. Hier zeigte sich eine anhaltende Veränderung der Arbeitsunfähigkeit im Vergleich zu einem der benachbarten Staaten, in dem seit 1997 die denkbar breite „public health campaign of providing positive messages about back pain" nicht durchgeführt worden war. In Schottland werden auf vielen Kanälen vor allem drei Botschaften an von Rückenschmerzen Betroffene oder Gefährdete verbreitet: „stay active", „try simple pain relief" und „if you need it, get advice". Auch in Schottland scheint es gelungen, die Wahrnehmung von Rückenschmerzen auf breiter Basis so zu verändern, dass sie generell nicht länger nur als ernstes und ärztlich unbedingt behandlungsbedürftiges Krankheitsbild wahrgenommen werden. Es scheint, dass es weit reichender medialer Interventionen bedarf, um die Wahrnehmungen aller Beteiligten, vor allem der Betroffenen, ihrer Primärgruppe und Kollegen, der Ärzteschaft und anderer medizinischer Berufe nachhaltig zu beeinflussen. Mehrere Studien weisen darauf hin, dass die

Publikation von Behandlungsleitlinien allein keinen wesentlichen Einfluss hat, weder auf Ärzte noch auf ihre Patienten [Feuerstein et al. 2004].

Ist die Zeit gekommen, diesen Weg der Gesundheitsförderung und Krankseinsverhinderung auch in Deutschland zu gehen? Wenn man beobachtet, wie bei uns von vielen interessierten Seiten auf ein Disease-Management-Programm für chronische Rückenschmerzen hin gearbeitet wird, dann ahnt man die Widerstände, die ein solches Unternehmen zu überwinden haben wird.

Literatur

Atlas St J, Deyo RA, Evaluating and managing acute low back pain in the primary care setting. J Gen Intern Med (2001), 16, 120–131

Buchbinder R, Jolley D, Population based intervention to change back pain beliefs: three year follow up population survey. BMJ (2004), 328, 321

Buchbinder R, Jolley D, Wyatt M, 2001 Volvo Award winner in clinical studies: Effects of a media campaign on back pain reliefs and its potential influence on management of low back pain in general practice. Spine (2001), 26, 2535–2542

Centers for Disease Control and Prevention Primary Prevention Working Group, Primary prevention of Type 2 Diabetes Mellitus by Lifestyle Intervention: Implications for Health care. Ann Intern Med (2004), 140, 951–957

Clark NM, Management of chronic disease by patients. Ann Rev Public Health (2003), 24, 289–313

Feuerstein M et al., National trends in nonoperative care for nonspecific back pain. Spine (2004), 4, 56–63

Hartmann F (1987) Leben in bedingtem Gesundsein. In: Schaefer H, Schipperges H, Wagner G (Hrsg.), Präventive Medizin, 233–253. Springer Verlag, Berlin

Heistaro S et al., Trends of back pain in Eastern Finland, 1972–1992, in relation to socio-economic status and behavioral risk factors. Am J Emidemiol (1998), 148, 671–682

Karjalainen K et al., Mini-intervention for subacute low back pain. Spine (1994), 29, 1069–1076

Kerek-Bodden H et al., Diagnosespektrum und Behandlungsaufwand des allgemeinärztlichen Patientenklientels. Z Arztl Fortbild Qualitatssich (2000), 94, 21–30

Kohlmann T, Raspe H, Zur Graduierung von Rückenschmerzen. Therapeutische Umschau (1994), 51, 375–380

Leino PI, Berg M-A, Puska P, Is back pain increasing? Scand J Rheumatol (1994), 23, 269–276

Nordin M et al., Self-care techniques for acute episodes of low back pain. Best Pract Res Clin Rheumatol (2002), 18, 89–104

Raspe H, Matthis C, Croft P, Variation in back pain between countries. Spine (2004), 29, 1017–1021

Raspe H, Hüppe A, Matthis C, Theorien und Modelle der Chronifizierung: Auf dem Weg zu einer erweiterten Definition chronischer Rückenschmerzen. Schmerz (2003), 17, 359–366

Raspe H (1996) Chronische Polyarthritis. In: Uexküll T v. (Hrsg.), Psychosomatische Medizin, 5. Aufl., 867–880. Urban & Schwarzenberg, München

Raspe H (1993) Back pain. In: Silman A, Hochberg M (Eds.), Epidemiology of the rheumatic diseases, 330–374; 2. revised ed. (2001), 309–338. Oxford University Press, Oxford

Tubach F, Beauté J, Leclerc A, Natural history and prognostic indicators of sciatica. J Clin Epidemiol (2004), 75, 174–179

9 Verbesserte Kooperation zwischen Ärzten und Nichtärzten

P. Schauder

9.1 Einleitung

Die Ärzteschaft kann die Senkung der Häufigkeit lebensstilbedingter Krankheiten nicht im Alleingang erreichen. Alle, die in der Lage sind, durch Lebensstilerziehung und Lebensstilintervention dazu einen Beitrag zu leisten, müssen sich beteiligen. Die Art der Zusammenarbeit der Ärzteschaft mit den vielen denkbaren Kooperationspartnern hängt davon ab, ob es um Lebensstilerziehung oder um Lebensstilintervention geht bzw. um Primärprävention oder Sekundärprävention und ob neben Verhaltensprävention auch Verhältnisprävention möglich ist.

Lebensstilerziehung findet idealerweise in intakten Familien statt. Auch den Kindergärten und Schulen bieten sich dazu gute Möglichkeiten. Der Beitrag der Ärzteschaft liegt vorwiegend darin, auf medizinisch sinnvolle Erziehungsinhalte zu achten. Besonders vor dem Hintergrund von Vorschlägen aus der Politik, im Schulunterricht **Gesundheitserziehung** anzubieten, ist die Wächterfunktion der Ärzteschaft sehr wichtig.

Der Begriff „Lebensstilerziehung" – in der englischsprachigen medizinischen wissenschaftlichen Literatur „lifestyle education" – wird im Zusammenhang mit der Vermeidung von lebensstilbedingten Krankheiten verwendet. Dabei geht es in erster Linie um die Vermeidung der so genannten nicht übertragbaren chronischen Krankheiten, wie die koronare Herzerkrankung. Manche chronische Infektionskrankheiten sind ebenfalls lebensstilbedingt, darunter virale Hepatitiden und AIDS. Gesundheitserziehung sollte deswegen zusätzlich infektiöse Krankheiten

berücksichtigen und auch solche nicht übertragbare chronische Krankheiten, die von der WHO nicht explizit unter dieser Rubrik aufgeführt wurden. Dazu gehören beispielsweise die Innenohrschwerhörigkeit nach häufigem Diskothekenbesuch oder die Demenz nach Drogenkonsum. Gesundheitsunterricht muss vermitteln, welchen enormen Beitrag der Einzelne leisten kann, um sein Risiko zu senken, chronisch krank zu werden. Ginge bei der Gesundheitserziehung dieser Aspekt verloren oder würde er in den Hintergrund gedrängt, wäre ihr Nutzen aus ärztlicher Sicht in Frage gestellt; das Gleiche gilt, würde unter der Devise „Gesundheit ist mehr als Abwesenheit von Krankheit" Gesundheitserziehung auf der Basis eines völlig überzogenen Gesundheitsbegriffs erfolgen (s. auch Kap. I.3). Bei der Erstellung der Lehrpläne für einen Gesundheitsunterricht sollten deswegen klinisch erfahrene Ärzte hinzugezogen werden. Im ärztlichen Alltag geht es meist darum, **Lebensstilintervention** zu betreiben, d.h., krankheitsförderndes Verhalten zu beseitigen.

9.2 Schwerpunkte der Kooperation zwischen Ärzten und Nichtärzten

Die Weltgesundheitsorganisation hat den Regierungen empfohlen, sich auf einige Schwerpunkte zu konzentrieren, um der Flut lebensstilbedingter chronischer Krankheiten Herr zu werden. Es sind Maßnahmen gegen das tödliche Quartett von Überernährung, Bewegungsmangel, Tabakrauchen und Alkoholabusus [WHO 2003]. Die optimale Art, wie dabei Politik, nicht staatliche und staatliche Organisationen sowie fachkompetente Berufsgruppen, darunter die Ärzteschaft, möglichst effektiv zusammenarbeiten, muss noch gefunden werden. Nicht jeder verfügt über gleich gute Voraussetzungen, die genannten krankheitsverursachenden Lebensstilfaktoren zu beeinflussen. Es ist also nicht nur unerlässlich, zu kooperieren, sondern auch von Fall zu Fall mit den „richtigen" Kooperationspartnern zusammenzuarbeiten. Vor dieser Aufgabe steht auch die Ärzteschaft.

Die Vorgabe von Schwerpunkten durch die WHO bedeutet nicht, dass andere Lebensstilfaktoren, darunter Stress oder der Konsum von Kaffee oder Tee, keine medizinische Bedeutung hätten. Allerdings gelten sie entweder als vergleichsweise wenig bedeutsam oder, wie im Fall von Stress, als schwer quantifizierbar und objektivierbar. Außerdem gibt es keinen evidenzbasierten Beleg, dass die plötzliche Zunahme der Häufigkeit von Krankheiten in verschiedenen Phasen der menschlichen Entwicklung mit einer Zunahme von Stress korreliert [Diamond 1977]. Neu am Lebensstil, der sich seit dem Übergang in die industrielle Wohlstandsgesellschaft vor etwa 50 Jahren entwickelte, ist hingegen die erhebliche Zunahme von Überernährung, Bewegungsmangel, Tabakrauchen und Alkoholkonsum.

9.2.1 Tabakrauchen

Von den vier Lebensstilfaktoren, gegen die aus Sicht der WHO vordringlich Maßnahmen zu ergreifen sind, lässt sich das Tabakrauchen am erfolgreichsten beeinflussen. Diejenigen, die vom Rauchen wirtschaftlich profitieren, d.h. die Tabakindustrie und die Tabakpflanzer, verfügen über einen vergleichsweise geringeren politischen Einfluss als die Profiteure von anderen krankheitsfördernden Lebensstilfaktoren, beispielsweise dem Alkoholabusus.

Viele Nichtraucher fühlen sich durch Raucher belästigt. Ärger über verqualmte Büros, Restaurants, Bahnhöfe, Flugzeuge, das Rauchen in Krankenhäusern und Schulen, sowie Berichte über durch Passivrauchen verursachte Krankheiten und Schädigungen, von denen selbst noch Kinder im Mutterleib betroffen sind, hat die Nichtraucher zu einer einflussreichen Koalition zusammengeführt. Außerdem sinkt die Akzeptanz von Argumenten wie „In einer demokratischen und modernen Demokratie ist der Lebensstil Sache des Einzelnen, der vom Rest der Gesellschaft toleriert werden muss". Jedenfalls werden auf Druck unterschiedlicher gesellschaftlicher Gruppierungen öffentliche Zonen zunehmend raucherfrei. Ärzte können besonders effektiv gegen das Rauchen in Krankenhäusern vorgehen (raucherfreie Zone Krankenhaus). Ob sich durch die Einrichtung raucherfreier Zonen die Zahl der Raucher vermindert, lässt sich derzeit nicht beurteilen. Ergebnisse aussagekräftiger Untersuchungen stehen noch nicht zur Verfügung.

Der Staat kann durch Erhöhung der Tabaksteuer Nichtraucher davon abhalten, mit dem Rauchen zu beginnen, und Raucher dazu bewegen, das Rauchen aufzugeben (Verhältnisprävention). Nach der Erhöhung der Tabaksteuer in den vergangenen Jahren hat die Zahl der Raucher deutlich abgenommen. Zu den Maßnahmen gegen das Rauchen gehört auch das Verbot der Tabakwerbung oder der Aufstellung von Zigarettenautomaten. In diesen Bereichen engagiert sich Deutschland weniger als alle anderen Länder der Europäischen Union. Am wichtigsten für die Primärprävention des Rauchens sind die Familien. Kinder von Eltern, die nicht rauchen, sind recht gut davor geschützt, zu Rauchern zu werden.

Die Kooperationsmöglichkeiten der Ärzte mit Nichtärzten bei der Primärprävention des Rauchens bestehen im Angebot von ärztlichem Sachverstand und in der ideellen Unterstützung der vielen Initiativen und Maßnahmen gegen das Rauchen, die vom Staat und von nichtstaatlichen Organisationen initiiert werden. Ärzte führen auch eigene Kampagnen gegen das Rauchen durch.

Die Ärzteschaft verfügt über besonders gute Möglichkeiten zur Sekundärprävention des Rauchens (Raucherentwöhnung). Dies gilt besonders für Patienten, die sich wegen Krankheiten in ärztliche Behandlung begeben, welche, wie die koronare Herzerkrankung, durch Rauchen mitbedingt sind. Berichte, dass nach einem intensiven ärztlichen Gespräch bis zu 5% der Raucher längerfristig abstinent bleiben, sind ermutigend. Diese Zahl lässt sich steigern, wenn zusätzlich im Rahmen der Raucherentwöhnung medikamentöse Maßnahmen zum Einsatz kommen (s. Kap. V.3). Es wäre ohne weiteres möglich, die Raucherentwöhnung im niedergelassenen Bereich und in Krankenhäusern noch erheblich zu intensivieren. Ein besonders schwer zu lösendes Problem betrifft die Entwöhnung von Rauchern, die nikotinsüchtig sind. Dazu zählen etwa 30% aller Raucher. Inwieweit sich bei der Raucherentwöhnung eine Zusammenarbeit von Ärzten mit anderen Berufsgruppen empfiehlt, beispielsweise mit Psychologen, wurde bisher nicht systematisch untersucht. Sie bietet sich aber besonders bei der Entwöhnung Nikotinsüchtiger an.

9.2.2 Alkoholabusus

Alkoholkonsum lässt sich schwerer beeinflussen als Tabakrauchen. Seit langem ist Alkoholkonsum integraler Bestandteil unserer Kultur. Der politische Einfluss derjenigen, die von der Herstellung und dem Verkauf von Alkohol leben, ist ungleich größer als der Einfluss beispielsweise der Zigarettenindustrie. Außerdem gibt es Hinweise, dass

maßvoller Alkoholkonsum günstige Effekte für die Gesundheit haben kann. All dies erschwert Maßnahmen gegen den Alkoholkonsum und seine Folgen außerordentlich.

Die Liste alkoholassoziierter Krankheiten ist lang, angefangen von Missbildungen bei Kindern von Müttern, die in der Schwangerschaft Alkohol getrunken haben, bis hin zur Leberzirrhose und verschiedenen Krebserkrankungen. Bei manchen Krebserkrankungen, wie dem Karzinom der Speiseröhre, verursacht besonders die Kombination von Alkoholkonsum und Tabakrauchen das Krebsleiden. Dieses Beispiel unterstreicht, wie sehr es bei der Senkung der Zahl chronisch Kranker um die Änderung des Lebensstils und nicht nur eines einzelnen Lebensstilfaktors geht. Alkoholabusus verursacht auch, anders als Tabakrauchen, schwerste soziale Verwerfungen, u.a. das Zerbrechen von Familien, den Verlust des Arbeitsplatzes und gesellschaftliche Entwurzelung. Unter dem Einfluss von Alkohol kommt es zu Verkehrsunfällen, teilweise mit Todesfolge, zu Vergewaltigungen und Morden. Maßnahmen gegen die Gefahren des Alkoholabusus sind also nicht nur aus medizinischen Gründen unerlässlich. Der volkswirtschaftliche Schaden durch Alkoholkonsum ist mit jährlich ca. 21 Mrd. EUR, 42.000 Toten, 14.000 Frühverrentungen, 40.000 Reha-Maßnahmen, 570.000 Krankenhausaufenthalten und 850.000 Arbeitsunfähigkeitsfällen in Deutschland beträchtlich [Bergmann, Horch 2000].

Das Vorgehen des Staates und vieler Initiativen aus dem nicht staatlichen Bereich gegen den Konsum von Alkohol ist weitgehend identisch mit dem, was gegen das Rauchen unternommen wird. Der Staat kann beispielsweise mithilfe der Alkoholsteuer effektiv Verhältnisprävention betreiben. Auch einige Initiativen zur Verhaltensprävention verzeichnen zum Teil beachtliche Erfolge, beispielsweise die Arbeit der anonymen Alkoholiker. Ähnlich, wie bei den Maßnahmen gegen das Tabakrauchen besprochen, können Ärzte besonders effektiv zur Sekundärprävention des Alkoholabusus beitragen.

Alkoholkonsum ist in der Bevölkerung derartig weit verbreitet, dass jeder Patient im Rahmen der ärztlichen Anamnese darauf angesprochen werden sollte. Das gilt besonders, wenn bereits alkoholassoziierte Symptome oder Krankheiten vorliegen. Häufigster Anlass, auf das Thema Alkohol zu sprechen zu kommen, sind übergewichtige Patienten. Die Prävalenz von Übergewicht im Praxisklientel liegt sicher nicht niedriger als in der Allgemeinbevölkerung. Damit besitzt das Thema Alkohol für mindestens jeden fünften Patienten medizinische Relevanz. Alkoholkonsum wird als Teilursache für Übergewicht und dessen Folgekrankheiten deutlich unterschätzt. Der Anteil von Alkohol an der täglichen Gesamtenergiezufuhr Erwachsener wird auf etwa 6% geschätzt. Ärzte berücksichtigen diesen Aspekt bei der Behandlung der Adipositas zu wenig. Zu den häufigsten nicht übertragbaren chronischen Krankheiten, für deren Entstehung Alkohol mitverantwortlich ist, gehört der Bluthochdruck (mindestens acht Millionen Betroffene). Gerade die leichteren Formen des Bluthochdrucks, an denen die Mehrheit der Patienten leiden, sprechen ausgezeichnet auf Lebensstilintervention an.

Eine der wichtigsten ärztlichen Aufgaben bei der Betreuung Alkohol konsumierender Patienten besteht darin, zu erkennen, ob bereits eine Alkoholabhängigkeit vorliegt. Bei Männern stellt Alkoholabhängigkeit mit 20,1% die häufigste psychische Störung dar, bei Frauen ist sie mit 8,2% Lebenszeitprävalenz vierthäufigste psychische Störung (nach Major Depression, einfache Phobie und Sozialphobie) [Kessler et al. 1994]. Zur Behandlung der Alkoholabhängigkeit bedarf es spezieller Kenntnisse und oft der Zusammenarbeit von Ärzten und Nichtärzten, darunter Psychologen. Durch konsequente Grundlagenforschung werden die Möglich-

keiten zur Therapie der Alkoholabhängigkeit ständig verbessert [Krampe, Ehrenreich 2006].

9.2.3 Überernährung

Längerfristig Überernährte werden übergewichtig und entwickeln unterschiedliche Schweregrade von Adipositas, d.h. Schweregrad I, II oder III. Inzwischen besteht bei über 20% der 40–70 Jahre alten Erwachsenen eine Adipositas, und bereits etwa 15% der Kinder sind übergewichtig [Zunft 2006]. Damit beträgt die Zahl übergewichtiger Bundesbürger etwa 15–20 Millionen.

Der krankheitsverursachende Lebensstilfaktor Überernährung unterscheidet sich in vielfacher Weise von den Lebensstilfaktoren Tabakrauchen und Alkoholabusus. Ernährung ist Grundbedingung des menschlichen Lebens, Tabakrauchen und Alkoholkonsum hingegen nicht. Ernährung ist etwas wesentlich Komplexeres als Tabakrauchen und Alkoholkonsum. Wir nehmen beispielsweise mit der Nahrung mehr als 20 gut charakterisierte essenzielle Nährstoffe auf und mehrere Tausend sekundäre Pflanzenstoffe, über deren Bedeutung für den menschlichen Organismus wir allerdings noch viel lernen müssen. Hingegen sind die Wirkungen der Einzelsubstanzen Nikotin und Alkohol recht gut bekannt. Ab wann Ernährung zur krankheitsrelevanten Überernährung wird, lässt sich nicht so exakt angeben, wie das krankheitsfördernde Ausmaß von Tabakrauchen und Alkoholkonsum. Diese Aspekte sowie die mächtige Allianz derer, die von Überernährung und Gewichtsanstieg profitieren, erschweren den Kampf gegen Überernährung ganz außerordentlich. „Gewichtsanstieg ist gut fürs Geschäft. Lebensmittel sind ein besonders gutes Geschäft, weil jeder isst. Es fällt in der Tat schwer, an große Wirtschaftszweige zu denken, für die es ein Vorteil wäre, wenn die Menschen weniger essen würden, sicherlich nicht Agrarindustrie, Lebensmittelindustrie, Großhandelsketten, Restaurants, Hersteller von Diätprodukten oder die Pharmaindustrie. Allen geht es gut, wenn die Menschen mehr essen, und alle beschäftigen Armeen von Lobbyisten, um die Regierung davon abzuhalten, irgend etwas zu unternehmen, was die Menschen hindert, zu viel zu essen" [Nestle 2003]. Diese auf die Vereinigten Staaten von Amerika gemünzte Analyse trifft im Prinzip auch für Deutschland zu.

Verhältnisprävention der Überernährung durch Steuererhöhung, eine der gezieltesten Waffen des Staates gegen Tabakrauchen und Alkoholkonsum, ist schwer möglich. Was sollte man denn besteuern, etwa bestimmte energiereiche Lebensmittel oder Nährstoffe? Die staatlich subventionierte Überproduktion von Lebensmitteln korreliert mit der Zunahme der Adipositas. Zu den Möglichkeiten des Staates, die Primärprävention der Überernährung zu fördern, gehört der Abbau von Agrarsubventionen und eine Umwidmung der frei werdenden Mittel beispielsweise für die Einführung von Gesundheitsunterricht in Kindergärten und Schulen, für die Verbesserung der Ernährungsberatung durch Ernährungsberater, Ökotrophologen und Ärzte sowie für die gezielte Motivation der Familien, ihre Kinder gesundheitsbewusst zu erziehen.

Wenn aufgrund des bisherigen gigantischen Misserfolges der Primärprävention der Überernährung und damit der Adipositas in Kindergärten und Schulen Gesundheitsunterricht eingeführt wird, muss allerdings gesichert sein, dass ideologiefreie und wissenschaftlich korrekte Informationen vermittelt werden und dass eine ausreichend engmaschige Evaluierung des Unterrichtserfolges sichergestellt wird. Den Kindern sollte auch angemessen beigebracht werden, was sie an Gesundheitserziehung von ihren Eltern erwarten dürfen, denn der beste Ort zur Primärprävention der Überernährung bleibt die Familie.

Ob sich an der bisherigen Misere bei der Primärprävention der Adipositas etwas ändert, wenn die Zahl der Ernährungsberatungen gesteigert wird und wenn sich Ärzte daran vermehrt beteiligen, kann nur durch Studien geklärt werden. Unabhängig davon bietet sich nicht allen Ärzten die Chance zur Primärprävention durch Ernährungsberatung. Zu den Ärztegruppen, die mehr als bisher primärpräventiv tätig werden können, weil sie auch viele Gesunde betreuen, gehören beispielsweise die Betriebsärzte.

Angesichts der steigenden Zahl übergewichtiger Kinder wird es Zeit, Eltern nachdrücklich an ihre Erziehungsaufgaben zu erinnern und auch daran, dass Verlagerung der Erziehung in die Kindergärten und Schulen in der Regel nur die zweitbeste Möglichkeit ist, um einem krankheitsfördernden Lebensstil vorzubeugen. Eltern sollten auch wissen, dass dicke Kinder von Erkrankungen bedroht sind, von denen vor noch gar nicht langer Zeit nur Erwachsene und alte Menschen betroffen waren. Inzwischen tritt beispielsweise der früher „Altersdiabetes" genannte Typ-2-Diabetes schon bei Kindern auf. Der beste Gesundheitsunterricht in Kindergärten und Schulen bleibt Stückwerk, wenn in den Familien das Erlernte nicht umgesetzt wird. Um die Gesundheitserziehung in den Familien zu fördern, sollte über Möglichkeiten nachgedacht werden, sie finanziell zu unterstützen, allerdings nur bei nachgewiesenem Erziehungserfolg. Als Erfolgsindex der Gesundheitserziehung eignen sich beispielsweise Gewichtskontrollen.

Nicht ganz so ernüchternd wie bei der Primärprävention sieht es bei der Sekundärprävention der Überernährung und damit der Adipositas aus. In aller Regel gelingt immerhin der erste Schritt der Sekundärprävention, d.h. Beendigung der Überernährung durch Gabe einer energiearmen Kost („Reduktionskost") und damit Senkung des Körpergewichts. Der zweite Schritt, bei dem die energiearme Ernährung beendet und der

Patient normal ernährt wird mit dem Ziel, das Körpergewicht stabil zu halten, gelingt nur selten. Die meisten Patienten nehmen wieder zu.

Bei der Verbesserung der Sekundärprävention der Adipositas ergibt sich allerdings ein bisher verdrängtes praktisches und möglicherweise auch juristisches Problem. Von der WHO wird Adipositas als Krankheit eingestuft. Damit stellt sich die juristische Frage, ob Ernährungsberatung bei Adipösen ohne Hinzuziehung eines Arztes erfolgen darf, insbesondere wenn bereits adipositasassoziierte Erkrankungen vorliegen, die medikamentös behandelt werden. In Deutschland erhalten viele Adipöse Ernährungsberatung ohne ärztliche Überwachung. Welche Gefahren daraus erwachsen können, lässt sich u.a. am Beispiel Adipöser zeigen, die an adipositasassoziierten Folgekrankheiten wie Bluthochdruck oder Typ-2-Diabetes leiden. Je erfolgreicher die Beseitigung von Überernährung und Übergewicht ist, um so positiver wirkt sich das auf den Blutdruck und die diabetische Stoffwechsellage aus. Wenn darauf nicht mit einer Reduktion der bei diesen Krankheiten üblichen medikamentösen Therapie reagiert wird, drohen Komplikationen, darunter ausgeprägte Hypotonien.

Die optimalen Kooperationspartner für die Ärzte zur Sekundärprävention der Überernährung, und damit der Adipositas, sind Ernährungsberater und Ökotrophologen. Der Erfolg dieser Zusammenarbeit wird spätestens dann steigen, wenn Adipöse realisieren, dass unser Gesundheitssystem nicht jedem garantieren kann, alle Spätfolgen der Adipositas unter Berücksichtigung des medizinischen Fortschritts optimal zu therapieren. Viele Adipöse werden dann Ärzte, Ernährungsberater und Ökotrophologen nicht mehr wie lästige Mahner behandeln, sondern wie kompetente Fachleute, mit denen sie im ureigensten Interesse zusammenarbeiten.

9.2.4 Bewegungsmangel

Man hat das krankheitsfördernde Potenzial des Bewegungsmangels lange Zeit unterschätzt. Das vielleicht beste Beispiel liefert die Vernachlässigung der körperlichen Bewegung bei der Therapie der Adipositas. Vor noch gar nicht langer Zeit bestand Adipositastherapie weitgehend in der Verordnung von „Reduktionsdiäten". Noch heute wird in der Laienpresse der Eindruck vermittelt, als sei das Adipositasproblem allein durch Diäten zu lösen. Inzwischen stehen in der ärztlichen Therapie der Adipositas ernährungsmedizinische und sportmedizinische Verfahren gleichrangig nebeneinander.

Der krankheitsverursachende Lebensstilfaktor Bewegungsmangel ist ähnlich komplex wie der Faktor Überernährung und deswegen ebenso schwer zu beeinflussen. Die Gründe für den Bewegungsmangel liegen zunächst in technischen Errungenschaften, die zu einer Erleichterung der häuslichen und beruflichen körperlichen Arbeit führen und die „Notwendigkeit", laufen zu müssen, reduzieren. Man ist beispielsweise nicht mehr gezwungen, Treppen zu steigen oder zum Bäcker zu laufen, dafür gibt es Aufzüge bzw. das eigene Auto. Primärprävention des Bewegungsmangels, der durch die modernen technischen Errungenschaften mit verursacht wurde, lässt sich durch Verhältnisprävention und insbesondere durch Verhaltensprävention beseitigen.

Der Staat nutzt seine Möglichkeiten auf diesem Gebiet nicht ausreichend. Das vielleicht bekannteste Beispiel ist der zunehmende Bedeutungsverlust des Sportunterrichts in den Schulen. Es wäre jedoch unangemessen, dafür allein den Staat verantwortlich zu machen. Unter dem Eindruck der Zeit vor dem Zweiten Weltkrieg wurde in manchen Kreisen der Bevölkerung Schulsport mit körperlicher Ertüchtigung gleichgesetzt, die seinerzeit im Rahmen der Kriegsvorbereitung erfolgte. Die fast ostentative

Geringschätzung von Sport und Schulsport lässt sich in Zentimetern und Sekunden beziffern. Nach Abschaffung der Bundesjugendspiele, im Wesentlichen wegen des immer geringer werdenden Angebots von Sportunterricht in den Schulen, nahm die Leistung der Kinder im Weitsprung oder Laufen ab, und immer mehr wurden übergewichtig. Es war eine politische Fehlleistung, den zunehmenden Bedeutungsverlust des Sportunterrichts nicht zu verhindern. Das Angebot von Schulsport ist zur Prävention lebensstilbedingter chronischer Krankheiten mindestens ebenso wichtig wie die Erhöhung der Tabak- und Alkoholsteuer.

Die zentrale Bedeutung der Familie für die Primärprävention eines krankheitsfördernden Lebensstils gilt auch für den Bewegungsmangel. Es gehört zur Kindererziehung, auf angemessene Bewegung zu achten, denn die enge Korrelation zwischen Bewegungsmangel und Adipositas bei Kindern ist zweifelsfrei bewiesen. Wenn Kinder beispielsweise stundenlang vor dem Fernsehgerät sitzen oder Computerspiele durchführen, ist dies auch eine Folge mangelnder Erziehung. In diesem Zusammenhang gilt es, Eltern davor zu bewahren, auf Scheinlösungen des Problems Adipositas zu vertrauen. Es gibt inzwischen eine umfassende Literatur über die Diskriminierung Adipöser und besonders adipöser Kinder sowie darüber, was alles getan werden kann und muss, um diese Diskriminierung zu beseitigen. Dicke Kinder nicht zu diskriminieren, ist sinnvoll. Noch sinnvoller ist es, alles daran zu setzen, dass sie wieder normalgewichtig werden, denn dicke Kinder, ob diskriminiert oder nicht, die zu dicken Erwachsenen werden, ob diskriminiert oder nicht, haben eine deutlich verkürzte Lebenserwartung.

Der Beitrag der Ärzteschaft zur Primärprävention des Lebensstilfaktors Bewegungsmangel besteht darin, Aktivitäten des Staates, der Familien, Kindergärten, der Schulen, der Sportverbände und anderer ideell sowie durch Beisteuerung von ärztlichem Sachverstand zu unterstützen. Besondere ärztliche Einwirkungsmöglichkeiten bestehen bei der Sekundärprävention des Bewegungsmangels und damit bei der Sekundärprävention chronischer, durch Bewegungsmangel mitbedingter Krankheiten, darunter die koronare Herzerkrankung, der Typ-2-Diabetes, Bluthochdruck oder manche Krebserkrankungen. Um diese Möglichkeiten besser als bisher zu nutzen, muss eine konsequente Zusammenarbeit insbesondere von Sportmedizinern und Ernährungsmedizinern erfolgen. In die interdisziplinäre ärztliche Kooperation sind nicht ärztliche Berufsgruppen einzubeziehen, darunter Sportlehrer.

9.3 Lebensstilerziehung und Lebensstilintervention

Die Faktoren Tabakrauchen, Alkoholabusus, Überernährung und Bewegungsmangel treten oft gemeinsam auf und charakterisieren nahezu das Vollbild des krankheitsfördernden Lebensstils industrieller Wohlstandsgesellschaften. Es ist nicht ausreichend, sich auf Maßnahmen gegen Einzelfaktoren zu konzentrieren, sondern der krankheitsfördernde Lebensstil insgesamt muss beseitigt werden. Bei der Primärprävention dieses Lebensstils durch Lebensstilerziehung in der Familie, durch Gesundheitsunterricht in Kindergärten und Schulen sowie ggf. in Arztpraxen, bestehen dabei keine prinzipiellen Probleme. Es geht darum, die wissenschaftlich gesicherten medizinischen Folgen der einzelnen krankheitsfördernden Lebensstilfaktoren Kindern sowie ggf. Erwachsenen zu vermitteln und sie zu motivieren, weiterhin eine gesunde Lebensweise beizubehalten.

Schwieriger ist die Sekundärprävention durch Lebensstilintervention. Hierbei sind noch manche Fragen von unmittelbarer praktischer Bedeutung ungelöst. So gibt es unterschiedliche Ansichten darüber, ob es sinnvoll ist, beim Vorliegen aller wesentlichen krankheitsauslösenden Lebensstilfaktoren zu versuchen, alle gleichzeitig zu beseitigen, oder, mit dem Argument, man würde sonst die Betroffenen überfordern, einen Faktor nach dem anderen zu eliminieren. Bei übergewichtigen Rauchern empfehlen die Vertreter der Einzelstrategie eine Hierarchie des Vorgehens: erst die Raucherentwöhnung und danach die Beseitigung der Übererährung. Solange zur Lösung dieser und weiterer Fragen keine wissenschaftlich exakten Studien vorliegen, werden sich, wie in der Medizin üblich, wenn evidenzbasierte Fakten fehlen, die Ansichten verschiedener Schulen gegenüberstehen.

Je mehr krankheitsfördernde Lebensstilfaktoren beseitigt werden müssen, um so mehr wächst der Kreis potenzieller Kooperationspartner. Man kann die Kooperation bei der Lebensstilintervention allerdings auch ad absurdum führen. Es ist nicht notwendig, und es wäre organisatorisch auch gar nicht möglich, bei jedem Einzelnen mit „global ungesundem" Lebensstil einen Spezialisten für die Beseitigung jedes einzelnen krankheitsverursachenden Lebensstilfaktors hinzuziehen. Wer beispielsweise den Eindruck erweckt, dass die optimale Behandlung der multifaktoriell verursachten Adipositas unbedingt Teamarbeit zwischen dem Hausarzt, einem Psychologen, einem Bewegungstherapeuten, einem Ernährungsberater, einem Verhaltenstherapeuten und ggf. einem Psychiater verlangt, gibt bei etwa 15 Millionen potenziellen Kunden Anlass zur Frage, wo die Teammitglieder alle herkommen sollen. Es gilt, kompetent zu entscheiden, was der Hausarzt alleine bewältigen kann und wo Teamarbeit unerlässlich ist.

9.4 Primus inter pares

Angesichts der steigenden Flut lebensstilbedingter chronischer Krankheiten hat die Politik folgende notwendige und prinzipiell begrüßenswerte Initiativen ergriffen:

◢ Gründung eines Forums für Prävention und Gesundheitsförderung

◢ Gründung einer Plattform Ernährung und Bewegung

◢ Vorlage eines Gesetzes zur Förderung der gesundheitlichen Prävention

Die geschilderten Überlegungen zur konzeptionellen Kooperation und kooperativen Umsetzung des Konzepts **Senkung der Zahl chronisch Kranker** zwischen Ärzten und Nichtärzten erfolgten aus einem ärztlichen Blickwinkel heraus, bei dem Ärzte die Rolle des Primus inter Pares übernehmen.

Das Konzept zur **Senkung der Zahl chronisch Kranker** beinhaltet die Vermeidung, die Verschiebung in eine späte Lebensphase („compression of morbidity"), die Linderung und die Beseitigung lebensstilbedingter chronischer Krankheiten. Im Unterschied zum **Forum** und zur **Plattform** spielen dabei Primärprävention und Sekundärprävention eine gleichrangige Rolle. Ohne optimale Berücksichtigung aller Strategien, die zur Senkung der Zahl chronisch Kranker beitragen können, und der Zusammenarbeit aller, die dabei mitwirken können, wird sich das Problem nicht lösen lassen.

Die Kultur der Zusammenarbeit ist auch in der Medizin noch unterentwickelt. Moderne Formen der Kooperation, die in der Wirtschaft als „Netzwerke" beschrieben werden und die ihre Überlegenheit gegenüber früheren Formen der wirtschaftlichen Zusammenarbeit in vielen Bereichen bewiesen haben, sind in der Medizin erst im Entstehen. Jeremy Rifkin begründet die Überlegenheit von Netzwerken folgendermaßen: „In einer globalisierten Wirtschaft, wo alle miteinander verbunden sind und ständig interdependenter werden, wirkt die Vorstellung von frei und autonom Handelnden, die ihren Eigennutzen bei einfachen Markttransaktionen zu maximieren versuchen, rührend altmodisch. In serialem Sinn ist das Netzwerk das einzige Unternehmensmodell, das mit einer so rasanten, komplexen und diversen Welt mithalten kann." In diesem Zusammenhang zitiert er auch Walter W. Powell: „Werden Informationen eine Unternehmenshierarchie hinauf- oder hinuntergereicht oder auf dem Markt gekauft, … bleibt der Informationsfluss auf jeden Fall unter Kontrolle. Neue Bedeutungen und Interpretationen werden nicht generiert. Passieren Informationen ein Netzwerk, bewegen sie sich freier und vielfältiger; neue Verbindungen und Bedeutungen werden generiert, debattiert und evaluiert." Bei einer Zahl von mindestens zehn Millionen Menschen, die in unserem Lande an potenziell vermeidbaren chronischen Krankheiten leiden, ist eine effektivere Form der Zusammenarbeit im deutschen Gesundheitssystem überfällig.

9.5 Schlussfolgerung

Die Ärzteschaft verfügt über gute Möglichkeiten, durch Primärprävention und besonders Sekundärprävention krankheitsrelevanter Lebensstilfaktoren wesentlich zur Senkung der Zahl chronisch Kranker beizutragen. Dazu bedarf es einer verantwortungsvollen interdisziplinären Kooperation im Sinne von Netzwerken, um die Chancen zu nutzen, eines der derzeitigen medizinischen Hauptprobleme unseres Gesundheitssystems einer Lösung näher zu bringen. Die Zusammenarbeit von Ärzten mit Nichtärzten kann von ideeller Unterstützung über die Bereitstellung von ärztlichem Sachverstand bis hin zu gemeinsamen konkreten Maßnahmen zur Verhältnisprävention gehen.

Literatur

Bergmann E, Horch K (2000) Sozioökonomische Daten zu gesundheitlichen Folgen des Alkoholkonsums. In: Deutsche Hauptstelle gegen die Suchtgefahren (ED), Jahrbuch Sucht 2001, Neuland, Geesthacht

Diamond J (1979) Guns, Germs and Steel. The Fate of Human Societies. W.W. Norton & Company, New York

Kessler RC et al., Lifetime and 12-month prevalence of DSM – III – R psychiatric disorders in the United States: Results from the National Comorbidity Study. Archives of General Psychiatry (1994), 51 (1), 8–19

Krampe H, Ehrenreich H (2006) Alkoholentzug und Alkoholentwöhnung. In: Schauder P, Ollenschläger G (Hrsg.), Ernährungsmedizin. Prävention und Therapie, 3. Aufl. Elsevier. Urban und Fischer, München, Jena (im Druck)

Nestle M, Editorial. The ironic politics of obesity. Science (2003), 299, 781

Powell WW, Neither Market nor Hierarchy: Network Forms of Organization. Research in Organizational Behavior (1990), 12, 325

Rifkin J (2004) Der europäische Traum. Die Vision einer leisen Supermacht, 209, Campus-Verlag. Frankfurt, New York

WHO (World Health Organization), Diet, nutrition and the prevention of chronic diseases. Report of a Joint WHO/FAO Expert Consultation. WHO Technical Report Series (2003), No. 916, – http://www.who.int/dietphysicalactivity/publications/trs916/kit/en/

Zunft H-JF (2006) Adipositas – Epidemiologie. In: Schauder P, Ollenschläger G (Hrsg.), Ernährungsmedizin. Prävention und Therapie, 3. Aufl. Elsevier. Urban und Fischer (im Druck)

IX   Ärzteschaft und Senkung der Zahl chronisch Kranker

1 Ärzteschaft und Umsetzung eines medizinischen Gesamtkonzepts zur Prävention

P. Schauder

1.1 Politik und die vierte Säule des Gesundheitssystems

Die Politik spricht im Zusammenhang mit der von ihr initiierten Förderung der Prävention vom Aufbau einer vierten Säule des Gesundheitssystems. Bis sie steht und ebenso belastungsfähig ist wie beispielsweise die Kuration und Rehabilitation, bleibt noch viel zu tun. Dabei hat sich die Politik eines erheblichen Teils der Arbeit entledigt. Wie sich aus der Lektüre des „Gesetzes zur Stärkung der gesundheitlichen Prävention" ergibt, versteht der Gesetzgeber unter Prävention nämlich nur die Primärprävention. Diese eingeschränkte Sicht von Prävention wird von der Ärzteschaft nicht geteilt, denn zur Prävention gehören Primär-, Sekundär- und Tertiärprävention (s. Kap. VIII.1).

1.2 Ärzteschaft und Primärprävention

Angesichts der Flut lebensstilbedingter chronischer Krankheiten ist die Absicht der Regierung, deren Primärprävention zu fördern, begrüßenswert, auch wenn es sich dabei nur um einen Teilaspekt von Prävention handelt. Deswegen sicherte der außerordentliche Deutsche Ärztetag 2003 der Politik dafür Unterstützung zu. Sie ist in einer Resolution niedergelegt, die wenige Wochen vor dem Erlass des Gesetzes zur finanziellen Sanierung der Gesetzlichen Krankenversicherung (GKV-Modernisierungsgesetz) verabschiedet wurde. Die Resolution trägt den

Titel: „Für eine neue soziale Krankenversicherung – Individuelle Gesundheitsversorgung für alle" [Deutsches Ärzteblatt]. Darin unterbreitet die Ärzteschaft elf eigene Reformvorschläge, von denen sich einer auf die Prävention bezieht.

Reformvorschläge der Ärzteschaft [Deutsches Ärzteblatt]:

- Hausärztliche Versorgung ausbauen
- Fachärztliche Versorgung stärken
- Durchgängige medizinische Betreuung
- Wirtschaftliche Stabilität der Krankenkassen gewährleisten
- Mehr Transparenz schaffen
- Prävention stärkt Lebensqualität
- Ja zu einer Positivliste
- Nationales Leitlinienprogramm
- Patientenrechte verteidigen
- Menschliche Arbeitsbedingungen schaffen; Überbürokratisierung abbauen
- Versorgungsforschung fördern

Zum Punkt „Prävention stärkt Lebensqualität" heißt es: „Steigende Lebenserwartungen bei schwindenden Finanzressourcen machen Prävention und Eigenvorsorge zunehmend wichtiger. Dabei sollten die Menschen verstehen lernen, dass sich gesundheitsbewusstes Verhalten sowohl für sie persönlich lohnt als auch für die Versichertengemeinschaft insgesamt. Die Ärzteschaft unterstützt deshalb nachhaltig nationale Präventionskampagnen wie auch das vom Bundesgesundheitsministerium geplante und ausreichend zu finanzierende „Forum für Prävention und Gesundheitsförderung" [Deutscher Ärztetag 2003].

1.3 Ärzteschaft und Gesamtkonzept der Prävention

Da die Ärzteschaft, anders als die Politik, unter Prävention mehr als nur Primärprävention versteht, wird die Arbeit am Bau der vierten Säule sehr viel aufwendiger als bei der Begrenzung auf bloße Primärprävention. Einen erheblichen Teil dieser Mehrarbeit, die im Rahmen eines Gesamtkonzepts zur Prävention anfällt, müssen Ärzte schultern. Sollte die Ärzteschaft den Eindruck erwecken, als sei ihr das ohne weiteres möglich, wäre die Gesellschaft vermutlich verdutzt. Sie würde sich dann wohl u.a. fragen, warum denn die Ärzteschaft diese Aufgaben nicht schon früher übernommen hat. Andererseits muss die Gesellschaft zur Kenntnis nehmen, dass die Arbeitsbedingungen im ärztlichen Alltag nicht das Ausmaß an präventivmedizinischer Tätigkeit zulassen, das zur Senkung der Zahl chronisch Kranker notwendig ist.

1.3.1 Derzeitige Arbeitsbedingungen im ärztlichen Alltag

Wie hinreichend bekannt, haben klinisch tätige Ärzte in der Regel keine 35- bis 42-Stunden-Woche, wie beispielsweise im öffentlichen Dienst üblich. Gerade junge Ärzte finden die gegenwärtigen Arbeitsbedingungen in Deutschland so wenig attraktiv, dass sie in großer Zahl im Ausland tätig werden oder im Inland keine Aufgaben übernehmen, die der unmittelbaren Patientenversorgung dienen. Als wesentliche Gründe geben sie Überlastung durch zu lange Arbeitszeiten an – oft unter erschwerten Bedingungen etwa in Form überlanger Schichten – sowie Zweckentfremdung ihrer Arbeitskraft. Allerdings nennen sie auch ein innerärztliches Problem, nämlich die vielfach noch vorhandenen antiquierten hierarchischen Strukturen innerhalb des Ärztestandes.

Überlange Arbeitszeiten sind sowohl bei Klinikärzten als auch bei ambulant tätigen Ärzten üblich, besonders wenn sie für die hausärztliche Versorgung zuständig sind. Außerdem hat die Arbeitsintensität in den letzten Jahren deutlich zugenommen. So stieg die Zahl stationär behandelter Patienten von 1990 bis 2003 von 14,6 auf 17,3 Millionen (18,5%) bei gleichzeitiger Abnahme der durchschnittlichen Liegezeiten von 13,2 auf 8,3 Tage (59%). Da zusätzliche Arztstellen nicht im nötigen Umfang geschaffen wurden, erhöhte sich die Arbeitsintensität beträchtlich [Clade 2005].

Wer Medizin studiert hat, möchte in der Regel nicht einen großen Teil seiner Zeit als Buchhalter verbringen. Ärztliche Arbeitskraft wird durch eine überbordende Bürokratie in Krankenkassen und Klinikverwaltungen für Bürotätigkeiten zweckentfremdet, etwa zur Codierung von Diagnosen oder für einen immer aufwendiger werdenden Schriftverkehr mit den Krankenkassen. Dadurch geht zunehmend Zeit für die eigentliche ärztliche Tätigkeit verloren. Wie absurd die Zweckentfremdung ärztlicher Arbeitszeit inzwischen geworden ist, zeigt exemplarisch die in vielen Kliniken um sich greifende Praxis, Ärzte damit zu beauftragen, die Arztbriefe selber zu schreiben. Es ist unverständlich, warum sich die Ärzteschaft nicht engagierter gegen solchen und anderen bürokratischen Unfug wehrt, zumal sie dabei wohl auf breite Unterstützung rechnen könnte. Die Öffentlichkeit hat vermutlich großes Interesse daran, dass die Ärzteschaft ihre Zeit den Patienten widmet und nicht den Launen der Bürokratie und der Entlastung von Verwaltungen. Wenn also die Ärzteschaft einen signifikanten Beitrag zur Senkung der Zahl chronisch Kranker leisten soll, gibt es nur die Möglichkeit, ihre Arbeitszeit anders zu verteilen, Neueinstellungen vorzunehmen oder am besten diese beiden Maßnahmen zu kombinieren.

1.3.2 Schritte zur Umsetzung des medizinischen Gesamtkonzepts

Unabhängig von den derzeitigen Arbeitsbedingungen kann die Ärzteschaft schon einiges in die Wege leiten, was der Umsetzung eines Gesamtkonzepts zur Prävention dienlich ist. Davon können auch ärztliche Initiativen zur Förderung der Prävention in verschiedenen Teilbereichen profitieren, beispielsweise in der Diabetologie [Schulze et al. 1998].

Wege zur Intensivierung der ärztlichen Prävention in der Medizin sind:

◢ Konsens innerhalb der Ärzteschaft über die vorrangige Förderung der Prävention herstellen
◢ Ärztliche Hierarchie und Prävention in Einklang bringen
◢ Beiträge verschiedener Arztgruppen zur Prävention benennen
◢ Evidenzbasierte Prävention fördern
◢ Ärztliche Koordinationsstelle für die Prävention schaffen

Konsens innerhalb der Ärzteschaft über die vorrangige Förderung der Prävention herstellen

Es muss innerhalb der Ärzteschaft ein Konsens erreicht werden, dass die Vermeidung und ggf. die Beseitigung chronischer Krankheiten vorrangig zu fördern ist. Es wäre realitätsfern, zu übersehen, dass es bei der Förderung der Prävention auch innerhalb der Ärzteschaft wirtschaftliche Gewinner und Verlierer gibt. Wer von den derzeitigen Regeln für die medizinische Versorgung wirtschaftlich profitiert, wird nicht unbedingt zu denen gehören, die von nun an der Vermeidung und ggf. Beseitigung lebensstilbedingter Krankheiten Priorität einräumen wollen. Ein formaler Konsens innerhalb der Ärzteschaft darüber, die Prävention vorrangig zu fördern, steht jedenfalls noch aus. Es wäre sinnvoll, ihn möglichst schnell zu erarbeiten und auf einem der nächsten Deutschen Ärztetage zu verkünden.

Ärztliche Hierarchie und Prävention in Einklang bringen

Der Ärzteschaft warnt immer häufiger vor einem drohenden Ärztemangel. Ein Teil dieses Problems ist hausgemacht, denn viele junge Ärzte, die das Land verlassen, machen dafür auch eine antiquierte Hierarchie innerhalb unseres Standes verantwortlich. Nachgeordneten Ärzten schreibt die Hierarchie nicht nur vor, was sie zu tun oder nicht zu tun haben, sondern sie bestimmt auch Denkinhalte. Die Ärzteschaft muss hierarchische Strukturen auch deswegen auf ein vernünftiges Maß reduzieren, weil manche vorgegebene Denkinhalte die Förderung der Prävention beeinträchtigen. Zu den Beispielen hierarchisch gesteuerter Denkschemata, die der Prävention hinderlich sind, gehört der Umgang mit dem Problem Bluthochdruck.

Unter ätiologischen Gesichtspunkten wird die arterielle Hypertonie in zwei Formen eingeteilt:

◢ Primäre (essenzielle) Hypertonie, deren genaue Ursache unbekannt ist
◢ Sekundäre Hypertonie mit bekannter Ätiologie

Bei der sekundären Hypertonie kennt man die Ursache der Erkrankung, sodass prinzipiell die Möglichkeit zu ihrer Heilung besteht. Bei der primären (essenziellen) Hypertonie ist die Ursache unbekannt, sodass eine lebenslange medikamentöse Behandlung notwendig ist. In den Lehrbüchern der inneren Medizin steht noch zu lesen, dass bei etwa 90–95% der Betroffenen eine primäre Hypertonie vorliegt. Der Anteil der im Prinzip heilbaren sekundären Hypertonie wird mit 5% oder weniger angegeben [Düsing, Vetter 1991; Rieger 1991; Kreutz et al. 2000]. Seit langem ist die sekundäre, prinzipiell heilbare Form der arteriellen Hypertonie häufiger als die primäre Form. Der sekundäre Bluthochdruck ist oft lebensstilbedingt, u.a. durch Überernährung bzw. Adipositas (s. Kap. III.5). Bereits 1975 wurde geschätzt, dass die Häufigkeit des Bluthochdrucks in den Vereinigten Staaten von Amerika um die Hälfte sinkt, wenn es gelingt, die Adipositas zu beherrschen [Tyroler et al. 1975]. Es ist irreführend, wenn Medizinstudenten und Ärzten immer noch beigebracht wird, bei etwa 90% der Hypertoniker sei die Ursache ihres Leidens unbekannt, sodass lebenslange medikamentöse Behandlung erfolgen müsse. Ein entscheidender Beitrag zum Abbau hierarchisch motivierter Denkvorgaben ist die evidenzbasierte Medizin. Sie fordert, dass sich ärztliches Handeln am neuesten Stand der Wissenschaft orientieren muss (s. auch Kap. VIII.4 u. 5). Evidenzbasierte medizinische Fakten gelten für junge Ärzte ebenso wie für alte und für nachgeordnete Ärzte ebenso wie für in der Hierarchie höher angesiedelte. Insofern ist die evidenzbasierte Medizin ein entscheidendes Element zur Förderung der Prävention und auch ein Schutz gegen Bestrebungen, die Prävention lebensstilbedingter Krankheiten zu einer Sparte der Wellness-Industrie zu degradieren.

Wertschätzung der Prävention innerhalb der Ärzteschaft ist bis zu einem gewissen Grad eine Generationsfrage. Jüngere Ärzte begreifen die Prävention eher als Chance als ältere. Dies lässt sich u.a. aus ihrem Fortbildungsverhalten schließen. So sind über zwei Drittel der Teilnehmer am Curriculum Ernährungsmedizin der Bundesärztekammer jünger als 40 Jahre (Daten der Akademie für Ernährungsmedizin Hannover). Ärztliche Hierarchien dürfen nicht zum Hindernis für Prävention werden, indem sie beispielsweise die Entwicklung präventivmedizinischer Fächer an den Universitäten erschweren, darunter die Ernährungsmedizin. Es ist für die medizinischen Hierarchien kein Ruhmesblatt, wenn der Europarat in seiner Resolution zur Prävention der Mangelernährung im Krankenhaus darauf verweist (s. Kap. XIII.3).

Beiträge verschiedener Arztgruppen zur Prävention benennen

Die Häufigkeit lebensstilbedingter Krankheiten und damit die Zahl chronisch Kranker wird erst dann sinken, wenn jeder Arzt in dem ihm möglichen Umfang präventivmedizinisch tätig wird oder seine Patienten an entsprechend qualifizierte Ärzte weitervermittelt. Zwar sind die Möglichkeiten für Ärzte, zur Prävention lebensstilbedingter Krankheiten beizutragen, davon abhängig, welcher Fachrichtung sie angehören oder in welchem Umfeld sie arbeiten, aber jeder sollte den ihm gemäßen Beitrag leisten. Dazu aufgerufen sind u.a. Kinderärzte, Frauenärzte, Allgemeinärzte, Arbeitsmediziner sowie Ärzte in Akutkrankenhäusern, in Krankenhäusern der so genannten Maximalversorgung und in Rehabilitationskliniken (s. folgende Beiträge). Was sie erreichen können, muss noch ausgelotet werden. So gibt es beispielsweise bisher keine repräsentativen Untersuchungen, wie hoch in den Praxen von Allgemeinärzten die Zahl der Patienten mit Typ-2-Diabetes, mit arterieller Hypertonie oder Fettstoffwechselstörungen ist, die durch Änderung ihres Lebensstils alle Krankheitssymptome verlieren könnten (s. Kap. III.4–6).

Evidenzbasierte Prävention fördern

Angesichts des bisherigen Stellenwerts der Prävention ist es nicht verwunderlich, dass es über den optimalen Einsatz präventiver Maßnahmen im Rahmen der ärztlichen Versorgung lebensstilbedingter Krankheiten wenig evidenzbasiertes Wissen gibt. Deswegen ist Versorgungsforschung notwendig (s. Kap. VIII.7). Die Politik wurde auf dem Gebiet der medizinischen Versorgungsforschung bereits vor einigen Jahren aktiv. So haben 1999 die Bundesforschungsministerin und die Bundesgesundheitsministerin mit den Vorständen der Gesetzlichen Krankenversicherung eine Vereinbarung zur Stärkung der Versorgungsforschung in Deutschland getroffen. Die nachfolgend genannten Themenbereiche sind in eingehenden Beratungen mit Vertretern der Wissenschaft und der Krankenkassen als besonders wichtig eingestuft worden:

◢ Behandlungsvariationen in Deutschland
◢ Versorgungsabläufe bei multimorbiden älteren Menschen
◢ Patienten mit starker Inanspruchnahme des Versorgungssystems

Keines der eingereichten bzw. der geförderten und inzwischen abgeschlossenen 13 Projekte der ersten Förderphase, u.a. „Den klassischen Vielnutzer gibt es nicht", „Angst steckt an" oder „Eingeschränkte Lebensqualität nach Schenkelhalsfraktur" hatten das klare Ziel, zur Senkung der Häufigkeit lebensstilbedingter chronischer Krankheiten beizutragen. Die Titel der Projekte aus der laufenden Förderphase sprechen dafür, dass dieser Bezug weiterhin fehlt [BMBF 2005].

Deswegen wurde die deutsche Ärzteschaft in Sachen Versorgungsforschung aktiv. Auf dem 108. Deutschen Ärztetag in Berlin wurde der Leitantrag des Vorstandes der Bundesärztekammer zur Förderung der Versorgungsforschung angenommen. Die beschlossene Förderung führte zu einer zweckgebundenen Etatisierung von 4,5 Mio. EUR für eine Projektdauer von sechs Jahren [Gerst 2005]. Inzwischen haben in Niedersachsen die Arbeiten am Projekt ILAKAS (Intervention gegen lebensstilassoziierte Krankheiten durch ambulante Sekundärprävention) begonnen. Daran nehmen niedergelassene Ärzte teil, die der AED angehören (Arbeitsgemeinschaft ernährungsmedizinisch tätiger Ärzte Deutschland).

Ärztliche Koordinationsstelle für die Prävention schaffen

Die Konzentration auf mehr präventivmedizinische Tätigkeit verlangt erhebliche strukturelle und organisatorische Veränderungen im ärztlichen Bereich sowie eine neue Kultur der Zusammenarbeit mit nicht ärztlichen Organisationen. Es war mühsam in den vergangenen Jahrzehnten, die Regeln der derzeitigen medizinischen Versorgung festzulegen, und es wird mühsam sein, diese Regeln in Richtung Förderung der Prävention zu modernisieren. Welche Konsequenzen sich daraus für im ambulanten oder stationären Bereich arbeitende Ärzte ergeben, lässt sich nicht exakt voraussagen. Vieles wird sich erst in der Implementierungsphase zeigen und muss dann gelöst werden. Diese Aufgaben sind so aufwendig und kompliziert, dass die Ärzteschaft dafür eine Koordinationsstelle benötigt, beispielsweise vergleichbar der Arzneimittelkommission der deutschen Ärzteschaft oder dem Ärztlichen Zentrum für Qualität in der Medizin. Erfahrungen mit einer präventionsorientierten Institution sind bereits vorhanden. In der Akademie für Ernährungsmedizin Hannover arbeiten derzeit zwölf Ärztekammern zusammen.

1.4 Zusammenfassung

Niemand kann von der Ärzteschaft verlangen, dass sie mit einem Patentrezept aufwartet, das im Handumdrehen eine Senkung der Zahl chronisch Kranker garantiert. Wenn sie jedoch ein realistisches medizinisches Gesamtkonzept vorlegt, mit dem sich lebensstilbedingte Krankheiten mit großer Wahrscheinlichkeit effektiver als bisher vermeiden, in eine spätere Lebensphase verschieben, lindern oder gar wieder beseitigen lassen, sollte die Politik dies engagiert fördern. Die Ziele dieses Programms sind ausreichend klar definiert und sein Erfolg vergleichsweise kurzfristig überprüfbar.

Literatur

Bundesministerium für Bildung und Forschung (BMBF) (2005) Versorgungsforschung. Ergebnisse der gemeinsamen Förderung durch BMBF und die Spitzenverbände der gesetzlichen Krankenkassen, Berlin

Clade H, Krankenhäuser. Arbeitsintensität. Dtsch Ärztebl (2005), 102 (Heft 37), C 1933

Düsing R, Vetter H (1991) Arterielle Hypertonie. In: Zöllner N (Hrsg.), Innere Medizin, 139–150. Springer, Berlin, Heidelberg

Gerst Th, Top III. Förderung der Versorgungsforschung, Zahlen, Daten, Fakten schaffen. Dtsch Ärztebl (2005), 102 (Heft 19), C 1058–1061

Kreutz R, Paul M, Ganten D (2000) Hypertonie. In: Gerok G et al. (Hrsg.), Die Innere Medizin 377–399. Schattauer, Stuttgart, New York

Resolution des außerordentlichen Deutschen Ärztetages 2003. Für eine neue soziale Krankenversicherung – Individuelle Gesundheitsversorgung für alle. Dtsch Ärztebl (2003), 100 (Heft 8), B 389

Rieger G (1991) Primäre arterielle Hypertonie. In: Classen M, Diehl V, Kochsiek K (Hrsg.), Innere Medizin, 1069–1078. Urban und Schwarzenberg, München, Wien, Baltimore

Schulze J et al (1998) Ärztliche Leitlinien Diabetes mellitus in Sachsen. Z. Ärztl Fortbild Qualitätssich. 92: 503–507

Tyroler HA, Heyden S, Hames CG (1975) Weight and Hypertension Evans County study of blacks and whites. In: Paul O (Ed.), Epidemiology and Control of Hypertension, 177–202. Stratton Intercontinental, New York

2 Prävention chronischer Krankheiten des Kindes während der Schwangerschaft und Stillzeit

R.L. Bergmann, K.E. Bergmann, A. Plagemann, J.W. Dudenhausen

2.1 Einleitung

Schwangerschaft und Stillzeit sind Lebensphasen, die besonders geeignet sind für Prävention. Die Mutter und ihr Partner sind interessiert daran, für das Wohl des Kindes Kompetenz zu erwerben, Verantwortung zu übernehmen und ihr Verhalten zu optimieren. Bevor Krankheiten entstehen und chronisch werden, kann ihnen primär vorgebeugt werden, z.B. indem verhindert wird, dass eine intrauterine und postnatale Programmierung von Regelsystemen der Körperzusammensetzung und des Stoffwechsels stattfindet, die lebenslang die Disposition zu Adipositas, Diabetes und ihren Folgekrankheiten prägt, oder indem das Übertragungsrisiko kariogener Keime von der Mutter auf das Kind gesenkt wird.

In einer für die Bundesrepublik repräsentativen Befragung antworteten 73% der Eltern nach der Entbindung, dass sie eine vorausschauende Beratung zur Vermeidung von Krankheiten und gesundheitlichen Fehlentwicklungen bei ihrem Kind begrüßen würden, 25% wollten bei Bedarf informiert werden und nur 2% legten keinen Wert auf eine Beratung (s. Abb. 2.1) [Bergmann et al. 2000]. Die frauen-

und kinderärztliche Praxis und das persönliche Gespräch mit dem Arzt waren die bevorzugten Vermittlungsorte und Kommunikationswege.

In einer prospektiven kontrollierten Interventionsstudie konnte gezeigt werden, dass in ärztlich geleiteten Seminaren für Familien von Erstgeborenen Wissen erworben und das Verhalten der Eltern beeinflusst werden konnte, sodass bereits in den ersten zwei Lebensjahren Adipositas und Milchzahnkaries in der Interventionsgruppe seltener auftraten als in der Kontrollgruppe [Bergmann et al. 2003, Bergmann 2004].

2.2 Fetale Überernährung infolge Überernährung und Diabetes der Mutter

Eine fetale Überernährung lässt sich bereits im Ultraschall diagnostizieren und führt zu einem makrosomen Neugeborenen. In Berlin nahm in den zurückliegenden Jahren bei Reifgeborenen die Prävalenz von Geburtsgewichten über 4.000 g, d.h. nach WHO-Kriterien makrosomen Neugeborenen, bis auf über 11% zu, was mit dem Trend in anderen wohl-

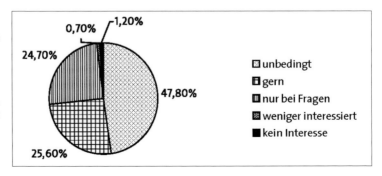

Abb. 2.1: Antworten von 5.200 werdenden und jungen Eltern auf die Frage: „Sind Sie an einer vorausschauenden Beratung über die Vermeidung von Krankheiten, Unfällen und gesundheitlichen Fehlentwicklungen bei Ihrem Kind interessiert?"

0,70% 1,20%
24,70%
47,80%
25,60%

☐ unbedingt
☐ gern
☐ nur bei Fragen
☒ weniger interessiert
■ kein Interesse

habenden Ländern übereinstimmt [Bergmann et al. 2003, Bonnelli, Raab 1997]. Der Prävalenzanstieg war vor allem auf eine Zunahme des prägraviden Übergewichtes (bis auf 21,5% aller Entbundenen), eine überhöhte Gewichtszunahme und auf Diabetes in der Schwangerschaft zurückzuführen. In einer Querschnittsuntersuchung in Florida fand sich ein dreifach höheres Risiko für eine Makrosomie bei übergewichtigen, verglichen mit normalgewichtigen Müttern und ein zweifach erhöhtes bei Müttern mit Diabetes [Johnson et al. 1992]. In einer nationalen Querschnittsuntersuchung in den USA war das Risiko für eine Makrosomie bei Diabetes in der Schwangerschaft um das Zwei- bis Dreifache erhöht [Kieffer et al. 1998]. Die kompensatorische fetale Hyperinsulinämie bei suboptimal kontrolliertem bzw. unerkanntem Diabetes der Schwangeren korreliert mit Indikatoren der fetalen Überernährung, wie dem Abdominalumfang, und dem disproportional überhöhten Geburtsgewicht [Metzger 1990, Plagemann et al. 1997, Schäfer-Graf 2003].

2.3 Übergewicht und Syndrom X des Erwachsenen als Folgen einer fetalen Überernährung

Die vermehrte plazentare Substratzufuhr bei adipösen und bei diabetischen Schwangeren

kann zu einer permanenten Fehlprogrammierung der fetalen hypothalamischen Regelzentren von Stoffwechsel, Nahrungsaufnahme und Körpergewicht führen mit lebenslanger Resistenz gegenüber Sättigungssignalen, wie Insulin und Leptin [Dörner 1976, Freinkel 1980, Metzger et al. 1990, Harder et al. 2001, Schmidt et al. 2000]. Übergewicht, Adipositas, Typ-2-Diabetes, Hyperlipidämie und Hypertonie, d.h. die klinischen Merkmale des Syndroms X, entwickeln sich im Laufe des Lebens und als deren Folge kardiovaskuläre Erkrankungen mit vorzeitigem Tod. In Populationen mit einem gehäuften Vorkommen des Syndrom X, wie den PIMA-Indianern in Arizona, waren bereits 58% der jungendlichen Kinder diabetischer Mütter massiv adipös verglichen mit 17% bei nicht diabetischen Müttern [Pettitt et al. 1983]. Die Verteilung der Body-Mass-Indices (BMIs) von Kindern diabetischer Mütter in Chicago zeigte bereits mit zwei Jahren eine Abweichung zu höheren Werten, eine Glukoseintoleranz wurde von sechs Jahren an bei zunehmend vielen Kindern gefunden, mit 18 Jahren hatten 40% eine mehr oder weniger schwere Glukoseintoleranz bzw. einen Typ-2- oder sogar Typ-1-Diabetes entwickelt (s. Abb. 2.2) [Silverman et al. 1998].

Plagemann und Mitarbeiter fanden in Deutschland schon bei 10% der ein- bis vier-

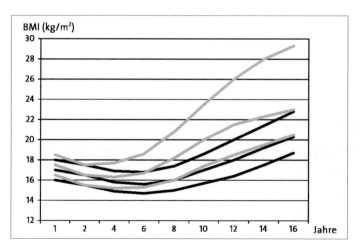

Abb. 2.2: 25., 50. und 75. Percentile des BMI von Kindern, deren Mütter an einem Diabetes in der Schwangerschaft litten, (━━━), verglichen mit der 25., 50. und 75. Percentile der nationalen Daten in USA (━━━) [nach Silverman et al. 1998].

jährigen Kinder von Müttern mit Diabetes in der Schwangerschaft eine pathologische Glukosetoleranz, die bis zum Alter von neun Jahren auf 20% anstieg, wobei das Vorkommen und Ausmaß der Insulinresistenz und des Übergewichtes von der Insulinkonzentration im Nabelschnurblut abhingen [Plagemann et al. 1997]. Die epidemieartige Zunahme von Adipositas, Diabetes und den Folgekrankheiten in den letzten Jahrzehnten könnte mit diesem „Schneeballeffekt" zusammenhängen, d.h. damit, dass eine intrauterine Fehlprogrammierung bei Mädchen später zu Adipositas und Diabetes in der Schwangerschaft führt, was das Risiko für intrauterine Hypertrophie und Makrosomie des Neugeborenen wiederum erhöht [Bergmann et al. 2003].

2.4 Prävention der fetalen Fehlprogrammierung durch Therapie von Adipositas und Diabetes der Mutter

Zur Unterbrechung dieses **Circulus vitiosus** müsste die Therapie von Übergewicht und Adipositas bereits prägravide bei Frauen mit Kinderwunsch beginnen [Snyder et al. 1994, Kjos, Buchanan 1999]. Während der Schwangerschaft sollte die Gewichtszunahme die durch externe Kriterien als optimal empfohlenen Grenzen nicht überschreiten (s. Tab. 2.1) [IOM 1990].

Vor allem aber ist ein Diabetes-Screening aller Schwangeren zwischen 24 und 28 Schwangerschaftswochen wichtig, gemäß den Leitlinien der Arbeitsgemeinschaft „Diabetes und Schwangerschaft" der wissenschaftlich-medizinischen Fachgesellschaften; bei Vorhandensein von Risikofaktoren, z.B. Übergewicht, familiärem Diabetesvorkommen, Schwangerschaftsdiabetes, Makrosomie, schweren kongenitalen Fehlbildungen oder habituellen Aborten in der Eigenanamnese auch schon im ersten Trimenon [AWMF-Leitlinien 2001]. Während nach den Daten der Berliner Perinatalerhebung nur 1,5–2,3% der Schwangeren an Diabetes litten, wurde in der größten deutschen Geburtsklinik in Berlin bei einer Querschnittsuntersuchung von über 1.400 Schwangeren eine Prävalenz von 8,2% festgestellt [Bühling, Dudenhausen 1998, 2001]. In einer Erhebung in Schleswig-Holstein wurde die Diagnose sogar bei 14% der Schwangeren gesichert [Kleinwechter 2000].

Anschließend sollte ein diagnostizierter Diabetes mit Diät und nötigenfalls Insulin optimal eingestellt werden [AWMF-Leitlinien 2001]. Kinder von Müttern mit einem gut eingestellten Diabetes in der Schwangerschaft (keine Hyperinsulinämie im Nabelschnurblut) hatten bei der Nachuntersuchung mit sechs Jahren eine normale Glukosetoleranz, während die mit einer Hyperinsulinämie im Nabelschnurblut später eine Insulinresistenz entwickelt hatten [Weiss 1999]. Bewegung und aerobe Sportarten unterstützen Prävention und Therapie von Übergewicht und Diabetes in der Schwangerschaft, und sie fördern das fetoplazentare Wachstum sowie einen günstigen Geburtsverlauf [Dye et al. 1997, Clapp et al. 2000, Artal 2003].

Tab. IX.2.1: Empfohlene Gewichtszunahme während der Schwangerschaft je nach der Kategorie des prägraviden Body-Mass-Index (BMI)

Kategorie Gewicht zur Größe (BMI in kg/m²)	empfohlene Zunahme in kg
niedrig (BMI < 19,8)	12,5–18 kg
mittel (BMI 19,8-26,0)	11,5–16 kg
hoch (BMI > 26,0-29,0)	7–11,5 kg
adipös (BMI < 29,0)	mindestens 6,8 kg

2.5 Fetale Unterernährung bei Plazentainsuffizienz

Bei den PIMA-Indianern wurde ein erhöhtes Diabetes-Risiko nicht nur bei denen mit hohem, sondern auch bei denen mit niedrigem Geburtsgewicht gefunden, insgesamt also ein U-förmiger Zusammenhang [Mc Cance 1994]. Kinder diabetischer Mütter, die ein niedriges Geburtsgewicht hatten, zeigten sowohl bei Geburt als auch beim Follow-up mit einem bis fünf Jahren Zeichen einer Insulinresistenz [Harder et al. 2001]. Die Arbeitsgruppe von Barker in England beschrieb seit Anfang der 1990er Jahre in zahlreichen groß angelegten epidemiologischen Studien bei verschiedenen Populationen die Folgen des „small baby syndrome", wonach eine fetale Unterernährung mit Wachstumsrestriktion auch für die spätere Entwicklung des Syndroms X prädisponiert, nämlich zentrale Adipositas, Typ-2-Diabetes, Hypertonie und Hyperlipidämie, in deren Gefolge vaskuläre Koronarerkrankungen auftreten und die in einem frühen Koronartod enden [Barker et al. 1993, Stein et al. 1996, Forsen et al. 1997, Barker 1998]. Bereits 1976 hatten Ravelli und Mitarbeiter beschrieben, dass Adipositas bei Rekruten häufiger vorkam, wenn ihre Mütter die holländische Hungerblockade während des zweiten Weltkrieges am Anfang der Schwangerschaft erlebt hatten [Ravelli et al. 1976].

Auch das niedrige Geburtsgewicht, nach WHO-Definition ein Gewicht unter 2.500 g, nimmt in wohlhabenden Nationen zu, wie wir an den Daten der Berliner Perinaterhebung zeigen konnten, nämlich auf über 7% [Bergmann et al. 2001]. Dafür verantwortlich sind Frühgeburten und Mehrlingsgeburten, häufig nach Infertilitätstherapie, aber auch eine fetale Unterernährung infolge einer Plazentainsuffizienz. Der bevölkerungsbezogen wichtigste Risikofaktor für eine fetale Unterernährung ist in wohlhabenden Ländern das Rauchen in der Schwangerschaft [Kramer et al. 2000, Bergmann et al. 2001, Schaffer et al. 2001].

2.6 Langfristige Folgen der fetalen Unterernährung: Syndrom X, Lungenunterfunktion und neurologische Defizite

Welche pathophysiologischen Mechanismen von der fetalen Unterernährung überzufällig häufig zum späteren Syndrom X führen, wird kontrovers diskutiert. Einerseits gibt es ein „Tracking" zwischen Geburtsgewicht und späterem Gewicht, sodass kleine Neugeborene im Kindesalter auch eher klein bleiben, intrauterin überernährte eher groß und dick werden [Hediger et al. 1999]. Ein überschießendes Aufholwachstum, d.h. eine postnatal oder schon am Ende der Schwangerschaft nach einer intrauterinen Restriktion einsetzende Überernährung, könnte aber die gleiche prägende Wirkung haben wie bei der primären fetalen Überernährung. Darauf weisen Befunde hin, die einen Zusammenhang zwischen einer übermäßigen postnatalen Gewichtszunahme und einem späteren Übergewicht bzw. einer Insulin- und Leptinresistenz finden [Dörner et al. 1977, Stettler et al. 2003, Singhal et al. 2003]. Ein überschießendes Wachstum im ersten Lebensjahr wurde bei Säuglingen beobachtet, die mit niedrigem Gewicht infolge mütterlichen Nikotinkonsums geboren worden waren [Ong et al. 2002]. Bei einer bayerischen Einschulungsuntersuchung und in einer bevölkerungsbezogenen Studie aus Norwegen und Schweden fanden sich bei Vorschulkindern dickere Hautfalten, ein höherer BMI und eine höhere Adipositasprävalenz in Abhängigkeit von der Zigarettenzahl, auch wenn die Mutter nur am Anfang der Schwangerschaft geraucht hatte [Kries et al. 2002, Toschke et al. 2003, Wideröe et al. 2003].

Nach intrauteriner Wachstumsrestriktion, besonders infolge Nikotinkonsums der Schwangeren, blieb die Lungenfunktion lebenslang beeinträchtigt [Boezen et al. 2002, Gilliland et al. 2003, Edward et al.

2003]. Dauerhafte neurologische Defizite, Entwicklungsstörungen und ein Hyperaktivitätssyndrom wurden häufiger bei Kindern beobachtet, deren Mütter in der Schwangerschaft geraucht hatten, auch wenn andere Einflussgrößen statistisch berücksichtigt wurden [Olds et al. 1994, Drews et al. 1996, Linnet et al. 2003]. Angesichts der Spätfolgen einer durch Nikotinkonsum verursachten intrauterinen Mangelentwicklung muss man als nationales Unglück bezeichnen, dass über 20% der Schwangeren in Deutschland rauchen [Helmert et al. 1998, Kulig et al. 1999].

2.7 Stillen schützt die Mutter und das Kind vor späterer Adipositas

Gestillte Säuglinge holen nach dem postnatalen Gewichtsverlust zunächst etwas auf, bleiben aber nach drei Monaten in der relativen Gewichtsentwicklung hinter den flaschenernährten zurück und sind jenseits von 18 Lebensmonaten bis weit in das Schulalter hinein signifikant schlanker als flaschenernährte. Übergewicht und Adipositas kommen um so seltener vor, je länger gestillt

wurde, auch wenn der Sozialstatus der Mutter, ihr Nikotinkonsum in der Schwangerschaft und ihr BMI berücksichtigt werden (s. Abb. 2.3 u. 2.4, Tab. 2.2) [Kries et al. 1999, Toschke et al. 2002, Frye et al. 2003, Bergmann et al. 2003].

Es gibt mehrere Erklärungsmöglichkeiten dafür, warum Stillen vor Adipositas schützt. Neben einer metabolischen Programmierung durch die Inhaltsstoffe der Muttermilch könnte auch eine Verhaltensprägung eine Rolle spielen, denn der ad libitum ernährte Säugling steuert nicht nur seine eigene Nährstoffaufnahme, sondern auch die Milchproduktion gemäß seines intern wahrgenommen Energiebedarfs für Erhaltung und Wachstum [Bergmann et al. 2003]. Eine Überfütterung ist in dieser Mutter-Kind-Dyade schwierig. Der Stillerfolg, gemessen an der Stilldauer, ist bei adipösen und rauchenden Müttern deutlich geringer, was die fetal erworbene Fehlprogrammierung zur Adipositasdisposition verstärkt [Knudsen et al. 2001, Li et al. 2003]. Stillen und Bewegung helfen andererseits den Müttern, ein in der Schwangerschaft erworbenes Übergewicht zu verlieren und selbst wieder schlank zu werden [Janney et al. 1997, Rooney, Schauberger 2003]. Dies dient der Prävention adi-

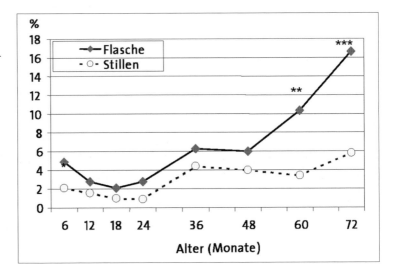

Abb. 2.3: Prävalenz (%) von Adipositas nach BMI-Werten bei ehemals mindestens drei Monate gestillten verglichen mit flaschenernährten (bzw. kürzer gestillten) Säuglingen [nach Bergmann et al. 2003]. *p < 0,05, **p < 0,01, ***p < 0,001

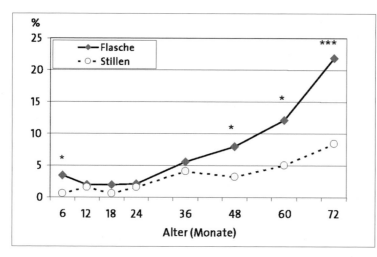

Abb. 2.4: Prävalenz (%) von Adipositas nach Triceps-Hautfaltendicken über der 97.Percentile bei ehemals mindestens drei Monate gestillten verglichen mit flaschenernährten (bzw. kürzer gestillten) Säuglingen [nach Bergmann et al. 2003]. *p < 0,05, **p < 0,01, ***p < 0,001

Tab. IX.2.2: Risikofaktoren für Übergewicht (> 90. Percentile) und Adipositas (> 97. Percentile) mit sechs Jahren unter jeweiliger Berücksichtigung der anderen Faktoren (multivariate logistische Regression). Odds ratios (OR) und 95%-Konfidenzintervall (95%-KI). [Bergmann et al. 2003]

	Übergewicht OR (95% CI)	Adipositas OR (95%CI)
Stillen (> 2 Mo)	0,53 (0,31–0,89)	0,46 (0,23–0,92)
Mutter BMI > 27 kg/m²	2,95 (1,49–5,84)	2,77 (1,23–6,27)
Rauchen in der Schwangerschaft	2,08 (1,19–3,63)	2,30 (1,15–4,60)
Hoher Sozialstatus	0,66 (0,46–0,95)	0,69 (0,43–1,11)

positasbedingter Erkrankungen sowohl bei ihnen als auch bei dem Kind und vermindert das Risiko für einen Schneeballeffekt.

2.8 Prävention von Adipositas, Diabetes, Syndrom X in Schwangerschaft und Stillzeit

Die Kenntnis dieser Zusammenhänge sollte zu primärpräventiven Empfehlungen und Maßnahmen führen, nämlich zu

◢ prä- und postgravider Übergewichts- und Adipositastherapie,

◢ Begrenzung der Gewichtszunahme in der Schwangerschaft,

◢ allgemeinem Diabetes-Screening und sorgfältiger Stoffwechseleinstellung,

◢ Nikotinentwöhnung schon vor, spätestens in der Schwangerschaft,

◢ Rauchverzicht der Eltern nach Geburt des Kindes,

◢ Stillen des Kindes.

Die allgemeinen Empfehlungen der Fachgesellschaften zur Jodprophylaxe (200 µg/Tag) in der Schwangerschaft und Stillzeit haben die Jodversorgung von Müttern und ihren Kindern verbessert, Folsäuresupplemente (400 µg/Tag) zur Prävention eines Neuralrohrdefektes und anderer Fehlbildungen werden aber noch nicht konsequent vor der Schwangerschaft und in den ersten Wochen genommen, die Notwendigkeit weiterer Supplemente zur Vermeidung langfristiger Gesundheitsrisiken des Kindes, z.B. des Eisenmangels und der daraus resultierenden Entwicklungsverzögerung, hat sich noch nicht in Empfehlungen der deutschen Fachgesellschaften niedergeschlagen [DACH 2000]. Jedoch ist jetzt schon sicher, dass eine sinnvolle Ernährung und gesundheitsförderliches Verhalten in Schwangerschaft und Stillzeit in dem „Setting der jungen Familie" entscheidend zur Prävention chronischer Krankheiten des Kindes beitragen.

2.9 Zahnkaries

Zahnkaries ist eine weitere verbreitete chronische Krankheit, die nicht nur die davon Betroffenen, sondern auch die Solidargemeinschaft erheblich belastet, und die weitgehend vermeidbar wäre. Es zeichnet sich ab, dass für die Prävention der Zahnkaries auch die Schwangerschaft und die frühen Jahre wichtig sind [Strunz et al. 2001].

Für Entstehung und chronischen Verlauf der Zahnkaries spielen

◢ (1) die frühe Besiedlung mit einer kariogenen Mundflora, vor allem Mutans – Streptokokken und Laktobazillen,

◢ (2) das Vorhandensein von einem Substrat, aus dem die Bakterien Säure bilden können,

◢ (3) ein leicht auflösbarer Zahnschmelz und

◢ (4) verzögerte Reparatur (Remineralisation) initialer Schmelzläsionen gleichermaßen eine Rolle [Keyes et al. 1960, Köhler, Andréen 1994, Caulfeld et al. 1997].

◢ (5) Auch die Fluridexposition ist wichtig [Bergmann et al. 2001].

Zu (1): Die kariogene Mundflora wird von den Eltern oder Pflegepersonen, vorzugsweise von der Mutter, auf das Kind übertragen, bald nachdem die ersten Zähne durchgebrochen sind.

Zu (2): Das Substrat für die Säureproduktion der kariogenen Bakterien kommt aus der Nahrung, insbesondere aus niedermolekularen Kohlenhydraten, also unterschiedlichen Zuckern. Von denen sind Saccharose (Rohr- oder Rübenzucker) und Invertzucker (aus Honig) besonders kariesfördernd. Aber auch der Milchzucker in Muttermilch und Säuglingsflaschennahrung ist ein Substrat für die Karieserreger.

Zu (3): Es gibt Anhaltspunkte dafür, dass Zahnschmelz unterschiedlich leicht durch Säuren auflösbar ist und dass dafür der Fluridgehalt eine Rolle spielt. Inwieweit dies unter unseren Lebensbedingungen praktische Bedeutung hat, ist nicht genauer untersucht.

Zu (4): Für die Remineralisation spielt der Speichel eine Schlüsselrolle. Wird er weggespült, zum Beispiel durch dauerndes Nuckeln oder durch ständiges Knabbern an Nahrungsmitteln, so fällt die Remineralisation aus. Zunächst werden dann die oberen Schneide- und Eckzähne kariös, weil sie am wenigsten von der verbleibenden Speichelwirkung abbekommen. Bei langem, intensivem Flaschennuckeln werden schließlich aber auch alle anderen Zähne kariös. Der Behandlungsaufwand – meist ist Vollnarkose erforderlich – ist immens.

Zu (5): Der Mineralstoff Fluorid kommt natürlicherweise im Zahnschmelz und im Speichel in unterschiedlichen Konzentrationen vor. Er unterstützt die Remineralisation des Zahnschmelzes und erhöht seine Säureresistenz. Fluorid hemmt auch das Wachstum und die Säurebildung von Mutans-Streptokokken.

Die Milchzähne sind nicht nur für Klein- und Schulkinder wichtig, sie haben auch eine Platzhalterfunktion für die bleibenden Zähne. Gehen sie vorzeitig durch Zahnkaries verloren, so kann es zu Problemen bei Durchbruch und Positionierung der bleibenden Zähne kommen. Noch problematischer ist aber die Ansteckung neu durchgebrochener bleibender Zähne durch kariöse Milchzähne [Klimek et al. 1990].

2.10 Konzept für die frühe Kariesprävention

Eltern und Pflegepersonen sollten ihre Zähne perfekt zahnärztlich sanieren lassen und sorgfältig pflegen. In der Schwangerschaft werden mindestens zwei Besuche beim Zahnarzt empfohlen und vergütet. Dabei soll eine professionelle Zahnreinigung zur Karies- und Parodontitisprophylaxe vorgenommen werden und nicht sitzende Füllungen sollen ersetzt werden. Nach der Geburt sollen die Zähne der Mutter sorgfältig saniert werden, bevor eine Infektion des Kindes stattfinden kann. Bei hohem Kariesrisiko, erkennbar etwa an hohen Konzentrationen kariogener Bakterien im Speichel, sind auch gelegentliche (nicht ständige) Spülungen mit Chlorhexamed zu erwägen [Twetman, Heintze 1999, Günay et al. 1998].

Das nächtliche und häufige Stillen nach Durchbruch der ersten Zähne kann ebenso wie die unkontrollierte Gabe einer Beruhigungsflasche, gleich welchen Inhaltes, zu einer „early childhood caries" führen [Valaitis et al. 2000, Berkowitz 2003]. Wenn Säuglingen außerdem die Flasche überlassen wird, ist diese Gewohnheit nur noch schwer beeinflussbar. Sobald das Kind feste Kost erhält, ist darauf zu achten, dass Mahlzeiten eingenommen werden und es nicht ständig etwas isst, damit der Remineralisationsprozess nicht gestört wird. Eltern und Pflegepersonen, meist die Mutter, sollten auch das Ablutschen von Schnullern, Löffeln oder anderen Gegenständen, die das Kind gern in den Mund steckt, vermeiden [Suonen 1992]. Die orale Zufuhr von Fluorid, je nach basaler Fluoridaufnahme, sollte mindestens sichergestellt sein, bis man dem Kind die Zähne mit Zahnpasta putzen kann, weil es sie nicht mehr schluckt (mit etwa drei Jahren). Dann sollte die Zahnpflege mit einer fluoridhaltigen Zahnpasta nach dem Vorbild der Eltern und mit ihrer Hilfe eingeübt werden [Schafer, Adair 2000, Bergmann et al. 2001].

Literatur

Artal R, Exercise and pregnancy. Clinical Obstetrics and Gynecology (2003), 46, 390–402

AWMF-Leitlinien-Register Nr. 057/008: Schäfer-Graf UM et al. für die Deutsche Diabetes-Gesellschaft, die Arbeitsgemeinschaft für materno-fetale Medizin, die Deutsche Gesellschaft für Gynäkologie und Geburtshilfe und die Deutsche Gesellschaft für Perinatale Medizin, Empfehlungen zur Diagnostik und Therapie des Gestationsdiabetes (GDM) (2001). http://leitlinien/net

Barker DJP, In utero programming of chronic disease. Clinical Science (1998), 95, 115–128

Barker DJP et al., Type 2 (non-insulin-dependent) diabetes mellitus, hypertension and hyperlipidemia (Syndrom X): relation to reduced fetal growth. Diabetologia (1993), 36, 62–67

Bergmann RL et al., Kompetente Elternschaft: Erwartungen von jungen Eltern an die Beratung in der Schwangerschaft und Stillzeit. Z Geburtsh Neonat (2000), 204, 60–67

Bergmann RL, Richter R, Dudenhausen JW, Warum nimmt die Prävalenz von niedrigem Geburtsgewicht in Berlin zu? Geburtsh Frauenheilk (2001), 61, 686–691

Bergmann KE et al., Kariesprophylaxe mit Fluoriden. Empfehlungen der Deutschen Akademie für Kinderheilkunde und Jugendmedizin. Kinder- und Jugendarzt (2001), 32, 10–15

Bergmann RL, Richter R, Bergmann KE (2003) Prävention und Gesundheitsförderung in der werdenden und jungen Familie. Schlussbericht an den BMBF

Bergmann KE et al., Early determinants of childhood overweight and adiposity in a birth cohort study: role of breast-feeding. Int J Obesity (2003), 27, 162–172

Bergmann RL et al., Secular trends in neonatal macrosomia in Berlin: influences of potential determinants. Paediatric and Perinatal Epidemiology (2003), 17, 244–49

Bergmann KE et.al.: Möglichkeiten der frühen Prävention der Adipositas. Kinderärztliche Praxis 2005; 76:48-51

Berkowitz RJ, Causes, treatment and prevention of early childhood caries: a microbiological perspective. J Can Dent Ass (2003), 69, 304–307b

Boezen HM et al., Perinatal predictors of respiratopry symptoms and lung function at a young adult age. Eur Respir J (2002), 20, 383–390

Bonnelli SR, Raab GM, Why are babies getting heavier? BMJ (1997), 315, 1205

Breast feeding and obesity: cross sectional study. BMJ (1999), 319, 147–150

Bühling KJ et al., Jodversorgung in der Schwangerschaft – eine aktuelle Bestandsaufnahme in Berlin. Z Geburtshilfe und Neonatologie (2003), 207, 12–16

Bühling KJ, Dudenhausen JW, Ein Risiko für Mutter und Kind. Berliner Ärzte (2000), 2, 15–17

Bühling KJ: Stein U, Dudenhausen JW, Evaluation des 50 g Glucose-Screeningtests an 1416 Schwangeren. Geburtsh Frauenheilk (1998), 58, 100–109

Caulfield PW, Dental caries-a transmissible and infectious disease revisited: a position paper. Pediatric Dentistry (1997), 19, 491–498

Clapp JE et al., Beginning regular exercise in early pregnancy: effect on fetoplacental growth. Am J Obstet Gynecol (2000), 183, 1484–1488

DACH (2000) Referenzwerte für die Nährstoffzufuhr der Deutschen, Österreichischen Gesellschaft für Ernährung, der Schweizerischen Gesellschaft für Ernährungsforschung und der Schweizerischen Vereinigung für Ernährung. Umschau/Braus-Verlag, Frankfurt am Main

Dörner G, Grychtolik H, Julitz M, Überernährung in den ersten drei Lebensmonaten als entscheidender Riskofaktor für die Entwicklung von Fettsucht und ihren Folgeerkrankungen. Dtsch Gesundh.-Wesen (1977), 32, 6–9

Dörner G (1976) Hormones and brain differentiation. Elsevier, Amsterdam, Oxford, New York

Drews CD, Murphy CC, Yeargin-Allsop M, Decouflé: The relationship between idiopathic mental ratradation and maternal smoking during pregnancy. Pediatrics (1996), 97, 547–553

Dye TD et al., Physical activity, obesity, and diabetes in pregnancy. Am J Clin Nutr (1997), 146, 961–965

Edwards CA et al., Relationsship between birth weight and adult lung function: controlling for maternal factors. Thorax (2003), 58, 1061–1065

Forsen T et al., Mother's weigth in pregnancy and heart disease in a cohort of Finnish men: follow-up study. BMJ (1997), 315, 837–40

Freinkel N, Of pregnancy and progeny. Banting lecture. Diabetes (1980), 29, 1023–1035

Frye C, Heinrich J, Trends and predictors of overweight and obesity in East German children. In J Obesity (2003), 27, 963–969

Gilliland FD et al., Effects of early onset asthma and in utero exposure to maternal smoking on childhood lung function. Am J Respir Crit Care Med (2003), 167, 917–924

Günay H et al., Effect on caries experience of a long-term preventive program for mothers and children starting during pregnancy. Clin Oral Invest (1998), 2, 137–142

Harder T et al., Perinatal programming of insulin resistance in childhood: critical impact of neonatal insulin and low birth weigth in a risk population. Diabetes Medicine (2001), 18, 634–639

Hedinger ML et.al: Growth and Fatness of three to six years of age of children born small or large for gestatinal age. Pediatr. 1999, 104:e33

Helmert U, Lang P, Cuelenaere B, Rauchverhalten von Schwangeren und Müttern mit Kleinkindern. Smoking behavior of pregnant patients and mothers with young children. Sozial- und Präventivmedizin (1998), 43, 51–58

Institute of Medicine (1990) Nutrition during pregnancy. National Academic Press, Washington DC

Janney CA, Zhang D, Sowers MF, Lactation and weight retention. Am J Clin Nutr (1997), 66, 1116–1124

Johnson JWC, longmate JA, Frentzen B, Excessive maternal weight and pregacy outcome. Am J Obstet Gynecol (1992), 167, 353-370

Keyes PH, The infection and transmissible nature of experimental dental caries. Arch Oral Biol (1960), 1, 304–320

Kieffer EC et.al: Influence of diabetes during pregnacy on gestational age-specific newborn weght among US black and US white infants. Am J Epidemiol 1998; 147:1053-1061

Kjos SL, Buchanan TA: Gestational diabetes mellitus. NEZM 1999; 341: 1749-1756

Kleinwechter H, Pilotprojekt Gestationsdiabetes. Berliner Ärzte (2000), 37, 11–14

Klimek JE, Hellwig, Identifizierung von Kindern mit hohem Kariesrisiko anhand des Kariesbefalls in der Vergangenheit. ZWR (1990), 98, 225–227

Knudsen A, Pedersen H, Klebe JG, Impact of smoking on the duration of breastfeeding in mothers with insulin-dependent diabetes mellitus. Acta Paediatr (2001), 90, 926–930

Köhler B, Andréen I, Influence of caries-preventive measures in mothers on cariogenic bacteria and caries experience in their children. Arch Oral Biol (1994), 39, 907–911

Kramer MS et.al.: Socio-economic disparitiesin pregnancy outcome. Paediat Perinat Epidem 2000; 14:194-210

Kulig M, Luck W, Wahn U, The association between pre- and postnatal tobacco smoke exposure and allergic sensitization during early childhood. Multicentre Allergy Study Group, Germany. Hum Exp Toxicol (1999), 18, 241–244

Li, R, Jewell S, Grummar-Strawn L Maternal obesity and breastfeeding practices. Am J clin Nutr 2003; 77:931-936

Linnet KM et al., Maternal lifestyle factors in pregnancy risk of attention deficit hyperactivity disorder and associated behaviours: review of the current evidence. Am J Psychiatry (2003), 160, 1028–1040

Mc Cance DR et al., Birth weight and non insulin dependent diabetes. Thrifty genotype, thrifty phenotype, or surviving small baby genotype? BMJ (1994), 308, 942–945

Metzger BE et al., Amniotic fluid insulin concentration as a predictor of obesity. Arch Dis Childh (1990), 65, 1050–1052

Olds DL, Henderson CR, Tatelbaum R, Intellectual impairment of women who smoke cigarettes during pregnancy. Pediatrics (1994), 93, 221–227

Ong KKL et al. for the ALSPAC Study Team. Pediatric Research (2002), 52, 863–867

Pettitt DJ et al., Excessive obesity in offspring of Pima Indian women with diabetes during pregancy. N Engl J Med (1983), 308, 242–245

Plagemann A et al., Perinatal elevation of hypothalamic insulin, acquired malformation of hypothalamic galaninergic neurons, and syndrome y-like alterations in adulthood of neonatally overfed rats. Brain research (1999), 836, 146–155

Plagemann A et al., Glucose tolerance and insulin secretion in children of mothers with pregestational IDDM or gestational diabetes. Diabetologia (1997), 40, 1094–1100

Plagemann A et al., Overweight and obesity in infants of mothers with long term insulin-dependent diabetes or gestational diabetes. Int J Obesity (1997), 21, 451–456

Ravelli GP, Stein ZA, Suser MW, Obesity in young men after famine exposure in utero and early infancy. N Engl J Med (1996), 295, 349–353

Rooney BL, Schauenberger CW, Excess pregnancy weight gain and long term obesity: one decade later. Obstetrics and Gynecology (2002), 100, 245–252

Schäfer-Graf UM et al., Amniotic fluid insulin levels and fetal abdominal circumference at time of amniocentesis in pregnancies with diabetes. Diabetic Medicine (2003), 20, 349–354

Schafer TE, Adair SM, Prevention of dental disease. The role of the pediatrician. Pediatr Clin N Am (2000), 47, 1021–1042

Schaffer CH et al., Rauchen während der Schwangerschaft oder niedriger Sozialstatus. Welches ist das größere Risiko für ein geringes Geburtsgewicht? Geburtsh Frauenheilkd (2001), 61, 761–765

Schmidt I et al., Interaction of genetic and environmental programming of the leptin system and of obesity disposition. Physiological genomics (2000), 3, 113–120

Silverman BL et al., Longterm-effects of the intrauterine environment. Diabetes Care (1998), 21, B 142–149

Singhal A et al., Low nutrient intake in early growth for later insulin resistance in adolescents born preterm. Lancet (2003), 361, 1089–1097

Snyder J, Gray-Donald K, Koski KG, Predictors of infant birth weight in gestational diabetes. Am J Clin Nutr (1994), 59, 1409–1414

Stein CE et al., Fetal growth and coronary heart disease in South India. Lancet (1996), 348, 1269–1273

Stettler N et al., Infant weight gain and childhood overweight status in a multicenter cohort study. Pediatrics (2003), 109, 194–199

Strunz J et al., Die Primordialprävention der Milchzahnkaries – eine Aufgabe des Frauenarztes. Geburtsh Frauenheilk (2001), 61, M 35–37

Suhonen J, Mutans streptococci and their specific oral target. New implications to prevent dental caries. Schweiz Monatsschr Zahnmed (1992), 102, 286–291

Toschke AM et al., Early intrauterine exposure to tobacco-inhaled products and obesity. Am J Epidemiol (2003), 158, 1068–1074

Toschke AM et al., Overweight and obesity in 6 to 14-year old Czech children in 1991: Protective effect of breast-feeding. J Pediatr (2002), 141, 764–769

Twetman S, Heintze S, Unterdrückung der Mutans-Streptokokken durch Chlorhexidin. ZWR (1999), 108, 445–448

Valaitis R, Hesch R, Passarelli C, Sheehan D, Sinton J: A systematic review of the relationship between breastfeeding and early childhood caries. Can J Publ Health 2000; 91: 41–417

Von Kries R et al., Maternal smoking during pregnancy and childhood obesity. Am J Epidemiol (2002), 156, 954–961

Von Kries R et al., Breast feeding and obsity: cross sectional study. BMJ (1999), 319, 147–150

Weiss PAM, Walcher W, Scholz HS, Der vernachlässigte Gestationsdiabetes: Risiken und Folgen. Geburtsh und Frauenheilk (1999), 59, 535–544

Widerøe M et al., Does maternal smoking during pregnancy cause childhood overweight? Pediatric and Perinatal Epidemiology (2003), 17, 171–179

3 Intensivierung der Prävention bei Kindern und Jugendlichen

M. Gahr, M. Lakomek, M. Röbl

3.1 Hintergrund

Den wesentlichen Faktoren für das Auftreten chronischer, nicht übertragbarer Krankheiten, d.h. Überernährung, Bewegungsmangel, Alkohol- und Tabakabusus, sind zunehmend auch Kinder und Jugendliche ausgesetzt. Inzwischen sind etwa 20% bis 30% aller Kinder in Deutschland übergewichtig oder adipös (s. Kap. III.2). Auch der Konsum von Tabak und Alkohol im Jugendalter und selbst schon bei Kindern steigt.

Finanzielle Argumente, d.h. Angaben über die Gesamtkosten der Adipositas für das Gesundheitswesen [z.B. Schneider 1996] und Schätzungen, in welche Höhe diese Kosten bei Zunahme der Adipositasprävalenz noch ansteigen werden [Engel 2003], haben dazu beigetragen, dem Problem Adipositas im Kindes- und Jugendalter zunehmende Aufmerksamkeit zu schenken. Entscheidend dafür, sich intensiver als bisher mit diesem Problem zu beschäftigen, waren jedoch medizinische Argumente. Inzwischen steht unbestreitbar fest, dass Folgeleiden der Adipositas wie der Typ-2-Diabetes, die arterielle Hypertonie oder Fettstoffwechselstörungen – früher als Krankheiten des höheren Lebensalters eingestuft – zunehmend schon bei Kindern und Jugendlichen auftreten. Damit ist eine medizinische Katastrophe vorprogrammiert, die unser Gesundheitswesen auch finanziell zunehmend belastet und vor der die WHO erst kürzlich wieder gewarnt hat [WHO 2003]. Die bisherigen Maßnahmen zur Primär- und Sekundärprävention der Adipositas im Kindes- und Jugendalter sowie zur Eindämmung des Konsums von Tabak und Alkohol müssen deutschlandweit intensiviert werden.

Die Bundesministerin für Verbraucherschutz, Ernährung und Landwirtschaft hat verkündet, dass die Ernährungserziehung in der öffentlichen Verantwortung liege. Sie forderte zum einen die Wirtschaft auf, mehr Verantwortung für die Herstellung „gesunder Kinderlebensmittel" zu übernehmen, und zum anderen die Medien, eine objektive Gesundheitsaufklärung zu betreiben [Künast 2003]. Entscheidend ist eine möglichst frühzeitige Gesundheitserziehung in Kindergärten und Schulen. Dazu sollte der natürliche Bewegungsdrang gefördert und schon bei Vorschulkindern auf eine gesunde Ernährungsweise geachtet werden. Um durch Aufklärung Prävention betreiben zu können, müssen Erzieher und Lehrer entsprechend ausgebildet werden.

Inzwischen weiß man, dass Prävention schon früher als im Kindergarten einsetzen muss. Mütter mit ungesunden Lebensgewohnheiten erhöhen das Risiko ihrer ungeborenen Kinder, nach der Geburt eine Adipositas mit den entsprechenden Langzeitfolgen zu entwickeln. Die Primärprävention nicht übertragbarer chronischer Krankheiten hat also bereits in der Schwangerschaft zu beginnen (s. Kap. IX.1).

3.2 Projekte zur Primärprävention

Es gibt in Deutschland erst wenige Projekte, die sich mit Gesundheitserziehung von Kindern und Jugendlichen zur Primärprävention der Adipositas beschäftigen. Diese zum

Teil viel versprechenden Projekte sind regional begrenzt.

Bereits 1993 wurde in Nürnberg das **Präventions-Erziehungs-Programm (PEP)** gestartet. Die Wahl fiel auf Nürnberg, weil dort die Herzinfarkt-Inzidenz höher ist als in jeder anderen bayerischen Stadt. Die Familien werden über die Erstklässler bei der Einschulung angesprochen. Nach Erfassung des Ernährungsstatus der Familie (Gewicht, Größe, anthropometrische Daten), der Messung des Blutdrucks, der Bestimmung des Plasmalipidmusters sowie der Erstellung eines Ernährungsprotokolls über eine Woche werden die Familien beraten, wie sie die Ernährung optimieren können. Langzeitergebnisse stehen noch aus [Schwandt et al. 1999].

Das Institut für Humanernährung und Lebensmittelkunde der Universität Kiel hat eine Untersuchung **KOPS (Kiel Obesity Prevention Study)** zur Prävention der Adipositas in Kiel begonnen. Durch eine schulorientierte Intervention an den Grundschulen, d.h. Vermittlung von Ernährungswissen an Kinder, Eltern und Lehrer, werden die Kenntnisse über gesunde Ernährung verbessert. Dadurch ließ sich die Zahl von fettreicheren

Mahlzeiten in den Familien senken. Außerdem werden die Kinder durch Einführung von „bewegten Pausen" dazu motiviert, sich während der Schulzeit mehr zu bewegen (s. Abb. 3.1). Durch diese Maßnahmen konnte auch das Bewegungsverhalten in der Freizeit positiv beeinflusst werden. Langzeitergebnisse stehen aus [Mast 2000].

Im Rahmen des **Public-Health-Forschungsverbundes Sachsen** werden zur Zeit zwei Projekte zur Prävention der Adipositas im Kindes- und Jugendalter gefördert. Zum einen werden in Zusammenarbeit mit den Lehrern Materialien für die Ernährungserziehung der fünften bis sechsten Klasse entwickelt, die in drei Projektschulen zur Anwendung kommen sollen. Eine Nachbeobachtung soll in zwei Jahren erfolgen. Zum anderen werden in Kindergärten und Grundschulen Kochkurse, Informationsveranstaltungen und ein „Gesundes Frühstück" zum Thema „Gesunde Ernährung" veranstaltet [Walter 2000].

Eine Initiative, die den Schwerpunkt auf die Bewegung legt, ist das **Modellprojekt „Kinder bewegen"** der Olympischen Gesellschaft Deutschlands, die in Kooperation mit

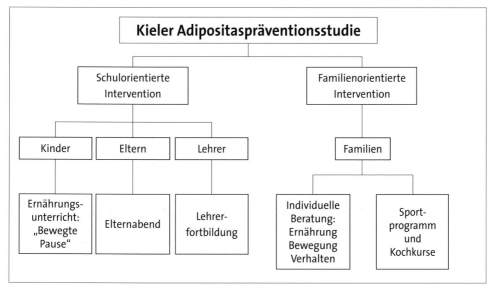

Abb. 3.1: Handlungsebene und Inhalte der Kieler Adipositaspräventionsstudie

einem Partner aus der Wirtschaft die Entstehung von 25 Modellkindergärten fördert. In einer deutschlandweiten Initiative erhalten die beteiligten Kindergärten materielle, ideelle und personelle Unterstützung. Die Modellkindergärten richten ihr pädagogisches Konzept an den Grundideen der Psychomotorik aus. Wahrnehmung und Bewegung sind die Eckpfeiler einer ganzheitlichen Entwicklung der Kinder. Ziel soll eine Kombination aus Bewegungsförderung, Bewegungsfreude, olympischer Begeisterung, olympischer Erziehung sowie Ernährungs- und Gesundheitsberatung sein. Wissenschaftlich wird dieses Projekt durch Sportwissenschaftler verschiedener Hochschulen begleitet, die an der Konzeption beteiligt waren und die in die Durchführung eingebunden sind (s. http://olympia-bewegt-alle.de).

Ein Modellprojekt Karlsruher Sportwissenschaftler zeigte, dass **täglicher Sportunterricht an einer Homburger Grundschule** positive Effekte hatte. Schüler, denen über vier Jahre in der Grundschule täglich Sportunterricht erteilt wurde, zeigten im Vergleich zu den Schülern, die am konventionellen Schulunterricht (zwei Wochenstunden) teilnahmen, eine deutliche Verbesserung der körperlichen Leistungsfähigkeit, einen Rückgang von Schulunfällen auf ca. 30%, Verminderung von Aggressionen auf dem Schulhof und geringere Schulunlust. Es ließ sich belegen, dass sich sportliche Aktivität neben einer Verbesserung der Fitness positiv auf Konzentration und Lernbereitschaft auswirkt und zu einer Stabilität des Selbstbewusstseins führt [Obst et al. 1997].

Diese Erkenntnisse waren die Grundlage für das in Göttingen begonnene Modellprojekt „**Fit für Pisa**". Erstklässler erhalten in drei Göttinger Grundschulen täglich Sportunterricht. Ziel ist, durch Förderung des natürlichen Bewegungsdranges Freude an Bewegung und Sport zu vermitteln. Dies soll möglichst auch Auswirkungen auf das Freizeitverhalten haben und zu mehr Bewegung bei Eltern und Geschwistern führen. Es erfolgt eine wissenschaftliche Begleitung über vier Jahre, um den Einfluss täglichen Sportunterrichts auf die Gesundheit, die motorische Entwicklung, die körperliche Leistungsfähigkeit und auf das Selbstwertgefühl sowie das Selbstbewusstsein zu untersuchen. Eine Ausweitung auf alle Göttinger Grundschulen wäre wünschenswert. Das durch Spenden finanzierte Projekt verfügt jedoch derzeit nicht über die dazu notwendigen zusätzlichen Mittel.

Eine Initiative des Sportamtes Düsseldorf, des Landessportbundes und der Universität Düsseldorf ist das **Düsseldorfer Modell der Bewegungs-, Sport- und Talentförderung**. Hier wurden 4.500 Düsseldorfer Zweitklässler sportmotorisch untersucht, um sie in Abhängigkeit ihrer Möglichkeiten gezielt in Schule und Freizeit zu fördern [Stemper 2003].

Auch die Initiative „**Deutschland bewegt sich**" der Barmer Ersatzkasse, der Bild am Sonntag und des ZDF ist ein Beispiel, wie Menschen in Deutschland zu mehr Bewegung animiert werden. Ein Nachteil ist die fehlende wissenschaftliche Begleitung dieser Initiative. Dadurch wird der Verdacht genährt, dass es sich dabei mehr um eine Marketingaktion als um eine wissenschaftlich sinnvolle Förderung der Prävention in Deutschland handelt [Barmer Ersatzkasse 2003].

3.3 Sekundärprävention

Auch zur Behandlung der Adipositas im Kindes- und Jugendalter (Sekundärprävention) gibt es in Deutschland nur wenige ambulante und stationäre Therapieansätze. Die bestehenden Schulungsprogramme unterscheiden sich deutlich in Inhalt und Dauer. Langzeitevaluationen sind selten [Reinehr et al. 2002].

In manchen Schulungskonzepten bildet die Bewegungstherapie den Schwerpunkt [Korsten-Reck et al. 2000], in anderen die

Ernährungs- oder die Verhaltenstherapie. Zu den Hauptproblemen der bestehenden Schulungszentren zählen ungenügende Compliance mit teilweise hohen Abbrecherzahlen sowie die schwierige Finanzierung. Um den Abbrecheranteil möglichst gering zu halten, wird z.B. mit Hilfe psychologischer Tests versucht, eine Aussage über Motivation von Kind und Eltern zu bekommen. Andere Schulungseinrichtungen lassen die Teilnahme erst zu, wenn vorher regelmäßig an einem Sportprogramm teilgenommen wurde. Hierdurch sank die Zahl der Abbrecher am Schulungsprogramm deutlich [Reinher et al. 2001]. Inzwischen wurden Verlaufsuntersuchungen über 3,1 ± 0,7 Jahre veröffentlicht [Korsten-Reck et al. 2002]. Von den 238 behandelten Kindern waren 27,7%, gemessen am Verlauf der BMI, erfolgreich, darunter mehr Jungen als Mädchen. Als Erfolg wurde Gewichtsstabilität bei Längenwachstum oder Gewichtsreduktion definiert. Auch hinsichtlich weiterer Kenngrößen, d.h. Cholesterin, LDL- und HDL-Cholesterin sowie der Leistungsfähigkeit in Watt/Kilogramm Körpergewicht, war die Intervention erfolgreich. Um eine bundesdeutsche Vereinheitlichung zu erreichen, wurden anhand der Erfahrungen mit bereits bestehenden Schulungskonzepten von der **Arbeitsgemeinschaft Adipositas im Kindes- und Jugendalter** Vorschläge für ein gemeinsames Schulungskonzept zusammengestellt. Gefordert wird ein Schulungsprogramm, das zum einen medizinische Grundlagen, Ernährungswissen und psychosoziale Kompetenz vermittelt, zum anderen die Teilnehmer zur Steigerung ihrer körperlichen Aktivität anregt. Die Schulungsziele sind eine initiale und langfristige Gewichtsreduktion durch Verhaltensänderungen bezüglich der Ernährung, der sportlichen Aktivitäten, der Freizeitgestaltung und des Umgangs mit der Erkrankung. Hierbei sollte bei Kindern die Familie miteinbezogen werden. Es muss sichergestellt werden, dass nur Patienten aufgenommen werden, bei denen Essstörungen wie Bulimie, Binge-Eating-Disorder oder andere Erkrankungen, z.B. kardiopulmonaler Ursache, ausgeschlossen sind.

3.4 Zusammenfassung und Ausblick

Die erwähnten Projekte sind ein Schritt in die richtige Richtung. Die Gesellschaft muss auf dem Hintergrund der steigenden Prävalenz chronischer nicht übertragbarer Krankheiten ein Interesse daran haben, Projekte zur Primärprävention und Sekundärprävention im Jugend- und Kindesalter mehr als bisher zu fördern. Erfreulicherweise zeigen jetzt auch die Spitzenverbände der Gesetzlichen Krankenkassen ein ansteigendes Problembewusstsein. Sie beauftragten die MDK-Gemeinschaft, eine gutachtliche Stellungnahme zu ambulanten Gewichtsreduktionsprogrammen zu erarbeiten. Auf Basis dieser Gutachten erfolgen jetzt Konsensgespräche mit Vertretern der Arbeitsgemeinschaft Adipositas im Kindes- und Jugendalter. Es bleibt zu hoffen, dass schnell flächendeckende Projekte verwirklicht werden können. Selbstverständlich müssen diese Projekte wissenschaftlich begleitet sein, um eine optimale Nutzung der eingesetzten Finanzmittel sicherzustellen. Besonderer Wert ist auf eine möglichst kurzfristige Veröffentlichung von Zwischenergebnissen zu legen, um unwirksame Projekte möglichst rasch zu stoppen. In diesem Zusammenhang sei daran erinnert, dass die bisher durchgeführten Maßnahmen zur Primärprävention der Adipositas im Erwachsenenalter nicht zu den Erfolgskapiteln unseres Gesundheitssystems gehören.

Um der steigenden Adipositasprävalenz bei Kindern und Jugendlichen mit Erfolg entgegenzusteuern, fehlt derzeit die notwendige Infrastruktur. Es spricht einiges dafür, dass sich in der Gesellschaft ein Konsens darüber erstellen lässt, diese Infrastruktur zu schaffen. Inzwischen ist entgegen früheren Vorstellungen eindeutig gesichert, dass aus adipösen Kindern mit hoher Wahrscheinlichkeit adipöse Erwachsene werden, die frühzeitig von nicht übertragbaren chronischen Krankheiten und deren Komplikationen heimgesucht werden. Wenn es der Gesundheitspolitik ernst damit ist, die Zahl chronisch Kranker zu senken oder zumindestens eine „compression of morbidity" zu erreichen (s. Prolog), muss sie mehr als bisher unternehmen, um im Kindes- und Jugendalter gesunde Ernährung und Sport zu fördern sowie den Konsum von Tabak und Alkohol zu behindern.

Literatur

Arbeitsgemeinschaft Adipositas im Kindes- und Jugendalter, Leitlinien (2003). http://www.a-g-a.de

Barmer Ersatzkasse (2003). http://www.barmer.de

Engel M (2003) „... mit der Extra-Portion Zucker und Fett". Dossier zu Fehlernährung bei Kindern und Jugendlichen in Deutschland. Verbraucherzentrale Bundesverband (vzbv) e.V. Berlin

Korsten-Reck U et al., Freiburger Interventionsprogramm zur ambulanten Therapie der Adipositas im Kindesalter (FITOC). Versicherungsmedizin (2002), 54, 21–25

Korsten-Reck U et al., The Freiburg Intervention Trial for Obesity in Children (FITOC). Z Arztl Fortbild Qualitätssich (2000), 94, 677–681

Künast R (2003) Lust und Last des Essens – „Fit Kids" fallen nicht vom Himmel. Rede der Bundesministerin für Verbraucherschutz, Ernährung und Landwirtschaft beim Kongress „Kinder und Ernährung". Katholische Akademie, Berlin, www.renatekuenast.de/klarkompetent/ernaehrung/eroeffnungkinderleicht

Mast M et al., Die Kieler Adipositaspräventionsstudie (KOPS) – Ein Erfahrungsbericht. Kindheit und Entwicklung (2000), 9 (2), 108–115

Obst F, Bös K, Akzeptanz und Wirkung zusätzlicher Sportstunden in der Grundschule. Sport Praxis (1997), 2, 44–47

Reinehr T et al., Ambulante Adipositasschulungen im Kindesalter. Vergleichskriterien zur Entwicklung validierter Behandlungsempfehlungen. Klin Pädiatr (2002), 214, 1–6

Reinehr T et al., Ambulante Schulung „Obeldicks" für adipöse Kinder und Jugendliche. Kinder- und Jugendmedizin (2001), 1, 82–85

Schneider R, Relevanz und Kosten der Adipositas in Deutschland. Ernährungs-Umschau (1996), 43, 369-374

Schwandt P et al., The prevention Education program (PEP). A Prospective Study of the Effiacy of Family-Oriented Life Style Modification in the reduction of cardiovascular Risk and Disease: Design and Baseline Data. J Clin Epidemiol (1999), 52 (8), 791–800

Stemper T (2003). http://www.check-duesseldorf.de, Das Düsseldorfer Modell der Bewegungs-, Sport- und Talentförderung

Walter U, Forschung in Public Health Verbünden. Public Health Forum (2000), 28, 7

WHO, World Health Organ Tech Rep Ser (2003), 916, i–viii, 1–149)

4 Ambulant tätige Ärzte

C. Goesmann, A. Klasping-Hessenbruch, P. Schauder

4.1 Hintergrund

Ambulant tätige Ärzte befinden sich in einer Schlüsselposition, um unter Berücksichtigung der individuellen Situation ihrer Patienten die Häufigkeit nicht übertragbarer chronischer Krankheiten und ihrer Komplikationen zu senken. In keinem anderen europäischen Land sucht die Bevölkerung häufiger den Arzt auf als in Deutschland. Etwa 70% bis 90% aller Deutschen kontaktieren jährlich mindestens einmal ihren Hausarzt. Etwa 15% dieser Klientel sind nicht krank [1]. In den USA stuft die Patientenschaft die Ärzte als entscheidende, gute und glaubwürdige Quelle für Gesundheitsinformationen ein, besonders auch unter dem Gesichtspunkt der Primärprävention [2–4]. Es gibt keine Untersuchungen, die belegen, dass dies in Deutschland anders wäre. Damit stellt sich die Frage, wie die daraus resultierenden günstigen Voraussetzungen zur Senkung der Zahl chronisch Kranker im niedergelassenen Bereich möglichst effektiv genutzt werden können.

4.2 Derzeitiger Stellenwert der WHO-Empfehlungen zur Senkung der Zahl chronisch Kranker im ärztlichen Alltag

Die WHO empfiehlt, gestützt auf die von zahlreichen wissenschaftlichen Gesellschaften erarbeiteten Erkenntnisse zur Senkung der Häufigkeit nicht übertragbarer chronischer Krankheiten, folgende Strategie: vernünftige Ernährung, ausreichende körperliche Bewegung, Verzicht auf Tabakrauchen und Begrenzung des Alkoholkonsums [5]. Diese Empfehlungen sind eine Erweiterung des Konzepts einer Arbeitsgruppe von 1991, das auf die Rolle von Diät und Ernährung fokussiert war [6].

Für Deutschland gibt es keine verlässlichen Daten, wie viele niedergelassene Ärzte der unterschiedlichen Fachrichtungen diese von der WHO empfohlenen Maßnahmen routinemäßig und konsequent einsetzen. Am häufigsten werden vermutlich Bewegungstherapie sowie Ernährungsberatung angeboten, und zwar im Rahmen der Sekundärprävention. Es gibt auch keine Informationen darüber, wie die niedergelassene Ärzteschaft die von der WHO empfohlenen nicht medikamentösen Maßnahmen zur Primär- und Sekundärprävention chronischer Krankheiten prinzipiell einschätzt. In diesem Zusammenhang sind Untersuchungen aus den USA interessant. Sie belegen, dass zwar die Mehrzahl amerikanischer Ärzte Ernährungsberatung zur Prävention und Behandlung von Krankheiten für wichtig hält [7], aber nur vergleichsweise wenige setzen sie auch tatsächlich ein. Schätzungen zum Anteil der Patientenvorstellungen, bei denen eine Ernährungs- oder Gewichtsberatung erfolgt, liegen zwischen 14% und 50% [7–11].

4.3 „Lebenswelt" Arztpraxis zur Senkung der Zahl chronisch Kranker

An der prinzipiellen Möglichkeit, durch Änderung des Lebensstils chronische Krankheiten zu verhindern (Primärprävention) oder zu beseitigen (Sekundärprävention), gibt es keinen wissenschaftlich begründeten Zweifel.

Selbst im Rahmen der Tertiärprävention, also beim Versuch, dokumentierte Organschäden günstig zu beeinflussen, können ambulant durchgeführte präventive Maßnahmen noch erfolgreich sein. Einer der Beweise dafür, der großes Aufsehen erregte, waren Untersuchungen von Ornish und Mitarbeitern. Sie zeigten, dass die koronare Herzerkrankung, d.h. Organschäden an den Herzkranzgefäßen, mit denen u.a. als Komplikation verschiedener chronischer Krankheiten wie arterieller Hypertonie oder Typ-2-Diabetes gerechnet werden muss, durch Lebensstilmodifikation rückbildungsfähig ist [12]. Die dazu durchgeführten Lebensstiländerungen waren sehr drastisch, das Ziel dieser Studie bestand allerdings nur darin, herauszufinden, ob durch Lebensstilveränderungen günstige Veränderungen an geschädigten Herzkranzgefäßen erreicht werden können und nicht, ob die dazu eingesetzten Maßnahmen im Rahmen der üblichen Bedingungen ambulanter ärztlicher Versorgung praktikabel sind. Beispielsweise ist es für den Durchschnittsbürger wohl kaum zumutbar, längerfristig eine Kost mit einem Fettanteil von nur 10% zu verzehren. Nicht jeder ist ein Freund des Vegetarismus. Auch das Ausmaß und der zeitliche Aufwand für Interventionen zum Abbau von Stress und zur Steigerung der körperlichen Aktivität waren so aufwendig, dass sie kaum in den Tagesablauf arbeitender Menschen zu integrieren sind. Die Untersuchungen von Ornish und Mitarbeitern waren jedoch Anlass für weitere Untersuchungen, in denen klar gezeigt wurde, dass schon weitaus geringere Lebensstilveränderungen im Rahmen der Primär-, Sekundär- und Tertiärprävention nicht übertragbarer chronischer Kranker günstige Ergebnisse erbringen (s. auch Kap V).

Damit sind Arztpraxen geeignete „Lebenswelten" zur Prävention und Gesundheitsförderung, um die im Präventionsgesetz gewählte Diktion zu benutzen. Wie aus dem § 17 des Präventionsgesetzes allerdings hervorgeht, ist die „Lebenswelt" Arztpraxis nicht aufgeführt.

> **§ 17 – Prävention und Gesundheitsförderung in Lebenswelten, Absatz 2**
> Lebenswelten im Sinne dieses Gesetzes sind für die Gesundheit bedeutsame, abgrenzbare soziale Systeme, insbesondere des Wohnens, Arbeitens, Lernens, der Freizeitgestaltung einschließlich des Sports und des Spielens. Träger der Lebenswelten sind natürliche oder juristische Personen, die Lebenswelten betreiben und auch unterhalten. Dies sind insbesondere:
> – für das Wohnen die zuständige Gemeinde;
> – für das Arbeiten der Arbeitgeber;
> – für das Lernen der Träger der Schule oder sonstigen Bildungseinrichtung einschließlich der beruflichen Weiterbildung;
> – für die Freizeitgestaltung einschließlich des Sports der Träger der Einrichtung;
> – für das Spielen die zuständige Gemeinde oder der Träger der Einrichtung

Das bisher umfangreichste Versorgungsprojekt niedergelassener Ärzte in Deutschland zur Senkung der Morbidität nicht übertragbarer chronischer Krankheiten durch Lebensstilveränderung wurde 1985 in der baden-württembergischen Stadt Oestringen im Rahmen des CINDI-Programms der Weltgesundheitsorganisation begonnen (CINDI = Countrywide Integrated Non-Communicable Diseases Intervention Programme of the WHO). Dafür wurde in dieser 12.500 Einwohner zählenden Stadt auf der Basis des so genannten Dreiebenenmodells [13] ein dauerhaftes, interdisziplinäres, gemeindeintegriertes System für Verhaltensmedizin geschaffen [14]. Daran beteiligten sich die Allgemeinmediziner der sieben Praxen und Sportmediziner. Die Verzahnung mit der Stadt erfolgte durch Kooperation einer Arbeitsgruppe mit einer koordinierenden Allgemeinpraxis („Dritte Ebene"). Dieses stadtweite Programm fand in der Bevölkerung eine langfristige, gute Akzeptanz. Im Zeitraum von 1992 bis 1995 gelang es, die Rate der Hypertoniker um 31,5% und die der Raucher um 17,8% zu senken [15]. Die Daten für den Zeitraum bis 2000 befinden sich im Druck und zeigen eine ähnliche Tendenz. Derzeit ruht das Projekt auf Grund finanzieller Engpässe [16].

Inzwischen wurden in Deutschland – auch für nicht übertragbare chronische Krankheiten – so genannte Disease-Management-Programme entwickelt, darunter für die Behandlung des Typ-2-Diabetes. Einige dieser Programme fanden bereits das Plazet von Krankenkassen. Ihre medizinische Bewertung ist uneinheitlich. Während die Intentionen der WHO bzw. ihre Empfehlungen an die Regierungen vorwiegend dahin gehen, die Prävalenz nicht übertragbarer chronischer Krankheiten zu senken [5], steht bei den Disease-Management-Programmen das optimale, lebenslange Management von Kranken im Vordergrund (s. auch Epilog). Zu Ergebnissen der neu geschaffenen Disease-Management-Programme lassen sich noch keine belastungsfähigen Aussagen machen.

Die unterschiedliche Schwerpunktsetzung der WHO beim Umgang mit chronischen nicht übertragbaren Krankheiten beruht nicht nur auf der Überlegung, dass aus Sicht der Patienten Vermeidung oder Beseitigung einer Krankheit wünschenswerter ist als ihre lebenslange Behandlung. Für die Schwerpunktsetzung der WHO sprechen auch sozio-ökonomische Argumente. Weltweit gesehen verfügt die Mehrzahl der Staaten nicht über die notwendigen Ressourcen, die zur optimalen lebenslangen Behandlung nicht übertragbarer chronischer Krankheiten notwendig sind.

4.4 Praxisklientel und Prävention

Welche Art der Prävention in ärztlichen Praxen prinzipiell möglich ist, hängt von der Klientel der Praxis ab. Die Klientel beispielsweise einer allgemeinärztlichen, internistischen, gynäkologischen oder pädiatrischen Praxis variiert u.a. hinsichtlich Alter, Geschlecht und Krankheitsspektrum. Weitere Unterschiede können die sozio-ökonomische Situation der Patienten betreffen. Angehörige der so genannten Oberschicht sind vergleichsweise seltener adipös und rauchen weniger – zwei entscheidende Faktoren, die für das Auftreten nicht übertragbarer chronischer Krankheiten verantwortlich sind. Damit ergeben sich jeweils unterschiedliche Ansatzpunkte und Möglichkeiten zur Primär-, Sekundär- oder Tertiärprävention selbst innerhalb der gleichen Praxisart (s. Tab. 4.1).

Tab. IX.4.1: Spektrum nicht übertragbarer chronischer Krankheiten im Gesamtklientel der allgemeinärztlichen Fachpraxen der Autorinnen

Krankheit	Anteil am Gesamtklientel (%)	
	Praxis I	Praxis II
Diabetes mellitus Typ 2	9	12
Arterielle Hypertonie	44	24
Fettstoffwechselstörungen	31	11
Osteoporose	6	4
COPD	16	6

Bezogen auf das 4. Quartal 2003. Der Anteil der Patienten, die von mehreren der aufgeführten Krankheiten gleichzeitig betroffen sind, ist nicht berücksichtigt.

4.4.1 Primärprävention

Primärprävention richtet sich an Gesunde. Inzwischen informieren viele Berufsgruppen und Institutionen die Bevölkerung darüber, dass sie durch einen bestimmten Lebensstil ihr Risiko chronisch krank zu werden, senken kann. Wieviele Gesunde ihren Arzt aufsuchen, um solche Informationen zu erhalten, ggf. verbunden mit Ratschlägen zu ihrer Umsetzung, ist nicht bekannt. Jedenfalls stehen angesichts der Flut lebensstilbedingter chronischer Krankheiten die ambulant tätigen Ärzte vor der Herausforderung zur Primärprävention bzw. zur Verschiebung dieser Krankheiten in eine möglichst späte Lebensphase (Compression of Morbidity), beizutragen. Manchen Ärztegruppen bieten sich dazu besonders gute Möglichkeiten. Millionen gesunder berufstätiger Bürger werden am Arbeitsplatz regelmäßig ärztlich untersucht. Es wäre ohne weiteres möglich, das klassische Ziel der arbeitsmedizinischen Prävention, beispielsweise die Vermeidung von Unfällen am Arbeitsplatz, zu erweitern und sich zusätzlich auf die Primärprävention nicht übertragbarer chronischer Krankheiten zu konzentrieren (s. Kap. IX.4). Neue Möglichkeiten ergeben sich auch in der Schwangerenberatung. Seit kurzem weiß man, dass Schwangere durch ihre Lebensweise (z.B. Essgewohnheiten, Rauchkonsum) im Organismus des ungeborenen Kindes Veränderungen auslösen können, durch die das Risiko der Kinder steigt, nach ihrer Geburt eine Adipositas, einen Diabetes mellitus Typ 2 oder andere nicht übertragbare chronische Krankheiten zu entwickeln. Die Primärprävention dieser Erkrankungen sollte also bereits in der Schwangerschaft beginnen (s. Kap. IX.1).

4.4.2 Sekundärprävention und Tertiärprävention

Im Rahmen der Sekundärprävention besitzen viele chronisch Kranke, darunter Patienten mit Typ-2-Diabetes oder arterieller Hypertonie, prinzipiell noch eine Chance, ihre Krankheitszeichen vollständig zu verlieren, d.h. de facto geheilt zu werden (s. Kap. V). Es gibt keine repräsentativen Untersuchungen, wie viele Ärzte ihre Patienten dezidiert auf diese Möglichkeiten hinweisen. Das riesige Potenzial, durch Sekundärprävention die Zahl der Patienten zu senken, die an Typ-2-Diabetes, arterieller Hypertonie oder sonstigen chronischen nicht übertragbaren Krankheiten leiden, bleibt derzeit nahezu ungenutzt.

4.5 Wünschenswerte Maßnahmen zur Senkung der Zahl chronisch Kranker

Die zentrale Bedeutung des tödlichen Quartetts, d.h. falscher Ernährung, Bewegungsmangel, Tabakrauchen und Alkoholabusus, für die Entstehung nicht übertragbarer chronischer Krankheiten (s. Prolog), muss bei der Anamnese nachdrücklich berücksichtigt werden, sowohl im Rahmen der Primär- als auch der Sekundär- und Tertiärprävention. Patienten, die bereits an einer dieser Krankheiten leiden, beispielsweise an einem Typ-2-Diabetes oder an einer arteriellen Hypertonie, müssen darauf hingewiesen werden, dass sie – in Abhängigkeit vom Stadium ihrer Krankheit – nach derzeitigem Kenntnisstand eine Chance besitzen, zu gesunden oder den Schweregrad ihrer Krankheit zu senken, sofern sie in der Lage sind, ihren Lebensstil zu ändern (s. Kap. V). Es gehört zu den sinnvollsten ärztlichen Aufgaben, den Patienten dabei zu helfen. Chronisch krank bedeutet nicht automatisch lebenslang krank. Andererseits gilt es, unter Abwägung der individuellen Besonderheiten zu entscheiden, welche Patienten für ein solches Behandlungskonzept in Frage kommen.

Leistungsangebot zur Primär-, Sekundär- und Tertiärprävention nicht übertragbarer chronischer Krankheiten
Ausführliche Anamnese unter besonderer Berücksichtigung der Lebensführung
Körperliche Untersuchung unter besonderer Berücksichtigung lebensstilbe-

dingter Veränderungen, z.B. exakte Erfassung des Ernährungszustandes (u.a. Größe, Gewicht, BMI)

Diagnostik
– Laborchemische Verfahren, z.B. Lipid-Diagnostik
– Apparative Verfahren, z.B. „präventive Koloskopie"
– Bewegungsprotokoll
– Ernährungsprotokoll

Behandlung
– Erarbeitung eines realistischen Konzepts zur Vermeidung ungünstiger Lebensstilfaktoren
– Bewegungstherapie
– Ernährungsberatung
– Raucherentwöhnung
– Alkoholentwöhnung bzw. -reduktion
– Stressabbau

Abstimmung nicht medikamentöser und medikamentöser Verfahren

Therapiekontrolle

...

(Unvollständige Liste)

Eine ausführliche Information der Patienten über die Zusammenhänge zwischen Lebensstil, Gesundheit und Krankheit, ist die Basis für eine erfolgreiche Primär- oder Sekundärprävention zur Senkung der Zahl chronisch Kranker. Im nächsten Schritt geht es darum, gemeinsam mit den Patienten ein realistisches Konzept zur Vermeidung eines ungünstigen Lebensstils zu entwickeln. Bereits diese beiden Schritte sind zeitaufwendig, und die sich daran ggf. anschließenden Behandlungsmaßnahmen sind es noch mehr. Man kann nicht erwarten,dass jede ärztliche Praxis das komplette präventivmedizinische Leistungsangebot vorhält, das zur Behandlung vieler chronisch Kranker wünschenswert ist, beispielsweise für einen adipösen Typ-2-Diabetiker, der sich körperlich wenig

bewegt, viel raucht, reichlich Alkohol trinkt und der über beruflichen und familiären Stress klagt. In solchen Fällen bietet sich eine interdisziplinäre Kooperation an, beispielsweise zwischen Allgemeinmedizinern und Sportmedizinern zur Behandlung von Adipositas.

4.6 Intensivierung präventiv-medizinischer Tätigkeit niedergelassener Ärzte

Die prinzipielle Bereitschaft der deutschen Ärzteschaft zur Stärkung der Prävention ist vorhanden. Das belegt die Resolution „Für eine soziale Krankenversicherung – Individuelle Krankheitsversorgung für alle" des außerordentlichen Deutschen Ärztetages von 2003 [18]. Bei der Umsetzung der dazu notwendigen Maßnahmen ist eine verantwortungsvolle Zusammenarbeit zwischen Ärzteschaft und Gesundheitspolitik unerlässlich.

4.6.1 Beitrag der Ärzteschaft

Damit Förderung der Prävention zu einer Abnahme der Zahl chronisch Kranker führt, bedarf es auch und besonders entsprechend qualifizierter Ärzte. Wie aber sollen Medizinstudenten als Ärzte erfolgreich präventivmedizinisch tätig werden, wenn sie dafür nicht ausgebildet sind? Am Beispiel der Ernährungsmedizin zeigt sich, wie verbesserungswürdig die präventivmedizinische Ausbildung der Ärzte ist. Was Universitäten den Medizinstudenten derzeit an ernährungsmedizinischer Ausbildung anbieten, schwankt zwischen nichts und zu wenig [19]. Günstiger sieht es im Verantwortungsbereich der Ärztekammern aus (s. Kap. IX.3). Im Rahmen der Neugestaltung der Approbationsordnung für Ärzte und der Reform der ärztlichen Weiterbildungsordnung bietet sich den Universitäten und Ärztekammern die Chance, die Qualifizierung der Ärzte zur Senkung der Zahl chronisch Kranker zu verbessern. Der Europarat hat den Regierungen kürzlich empfohlen, sich dafür einzusetzen [20].

Das Interesse der Ärzteschaft an präventivmedizinischer Tätigkeit ist groß, besonders bei den in der hausärztlichen Versorgung tätigen Ärzten. Unter den etwa 1000 Ärztinnen und Ärzten, die bisher an der Akademie für Ernährungsmedizin Hannover die Voraussetzungen für den Erwerb der **Fachkunde Ernährungsmedizin** erfüllt haben, stellten sie die mit Abstand größte Gruppe. Die Einführung der Fachkunde Ernährungsmedizin durch die Ärztekammer Niedersachsen war ein Meilenstein für die Etablierung der Ernährungsmedizin in der Ärzteschaft und damit zur Förderung der Prävention [21]. Eine bundesweite Aufwertung der Ernährungsmedizin würde vermutlich dazu führen, das Interesse an präventivmedizinischer Tätigkeit im hausärztlichen Bereich weiter zu stärken. Im Jahr 2003 waren etwa 60.000 Ärzte hausärztlich tätig [22], d.h. Allgemeinmediziner und praktische Ärzte, Internisten mit Hausarztentscheidung sowie Kinderärzte (s. Tab. 4.2), die erheblich zur Senkung der Zahl chronisch Kranker beitragen könnten, vorwiegend durch Sekundärprävention.

Tab. IX.4.2: Hausärztlich tätige Ärzteschaft [22]

Fachrichtung	Anzahl
Allgemeinmediziner und Praktische Ärzte	42.828
Internisten mit Hausarztentscheidung	10.362
Kinderärzte	5.853

Zahlen für 2003

Die **Sekundärprävention** nicht übertragbarer chronischer Krankheiten gehört zu den entscheidenden Beiträgen, die vorwiegend von der Ärzteschaft zum medizinischen Erfolg eines modernisierten Gesundheitswesens erbracht werden können. Derzeit leiden in Deutschland mindestens zehn Millionen

Menschen an solchen Krankheiten (s. Prolog). Per definitionem ist Sekundärprävention von Krankheiten Therapie. Patienten, die beispielsweise an einem Typ-2-Diabetes, einem Bluthochdruck oder an anderen nicht übertragbaren chronischen Krankheiten leiden, befinden sich in der Regel in ärztlicher Behandlung und erhalten oft eine sehr differenzierte medikamentöse Therapie. Wenn im Zuge der Stärkung der Prävention bei diesen Patienten in Zukunft auch vermehrt Maßnahmen zum Kampf gegen das tödliche Quartett eingesetzt werden und eine Verbesserung des Schweregrades der jeweiligen Erkrankung resultiert, muss die medikamentöse Therapie darauf abgestimmt oder ggf. ganz abgesetzt werden. Geschieht dies nicht, drohen unerwünschte, u.U. tödliche Medikamentenwirkungen, beispielsweise Unterzuckerung oder Hypotonie. Die Sekundärprävention nicht übertragbarer chronischer Krankheiten mit medikamentösen und nicht medikamentösen Verfahren gehört also unbedingt in ärztliche Hände.

4.6.2 Beitrag der Gesundheitspolitik

Die Bedingungen, unter denen die große Mehrheit der niedergelassenen Ärzteschaft ihren Beruf ausübt, sind letztlich Folge gesundheitspolitischer Entscheidungen. Sie lassen derzeit wenig Spielraum für präventivmedizinische Tätigkeit. Wenn nun ganz offensichtlich eine Situation eingetreten ist, in der aller Anlass besteht, der Ärzteschaft neben der Reparatur von Krankheitsfolgen auch die Aufgabe zu übertragen, konsequent Krankheiten zu vermeiden, wieder zu beseitigen oder ihre Manifestation in eine möglichst späte Lebensphase zu verschieben, muss dazu eine klare politische Entscheidung gefällt werden.

Kompetente präventivmedizinische Tätigkeit ist zeitaufwendig, und sie verlangt erhebliche Kenntnisse und Berufserfahrung. Als Beispiel sei die angemessene Betreuung des bereits erwähnten adipösen Typ-2-Diabetikers angeführt, der sich körperlich zu wenig betätigt, reichlich raucht und Alkohol trinkt und der sich beruflich und familiär „gestresst" fühlt. Die Erarbeitung eines individuell angepassten, rationalen Therapieplans mit dem Ziel, alle Symptome des Diabetes zu beseitigen, verlangt u.a. die Erstellung eines Bewegungsprotokolls und eines Ernährungsprotokolls. Die Misserfolge des bisherigen Umgangs mit solchen Patienten lassen sich eindrucksvoll an den aktuellen Zahlen der Prävalenz des Typ-2-Diabetes ablesen (s. Tab. 1 im Prolog).

Wenn die Ärzteschaft auf Grund gesetzlicher Vorgaben durch die Politik vermehrt Aufgaben zur Senkung der Prävalenz nicht übertragbarer chronischer Krankheiten übernehmen soll, muss sich das im Leistungskatalog der Gesetzlichen Krankenversicherung spiegeln. Derzeit ist dies nicht der Fall. So finden beispielsweise im gesamten hausärztlichen Bereich Beratungen zur gesunden Lebensführung – sofern sie überhaupt stattfinden – unter dem „Budget-Deckel" statt. Es sind Zusatzgelder zum gedeckelten Budget notwendig, damit mehr Präventionsleistungen erbracht werden. Natürlich muss die Politik darauf achten, dass solche Leistungen einer kontinuierlichen Überprüfung unterliegen, ob und wie weit sie im Sinne der Prävention erfolgreich sind, beispielsweise ob sie zu einer Senkung der Morbidität beitragen. Diese Kriterien gelten im Übrigen für alle medizinischen Leistungen. Leistungsausweitung ohne klar erkennbaren medizinischen Nutzen kann sich die Gesellschaft schon aus finanziellen Gründen nicht länger leisten. Welche Schwierigkeiten diesbezüglich schon bei der Bewertung der derzeit erstatteten Leistungen bestehen, zeigt sich beispielsweise an der Diskussion über die Zahl der Herzkatheteruntersuchungen, die in Deutschland höher ist als in jedem anderen europäischen Land [23], und an der Diskussion über die explodierenden Kosten für die Chemotherapie von Krebspatienten [24].

4.7 Zusammenfassung

Niedergelassene Ärzte könnten einen erheblichen Beitrag zur Senkung der Häufigkeit nicht übertragbarer chronischer Krankheiten leisten. Dies gilt besonders, aber keinesfalls ausschließlich, für die hausärztlich tätige Ärzteschaft. Die dazu notwendige Verbesserung der Ausbildung zum Arzt ist eingeleitet. Wenn die Politik wünscht, dass Ärzte neben ihren traditionellen Aufgaben in der Reparatur von Krankheiten auch vermehrt präventivmedizinische Ziele verfolgen, muss sie entsprechende Rahmenbedingungen schaffen.

Literatur

[1] Wiesemann A et al., Improving cardiovascular health in the German CINDI area: methods and results of the practice-based „Three-Level-Strategy". Eur J Gen Pract (1996), 2, 117–125

[2] Price JD, Desmond SM, Losh DP, Patients' expectations of the family physician in health promotion. Am J Prev Med (1991), 7, 33–39

[3] Vaandrager HW, Koelen MA, Consumer involvement in nutritional issues: the role of information. Am J Clin Nutr (1997), 65 (Suppl.), S 1980–1984

[4] Glanz K, Review of nutritional attitudes and counseling practices of primary care physicians. Am J Clin Nutr (1997), 65 (Suppl.), S 2016–2019

[5] World Health Organization (2003): Diet, nutrition an the prevention of chronic diseases. Report of a Joint WHO/FAO Expert Consultation. WHO Technical Report Series 916, Genf. (www.who.int/dietphysicalactivity/publications/trs916/kit/en/)

[6] WHO Study Group on Diet, Nutrition and Prevention of Noncommunicable Diseases, Diet, Nutrition and the Prevention of Chronic Diseases. A Report of the WHO Study Group. Nutrition Reviews (1991), 49, 291–301

[7] Kushner RF, Barriers to providing nutrition counseling by physicians: a survey of primary care practitioners. Prev Med (1995), 92, 963–968

[8] Wechsler H et al., The physician's role in health promotion revisited – a survey of primary care practitioners. N Engl J Med (1996), 334, 996–998

[9] Wechsler H et al., The physician's role in health promotion – a survey of primary care practitioners. N Engl J Med (1983), 308, 97–100

[10] Lewis CE, Disease prevention and health promotion practices of primary – care physicians in the United States. Am J Prev Med (1988), 4 (Suppl.), 9–16

[11] Russel NK, Roter DL, Health promotion counseling of chronic-disease patients during primary care visits. Am J Public Health (1993), 83, 979–982

[12] Ornish D et al., Can lifestyle changes reverse coronary heart disease? The Lifestyle Heart Trial. Lancet (1990), 336, 129–133

[13] Nüssel E (1985) Community-based prevention: The Eberbach-Wiesloch Study. In: Hofmann H (Ed.), Primary and secondary prevention of coronary heart disease, 50–69. Springer, Heidelberg, New York

[14] Wiesemann A, Nuessel E, Scheuermann W, Health status models as tools to translate research results into policy: The Prevention Model of Oestringen. Can J Cardiol (1993), 9 S, 130–132

[15] Wiesemann A et al., Four years of practice – based and exercise-supported behavioural medicine in one community of the German CINDI area. Int J Sports Med (1997), 18, 308–315

[16] Wiesemann A, persönliche Mitteilung

[17] Fries J, Ageing, natural death and the compression of morbidity. N Engl J Med (1980), 303 (3), 130–135

[18] Resolution des ausserordentlichen Deutschen Ärztetages 2003. Für eine soziale Krankenversicherung – Individuelle Gesundheitsversorgung für alle. Dtsch Ärztebl (2003), 100, B 388–389

[19] Schauder P (2001) European Forum. Food and Nutritional Care in Hospitals. Acting together to prevent undernutrition. Proceedings, 109-114. Council of Europe, Strasbourg

[20] Council of Europe, Resolution ResAP(2003)3 on food and nutritional care in hospitals (2003). https://wcm.coe.int/rsi/CM/index.jsp

[21] Mitteilungen der Ärztekammer Niedersachsen. Änderungen der Kammersatzung. Niedersächsisches Ärzteblatt (1999), 72, 46–47

[22] Schuster HP, Die Realität internistischer Tätigkeit in Praxis und Klinik. Med Klin (2003), 98, 355

[23] Dissmann W, de Ridder M, The soft science of German cardiology. Lancet (2002), 353, 2027–2029

[24] Arzneimitteltherapie an der Obergrenze der finanziellen Belastbarkeit (Teil 2). Beispiele Rituximab und hochdosierte Folinsäure in der Hämatologie/Onkologie. Arzneimittelbrief (2002), 36, 33–37

5 Beitrag der Arbeitsmedizin zur Prävention chronischer Erkrankungen

J. Stork, R. Wrbitzky

5.1 Definition und Aufgaben der Arbeitsmedizin

Das Gebiet Arbeitsmedizin ist die präventionsorientierte Disziplin par excellence; ihre Aufgabe ist die Primär-, Sekundär- und Tertiärprävention akuter und chronischer Erkrankungen an der Schnittstelle Individuum/Betrieb. Die Arbeitsmedizin befasst sich mit der Untersuchung, Bewertung und Beeinflussung aller Wechselbeziehungen zwischen Anforderungen, Bedingungen und Organisation der Arbeit einerseits und der Gesundheit, Leistungsfähigkeit, Arbeitsfähigkeit und Krankheit arbeitender Menschen andererseits. Das Ziel der Arbeitsmedizin besteht in der Verhütung arbeitsbedingter Gefährdungen der Gesundheit sowie in der Förderung, Erhaltung und Mitwirkung bei der Wiederherstellung von Gesundheit und Arbeitsfähigkeit des arbeitenden Menschen [Scheuch et al. 2002]. Dabei umfasst das Ziel „Erhalt der Arbeitsfähigkeit" weit mehr als die Begrenzung des Krankenstandes von Arbeitnehmern; vielmehr stehen sowohl der Erhalt der „employability", d.h. der beruflichen Einsatzfähigkeit, als auch der Leistungs- und Bewältigungsfähigkeit beruflicher Belastungen insbesondere älterer Arbeitnehmer aus gesundheitsökonomischer ebenso wie aus sozialpolitischer Sicht im Vordergrund der Anforderungen an die Arbeitsmedizin [Goetzel et al. 2001]. Viele Unternehmen praktizieren heute erfolgreich „Gesundheitsmanagement"-Systeme. Diese umfassen neben den klassischen Aufgaben der Arbeitsmedizin auch alle weiteren betriebsbezogenen gesundheitlichen Fragestellungen und Aufgaben, einschließlich der akut- und notfallmedizinischen Betreuung der Belegschaften [Harris und Loeppke 1998].

5.2 Primärprävention von Berufskrankheiten als Aufgabe der Arbeitsmedizin

Der Nachweis eines Kausalzusammenhangs zwischen definierten arbeitsbedingten Gesundheitsgefährdungen und bestimmten chronischen Erkrankungen ist bei Erfüllung bestimmter sozialrechtlicher Tatbestände die Voraussetzung ihrer Einstufung als „Berufskrankheit" oder – wenn im Rahmen einer multifaktoriellen Pathogenese arbeitsbedingte Einflüsse eine definierbare, aber nachrangige Rolle spielen – als „arbeitsbezogene Erkrankung" („work related disease").

Auf betrieblicher Ebene wirkt der Arbeitsmediziner auf die Minimierung arbeitsbedingter Gesundheitsgefährdungen hin und leistet somit einen wesentlichen Beitrag zur Reduzierung von Berufskrankheiten und arbeitsbezogenen Erkrankungen. Ergänzend tragen spezielle arbeitsmedizinische Vorsorgeuntersuchungen bei entsprechender Gefährdung zur Früherkennung im Vorfeld manifester Erkrankungen bei, wobei auch durch individuelle Schutzmaßnahmen fast immer die Entwicklung eines klinisch relevanten Schweregrads verhindert werden kann [Lehnert und Wrbitzky 1998]. Als Beispiele seien der erhebliche Rückgang der Pneumokoniosen infolge intensiver Staubbekämpfungsmaßnahmen in verschiedenen Branchen, der Rückgang der Lärmschwerhörigkeit als Folge reduzierter beruflicher Lärmexposition sowie die heute nur noch als Rarität zu beobachtenden gewerblichen Intoxikationen genannt.

5.3 Prävention arbeitsbezogener Erkrankungen: Sekundärprävention

Als „arbeitsbezogen" werden Erkrankungen bezeichnet, in deren multifaktorieller Genese arbeitsbedingte Einflüsse einen gewissen, aber nachrangigen Stellenwert gegenüber außerberuflichen Einflüssen oder der individuellen Disposition haben. Trotz z.B. des gehäuften Auftretens einer erheblich vorzeitigen Degeneration der Lenden- und Halswirbelsäule unter langjähriger schwerer mechanischer Belastung im Beruf – und damit der grundsätzlichen Möglichkeit der Anerkennung als Berufskrankheit unter bestimmten sozialrechtlichen Voraussetzungen – sind die weitaus meisten Erkrankungen des Bewegungsapparats bei Berufstätigen entweder als „work related diseases" oder als arbeitsunabhängige Erkrankungen zu werten. Berufliche Faktoren sind hierbei eher als beschwerdeauslösend anzusehen. Zahlreiche Beobachtungen und Studien zeigen allerdings, dass die Beschwerdeintensität von Arbeitnehmern mit Erkrankungen des Bewegungsapparats, aber auch anderen chronischen Erkrankungen, maßgeblich von der individuellen körperlichen Belastung im Beruf abhängig ist. Arbeitsbedingte Belastungen können bei diesen Erkrankungen häufig einen entscheidenden Einfluss auf die Beschwerdeintensität, die Notwendigkeit ärztlicher Behandlung, Arbeitsunfähigkeitszeiten und den Erkrankungsverlauf ausüben. Unter den häufigen chronischen Erkrankungen zählen hierzu z.B.:

◢ Degenerative Erkrankungen der Wirbelsäule
◢ Koxarthrose und Gonarthrose
◢ Chronische Bronchitis
◢ Asthma bronchiale
◢ Atopisches Ekzem
◢ Arterielle Hypertonie
◢ Psychosomatische Erkrankungen

Einige dieser Erkrankungen können bei entsprechend spezifischer Exposition auch die Kriterien einer „Berufskrankheit" erfüllen; überwiegend ist dieses jedoch nicht der Fall. Eine vorrangige betriebsärztliche Aufgabe in diesem Zusammenhang ist die Verhinderung einer „richtungweisenden Verschlimmerung" dieser Erkrankungen durch Reduzierung körperlicher Schwerarbeit und statischer Haltearbeit, durch Minimierung von Haut- und Atemwegsnoxen sowie durch Hinwirken auf ein offenes, konstruktives, ergebnisorientiertes und angstfreies Betriebsklima. Dass die betriebsärztliche Einflussnahme auf die Bedingungen der Arbeit unverzichtbar bleibt, zeigt u.a. eine Metaanalyse zur Frage der Wirksamkeit verschiedener Interventionsansätze zur Reduzierung der Häufigkeit chronischer Wirbelsäulenbeschwerden [Proper et al. 2002]: Während bei Beschränkung auf betriebliche Bewegungsprogramme kein Präventionseffekt gesichert werden konnte, ist dieser bei Kombination derartiger Programme mit ergonomischen Gestaltungsmaßnahmen eindeutig nachweisbar.

Prinzipiell sind nicht überwiegend beruflich verursachte Erkrankungen im Betrieb den verschiedenen Formen der Prävention zugänglich. Derzeit konzentrieren sich die Bemühungen vorwiegend auf ihre Sekundärprävention.

5.4 Sekundärprävention durch Früherkennung von Risikofaktoren und Erkrankungen

Weitere sinnvolle und wirksame Präventionsansätze sind das Risikofaktorenscreening und die Früherkennung verschiedener Erkrankungen. Allerdings ist die Wirksamkeit der meisten Früherkennungsprogramme bisher – mit Ausnahme der Zervixkarzinom-Früherkennung – recht gering geblieben. Die Ursachen hierfür liegen in einem Land mit einem hohen Maß an individueller Freiheit und einem an der individuellen kurativen Betreuung orientierten Gesundheitssystem u.a. in der geringen Inanspruchnahme bei allgemein geringem Wissen der Bevölkerung über relevante gesundheitliche Risiken und wirksame Präventionsmöglichkeiten. Ein weiterer Grund ist, dass die ärztliche Diagnostik und Beratung ohne Eigeninitiative der „Patienten" nicht erfolgen kann. Risikofaktorenscreening und Früherkennung erfordern aber – um wirksam zu sein – eine in gesundheitlichen Fragen gut informierte Bevölkerung und/oder ein proaktives Vorgehen kompetenter Präventionseinrichtungen. Gerade hier liegen die exzellenten Möglichkeiten der Arbeitsmedizin: Es besteht zwar für die Mehrzahl arbeitsmedizinischer Vorsorgeuntersuchungen keine Teilnahmepflicht für die Arbeitnehmer, aber die Akzeptanz dieser an der jeweiligen beruflichen Tätigkeit bzw. Exposition orientierten und von der individuellen Initiative unabhängigen Untersuchungen ist sehr hoch. Deshalb bietet sich an – zusätzlich zum tätigkeitsspezifischen Untersuchungsumfang –, weitere präventionsrelevante Parameter im Rahmen dieser Vorsorgeuntersuchungen zu erheben und die untersuchten Arbeitnehmer ärztlich zu beraten. Dieses ist umso wichtiger, als die Nutzung präventiver Angebote durch gewerbliche Arbeitnehmer im Rahmen der kassenärztlichen Betreuung noch deutlich unter dem bereits niedrigen Durchschnittsniveau liegt. Insbesondere in Großbetrieben wird diese synergistische Kombination arbeitsmedizinischer und allgemeiner Prävention oft seit Jahrzehnten erfolgreich praktiziert.

Es liegen hierzu zahlreiche Studien mit positiven Evaluationsergebnissen vor. Als Beispiel sei ein arbeitsmedizinisches Präventionsprojekt genannt, dessen Ziele die Quantifizierung arbeitsbezogener Einflüsse auf den arteriellen Blutdruck sowie eine umfassende Hypertonieprävention waren. Es umfasste die Beeinflussung des Körpergewichts, eine Veränderung der Arbeitsorganisation, die frühzeitige Diagnostik einer essenziellen Hypertonie bis hin zur frühzeitigen adäquaten nicht medikamentösen und medikamentösen Blutdrucksenkung [Stork et al. 1995]. Bei Vergleich der Arbeitnehmer mit gesicherter arterieller Hypertonie in den verschiedenen Schichtsystemen zeigte sich, dass 20% der in der Tagschicht, 28% der im Zweischichtsystem und 55% der dreischichtig eingesetzten Mitarbeiter erstmals im Rahmen der Vorsorgeuntersuchung über ihren Bluthochdruck informiert wurden. Bei den im Dreischichtsystem eingesetzten Arbeitnehmern mit arterieller Hypertonie lag nur in 2% eine adäquate Blutdruckeinstellung vor. Es konnte gezeigt werden, dass nicht chronobiologische oder chronopharmakologische Mechanismen, sondern eine unterdurchschnittliche medizinische Betreuung und geringere Kenntnisse über gesundheitliche Risiken für diese Unterschiede verantwortlich zu sein scheinen [Stork 1997]. Im Rahmen dieses Projekts gelang es u.a., den Bekanntheitsgrad einer Hypertonie bei Schichtarbeitern von ca. 45–70% auf 100% und den Anteil der adäquat Behandelten von allen behandlungsbedürftigen Hypertonikern von 40% auf 67% zu erhöhen. Gleichzeitig konnte die individuelle Beratung und Compliance der Hypertoniepatienten erheblich verbessert werden. Zahlreiche Untersuchungen sprechen dafür, dass die höhere KHK-Morbidität und -Mortalität von Schichtarbeitern wesentlich mit ihrem meist niedrigeren Sozial- und Bildungsstatus assoziiert ist [Boggild und Knutsson 1999]. Ein Teil dieses Zusammenhangs ist dabei wohl auf eine unterdurchschnittliche Inanspruchnahme hausärztlicher Betreuung zurückzuführen.

In einem anderen Projekt konnten differenzierte Erkenntnisse über die Zusammenhänge zwischen sozioökonomischen und beruflichen Aspekten, der Prävalenz einer Helicobacter-pylori-Infektion und der Häufigkeit gastrointestinaler Beschwerden gewonnen werden. Darüber hinaus konnten 13% der erfassten Belegschaft einer notwendigen weiteren Diagnostik bzw. Eradikationsbehandlung zugeführt werden [Zober et al. 1998].

Die Verbesserung der medizinischen – einschließlich der präventivmedizinischen – Betreuung gerade von Menschen mit niedrigerem Sozialstatus ist ein wichtiges Anliegen der Arbeitsmedizin und insbesondere ein viel versprechender Ansatz für interdisziplinäre Initiativen von Medizinern und Sozialwissenschaftlern. Wesentliche Elemente erfolgreicher betrieblicher Präventionsprogramme sind – bei grundsätzlicher Freiwilligkeit der Teilnahme – die direkte Ansprache der Zielgruppen und eine niedrige Zugangsschwelle der Arbeitnehmer zum betrieblichen Gesundheitsdienst.

5.5 Tertiärprävention – Rehabilitation

Im Rahmen der Tertiärprävention gehört der Erhalt der Leistungs- und Arbeitsfähigkeit älterer und chronisch kranker Arbeitnehmer zu den wichtigen Zielen der Arbeitsmedizin. Dieses ist allerdings nur in enger Zusammenarbeit mit den primär kurativ tätigen medizinischen Fachdisziplinen und spezialisierten Rehabilitationseinrichtungen erreichbar. Trotz des „Healthy-Worker-Effekts", d.h. der Selektionswirkung beruflicher Arbeit zugunsten von Belegschaften mit einem überdurchschnittlich guten Gesundheitszustand – findet sich in zahlreichen Untersuchungen durchgehend, dass sich das übliche Spektrum chronischer Erkrankungen – in Abhängigkeit von der Altersstruktur, aber auch vom

Faktor der Selbstselektion körperlich belastender und beanspruchender Arbeit – auch in gewerblichen Belegschaften mit einem Anteil zwischen 25 und 40% der Beschäftigten widerspiegelt. Sinnvoller, menschengerecht gestalteter und organisierter Arbeit wird ein eigener gesundheitsförderlicher, „salutogener" Effekt zugeschrieben, der sich gerade auf die psychische Gesundheit vieler Menschen stabilisierend auswirkt [Scheuch et al. 2002]. Deshalb ist die möglichst weit gehende medizinische und berufliche Rehabilitation nach schweren Erkrankungen oder bei Vorliegen chronischer Erkrankungen im Sinne einer Begrenzung der vorzeitigen Berentung wegen Erwerbsunfähigkeit nicht nur ein sozialpolitisches Anliegen. Diese rehabilitativen Maßnahmen wirken sich vielmehr häufig auf den Erkrankungsverlauf selbst positiv aus. Die berufliche Integration chronisch kranker Berufstätiger erfordert aus arbeitsmedizinischer Sicht folgende Angebote auf betrieblicher Ebene:

◢ Individuelle arbeitsmedizinische Beratung in Kenntnis der betrieblichen **und** der gesundheitlichen Situation
◢ Zugang zu angemessenen, bedarfsgerechten und evaluierten Gesundheitsförderungsmaßnahmen
◢ Sicherstellen einer ergonomischen Arbeitsgestaltung für alle Beschäftigten
◢ Individuelle Gestaltung oder Zuweisung eines gesundheitsgerechten Arbeitsplatzes für Arbeitnehmer mit chronischen Erkrankungen oder Behinderungen
◢ Entwicklung von Beschäftigungskonzepten für ältere Arbeitnehmer

Die genannten Aktivitäten können zwar nicht mehr präventiv im Sinne der Krankheitsverhütung wirksam sein, trotzdem kann so bei zahlreichen Erkrankungen ein positiver Einfluss auf den Erkrankungsverlauf, die Lebensqualität und die Frühberentungshäufigkeit erreicht werden.

Entwicklungsbedarf besteht auf diesem Gebiet insbesondere hinsichtlich der rechtlichen und organisatorischen Einbindung der Arbeitsmedizin in das Rehabilitationssystem in Deutschland. Im Rahmen einzelner Modellprojekte konnten sowohl die Defizite als auch die Chancen zur Weiterentwicklung der medizinischen, beruflichen und betrieblichen Rehabilitation durch enge Zusammenarbeit und Verzahnung aufgezeigt werden [Haase et al. 2002].

5.6 Potenzial zur Senkung der Zahl chronisch Kranker

Die Zahl der Arbeitnehmer mit Berufskrankheiten konnte in den vergangenen Jahrzehnten kontinuierlich und deutlich gesenkt werden. Ähnliches lässt sich für die nicht überwiegend beruflich verursachten Krankheiten, darunter die arterielle Hypertonie oder der Diabetes mellitus Typ 2, nicht vermelden. Präzise Aussagen darüber, in welchem Umfang Arbeitsmediziner zur Senkung der Zahl chronisch Kranker beitragen könnten, sind kaum möglich. Zu den Gründen gehört u.a. das Fehlen repräsentativer Daten zur Prävalenz und Inzidenz chronischer Krankheiten in der arbeitenden Bevölkerung. Daten aus einer eigenen Untersuchung vermitteln jedoch einen Eindruck des derzeit weit gehend ungenutzten Senkungspotenzials, mit dem sich Arbeitsmediziner konfrontiert sehen (s. Abb. 5.1).

Von 200 arbeitsfähigen Industriearbeitern waren 30% gesund und frei von den Risikofaktoren Rauchen und Übergewicht. Weitere 40% wurden als gesund mit einem und 6% als gesund mit zwei der o.g. Risiko-

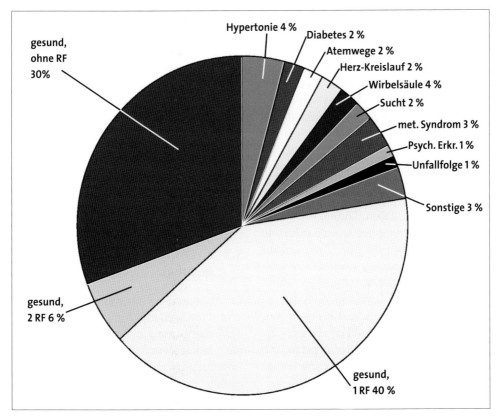

Abb. 5.1: Häufigkeit chronischer Erkrankungen und der Risikofaktoren Rauchen und Übergewicht bei 200 arbeitsfähigen Industriearbeitern

faktoren eingestuft. Unter Verzicht auf eine Diskussion, ob Risikofaktoren bereits Teil der Erkrankung sind bzw. ob Übergewicht/Adipositas als Risikofaktor oder als Krankheit einzustufen ist, kommen 75% der untersuchten Betriebsangehörigen für eine primärpräventive Betreuung in Frage, z.B. mit dem Ziel, die Entwicklung einer arteriellen Hypertonie oder eines Diabetes mellitus Typ 2 zu verhindern. Diese Klientel sucht selten oder nie einen Arzt auf bzw. stellt bei vorwiegend kurativ tätigen Ärzten eine eindeutige Minderheit dar. Arbeitsmediziner befinden sich in der günstigen Lage, auf diese Beschäftigten zugehen und ihnen gezielte Präventionsmaßnahmen mit niedriger Zugangsschwelle anbieten zu können.

Etwa 25% der arbeitsfähigen Industriearbeiter litten an chronischen Krankheiten, darunter arterielle Hypertonie (4%), Diabetes mellitus Typ 2 (2%), chronische Erkrankungen der Atemwege (2%) oder an einem metabolischen Syndrom (3%). Damit bietet sich dem Arbeitsmediziner die große Chance, durch Sekundärprävention die Zahl dieser chronisch Kranken zu senken. Obwohl, wie bereits betont, repräsentative Zahlen zur Prävalenz der nicht überwiegend beruflich verursachten chronischen Krankheiten bei Betriebsangehörigen fehlen und präventive Maßnahmen u.a. wegen mangelnder Kooperationsbereitschaft der Betroffenen keinen 100%igen Erfolg haben, könnte die konsequente Einbeziehung der Arbeitsmedizin in ein professionelles, präventives Netzwerk die Zahl chronisch Kranker grundsätzlich senken. Der Erfolg einer konsequenten Sekundärprävention lässt sich – anders als dies bei der Primärprävention der Fall ist – vergleichsweise kurzfristig und präzise überprüfen. Insofern stellt sich schnell heraus, ob bzw. in welchem Ausmaß geschätzte Erfolge einer Sekundärprävention tatsächlich eintreten.

5.7 Grenzen und Hürden der arbeitsmedizinischen Prävention

Folgende Grenzen und Hürden der arbeitsmedizinischen Prävention lassen sich objektivieren:

◢ Zahlreiche gesundheitliche Risiken können wirksamer im Kindesalter beeinflusst werden.

◢ Auch für die arbeitsmedizinische Prävention gilt: Das Potenzial der verschiedenen Verfahren kann in der Regel nicht voll genutzt werden, weil die Akzeptanz entsprechender Programme begrenzt ist.

◢ Die Akzeptanz nimmt oft mit dem Ausprägungsgrad eines Risikofaktors ab (Compliance).

◢ Präventivmedizinische Ressourcen fehlen.

Zu den Hürden auf dem Weg einer verbesserten betrieblichen Prävention gehören neben den genannten „harten Fakten" eine gelegentlich eingeengte, auf die Verhütung von Berufskrankheiten reduzierte Sicht der Arbeitsmedizin. Auch ein auf die Gestaltung der sozialen Beziehungen im Betrieb und die aktive Beteiligung der Mitarbeiter reduziertes Verständnis von „Gesundheitsmanagement", wie es bei Krankenversicherungen und bei „Gesundheitsberatern" häufig anzutreffen ist, spielt eine kontraproduktive Rolle.

5.8 Zusammenfassung und Ausblick

Die Ergebnisse der arbeitsmedizinischen Prävention werden in Zukunft weit gehend von der Beantwortung der Frage abhängen, wie die „bedarfsgerechte" arbeitsmedizinische Betreuung der Betriebe in Deutschland gestaltet wird. „Bedarfsgerecht" im Interesse der Gesundheit und Lebensqualität der Beschäftigten wäre eine solche Betreuung dann, wenn es gelänge, die in einigen Großbetrieben aufgezeigten Chancen dieses originär präventiv orientierten medizinischen Fachgebiets zur allgemeinen Prävention in organisatorisch angemessener und wirtschaftlich akzeptabler Weise auch den Beschäftigten in Klein- und Mittelbetrieben zukommen zu lassen. Die Notwendigkeit einer intensiveren Nutzung der betrieblichen Präventionsmöglichkeiten wird von unternehmerischer wie auch von gewerkschaftlicher Seite – in Anbetracht der wieder ansteigenden Lebensarbeitszeit und der erhöhten Hürden für die Frühberentung – heute zunehmend akzeptiert. Vermehrt setzt sich in den Unternehmen die Erkenntnis durch, dass die durch Erkrankungen von Arbeitnehmern verursachten Kosten erst nachrangig auf krankheitsbedingte Fehlzeiten zurückzuführen sind. Ausschlaggebend für die Kosten sind dagegen insbesondere die reduzierte Arbeitsleistung und Produktivität, Fluktuation und der qualifikationsfremde Einsatz [Goetzel et al. 2001]. Eine wichtige Voraussetzung jeder offensiven Präventionsstrategie ist allerdings die ärztliche Vermittlung elementaren Wissens über Gesundheitsrisiken sowie über die Chancen und Grenzen der Prävention an Entscheidungsträger in Wirtschaft und Politik. Analog muss jede betriebliche Präventionsaktion in angemessener Weise Elemente der Information, Kommunikation und individuellen Beratung und Betreuung enthalten. Nur so können **auch** die nach wie vor schichtabhängigen Unterschiede im Gesundheitszustand und der Lebenserwartung unserer Bevölkerung reduziert werden.

Literatur

Boggild H, Knutsson A, Shift work, risk factors and cardiovascular disease. Scand J Work Environ Health (1999), 25, 85–99

Goetzel RZ et al., Health and productivity management: establishing key performance measures, benchmarks and best practices. J Occup Environ Med (2001), 4, 10–17

Haase I et al., Verzahnung von medizinischer Rehabilitation und beruflicher Reintegration. Arbeitsmed Sozialmed Umweltmed (2002), 37, 331–335

Harris JS, Loeppke RR (Ed.) (1998) Integrated Health Management. OEM Press, Beverley Farms

Lehnert G, Wrbitzky R, Occupational health in Germany and other countries of the European Union. International Journal of Occupational Medicine and Environmental Health (1998), 11 (No 1), 9–18

Pelletier, KR, A Review and Analysis of the Clinical- and Cost-effectiveness Studies of Comprehensive Health Promotion and Disease Management Programs ad the Worksite: 1998–2000 Update. Am J Health Promot (2001), 16 (2), 107–116

Proper KI et al., Effectiveness of physical activity programs at worksites. Scand J Work Environ Health (2002), 28, 75–84

Scheuch K et al., Nachdenken über die Definition der Arbeitsmedizin. Zbl. Arbeitsmed (2002), 52, 256–260

Stork J (1997) Hochdruck aus der Sicht der Arbeitsmedizin. In: Klaus D (Hrsg.), Manuale Hypertonologicum. Dustrie-Verlag, München-Deisenhofen

Stork J et al., Die arbeitsassoziierte Hypertonie. Zbl Arbeitsmed (1995), 30, 407–413

Zober A et al., Helicobacter pylori Infection: Prevalence and Clinical Relevance in a Large Company. J Occup Environ Med (1998), 40, 586–594

6 Chronisch Kranke in Akutkrankenhäusern

R. Krones, P. T. Sawicki

6.1 Einleitung

Die Betreuung chronisch Kranker ist ein wesentlicher Bestandteil der Tätigkeit von primärversorgenden Hausärzten. Ihnen stehen Fachärzte konsiliarisch zur Verfügung, falls sich Probleme, insbesondere sekundär entstandener Folgen einer chronischen Erkrankung, nicht mehr vom niedergelassenen Arzt allein ausreichend behandeln lassen und/oder die mit dem Patienten vereinbarten Therapieziele nicht erreicht werden können. Sind diese Probleme dennoch nicht lösbar, so ist zu prüfen, inwieweit der betroffene Patient von einer stationären Behandlung profitieren könnte. Somit stellt die Behandlung in einem Akutkrankenhaus das Ende einer Kaskade dar, die das Ziel verfolgt, durch kurzfristige Diagnostik und konsequente Therapie zu einer Lösung des Problems zu kommen. In diesem Zusammenhang ist es unerlässlich, die Dienstleistungen der niedergelassenen Ärzte mit denen des hinzugezogenen Krankenhauses zu koordinieren.

6.2 Durch chronische Erkrankungen verursachte Krankenhaustage

Die Versorgung chronisch kranker Patienten geht weit über das übliche Maß einer „Behandlung" hinaus. Neben der korrekten primären Diagnosestellung müssen Wissen und Fertigkeiten vermittelt werden (strukturierte Patientenschulung), um eine rasche Rückkehr in den (Berufs-)Alltag zu ermög-

lichen. Hieran sollte sich eine kontinuierliche Betreuung anschließen, die Selbstkontrolle und Folgeschäden überprüft und den Betroffenen kontinuierlich unterstützt, aus der Erkrankung erwachsene Alltagsprobleme zu bewältigen. Während diese komplexen Aufgaben zu Beginn der 1990er Jahre noch überwiegend in der Hand von Akutkrankenhäusern lagen (insbesondere im Bereich der Diabetologie), sind – auch dem Bedürfnis der Patienten nach ambulanter Versorgung folgend – zahlreiche Elemente dieser umfassenden Betreuung (z.B. Patientenschulung, Folgeschädenscreening) in den ambulanten Sektor, insbesondere in die Hände der Hausärzte, übergegangen. Dennoch ist der Anteil an der Anzahl der durch chronische Erkrankungen und deren Folgezustände verursachten Krankenhaustage bis 1999 nicht zurückgegangen (Auswahl der ICD-Codes anhand der bereits in Kraft getretenen bzw. geplanten Disease-Management-Programme/DMP ohne Brustkrebs) (s. Tab. 6.1).

6.3 Beiträge von Akutkrankenhäusern zur Prävention von chronischen Erkrankungen

Da das Wesen des Akutkrankenhauses auf die Intervention im akuten Krankheitsfall bzw. auf den Fall der Verschlechterung einer bestehenden chronischen Erkrankung ausgerichtet ist, sind seine Möglichkeiten in der Primärprävention begrenzt. Allerdings können Patienten in Krankenhäusern der Akutversorgung über mögliche Kausalitätsketten informiert und Maßnahmen eingeleitet wer-

Tab. IX.6.1: Anzahl der Krankenhauspflegetage der entlassenen vollstationären Patienten [erstellt anhand der Gesundheitsberichterstattung des Bundes: http:\\www.gbe-bund.de]

Anzahl der Krankenhauspflegetage der entlassenen vollstationären Patienten einschließlich Sterbe-, ohne Stundenfälle						
Jahre	1994	1995	1996	1997	1998	1999
Diagnose/Behandlungsanlass nach ICD9						
Alle Krankheiten (ICD 001-999)	186.645.295	183.472.014	183.048.540	172.346.973	170.763.166	168.695.083
Krankheiten sonstiger endokriner Drüsen (ICD 250-259)	3.744.669	3.596.357	3.447.299	3.349.926	3.344.182	3.185.939
Ischämische Herzkrankheiten (ICD 410-414)	8.274.198	8.378.429	8.053.068	7.790.745	7.780.536	7.363.018
Hypertonie und Hochdruckkrankheiten (ICD 401-405)	1.850.084	1.830.762	1.828.211	1.809.603	1.889.290	1.810.680
Krankheiten des zerebrovaskulären Systems (ICD 430-438)	7.590.011	7.568.653	7.752.807	7.305.234	7.345.937	7.177.089
Krankheiten der Arterien, Arteriolen und Kapillaren (ICD 440-448)	3.562.031	3.432.632	3.357.958	3.284.416	3.301.147	3.319.393
Chronische obstruktive Lungenkrankheiten und verwandte Affektionen (ICD 490-496)	2.796.421	2.695.969	2.658.824	2.408.676	2.418.505	2.352.875
Summe	27.817.414	27.502.802	27.098.167	25.948.600	26.079.597	25.208.994
Anteil	14,9%	15,0%	14,8%	15,1%	15,3%	14,9%

den, die diese durchbrechen könnten (z.B. den übergewichtigen, akut stoffwechseldekompensierten Typ-2-Diabetiker über die Häufigkeit einer gleichzeitig auftretenden arteriellen Hypertonie informieren und ihn ermutigen, Gewicht abzunehmen, bzw. bereits Kontakt zu entsprechenden Weiterbehandlern herstellen).

Die Kompetenz der Akutkrankenhäuser sollte in der Sekundärprävention liegen. Bereits bestehende chronische Erkrankungen müssen in ihrer Komplexität erfasst und einer strukturierten und umfassenden Behandlung zugeführt werden. Hierbei

bewähren sich zunehmend die Instrumente der evidenzbasierten Medizin, mit deren Hilfe unsinnige von sinnvollen Maßnahmen getrennt werden können. Chronisch Kranke, die einer Krankenhausbehandlung bedürfen, gehören oft einem Hochrisikokollektiv an und können somit besonders stark von Sekundärpräventionsmaßnahmen profitieren. So sollten z.B. Diabetiker, die auf Grund einer Stoffwechselentgleisung stationär aufgenommen wurden, sorgfältig auf das Vorliegen von Folgeschäden und einer arteriellen Hypertonie untersucht werden. Hieraus ist das Risiko für das Erleiden von zerebrovaskulären oder kardial-ischämischen Erkrankungen abzuleiten, um frühzeitig präventiv tätig werden zu können. Akutkrankenhäuser sollten sich hierbei nicht als „Kontrolleure" der Primärärzte verstehen, sondern den meist aus einer Notfallsituation heraus entstandenen Kontakt als Chance begreifen, den Patienten einer strukturierten Therapie zuzuführen, der er sich im ambulanten Sektor eventuell bisher entzogen hat.

Hierfür ist die Arbeit an der Motivation der Patienten äußerst wichtig. Mitarbeiter eines Krankenhauses (Ärzte, Schwestern, Schulungspersonal) sehen ihre Patienten über längere Zeiträume und haben so Gelegenheit, komplexere Probleme/Ängste zu erkennen und durch Training und Aufklärung zu einer besseren Mitarbeitsfähigkeit zu gelangen. Hieraus sollte sich der Wunsch des Patienten nach Veränderung entwickeln, der dann aufgegriffen werden sollte (z.B. „Ich möchte nicht mehr die Symptome einer hypertensiven Krise erleben": Teilnahme an einem strukturierten Hypertonie-Behandlungs- und -Schulungsprogramm anbieten). Auf diese Weise können dann auch Ängste und Vorurteile abgebaut werden, die einer sinnvollen Therapie im Wege stehen.

6.4 Interdisziplinäre Zusammenarbeit im Krankenhaus

Die komplexen Probleme chronisch Kranker sind in der Regel nicht von einer einzelnen Person lösbar. Hier könnte eine Stärke von Krankenhäusern liegen, die in der Regel ja nicht nur über einzelne Fachbereiche/Disziplinen verfügen. Eine interdisziplinäre Behandlung wird dann für den Patienten erfolgreich sein, wenn sich die Behandler auf einheitliche Vorgehensweisen geeinigt haben (Leitlinien), von denen im konkreten Fall begründet abgewichen werden kann. Außerdem muss genügend Raum für den fachlichen Austausch vorhanden sein (Fall-

konferenzen/gemeinsame Visiten) und die Zuständigkeit der einzelnen Teammitglieder klar geregelt werden. Am Krankenhaus nicht vorhandene Kompetenz muss über Kooperationsverträge z.B. mit Spezialpraxen geregelt werden.

6.5 Kooperation mit dem ambulanten Bereich

Für eine erfolgreiche Therapie chronisch Kranker im Sinne der Verhinderung von Folgeschäden (Sekundär- und Tertiärprävention) ist die Kontinuität der eingeleiteten Behandlung erforderlich. Diese kann aber nur gewährleistet werden, wenn Kommunikationsstrukturen vorhanden sind, die dem Weiterbehandler den Sinn einer neu begonnenen Behandlung eröffnen. Hier findet sich eine Schwachstelle in der Behandlung chronisch Kranker in Deutschland: Da nur selten eine integrative, Sektoren übergreifende Behandlung erfolgt, ist am Ende der Behandlung in einem Akutkrankenhaus ein Arztbrief für den weiterbehandelnden Arzt zu erstellen. Dieser sollte zeitnah geschrieben werden, am besten sollte der Patient ihn bei der Entlassung mitnehmen können. In ihm müssen alle für die Weiterbehandlung relevanten Zusammenhänge erläutert werden, auf die detaillierte Beschreibung einzelner Details und Befunde sollte schon der Übersicht halber verzichtet werden. Es empfiehlt sich, eine diagnosenbezogene Schilderung von Befunden und Therapien zu wählen (analog zu einer problemorientierten Dokumentation) und auf seitenlange Befundbeschreibungen zu verzichten.

Umgekehrt sehen Krankenhausärzte häufig Patienten ohne jede Vorinformation. Hier sind patienteneigene Akten, in denen chronisch Kranke z.B. Arztbriefe und Vorbefunde sammeln, äußerst hilfreich. Bei Einweisungen durch den Hausarzt sollte vermehrt vom Einweisungsbericht Gebrauch gemacht werden, auf dem neben konkreten Aufträgen/ Einweisungsgründen z.B. auch Angaben zur Vormedikation und zu Begleitkrankheiten gemacht werden können.

Um eine einheitliche Behandlung zu ermöglichen, sind – analog zur Leitlinienentwicklung im Krankenhaus – gemeinsame Fortbildungen von Krankenhaus- und niedergelassenen Ärzten erforderlich. Hier könnten Krankenhäuser den organisatorischen Rahmen bieten und Aktivitäten bündeln.

7 Lebensstilintervention bei chronisch Kranken in Akutkrankenhäusern

P. Schauder, G. Kreymann

"Patients scheduled to undergo cardiac catheterization and percutaneous coronary intervention represent an ideal audience for lifestyle education and risk-factor modification." [Herrmann 2004]

7.1 Hintergrund

Die derzeit etwa 2.200 deutschen Akutkrankenhäuser – und insbesondere die Krankenhäuser der so genannten Maximalversorgung – sind darauf eingestellt, plötzlich auftretende ernstere oder lebensbedrohliche medizinische Probleme nach dem aktuellen medizinischen Wissensstand mithilfe modernster Medizintechnik lösen zu können. Dabei wurden große Erfolge erzielt. Dies lässt sich am Beispiel der Therapie lebensbedrohlicher Ereignisse wie Herzinfarkt oder Schlaganfall überzeugend belegen. Als Voraussetzung für diese Erfolge musste eine entsprechende Infrastruktur geschaffen werden. Dazu gehören kardiologische Wachstationen, Dialysestationen, so genannte Stroke-Units zur Behandlung des Schlaganfalls sowie andere intensivmedizinische Einheiten. Der Staat hat erheblich in ihren Ausbau investiert. Es galt lange Zeit als innovativ, fortschrittsorientiert oder sogar visionär, die High-Tech-Medizin zu immer neuen Ufern zu führen. Heutzutage beurteilt man diese Entwicklung u.a. aus folgenden Gründen mit wachsender Zurückhaltung.

Herzinfarkt, Schlaganfälle und andere medizinische Akutprobleme sind überwiegend Komplikationen vermeidbarer lebensstilbedingter chronischer Krankheiten. Dazu zählen u.a. der Typ-2– Diabetes, die arterielle Hypertonie, die koronare Herzerkrankung sowie chronisch obstruktive Lungenerkrankung, Osteoporose, Krebs oder Demenz [WHO 2003]. In Deutschland leiden inzwischen mindestens zehn Millionen Bürger an solchen Krankheiten (s. Prolog). Für die einseitige Fixierung auf die Beseitigung medizinischer Komplikationen ohne gleichzeitigen intensiven Einsatz zur Verhinderung oder Beseitigung der zugrunde liegenden chronischen Krankheiten hat sich der Begriff „Reparaturmedizin" eingebürgert. So kann die erfolgreiche Akutbehandlung, beispielsweise eines Herzinfarktes, reine Reparaturmedizin sein, wenn nicht auch die auslösende Ursache behandelt bzw. möglichst beseitigt wird, etwa ein Typ-2–Diabetes, der seinerseits meist mit Übergewicht bzw. Adipositas korreliert. Etwa 90% aller Typ-2–Diabetiker sind übergewichtig bzw. adipös (s. Kap. III.4.1). Erfolgreiche Akutbehandlung des Herzinfarktes ändert am Gefährdungspotenzial der Kombination Adipositas und Typ-2-Diabetes jedoch nichts. Bleibt es erhalten, droht der nächste Infarkt.

Lebensstilintervention zur Eindämmung der Flut nicht übertragbarer chronischer Krankheiten ist auch in Akutkrankenhäusern möglich.

7.2 Prävalenz lebensstilbedingter chronischer Krankheiten im Akutkrankenhaus

Um abzuschätzen, welchen Beitrag Akutkrankenhäuser theoretisch zur Senkung der Häufigkeit chronischer Krankheiten leisten könnten, muss zunächst ihre Prävalenz in den etwa 2.200 deutschen Akutkrankenhäusern bekannt sein. Dies wurde bisher nicht systematisch untersucht, und auch nicht, bei wie vielen Krankenhauspatienten noch eine realistische Option besteht, ihre lebensstilbedingte chronische Krankheit wieder zu beseitigen (Sekundärprävention).

Angesichts der hohen Prävalenz chronischer Krankheiten in der Gesamtbevölkerung, beispielsweise jeweils mindestens vier Millionen Typ-2-Diabetiker (s. Kap. III.4.3) und Hypertoniker (s. Kap. III.5.3), stellen Patienten mit lebensstilbedingten chronischen Krankheiten vermutlich auch in Akutkrankenhäusern das Hauptkontingent im Krankengut. Es gehört zu den wichtigsten Fragen klinischer Forschung zu klären, wie viele dieser Krankenhauspatienten im Prinzip durch Sekundärprävention ihre lebensstilbedingte chronische Krankheit wieder verlieren könnten.

7.3 Gegenwind und Rückenwind für Lebensstilintervention im Akutkrankenhaus

Bei der Behandlung chronischer Krankheiten im Akutkrankenhaus sollten sich Akutintervention und Lebensstilintervention sinnvoll ergänzen. Dies wird jedoch noch nicht in allen Akutkrankenhäusern so gesehen. Dazu einige Beispiele:

Im Jahr 1992 erschienen mehrere Veröffentlichungen, deren Ergebnisse 1994 von der Ärztekammer Niedersachsen unter dem Titel „Niedersachsenstudie Krankenhauskost: Ernährungsphysiologische Qualität der Standardkost" zusammengefasst wurden [Schauder et al. 1994]. Die Studie fand seinerzeit wohl auch deswegen viel Beachtung, weil sie als Symbol für die einseitige Fixierung von Akutkrankenhäusern auf Reparaturmedizin empfunden wurde. Jedenfalls beschäftigte die „Niedersachsenstudie" auch den deutschen Bundestag [Deutscher Bun-

destag 1995a und 1995b]. Sie belegte, dass die „Standardkost" im Krankenhaus nicht den Empfehlungen der WHO und der wissenschaftlichen Fachgesellschaften zur Zusammensetzung einer „gesunden" Kost entsprach. Anders als empfohlen, enthielt die Standardkost beispielsweise zu viel Fett, zu viel gesättigte Fettsäuren, zu wenig Kohlenhydrate und zu wenig Ballaststoffe. Eine so zusammengesetzte Kost erhöht das Risiko für die Entwicklung chronischer Krankheiten, darunter die koronare Herzerkrankung [WHO 2003].

Im Prinzip ist es eine Kleinigkeit, die beschriebenen Fehler zu korrigieren. Anregungen, dies zu tun, fielen jedoch nicht überall auf fruchtbaren Boden. Ein typisches Beispiel dafür ist ein Brief der Verwaltung der Kliniken der Georg-August-Universität Göttingen von 1992, der heutzutage in dieser Form wohl nicht mehr verfasst würde (s. Abb. 7.1).

Bemerkenswert an der Ablehnung der Verbesserungsvorschläge war nicht in erster Linie die teilweise verwunderliche Begründung, beispielsweise „ungewohnte" Nahrung, d.h. eine nach den Vorschlägen der WHO und der wissenschaftlichen Fachgesellschaften zusammengesetzte Nahrung, löse „nach unseren Erfahrungen Unzufriedenheit aus". Eine solche Untersuchung hat es im Universitätsklinikum Göttingen nie gegeben. Auch andere Teile der Antwort entbehren nicht einer gewissen Komik, beispielsweise „bei offenen – (d.h. sichtbaren) – Fetten müssen wir darauf bauen, dass der Patient eine vernünftige Entscheidung über die richtige Menge trifft" (s. Abb. 7.1). Selbst wenn dies als Appell an die Bereitschaft der Patienten gedacht war, mehr Eigenverantwortung für ihre Gesundheit zu übernehmen, wird die Antwort dadurch nicht plausibler. Das eigentlich Problematische der Antwort liegt jedoch darin, dass überhaupt nach Argumenten gesucht wurde, um die Entscheidung zu begründen, weiterhin eine

GEORG-AUGUST-UNIVERSITÄT GÖTTINGEN
Der Präsident
Verwaltung der Kliniken

Robert-Koch-Straße 40
D-3400 Göttingen
Telefon: 05 51/39-
Verwaltung der Kliniken, Postfach 3742/43, 3400 Göttingen   Zentrale: 39-1
Telex: 96 703

Aktenzeichen
Herrn Prof. Dr. Schauder   9/kr
Präsident der Deutschen   Datum
Gesellschaft für Ernährungs-
medizin   07.07.1992

im H a u s e

                                    zur Kenntnis:
                                    Herrn Ärztlichen Direktor
                                    Prof. Dr. Emrich

Patientenessen
Ihr Schreiben vom 04.05.1992

Sehr geehrter Herr Professor,

zu der in Ihrem o. g. Schreiben vorgetragenen Kritik an der
Patientenverpflegung möchte ich folgendes darlegen:

Die Patientenverpflegung am Klinikum hat neben den Aspekten
einer gesunden Ernährung auch den Gewohnheiten und Erwartungen
der Patienten Rechnung zu tragen. Ungewohnte Nahrung oder als
zu gering empfundene Portionen lösen nach unserer Erfahrung
Vorbehalte gegenüber dem Dargebotenen und Unzufriedenheit aus.

Wir bemühen uns daher, z. B. den Anteil versteckter Fette möglichst gering zu halten. Bei "offenen" Fetten müssen wir darauf
bauen, daß der Patient eine vernünftige Entscheidung über die
richtige Menge trifft.

Eine andere Vorgehensweise halten wir aus den o. g. Gründen nicht
für durchführbar. Wir sehen uns außerstande, innerhalb der kurzen
Verweilzeiten in genereller Form auf die individuellen Ernährungsgewohnheiten verändernd einzuwirken.

Mit freundlichen Grüßen
Im Auftrage:

Abb. 7.: Brief der Verwaltung der Kliniken der Georg-August-Universität Göttingen von 1992

Kost anzubieten, die von der WHO und den wissenschaftlichen Fachgesellschaften als ungesund eingestuft wird.

Nicht nur in manchen Verwaltungen, sondern auch in Teilen der Ärzteschaft fehlt die Einsicht, dass auch Akutkrankenhäuser in der Verantwortung stehen, zur Lebensstilerziehung bzw. Lebensstilintervention beizutragen. Welche skurrile Züge diese mangelnde Einsicht annehmen kann, zeigt eine Anweisung an die Assistenten einer Klinik der Universität Göttingen, in Entlassungsbriefen die Diagnose „Adipositas" zu vermeiden. Als Begründung der noch nicht zurückgenommenen Anweisung wurde angeführt, die Diagnose „Adipositas" könne für Patienten belastend sein, und Adipositas besitze für die in der besagten Klinik vertretene Fachrichtung keine Bedeutung.

Wer von Maßnahmen zur Lebensstilintervention im Akutkrankenhaus wenig hält, begründet dies in der Regel mit den kurzen Liegezeiten. Natürlich lässt sich bei einer durchschnittlichen Liegezeit von 8,9 Tagen (vorläufige Zahlen des statistischen Bundesamtes von 2003) keine nachhaltige Änderung des Lebensstils erreichen. Daraus die Konsequenz zu ziehen, es lohne sich nicht, Maßnahmen zur Lebensstilintervention einzuleiten, ist jedoch unangebracht. Inzwischen wächst das Verständnis für die Notwendigkeit und den Nutzen von Lebensstilinterventionen bei chronisch Kranken auch im Akutkrankenhaus.

7.4 Wachsende Bereitschaft zur Lebensstilintervention

Es setzt sich zunehmend die Ansicht durch, dass chronisch Kranke unter dem Eindruck der Folgen ihrer Krankheit, beispielsweise einer koronaren Herzerkrankung, für Maßnahmen der Lebensstilintervention besonders empfänglich sind. „Patients scheduled to undergo cardiac catheterization and per-

cutaneous coronary intervention represent an ideal audience for lifestyle education and risk-factor modification" [Herrmann 2004]. Somit stellt sich offensichtlich nicht die Frage, ob, sondern was an Lebensstilintervention im Rahmen der kurzen Liegezeiten in einem Akutkrankenhaus sinnvoll und machbar ist.

7.4.1 Verhältnisprävention

Manche krankheitsfördernde Verhältnisse in Akutkrankenhäusern lassen sich im Prinzip ohne weiteres abstellen (Verhältnisprävention). Unter dem Eindruck von jährlich mehr als 110.000 Toten, die in Deutschland als Folge von Tabakrauchen (s. Kap. V.3), zu beklagen sind, wächst die Zahl der Akutkrankenhäuser, die sich zur rauchfreien Zone erklärt haben. Auch das Angebot einer ernährungsphysiologisch ausgewogenen, d.h. gesundheitsfördernden Standardkost, ist eine sinnvolle und mit vergleichsweise geringem Aufwand verbundene Maßnahme zur Verhältnisprävention. Inzwischen wurde in vielen Akutkrankenhäusern die Standardkost entsprechend umgestellt.

7.4.2 Verhaltensprävention

Wegen der kurzen durchschnittlichen Liegezeit kann in Akutkrankenhäusern nur der Anstoß dazu gegeben werden, einen gesundheitsfördernden Lebensstil zu befolgen bzw. einen krankheitsfördernden Lebensstil einzustellen, d.h. Überernährung, Bewegungsmangel, Alkoholabusus und Tabakrauchen. Eine wachsende Zahl von Krankenhäusern bietet inzwischen solche Hilfen an. So steigt beispielsweise die Zahl der Ambulanzen zur Raucherentwöhnung. Auch im Herzzentrum der Universität Göttingen arbeitet eine solche Ambulanz erfolgreich. Diese und andere Initiativen zur Lebensstilintervention sind häufig dem Engagement Einzelner zu verdanken. Damit Lebensstilintervention in Akutkrankenhäusern integraler Bestandteil des Behandlungskonzepts für chronisch Kranke wird, und zwar nicht nur in einigen, sondern in allen Krankenhäusern, muss oft noch eine entsprechende Infrastruktur geschaffen werden.

7.5 Voraussetzungen zum Aufbau einer Infrastruktur

Die prinzipiellen Probleme, die beim Aufbau einer Infrastruktur zur Lebensstilintervention im Krankenhaus gelöst werden müssen, lassen sich aus einem Gutachten entnehmen, das 1999 vom Europarat initiiert wurde. Eine Expertengruppe analysierte im Auftrag des Europarates die Gründe, warum trotz einer hohen Prävalenz krankheitsassoziierter Unterernährung in europäischen Krankenhäusern bisher keine angemessene Infrastruktur existiert, um dieses beschämende Problem zu lösen. Sie kam zu folgendem Urteil:

◢ Fehlen klar definierter Verantwortlichkeiten in der Planung und Durchführung der ernährungsmedizinischen Versorgung
◢ Ungenügende Ausbildung in Fragen der Ernährung bei allen Mitarbeitergruppen („staff groups")
◢ Fehlender Einfluss von Patienten
◢ Fehlende Kooperation zwischen den Angehörigen verschiedener Berufsgruppen
◢ Fehlende Unterstützung von Seiten der Klinikverwaltung

Diese Gründe wurden als „Common major barriers" eingestuft [Beck et al. 2001]. Es sind die gleichen „üblichen wesentlichen Hindernisse", die auch dem Aufbau einer Infrastruktur zur Lebensstilintervention im Wege stehen, um die Primär-, Sekundär- und Tertiärprävention von Zivilisationskrankheiten in Krankenhäusern zu verbessern. Die zitierte Ablehnung der Vorschläge zur Verbesse-

rung der „Standardkost" ist ein Beispiel für „Fehlende Unterstützung von Seiten der Klinikverwaltung". Die ebenfalls erwähnte Anweisung, in Entlassungsbriefen die Diagnose „Adipositas" wegzulassen, ist u.a. Ausdruck eines mangelnden präventivmedizinischen Sachverstandes. Das Problem „ungenügende Ausbildung" ist in der Liste der „üblichen wesentlichen Hindernisse" als erster Punkt aufgeführt.

Der Europarat hat die Analyse sowie die Verbesserungsvorschläge der Expertengruppe zur Prävention der „krankheitsassoziierten Unterernährung" im Krankenhaus zustimmend zur Kenntnis genommen und als Resolution allen Regierungen zur Verfügung gestellt [Council of Europe 2003]. Die Übernahme vieler dieser Vorschläge würde auch die Voraussetzungen zur Lebensstilintervention verbessern, und damit die Primär-, Sekundär- und Tertiärprävention von Zivilisationskrankheiten. Zu den Forderungen des Europarates gehört u.a. die Verbesserung der ärztlichen Ausbildung [Council of Europe 2003].

◢ 2.3 Education and nutritional knowledge at all levels
◢ ii. Clinical nutrition should be included in under- and post-graduate education of physicians
◢ iii. Chairs in clinical nutrition should be established
◢ iv. Clinical nutrition for both adults and children should be recognized as a specialised discipline by medical schools

Ohne ernährungsmedizinisch kompetente und mit Entscheidungsbefugnissen ausgestattete Ärzte lässt sich eine Infrastruktur zur Lebensstilintervention im Akutkrankenhaus nicht aufbauen und betreiben (s. auch Kap. VIII.2).

Die Resolution des Europarates wurde allen Regierungen mit der Aufforderung zur Verfügung gestellt, ihre weitestmögliche Verbreitung sicherzustellen, darunter auch bei Patienten [Council of Europe 2003]. Bisher kam die Bundesregierung dieser Aufforderung nicht nach, u.a. wohl deswegen, weil auch Patienten informiert werden sollen. Die Resolution muss deswegen noch ins Deutsche übersetzt werden.

Die nun auch vom Europarat geforderte Schaffung ernährungsmedizinischer Lehrstühle wurde unmittelbar nach der Gründung der Deutschen Gesellschaft für Ernährungsmedizin (DGEM) 1991 in Göttingen im Deutschen Ärzteblatt zur zentralen Aufgabe der DGEM deklariert, als Voraussetzung, um Ernährungsmedizin als Lehr- und Prüfungsfach in das Medizinstudium zu integrieren [Schauder 1991]. Im vergangenen Jahrzehnt wurden dabei gewisse Fortschritte erzielt. In der Antwort der Bundesregierung von 1995 auf die Kleine Anfrage zum Thema „Gesunde Ernährung in deutschen Krankenhäusern" [Deutscher Bundestag 1995b] heißt es dazu u.a.:

„Seitens der Bundesärztekammer und der Deutschen Gesellschaft für Ernährungsmedizin gibt es vielfältige Initiativen, bei den Medizinischen Fakultäten auf eine verstärkte Berücksichtigung der Ernährungsmedizin hinzuwirken. Darüber hinaus obliegt es den Ländern, durch die Schaffung entsprechender Lehrstühle und Institute weitere Voraussetzungen für eine Etablierung der Ernährungsmedizin in Forschung und Lehre zu schaffen." Wissenschaftlich fundierte Lebensstilintervention ist in hohem Maße auf eine wissenschaftlich fundierte Ernährungsmedizin angewiesen [Wolfram 1992]. Die rigorose Forderung nach Wissenschaftlichkeit in der Ernährungsmedizin ist am besten durch ihre Etablierung an den Medizinischen Fakultäten sicherzustellen.

7.6 Mythos Krankenhaus der Maximalversorgung

Flaggschiffe unter den etwa 2.200 deutschen Akutkrankenhäusern sind die Krankenhäuser der so genannten Maximalversorgung. Der Begriff „Maximalversorgung" ist ein Euphemismus. Von „Maximalversorgung",

jedenfalls im Sinn von medizinisch optimaler Gesamtversorgung, kann erst dann gesprochen werden, wenn beispielsweise die Empfehlungen des Europarates zur Prävention der krankheitsassoziierten Mangelernährung umgesetzt sind [Council of Europe 2003]. Natürlich müssen auch die Defizite in der Primär-, Sekundär- und Tertiärprävention nicht übertragbarer chronischer Krankheiten beseitigt werden, und besonders die Überbetonung der „Reparaturmedizin" zu Lasten von Maßnahmen zur Lebensstilintervention, bevor von einer optimalen Gesamtversorgung gesprochen werden kann.

Viele Aspekte der Maximalversorgung, beispielsweise der Organersatz, sind faszinierend, und niemand möchte diese Möglichkeiten missen. Dabei wird allerdings häufig verdrängt, dass als Ergebnis der Maximalversorgung keineswegs immer Gesundheit, sondern Überleben resultiert. Manche Verfahren der Maximalversorgung werden als „halfway technologies" bezeichnet, weil sie uns am Leben halten, aber nicht zu Gesundheit führen (s. Epilog). Die einseitige Förderung der „Maximalversorgung" hat letztlich dazu beigetragen, dass in Deutschland die Diskussion über die Rationierung medizinischer Leistungen nicht mehr unterdrückt werden kann. Die Flaggschiffe unter den Akutkrankenhäusern sollten nicht weiterhin nur auf den Mythos der Maximalversorgung setzen, sondern eine optimale medizinische Gesamtversorgung Realität werden lassen.

7.7 Ausblick

Da es medizinisch und ökonomisch sinnvoller ist, die nicht übertragbaren chronischen Krankheiten zu vermeiden (Primärprävention) bzw. zu beseitigen (Sekundärprävention), als einseitig auf die „Maximalversorgung" ihrer Komplikationen zu setzen, werden sich auch Akutkrankenhäuser in Zukunft vermehrt an Maßnahmen zur

Lebensstilintervention beteiligen. Dafür spricht, dass die Politik mehr und mehr auf eine solche Gleichgewichtung drängt und dass auch die Gesellschaft sowie insbesondere die Patienten dies in Zukunft wohl zunehmend fordern werden.

Grundvoraussetzung dafür, Akutintervention und Lebensstilintervention im Versorgungskonzept von Akutkrankenhäusern angemessen zu kombinieren, sind dafür qualifizierte und mit Entscheidungsbefugnis ausgestattete Ärzte. Um erfolgreich arbeiten zu können, benötigen sie eine entsprechende Infrastruktur. Die Universitätskliniken unter den Krankenhäusern der Maximalversorgung befinden sich in einer Schlüsselposition, um diese Entwicklung zu fördern. Sie könnten ihre Studenten sinnvoller als bisher für den Kampf gegen die Flut der Zivilisationskrankheiten rüsten und sich an Forschungsprojekten beteiligen, die klären, wie sich Akutintervention und Lebensstilintervention im Akutkrankenhaus optimal zur Verbesserung der medizinischen Gesamtversorgung kombinieren lassen.

Inzwischen befindet sich die Bundesregierung in der angenehmen Lage, die Universitäten dabei nachhaltig unterstützen zu können. Nach der Entscheidung, mit Milliardenbeträgen „Elite-Unversitäten" zu fördern, kann sie diese Mittel auf diejenigen Universitätskliniken konzentrieren, die bereit sind, Herausragendes zur Senkung der Zahl chronisch Kranker zu leisten. Die Bevölkerung hätte wohl wenig Verständnis dafür, Elite-Universitäten zu fördern, deren Universitätskliniken keinen signifikanten Beitrag leisten, eine Hauptaufgabe unseres Gesundheitssystems zu bewältigen, d.h. die Flut chronisch Kranker einzudämmen, die an vermeidbaren, lebensstilbedingten Krankheiten leiden.

Literatur

Beck AM et al., Food and nutritional care in hospitals: How to prevent undernutrition – Report and Guidelines from the Concil of Europe. Clin Nutr (2001), 20 (5), 455–460

Council of Europe. Committee of Ministers, Resolution ResAP(2003)3 on food and nutritional care in hospitals (2003). https://wcm.coe.int/rsi/CM/index.jsp

Deutscher Bundestag (1995a) (13. Wahlperiode. Drucksache 13/1264, 04.05.95) Kleine Anfrage der Abgeordneten Dr. Manuel Kiper, Monika Knoche, Marina Steindor und der Fraktion BÜNDNIS 90/DIE GRÜNEN. Gesunde Ernährung in deutschen Krankenhäusern, Bonn

Deutscher Bundestag (1995b) (13. Wahlperiode. Drucksache 13/1508, 29.05.95) Antwort der Bundesregierung auf die Kleine Anfrage der Abgeordneten Dr. Manuel Kiper, Monika Knoche, Marina Steindor und der Fraktion BÜNDNIS 90/DIE GRÜNEN – Drucksache 13/1264, Gesunde Ernährung in deutschen Krankenhäusern, Bonn

Herrmann HC, Prevention of cardiovascular events after percutaneous coronary intervention. N Engl J Med (2004), 350, 2708–2710

Schauder P et al. (1994) Niedersachsenstudie Krankenhauskost: Ernährungsphysiologische Qualität der Standardkost. Ärztekammer Niedersachsen (Hrsg.), Hannover

Schauder P, Ernährungsmedizin. Herausforderung und Chance. Deutsches Ärzteblatt (1991), 88 (40), B 2220–2221

Wolfram G, Klinische Lehre und Forschung auf dem Gebiet der Ernährungsmedizin: Anspruch und Realität. Akt Ernähr Med (1992), 16, 100–103

WHO (World Health Organization), Diet, nutrition and the prevention of chronic diseases. Report of a Joint WHO/FAO Expert Consultation. WHO Tech Rep Ser (2003), 916, Genf. (http://www.who.int/dietphysicalactivity/publicatons/trs916/kit/en/)

8 Verstärkte Einbindung von Rehabilitationskliniken

A. Römpler, A. Wirth

Um zu beurteilen, ob und inwieweit Rehabilitationskliniken (Reha-Kliniken) zur Senkung der Zahl chronisch Kranker beitragen können, bedarf es einer Analyse ihres Versorgungsauftrags und ihrer Infrastruktur.

8.1 Versorgungsauftrag der Rehabilitationskliniken

Reha-Kliniken werden von den Trägern der gesetzlichen Rentenversicherung und von gesetzlichen Krankenkassen belegt. Der vom Rentenversicherungsträger eng definierte Versorgungsauftrag legt den Schwerpunkt auf die Tertiärprävention, d.h. auf die Behandlung von Krankheiten mit Organschäden. Das Therapieangebot richtet sich an Patienten, deren Organschäden so weit fortgeschritten sind, dass in absehbarer Zeit eine Einschränkung der Erwerbsfähigkeit droht. Leistungen der Rentenversicherungsträger setzen voraus,

dass die Erwerbstätigkeit aus gesundheitlichen Gründen erheblich gefährdet ist. Dies gilt nach derzeitigem Verständnis als gegeben, wenn nach ärztlicher Prognose die Gefahr besteht, dass krankheits- oder behinderungsbedingte Funktionsstörungen innerhalb von etwa drei bis vier Jahren die Leistungsfähigkeit mindern oder eine bereits bestehende Beeinträchtigung verstärken könnten [1].

Auf diesem Hintergrund versorgten die Rehabilitationskliniken in der Vergangenheit, überwiegend im Rahmen stationärer Aufenthalte von drei bis vier Wochen, jährlich etwa 800.000 bis 900.000 Patienten mit chronischen Krankheiten. Von 1992 bis 1998 ging die Zahl der Reha-Anträge in den Landesversicherungsanstalten (LVA) der alten Bundesländer zurück, während in den neuen Bundesländern ein Anstieg zu verzeichnen war (s. Abb. 8.1).

Patienten mit dem Auftrag zur Primärprävention gelangen nie – und zur Sekundär-

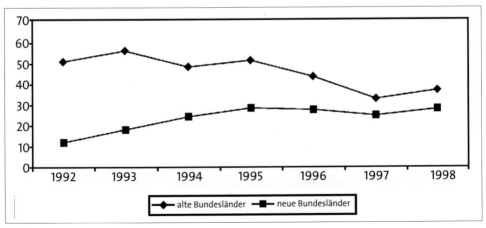

Abb. 8.1: Reha-Anträge/1.000 Versicherte in den Landesversicherungsanstalten der alten und neuen Bundesländer [19]

prävention nur vereinzelt – zur Rehabilitation, beispielsweise Adipöse, bei denen noch keine Organschäden vorliegen. Bei solchen Patienten wird oft kein Anspruch auf medizinische Leistungen zur Rehabilitation gesehen, da bei ihnen üblicherweise nicht innerhalb von etwa drei bis vier Jahren Erwerbsunfähigkeit droht. Erst wenn die Adipositas zu Organschäden geführt hat, beispielsweise Gonarthrose, Wirbelsäulendegeneration oder eine Kardiomyopathie mit Zeichen der Herzinsuffizienz, sehen die derzeitigen gesetzlichen Vorgaben Reha-Bedarf (Tertiärprävention). Dieses Vorgehen entspricht zwar dem geschilderten Versorgungsauftrag, aber es ist, gemessen am Ziel, bei chronisch Kranken Organschäden zu **vermeiden**, zu eng gefasst [2].

Allerdings wurde in Ergänzung des rehabilitativen Auftrages in den 1970er Jahren ein so genanntes „Gesundheitstraining" entwickelt, das die Rehabilitanden zu eigenverantwortlichem Handeln und zur Übernahme von Mitverantwortung motivieren sollte [3]. Die aktuelle Version des Gesundheitsprogrammes des Verbandes Deutscher Rentenversicherungsträger (**VDR**) vom Herbst 1999 zielt auf Lebensstiländerungen und geht von aktiv teilnehmenden Patienten aus. Wenn das zur Verbesserung der Rehabilitationsergebnisse entwickelte „Gesundheitstraining" nicht erst zur Tertiärprävention, sondern bereits zur Sekundärprävention eingesetzt würde, könnte es zur Senkung der Zahl chronisch Kranker erheblich beitragen. Dadurch käme es zu einem Abfall der Prävalenz von Folgeleiden bzw. Komplikationen chronischer Krankheiten wie Schlaganfall, terminale Niereninsuffizienz oder Herzinfarkt (s. Kap. IV).

8.2 Rehabilitationseinrichtungen

Zu den Einrichtungen der medizinischen Rehabilitation gehören aus Sicht des VDR **Sanatorien**, in denen nur einfache diagnos-

tische und therapeutische Optionen zur Verfügung stehen, **Fachkliniken** mit indikationsspezifischer qualifizierter Diagnostik und Therapie sowie **Schwerpunktkliniken** mit hoch spezialisierten Möglichkeiten. Rehabilitationseinrichtungen sind darauf ausgerichtet, chronische Erkrankungen, darunter des Bewegungsapparates, des Herzens, der Gefäße und des Stoffwechsels, sowie psychosomatische Krankheiten und viele weitere Leiden zu behandeln [1].

Rehabilitationskliniken unterscheiden sich sowohl in ihrer Zielklientel als auch in ihrem Maßnahmenangebot von **Kurkliniken**. Kurmaßnahmen mit ihrem Ambiente zur Erholung und Erbauung, der Anwendung ortsgebundener Heilmittel sowie der Favorisierung oft spektakulärer Außenseitermethoden sind nicht gleichzusetzen mit Reha-Maßnahmen, die für chronisch Kranke je nach Schwere des Problems die Möglichkeiten der modernen Medizin zur Erfüllung des Versorgungsauftrages vorhalten [5].

8.3 Spektrum chronischer Krankheiten in Rehabilitationskliniken

Reha-Kliniken beschäftigen sich mit einem weiten Spektrum chronischer Krankheiten, die gelegentlich mit Schmerzen, oft mit funktionalen, beruflichen Einschränkungen, Beeinträchtigungen im Alltagsleben, psychischen Belastungen, Abhängigkeiten und letztlich mit Behinderung und Pflegebedürftigkeit einhergehen.

Während in den 1950er Jahren die stationäre Rehabilitation von Tuberkulosekranken im Mittelpunkt der Leistungsgewährung stand, sind es heute andere chronische Krankheiten. Wie in Tabelle IX.8.1 gezeigt, war beispielsweise in den Bundesländern Hessen und Sachsen-Anhalt der mit Abstand häufigste Grund zur Durchführung einer Reha-Maßnahme eine Erkrankung des Ske-

Tab. IX.8.1: Spektrum chronischer Krankheiten in Rehabilitationseinrichtungen der Bundesländer Hessen und Sachsen Anhalt [19]

Chronische Krankheit	Hessen		Sachsen-Anhalt	
	1995	1997	1995	1997
Funktionelle Störungen psychischen Ursprungs	974	510	190	206
Erkrankungen des Herz-Kreislauf-Systems	503	323	206	225
Erkrankungen der Atmungsorgane	3.444	2.256	2.228	1.792
Erkrankungen von Skelett, Muskeln und Bindegewebe	15.757	7.093	4.503	3.850
Erkrankungen des Stoffwechsels und der Verdauung	2.107	1.062	896	7.36

letts, der Muskeln oder des Bindegewebes, gefolgt von Erkrankungen der Atmungsorgane sowie des Stoffwechsels und der Verdauung.

Welche Erkrankungen sich im Einzelnen hinter diesen und anderen Krankheitsgruppen verbergen, z.B. ein Typ-2-Diabetes, ein Zustand nach Herzinfarkt oder eine chronisch obstruktive Lungenerkrankung, lässt sich aus der Tabelle nicht entnehmen. Die Bedeutung, die im Rahmen der Rehabilitation einzelnen Krankheiten wie dem Typ-2-Diabetes, der koronaren Herzerkrankung und dem Apoplex beigemessen wird, ergibt sich daraus, dass derzeit für sie von Seiten der Bundesversicherungsanstalt für Angestellte (BfA) Rehabilitationsrichtlinien erstellt werden [7].

8.4 Ziele der Rehabilitation und Maßnahmen zu ihrer Umsetzung

Die Ziele der Rehabilitation sind vielfach deckungsgleich mit den Therapiezielen in einem Akutkrankenhaus oder im ambulanten Bereich, darunter die Verbesserung der Lebensqualität und der Leistungsfähigkeit. Der besondere Rehabilitationsauftrag betrifft den Erhalt der Arbeits- bzw. Erwerbsfähigkeit und ggf. die Wiedereingliederung in die Gesellschaft.

Ziele der Rehabilitation
Versorgung chronisch Kranker zur
◢ Verbesserung der Lebensqualität
◢ Verbesserung der Leistungsfähigkeit

◢ Verhinderung vorzeitiger Berentung und Pflege
◢ Wiedereingliederung in die Gesellschaft

Zum Erreichen des besonderen Rehabilitationsauftrages sind Rehabilitationskliniken besonders ausgestattet, und sie verfügen über das dazu notwendige qualifizierte ärztliche und nicht ärztliche Personal.

Die Maßnahmen zur Umsetzung der Rehabilitationsziele unterscheiden sich prinzipiell nicht von denen, die auch im Rahmen der Versorgung im Akutkrankenhaus durchgeführt werden. In Übereinstimmung mit dem Versorgungsauftrag der Rentenversicherungsträger wird jedoch auf einzelne Maßnahmen besonderes Gewicht gelegt (s. Tab. 8.2). Dazu gehören u.a. das funktionelle Training zur Verbesserung organischer, metabolischer und psychosozialer Fähigkeiten sowie die Hilfe zur Krankheitsbewältigung („coping"). Diese Ziele lassen sich in der Regel nicht im Rahmen der durchschnittlichen Liegezeit in Akutkrankenhäusern, d.h. derzeit etwa acht bis neun Tage, erfolgreich bewältigen.

Maßnahmen zur Rehabilitation unter Berücksichtigung somatischer, funktioneller und psychosomatischer Gesichtspunkte
◢ Gezielte Anamnese
◢ Gezielte Diagnostik
◢ Medizinische Behandlung
  – Einleitung/Überprüfung einer medizinischen Langzeittherapie

Tab. IX.8.2: Unterschiedliche Schwerpunkte bei Zielen und Maßnahmen in Reha-Kliniken und Akutkrankenhäusern

	Akutkrankenhaus	Reha-Klinik
Organschaden	Verhinderung und Begrenzung von Organschäden	Sekundär- und Tertiärprävention
Krankheitsmanagement	akute Beschwerden und Symptome, Fremdmanagement	Wissen, Fähigkeiten, Motivation, Selbstmanagement
Lebensqualität	Beschwerden, Symptome	Aktivitäten, Teilhabe
Leistungsfähigkeit	Erhalt der bisherigen körperlichen und geistigen Leistungsfähigkeit	Steigerung der bisherigen körperlichen und geistigen Leistungsfähigkeit
Sozialmedizin	Vermittlung ambulanter Pflege oder von Pflegeeinrichtung	Wiederaufnahme der beruflichen Tätigkeit, Eingliederungshilfen
Diagnostik	Vitalfunktionen	Leistungs- und Teilhabestörungen

– Funktionelles Training zur Verbesserung organischer, metabolischer und psychosozialer Fähigkeiten

◢ Vermittlung von Informationen, Kenntnissen und Fertigkeiten zum Umgang mit der Krankheit

◢ Hilfe zur Krankheitsbewältigung („coping")

◢ Stärkung von Motivation, Selbstverantwortung und Leistungsfähigkeit

Der Erfolg des bereits erwähnten, in den 1970er Jahren entwickelten „Gesundheitstrainings" wird begünstigt, wenn die Rehabilitanden in die Lage versetzt werden, eine „informierte Entscheidung" zur Übernahme von mehr Eigenverantwortung zu treffen, und wenn sie dabei nachhaltige Unterstützung im Sinne eines „empowerment" erhalten. Auch dies lässt sich im Rahmen einer drei- bis vierwöchigen stationären Behandlung vergleichsweise besser realisieren als während der kurzen Liegezeit in einem Akutkrankenhaus.

8.5 Bedarf und Ergebnisse präventiver Rehabilitationsmaßnahmen

Bei mindestens zehn Millionen chronisch Kranker (s. Kap. I) bedarf es eigentlich keiner langatmigen Diskussionen oder aufwendiger Studien, um die prinzipielle Notwendigkeit von Rehabilitationsmaßnahmen zu belegen, selbst wenn sie nicht das Ziel verfolgen, die Zahl chronisch Kranker zu senken, sondern „nur" die „compression of morbidity" (s. Kap. VII.1), d.h. das verzögerte Auftreten von Spätkomplikationen chronischer Krankheiten wie Dialysepflichtigkeit, Apoplex und Herzinfarkt (s. Kap. IV. 1–3). Es gibt aber wissenschaftliche Untersuchungen zum Bedarf an Rehabilitationsmaßnahmen, darunter eine Arbeit von Dodt et al. [6]. Die Autoren entwickelten ein Instrument zur Abschätzung des Rehabilitationsbedarfes an LVA-Versicherten mit Typ-2-Diabetes. Dabei analysierten sie die Ausprägung diabetesrelevanter Risikofaktoren („Störungsbereiche") sowie die eingeleiteten Maßnahmen zu ihrer Therapie, d.h. die Anwendung von leitlinienorientierten Interventionsoptionen entsprechend dem etablierten multimodalen Therapieansatz bei Typ-2-Diabetes. Es wurden zwölf diabetesrelevante Risikofaktoren untersucht und als Reha-Indikatoren eingestuft.

Krankheitsspezifische Störungsbereiche (Reha-Indikatoren) bei Diabetes mellitus Typ-2

◢ Bewegungsmangel

◢ BMI-Erhöhung

◢ Blutdruckerhöhung

◢ Blutfetterhöhung
◢ HbA1c-Erhöhung
◢ Raucherstatus
◢ Depression
◢ pathologischer Stress
◢ pathologisches Essverhalten
◢ Arbeitsplatzprobleme
◢ Diabeteswissen unzureichend
◢ schwere Hypoglykämie

Bei einer geschätzten Prävalenz von mindestens vier Millionen Typ-2-Diabetikern in Deutschland und bei Anwendung der zwölf diabetesrelevanten Risikofaktoren übersteigt der Rehabilitationsbedarf für Diabetiker die Kapazität diesbezüglicher Einrichtungen erheblich.

Im Zeitalter Evidenzbasierter Medizin stellt sich die Frage nach den Ergebnissen präventiver Maßnahmen in Rehabilitationskliniken. Die diesbezügliche Datenbasis ist begrenzt. Willich und Mitarbeiter berichteten in der prospektiven PIC-Studie (Post Infarct Care), dass im Rahmen eines drei- bis vierwöchigen Rehabilitationsaufenthaltes in 18 deutschen Rehabilitationskliniken kardiale Risikofaktoren signifikant gesenkt wurden,

darunter Nikotinabusus, hypertensive Blutdruckwerte und Hypercholesterinämie [17].

Meist gelingt es im Rahmen eines dreiwöchigen Reha-Aufenthaltes, das kardiovaskuläre Risikoprofil von Typ-2-Diabetikern deutlich zu verbessern, d.h., es wird ein signifikanter Abfall von Körpergewicht, systolischem und diastolischem Blutdruck, von Cholesterin und Triglyceriden sowie von erhöhten Blutzuckerwerten erreicht. Diese Änderungen korrelieren mit einem signifikanten Anstieg der Lebensqualität sowie einer Reduktion der medikamentösen Therapie.

Unter Berücksichtigung des Schwerpunktes des Versorgungsauftrages der Rentenversicherungen ist jedoch zu fragen, ob Reha-Maßnahmen zur Bewahrung oder Wiederherstellung der Arbeitsfähigkeit oder zu anderen, gesundheitspolitisch erwünschten Ergebnissen führen, darunter die Senkung der vorzeitigen Mortalität. In diesem Zusammenhang berichtete die BfA, dass 78% der Reha-Teilnehmer, darunter Patienten mit Typ-2-Diabetes, zwei Jahre nach einer Reha-Maßnahme voll (63%) oder teilweise (15%) im Erwerbsleben verblieben waren (s. Abb. 8.2) [7].

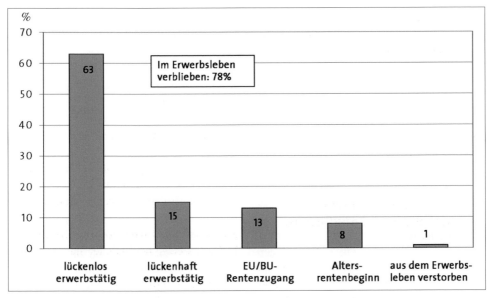

Abb. 8.2: Sozialmedizinischer Zweijahresverlauf nach Rehabilitation 1998 [3]

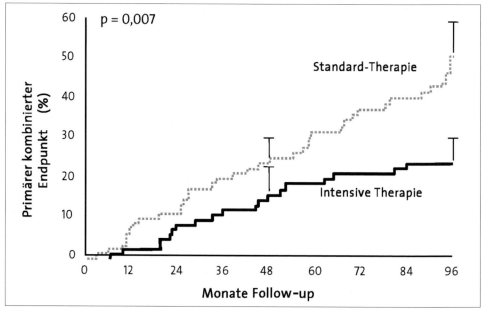

Abb. 8.3: Einfluss einer intensivierten multifaktoriellen Therapie auf makrovaskuläre Endpunkte des Typ-2-Diabetes [10]

Mit einem multimodalen Therapieansatz, der dem in spezialisierten diabetologischen Reha-Zentren durchgeführtem Behandlungsprogramm vergleichbar ist, erreichten Gaede et al. bei Hochrisiko-Typ-2-Diabetikern eine signifikante Verminderung mikro- und makrovaskulärer Diabetes-Folgekrankheiten, von Amputationen sowie eine Abnahme des Bedarfs an Bypassoperationen und kardiovaskulärer Todesfälle (s. Abb. 8.3) [9, 10].

8.6 Spektrum und Einsatz präventiver Maßnahmen in Rehabilitationseinrichtungen

Es entspricht dem Therapieverständnis von Reha-Zentren, chronische Krankheiten in ihrer Gesamtheit zu sehen, einschließlich ihrer Wechselwirkung mit anderen chronischen Krankheiten und mit psychosozialen Gegebenheiten. Die im Rahmen der Ergänzung des rehabilitativen Auftrags in den 1970er Jahren erhobene Forderung, Rehabili-

tanden zu eigenverantwortlichem Handeln und zur Übernahme von Mitverantwortung zu motivieren, ist de facto ein Aufruf, die ernährungsmedizinische und bewegungstherapeutische Versorgung zu verbessern, Maßnahmen gegen Nikotin- und Alkoholabusus zu intensivieren sowie für mehr Compliance bei der medikamentösen Therapie zu sorgen.

8.6.1 Ernährungsmedizinische Versorgung

Um das Potenzial ernährungsmedizinischer Maßnahmen zur Sekundär- und Tertiärprävention chronischer Krankheiten zu nutzen (s. Kap. VIII.2), bedarf es ernährungsmedizinisch qualifizierter Ärzte. Sie müssen in der Lage sein, Versorgungsaufgaben wie die ernährungsmedizinisch relevante Diagnostik, die Indikationsstellung, die Zieldefinition und die Verlaufskontrolle der Ernährungstherapie zu übernehmen. Die Zahl dafür qualifizierter Ärzte in Rehabilitationskliniken ist vergleichsweise gering. Entsprechende Aus- und Weiterbildungsmöglichkeiten stehen noch nicht in genügendem Umfang zur Verfügung. Von Seiten der Bundesärztekammer und vieler Landesärztekammern wurden in den vergangenen Jahren Maßnahmen zur Verbesserung der Situation gefördert (s. Kap. VIII.2).

Um effektiv arbeiten zu können, benötigen ernährungsmedizinisch qualifizierte Ärzte eine leistungsfähige Infrastruktur, u.a. ausreichend nicht ärztliches Fachpersonal wie Diätassistenten, Ernährungsberaterinnen oder Ökotrophologen. Dies ist in vielen Rehabilitationseinrichtungen nicht realisiert. Auch die Befugnisse ernährungsmedizinisch tätiger Ärzte sowie die Modalitäten der notwendigen Zusammenarbeit mit dem nicht ärztlichen Fachpersonal, aber auch mit der Verwaltung, sind nicht verbindlich festgelegt. Diese und weitere Faktoren tragen dazu bei, dass eine optimale ernährungsmedizinische Versorgung derzeit nur in wenigen Reha-Kliniken sichergestellt ist. Oft beschränkt sich das Angebot auf ernährungsmedizinisch orientierte Gastvorträge. Der verstärkt in Gang gekommene Dialog zwischen wissenschaftlichen Fachgesellschaften und Ärztekammern über Maßnahmen zur Verbesserung der ernährungsmedizinischen Qualifikation von Ärzten unterstützt die Eigeninitiative zur besseren Versorgung chronisch Kranker, die in vielen Reha-Kliniken zu beobachten ist.

8.6.2 Bewegungstherapie

Rehabilitationskliniken nutzen in beträchtlichem Umfang die seit langem bekannten Möglichkeiten der Bewegungstherapie zur Primär- und Sekundärprävention chronischer Krankheiten (s. Kap. V.4). Qualifiziertes Personal wählt in Absprache mit den chronisch Kranken die jeweils individuell geeigneten Bewegungs-/Sportarten. Um demotivierende oder gar schädliche Initialerfahrungen zu vermeiden, erfolgt während der Anfangsphase der Behandlung eine engmaschige Überwachung. Die Prinzipien der Therapiesteuerung (herzfrequenzgesteuertes Training, optimiert durch Lactatmessungen) werden dem Patienten ausführlich erklärt. Die optimale stationäre Therapiesteuerung sowie detaillierte Empfehlungen für die Zeit nach dem Reha-Verfahren sind die Grundlagen für eine angemessene und dauerhafte Aktivierung des Bewegungsverhaltens. Für manche Krankheiten bzw. Spätfolgen verschiedener chronischer Krankheiten, wie z.B. die koronare Herzkrankheit, aber zunehmend auch für Krankheiten wie Diabetes mellitus, Asthma bronchiale und Osteoporose, stehen inzwischen gute, z.T. fast flächendeckende ambulante Angebote zur Verfügung.

8.6.3 Rauchen und Alkohol

Der Umgang mit Rauchen und Alkohol wird in den Rehabilitationseinrichtungen sehr unterschiedlich gehandhabt. Viele Sanatorien (und Kurkliniken) verzichten auf eine diesbezügliche Intervention. Andere Einrichtungen, meist internistisch spezialisierte Reha-Zentren, räumen dem Nikotinverzicht und dem maßvollen Umgang mit Alkohol einen hohen Stellenwert ein.

Angesichts der schlimmen Schäden, die durch den Nikotinabusus bedingt werden, sollten alle Rehabilitationseinrichtungen als „rauchfreie Kliniken" geführt werden. Inzwischen gibt es strukturierte Raucherentwöhnungsprogramme, die mit einer Erfolgsquote (Abstinenz nach einem Jahr) von ca. 30% aufwarten können [8]. Hinsichtlich der Folgen des Nikotinabusus und von Einzelheiten zur Raucherentwöhnung siehe Kapitel V.3.

Der gelegentlich in Reha-Zentren ermöglichte maßvolle Konsum von Wein und Bier ist umstritten. Als Argument wird angeführt, dass nur so ein flexibler Umgang mit alkoholischen Getränken erlernt werden könne. In der Adipositastherapie hat sich die flexible Kontrolle des Essverhaltens in der Tat besser bewährt als die rigide Kontrolle. Ein liberaler Umgang mit Wein und Bier ist allerdings der falsche Weg, die „Patientenzufriedenheit" zu steigern. Im Rahmen einer Rehabilitationsmaßnahme sollte das Thema Alkohol unbedingt angesprochen werden. Alkoholentzugsbehandlungen sind speziellen Kliniken vorbehalten.

8.6.4 Medikamentöse Langzeittherapie

Optimale medikamentöse Langzeittherapie gehört zu den wesentlichen Voraussetzungen für den Erfolg der Sekundär- oder Tertiärprävention bei chronischen Krankheiten. Diesbezüglich bestehen oft Defizite. So werden bis zu 50% der verordneten antihypertensiven Medikamente nicht eingenommen, oft weil die Patienten den Sinn der Behandlung nicht verstanden haben und sie deswegen nicht mittragen [16], d.h., es sind Maßnahmen zur Verbesserung der Compliance notwendig. Auch wenn Verlegungen aus einem Akutkrankenhaus erfolgen, beispielsweise nach Apoplex im Rahmen einer hypertensiven Krise, besteht oft Handlungsbedarf. Es gilt, die eingeleiteten Medikamente auf ihren Nutzen unter Langzeitbedingungen zu überprüfen und dabei Interaktionen der verschiedenen Medikamente zu berücksichtigen. Dafür bestehen in Rehakliniken während des vergleichsweise langen stationären Aufenthaltes günstige Voraussetzungen.

Dies gilt auch und besonders bei Sekundärprävention, die zum Ziel hat, die Zahl chronisch Kranker zu senken. Wenn nicht medikamentöse Maßnahmen zu wirken beginnen, sinkt meist der Bedarf an Medikamenten. Dies ist beispielsweise der Fall bei ursprünglich adipösen Hypertonikern oder Typ-2-Diabetikern, die auf Grund vernünfti-

ger Ernährung und vermehrter körperlicher Aktivität Gewicht verlieren. Wenn die Dosierung von Antidiabetika bzw. von Insulin oder von blutdrucksenkenden Medikamenten nicht reduziert oder gar ganz abgesetzt wird, drohen unerwünschte Arzneimittelwirkungen wie hypotone Reaktionen oder Hypoglykämie.

8.7 Verbesserung der Zusammenarbeit mit niedergelassenen Ärzten

Niedergelassene Ärzte können die Erfolge der Behandlung in den Rehabilitationseinrichtungen sowohl erschweren als auch günstig beeinflussen. Wie bereits besprochen, besteht zwischen den spezialisierten medizinischen Maßnahmen für chronisch Kranke im Rahmen einer medizinischen Rehabilitation und einer Kur ein erheblicher Unterschied. Dies wird den Rehabilitanden oft nicht genügend vermittelt und selbst innerhalb der Ärzteschaft nicht ausreichend kommuniziert [2, 15]. Weil offenbar eine medizinische Rehabilitation nicht selten mit einer Kur verwechselt wird, reisen viele Patienten ohne ausreichende Vordiagnostik sowie mit falschen Erwartungen an. Sie sind auf Erholung und „passive Anwendungen" eingestellt, allenfalls noch auf einige Einheiten „Sporttraining".

Wen wundert's? Der deutsche Arzt wird durch ein akutmedizinisch dominiertes System geprägt. Die Grundlagen dazu werden bereits im Medizinstudium gelegt. Den Medizinstudenten werden ausführlich die Möglichkeiten der „modernen Medizin" zur Behandlung von Komplikationen chronischer Krankheiten vorgestellt – bis hin zur Organtransplantation. Es erfolgt eine Programmierung auf die Behandlung chronischer Krankheiten und ihrer Komplikationen, anstatt auf Maßnahmen zu ihrer Vermeidung (Primärprävention) oder zu ihrer Beseitigung im Rahmen der Sekundärprävention. Die Chancen, Volkskrankheiten wie Typ-2-Diabetes, arterielle Hypertonie, Adipositas, Osteoporose, chronisch obstruktive Lungenerkrankung oder koronare Herzerkrankung zu vermeiden oder wieder zu beseitigen, werden ungenügend herausgestellt. Nicht medikamentöse Behandlungsverfahren wie ernährungsmedizinische Maßnahmen und sportmedizinische Interventionen spielen in der medizinischen Ausbildung eine untergeordnete Rolle.

Ärzte lernen Reha-Kliniken während ihrer Ausbildung kaum oder gar nicht kennen. Dies trägt dazu bei, dass sie die Bedeutung und Möglichkeiten dieser Einrichtungen oftmals unterschätzen. Offensichtlich in der Absicht, dies zu ändern, hat der Deutsche Ärztetag 1999 erklärt [14]: „… eine enge Verzahnung von kurativer und rehabilitativer Medizin erfordert daher eine stärkere Einbeziehung der im ambulanten und stationären Akutbereich tätigen Ärzte in das Rehabilitationsgeschehen."

In der Regel geht der niedergelassene Arzt davon aus, dass der Rehabilitand im Wesentlichen Interesse an „Entlastung vom Alltag", „Linderung chronischer Schmerzen" und „Verbesserung der Leistungsfähigkeit" hat [12]. Dies ist leider oft nicht der Fall. Für manche Patienten stehen nicht selten neben der Lösung medizinischer Probleme auch das soziale und politische Umfeld und das sozialpolitische Angebot, „auf Kur gehen zu können", im Vordergrund [13]. Diese Einstellung kann den medizinischen Erfolg von Rehabilitationsmaßnahmen beeinträchtigen. Durch ein klärendes Gespräch mit den Rehabilitanden kann der niedergelassene Arzt erheblich zum Erfolg der Rehabilitationseinrichtungen beitragen.

Das größere Problem liegt allerdings in der ambulanten Nachsorge nach Abschluss der Rehabilitationsmaßnahme. In einer Nachuntersuchung von über 2.400 Patienten, die nach Herzinfarkt, perkutaner transluminaler koronarer Angioplastie oder nach Anlage eines Bypasses der Koronararterien in 18 Rehabilitationskliniken behandelt wurden, fand sich zwölf Monate nach ihrer Entlassung eine deutliche Verschlechterung des Rehabilitationserfolges. Bei einer hohen Anzahl der Patienten war es zu einer Verschlechterung kardialer Risikofaktoren gekommen, u.a. zu einem Wiederanstieg von Körpergewicht, Bluthochdruck und Blutfetten. Die Zahl der Raucher hatte sich im Vergleich zum Zeitpunkt der Entlassung verdoppelt [17]. Diese Befunde stimmen mit den Ergebnissen einer Studie von Badura und Mitarbeitern überein, in der eine ergebnisorientierte Evaluation stationärer und ambulanter kardiologischer Rehabilitation vorgenommen wurde [18].

8.8 Zusammenfassung

Rehabilitationseinrichtungen sind ein wichtiger Bestandteil des deutschen Gesundheitswesen. Sie dienen der Behandlung chronisch Kranker, vorwiegend unter dem Gesichtspunkt der Tertiärprävention. Um den dokumentierten Erfolg von stationären Rehabilitationsmaßnahmen aufrechtzuerhalten, muss die ambulante Langzeitversorgung verbessert werden.

Sofern der Versorgungsauftrag dahingehend erweitert würde, chronisch Kranke auch zur Sekundärprävention aufzunehmen, könnte dies zur Senkung der Zahl chronisch Kranker führen. Zu den Voraussetzungen für einen Erfolg gehört eine engere Zusammenarbeit zwischen stationär und ambulant tätigen Ärzten.

Literatur

[1] VDR (Hrsg.) (2003) Sozialmedizinische Begutachtungen in der gesetzlichen Rentenversicherung, 6. Aufl. Gustav Fischer Verlag, Stuttgart, Jena, New York

[2] Koch U et al., Rehabilitation von chronisch Kranken und Behinderten. Dtsch Med Wschr (1998), 123, 333–335

[3] Korsukewitz CH: Medizinische Rehabilitation und ihr Stellenwert für chronisch Kranke, s. Kapitel IX.9

[4] Bundesministerium für Gesundheit (2002) Stellungnahme zum Gutachten des Sachverständigenrates für die Konzertierte Aktion im Gesundheitswesen, Drucksache 14/9885 vom 21.08.02

[5] Wirth A, Kur oder Rehabilitation? Dtsch Ärztebl (1995), 92, B 421

[6] Dodt B et al., Reha-Score für Typ-2-Diabetes mellitus: Ein Instrument zur Schätzung des Rehabilitationsbedarfs. Rehabilitation (2002), 41, 237–248

[7] Clade H, Rehabilitation. Von der Versorgung zum „Empowerment". Dtsch Ärztebl (2003), 100, B 704

[8] Schmidt LG, Tabakabhängigkeit und ihre Behandlung. Dtsch Ärztebl (2001), 98, B 1568–1574

[9] Gaede P et al., Intensified multifactorial intervention in patients with type 2 diabetes mellitus and microalbuminuria: the Steno type 2 randomised study. Lancet (1999), 353, 617–622

[10] Gaede P et al., Multifactorial intervention and cardiovascular disease in patients with typ 2 diabetes: N Engl J Med (2003), 348, 383–393

[11] Beske F, Prävention, Leserbrief. Dtsch Ärztebl (2003), 100, B 2034

[12] Petermann F, Schmidt S, Vogel H, Einstellung und Unterstützung von Anträgen zur Rehabilitation durch niedergelassene Ärzte. Präv Rehab (1996), 8, 93–103

[13] von Stetten D, Die Rolle des Arztes zwischen Rehabilitationsauftrag und Patientenbedürfnis. Präv Rehab (1996), 8, 104–108

[14] Bundesärztekammer: Rehabilitation. Entschließungen zum Tagesordnungspunkt III. Dtsch Ärztebl (1999), 96, B 1313–1316

[15] Clade H, Rehabilitation. Ringen um effiziente Versorungskonzepte. Dtsch Ärztebl (1996), 93, B 362–364

[16] Metry JM, Praktische Anwendung von zuverlässig gemessener Patienten-Compliance. Herz/Kreislauf (1999), 31 (Suppl. I), 2–14

[17] Willich SN et al., Cardiac risk factors, medication and recurrent clinical events after acute coronary disease. Eur Heart J (2001), 22, 307–313

[18] Grande G, Schott B, Badura B, Ergebnisorientierte Evaluation kardiologischer Rehabilitation. Z Gesundheitswissenschaften (1996), 4, 335–348

[19] VDR (Hrsg.) (2001) Deutsche Rentenversicherung 2001. WDW Wirtschaftsdienst, Bad Homburg

9 Medizinische Rehabilitation und ihr Stellenwert für chronisch Kranke

Ch. Korsukéwitz, J. Köhler

9.1 Einleitung

Die Gesetzliche Rentenversicherung ist einer der wichtigsten Leistungsträger im Bereich der medizinischen Rehabilitation. Jährlich werden gegenwärtig ca. 900.000 Leistungen zur medizinischen Rehabilitation vor dem Hintergrund erheblich gefährdeter oder geminderter Leistungsfähigkeit im Erwerbsleben durchgeführt – mit steigender Tendenz in den letzten Jahren. Zu einem großen Teil dieser Leistungen handelt es sich bei den Rehabilitanden um chronisch Kranke (insbesondere Herz-Kreislauf-Erkrankungen, Stoffwechselerkrankungen, Erkrankungen des Bewegungsapparates, bösartige Neubildungen, neurologische Erkrankungen, psychische Erkrankungen und Abhängigkeitserkrankungen). Im Zusammenhang mit den durchgeführten Rehabilitationsmaßnahmen werden auf unterschiedlichster Ebene durch die Rentenversicherung präventive Bemühungen entwickelt, um Erkrankungen zu verhindern, frühzeitig zu erkennen und zu behandeln bzw. eine weitere Verschlimmerung oder Chronifizierung zu verhüten. Der Schwerpunkt der Aktivitäten der Rentenversicherung liegt auf Grund der gesetzlichen Rahmenbedingungen im Bereich der Sekundär- und Tertiärprävention. Das therapeutische Konzept folgt dem aktuellen Modell von Krankheit und Gesundheit der ICF (International Classification of Function, Disability and Health) und löst den Anspruch auf Ressourcenorientierung ein.

Primärprävention bedeutet die generelle Vermeidung auslösender oder vorhandener Risikofaktoren bestimmter Erkrankungen bzw. Gesundheitsstörungen oder die individuelle Erkennung und vorbeugende Beeinflussung dieser Risikofaktoren. Sie setzt vor Eintritt der Erkrankung und der damit verbundenen fassbaren biologischen Schädigung ein.

Sekundärprävention meint die frühzeitige Entdeckung und Diagnose einer Krankheit mit der Möglichkeit einer frühzeitig eingeleiteten Behandlung, wenn für diese Behandlung ein gesicherter Nutzen gegenüber einer später einsetzenden Normalbehandlung nachgewiesen ist.

Tertiärprävention ist die Behandlung einer Erkrankung mit dem Ziel, ihre Verschlimmerung oder Chronifizierung zu verhüten. Im engeren Sinne bedeutet Tertiärprävention Interventionen zur Verhinderung bleibender, insbesondere sozialer Funktionseinbußen.

9.2 Sekundär- und Tertiärprävention

Nach § 3 SGB IX sind die Reha-Träger aufgefordert, im Rahmen ihrer Möglichkeiten, d.h. unter Berücksichtigung ihres jeweiligen Versorgungsauftrags, mit dem Ziel tätig zu werden, Behinderungen, einschließlich chronischer Krankheiten, so weit gehend wie möglich zu vermeiden. Zur Umsetzung des Vorrangs der Prävention werden einige Instrumente vom Gesetzgeber benannt. Hierzu gehören

◢ die Förderung von Selbsthilfegruppen,
◢ die Einbindung von Ärzten in die Einleitung und Ausführung von Leistungen,
◢ der Informationsaustausch mit behinderten Beschäftigten, Arbeitgebern und

betrieblichen Interessenvertretungen zur möglichst frühzeitigen Erkennung des Reha-Bedarfs sowie

◢ die Einrichtung gemeinsamer Servicestellen.

Die im SGB IX vorgesehenen Servicestellen haben vorrangig eine Beratungs- und Unterstützungsaufgabe bei der zeitnahen Einleitung von Leistungen zur Teilhabe. Die Träger der gesetzlichen Rentenversicherung beteiligen sich intensiv an der Einrichtung von Servicestellen.

9.3 Erkennung von Rehabilitationsbedarf und Einleitung des Reha-Antrags

Im Vorfeld einer Rehabilitation gibt es für Versicherte der BfA zwei mögliche Wege, den Rehabilitationsbedarf festzustellen (sog. medizinische Sachaufklärung). Zum einen kann der Versicherte einen Gutachter aus der Region nach einer vorliegenden Gutachterliste frei wählen. Zum anderen kann sich der Versicherte an seinen behandelnden Arzt oder den Betriebs- bzw. Personalarzt wenden. Dieser erstellt dann einen Befundbericht, der mit den Antragsunterlagen bei der BfA vorgelegt wird. Diesen Weg wählen rund 93% der Antragsteller auf Leistungen zur medizinischen Rehabilitation. Damit ist die Forderung des Sachverständigenrates für die konzertierte Aktion im Gesundheitswesen nach einem direkten Einfluss auf die Reha-Inanspruchnahme aus der haus- bzw. betriebsärztlichen Versorgung heraus bereits umgesetzt.

Auf den Internetseiten der BfA (s. http://www.bfa.de) stehen mit den „Informationen für Ärzte" differenzierte Informationen u.a. zur Rehabilitationsbedürftigkeit in Form von Leitlinien zur Verfügung; alle wichtigen Formulare können dort heruntergeladen werden. Damit werden die Begleitung und Unterstützung der chronisch kranken Patienten aus der ambulanten Versorgung in die Rehabilitation mit ihrem

bedeutsamen Versorgungsauftrag konkret unterstützt.

Im Bereich der psychosomatischen Rehabilitation wird gegenwärtig in einer BfA-Klinik in Kooperation mit einer Vertragseinrichtung ein Vernetzungsmodell mit den zuweisenden Haus- bzw. behandelnden Fachärzten umgesetzt. Dies dient neben der zielgerichteten – konsiliarisch abgesicherten – Einleitung notwendiger Rehabilitation einem intensivierten fachlichen Austausch zwischen den Beteiligten.

Mit diesen Maßnahmen, die ausdrücklich die Erfahrungen der behandelnden Haus- und Fachärzte miteinbeziehen, wird beim Vorliegen von Rehabilitationsbedürftigkeit die schnelle Einleitung und Zuweisung zu einer Rehabilitationsmaßnahme sichergestellt.

9.4 Verzahnung von rehabilitativen Angeboten

Der gesetzliche Auftrag der Rentenversicherung (RV) liegt in der Wiedereingliederung in das Erwerbsleben. Deshalb werden neben Leistungen zur medizinischen Rehabilitation auch Leistungen zur Teilhabe am Arbeitsleben (früher berufliche Rehabilitation oder berufsfördernde Leistungen) durchgeführt. Damit können die Stabilisierung des Krankheitsbildes und die Verminderung der Risiken von Folgen einer chronischen Erkrankung auf die berufliche Situation umgesetzt werden. Schon in der medizinischen Rehabilitation gehören arbeitsbezogene Strategien zum Rehabilitationsprogramm. In diesem Zusammenhang ist es wichtig, dass die verschiedenen Leistungen, die in unterschiedlichen Einrichtungen durchgeführt werden, eng miteinander verzahnt sind, möglichst schnell und nahtlos ineinander übergehen und entsprechend koordiniert sind. Hierzu stehen seitens der RV die Reha-Berater zur Verfügung, die für bestimmte Regionen zuständig sind, die beruflichen Fördermöglichkeiten in ihrem Zuständigkeitsbereich kennen, regelmäßig die Einrichtungen der medizinischen Rehabilitation besuchen und dort Rehabilitanden und Mitarbeiter der Einrichtungen beraten und notwendige Schritte einleiten.

Im Bereich der Suchtrehabilitation gibt es als zweiten Teil der medizinischen Rehabilitation die so genannte Adaption, in der wohnungs- und arbeitslosen Rehabilitanden ein spezielles Programm zur beruflichen Wiedereingliederung angeboten wird. In den letzten Jahren wurden die Einrichtungen der Suchtrehabilitation über die Wichtigkeit einer engen Verzahnung zwischen den unterschiedlichen Leistungsformen eingehend informiert. Im Suchtbereich gibt es gegenwärtig intensive Bemühungen der Einrichtungen in Zusammenarbeit mit den Kostenträgern, arbeitsbezogene Anteile der medizinischen Rehabilitation mehr nach den konkreten Anforderungen des aktuellen Arbeitsmarktes auszurichten. Denn aus Untersuchungen ist bekannt, dass der Erfolg einer Rehabilitationsbehandlung (d.h. Aufrechterhaltung der Abstinenz) wesentlich davon beeinflusst wird, ob die Betroffenen über einen Arbeitsplatz verfügen oder nicht.

9.5 Aktivitäten zur Flexibilisierung und Individualisierung der Reha-Angebote

Die BfA ist darum bemüht, die medizinische Rehabilitation in allen Indikationsbereichen möglichst frühzeitig einzuleiten. Dies wird unter anderem dadurch gewährleistet, dass die Rehabilitationsbehandlungen flexibel und individuell angepasst angeboten werden. Der Ausbau der ambulanten Reha-Form (im teilstationären Setting bzw. im Bereich der Abhängigkeitserkrankungen auch berufs- und alltagsbegleitend), die Einführung von Kombinationsbehandlungen im Bereich der

Abhängigkeitserkrankungen und die Flexibilisierung der Reha-Dauer in den Einrichtungen gehen in diese Richtung. Bei der BfA wurde eine Beratungsstelle für besondere medizinische Rehabilitation eingerichtet, über die in Eilfällen, z.B. bei Abhängigkeitserkrankungen, unbürokratisch und schnell eine Rehabilitationsbehandlung vermittelt werden kann. Auch im Bereich der Anschlussheilbehandlung (AHB) gibt es eine spezielle Anlaufstelle. Dadurch ist es möglich, eine medizinische Rehabilitation oder AHB schnell und frühzeitig einzuleiten.

9.6 Nachsorge und Selbsthilfe

Im Bereich der Rehabilitation von Herz-Kreislauf-Erkrankungen, Stoffwechselerkrankungen, Erkrankungen des Bewegungsapparates, neurologischer Erkrankungen und psychischer Erkrankungen bietet die BfA seit einigen Jahren die so genannte intensivierte Rehabilitationsnachsorge (IRENA) an; andere Rentenversicherungsträger haben vergleichbare Modelle entwickelt. Damit wird den Rehabilitanden die Möglichkeit gegeben, im Anschluss an eine Rehabilitation die dort erworbenen Kenntnisse und Erfahrungen in den Alltag zu transferieren und hierdurch den Rehabilitationserfolg zu sichern. Im Bereich der Suchtrehabilitation hat sich schon seit vielen Jahren die ambulante Nachsorge in zugelassenen Suchtberatungsstellen über die Dauer von einem halben Jahr bewährt (in der Regel 20 Einzel- oder Gruppengespräche).

Einen wichtigen Stellenwert hat auch die Zusammenarbeit mit und die Vermittlung in Selbsthilfegruppen bereits während sowie nach der stationären und ambulanten Rehabilitation. Gerade bei chronischen Erkrankungen (insbesondere Suchterkrankungen) können diese eine entscheidende Rolle bei der langfristigen Stabilisierung, bei der Vermeidung von erneuten Krankheitsepisoden bzw. Rückfällen und bei der Krankheitsbewältigung (z.B. bei Krebserkrankungen) spielen.

Die BfA räumt im Rahmen ihrer Strukturverantwortung für die Rehabilitation der Förderung von Selbsthilfe und Nachsorge einen hohen Stellenwert ein. Das zeigt sich konkret sowohl in der direkten finanziellen Förderung von Selbsthilfeorganisationen und Verbänden, die für das Jahr 2002 etwas über 3,2 Millionen EUR beträgt, als auch in der Förderung von Reha-Forschungsprojekten.

Der Nutzung moderner Informationstechnologien, insbesondere durch die Patienten, und damit der Stärkung ihrer Kompetenz bei der Krankheitsbewältigung, wird besondere Bedeutung beigemessen. Entsprechende Pilotprogramme werden gegenwärtig erfolgreich durch die BfA umgesetzt (z.B. EDV-Schulung).

Weiterhin wird die enge Verbindung von Rehabilitationsnachsorge und Selbsthilfe im Rahmen der Reha-Qualitätssicherung kontinuierlich thematisiert und bei der Betreuung der Reha-Einrichtungen (Bewertung von therapeutischen Konzepten und Visitationen) berücksichtigt. Dies umfasst die Patientenbefragung nach Rehabilitation, die Einzelfallprüfung im Rahmen des Peer-Review-Verfahrens, die Dokumentation und Bewertung der während der Rehabilitation erbrachten therapeutischen Leistungen wie auch die Erarbeitung von Reha-Leitlinien. Im Zuge der Weiterentwicklung dieser Dokumentationsinstrumente und -verfahren sollen gerade Aspekte von Nachsorge und Selbsthilfe zukünftig noch stärker berücksichtigt werden.

Mit Nachsorge und Selbsthilfe sollen eine weitere Verschlimmerung der Erkrankung und mögliche Komplikationen verhindert und eine Umsetzung der Ergebnisse der medizinischen Rehabilitation in den praktischen Berufs- und Lebensalltag der Betroffenen erreicht werden.

9.7 Gesundheitstraining: Schulung, Information und Motivation

Das Gesundheitstraining als integraler Bestandteil der Rehabilitation kann auch als ein Beispiel für einen primärpräventiven Ansatz im Rahmenkonzept der Rentenversicherung genannt werden. Dieses fußt auf einer Initiative der BfA in den 1970er Jahren, „Gesundheit selber machen". Der Patient soll kompetent im Hinblick auf seine Gesundheit und im Umgang mit seiner Krankheit werden. Hierzu werden dem Rehabilitanden Wissen und Fertigkeiten vermittelt, um trotz krankheitsbedingter Einschränkungen ein angemessenes Leben im Beruf und Alltag zu führen. Der Rehabilitand soll in seiner Rolle als selbstverantwortlicher Partner im Behandlungsprozess und Verwalter seiner Gesundheit unterstützt werden. Das Gesundheitstrainingsprogramm zielt damit auf eine Veränderung des Lebensstils, auf Wissen, Einstellungen und Überzeugungen des Rehabilitanden. Dieser ist als Lernender aktiv.

Das Programm „Aktiv Gesundheit fördern" des Verbandes Deutscher Rentenversicherungsträger (VDR) beruht auf dem Modell der Gesundheitsförderung unter Einbeziehung von psychologischen und sozialen Aspekten (sog. Salutogenese). Danach sollen nicht nur Risikofaktoren abgebaut werden, sondern vor allem Schutzfaktoren auf- und ausgebaut werden. Auf Stärken und Ressourcen des Rehabilitanden wird zurückgegriffen. Verschiedene Seminareinheiten beschäftigen sich mit den Grundlagen der Gesundheitsbildung, den möglichen Schutzfaktoren, Essen und Trinken, Bewegung und körperlichem Training, Stress und Stressbewältigung sowie Alltagsdrogen. Die aktuelle Version steht seit Herbst 1999 zur Verfügung. Die BfA hat in Ergänzung zu „Aktiv Gesundheit fördern" ein Gesundheitstrainingsprogramm für einzelne Krankheitsbilder entwickelt und im Jahre 2003 zusammenfassend veröffentlicht und den Einrichtungen zur Verfügung gestellt. Dieses ist bei den durchgeführten Rehabilitationsmaßnahmen sowohl indikationsspezifisch – also auf die jeweiligen Krankheitsgruppen – als auch themenspezifisch ausgerichtet. Dabei werden spezielle Kenntnisse und Fertigkeiten für den kompetenten Umgang mit einer Erkrankung und krankheitsbedingten Funktionseinschränkungen vermittelt. Das Programm wird in Form von Beratung und Schulung vermittelt.

Die Beratung erfolgt unter anderem in Form strukturierter ärztlicher Gespräche mit Informationen zur Krankheit, zur aktuellen und weiteren Behandlung, zur Krankheitsakzeptanz und zur Motivation zu einer Verhaltensänderung.

Zur Schulung zählen spezielle Schulungen zu einzelnen Krankheitsbildern, die Ernährungsberatung, die Lehrküche, Gruppen zur Motivationsförderung, Angehörigengespräche und Gespräche mit Betriebsangehörigen. Wichtig ist dabei die Teilnehmerorientierung als wesentliches didaktisches Prinzip. Die Einbeziehung von sozialen und Umweltbedingungen ist maßgeblich, der Veränderung der Lebensverhältnisse kommt große Bedeutung zu, wenn sie für den Reha-Prozess notwendig ist. Großer Wert wird dabei auch auf die soziale Unterstützung gelegt, die durch Selbsthilfe in konkreten Situationen gewährleistet wird.

9.8 Früherkennung und frühzeitige Behandlung im Reha-Prozess

Im Rahmen eines umfassenden biopsychosozialen Behandlungsansatzes erfolgt für jeden Rehabilitanden eine ausführliche Krankheitsanamnese, eine medizinische, bei Indikation auch eine psychologische Untersuchung und eine labortechnische und apparative Diagnostik in angemessenem Umfang. Neben der grundsätzlich rehabilitations- und krankheitsspezifischen Ausrichtung dieser Maßnahmen beruhen diese aber auch auf einem ganzheitlichen Rehabilitationsverständnis. Dieser integrative Ansatz ermöglicht, während des Reha-Prozesses noch symptomfreie Erkrankungen bzw. ihre drohenden Folgeschäden und Funktionseinschränkungen frühzeitig zu erkennen und eine Behandlung einzuleiten, wenn diese sinnvoll ist.

9.9 Kinderrehabilitation

Die RV führt für nicht versicherte Kinder eine Kinderrehabilitation durch, wenn durch die Leistung voraussichtlich eine erhebliche Gefährdung der Gesundheit beseitigt oder eine beeinträchtigte Gesundheit gebessert oder wiederhergestellt werden kann. An die Stelle des Begriffs der Erwerbsfähigkeit tritt bei Kindern der Begriff der Gesundheit. In einer Auflistung der Kinderheilbehandlungsrichtlinien sind Krankheiten aufgeführt, deren Folgeerscheinungen die spätere Erwerbsfähigkeit voraussichtlich beeinträchtigen können. Im Jahre 2001 wurden von der BfA ca. 11.400 entsprechende Rehabilitationsbehandlungen durchgeführt. Im Rahmen der Kinderrehabilitation stehen der sekundärpräventive Ansatz und gesundheitsfördernde Aspekte, z.B. bei asthmatischen Erkrankungen oder Verhaltensstörungen, besonders im Vordergrund.

9.10 Überlegungen zur Stärkung der Prävention

Für präventive Maßnahmen in Deutschland ist zu fordern, dass die Bemühungen um ein einheitliches Vorgehen sich nicht auf die Akteure im Gesundheitswesen beschränken. Wichtige Bereiche und Ressorts (Städtebau,

Verkehr, Umwelt, Wirtschaft, Finanzen) müssen für eine Teilnahme gewonnen werden. Ein ermutigendes Beispiel ist die englische Kampagne „Saving Lives: Our Healthier Nation" von 1998, mit der ressortübergreifend konkrete Maßnahmen diskutiert und umgesetzt werden.

Aus Sicht der Rentenversicherung mit ihrem umfassenden Rehabilitationsangebot wird ausdrücklich ein derartig ausgerichteter Ansatz unterstützt, mit dem sich alle Sektoren, Ressorts, einzelne Träger und Akteure, die gesundheitsrelevante Entscheidungen treffen, in ihrer gesamtgesellschaftlichen Verantwortung sehen. Die Spielräume der Rentenversicherung in den beschriebenen Bereichen der Prävention sollten erhalten bleiben.

Präventive Bemühungen sollen eine langfristige Planungsperspektive berücksichtigen, sich am Bedarf orientieren und dabei insbesondere versuchen, soziale Benachteiligung auszugleichen. Ein Wettbewerb unterschiedlicher präventiver Maßnahmen gegeneinander kann zwar sinnvoll sein, sollte aber nicht zu Lasten von sozial Benachteiligten erfolgen.

Als erster Schritt müssen Gesundheitsziele definiert werden. Die Diskussion um Gesundheitsziele, die bereits regional, landesweit und national geführt wird, muss konsequent verfolgt und unterstützt werden, auf entsprechende Vorarbeiten (z.B. **gesundheitsziele.de**) sollte zurückgegriffen werden. An diesen Diskussionen ist die Rentenversicherung gegenwärtig beteiligt und bringt ihre Position aktiv ein.

Bei dem Ziel, krankheitsbedingten Auswirkungen auf die Erwerbsfähigkeit durch gezielte Einleitung von Reha-Maßnahmen stärker entgegenzuwirken und dementsprechend rehabilitationsbedürftige Erkrankungen früher zu identifizieren, muss davon ausgegangen werden, dass solche Bemühungen zunächst zu Mehrausgaben führen. Insoweit müsste gewährleistet werden, dass hierfür ausreichende Budgetmittel zur Verfügung stehen. Dabei sind auch demographische Entwicklungen und Veränderungen des Arbeitsmarkts zu berücksichtigen.

Von ihrer fachlichen Kompetenz und den bestehenden Strukturen her ist die Rentenversicherung in der Lage, sich im Rahmen konkreter Maßnahmen am Ausbau der Prävention zu beteiligen und diese in ihrem Verantwortungsbereich auch umzusetzen. Auf Grund des arbeitsbezogenen Ansatzes der Rehabilitation durch die Rentenversicherung wäre dies am ehesten für den Bereich der betrieblichen Gesundheitsförderung vorstellbar, bei der mit Arbeitgebern, Arbeitsschutz und Krankenkassen zusammengearbeitet werden müsste. Dabei wären Modellprojekte für die Bereiche der frühen Intervention bei Suchterkrankungen, der Stressbewältigung, der Raucherentwöhnung und der „Rückenschule" vorrangig sinnvoll.

Die Leistungen der Kinderrehabilitation könnten enger mit abgestimmten Aktivitäten bei der Erarbeitung von Gesundheitszielen und Maßnahmen der Gesundheitsförderung verknüpft werden.

Konkrete Maßnahmen in Forschung und Lehre (z.B. im Bereich Rehabilitationswissenschaften, Sozialmedizin, Public Health) und Projekte zum Transfer präventiver Kompetenz in die Medizinerausbildung sollten weit reichende Unterstützung finden und ggf. auf andere Berufsgruppen übertragen werden.

9.11 Fazit

Die Rentenversicherung begrüßt aktuelle Bemühungen um eine stärkere Ausrichtung des Gesundheitswesens auf präventive Maßnahmen. Sie ist im Rahmen ihres gesetzlichen Auftrages bereits auf vielfältigen Ebenen präventiv tätig, vorrangig auf dem Gebiet der Sekundär- und Tertiärprävention. Die medizinische Rehabilitation der Rentenversicherung stellt eine wesentliche Säule des gegliederten Gesundheitssystems Deutschlands bei der Versorgung chronisch Kranker dar. Die Konzeption der Rehabilitation basiert auf dem biopsychosozialen Krankheitsmodell der Weltgesundheitsorganisation WHO. Der Rehabilitationsansatz ist multimodal und interdisziplinär ausgerichtet. Damit sollen die Kompetenz und die Selbsthilfefähigkeit chronisch Kranker im Umgang mit ihrer Erkrankung gestärkt werden. Diese Thematik ist seit langem Inhalt und integraler Bestandteil der Rehabilitation wie auch Grundlage individueller Strategien der Prävention. Die Rentenversicherung hat damit eine hohe Kompetenz im Umgang mit präventiven Strategien erworben und steht als kompetenter Partner für eine Weiterentwicklung des Gesundheitssystems zur Verfügung.

X   Epilog

1 Senkung der Zahl chronisch Kranker als Beitrag zum sozialen Frieden und zum Erhalt der Konkurrenzfähigkeit der Nation

P. Schauder

1.1 Hintergrund

Eine jahrzehntelang hoch konkurrenzfähige und florierende Volkswirtschaft bescherte Deutschland Wohlstand, sozialen Frieden und stabile politische Verhältnisse. Angesichts wachsender Konkurrenz anderer Volkswirtschaften und einer zunehmenden Globalisierung der Wirtschaft fällt es jedoch immer schwerer, das Erreichte zu bewahren. Alle sozialen Sicherungssysteme befinden sich in finanziellen Schwierigkeiten und müssen reformiert werden, auch und besonders das deutsche Gesundheitssystem.

Zwar leben wir noch in einer Wohlstandsgesellschaft, aber der Lebensstandard großer Teile der Bevölkerung sinkt. Die bisher erfolgten Reformen werden von vielen als schmerzhafte Einschnitte in das soziale Netz empfunden. Deswegen schon von einer Bedrohung des sozialen Friedens zu reden, wäre unangemessen. Niemand kann allerdings verlässlich voraussagen, wie viel wir von unserem Wohlstand bewahren können, und bis wohin der so genannte Sozialabbau noch gehen wird. Die wachsende Verunsicherung darüber, wie es weitergehen soll, gepaart mit schwindendem Vertrauen in die Kompetenz und teilweise auch Redlichkeit derjenigen, denen es obliegt, die Krise zu meistern, birgt den Keim für den Verlust der altgewohnten politischen Stabilität in sich. Zwar artikulieren sich die Proteste gegen den so genannten Sozialabbau noch recht maßvoll, aber sie haben das Spektrum der politischen Parteienlandschaft bereits verändert.

Das deutsche Gesundheitssystem ist medizinisch fehlgesteuert und sein Preis-Leistungs-Verhältnis ist schlecht. Auf diesem Hintergrund sind die gesetzliche Krankenversicherung sowie die gesetzliche Pflegeversicherung in finanzielle Schwierigkeiten geraten. Es gibt kaum ein eindrucksvolleres Beispiel für die medizinische Fehlsteuerung, als die hohe Zahl der Bürger, die an chronischen Krankheiten wie Typ-2-Diabetes (etwa 4 Millionen), Bluthochdruck (mehr als 4 Millionen), chronisch obstruktive Lungenerkrankung (mehr als 4 Millionen), Demenz (etwa 1 Million) und anderen chronischen Krankheiten leiden, obwohl viele diesem Schicksal entgehen könnten. Im Prinzip lassen sich diese Krankheiten vermeiden, in eine späte Phase des Lebens verschieben („Compression of Morbidity") oder wieder beseitigen. Das deutsche Gesundheitssystem konzentriert sich aber vorwiegend darauf, diese Krankheiten und ihre Komplikationen wie Schlaganfall, Herzinfarkt oder terminale Niereninsuffizienz unter Einsatz modernster Verfahren zu behandeln und diese mit enormem Finanzaufwand ständig zu verbessern. Diese Entwicklung wurde griffig, aber potentiell missverständlich als „Modernisierungsfalle" charakterisiert, in der sich die Medizin verfangen hat. Denn was ist daran modern, wenn sich das Gesundheitssystem bei den genannten Krankheiten vorwiegend auf die Behandlung anstatt auf die Vermeidung und Heilung konzentriert?

1.2 Medizin in der Fortschrittsfalle

Die moderne Medizin ermöglicht es immer mehr Menschen ein Leben in Krankheit zu führen, oft mit einer Lebenserwartung, die der von Gesunden nahe kommt. Dazu wurde ein Arsenal von Technologien entwickelt, die der Wirtschafts- und Sozialstatistiker Professor Walter Krämer als „halfway technologies" bezeichnet, weil sie uns am Leben halten, aber nicht gesunden lassen. Darin liegt einer der Gründe, warum die Zahl chronisch Kranker unaufhörlich steigt. Diesen Anstieg, der ständig wachsende Kosten verursacht, beispielsweise für die Dialyse-Therapie bei terminaler Niereninsuffizienz oder die Pflege nach einem Schlaganfall, bezeichnet Professor Krämer als „Fortschrittsfalle".

In manchen Ländern Europas erfolgte aus Kostengründen eine altersabhängige Rationierung von „halfway technologies". Inzwischen entbrannte eine Diskussion darüber, ob eine solche Rationierung auch in Deutschland unumgänglich werden könnte. Wenn der prognostizierte, weitere Anstieg der Zahl chronisch Kranker tatsächlich eintritt (siehe Prolog), wird sich die Diskussion noch erheblich verschärfen und zu schweren gesellschaftlichen Auseinandersetzungen führen. Schon jetzt lässt sich die Rationierungsdiskussion offensichtlich nicht mehr stoppen, obwohl gegen Befürworter einer Rationierung zunehmend die ethische Keule geschwungen wird. Es ist schwer verständlich, warum bei diesen Diskussionen nicht berücksichtigt wird, dass bessere Primär- und Sekundärprävention das Problem erheblich entschärfen würde. „Halfway technologies" kommen zu einem guten Teil bei Patienten mit potentiell vermeidbaren, nicht übertragbaren chronischen Krankheiten zum Einsatz. Die Frage einer Rationierung, beispielsweise von transplantationsmedizinischen Leistungen, würde sich weniger dringlich stellen, wenn beispielsweise die Zahl der Typ 2-Diabetiker gesenkt würde.

Je erfolgreicher die Möglichkeit zur Vermeidung oder Beseitigung chronischer Krankheiten genutzt wird, umso weniger Typ 2 – Diabetiker geraten in die Lage auf Dialysebehandlung angewiesen zu sein.

Jeder zweite Dialyse-Patient ist Typ 2-Diabetiker (Kapitel IV.1). Je stärker die Zahl von Patienten mit alkoholinduzierter Leberzirrhose sinkt, umso mehr entspannt sich die Situation in der Transplantationsmedizin. Die Liste solcher Beispiele lässt sich noch erheblich erweitern.

Die Diskussionen über Rationierungen in der Medizin sollten uns alle daran erinnern, dass aller Anlass besteht, die Schwerpunkte der medizinischen Versorgung angemessener als bisher zu justieren.

1.3 Qualitätskriterien für Gesundheitssysteme

Unter den Kriterien zur Beurteilung der Qualität von Gesundheitssystemen gibt es medizinische, finanzielle und moralische. Wer deswegen zur Qualität von Gesundheitssystemen Stellung bezieht, beispielsweise mit Aussagen wie „wir haben in Deutschland eines der besten Gesundheitssysteme der Welt", sollte die Kriterien benennen, auf denen sein Urteil beruht.

Ein etabliertes Kriterium für die medizinische Qualität und das Preis-Leistungs-Verhältnis von Gesundheitssystemen ist das Verhältnis zwischen Gesundheitsausgaben in % des Bruttoinlandprodukts (BIP) und der Lebenserwartung der Bevölkerung. Gemessen an diesem Kriterium sind die medizinische Qualität und das Preis-Leistungs-Verhältnis im deutschen Gesundheitssystem schlechter als in vielen anderen europäischen Ländern, in denen die Menschen länger leben bei niedrigeren Gesundheitsausgaben des Staates. So lag beispielsweise 1997 in Deutschland der Anteil der Gesundheitsausgaben bei 10,7% des BIP, während die Lebenserwartung von Männern 74,0 Jahre und die von Frauen 80,3 Jahre betrug. Die Vergleichszahlen in den Niederlanden waren 8,5% bzw. 75,2 Jahre und 80,5 Jahre (Herz-Bericht 1999, herausgegeben vom Nds. Ministerium für Frauen, Arbeit und Soziales). An diesen Unterschieden hat sich seither nichts Wesentliches geändert.

Weitere medizinisch sinnvolle Qualitätskriterien von Gesundheitssystemen sind Zahlen zur Krankheitshäufigkeit („Morbiditätszahlen"). Gerade für die nicht übertragbaren chronischen Krankheiten sind solche Zahlen allerdings schwer zu ermitteln. Diese Krankheiten verlaufen meist über eine lange Zeit „klinisch stumm". Frühdiagnostik auf Bevölkerungsebene findet aus verschiedenen Gründen nicht statt. Deswegen sind die verfügbaren Morbiditätszahlen nur Schätzwerte. In dieser Situation bietet es sich an, als Qualitätskriterium die Heilungschance einer Krankheit anzugeben. Derzeit tendiert die Heilungschance beispielsweise des Typ 2-Diabetes gegen null. Lebenslange medikamentöse Therapie ist keine Heilung. High-Tech-Verfahren wie Transplantation der Bauchspeicheldrüse oder von Langerhans'schen Inseln der Bauchspeicheldrüse können die Häufigkeit des Typ 2-Diabetes nicht wesentlich senken. Ob moderne Forschungsansätze wie die Stammzellforschung jemals einen signifikanten Beitrag zur Heilung leisten werden ist unklar. Die nahe liegende Lösung des Problems liegt ganz woanders.

Berücksichtigt man, dass etwa 90 % der Typ 2-Diabetiker u.a. aufgrund von Übergewicht oder Adipositas erkrankt sind, kann man davon ausgehen, dass durch den Einsatz von Low-Tech-Verfahren wie Bewegungstherapie, Ernährungsberatung oder Raucherentwöhnung zahlreiche Patienten sämtliche Krankheitssymptome verlieren und ein normales Lebens führen können. Analoges gilt für andere nicht übertragbare chronische Krankheiten, die lebenslang behandelt werden. Um die Möglichkeiten der Low-Tech-Verfahren zu nutzen, ist eine medizinische Reform unseres Gesundheitssystems notwendig. Diese Meinung wird auch zunehmend in der Politik vertreten.

1.4 Gesetz zur Förderung der gesundheitlichen Prävention

Das im Frühjahr 2005 von der Bundesregierung und dem Bundestag auf den Weg gebrachte „Gesetz zur Förderung der gesundheitlichen Prävention", das vom Bundesrat an den Vermittlungsausschuss überwiesen wurde, ist ein Meilenstein auf dem Weg zur Verbesserung der medizinischen Qualität des Gesundheitssystems. Man kann sich durchaus fragen, warum eine solche Initiative nicht primär von der Ärzteschaft ausgegangen ist. Andererseits wäre es auch interessant, die Gründe zu kennen, warum bei der Konzeption des Gesetzentwurfs weitgehend auf ärztlichen Rat verzichtet wurde. Es ist auch verwunderlich, warum die Ärzteschaft bei der Umsetzung des geplanten Gesetzes kaum hinzugezogen werden soll. In seiner jetzigen Form ist der Gesetzentwurf zwar gut gemeint, aber nicht gut gemacht.

Es war die erklärte Absicht der rot-grünen Bundesregierung die Prävention zur vierten Säule des Gesundheitswesens auszubauen. Angesichts der dafür vorgesehenen homöopathischen Dosierung von Finanzmitteln, d.h. 0,2 %, gemessen am Gesamtetat für die medizinische Versorgung, wird sich am versorgungsmedizinischen „Status quo" wohl nichts Wesentliches ändern und die medizinische Fehlsteuerung des Gesundheitssystems bestehen bleiben. Man hat sich auf eine Feigenblatt-Version geeinigt und vorwiegend darüber gestritten, wer das Feigenblatt bezahlen soll. Die Anrufung des Vermittlungsausschusses erfolgte wegen unterschiedlicher Ansichten darüber, wer sich an den Kosten der Umsetzung des Gesetzes beteiligen soll bzw. darf, aber nicht aufgrund seiner medizinisch-konzeptionellen Schwächen.

In seiner jetzigen Version beschränkt sich die Gesetzesvorlage auf Primärprävention (Vermeiden des Auftretens von Krankheiten beim Gesunden). Die Möglichkeit auch durch Sekundärprävention den Krankenstand zu senken, bleibt hingegen unberücksichtigt. Das muss geändert werden. Da dem Gesetzentwurf ein Gesundheitsbegriff zugrunde gelegt wurde, der dazu einlädt, nach Belieben die Grenzen zwischen Primärprävention und Wellness-Bereich zu verschieben, ist es fraglich, inwieweit sich das Potential der Primärprävention zur Senkung der Zahl chronisch Kranker nutzen lässt. Anstelle von klaren und exakt überprüfbaren, medizinischen Reformzielen enthält die Gesetzesvorlage vieldeutige und damit erklärungsbedürftige Formulierungen wie: „Gesundheitsförderung bedeutet Aufbau von individuellen Fähigkeiten sowie gesundheitsfördernden Strukturen, um das Maß an Selbstbestimmung über die Gesundheit zu erhöhen." Was bedeutet „Selbstbestimmung über die Gesundheit" und wie verträgt sich das mit der völlig berechtigten Aufforderung an die Bevölkerung nach „Übernahme von mehr Eigenverantwortung für die Gesundheit"? In dem zur Überarbeitung anstehenden Gesetzentwurf müssen diese sowie weitere medizinische und konzeptionelle Schwächen beseitigt werden (Einzelheiten siehe Kap. VIII.1).

1.5 Hygieia und Asklepios

In der Antike standen beide Verfahren zur Senkung der Häufigkeit von Krankheiten in hohem Ansehen, d.h. ihre Vermeidung (Primärprävention) oder Heilung/Beseitigung (Sekundärprävention). Bei den alten Griechen war die Göttin Hygieia für die Gesunderhaltung (Primärprävention) und der Gott Asklepios für die Behandlung von Krankheiten (Sekundärprävention; Tertiärprävention) zuständig. Das Leben im Olymp gestaltete sich, wie hinreichend bekannt, nicht durchgehend spannungsfrei. Wenn Not am Mann war, haben die Götter jedoch vergleichsweise vernünftig zusammengearbeitet. Das hätten sie bestimmt auch getan, wenn sich das anti-

ke Griechenland bereits im Stadium der industriellen Wohlstandsgesellschaft befunden hätte, und durch einen dramatischen Anstieg nicht übertragbarer chronischer Krankheiten in Schwierigkeiten geraten wäre. Bei der anstehenden Überarbeitung des „Präventionsgesetzes" sollte nicht nur Hygieia, sondern auch Asklepios geehrt werden.

Selbst wenn es gelingt in der Gesetzesvorlage ein überzeugendes Gesamtkonzept zur Senkung der Zahl chronisch Kranker zu verankern, bleibt das Problem seiner Umsetzung. Von herausragender Bedeutung für eine erfolgreiche Umsetzung sind Änderungen im Denken und Handeln sowohl der Bevölkerung als auch vieler Berufsgruppen und Organisationen, die einen konkreten Beitrag zur Senkung der Zahl chronisch Kranker leisten können (siehe auch Kap. VIII.6). Damit die Gesetzesinitiative ein Erfolg wird, benötigt die Politik in erster Linie die Unterstützung der Bevölkerung und der Ärzteschaft.

1.6 Rolle der Bevölkerung

Um die Unterstützung der Bevölkerung für die Implementierung des Gesetzes zu gewinnen sind offensive Argumente erfolgversprechender als defensive und Ehrlichkeit besser als eine Verschleierungstaktik.

Das Preis-Leistungs-Verhältnis unseres Gesundheitssystems ist schlecht. Zu den klaren Belegen dafür gehören die mindestens 10 Millionen chronisch Kranke, die lebenslang mit hohem finanziellen Aufwand behandelt werden, obwohl viele hätten gesund bleiben oder wieder gesund werden können. Die Erwartung der Bevölkerung, ein langes, selbstbestimmtes Leben in Würde und Gesundheit führen zu können, erfüllt sich seltener, als es möglich wäre. Es sollte deswegen tunlichst der Eindruck vermieden werden, als bedaure man es nur aufgrund leerer Kassen an unserem hoch gelobten

Gesundheitssystem Änderungen vornehmen zu müssen. Es wäre ehrlicher und erfolgversprechender sinngemäß etwa folgendermaßen zu argumentieren: „Unser Gesundheitssystem muss medizinisch reformiert werden, damit die unnötig hohe Zahl chronisch Kranker sinken kann. Um dies zu ermöglichen, sind Änderungen im Denken und Handeln weiter Kreise der Gesellschaft Voraussetzung. Der Beitrag, der von der Bevölkerung erbracht werden muss, besteht in der Bereitschaft mehr Eigenverantwortung für ihre Gesundheit zu übernehmen und ihre von der Politik sowie von vielen Vertretern des medizinisch industriellen Komplexes anerzogene Anspruchshaltung zu reduzieren." Angesichts des derzeitigen Krankheitsspektrums bedeutet Übernahme von mehr Eigenverantwortung Änderung des für die industriellen Wohlstandsgesellschaften charakteristischen Lebensstils. Dies ist aus verschiedenen Gründen ebenso schwierig wie der Abschied von einer überzogenen Anspruchshaltung.

Die vernünftige und überfällige Forderung mehr Eigenverantwortung für die Gesundheit zu übernehmen, lag jahrzehntelang nicht im Zeitgeist. Politiker und Anbieter von „Gesundheitsleistungen" pflegten vielmehr darauf hinzuweisen, was in einem der besten Gesundheitssysteme der Welt dem Einzelnen alles an Gesundheitsleistungen zusteht, und förderten so ein oft überzogenes Anspruchsdenken. Mehr und mehr schwand das Bewusstsein dafür, dass Solidarität in der Solidargemeinschaft der Krankenversicherten keine Einbahnstraße ist und dass die Folgekosten des eigenen krankheitsfördernden Verhaltens wie Überernährung, Bewegungsmangel, Tabakrauchen und übermäßiger Genuss von Alkohol von der Solidargemeinschaft der Krankenversicherten getragen werden müssen.

Die Änderung dieses Lebensstils fällt schwer, auch deswegen, weil er ein lange unterschätztes Nebenprodukt einer an sich sehr erfreulichen Entwicklung ist, d.h. eines gestiegenen Wohlstands. Dank des in den vergangenen 50 Jahren gewachsenen und hart erarbeiteten Wohlstands kann es sich der überwiegende Teil der Bevölkerung leisten, im Überfluss zu essen, zu rauchen und Alkohol zu trinken sowie alle Möglichkeiten der Technik zu nutzen, zur Erleichterung der körperlichen Arbeit. Wie angenehm und wie verdient und wie schwer, gesund zu leben, d.h. die hart erarbeiteten Annehmlichkeiten maßvoll zu genießen.

Die Schwierigkeit den Lebensstil zu ändern, wird durch triviale Äußerungen von Anhängern der langsam aus der Mode kommenden Spaß- und Anspruchsgesellschaft zusätzlich gesteigert. „Alles, was Spaß macht, ist nicht gesund" oder wie es Mutti und Papa einst im Göttinger Tageblatt für ihren Dirk formulierten:

> Hallo Dirk,
> es gibt Menschen, die rauchen und trinken nicht, essen nur Gemüse und meiden auch sonst jeden Genuss.
> Zur Strafe werden sie 100 Jahre alt.
> Zu Deinem 30. Lebensjahr alles Liebe und Gute
> wünschen dir Senait, Mutti und Papa

Manche tun mehr als nur den Nutzen einer „gesunden" Lebensweise zu trivialisieren, sie versuchen vielmehr zu verhindern, dass die Bevölkerung einen „gesunden" Lebensstil praktiziert. Ein krasses Beispiel für gezielte Maßnahmen gegen eine gesunde Lebensweise sind die Versuche der Tabakindustrie zur Verharmlosung der Gefahren des Rauchens mithilfe wissenschaftlicher Mietmäuler, offensichtlich auch aus Deutschland [Ludwig 2005]. Tabakrauchen verursacht beispielsweise etwa 90% aller Bronchial-Carcinome und etwa 80% der über 4 Millionen Fälle von chronisch obstruktiver Lungenerkrankung (Kap. III.8).

Wenn die Bevölkerung bereit ist, mehr Eigenverantwortung für ihre Gesundheit zu übernehmen, muss sie auch Folgendes bedenken: Ein ganzer Industriezweig nutzt diese Bereitschaft um seine wirtschaftlichen Interessen zu verfolgen. Vieles von dem, was oft für viel Geld zur Förderung der Gesundheit angeboten wird, steht in keinem Zusammenhang zur Vermeidung oder Beseitigung der chronischen Krankheiten, an denen inzwischen etwa 10 Millionen Bundesbürger leiden.

Zu denjenigen, die am ehesten in der Lage sind die Bevölkerung davon zu überzeugen, dass die Übernahme von mehr Eigenverantwortung für die Gesundheit notwendig und sinnvoll ist, gehören die Ärzteschaft und die Politik.

1.7 Rolle der Ärzteschaft

Ärzte sind für die Bevölkerung die wichtigsten Ansprechpartner in Fragen von Krankheit und Gesundheit. Bisher hat die Ärzteschaft der Bevölkerung oder der Patientenschaft zu wenig geholfen, einen gesunden Lebensstil einzuhalten. Dafür gibt es viele Gründe. Eine besonders plausible Erklärung nannte Gohlke 1994 während der Sitzung der Arbeitsgruppe „Sekundärprävention" im Rahmen der Frühjahrstagung der Deutschen Gesellschaft für Kardiologie: „Bislang wurden die Möglichkeiten der Lebensstiländerung noch nicht ausreichend genutzt, um den Verlauf der Herz- und Gefäßkrankheiten zu beeinflussen – mög-licherweise weil bisher weder Ärzte noch Patienten genügend überzeugt waren, dass diese Lebensstilveränderungen den Unterschied zwischen Fortschreiten und Stillstand der Erkrankung, ja evtl. sogar deren Rückbildung bewirken können." [Gohlke 1996] Eine dazu komplementäre Erklärung ist die hohe Wertschätzung der medikamentösen Therapie durch Ärzteschaft

und Bevölkerung. Sie beruht auf der Erinnerung an den erfolgreichen Kampf mit Medikamenten gegen Infektionskrankheiten, die bis Anfang des vergangenen Jahrhunderts das Hauptproblem der Gesundheitssysteme aller Länder waren.

Über Jahrhunderte hinweg gab es kaum Möglichkeiten zur Vorbeugung oft tödlich verlaufender Krankheiten, wie Masern, Mumps, Röteln, Keuchhusten Pocken, Pest, Typhus oder Tuberkulose und keine Kausaltherapie [Diamond 1979; McNeill 1976; Anderson, May 1992; Ewald 1994]. So raffte zwischen 1346 und 1352 der Schwarze Tod (Beulenpest) ein Viertel der Bevölkerung Europas dahin. In manchen Städten kamen bis zu 70% der Einwohner ums Leben [McNeill 1976; Anderson, May 1992].

Die Identifizierung von Infektionserregern sowie die Entwicklung von Verfahren zur erfolgreichen Verhütung und Behandlung der von ihnen ausgelösten Krankheiten gehören zu den Triumphen der Medizin. Diese Triumphe liegen noch nicht allzu lange zurück. Robert Koch (11. Dezember 1843 bis 27. Mai 1910) wies 1876 mit dem Milzbrandbazillus erstmals einen lebenden Mikroorganismus als spezifische Ursache einer Infektionskrankheit nach. 1882 entdeckte er den Erreger der Tuberkulose und 1883 den Erreger der Cholera. Damit konnte die Suche nach einer gezielten Therapie beginnen. Erfolgreiche Verhütung von Infektionskrankheiten gab es bereits vor Robert Koch. Beispielsweise führte der britische Arzt Edward Jenner (17. Mai 1749 bis 26. Januar 1823), der als „Vater der Pockenschutzimpfung" bezeichnet wird [Gins, Anders 1962], die erste Pockenschutzimpfung mit dem Impfstoff Rinderpockenlymphe am 14. Mai 1796 durch. Als erstes Antibiotikum zur Heilung bakterieller Infektionen kam 1940 das Penicillin zum Einsatz, also nur wenige Jahre, bevor sich das heutige medizinische Hauptproblem der industrialisierten Länder ankündigte, d.h. die Flut nicht übertragbarer

Krankheiten, wie Typ-2-Diabetes, Bluthochdruck, chronisch obstruktive Lungenerkrankung, Demenz oder koronare Herzerkrankung. Man vertraute offensichtlich zu lange darauf, auch das neue Hauptproblem des Gesundheitssystems durch medikamentöse Therapie bewältigen zu können, und realisierte zu spät, dass sich die Häufigkeit dieser Krankheiten nicht durch Medikamente, sondern nur durch Lebensstilerziehung oder Lebensstilintervention senken lässt. Insofern stehen die Ärzteschaft und die Bevölkerung vor dem gleichen Problem, sie müssen sich vom Nutzen der Lebensstilerziehung und der Lebensstilintervention überzeugen und dementsprechend handeln.

Ärzte versorgen Patienten mit nicht übertragbaren chronischen Krankheiten wie Typ-2-Diabetes oder Bluthochdruck so, wie sie es in den Universitäten gelernt haben. Den wenigsten angehenden Ärzten wird vermittelt, dass chronisch krank nicht notwendigerweise lebenslang krank bedeutet. Sie verordnen Medikamente und greifen ggf. auf High-Tech-Verfahren zurück bis hin zur Organtransplantation. Lebensstilerziehung und Lebensstilintervention kommen hingegen zu kurz. Wenn sich dies ändert, steigt die Achtung der Bevölkerung vor dem Nutzen der Lebensstilerziehung bzw. der Lebensstilintervention und damit der Anreiz, mehr Eigenverantwortung für die Gesundheit zu übernehmen.

Zu den Belegen dafür, dass die Ärzteschaft dazu bereit ist, der Lebensstilerziehung und Lebensstilintervention mehr Bedeutung beizumessen, gehört die Förderung der Ernährungsmedizin durch die Ärztekammern in Übereinstimmung mit einer kürzlichen Resolution des Europarates (s. Kap. VIII.2). Auch der Beschluss des 108. Deutschen Ärztetages in Berlin, den Leitantrag des Vorstandes der Bundesärztekammer zur Förderung der Versorgungsforschung anzunehmen, geht in diese Richtung, denn zu den vielfältigen Aufgaben der Versorgungsforschung gehört es auch zu klären, wie die Voraussetzungen zur Lebensstilintervention im ärztlichen Alltag verbessert werden können. Die beschlossene Förderung führte zu einer zweckgebundenen Etatisierung von 4,5 Mio. Euro für eine Projektdauer von 6 Jahren [Gerst 2005].

1.8 Rolle der Politik

Die Politik kann der Bevölkerung zunächst damit helfen, mehr Eigenverantwortung für die Gesundheit zu übernehmen und überzogenes Anspruchsdenken zu reduzieren, indem sie ihr unmissverständlich erklärt, dass dies eine notwendige Voraussetzung für den Erfolg der unvermeidlichen Reform unseres Gesundheitssystems ist. Wenn sich ein Gesundheitssystem darauf konzentriert, Krankheiten lebenslang zu behandeln, aber die Möglichkeiten vernachlässigt, sie zu vermeiden, in eine spätere Lebensphase zu verschieben oder wieder zu beseitigen, muss es reformiert werden. Medizinische und moralische Gründen hätten schon vor Jahrzehnten für diese gesundheitspolitisch richtungweisende Entscheidung gesprochen, also zu einer Zeit, als der rasante Anstieg der vermeidbaren so genannten nicht übertragbaren chronischen Krankheiten bereits unübersehbar war.

Die Bevölkerung weiß allerdings, dass die Initiative zur medizinischen Reform des Gesundheitswesens im Wesentlichen wegen der immer prekärer werdenden finanziellen Notlage der gesetzlichen Krankenversicherung erfolgte, und auch deswegen, weil sich die medizinische Fehlsteuerung zunehmend negativ auf die finanzielle Situation der Pflegeversicherung auswirkt. Viele Patienten mit Spätkomplikationen chronischer Krankheiten werden pflegebedürftig, beispielsweise nach einem Schlaganfall oder einer Hüftgelenksfraktur. Wenn die Politik nun die Bevölkerung aus finanziellen Gründen bittet, mehr Eigenverantwortung für ihre Gesundheit zu übernehmen, ist es auch angemessen, diejenigen, die das erfolgreich tun, finanziell zu belohnen.

Die bisher von der Politik genutzten Möglichkeiten durch finanzielle Maßnahmen, krankheitsrelevante Aspekte des Lebensstils in der Bevölkerung zu beeinflussen, waren zwar nicht erfolglos, aber zu einer drastischen Senkung der Häufigkeit vermeidbarer Krankheiten haben sie nicht geführt. Zur Beeinflussung der Lebensweise durch die Änderung der finanziellen Verhältnisse (Verhältnisprävention) stehen „Bestrafungsstrategien" und „Belohnungsstrategien" zur Verfügung, d.h. finanzielle Sanktionen oder Vergünstigungen. Insgesamt existieren mehr Erfahrungen mit „Bestrafungsstrategien". Sie richten sich in der Regel gegen einen einzelnen krankheitsfördernden Lebensstilfaktor, besonders gegen Tabakrauchen und Alkoholabusus. Die Beeinflussung komplexerer Lebensstilfaktoren wie Essen oder körperliche Bewegung durch Verhältnisprävention ist sehr viel schwieriger. Noch schwerer ist die Verhältnisprävention des gesamten „ungesunden" Lebensstils mit allen seinen Teilfaktoren.

Bei den Bestrafungsstrategien kann es sich um Verbote oder („nur") um Erschwernisse bzw. Behinderungen handeln. Der engagierteste Versuch, in westlichen Industrieländern einen einzelnen krankheitsrelevanten Lebensstilfaktor zu verbieten, war die so genannte „Prohibition", d.h. das Verbot von Herstellung, Transport und Verkauf alkoholischer Getränke („Alkoholverbot") in den USA. Bekanntlich scheiterte dieser Versuch, und zwar bezeichnenderweise besonders aus "fiskalischen" Gründen. Das entsprechende Bundesgesetz war von 1920 bis 1933 in Kraft. Bis 1966 wurden auch alle einzelstaatlichen Prohibitionsgesetze aufgehoben. „Verbotsstrategien" zur Verhinderung eines potentiell krankheitsfördernden Lebensstilfaktors oder gar des gesamten Le-

bensstils lassen sich in laizistischen Demokratien nicht durchsetzen, sondern allenfalls in manchen religiös gesteuerten Staaten. Beispiele sind Vorschriften der Thora für die Zubereitung und den Verzehr von Speisen (koscher Essen, von hebräisch koscher, d.h. einwandfrei) sowie das im Koran verankerte Alkoholverbot bzw. das Verbot der Homosexualität. In den entsprechenden Staaten spielen alkoholinduzierte Krankheiten oder Infektionskrankheiten wie AIDS nur eine zahlenmäßig geringe Rolle.

Laizistische Demokratien können krankheitsförderndes Verhalten zwar nicht verbieten, es aber erschweren bzw. behindern. Das derzeit bekannteste Beispiel ist die Erhöhung der Tabaksteuer. Bisher war sie aus medizinischer Sicht ein Erfolg, die Zahl der Raucher nahm ab, zur Freude der Bundesgesundheitsministerin und zum Leid des Bundesfinanzministers. Eine weitere bisher erfolgreiche „Bestrafungsstrategie" ist die Einführung der so genannten „Praxisgebühr". Sie war dazu gedacht, Arztbesuche wegen medizinischer Lapalien zu reduzieren und damit die Beiträge der gesetzlich Krankenversicherten „zu schonen" und die Finanzlage der Krankenkassen zu verbessern. Die Erwartungen haben sich erfüllt. Die Krankenkassen stehen finanziell inzwischen besser dar, die Zahl der Praxisbesucher ging zurück, und zwar ohne dass die von manchen vorausgesagten apokalyptischen Folgen für die medizinische Versorgung der Bevölkerung eintraten.

Besonders die Praxisgebühr kann als Beispiel dafür dienen, dass die Mehrheit in der Politik und der Bevölkerung letztlich finanzielle „Sanktionen" akzeptiert, um im Interesse der Versicherten der gesetzlichen Krankenkasse vermeidbare Ausgaben zu ersparen. Insgesamt haben die Bestrafungsstrategien allerdings bisher zu keiner drastischen Senkung lebensstilbedingter Erkrankungen geführt. Natürlich lässt sich argumentieren, dass der begrenzte Erfolg dieser Maßnahmen gesteigert werden könnte, wenn an der finanziellen Schraube noch etwas mehr gedreht würde. Andererseits ist es durchaus überlegenswert, anstatt auf „Bestrafungsstrategien" mehr auf „Belohnungsstrategien" zu setzen.

Mit Belohnungsstrategien bestehen vergleichsweise wenig Erfahrungen. Prinzipiell kann bereits die gute Absicht belohnt werden, beispielsweise der Besuch von Kochkursen oder Entspannungskursen, die von verschiedenen Krankenkassen angeboten werden. Ob sich dadurch medizinische Erfolge im Sinne einer Senkung der Zahl chronisch Kranker erzielen lassen, ist unklar. Bisher ist die Bereitschaft der Krankenkassen gering, den Erfolg solcher Maßnahmen zu objektivieren.

Eine andere Belohnungsstrategie besteht darin den Erfolg zu belohnen, d.h. diejenigen Bürger, denen es gelungen ist, gesund zu bleiben oder wieder gesund zu werden. Die Einhaltung des dazu notwendigen Lebensstils ist nicht leicht und eine große individuelle Leistung. Vom Erfolg dieser individuellen Leistung profitiert die Allgemeinheit. Wer die gesetzliche Krankenversicherung nicht in Anspruch nimmt, sollte geringere Versicherungsprämien zahlen als derjenige, der Leistungen beansprucht. Damit steigt der Anreiz erheblich durch einen vernünftigen Lebensstil möglichst lange gesund zu bleiben. Die Einzelheiten müssen gerecht festgelegt werden, schon um jeden Eindruck zu vermeiden, es handele sich dabei um eine Verletzung des Solidaritätgedankens. Es ist das gute Recht jedes Einzelnen, „gesund" oder „ungesund" zu leben. Wer nach der Devise lebt, „alles, was Spaß macht, ist zwar nicht gesund, aber ich will meinen Spaß haben", soll dies tun. Die Bevölkerung verliert jedoch zunehmend das Verständnis dafür, dass immer mehr Versicherte ihren Spaß individualisieren, die Behandlungskosten für die daraus resultierenden Krankheiten aber zu Lasten der Solidargemeinschaft sozialisieren.

Die Senkung der Beiträge zur Krankenversicherung für gesund gebliebene oder wieder gesund gewordene Mitglieder wird kein gesundheitpolitischer Spaziergang, schon deswegen nicht, weil eine mehrheitlich gesund lebende Bevölkerung den wirtschaftlichen Interessen großer Teile des so genannten medizinisch-industriellen Komplexes zuwiderläuft. Angesichts der dramatisch wachsenden Häufigkeit lebensstilbedingter Krankheiten muss aber jede erfolgversprechende Möglichkeit genutzt werden, die Zahl chronisch Kranker zu senken. Im Übrigen steht dieser Vorschlag durchaus in Übereinstimmung mit Prinzipien, die auch bei der Reform anderer Teile des sozialen Netzes gelten. Das Prinzip „wer arbeitet, muss mehr im Portemonnaie haben als derjenige, der nicht arbeitet" wird von der breiten Mehrheit der Gesellschaft akzeptiert. Die Übertragung dieses Prinzips auf die gesetzliche Krankenversicherung lautet: „So lange ein Versicherter infolge einer gesunden Lebensweise keine Leistungen der gesetzlichen Krankenkasse beansprucht, sollte er einen niedrigeren Beitrag zahlen als derjenige, der Leistungen in Anspruch nimmt."

Wenn die Politik an die Bevölkerung appelliert, mehr Eigenverantwortung für die Gesundheit zu übernehmen und überzogenes Anspruchsdenken zu reduzieren, muss sie auch alle Berufsgruppen und Institutionen des Gesundheitssystems auffordern, überzogenes Gewinnstreben zu reduzieren, und mit den Beitragszahlungen der Krankenversicherten verantwortungsvoll umzugehen. Die Bevölkerung kann bei der Inanspruchnahme medizinischer Leistungen ein angemessenes Preis-Leistungs-Verhältnis erwarten. In einem System, in dem praktisch jede Grundbedingung für einen funktionierenden Markt außer Kraft gesetzt ist, hat es der Bürger schwer, diesen Anspruch durchzusetzen.

Der drastische Anstieg der Häufigkeit vermeidbarer chronischer Krankheiten belastet

Tab. X.1.1: Fiktiver Lebensverlauf eines 25-jährigen, 180 cm großen Mannes ohne kompetente Lebensstilerziehung und Lebensstilintervention

Alter	Gewicht		Lebensgewohnheiten		Krankheiten/	Behandlung
(Jahre)	(kg)	(BMI)[1]	Zigaretten/ Tag (Packung)	Alkohol/Tag (0,5 l Bier)[2]	Krankheitsspätfolgen	
25	70	21,6	–	gelegentlich	keine	–
30	74	22,8	1	1	keine	–
35	76	23,4	1	1–2	keine	–
45	86	26,2	1–2	2	Übergewicht Bluthochdruck	Medikamente
50	92	28,4	1–2	2	Übergewicht Bluthochdruck	Medikamente
53	97	30,2	1–2	2	Adipositas I Bluthochdruck Typ-2-Diabetes Herzinfarkt	Medikamente Medikamente Stent-Implantation Medikamente
55	102	31,5	1–2	2	Adipositas I Bluthochdruck Typ-2-Diabetes Herzinfarkt	Medikamente Insulin Operation (3- Gefäß-Bypass), Medikamente
57	104	32,1	1–2	2	Adipositas I Bluthochdruck Typ-2-Diabetes Terminale Niereninsuffizienz Herzrhythmusstörungen	Medikamente Insulin Hämodialyse Herzschrittmacherimplantation
59	106	32,7	1	gelegentlich	Adipositas I Bluthochdruck Typ-2-Diabetes Terminale Niereninsuffizienz Herzinsuffizienz	Medikamente Insulin Nierentransplantation Medikamente
61	114	35,1	1	1–2	Adipositas II Bluthochdruck Typ-2-Diabetes Schlaganfall	Medikamente Insulin Pflegeheim

1 BMI (Body Mass Index). Normgewicht: 18,5–25 kg/Körpergröße in m². Übergewicht: über 25–30 kg/m². Adipositas Grad I: über 30–35 kg/m². Adipositas Grad II: über 35–40 kg/m². Bei Werten über 40 kg/m² spricht man von Adipositas Grad III.
2 Selten Wein oder andere alkoholische Getränke.

die Mehrheit der Gesellschaft finanziell, während viele Anbieter von „Gesundheitsleistungen" von dieser Situation profitieren. Die Ärzteschaft befindet sich in einer Schlüsselposition die Gesellschaft zu entlasten, wenn sie sich darauf konzentriert, die Häufigkeit der vermeidbaren chronischen Krankheiten durch Primär- und Sekundärprävention zu senken. Die Politik sollte die Ärzteschaft dabei nach Kräften unterstützen. Welche Vorteile daraus resultieren, zeigen beispielhaft die fiktiven Lebensverläufe von zwei Männern, von denen der eine mit 61 Jahren pflegebedürftig ist, der andere hingegen ein selbstbestimmtes Leben in Gesundheit führt (s. Tab. 1.1 und 1.2).

Die beiden Lebensläufe zeigen exemplarisch, welche Möglichkeiten zur Senkung der Zahl chronisch Kranker vertan werden, wenn die Sekundärprävention vernachlässigt wird. Es wird wohl immer Menschen geben, von denen die Chance der Primärprävention nicht genutzt wird, die aber unter dem Eindruck des Auftretens einer vermeidbaren chronischen Krankheit bereit sind, das

Ihre dazu beizutragen, um durch Sekundärprävention wieder krankheitsfrei zu werden. Dabei sind sie auf ärztliche Hilfe angewiesen. Nur Ärzte sind in der Lage, ohne Gefahr für die Patienten, eine medikamentöse Therapie zu reduzieren oder zu beenden, in Abhängigkeit vom Erfolg der Low-Tech-Verfahren, die im Rahmen der Lebensstilintervention zur Anwendung gelangen. Wenn bei dem in Tabelle 1.1 beschriebenen Patienten im Alter von 50 Jahren eine konsequente Lebensstilintervention erfolgt wäre, hätte ihm das viel Leid und den gesetzlichen Krankenkassen enorme Ausgaben erspart. Es liegt im Interesse der Politik, sowohl die Aktivitäten zur Verbesserung der Primär- als auch der Sekundärprävention vermeidbarer chronischer Krankheiten zu unterstützen. Dazu hätte sie beispielsweise im Rahmen des Milliardenprogramms der Bundesregierung zur Förderung von „Elite-Universitäten" eine gute Gelegenheit. Die Fördermittel sollten gezielt an solche Universitäten vergeben werden, die bereit sind, einen Beitrag zur Senkung der Zahl chronisch Kranker zu leisten, indem sie

Tab. X.1.2: Fiktiver Lebensverlauf eines 25-jährigen, 180 cm großen Mannes bei kompetenter Lebensstilerziehung und Lebensstilintervention

Alter	Gewicht		Lebensgewohnheiten		Krankheiten/ Krankheitsspätfolgen	Behandlung
(Jahre)	(kg)	(BMI)[1]	Zigaretten/ Tag(Packung)	Alkohol/Tag (0,5 l Bier)[2]		
25	70	21,6	–	gelegentlich	keine	Lebensstilerziehung
30	74	22,8	1	etwa 1–2	keine	Lebensstilintervention
35	76	23,4	gelegentlich	1	Kreuzbandriss (linkes Knie)	Operation
45	79	24,4	–	gelegentlich	keine	–
50	80	24,7	–	gelegentlich	keine	–
53	80	24,7	–	gelegentlich	keine	–
55	84	25,9	gelegentlich	1–2	Übergewicht Bluthochdruck	Lebensstilintervention Lebensstilintervention
57	81	25,0	–	gelegentlich	Gehirnerschütterung	Eine Woche Bettruhe
59	81	25,0	–	gelegentlich	keine	–
61	84	25,9	–	1–2	Übergewicht	Lebensstilintervention

[1] BMI (Body Mass Index). Normgewicht: 18,5–25 kg/Körpergröße in m^2. Übergewicht: über 25–30 kg/m^2
[2] Selten Wein oder andere alkoholische Getränke.

ihre Medizinstudenten entsprechend ausbilden und eine Versorgungsforschung betreiben, die zu einer verbesserten Primär- und Sekundärprävention führt.

1.9 Fazit

In den letzten etwa 50 Jahren hat in Deutschland ein Wandel im Krankheitsspektrum stattgefunden. Er ist gekennzeichnet durch eine Zunahme nicht übertragbarer chronischer Krankheiten und deren Komplikationen, darunter Adipositas, Typ-2-Diabetes, kardiovaskuläre Erkrankungen einschl. arterielle Hypertonie, Schlaganfall und Herzinfarkt, Krebs, Zahnerkrankungen, Demenz, Osteoporose, chronisch obstruktive Lungenerkrankungen und andere. Ihre Ursache ist eine für industrielle Wohlstandsgesellschaften charakteristische Lebensweise, d.h. eine Kombination aus Überernährung, Bewegungsmangel, Alkoholabusus und Tabakrauchen.

Wenn der Anteil chronisch Kranker und derer, die sie versorgen, in der Bevölkerung weiterhin steigt, kommt zwangsläufig der Punkt, an dem die Gesellschaft die anfallenden Kosten nicht mehr aufbringen kann, ohne ihre sonstigen Aufgaben zu gefährden, beispielsweise in Bildung und Forschung zu investieren. Bereits jetzt leidet die Konkurrenzfähigkeit der Nation, und es mehren sich die Anzeichen, dass der soziale Frieden bedroht ist. Die Gesellschaft steht deswegen vor der Aufgabe, umgehend Wege zu finden, die Zahl chronisch Kranker zu senken. Dazu sind folgende Massnahmen vorrangig:

◢ Rasche Verabschiedung eines wissenschaftlich fundierten Präventionsgesetztes

◢ Entwicklung eines finanziellen Bonussystems für Bürger, die bereit sind, mehr Eigenverantwortung für die Gesundheit zu übernehmen und denen es gelungen ist, frei von lebensstilbedingten Krankheiten zu sein.

◢ Schaffung der Voraussetzungen, die es der Ärzteschaft ermöglichen, die Bevölkerung dabei wirkungsvoll zu unterstützen.

Für eine Reform des Gesundheitswesens sprechen ethische, medizinische und ökonomische Gründe. Wenn es die Gesellschaft will, wird die Reform gelingen. In der Vergangenheit hat unser Land schon ganz andere Herausforderungen gemeistert.

Literatur

Anderson R, May R (1992). Infectious Diseases of Humans, Oxford University Press, Oxford

Diamond J (1979) Guns, Germs and Steel. The Fate of Human Societies. W.W. Norton & Company, New York

Ewald P (1994). Evolution of Infectious Disease. Oxford University Press, New York

Gerst Th (2005). Top III. Förderung der Versorgungsforschung, Zahlen, Daten, Fakten schaffen. Deutsches Ärzteblatt. 102, Heft 19, C 1058–C 1061

Gins HA, Anders W (1962). A. Praxis der Schutzimpfungen. 1. Gesetzliche Schutzimpfung. Pocken. In: Hartung K, Praktikum der Schutzimpfungen, Verlag Hildegard Hoffmann, Berlin-Zehlendorf, 71–83

Gohlke H (1996). Auswirkungen von Lebensgewohnheiten auf Manifestation und Progression von kardiovaskulären Erkrankungen. Herz/Kreisl. 28: 100–105

Ludwig U (2005). Geheime Gesandte. Der Spiegel. 23:156–157

McNeill W (1994). Plagues and People, Doubleday, Garden City

World Health Organization (2003). Diet, nutrition and the prevention of chronic diseases. Report of a Joint WHO/FAO Expert Consultation. WHO Technical Report Series 916, Genf (www.who.int/dietphysicalactivity/publications/trs916/kit/en/)

Autorenverzeichnis

Herausgeber

Professor Dr. med. Peter Schauder
Georg-August-Universität
Medizinische Universitätsklinik
Abt. Gastroenterologie/Endokrinologie
Robert-Koch-Str. 40
37075 Göttingen
und
Akademie für Ernährungsmedizin Hannover
Ärztekammer Niedersachsen
Berliner Allee 20
30175 Hannover

Professor Dr. med. Heiner K. Berthold
Geschäftsführer
Arzneimittelkommission der
deutschen Ärzteschaft
Herbert-Lewin-Platz 1
10623 Berlin

Professor Dr. med. Heyo Eckel
Präsident
Ärztekammer Niedersachsen
Berliner Allee 20
30175 Hannover

Professor Dr. med. Dr. rer. nat. Günter
Ollenschläger, FRCP Edin
Geschäftsführer
Ärztliches Zentrum für Qualität
in der Medizin
(Gemeinsame Einrichtung der BÄK und KBV)
Präsident des Guidelines International
Network G-I-N
Wegelystr. 3
10623 Berlin

Autoren

Prof. Dr. med. Olaf Adam
Ludwig-Maximilians-Universität
Walther-Straub-Institut für Pharmakologie
und Toxikologie
Goethestr. 33
80336 München

Professor Dr. med. Stefan Andreas
Georg-August-Universität
Medizinische Universitätsklinik
Abt. für Kardiologie/Pulmologie
Robert-Koch-Str. 40
37075 Göttingen

Dr. med. Ursula Auerswald †
ehemalige Vizepräsidentin der
Bundesärztekammer und Präsidentin der
Ärztekammer Bremen

Professor Dr. med. Aloys Berg
Albert-Ludwigs-Universität
Medizinische Universitätsklinik
Abt. Prävention, Rehabilitation und
Sportmedizin
Hugstätter Str. 55
79106 Freiburg

PD Dr. Klaus Berger MPH
Westfälische Wilhelms-Universität
Institut für Epidemiologie und Sozialmedizin
Universitätsklinikum Münster
Domagkstr. 3
48149 Münster

Professor Dr. med. Renate Bergmann
Charité-Universitätsmedizin Berlin
Klinik für Geburtsmedizin
Augustenburger Platz 1
13353 Berlin

Professor Dr. med. Karl E. Bergmann
Charité-Universitätsmedizin Berlin
Zentrum für Kinder- und Jugendmedizin
Augustenburger Platz 1
13353 Berlin

Dr. med. Christa Bongarth
Technische Universität München
Medizinische Universitätskliniken
Abt. für Rehabilitative und Präventive
Sportmedizin
Zentrum für Sportmedizin am Olympiapark
München
Connollystr. 32
80809 München

Professor Dr. med. Hermann Brenner
Wissenschaftlicher Stiftungsvorstand
Deutsches Zentrum für Alternsforschung
der Universität Heidelberg (DZFA)
Stiftung des öffentlichen Rechts des Landes
Baden-Württemberg
Bergheimer Str. 20
69115 Heidelberg

Professor Dr. med. Carl-Peter Criée
Ev. Krankenhaus Weende
Abt. Pneumologie, Schlaf- und
Beatmungsmedizin
Pappelweg 5
37120 Bovenden-Lenglern

Professor Dr. med. Joachim W. Dudenhausen
Charité-Universitätsmedizin Berlin
Direktor der Klinik für Geburtsmedizin
Augustenburger Platz 1
13353 Berlin

Dorothea Felten
Georg-August-Universität
Abt. für Kardiologie/Pulmologie
Robert-Koch-Str. 40
37075 Göttingen

Professor Dr. med. Christoph Fuchs
Hauptgeschäftsführer
Bundesärztekammer
Herbert-Lewin-Platz 1
10623 Berlin

Professor Dr. med. Manfred Gahr
Universitätsklinikum Carl-Gustav-Carus
Klinik und Poliklinik für Kinder- und
Jugendmedizin
Fetscherstr. 74
01307 Dresden

Dr. med. Cornelia Goesmann
Vize-Präsidentin der Bundesärztekammer
Vize-Präsidentin der Ärztekammer
Niedersachsen
Berliner Allee 20
30175 Hannover

Professor Dr. med. R. Willi Grunewald
Georg-August-Universität
Zentrum Innere Medizin
Abt. Nephrologie und Rheumatologie
Robert-Koch-Str. 40
37075 Göttingen

Kirsten Haas
QuaSi-Niere gGmbH
Joachimstaler Str. 15
10719 Berlin

Prof. Dr. oec. troph. Andreas Hahn
Universität Hannover
Institut für Lebensmittelwissenschaft
Wunstorfer Straße 14
30453 Hannover

Professor Dr. med. Martin Halle
Technische Universität München
Medizinische Universitätskliniken
Abt. Rehabilitative u. Präventive Sportmedizin
Zentrum für Sportmedizin am Olympiapark
München
Connollystr. 32
80809 München

Professor Dr. med. Knut Olaf Haustein
Fritz-Lickint-Institut für Nikotinforschung
und Raucherentwöhnung
Johannesstr. 85–87
99084 Erfurt

Professor Dr. med. Gert Hein
Medizinische Universitätsklinik
Funktionsbereich Rheumatologie und
Osteologie
Erlanger Allee 101
07740 Jena

Professor Dr. med. Helmut Henrichs
Wilhelmstraße 7
49610 Quakenbrück

Professor Dr. med. Hans-Werner Hense
Institut für Epidemiologie und Sozialmedizin
Westfälische Wilhelms-Universität Münster
Domagkstr. 3
48129 Münster

Professor Dr. oec. troph. Helmut Heseker
Universität Paderborn
Fakultät für Naturwissenschaften
Fachgruppe für Ernährung und Gesundheit
Warburger Str. 100
33095 Paderborn

Professor Dr. med. Dr. med. h.c.
Jörg-Dietrich Hoppe
Präsident der Bundesärztekammer und
des Deutschen Ärztetages
Herbert-Lewin-Platz 1
10623 Berlin

Professor Dr. med. Michael Hüfner
Georg-August-Universität
Medizinische Universitätsklinik
Schwerpunkt Endokrinologie
Robert-Koch-Str. 40
37075 Göttingen

Privatdozentin Dr. med. Dr. PH Andrea Icks
Deutsches Diabetes-Zentrum, Leibniz-Institut
Heinrich-Heine-Universität Düsseldorf
Institut für Biometrie und Epidemiologie
Auf'm Hennekamp 65
40225 Düsseldorf

Professor Dr. med. Ulrich Keil
Institut für Epidemiologie und Sozialmedizin
Westfälische Wilhelms-Universität
Domagkstr. 3
48149 Münster

Dr. med. Allmuth Klapsing-Hessenbruch
Himmelsruh 20
37085 Göttingen

Dr. med. H. Hellmut Koch
Präsident der Bayerischen Landesärztekammer
Mühlbaurstr. 16
81677 München

Dr. med. Horst Koch
Rehabilitationsklinik Föhrenkamp
Birkenweg 24
23879 Mölln

Professor Dr. med. Dieter Köhler
Abt. für Pneumologie, Schlaf- und
Beatmungsmedizin
Fachkrankenhaus Kloster Grafschaft
Annastr. 1
57329 Schmallenberg

Joachim Köhler
Bundesversicherungsanstalt
Fachbereich Medizin
Ref. 1006, R 6207
Ruhrstraße 2
10704 Berlin

Prof. Dr. med. Klaus-Dieter Kolenda
Chefarzt
Ostseeklinik Schönberg-Holm
An den Salzwiesen 1
24217 Schönberg

Dr. med. Christiane Korsukéwitz
Leitende Ärztin
Bundesversicherungsanstalt
Ruhrstraße 2
10709 Berlin

Professor Dr. med. Georg K. Kreymann
Universitätsklinik Hamburg-Eppendorf
Medizinische Klinik und Poliklinik
Martinistr. 52
20246 Hamburg

Dr. med. Robert Krones
St. Franziskus Hospital
Abt. für Innere Medizin
Schönsteinstr. 63
50825 Köln

Dr. med. Anke Kulschewski
St.-Josefs-Hospital
Krankenhausstr. 13
49661 Cloppenburg

Professor Dr. med. Hildebrand Kunath
Medizinische Fakultät Carl-Gustav-Carus
der Technischen Universität
Institut für Medizinische Informatik und
Biometrie
Fetscherstr. 74
01307 Dresden

Dr. rer. medic. Wilfried Kunstmann
Referent im Dezernat Fortbildung und
Gesundheitsförderung der Bundesärztekammer
Herbert-Lewin-Platz 1
10623 Berlin

Professor Dr. med. Max Lakomek
Zentrum Kinderheilkunde
Georg-August-Universität
Robert-Koch-Str. 40
37075 Göttingen

Dr. med. Christoph Laske
Psychiatrische Universitätsklinik
Osianderstr. 22
72076 Tübingen

Dr. med. Britta Maurer
Medizinische Klinik
Krankenhaus Salem
Zeppelinstr. 11–33
69121 Heidelberg

Professor Dr. med. Rainer F. Mausberg
Georg-August-Universität
Zentrum Zahn-, Mund- und Kieferheilkunde
Robert-Koch-Straße 40
37075 Göttingen

Dipl.-Ing. Gabriele Müller
Medizinische Fakultät Carl-Gustav-Carus
der Technischen Universität
Institut für Medizinische Informatik und
Biometrie
Fetscherstr. 74
01307 Dresden

Dr. med. Jacqueline Müller-Nordhorn
Charité-Universitätsmedizin Berlin
Institut für Sozialmedizin, Epidemiologie
und Gesundheitsökonomie
Luisenstr. 57
10017 Berlin

Professor Dr. med. Thorsten Nikolaus
Bethesda Geriatrische Klinik
Zollernring 26
89073 Ulm (Donau)

Professor Dr. med. Dennis Nowak
Ludwig-Maximilians-Universität
Direktor Institut und Poliklinik für
Arbeits- und Umweltmedizin
Ziemssenstr. 1
80336 München

Professor Dr. med. dent. Klaus H. R. Ott
Westfälische Wilhelms-Universität
Polikliniken und Klinik für Zahn-, Mund-
und Kieferkrankheiten
Waldeyerstr. 30
48149 Münster

Professor Dr. med. Andreas Plagemann
Charité-Universitätsmedizin Berlin
Klinik für Geburtsmedizin
Augustenburger Platz 1
13353 Berlin

Professor Dr. med. Andreas F. H. Pfeiffer
Abt. für Endokrinologie, Diabetes und
Ernährungsmedizin
Zentrum für Innere Medizin
Universitätsklinikum Benjamin Franklin
Freie Universität Berlin
Hindenburgdamm 30
12200 Berlin
und
Deutsches Institut für Ernährungsforschung
Abt. Klinische Ernährung
Arthur-Scheunert-Allee 114–116
14558 Bergholz-Rehbrücke

Professor Dr. med. Johann Pfeilschifter
Evangelisches Krankenhaus Lutherhaus gGmbH
Medizinische Klinik I
Hellweg 100
45276 Essen

Professor Dr. med. Ludger Pientka
Klinik für Altersmedizin und
Frührehabilitation
Ruhr-Universität Bochum
Marienhospital Herne
Widumer Str. 8
44627 Herne

Professor Dr. med. Dr. phil. Heiner Raspe
Direktor
Institut für Sozialmedizin
Universitätsklinikum Schleswig-Holstein
Campus Lübeck
Beckergrube 43–47
23552 Lübeck

Dr. med. Wolfgang Rathmann, MSPH
Deutsches Diabetes-Forschungs-Institut
Leibniz-Institut an der Heinrich-Heine-
Universität
Auf'm Hennekamp 65
40225 Düsseldorf

Professor Dr. med. Gerd Richter
Philipps-Universität
Klinik für Innere Medizin – Gastroenterolo-
gie, Stoffwechsel und Endokrinologie
Arbeitskreis Bioethik – Klinische Ethik
Baldinger Str.
35033 Marburg

Professor Dr. med. Erich Bernd Ringelstein,
FAHA
Westfälische Wilhelms-Universität
Klinik und Poliklinik für Neurologie
Albert-Schweitzer-Str. 33
48149 Münster

Dr. med. Markus Röbl
Georg-August-Universität
Universitäts-Kinderklinik, Abt. Pädiatrie II
Robert-Koch-Str. 40
37075 Göttingen

Dr. med. Andreas Römpler
Teutoburger-Wald-Klinik
Teutoburger-Wald-Str. 33
49214 Bad Rothenfelde

Dr. med. Ulrike Rothe
Medizinische Fakultät Carl-Gustav-Carus
der Technischen Universität
Institut für Medizinische Informatik und
Biometrie
Fetscherstr. 74
01307 Dresden

Professor Dr. med. Peter T. Sawicki
Institut für Qualität und Wirtschaftlichkeit
im Gesundheitswesen
Dillenburger Straße 27
51105 Köln

Dr. med. Christa Scheidt-Nave
Robert-Koch-Institut
Abt. Epidemiologie und
Gesundheitsberichterstattung
Fachgebietsleitung Epidemiologie nicht
übertragbarer Erkrankungen, Umweltmedizin
Seestr. 10
13353 Berlin

Dr. med. Hans-Jürgen Schober-Halstenberg
QuaSi-Niere gGmbH
Joachimstaler Str. 15
10719 Berlin

Professor Dr. med. Joachim Schrader
St.-Josefs-Hospital
Krankenhausstr. 13
49661 Cloppenburg

Professor Dr. med. Jan Schulze
Präsident
Sächsische Landesärztekammer
Schützenhöhe 16–18
01099 Dresden
und
Universitätsklinikum Carl-Gustav-Carus
Fetscherstr. 74
01307 Dresden

Dr. med. Peter Schwarz
Universitätsklinikum Carl-Gustav-Carus
Fetscherstr. 74
01307 Dresden

Dr. med. Silja Schwarz
Technische Universität München
Medizinische Universitätsklinik
Lehrstuhl und Poliklinik für präventive und
rehabilitative Sportmedizin
Zentrum für Sportmedizin am Olympiapark
München
Connollystr. 32
80809 München

Professor Dr. med. Helmut K. Seitz
Medizinische Klinik
Krankenhaus Salem
Zeppelinstr. 11–33
69121 Heidelberg

Privatdozentin Dr. med. Heide Siggelkow
Georg-August-Universität
Medizinsche Klinik
Abt. Gastroenterologie/Endokrinologie
Robert-Koch-Str. 40
37075 Göttingen

Professor Dr. med. Dr. oec. troph. Jürgen Stein
Johann-Wolfgang-Goethe-Universität
Zentrum für Innere Medizin
Medizinische Klinik II
Theodor-Stern-Kai 7
60590 Frankfurt a.M.

Dr. med. Joachim Stork
AUDI AG
Gesundheitswesen
85045 Ingolstadt

Professor Dr. med. Joachim Thiery
Universitätsklinikum Leipzig
Institut für Laboratoriumsmedizin
Liebigstr. 27
04103 Leipzig

Professor Dr. med. Christoph Trautner
Fachhochschule Braunschweig-Wolfenbüttel
Wielandstr. 1–5
38440 Wolfsburg

Professor Dr. troph. Ursel Wahrburg
Fachhochschule Münster
Fachbereich Ökotrophologie
Corrensstraße 25
48149 Münster

Professor Dr. med. Eberhard Wieland
Institut für Klinische Chemie
Katharinen-Hospital
Kriegsbergstr. 60
70174 Stuttgart

Professor Dr. med. Stefan N. Willich, MPH, MBA
Direktor
Institut für Sozialmedizin, Epidemiologie
und Gesundheitsökonomie
Charité-Universitätsmedizin Berlin
Luisenstr. 57
10017 Berlin

Professor Dr. med. Alfred Wirth
Teutoburger-Wald-Klinik
Teutoburger-Wald-Str. 33
49214 Bad Rothenfelde

Privatdozent Dr. med. Henning Wormstall
Psychiatriezentrum Breitenau
Breitenaustr. 124
CH-8200 Schaffhausen

Professor Dr. med. Renate Wrbitzky
Medizinische Hochschule Hannover
Abt. Arbeitsmedizin
Carl-Neuberg-Str. 1
30175 Hannover

Christian Wulff
Niedersächsischer Ministerpräsident
Niedersächsische Staatskanzlei
Planckstr. 2
30169 Hannover

Professor Dr. med. Walter Zidek
Freie Universität Berlin
Fachbereich Humanmedizin
Medizinische Klinik und Poliklinik
Hindenburgdamm 30
12200 Berlin

Professor Dr. Hans-Joachim Franz Zunft
Universität Potsdam
Deutsches Institut für Ernährungsforschung
Abt. Interventionsstudien
Arthur-Scheunert-Allee 114–116
14558 Nuthetal/Bergholz-Rehbrück

Sachverzeichnis

Patienten beteiligen

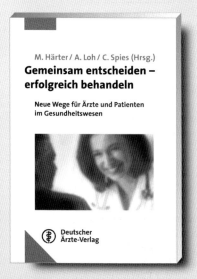

M. Härter / A. Loh / C. Spies (Hrsg.)

**Gemeinsam entscheiden –
erfolgreich behandeln**

Neue Wege für Ärzte und Patienten
im Gesundheitswesen

Deutscher
Ärzte-Verlag

2005, 266 Seiten, 47 Abbildungen, 17 Tabellen
ISBN 3-7691-3250-5

broschiert € **29,95**

Patienten sind zunehmend über Diagnose, Krankheitsverlauf und Therapiemöglichkeiten informiert. Bei Behandlungsentscheidungen steht das Vertrauensverhältnis zwischen Arzt und Patient deshalb häufig auf dem Prüfstand. In der Praxis hat sich gezeigt: Gemeinsame Entscheidungen führen zu höherer Zuverlässigkeit bei der Therapie und Zufriedenheit aller Beteiligten. Behandlungsergebnisse werden verbessert. Wie gelingt es, Patienten an individuellen Behandlungsentscheidungen zu beteiligen? Ein Lösungsweg ist die Partizipative Entscheidungsfindung (PEF). Sie erhalten eine Gesamtschau auf dieses hochaktuelle Thema einer modernen Gesundheitsversorgung:

- Partizipative Entscheidungsfindung: Die Grundlagen

- Ein Ziel – viele Beteiligte: Die Sicht von Patienten- und Selbsthilfeorganisationen, Ärzten, Krankenkassen, Gesundheitspolitik und Wissenschaft

- So sieht die Praxis aus: Vorteile von PEF in der individuellen Behandlung.

Grundlagen Qualitätsmanagement

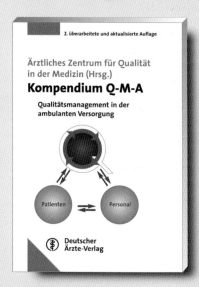

2. überarbeitete und aktualisierte Auflage

Ärztliches Zentrum für Qualität
in der Medizin (Hrsg.)

Kompendium Q-M-A

Qualitätsmanagement in der
ambulanten Versorgung

Patienten ⇄ Personal

Deutscher
Ärzte-Verlag

2. überarb. und erw. Auflage 2004,
116 Seiten, 19 Abbildungen, 20 Tabellen
ISBN 3-7691-3182-7

broschiert € **39,95**

- Definition und Konzepte des Qualitätsmanagements

- Die wichtigsten QM-Methoden im Überblick

- Eckpunkte des Qualitätsmanagements in der Arztpraxis

- Aktuelle Modellprojekte

Neu in der 2. Auflage:

- Neuerungen des GMG und des Gemeinsamen Bundesausschusses

- Aktualisierte und erweiterte Leitlinien

**Deutscher
Ärzte-Verlag**

Bestellungen bitte an Ihre Buchhandlung oder Deutscher Ärzte-Verlag, Versandbuchhandlung:
Postfach 400244, 50832 Köln; Tel. (0 22 34) 7011-314 / Fax 7011-476
E-Mail: vsbh@aerzteverlag.de

Irrtümer und Preisänderungen vorbehalten. Preise zzgl. Versandspesen € 4,50
Deutscher Ärzte-Verlag GmbH - Sitz Köln - HRB 106 Amtsgericht Köln

Neue Unternehmensformen des Gesundheitsmarktes

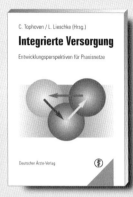

Autoren aus allen Bereichen des Gesundheitswesens beantworten die wichtigen Fragen:

- Wie positionieren sich niedergelassene Ärzte in diesem Markt?
- Sind Praxisnetze die Lösung?
- Welche Voraussetzungen müssen sie erfüllen, um zukunftsfähig zu sein?
- Wer sind potenzielle Partner?
- Was machen die Kassen?
- Was wird aus den KVen?

Das Werk zeigt, neben der Beantwortung der oben gestellten essenziellen Fragen, differenzierte Einschätzungen zukünftiger Entwicklungen auf.

2003, 340 Seiten
ISBN 3-7691-3151-7
broschiert € **49,95**

DMP – Die Chance nutzen

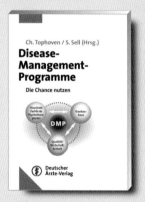

Suchen Sie einen Überblick über die gesetzlichen und vertraglichen Rahmenbedingungen der Disease-Management-Programme? Hier finden Sie:

- Eine umfassende und Anwender orientierte Darstellung
- Praktische Hilfestellung für die Umsetzung in der Arztpraxis
- Bedeutung der Disease-Management-Programme für Vertragsärzte und Patienten
- Vorstellung bereits existierender Disease-Management-Programme
- Mögliche Perspektiven für Pharmabranche und Leistungserbringer

2005, 270 S., 21 Abb., 15 Tabellen
ISBN 3-7691-3189-4
broschiert € **29,95**

Ihre Rechtssicherheit bei Gründung und Betrieb

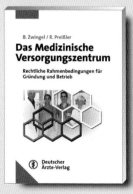

- Gründung, Organisationsstruktur sowie Vor- und Nachteile eines Medizinischen Versorgungszentrums – umfassend dargestellt anhand der möglichen Interessen aller Beteiligten
- abstrakte und komplexe Rechtslage mit vielen Anwendungs- und Gestaltungsbeispielen aufbereitet
- Lösungsvorschläge zur Vertrags- und Abrechnungsproblematik

Deutscher Ärzte-Verlag

Bestellungen bitte an Ihre Buchhandlung oder Deutscher Ärzte-Verlag, Versandbuchhandlung:
Postfach 400244, 50832 Köln; Tel. (0 22 34) 7011-314 / Fax 7011-476
E-Mail: vsbh@aerzteverlag.de

2005, 155 Seiten, 10 Abb., 10 Tabellen
ISBN 3-7691-3227-0
broschiert € **29,95**

Irrtümer und Preisänderungen vorbehalten. Preise zzgl. Versandspesen € 4,50
Deutscher Ärzte-Verlag GmbH · Sitz Köln · HRB 106 Amtsgericht Köln